1 MONTH OF
FREE
READING

at
www.ForgottenBooks.com

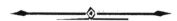

By purchasing this book you are eligible for one month membership to ForgottenBooks.com, giving you unlimited access to our entire collection of over 1,000,000 titles via our web site and mobile apps.

To claim your free month visit:
www.forgottenbooks.com/free454831

ISBN 978-0-656-92036-5
PIBN 10454831

JAHRBUCH

FÜR

KINDERHEILKUNDE

UND

PHYSISCHE ERZIEHUNG.

Neue Folge.

Herausgegeben von

Dr. **Biedert** in Hagenau i. E., Prof. Dr. **Binz** in Bonn, Prof. **Bohn** in Königsberg, Prof. **Bókai** in Pest, Prof. **R. Demme** in Bern, Dr. **Eisenschitz** in Wien, Dr. **R. Förster** in Dresden, Prof. **Gerhardt** in Würzburg, Prof. **E. Hagenbach** in Basel, Dr. **Hauke** in Wien, Prof. **Hennig** in Leipzig, Prof. **Henoch** in Berlin, Prof. **Heubner** in Leipzig, Prof. **A. Jacobi** in New-York, Prof. **Kaulich** in Prag, Prof. **Kohts** in Strassburg, Dr. **E. Kormann** in Coburg, Prof. **Löschner** in Wien, Dr. **L. M. Politzer** in Wien, Prof. **H. Ranke** in München, Dr. **C. Rauchfuss** in St. Petersburg, Dr. **H. Rehn** in Frankfurt a. M., Dr. **Schildbach** in Leipzig, Prof. **Schott** in Innsbruck, Prof. **A. Seeligmueller** in Halle a. S., Dr. **Silbermann** in Breslau, Dr. **Soltmann** in Breslau, Dr. **A. Steffen** in Stettin, Prof. **Thomas** in Freiburg i. Br., Dr. **B. Wagner** in Leipzig, Dr. **Wertheimber** in München, Prof. **Widerhofer** in Wien und Prof. **Wyss** in Zürich

unter Redaction von

Prof. **Widerhofer**, Dr. **Politzer**, Dr. **Steffen**, Dr. **B. Wagner**.

XIX. Band.

LEIPZIG,

DRUCK UND VERLAG VON B. G. TEUBNER.

1883.

Inhalt.

I.

Die krankhaften Veränderungen des Rachens, des Kehlkopfs und der Luftröhre bei einigen acuten Infectionskrankheiten.

Von

Dr. EDUARD LÖRI in Budapest.

Morbillen.

Bei keiner der acuten Infectionskrankheiten ist der Respirationstractus so häufig und in so grosser Ausbreitung mitbetheiligt als bei Morbillen. Die bei denselben vorkommenden Rachen- und Kehlkopfkrankheiten sind theils identisch mit dem auf der äussern Decke auftretendem makulösen und papulösen Exanthem und ergänzen als morbillöses Exanthem das Krankheitsbild; theils sind es andere, den Morbillen vorangehende oder dieselben begleitende oder endlich nach denselben auftretende krankhafte Zustände der oben genannten Organe.

Die Hyperämie der Rachen-, der Kehlkopf- und der Luftröhrenschleimhaut tritt ebenso wie die der Nasen-, Conjunctival- und Mundschleimhaut gewöhnlich 12 bis 36 Stunden vor dem Erscheinen des Exanthems auf der allgemeinen Decke, selten mit diesem gleichzeitig oder später auf, und zwar entweder als diffuse oder als makulöse Hyperämie. Auf dem weichen Gaumen, dem Velum, dem Zäpfchen und den Gaumenbogen ist die makulöse Hyperämie die weitaus häufiger vorkommende, an der hintern Rachenwand und an den Tonsillen kommt ungleich häufiger die diffuse vor. Auf der Larynx- und Trachealschleimhaut habe ich beide Formen ungefähr gleich häufig beobachtet. Nach einer bis längstens 12 Stunden nach dem Auftreten der diffusen oder makulösen Hyperämie entstehen auf der Schleimhaut griess- bis mohnkorngrosse Papeln, und zwar in der Regel zuerst am freien Rande des einen oder des andern Arcus palato-glossus. Das Exanthem steht verschieden dicht, öfters fliessen mehrere, manchmal die

meisten Makeln zusammen, in einzelnen seltenen Fällen fliessen
selbst viele Papeln zusammen, wo man dann auf der Schleimhaut des Pharynx, wie auch manchmal auf der des Larynx
tief rothe, stark geschlängelte, erhabene Linien sieht, aus
welchen dann die noch grösseren Papeln, kleinen Knoten ähnlich hervortagen.

Der diagnostische Werth des Exanthems allein ist kein
grosser, dasselbe kann in denselben Formen, ebenso bei Morbillen wie auch bei Scarlatina, Variola und anderen acuten
Infectionskrankheiten auftreten, mit dem einzigen Unterschiede,
dass dasselbe bei Variola nie im Prodromalstadium, sondern
entweder gleichzeitig mit der Eruption auf der allgemeinen
Decke, oder selbst bis 2 Tage nach dieser erscheint.

Mit oder kurz nach dem Auftreten des Enanthems beginnt eine stärkere Exsudation auf die gesammte Schleimhautoberfläche des Pharynx, des Larynx und der Trachea, mit
rascher Abstossung des sie bedeckenden Epithels, so dass dieselbe ein sammtartig gelockertes, gleichmässig rothes oder
blass und dunkler roth geflecktes Aussehen bekömmt, dabei
erscheinen die blässeren Stellen wie vertieft, und die normale
Schattirung der Rachen- und Kehlkopfschleimhaut wie verwischt.

Dieser Process verläuft in der Regel im Pharynx viel
milder als im Larynx und in der Trachea, welche beiden letzteren Organe zu dieser Zeit in mehr als der Hälfte aller Fälle
von Morbillen, die ich zu laryngoscopiren Gelegenheit hatte,
das Bild eines mehr oder minder hochgradigen acuten Catarrhs
zeigten.

In seltenen Fällen sieht man mohnkorngrosse oder noch
kleinere Ecchymosen; eine etwas grössere Blutung aus dem
Parenchym der Schleimhaut, so dass Speichel und Sputa stark
blutig gefärbt waren, sah ich bei Morbillen nur einmal.

Oefters verschwärt die ihres Epithels verlustige Schleimhaut und es bilden sich seichtere und tiefere catarrhalische
Geschwüre, die am häufigsten an der Vorderfläche der hintern Kehlkopfwand, an den Spitzen der Santorini'schen Knorpel,
an den hintern Abschnitten der Stimmbänder, seltener an andern Theilen des Kehlkopfs, noch seltener in der Trachea, am
seltensten im Pharynx vorkommen. Gerhardt hat bei Morbillen auch folliculäre Geschwüre an der hintern Kehlkopfwand beobachtet.

Die die Substanzverluste begrenzenden Schleimhautpartien
schwellen häufig wallartig an und erzeugen dadurch die besonders beim Bau des kindlichen Larynx so leicht zu Stande
kommende Stenose desselben, die übrigens auch bei der die
Morbillen begleitenden acuten catarrhalischen Entzündung ohne

Geschwürsbildung häufig genug beobachtet wird und besonders bei jüngern Kindern häufig zum Tode führt.

Der Bau des kindlichen Larynx weicht unter andern auch insofern von dem des Erwachsenen ab, als die ligamenta aryepiglottica kürzer und dabei am Kehldeckelrand weiter nach rückwärts angeheftet sind, so dass - der freie Kehldeckelrand des Kindes selbst relativ kleiner ist, und der Kehldeckel nie so hoch gehoben, respective von den Stimmbändern und der hintern Kehlkopfwand selbst relativ· nie so weit als bei Erwachsenen entfernt werden kann.

Ausser den oben geschilderten und ohne Gebrauch des Kehlkopfspiegels so häufig mit Larynxdiphtheritis verwechselten Zuständen kommt bei Morbillen Diphtheritis des Pharynx, des Larynx und der Trachea häufig genug vor. Dieselbe erscheint ebenso häufig im Beginne des morbillösen Processes, als im Verlaufe oder gegen das Ende desselben. Am allerseltensten ist bei Morbillen die Diphtheritis auf den Pharynx allein beschränkt, etwas häufiger aber noch immer relativ selten erscheint dieselbe zugleich mit der Diphtheritis des Larynx, am häufigsten ist sie auf den Larynx allein beschränkt oder zugleich auf die Trachea und selbst bis auf die Bronchien ausgebreitet. Dabei unterscheidet sich die bei Morbillen auftretende Diphtheritis von der genuinen oder der bei andern Krankheiten secundär auftretenden insoferne, als die letztere meistens zuerst im Pharynx auftritt und dann in verschieden raschem Verlaufe nach abwärts fortschreitet. Die Diphtheritis bei Morbillen tritt in der Regel, wenn sie im Pharynx, im Larynx und in der Trachea zugleich vorkömmt, was wie oben erwähnt, selten der Fall ist, in sämmtlichen erwähnten Organen gleichzeitig auf.

Die Disposition scheint in einzelnen Familien eine grosse Rolle zu spielen, ich habe es wiederholt beobachtet, dass mehrere Kinder einer Familie, sowie dieselben selbst in Jahre langen Intervallen einzeln an Morbillen erkrankten, sich bei ihnen jedesmal zu gleich Larynxdiphtheritis einstellte; so behandelte ich mit Herrn Dr. Schwarz in einer Familie, wo im Verlaufe von mehreren Jahren 4 Kinder an im Verlaufe von Morbillen aufgetretener Larynxdiphtheritis zu Grunde gingen.

Oberflächliche Gangrän an einer Tonsille habe ich im Verlaufe von Morbillen einmal beobachtet.

Mehrmals habe ich Gelegenheit gehabt, den Einfluss der Morbillen, oder vielmehr des bei Morbillen auftretenden acuten Larynxcatarrhs auf schon seit längerer Zeit bestehende chronische Larynxcatarrhe zu beobachten. In den meisten Fällen äusserten die Morbillen keine perceptible Einwirkung auf den schon früher bestandenen Krankheitsprocess, in zwei Fällen

1*

blieb der früher durch Monate bestandene chronische Catarrh nach der Heilung des morbillösen Catarrhs ebenfalls bleibend geheilt.

Eine andere Beobachtung ist folgende: Ich habe am 4. Februar 1880 im Jahrbuch für Kinderheilkunde 2 Fälle von multiplen Papillomen des Larynx und der Trachea beschrieben, bei denen ich bei jedem der Kranken Hunderte von Papillomen per vias naturales entfernt habe; beide Kinder die zur Constatirung eines etwaigen Recidivs von Zeit zu Zeit von ihren Eltern noch fortwährend im Budapester armen Kinderspitale, wo sie behandelt wurden, vorgestellt werden, sind seit der Zeit ohne Recidive und sprechen, schreien und singen mit lauter und reiner Stimme. Ein dritter Fall steht jetzt in Behandlung. Alle drei haben im Verlaufe ihres Spitalaufenthaltes Morbillen durchgemacht, bei allen waren zur Zeit des Auftretens der Morbillen nur mehr wenige, kaum mohnkorngrosse Papillome bemerkbar, und schon nach 8 Tagen waren die Papillome zur Hanfkorn- bis Erbsengrösse herangewachsen, sodass dieselben beinahe das ganze Larynxlumen ausfüllten. Ich habe mehrere Kranke gesehen, die mit Papillomen im Larynx einen idiopathischen acuten Larynxcatarrh durchmachten, habe aber ein so rasches Wachsthum der Excrescenzen während desselben nie beobachten können.

Prognose: Das stärkere oder schwächere Auftreten des Enanthems hat keinerlei prognostische Bedeutung. Der acute Catarrh ist bei sehr jungen Kindern eine gefährliche Complication. In einigen Fällen wird der Catarrh chronisch und bleibt nach der Heilung der Morbillen als einfacher oder durch Geschwüre complicirter Larynx- oder Trachealcatarrh durch längere Zeit, ja selbst Jahre lang zurück. Das Auftreten von folliculären Larynxgeschwüren im Verlaufe der Morbillen bedingt in der Regel eine ungünstige Prognose, die meisten dieser Kranken gehen an der Tuberculose zu Grunde.

Therapie: Der acute Catarrh bedarf ausser des Bettaufenthaltes, der Sorge für gleichmässige Temperatur und nicht zu kalter und doch reiner Luft, der Vermeidung gewürzter und irritirender Speisen und Getränke und der häufigen Darreichung lauwarmer indifferenter Flüssigkeiten, keiner besonderen Medication.

Die sogenannten Expectorantien, so nützlich sie auch bei tiefer gelegenen Catarrhen sein mögen, so schädlich sind dieselben bei den entzündlichen Erkrankungen der ersten Respirationswege. Die meisten derselben: die Ipecacuanha, die Senega, die Antimonpräparate, die Scilla u. s. w. enthalten ein scharfes Princip oder sind im Ganzen von ätzender Wirkung, so dass dieselben nicht nur die kranke, sondern auch die gesunde Schleimhaut, ja sogar die allgemeine Decke, wenn sie mit ihr durch längere Zeit oder öfters in Contact kommen mehr oder weniger entzündlich reizen; ich habe jedesmal nach der Anwendung derselben den acuten Catarrh rasch zunehmen sehen und sehr oft das Auftreten von Substanzverlusten beobachten können.

Steigert sich die acute catarrhalische Entzündung zu einem so hohen Grade, dass sich die Anzeichen einer hochgradigen Larynxstenose einstellen, so muss zur Tracheotomie geschritten werden, die hier nach meiner vielfachen Erfahrung selbst bei schon eingetretener hochgradiger Cyanose und Bewusstlosigkeit noch immer sichere Hilfe bringt. Der mit oder ohne Geschwürsbildung nach Morbillen zurückbleibende chronische Catarrh des Pharynx, des Larynx und der Trachea heilt in den meisten Fällen bei zweckmässigem diätetischen Verhalten der Kranken von selbst. Die locale Application leichter Adstringentien beschleunigt in der Regel den Heilungsprocess. Die Therapie der Diphtheritis bei Morbillen ist dieselbe als die der genuinen oder derjenigen, die andere Krankheiten begleitet, ich will daher, um spätere Wiederholungen zu vermeiden, bei derselben hier länger verweilen.

Wenn wir in den bis jetzt erschienenen und die Zahl von vielen Hunderten schon überschreitenden Abhandlungen über Diphtheritis nachlesen, so ist die Zahl der bisher gegen Diphtheritis mit Erfolg angewandten Mittel Legion; für sich allein schon ein hinreichender Beweis, dass wir, wie ich es schon in meinen 1876 in der Pester medicinisch-chirurgischen Presse erschienenen Bemerkungen über Croup und Diphtheritis ausgesprochen habe, bis jetzt gegen die Krankheit kein Heilmittel besitzen.

Ich habe seit dem Jahre 1870, seit welcher Zeit ich die Stelle des Laryngoscopikers im hiesigen Armen-Kinderspitale versehe, daselbst viele Fälle von Diphtheritis gesehen, und seit dem Jahre 1860, wo ich in meiner Privatpraxis die ersten Fälle von Diphtheritis beobachtet habe, Kinder und Erwachsene unter den günstigsten und ebenso unter den ungünstigsten Verhältnissen, mit den verschiedensten Medicamenten, in einigen Fällen um den natürlichen Verlauf der Diphtheritis beobachten zu können, auch ohne jedes Medicament, mit alleiniger Beobachtung diätetischer Massregeln an der Diphtheritis theils selbst behandelt, theils von den mich zu Rathe ziehenden Collegen behandeln gesehen.

Die schwere Diphtheritis tödtet die von ihr befallenen Kranken mit wenigen Ausnahmen, entweder durch den allmählich oder rasch auftretenden Collaps oder durch die Verstopfung des Larynx oder der Trachea, seltener der grösseren Bronchien.

Gegen den Collaps können wir in den meisten Fällen durch eine sofort vom ersten Beginne der Krankheit an nahrhafte und leicht verdauliche Diät und eine überaus reichliche Darreichung der Alcoholica mit Erfolg ankämpfen.

Gegen die Ausbreitung der diphtheritischen Ablagerungen selbst habe ich bis jetzt noch von keinem Medicamente auch nur den geringsten Erfolg beobachtet. Meiner Meinung nach können alle gegen dieselbe angewandten Medicamente und Manipulationen in zwei grosse Hauptklassen getheilt werden, in solche, die direct schaden und in solche, deren Anwendung gleichgültig ist, beide Classen von Medicamenten kommen sowohl bei der localen Behandlung wie auch bei der allgemeinen vor.

Das Ausschneiden der erkrankten Stellen oder das Abschaben derselben ist äusserst schädlich, die so behandelten Kranken gehen beinahe alle zu Grunde.

Das Touchiren mit starken Höllensteinlösungen oder mit dem Lapisstift hat auch beinahe stets schlechte Folgen; kaum einige der so behandelten Kinder sah ich genesen, doch beobachtete ich dabei immer darauf ein starkes Ansteigen der Temperatur, stärkere Schwellung der benachbarten Partieen, ja sogar einigemal plötzliches Anschwellen der vor dem Touchiren nicht geschwellten Halsdrüsen; ebenso schädlich und noch schmerzhafter sind Touchirungen mit Creosot, Chromsäure und andern heftig wirkenden Arzneimitteln. Touchirungen mit schwachen Lapislösungen oder rasches und oberflächliches Darüberfahren mit dem Lapisstift, Bepinselungen, Ausspülungen und Ausspritzungen mit Alcohol oder Lösungen von Kali chloricum, Jod-Jodkali, Kalihypermanganicum, Salicylsäure, Natr. salicyl., Natr. benzoic., Carbolsäure, Ferrum sesquichloratum etc. oder in Alcohol oder Aether gelösten Resina pini oder Balsamum Tolu, Einblasungen von Schwefel, Alaun, Borax, Tannin, Sulf. Zinci, Calomel und noch eine Masse anderer Medicamente haben auf den Verlauf der Krankheit gar keinen Einfluss.

Ebenso wenig haben die Anwendung von Eis, kaltem oder heissem Wasser oder die Einathmungen heisser Wasserdämpfe irgend einen Erfolg.

Die Anwéndung einiger Medicamente, in welchen oder in deren Lösungen sich diphtheritische Membranen in der Eprouvette lösen, als: Aqua calcis, Acidum lacticum u. s. w. habe ich wiederholt in der Form von Ausspülungen, Bepinselungen, Einspritzungen und als Einathmungen in zerstäubter Form angewendet. Im Leben lösen dieselben gar nichts auf, nützen aber als Einathmungen in zerstäubter Form manchmal doch insofern, als das sich im Larynx und in der Trachea ansammelnde Wasser die Kranken zu stärkeren Hustenstössen reizt, wodurch manchmal obturirende Massen ausgeworfen werden. Bei Erkrankungen des Rachens allein möchte ich jedoch von den Inhalationen abrathen, weil, wie ich beobachtet zu haben glaube, durch den Zerstäubungsstrahl einzelne lose Partikelchen von den Membranen abgelöst werden, bei der Inspiration in den Larynx oder in die Trachea gelangen und dort die Infection früher, als vielleicht der Process von selbst hinabgelangt wäre, erzeugen können.

Das Brechmittel hat nach meiner Erfahrung nie eine coupirende Wirkung bei der Diphtheritis, sondern wirkt blos für eine Zeit lang und nur manchmal palliativ, wesshalb es auch der localen Behandlung zunächst steht. Am günstigsten wirkt dasselbe, wenn die Membranen schon ganz oder doch theilweise gelöst sind, wo dann durch die dabei mitauftretenden Contractionen des Zwerchfells auch die in den Luftwegen befindlichen Membranen hinausgeworfen werden; doch versagen dieselben in der Regel schon nach wenigen Applicationen den Dienst und schwächen die Kranken in so hohem Grade, dass der Collaps in den meisten Fällen früher eintritt. Jedenfalls bin ich mit der Ansicht Politzers einverstanden, dass die mechanische Reizung des Rachens und des Zungengrundes, oder die länger fortgesetzte Untersuchung mit dem Kehlkopfspiegel das unschuldigste Brechmittel sei. Bei einzelnen Kranken wirkt jedoch das Brechmittel selbst durch eine Woche und noch länger täglich angewendet stets gleich gut; so habe ich im Verein mit Herrn Professor Bókay und den Herren Doctoren Löwy und Porges einen Fall beobachtet, wo ein einjähriges Kind wegen sich immer wieder erneuernder diphtheritischer Membranen im Larynx und in der Trachea und daraus resultirenden hochgradigen Suffocationsanfällen durch 3 Wochen beinahe täglich Cuprum sulf. bekam, jedesmal Membranstücke herausbefördert wurden, und schliesslich genas.

Ebenso wirkt die Tracheotomie bei Diphtheritis in den meisten Fällen nur für eine kurze Zeit. Unter allen Fällen von Diphtheritis des Larynx oder der Trachea, wo nach Feststellung der Diagnose mit dem Kehlkopfspiegel die Tracheotomie in den letzten 12 Jahren im hiesigen Kinderspitale gemacht wurde, genasen nur 3 Kranke, in meiner Privatpraxis nie einer; der momentane Erfolg war jedoch, selbst auch in allen lethal verlaufenden Fällen, ein wahrhaft glänzender. Die Kranken athmeten nach kurzer Zeit ganz frei, dieselben wurden gut gefärbt, der Kräftezustand hob sich zusehends, die hleinen Kranken bekamen Appetit und Schlaf; das alles dauerte aber im besten Falle 48 Stunden lang, dann zog sich der krankhafte Process unter die Canüle tiefer hinab in die Trachea und in die Bronchien und die Kranken waren erstickt.

Was die Allgemeinbehandlung bei Diphtheritis anlangt, so habe ich von Schnaps, Wein, Chinin und Eisen, wie schon oben erwähnt, günstige Erfolge in Bezug auf das Verhüten des Collapses beobachtet, auf die Ausbreitung des diphtheritischen Processes sind dieselben jedoch ebenso wirkungslos als Jod, Salicylsäure, salicylsaures, benzoësaures und kreosotinsaures Natron in kleinen Dosen, Kali chloricum, Pylocarpinum muriat. u. s. w.; sehr ungünstig sah ich jedoch die meisten Fälle bei der Anwendung von Mercurialien, Blutentziehungen oder grösseren und rasch hinter einander dargereichten Dosen von salicylsaurem Natron verlaufen.

Scarlatina.

Beim Scharlach sind die vorangehenden, wie auch die denselben begleitenden krankhaften Affectionen des Pharynx ebenso häufig als bei Morbillen, hingegen die krankhaften Veränderungen des Larynx und der Trachea selten. Beinahe constant ist die dem Auftreten des Exanthems auf der allgemeinen Decke um 12 bis 36 Stunden vorangehende Schwellung und tief rothe Färbung einzelner oder sämmtlicher Rachengebilde, äusserst selten zugleich auch des Larynx oder der Trachea. Diese Röthe tritt entweder gleichmässig oder in Flecken auf, ihre Dauer beschränkt sich in manchen Fällen bis zum Ausbruch des Exanthems auf die allgemeine Decke, in anderen Fällen besteht dieselbe durch 4 bis 6 Tage fort. In anderen Fällen tritt die Röthe diffus auf, dauert als solche 1 bis 5 Tage, hierauf bekommt die Schleimhaut ihre normale Farbe wieder, und nur wenige (ich sah nie mehr als 20) linsen- bis bohnengrosse, theils runde, theils ovale, sehr wenig über die Oberfläche der Schleimhaut hervorragende Flecke bleiben an den verschiedensten Stellen der Mund- und Rachenschleimhaut noch durch einige weitere Tage zurück.

In vielen Fällen haben wir es mit schwereren krankhaften Veränderungen der Halsorgane zu thun, so tritt eine intensive Schwellung und tiefe, bis ins Violette spielende Röthe des Gaumens, des Velums und des Zäpfchens, oder blos der beiden ersteren mit Oedem der Uvula, mit brettartiger Härte der betreffenden Partien, so dass man es mit einer phlegmonösen Entzündung zu thun zu haben glaubt, als alleinige Affection im Pharynx auf, um mit dem Ausbruch des Exanthems auf der allgemeinen Decke, oder nach einem demselben vorangehenden Brechacte wie mit einem Schlage zu verschwinden. In wieder anderen Fällen treten auf den zuvor erwähnten Gebilden rothe Punkte auf, die sich in wenigen Stunden bis zu linsengrossen Makeln vergrössern und in deren Mitte sich gleichzeitig Knötchen erheben, so dass man es mit Morbillen zu thun zu haben glaubt; in weniger als 24 Stunden, am häufigsten am ersten Tage der Scarlatinaeruption auf der allgemeinen Decke zerfallen diese Knötchen, von der Spitze beginnend, eitrig, so dass man bei oberflächlicher Beobachtung, besonders wenn die Knötchen sehr dicht gestanden waren und Geschwürchen an vielen Stellen mit einander confluiren, dieselben für beginnende Diphtheritis halten könnte; am nächsten Tage sind dieselben jedoch in der Regel geheilt, und nur in seltenen Fällen kommt es zu tieferen, durch längere Zeit persistirenden Substanzverlusten.

Herpesbläschen an der Lippe und am weichen Gaumen im Prodromalstadium der Scarlatina habe ich einmal beobachtet. Es waren 2 linsengrosse Bläschen an der Oberlippe und 4 hanfkorngrosse am weichen Gaumen, knapp an der Vereinigungslinie desselben mit dem harten Gaumen, vorhanden. Oefters tritt im Prodromalstadium, ungleich häufiger im spätern Verlauf· der Scarlatina eine folliculäre oder parenchymatöse Tonsillitis, manchmal eine phlegmonöse Entzündung der einzelnen oder sämmtlicher Rachengebilde, in seltenen Fällen auch der Epiglottis, der Halsdrüsen oder der Parotis mit Abscessbildung auf. Professor Bókay hat bei Scarlatina 9mal Retropharyngealabscesse beobachtet, einen davon nach hinzugetretener Diphtheritis. Sämmtliche der hier erwähnten Abscesse erreichen oft, besonders wenn mehrere confluiren, sehr grosse Dimensionen, bersten nach innen oder nach aussen, manchmal zugleich nach innen und nach aussen, in manchen Fällen senken sich dieselben bis zum Schlüsselbein und noch tiefer hinab.

Die häufigste krankhafte Veränderung der Halsorgane bei Scarlatina bildet jedoch die Diphtheritis des Pharynx. Die meisten Autoren behaupten, dass die Diphtheritis bei Scharlach erst am neunten Tage oder gar noch später nach dem Auftreten des Exanthems erscheine und meistens auf bis zu dieser Zeit milder auftretende Formen der Scarlatina folge.

Nach meinen Beobachtungen erscheint dieselbe seltener im Prodromalstadium, häufiger am ersten bis vierten Tage, am häufigsten am fünften bis zehnten Tage nach dem Auftreten des Exanthems. Die Diphtheritis schliesst sich sowohl an die milderen, wie auch an die mit den schwersten Symptomen auftretenden Scarlatinafälle an.

Im November 1881 sah ich mit den Herren Prof. Bókay und Dr. Wahrmann einen Fall, wo die Scarlatina bei einem dreijährigen Knaben ohne alle Prodromalerscheinungen mit

einer Temperatur von 41,6⁰ C. einsetzte, zugleich war wie mit
einem Schlage schon am ersten Krankheitstage das stärkste
Exanthem auf der allgemeinen Decke und Diphtheritis auf
beiden Tonsillen, sämmtlichen Gaumenbogen, am weichen Gaumen und auf der hintern Rachenwand aufgetreten. Die enorm
hohe Temperatur blieb mit sehr geringen Schwankungen bis
zum fünften Tage, wo das Kind an rasch auftretendem Collapsus zu Grunde ging. Bei dem gleichfalls lethal verlaufenden Scarlatinafall, der die zweijährige Schwester des obigen
betraf, trat die Diphtheritis am 3. Tage der Erkrankung auf.

Die scarlatinöse Diphtheritis unterscheidet sich von der
bei Morbillen oder der genuin auftretenden dadurch, dass dieselbe nur sehr selten, etwa in 50 bis 60 Fällen einmal, die
Tendenz hat, in den Larynx oder noch tiefer hinabzusteigen.
Während bei den beiden letztgenannten Erkrankungen ein
rasches Ansteigen auf eine hohe Temperatur neue, weiter nach
abwärts dringende Nachschübe andeutet, pflegt die scarlatinöse
Diphtheritis bei derselben Ursache sich eher auf der Gaumen-,
Wangen-, Lippen-, Zahnfleisch-, Zungen- und Nasenschleimhaut
auszubreiten.

Die Scarlatina-Diphtheritis zeigt in einigen Fällen noch
eine andere Eigenthümlichkeit; die Membran cohärirt manchmal nur sehr leicht mit ihrer Unterlage und stösst sich ohne
jedes Hinzuthun von Seite des Arztes öfters ab, wobei sie
jedesmal einen Substanzverlust zurücklässt, der in sehr kurzer
Zeit wieder von einer Membran bedeckt wird; indem sich dieser
Vorgang mehrmals, manchmal sogar täglich mehreremal, wiederholt, wird der Substanzverlust immer tiefer, so dass ich
auf diese Weise öfters mehrere Millimeter tiefe Substanzverluste entstehen gesehen habe.

Die Gangrän der Mund- und Rachenschleimhaut beim
Scharlach kommt glücklicherweise selten vor; dieselbe ist zu
erwarten, wenn sich Gangrän der Haut der Nates, der Testes,
oder der grossen Schamlippen zeigt; manchmal tritt sie im
Zellgewebe, das die Halsdrüsen umgiebt, auf, und endlich kommt
es vor, dass die Diphtheritis in die gangränöse Form übergeht.

Prognose: Das Auftreten der phlegmonösen und der diphtheritischen Erkrankungen bei Scarlatina zeigt immer eine
schwerere Form des Allgemeinleidens an, doch habe ich mehrere Scharlachepidemieen gesehen, wo beinahe alle Kranken,
trotz Phlegmone oder Diphtheritis, genasen. In den meisten
Epidemieen ist jedoch das Sterblichkeitspercent bei diesen Complicationen ein sehr hohes, indem beinahe die Hälfte der
Erkrankten zu Grunde geht. Bei der Complication mit Gangrän geht die weitaus überwiegende Mehrzahl der Kranken zu
Grunde.

Therapie: Auf die im Prodromalstadium oder kurz nach demselben auftretenden oben erwähnten, als scarlatinöses Exanthem zu betrachtenden Halsaffectionen scheint keine Localbehandlung irgend einen Einfluss auszuüben, ich beschränke mich daher auf die Reinhaltung der Mund- und Rachenhöhle durch fleissige Ausspülungen derselben.

Die bei der Scarlatina auftretenden Abscesse sind, insbesondere die retropharyngealen, so zeitig als nur möglich zu eröffnen und nach ihrer Eröffnung nach den allgemeinen Regeln der Chirurgie zu behandeln. Bei der bei Scharlach auftretenden Gangrän der Mund- und Rachenhöhle sind die Antiseptica am Platze; ich habe die meisten Erfolge von Ausspülungen und Ausspritzungen mit alkoholhaltigen Flüssigkeiten beobachtet.

Rubeola.

Die bei Rubeola auftretenden Erkrankungen des Pharynx, des Larynx und der Trachea bestehen aus einer gleichförmigen oder in mohnkorn- bis linsengrossen Flecken auftretenden Hyperämie der Schleimhaut der obgenannten Organe, viel seltener in mässigem Catarrh derselben.

Variola.

Das Prodromalstadium der Variola erzeugt keine Erkrankung des Pharynx oder des Larynx. Als Begleiter der Variolapusteln auf der allgemeinen Decke finden sich jedoch sehr häufig Hyperämie und Catarrh der Schleimhaut des Mundes, des weichen Gaumens, des Rachens, des Kehlkopfs, der Trachea und der Bronchien vor. In vielen Fällen treten die Variolapusteln selbst auf einer oder mehreren, ja auf allen den erwähnten Schleimhäuten auf. Am dichtesten stehen dieselben in der Regel am weichen Gaumen, am Gaumensegel und in der Trachea, an welchen Stellen dieselben häufiger auch confluirend vorkommen, an den anderen Stellen stehen sie meist isolirt, und gehört es zu den Seltenheiten, wenn man an was immer für einer Stelle des Larynx drei confluirende Pusteln sieht.

Was die Veränderungen der Pusteln selbst auf der Schleimhaut der ersten Respirationswege anlangt, so ist Folgendes darüber zu bemerken. Die Pusteln werden nicht so gross wie auf der allgemeinen Decke, eine halbe Erbse grosse sind schon selten. Auch sind dieselben nicht so prall gefüllt, da das dieselben bedeckende Schleimhautepithel sehr dünn ist und dieselben nicht nur immerfort mit Flüssigkeiten (Schleim, Speichel, Getränken u. s. w.) in Berührung kommen, sondern auch

die dieselben umgebende Luft, besonders bei jeder Exspiration
eine sehr feuchte ist, wodurch ihr Epithel sehr bald erweicht
wird und in demselben kleine Oeffnungen zu Stande kommen,
durch welche ihr Inhalt aussickert. Am zweiten bis längstens
am dritten Tage ihres Bestehens sind die Pusteln daher auch
schon zusammengefallen, leicht abstreifbar, manchmal schon
in eine weissliche, breiähnliche, an der Stelle lose haftende
Substanz umgewandelt, und am dritten bis sechsten Tage sieht
man nur mehr eine dem frühern Standort und der Grösse der
Pustel entsprechende, ihres Epithels beraubte Schleimhautstelle
oder einen etwas rötheren, schon mit frischem Epithel be-
deckten Fleck. In einigen Fällen besteht durch längere Zeit
ein seichterer oder tieferer Substanzverlust fort.

Schon im Eruptionsstadium der Pusteln, insbesondere wenn
dieselbe auf der Rachenschleimhaut eine sehr reichliche ist,
erkrankt in seltenen Fällen auch das submucöse Bindegewebe
und es treten phlegmonöse vereiternde Entzündungen des
Velums, der Gaumenbogen und der Tonsillen auf, einmal habe
ich bei Variola einen Retropharyngealabscess beobachtet.

Eine andere Erkrankung der ersten Respirationswege hängt
mit der Umwandlung des Pustelinhalts auf der allgemeinen
Decke zusammen: ich meine das Auftreten von Blutungen in
den Schleimhautpusteln, oder, was bei weitem häufiger der
Fall ist, das Auftreten von kleineren oder grösseren submucösen Blutungen im Pharynx, im Larynx und in der Trachea
zur Zeit, wenn in den Pusteln auf der allgemeinen Decke
Blutungen auftreten. Diese Blutungen kommen an allen Theilen der ersten Respirationswege vor, am häufigsten und am
grössten sind dieselben jedoch im Sinus piriformis Tourtual.
Die grösste, die ich gesehen zu haben der Güte des Herrn
Dr. Langer verdanke, füllte nicht nur die eine birnförmige
Grube vollständig aus, sondern erzeugte noch ein Ueberragen
des gleichseitigen Ligamentum ary-epiglotticum soweit über
die Medianlinie des Larynx, dass man das Stimmband der erkrankten Seite nur bei schiefer Spiegelstellung sehen konnte.

Die Diphtheritis bei Variola tritt im Pharynx, im Larynx
und in der Trachea auf, ohne dass auf der Schleimhaut überhaupt Pusteln vorhanden gewesen wären, in anderen Fällen
nicht in der unmittelbaren Nachbarschaft der Pusteln, in anderen wieder unmittelbar nach dem Zerfall der Pusteln, von dem
Standorte derselben ausgehend, und endlich in der Form, dass
die diphtheritische Membran zwischen den einzelnen Pusteln
Stränge und Brücken bildet; in seltenen Fällen ist die Diphtheritis von so grosser Ausbreitung, dass die Pusteln ganz
aus einem diphtheritischen Boden hervorzukommen scheinen.
Dabei kommt es zu so hochgradigen Larynxstenosen, dass die

Kranken suffocativ zu Grunde gehen, oder dass man zur Tracheotomie seine Zuflucht nehmen muss, welche Operation aber
manchmal das Leben nur um eine kurze Zeit verlängert, weil
der Process häufig unter die Canüle hinabsteigt und die
Suffocation dann doch zu Stande kommt. Einen solchen Fall
habe ich mit den Herren Doctoren Abelles, Herczka und
Verebélyi beobachtet.

Und nun habe ich noch zweier schwereren und einer
leichteren Folgekrankheit der Variola im Larynx zu erwähnen:
die erste ist die Perichondritis, die zweite das Oedem des
Larynx, die leichtere ist die Lähmung eines oder mehrerer
Kehlkopfmuskeln.

Wenn Kranke zur Zeit der Pockeneiterung, oder solche,
die vor einigen Tagen oder Wochen eine Variola überstanden
haben, über sehr heftige, stechende Schmerzen im Larynx, in
vielen Fällen auch noch über Schlingbeschwerden und Athemnoth klagen, so findet man bei der laryngoskopischen Untersuchung gewöhnlich entweder einen aus einer Pustel hervorgegangenen Substanzverlust, in dessen Umgebung die Schleimhaut hochgradig, manchmal auch ödematös geschwellt ist, oder
eine geröthete und stark geschwellte Stelle ohne Substanzverlust. In beiden Fällen ist der Verdacht auf eine beginnende Perichondritis gerechtfertigt, derselbe steigert sich beinahe zur Gewissheit, wenn einzelne bewegliche Larynxtheile
sich sehr träge, oder nur in kleinen Excursionen, oder gar
nicht bewegen.

Die Larynxperichondritis nach Variola entsteht entweder
aus einem sich bis in die Nähe des Perichondriums vertiefen-
den Geschwür, oder, was noch häufiger der Fall ist, aus einem
Geschwür, das bis auf den Knorpel selbst vordringt und denselben entblösst. Der Knorpel necrotisirt darauf in der Regel
in einer der Entblössung entsprechenden, häufiger aber viel
grösseren Ausdehnung. In anderen Fällen entwickelt sich die
Perichondritis aus einer wegen der Nähe des variolösen Processes entstehenden eitrigen Entzündung des submucösen Bindegewebes oder des Perichondriums selbst.

Die nach Variola auftretende Perichondritis hat keine Prä-
dilectionsstelle, dieselbe befällt die Knorpelhaut des Schildknorpels ebenso oft als die des Ringknorpels oder die der
Giesskanne oder die mehrerer Kehlkopfknorpel zugleich. Die
Ausdehnung des Processes schwankt in grossen Grenzen. Es
kommen Fälle vor, wo bei der Section die eine Hälfte des
Schildknorpels oder die ganze Platte des Ringknorpels necrotisirt und in einem Eitersacke schwimmend vorgefunden wird,
und wieder habe ich Fälle gesehen, wo die betroffenen Kranken genesen sind, und wie aus den zu Stande gekommenen

Narben zu ersehen war, nur kleine Knorpelstücke zu Grunde gegangen sein konnten. Vor kurzer Zeit sah ich einen Fall, wo nur eine Anchylose des linken Crico-arytaenoideal-Gelenkes zurückblieb. Das Oedem des Larynx kommt meistens im Abschuppungsstadium der Variola bei schlecht genährten Individuen vor, ist in der Regel nur auf eine kleine Stelle, etwa auf den Schleimhautüberzug der einen Giesskanne oder die aryepiglottische Falte u. s. w. beschränkt und verläuft dann gewöhnlich auch günstig. Befällt dasselbe jedoch, was glücklicherweise nur äusserst selten geschieht, die der Glottisspalte nächstliegenden Theile, oder ist dasselbe auf den grössten Theil des Larynx ausgebreitet, so verläuft dasselbe so rasch lethal, dass es nur in den seltensten Fällen noch im Leben zur Beobachtung kommt. Einen solchen Fall, wo bei einem 6jährigen Kinde beinahe die ganze Larynxschleimhaut ödematös infiltrirt war, habe ich durch die Güte des Herrn Dr. Herczka einmal in vivo zu untersuchen Gelegenheit gehabt.

In den meisten Fällen von Larynxperichondritis bei Variola ist auch Oedem als Begleiter vorhanden. Vor allen anderen Oedemen bei Variola ist jedoch dasjenige wichtig, welches sich zu der die Variola begleitenden diphtheritischen Erkrankung des Larynx hinzugesellt, vorerst darum, weil die Larynxdiphtheritis, sie sei primär oder secundär, das Oedem beinahe ausschliesst (ich habe während meiner ganzen Praxis nur einen Fall von primärer Larynxdiphtheritis mit Oedem gesehen); der zweite Grund ist der rasche, lethale Ausgang, der in den meisten Fällen, vielleicht in allen, eintritt. Schon Türck beschreibt in seiner Klinik der Kehlkopfkrankheiten 2 Fälle, die er aber nur bei der Obduction gesehen hat; ebenso habe ich den von mir gesehenen Fall nur am Obductionstische des hiesigen Kinderspitals zu Gesicht bekommen.

Die nach Variola beobachteten Larynxparesen beschränken sich in der Regel auf einen, seltener auf mehrere Kehlkopfmuskel.

Prognose und Therapie: Der bei der Variola auftretende Catarrh des Pharynx, des Larynx und der Trachea heilt in der Regel in kurzer Zeit von selbst; in seltenen Fällen bleibt ein chronischer Larynxkatarrh nach Variola zurück, der dann gleich einem idiopathischen zu behandeln ist. Von viel grösserer Bedeutung sind die bei Variola auf der Schleimhaut der obgenannten Organe auftretenden Pusteln.

Dieselben sollen, wenn sie in grösserer Anzahl am freien Rande der Stimmbänder auftreten, Suffocationserscheinungen zu Stande bringen, wo dann die künstliche Eröffnung der einzelnen Pusteln angezeigt wäre, ich habe bisher noch keinen ähnlichen Fall gesehen.

Wenn nach dem Zerfall der Pusteln kleinere oder grössere Substanzverluste auf der Larynxschleimhaut zurückbleiben, leisten die Adstringentien sehr gute Dienste. Die Localbehandlung ist hier um so dringender anzurathen, weil diese Geschwüre in der Regel einen schlechten Heiltrieb zeigen und durch ihr Vordringen in die Tiefe zu einer Perichondritis führen können.

Wird der Inhalt der Pusteln im Pharynx, im Larynx oder in der Trachea hämorrhagisch, oder zeigen sich, wenn auch noch so kleine, Ecchymosen auf oder im Gewebe der Schleimhaut, so sind immer bald nachfolgende grössere Blutextravasate zu befürchten, durch welche dann die Prognose eine sehr zweifelhafte werden kann. Hier sind kalte oder selbst Eisumschläge auf den Hals, innerlich Eisstückchen und Adstringentien nothwendig, mir hat unter den letzteren das Tannin die besten Dienste geleistet.

Sind die submucösen Blutextravasate so gross, dass sie die Respiration ernstlich behindern, so muss die über denselben befindliche Schleimhautdecke mit einem entsprechend gekrümmten Messer oder mit dem Türck'schen scharfen Polypenquetscher eröffnet werden, worauf in der Regel wenigstens so viel von dem dort angehäuften, meist geronnenen Blute ausgeräuspert wird, dass der Kranke in kurzer Zeit wieder frei athmet. Ist die Dyspnoe jedoch eine das Leben bedrohende, so ist sofort zur Tracheotomie zu schreiten.

Die Diphtheritis bei Variola ist eine sehr böse Complication, die meisten der von ihr befallenen Variolakranken erliegen. Die Therapie derselben ist die der idiopathischen Diphtheritis.

Die bei der Variola anftretende Larynxperichondritis giebt, je nachdem dieselbe auf die Knorpelhaut der einen Arytäna oder vielleicht nur auf einen Theil derselben beschränkt ist, oder je nachdem ein grosser Theil des Schild- oder Ringknorpels, oder mehrere Knorpel zugleich erkrankt sind, in den ersten zwei Fällen eine meistens, aber auch nur quoad vitam günstige, in den anderen eine meist ungünstige Prognose.

Auch hier ist, wenn man es mit einem geschlossenen Abscess zu thun hat, die Eröffnung desselben je früher je besser vorzunehmen, und wenn hochgradige Dyspnoe vorhanden ist, die Tracheotomie auszuführen.

Das Oedem des Larynx bei Variola giebt ebenso je nach seiner Ausbreitung, insbesondere jedoch je nach seinem Standorte, eine mehr oder minder günstige Prognose. Bei leichteren Fällen genügen kalte Umschläge um den Hals, das Aufblasen oder das Einträufeln von Adstringentien auf die ödematösen Stellen oder das Scarificiren derselben; bei den schweren muss

sofort die Tracheotomie vorgenommen werden. Als prophylactisches Mittel gegen das Larynxödem würde ich bei schwachen und schlecht genährten Kranken sofort nach dem Eitrigwerden der Pusteln möglichst nahrhafte und doch leichte Kost,
ferner Wein oder andere Alcoholica anrathen. Absolut ungünstig ist die Prognose, wenn sich das Oedem der Diphtheritis bei Variola anschliesst.

Die nach Variola auftretenden Lähmungen eines oder
mehrerer Kehlkopfmuskel heilen in kurzer Zeit von selbst.

Varicella.

Bei Varicellen habe ich in einzelnen Fällen leichte Hyperämie des Pharynx, des Larynx und der Trachea angetroffen.
Die Pusteln entwickeln sich bei diesem Leiden nur selten auf
der Schleimhaut der obengenannten Organe. Ich habe einigemal eine, nie mehr als drei kleine Pusteln gesehen. Dieselben
waren in 2 bis 3 Tagen nach ihrem Entstehen geheilt.

Typhus.

Die bei Typhus auftretenden Erkrankungen der ersten
Respirationswege kommen ebenso bei dem exanthematischen
als bei dem abdominalen vor, es liegt daher nach meiner
Ansicht kein Grund vor, dieselben abgesondert vorzuführen.
Bei den leichteren Formen des Typhus sind die Erkrankun-
gen seltener und verlaufen in der Regel auch leichter.

Schon im Prodromalstadium des Typhus findet man manchmal einen acuten Catarrh des Pharynx, des Larynx und der
Trachea, derselbe ist meistens auch auf die Mundschleimhaut
ausgebreitet, hat jedoch nur dann einigen Werth, wenn wir
schon in diesem Stadium eine Milzvergrösserung constatiren
können oder wenn sich zugleich noch Catarrh in den Bronchien und Diarrhoe oder letztere allein vorfindet.

Einmal wurde ich von Herrn Dr. Herczka zu einer an einem
leichteren Typhus erkrankten älteren Dame gerufen, bei der
ausser der dem Typhus entsprechenden Temperaturcurve nur
noch die Milzvergrösserung als einziges Symptom vorhanden
war. Ein leichter Larynxcatarrh war und blieb während der
ganzen Zeit der Erkrankung die einzige Complication. Leichte
Störungen der Gehirnthätigkeit traten, und das nur auf kurze
Zeit, erst in den letzten Tagen der zweiten Woche auf. In
den meisten Fällen tritt der Catarrh in der ersten oder
zweiten Woche des Typhus auf, später ist sein Auftreten seltener; derselbe ist häufig auf den Larynx allein beschränkt,
die Kranken sind heiser, manchmal selbst aphonisch, klagen

aber nur selten über Schmerz in der Larynxgegend oder über Schlingbeschwerden. Der Husten ist, wenn nicht zugleich Bronchialcatarrh vorhanden ist, sehr gering. Der den Typhus begleitende acute Larynxcatarrh zeichnet sich durch seine in den meisten Fällen lange Dauer vor anderen acuten Larynxcatarrhen aus. Derselbe dauert in der Regel durch mehrere Wochen oder noch länger fort; so sah ich noch vor kurzer Zeit wieder einen Fall von Typhus im hiesigen Kinderspitale, wo während der ganzen Zeit der lethal verlaufenden Erkrankung ein sehr heftiger Larynx-Trachealcatarrh vorhanden war.

In vielen Fällen kommt es zur Bildung von Substanzverlusten; dieselben sitzen, wie die catarrhalischen Geschwüre überhaupt, an der Innenfläche der einen oder der anderen Giesskanne, oder an beiden zugleich, an den hintersten Abschnitten der Stimmbänder und endlich an den verschiedensten Stellen des Larynx. Die Geschwüre der Larynxschleimhaut bei Typhus haben, ebenso wie der Catarrh, einen sehr geringen Heiltrieb, dieselben vergrössern sich sehr häufig nach allen Richtungen, besonders gern in die Tiefe, und heilen meistens nur mit einem geringeren oder grösseren Substanzverlust der Schleimhaut oder auch der unter derselben befindlichen Gebilde, gewöhnlich mit bleibend bemerkbarer Narbe. So habe ich seichtere und tiefere, eckige und rundliche narbige Einkerbungen an den verschiedensten Larynxtheilen, narbige Verwachsung beider Stimmbänder mit einander an grösseren oder kleineren Stellen ihrer vordersten Abschnitte, Verwachsung eines Stimmbandes mit dem gleichseitigen Taschenbande u. s. w. nach Heilung der Larynxgeschwüre bei Typhus beobachtet.

Oft bleiben durch kürzere oder längere Zeit, ja manchmal durch das ganze Leben fortbestehende Functionsstörungen, als: Stimmlosigkeit, Heiserkeit, Schwerathmigkeit u. s. w. nach den Geschwüren des Larynx zurück.

Eine weitere Complication bei Typhus bildet das selbstständig auftretende Oedem des Larynx; dasselbe kommt selten, und dann nur bei sehr herabgekommenen Individuen, in einer späteren Periode des Typhus vor, die Fälle, die ich beobachtet habe, waren sämmtlich von geringer Ausdehnung.

Die Diphtheritis bei Typhus kommt ebenso häufig im Pharynx wie im Larynx und in der Trachea vor, dieselbe ist eine relativ seltene Complication; in der Mehrzahl der Fälle ist die sich bildende Membran sehr dünn, manchmal nur florähnlich, in einigen wenigen Fällen habe ich jedoch die bei Typhus auftretende Diphtheritis in ebenso grosser Ausbreitung und mit derselben Bösartigkeit wie bei der schlimmsten Scarlatina verlaufen gesehen. Ich habe mit den Herren Doctoren

Schwarz, Faludi und Wittmann bei einem 4jährigen Kinde einen Typhus beobachtet, wo die diphtheritischen Geschwüre nicht nur auf der Schleimhaut der Nase, der Lippen, der Zunge, des Pharynx und der Epiglottis ausgebreitet waren, sondern solche sich auch noch auf der allgemeinen Decke vorfanden. Eine wichtige Pharynx- und Larynxerkrankung bei Typhus ist die Lähmung dieser Gebilde. Dieselbe befällt entweder nur einzelne Muskel des weichen Gaumens, des Pharynx oder des Larynx, oder nur die der einen Seite; in seltenen Fällen sind beinahe alle Muskel eines oder aller der erwähnten Organe zugleich' gelähmt. Die Kranken bekommen eine näselnde Stimme, klagen über Schlingbeschwerden, beim Schlingen von Flüssigkeiten fliesst ein Theil derselben durch die Nase, ein anderer in den Larynx, sie werden heiser oder selbst aphonisch, der Husten ist tonlos, in leichteren Fällen ist der Hustenton blos schlecht oder nicht begrenzt, in den Fällen, wo nur die Crico-arytaenoidei postici gelähmt sind, tritt selbst beim ruhigen Liegen Athemnoth ein.

Die Lähmung ist selten auf die erwähnten Organe beschränkt. Es erkranken am häufigsten mit ihnen gleichzeitig, oder kurze Zeit vor- oder nachher die Musculatur des Herzens, wo dann der Puls bei jeder Inspiration schwächer wird oder selbst aussetzt, ferner der Sphincter vesicae und der Detrusor urinae, der Sphincter ani und noch andere.

Die Lähmung tritt in den meisten Fällen in der zweiten Hälfte des Typhus auf, doch habe ich zahlreiche auch viel später auftretende Fälle gesehen, so sah ich einen mit dem Herrn Dr. Schwarz, wo bei einem 30jährigen Manne die Lähmung am einundzwanzigsten Tage des Typhus, und einen Fall mit Herrn Dr. Detsényi, wo derselbe bei einem 14jährigen Knaben in der sechsten Woche der Erkrankung eintrat.

Die böseste Larynxcomplication des Typhus ist die Perichondritis. Dieselbe tritt selten vor der fünften Woche, viel häufiger in der sechsten bis achten Woche der typhösen Erkrankung auf. Dieselbe entwickelt sich entweder aus den bei Typhus vorkommenden Larynxgeschwüren, indem dieselben, die Gewebe allmählich immer tiefer zerstörend, endlich bis zum Perichondrium vordringen, oder die Entzündung geht vom Perichondrium selbst aus. In dem letzteren Falle findet man gewöhnlich einen geschlossenen Abscess, der sich manchmal noch im Leben entweder in das Larynxinnere oder den Oesophagus oder selbst durch die allgemeine Decke nach aussen öffnet, wobei durch die Abscessöffnung Eiter, Jauche und manchmal auch necrotische Knorpelstücke eliminirt werden.

Die Larynxperichondritis befällt bei Typhus am allerhäufigsten den Ringknorpel und hier wieder beinahe ausschliesslich die Platte desselben, oder die eine Hälfte der Platte, seltener den einen oder beide Giesskannenknorpel, am seltensten den Schildknorpel, dann aber gewöhnlich in grosser Ausdehnung, in einigen Fällen zwei oder noch mehrere der obengenannten Knorpel zugleich. Perichondritis der Epiglottis habe ich bei Typhus nie beobachtet, doch habe ich die Perichondritis der Trachea bei Typhus in einem Falle, wo zugleich der Ringknorpel erkrankt war, an den zwei oberen Trachealhalbringen gesehen.

Prognose und Therapie: Schon der einfache Larynxcatarrh bei Typhus giebt an und für sich eine zweifelhafte Prognose, da er in den meisten Fällen von langer Dauer ist und in vielen die Ursache der nach ihm entstehenden Larynxgeschwüre abgiebt. Darum sind bei dem bei Typhus auftretenden Larynxcatarrh leichtere Adstringentien sofort anzuwenden. Die Kranken sind in der Regel so schwach, dass sie sich selbst die Zunge nicht halten können, weshalb man, um mit Hilfe des Kehlkopfspiegels das Adstringens an den gehörigen Ort zu appliciren, einen Gehilfen zum Halten der Zunge benöthiget.

Die Bösartigkeit der Larynxgeschwüre bei Typhus zwingt uns bei der Prognose sehr vorsichtig zu sein und an die durch dieselben zu Stande kommenden schweren Erkrankungen, sowie auch an die nach der Heilung derselben zurückbleibenden Functionsstörungen zu denken. Sitzen die Larynxgeschwüre bei Typhus an der Giesskanne oder an der Vorderfläche der hinteren Kehlkopfwand, so muss immer die Möglichkeit der Perichondritis der Giesskanne oder die des benachbarten Ringknorpels, sitzen dieselben an den Wänden des Sinus piriformis Tourtual, immer je nachdem sie sich an der inneren oder äusseren Wand befinden, die der Perichondritis des Ring- oder Schildknorpels vor Augen gehalten werden. Sitzen die Geschwüre an den vordersten Abschnitten der Stimmbänder, so bleibt in vielen Fällen in Folge der Verwachsung derselben mit einander permanente Heiserkeit und erschwertes Athmen, in anderen Fällen wieder andere schon früher erwähnte Functionsstörungen zurück.

Oefters heilen jedoch die Larynxgeschwüre bei Typhus, ohne irgend welche störende Folgen zu hinterlassen, ein anderes mal werden wieder die erwähnten Functionsstörungen durch zweckentsprechende Action der Larynxmuskulatur compensirt; so kenne ich einen tüchtigen Schauspieler, wo in Folge eines bei Typhus aufgetretenen Geschwüres der Processus vocalis sammt dem hinter demselben befindlichen Stimmbandstück gänzlich zerstört wurde, die Singstimme zwar zu Grunde ging,

2*

aber die Sprechstimme in jeder Hinsicht eine gute ist, dieselbe ist nur um ein Geringes tiefer geworden.

Bei den Larynxgeschwüren bei Typhus muss daher die locale Anwendung der Adstringentien sofort, wie das Geschwür bemerkt wird, vorgenommen werden. Sitzen die Substanzverluste am Kehldekel, an der hinteren Kehlkopfwand oder in dem einen oder anderen Sinus piriformis, so genügt es vollkommen, wenn die Kranken mehrmals täglich einen adstringirenden Lecksaft nehmen, nur müssen dieselben, wenn die Substanzverluste mehr rechts oder links sitzen, den Kopf während des Hinabschlingens nach der entsprechenden Seite neigen. Sind die Substanzverluste an anderen Stellen, so müssen die Adstringentien durch den Arzt selbst auf diese Stellen applicirt werden. Grossen Erfolg sah ich bei im Verlaufe von Typhus auftretenden Larynxgeschwüren von der mit der localen Application der Adstringentien gleichzeitigen Verabreichung von Wein, selbst grosse und tiefe, schon sehr der Perichondritis verdächtige Larynxgeschwüre habe ich in wenigen Tagen nach öfters täglicher Darreichung von kräftigem Ungarwein heilen gesehen.

Die Prognose des im Larynx bei Typhus selbständig auftretenden Oedems ist in der Regel eine günstige, ich habe bisher alle Fälle, die ich zu beobachten Gelegenheit hatte, unter dem Gebrauche von Milch, Wein, Weinsuppe und anderen flüssigen, nährenden und stärkenden Mitteln in kurzer Zeit günstig verlaufen gesehen.

Die Diphtheritis bei Typhus verschlechtert in hohem Masse die Prognose, doch habe ich mehr Fälle von Diphtheritis bei Typhus, als von solcher bei Morbillen oder Variola heilen gesehen, der Procentsatz dürfte ungefähr derselbe wie bei Scarlatina sein. Die Therapie leistet hier ebenso wenig wie bei der genuinen Diphtheritis.

Die Prognose der bei Typhus auftretenden Lähmungen der Pharynx- und Larynxmuskulatur ist eine desto schlechtere, je früher die Lähmung auftritt und je mehr und je wichtigere andere Muskeln zugleich an derselben erkrankt sind. Ich habe die meisten unter dem Gebrauche von starken Weinen und Eisen in wenigen Tagen heilen gesehen.

Die ungünstigste Prognose unter allen Larynxcomplicationen bei Typhus giebt die Perichondritis. Die spontanen Heilungen gehören zu den äussersten Seltenheiten. Die Kranken ersticken durch den im Larynxinneren befindlichen Abscess oder durch das die Perichondritis beinahe ausnahmslos begleitende, hochgradige Larynxoedem, oder in einem späteren Stadium, bei schon eingetretener Nekrose des von der Perichondritis ergriffenen Knorpels, durch das in Folge des Ausfallens eines

Theiles des Larynxgerüstes entstehende Einsinken der übrigen Larynxgebilde, wodurch die Glottisspalte oder das Larynxlumen überhaupt von irgend einer Seite hochgradig verengt oder gar verschlossen wird, oder endlich bei nach der Perichondritis folgender Nekrose der ganzen Ringknorpelplatte, dadurch, dass der einzige Oeffner der Glottisspalte: der cricoarytaenoideus posticus seinen festen Ansatzpunkt an der hintern Fläche der Platte verlierend, die Glottisspalte nicht mehr öffnen kann.

Die Tracheotomie ist das einzige Mittel, durch welches der Kranke in einigen Fällen erhalten wird und sie ist daher bei festgestellter Diagnose sobald als möglich auszuführen.

Pertussis.

Die krankhaften Veränderungen der ersten Respirationswege bei Pertussis habe ich bei vielen Hunderten von Kindern und bei zahlreichen Erwachsenen mit Hilfe des Türk'schen Kehlkopfspiegels beobachtet. Bei vielen derselben, die zugleich local behandelt wurden, wurde die Untersuchung täglich vom Beginne der Erkrankung bis zur Heilung fortgesetzt. Das erste, was ich dabei bemerken muss, ist, dass die Ansicht vieler Autoren, dass die meisten körperlichen und selbst psychischen Reize bei Pertussis einen krankhaften Hustenanfall oder den bei Pertussis so häufigen Glottiskrampf hervorrufen, sich beim Laryngoscopiren nicht bestätigt. Meine Kranken haben wohl manchmal während oder nach der Untersuchung gehustet, aber nicht häufiger oder heftiger als sonst.

Der Keuchhusten tritt nach meiner Erfahrung nie auf, ohne dass nicht ein wenigstens auf eine kleine Stelle des Larynx oder des oberen Theiles der Trachea, seltener auch des Pharynx ausgedehnter Catarrh demselben vorangeht.

Dieser Catarrh persistirt in der Regel in wechselnder Intensität während des ganzen Verlaufes der Pertussis, in einigen Fällen verschwindet derselbe früher oder später, sodass während eines kürzeren oder längeren Abschnittes des Krankheitsverlaufs auf der Schleimhaut der Luftröhre auch nicht die geringste Röthe oder Schwellung bemerkbar ist, in seltenen Fällen kommt und verschwindet der Larynx oder Trachealcatarrh im Verlaufe der Pertussis mehrmals, dabei habe ich beinahe jedesmal, so oft der Catarrh im Larynx und in der Trachea nicht nachzuweisen war, einen Bronchialcatarrh auftreten oder den schon bestehenden stärker werden gesehen.

Der die Pertussis begleitende Larynxcatarrh ist beinahe stets auf den mittlern Theil der Vorderfläche der hintern Kehlkopfwand und zwar seltener auf den oberhalb, häufiger

auf den unterhalb der Stimmbänder befindlichen Abschnitt beschränkt, nächst häufig findet sich der Catarrh an der hintern Wand der Trachea und endlich findet man denselben
manchmal über die ganze, den Larynx und die Trachea auskleidende Schleimhautoberfläche ausgebreitet, dabei ist die
Röthe und Schwellung in jenen Fällen gewöhnlich am stärksten ausgeprägt, wo die einzelnen Hustenanfälle sehr oft wieder-
kehren und sehr heftig sind, und die betreffenden Individuen
nicht schon vor ihrer Erkrankung an der Pertussis anämisch
waren, in welchem letzteren Falle die Schwellung wohl eine
bedeutende, die Röthe jedoch eine geringe zu sein pflegt.
Unter allen Fällen von Pertussis, die ich zu beobachten Gelegenheit hatte, war der Larynx- und Trachealcatarrh bei dem
Herrn Infanteriehauptmann F. am hochgradigsten ausgebildet.
Demselben waren in den letzten vier Wochen 3 Kinder an
der Pertussis erkrankt und zwei davon gestorben; er hatte die
Kinder selbst gepflegt. Die einzelnen Anfälle waren bei demselben so heftig, dass er öfters während des Krampfanfalles
ohnmächtig zusammenstürzte, auch wiederholten sich diese
krampfhaften Hustenanfälle zehn- bis fünfzehnmal täglich, dabei war die ganze den Larynx und die Trachea auskleidende
Schleimhaut stark geröthet und in so hohem Grade geschwellt,
dass das Lumen des Larynx und der Trachea dadurch verengt und auch in den Anfallspausen stets mehr oder weniger
Dyspnöe vorhanden war.

Geringe Blutungen aus der Pharynx-, Larynx- und Trachealschleimhaut habe ich sowohl im Beginne wie auch im späteren Verlaufe der Pertussis häufig beobachtet.

Ecchymosen auf, in oder unter dem Corium der Schleimhaut gehören nicht zu den Seltenheiten, ich habe dieselben am
häufigsten im Sinus piriformis, seltener auf allen andern
Theilen des Pharynx und des Larynx angetroffen; die meisten
sind mohn- bis hanfkorngross, bohnengrosse sind selten.

Larynxgeschwüre kommen im Gefolge der Pertussis nicht
selten vor, und zwar am häufigsten an jenen schon weiter oben
aufgezählten Stellen, die überhaupt den Lieblingsstandort der
catarrhalischen Geschwüre bilden. Dieselben sind gewöhnlich
klein und heilen sehr rasch. Bestehen dieselben jedoch durch
längere Zeit fort, sodass sie auch nach der Heilung der Pertussis noch zurückbleiben, oder vergrössern sich dieselben, besonders in die Tiefe, so ist der Verdacht auf eine in kurzer
Zeit auftretende Phthise in den meisten Fällen gerechtfertigt.
Insbesondere sind die im Verlaufe von Pertussis zu Stande
kommenden folliculären Geschwüre verdächtig.

Larynxödem habe ich bei Pertussis zweimal im Leben,
einmal bei der Obduction gesehen, die zwei ersteren waren

leichte Fälle; dasselbe ist jedenfalls sehr selten, dürfte jedoch in manchen Pertussisfällen der Grund der bei dem oder auch ohne den Hustenparoxysmus plötzlich entstehenden, tödtlichen Suffocation sein.

Die Diphtheritis kommt bei Pertussis selten vor, ich habe im Ganzen 3 Fälle gesehen, die sämmtlich lethal verliefen.

Prognose und Therapie: Der Catarrh der ersten Respirationswege bei Pertussis hat insofern eine prognostische Bedeutung, als derselbe auf der Schleimhaut weiter nach abwärts zu steigen, sich bis in die feinsten Bronchien, ja selbst bis in die Lungenbläschen auszubreiten, die Neigung hat. Dieser Umstand hat mich schon vor Jahren bewogen, den bei Pertussis auftretenden Larynx- und Trachealcatarrh local zu behandeln. Der Erfolg der localen Therapie bewährte sich mir bisher genügend; ich habe im Verlaufe der letzten 3 Jahre nicht einen Fall auf diese Weise behandelt, wo im Verlaufe der Pertussis eine Bronchitis capillaris oder eine Pneumonie aufgetreten wäre. Ferner habe ich die Pertussis unter einer localen Behandlung stets viel milder verlaufen gesehen, ich war mit Ausnahme der ersten 3 bis 4 Tage nie genöthigt, die Kinder im Bette zu halten und habe auch nie eine längere Krankheitsdauer als 6 Wochen beobachtet. Ich verwende Einblasungen von: Morph. muriat. 1, Zincum sulf. 2, Alumin. 12, welche Mischung ich auf den tiefsten Theil der hintern Rachenwand einmal täglich, je nach dem Alter des Individuums 1—10 Centigramm aufblase.

Ueber die Therapie der bei Pertussis vorkommenden Larynxgeschwüre, Oedem und Diphtheritis, kann ich nur das schon über diese Zustände früher Erwähnte wiederholen.

II.

Historische Litteraturforschungen auf dem Gebiete der Orthopädie,

vorläufig ausgedehnt bis zum Beginne des Jahres 1879.

Von Dr. med. Ernst Kormann,

San.-Rath in Coburg.

Zweiter Artikel[1]).

Die Orthopädie des Rumpfes.

(Fortsetzung.)

b. Pathologie der Scoliosen.

Wir haben bei der Aetiologie 5—8 Formen von Scoliosen kennen gelernt, welche von einander getrennt werden müssen, da nicht allein ihre Entstehungsursache verschieden ist, sondern auch die durch dieselben gekennzeichneten Bilder sich wesentlich von einander unterscheiden. Wir haben daher von einander zu trennen:

1. Die Haltungsscoliose, habituelle Scoliose (seit Winslow 1740 und Ludwig 1771) als Folge fehlerhafter Körperhaltungen, zu zeitigen Sitzens kleiner Kinder, hier auch begünstigt durch gleichzeitige Rhachitis.

2. Die Knochenscoliose oder ossiculäre Scoliose mit ihren vier Unterarten:

   a) Die angeborene Scoliose (seit Fleischmann 1810) als Folge von Einschaltung halber Wirbelkörper oder von ungleicher Höhe der Wirbelkörperhälften.

   b) Entwickelungsscoliose (seit Havers 1724) als Folge von intrauterinen Entwickelungsfehlern an den Wirbelkörpern oder fehlerhaften Wachsthums derselben (Asymmetrieen), also angeboren, hereditär oder erworben, aber nicht physiologisch.

   c) Rhachitische (selten osteomalacische) Scoliose (beide seit Å Roy 1774) als Folge der betreffenden Knochenkrankheiten oder auch der während derselben innegehaltenen fehlerhaften Körperhaltungen.

   d) Cariöse oder spondylitische Scoliose, fast nur als Kyphoscoliose zu beobachten, gehört daher zur Spondylitis und Kyphose (w. s.).

3. Die statische Scoliose (seit John Shaw 1823) als Folge einer Schiefstellung der Lendenwirbelsäule auf dem ersten Kreuzbeinwirbel.

---

1) Beginn des zweiten Artikels s. dieses Jahrb. N. F. XVIII. Heft 1. S. 152. 1882.

4. Die empyematische oder narbige Scoliose (seit Rokitansky 1839) als Folge der Abheilung eines pleuritischen Exsudats.
5. Die Muskelscoliose oder muskuläre Scoliose nur als rheumatisch-muskuläre Scoliose (seit Mayow 1674) in Folge von chronischem Muskelrheumatismus (Myositis) eines oder mehrerer Rückenmuskeln.

Ueber diese verschiedenen Formen ist in historischer Hinsicht Folgendes zu bemerken: Hippocrates kennt bereits das Zurückbleiben im Wachsthum und die Abkürzung der mittleren Lebensdauer durch Rückgratsverkrümmungen (Edition Littré p. 181); Galen aber sagt, dass alte Bucklige ihr langes Leben nur ihrer kräftigen Constitution, der günstigen Beschaffenheit ihres Leidens und der regelmässigen Lebensweise verdanken. Denn ein hohes Alter bei Verunstaltungen der Wirbelsäule zu erreichen, ist eine Ausnahme. — Ambrosius Paraeus unterscheidet die von Scoliose und Kyphose abhängigen Buckel genau, meint aber, dass neben dem scoliotischen Buckel zuweilen eine Schulter nicht mehr wachse und mager bleibe, während die andere sich umgekehrt verhalte. — Van Deventer betont bereits (1725), dass scoliotische Frauen zuweilen schwerer niederkommen als gesunde. — Palfyn spricht (1726) von jenen unheilbaren Scoliosen, bei denen einzelne Wirbelgelenke bereits ancylosirt sind. — Morgagni glaubt (1728. Epist. 4. n. 16), dass die Aorta allen Biegungen der scoliotischen Wirbelsäule folgt und dass dadurch die Circulation verlangsamt, in den vom Arcus abgehenden Gefässen aber wegen der grösseren Nähe des Gehirns und des Herzens beschleunigt wird. — Johann Nic. Weiss beschreibt (1736) neben einer schlangenförmigen Scoliose eine Beckendeformität. — Bartholinus glaubt (1740), dass sich der Körper an die scoliotische Verbiegung gewöhne, weil sich die comprimirten Gefässe mit dem Wachsthume wieder erweiterten. — De Gorter hält (1755) Haemoptysen für die Folge von Scoliose. — Puzos macht (1759) darauf aufmerksam, dass an Rückgratsverkrümmungen leidende Frauen leichter niederkommen als solche, die rhachitisch gewesen sind. — Christ. Gottlieb Ludwig nimmt (1757) an, dass die Aorta den Biegungen der scoliotischen Wirbelsäule folgt, und erklärt (1759) Verdauungsstörungen für Folge von Scoliose. Er glaubt (1771), dass eine doppelte Scoliose stets mit der Lumbarkrümmung anfange. — A. E. Buchnerus hält (1764) die Apoplexie für eine Folge scoliotischer Rückgratsverkrümmung. — Der Holländer Swagermann giebt als Grund der Achsendrehung bei Scoliose den Umstand an, dass die processus obliqui den Wirbelkörpern nicht gestatteten, sich gegen einander zu neigen, und daher die Wirbel zwängen, sich um einander zu drehen. — Alb. Hollerus glaubt (1768), dass auch bei schlangenförmiger Scoliose, von welcher er zuerst den Namen annimmt, die Aorta dieselben Biegungen mache, wie die scoliotische Wirbelsäule; ebenso urtheilt Â Roy (1774), welcher die Erscheinungen der Scoliose noch vielfach mit denen der spondylitischen Kyphose verwechselt, wie die Alten. Anzuerkennen ist die Angabe des Einflusses den Â Roy der Scoliose bei Hervorbringung von Brustkrankheiten einräumt. Er verlangt bereits, dass der praktische Arzt die zu untersuchende Person völlig sich entkleiden lasse. Die Prognose ist verschieden je nach dem Sitze und der Ausdehnung der Scoliose oder der ihr zu Grunde liegenden Entzündung, die bei Eintritt von Blutungen oft sehr günstig verläuft. — Auch Watzel (1778) lässt die Aorta allen Biegungen der Wirbelsäule folgen. — Ger. Sandifort bildet bereits (1789—1836) die Achsendrehung bei Scoliose ab. — David van Gescher sieht (1794), wie Hippocrates, Varicen an den Füssen und Beinen als Folge von Scoliose an, weil durch letztere eine abnorme Biegung der unteren Hohlader erzeugt werde. — Joerg verspricht

(1810) Scoliotischen, die das 6.—8. Lebensjahr noch nicht überschritten haben und bei denen keine Entzündung und Vereiterung der Wirbelknochen statthatte, fast völlige Heilung. — W. T. Ward glaubte (1822), dass die scoliotische Verkrümmung zuerst in den Halswirbeln entstehe und sich dann erst auf die Lendenwirbel ausdehne. — Schroeder nimmt (1823) mit Vrolik an, dass die Aorta alle Biegungen der Wirbelsäule mitmacht. — John Shaw stellt (1825) Veränderungen in den Ligamenten als Folge, nicht als Ursache der Verkrümmung hin; als letztere kann man ferner nicht eine Luxation oder Entzündung der Wirbel ansehen. Nur die eine Ankylosis der Wirbel begleitende adhäsive Entzündung ist zuweilen, und nicht immer nur bei den höchsten Graden der Scoliose, zu beobachten. Shaw beschreibt sehr eingehend den Einfluss der Rumpfdeformitäten auf die Eingeweide, die trotz der ungemein häufigen Verunstaltung doch so functioniren, dass die Patienten ein hohes Alter oft gesund erreichten. Nur Krankheiten der Lungen gesellen sich häufig zu Thoraxverkrümmungen. Er verbreitet sich in klarer Weise über die Untersuchung der Scoliose, die er auch während des Hanges für nöthig hält (wobei allerdings in gefährlicher Weise ein Diener das Kind am Kinn und Hinterhaupt in die Höhe zog!). Er verglich die von sämmtlichen Processus spinosi gebildete Figur mit einer an der Mitte des Hinterkopfes aufgehängten Bleischnur. Ungleiche Länge der Füsse hält Shaw für Folgezustand der Lendenwirbelscoliose, nicht für die Ursache. Unter den Symptomen bespricht er (1824. 1826) das auffällige Vergrössertsein der einen Brust bei Mädchen von 12—13 Jahren oder einer Schulter oder Hüfte bei jungen Mädchen. Er tadelt es, dass Ward (1822) und Bampfield (1824) die Scoliose in der Gegend der Dorsalwirbel zuletzt entstehen lassen, während er glaubt, dass die Lumbarkrümmung die primäre ist und die entgegengesetzte Dorsalkrümmung die secundäre. Daher will er auch jene zuerst behandeln. Shaw möchte den Namen Seitenkrümmung mit der Bezeichnung schlangenförmiger Krümmung vertauschen. — Dods zu Bath spricht (1824) bereits über das Vorspringen der processus transversi an der Convexität. Als Ursache der Rotation führt er die active Contraction der Extensoren der Wirbelsäule an, abhängig von oftmaligen und langandauernden willkürlichen Muskelanstrengungen, die den Körper in der aufrechten Stellung zu erhalten suchen. Er glaubt, dass die Seitenkrümmung der Rotation vorausgeht. — Wenzel erklärt (1824) die hohe Schulter durch die stärkere Musculatur und die vorwaltende Bethätigung der einen Schulter; sie ist kein Knochenleiden, sondern nur das Resultat der Thätigkeit und eines dadurch veränderten Zustandes der Schultermuskeln. Der runde Rücken ist derselbe Process an beiden Schultern. Er beschreibt das Verhalten der Rippen bei der Scoliose und hält für deren Diagnose die Lage der Dornfortsätze nicht für genügend. Die scoliotische Beckenverschiebung erklärt er aus der Verschiebung der Lendenwirbel und des Kreuzbeins. — Lachaise leugnet (1825) eine normale Verkrümmung der Brustwirbelsäule nach rechts, besonders aber ihre Erklärung durch die absteigende Aorta (s. Aetiologie). — Charles G. Pravaz (père) erklärt die Achsendrehung durch die Wirkung der seitlichen Beugemuskeln und durch die natürliche Richtung der Facetten der Gelenkknorpel. — Prof. J. Delpech lässt (1828) die Achsendrehung der Wirbelsäule durch instinctive Anstrengungen der Muskeln entstehen, um das Gleichgewicht leichter zu erhalten (T. I. p. 130); er beobachtete zuweilen schon bei geringgradigen Scoliosen functionelle Störungen, bei scoliotischem Buckel aber sogar functionelle Störungen des Rückenmarks und selbst des Gehirns (T. II. p. 17). Die statische Scoliose nimmt anfangs die Lumbarwirbel und untern Dorsalwirbel ein (meist linkes Bein kürzer, daher linksseitige Lumbarscoliose), bald aber kommt oben von der Grenze der Lenden-

wirbel an die zweite, entgegengesetzte (also häufiger rechtsseitige) Dorsalscoliose zum Vorschein, wahrscheinlich um das Gleichgewicht herzustellen;
zuweilen kann sogar eine 3., die Cervicalkrümmung eintreten. Trotzdem
kennt er aber Fälle, wo die Lumbarkrümmung allein besteht. Trotzdem
hält er eine Gegenkrümmung (secundäre oder subsidiäre K.) im Allgemeinen für nöthig zur Erreichung des Gleichgewichts. — Heidenreich
glaubt (1833), dass sich dem mechanischen Gesetze nach ober- und unterhalb einer scoliotischen Krümmung eine Gegenkrümmung, bilden muss
und nennt mit deren Ausbildung die Scoliose im 2. Stadium befindlich.
Die Achsendrehung hält er für unzertrennbar von der Seitenkrümmung. —
Cruveilhier beschreibt (1834) die Lage der Unterleibseingeweide eines
Scoliotischen, dessen Clon transversum vertical verlief. Die Höhe der
Zwischenwirbelknorpel an der concaven und convexen Seite differirt um
14 Linien zu Gunsten der letzteren. — Guérin glaubt (1835), dass bei
jeder Scoliose eine Achsendrehung der Wirbelsäule stattgefunden hat. —
H. Bouvier setzt (1836) die Häufigkeit der linksseitigen Dorsalscoliose
zur rechtsseitigen wie 1:7 fest. Die Achsendrehung hält er nur in
schweren Fällen für anwesend. — Geoffroy St.-Hilaire betont (1836)
das häufige Zusammentreffen von Anencephalie und Wirbelsäulenverkrümmungen bis zur Buckelbildung. — Rokitansky unterscheidet (1839)
bei Scoliosen die primitive und consecutive Krümmung. Erstere liegt
meist in den Dorsal-, letztere in den Lumbarwirbeln. — E. W. Tuson
unterscheidet (1841) die eigentliche und die secundäre Lateralcurvatur. —
B. Brodie sah (1846) die Achsendrehung schon in frühen Stadien der
Scoliose, ehe dieselbe vom Rücken her deutlich zu erkennen ist. —
Samuel Hare bespricht (1849) den Einfluss der Scoliose auf die Thorax-
eingeweide, deren Form und Lage verändert wird, wodurch oftmals
Störungen der Functionen eintreten. Er betont die nicht seltene Complication der Scoliose mit Kyrtose (Excurvation), welche er Schräg-
verkrümmung (oblique curvature) genannt wissen will. Als Folgezustände
beschreibt er die Verbildung der Wirbelknorpel und -körper, sowie die
Formveränderungen der Rippen. — J. J. Bühring unterscheidet (1851)
4 Grade der Scoliose, die er nach dem Grade der Abweichung der seitlichen Krümmungen von dem Perpendikel feststellt. Zur Diagnose der
Erfolge der Behandlung benutzt er seinen Durchzeichnungsapparat (Glas-
tafel mit senkrechter und verticaler Eintheilung). — Tamplin zählte
(1851) unter 10 217 orthopädischen Fällen 647 Scoliosen. — Dr. Werner
unterscheidet (1852 [1853) von der Scoliosis voluntaria (die durch den
Willen oder Simulationsbestrebungen (Sc. simulata) oder üble Angewohn-
heiten (Scol. spontanea seu habitualis) entsteht — bei weitem am häufigsten zu beobachtende Form) die Scoliosis statica (durch das Bestreben,
die Veränderung des Schwerpunktes auszugleichen), congenita, a confor-
matione vitiosa (die Hemmungsbildungen), paralytica, traumatica, inflammatoria, rheumatica, rhachitica, a laxitate articulorum, arthritica,
scrophulosa und hereditaria. Den Verlauf der Scol. habitualis theilt
Werner in 5 Stadien (prodromorum, incrementi, evolutionis, deformationis und deformationis perfectae). In den ersten 2 Stadien kann man
die Verkrümmung noch willkürlich zum Verschwinden bringen; im 3.
beginnt die keilförmige Verbildung der Zwischenwirbelknorpel; im
4. Stadium folgt die keilförmige Verbildung der Wirbelkörper und die
Rotation der Wirbelsäule; im 5. tritt das Stabilwerden der Verbildung
ein. Bei der Scol. statica verfällt Werner in den Fehler, dass er angiebt, das Tragen grösserer Lasten auf dem linken Arm oder in der
linken Hand zu einer rechtsseitigen Dorsalscoliose führt. Bei Schräg-
richtung des Beckens ist das Verhältniss richtig angegeben; das linke
kürzere Bein macht eine linksseitige Lumbarscoliose. Auch Werner
hält übrigens an der Lehre von den Gegenkrümmungen fest. — John

Bishop unterscheidet (1852) von der Scoliose, die nicht von Wirbelerkrankung abhängt, 3 Stadien. Im ersten ist nur die Körperstellung
oder eine äussere Gewalt der Grund zur Wirbelsäulenverkrümmung, im
2. ist bereits eine leichte Formveränderung der Wirbel und deren
Knorpel vorhanden — es handelt sich um junge, wachsende Personen,
deren Knochen noch nicht hart genug geworden waren, als eine äussere
Gewalt die Krümmung herbeiführte. — Im 3. Stadium haben die Wirbel
eine veränderte Gestalt gewonnen und sind auch bereits durch Zufuhr
von Kalksalzen hart geworden. — E. F. Lonsdale macht (1852. p. 46)
auf den diagnostischen Werth der Prominenz der Hüfte (Crista ilei) bei
Lumbarscoliose aufmerksam. — Dr. Schreber nimmt (1852) nur 3 Grade
der Scoliose an. — Little unterscheidet (1853) 4 Stadien der Scoliose;
im 1. weichen die proc. spinosi 1—2 Linien von ihrer Stellung ab; im
2. ist der ganze Rumpf nach rechts verschoben; das 3. Stadium wird
durch die Rotation der Wirbel um ihre Längsachse gekennzeichnet;
im 4. stellt sich die Buckelbildung ein. — Dr. Adams und Dr. Hodgkin
legen (1854) mehr Gewicht auf die inneren Veränderungen an der Wirbelsäule Scoliotischer, da selbst bei schweren Formen die processus spinosi
nur wenig von ihrer normalen Stelle gerückt sind, die Wirbelkörper
aber beträchtlich. — Jac. von Heine unterscheidet (1854. S. 23) die
gewöhnliche, die rhachitische und die empyematische Scoliose und giebt
einige gute statistische Anhaltepunkte. Unter 655 gewöhnlichen Scol.
habituales waren 632 weiblichen, 23 männlichen Geschlechts; bei 532
fand sich eine rechte, bei 73 eine linke Dorsalkrümmung. Auf 189 einfache Dorsalkrümmungen kamen 466 mit einer zweiten oder dritten (Aus-
gleichs-)Krümmung. Die rhachitische Scoliose (S. 32) geht meist nach
links, was Heine merkwürdig findet. Unter 24 Fällen waren 16 links-
und 8 rechtsseitige. In Folge von Brustkrankeiten waren 3 Fälle von
Scoliose zu beobachten. Stets zeigte sich die Convexität derselben nach
der gesunden Seite gewendet. — Dr. Neumann unterscheidet (1854)
muskuläre (primäre Erkrankung der Muskeln), ossiculäre (durch Entzündung der Wirbelknochen mit nachfolgender Caries und Necrose) und
ligamentöse Scoliosen. Unter letzteren versteht er solche, die primär
aus Relaxation und Retraction des Bandapparates der Wirbelsäule
hervorgehen und daher immer mit Neuropathieen des Rückenmarks
verknüpft sind. Man soll sie aus der grossen Unregelmässigkeit der
Stellungen jedes einzelnen Wirbels zu den über und unter ihm gelegenen
erkennen. Bei der muskulären rechtsseitigen Scoliose (der gewöhnlichen
rechtsseitigen Scoliosis habitualis anderer Autoren) hält Neumann für
relaxirt die beiderseitigen hinteren Halsmuskeln, die rechten Schulterblattmuskeln, die beiderseitigen langen Rückenmuskeln, die rechten
hinteren und seitlichen Zwischenrippenmuskeln, die linken Hüft- und
Beinmuskeln, die linken Brustmuskeln, die linken vorderen Bauchmuskeln,
dagegen für retrahirt die linken Schulterblattmuskeln, die rechten
Hüft- und Beinmuskeln, die rechten vorderen Bauchmuskeln. — Prof.
C. A. Wunderlich spricht (1854) bei S-förmiger Scoliose von compen-
sirenden Krümmungen. Im Endstadium gesellt sich zur Scoliose eine
curvenartige Ausbuchtung des Rückentheiles nach hinten (Kyphosis scoliotica) und des Lendentheiles nach vorn (Lordosis scoliotica). — Bernard E. Brodhurst theilt (1855) die Scoliose in einfache und solche
mit Rotation der Wirbel, in primäre und secundäre oder compensirende. —
Duchenne zu Bologna macht (1855) auf die Unterschiede zwischen Scoliose und den Schulterstellungen aufmerksam, welche Folge von Contractur oder Paralyse der Schulterblattmuskeln sind. — Lonsdale behandelte (1855) unter 3000 Fällen nur 475 Rückgratsverkrümmungen,
darunter 273 bogenförmige (Scoliosen), und zwar 151 bei Mädchen, 22
bei Knaben. — Eulenburg giebt (1856) die Statistik von 300 während

4 Jahren behandelten Fällen von Scoliose. Es fand sich Scol. dextra in 92,3%, Scoliose beim weiblichen Geschlecht 87%. Beim männlichen Geschlecht waren die linksseitigen Scoliosen häufiger. Zwischen dem 7.—10. Lebensjahre waren entstanden 52%, zwischen dem 6.—7. Lebensjahre 23,7% und zwischen dem 10.—14. Lebensjahre 12,7%, vor dem 6. Lebensjahre 8,7% (über die Hälfte in Folge von Rhachitis). — Parow rechnet in seinem ersten Jahresberichte (1856) auf 1000 orthopädische Kranke 80 Rückgratsverkrümmungen mit 64,8 Scoliosen. Er benutzt zum Messen eine Modification von Bühring's Durchzeichnungsapparat. Bei S-förmigen Krümmungen hält er diejenige Curve für primär, deren Convexität der Neigung des Rumpfes entspricht. — Dr. Berend berechnet (1859) die Häufigkeit der isolirten Deformitäten der Scapula, von Retractions- oder paralytischen Verhältnissen der betreffenden Muskeln abhängig, auf kaum 1% aller durch Scoliose bedingten Stellungsänderungen der Scapula. — Bouvier unterscheidet (1858) eine Scoliose par flexion und eine par déformation. Von letzterer kennt er 4 Klassen: 1) die spontane oder essentielle, eine Steigerung des Normalzustandes (die gewöhnlichste Form). 2) Die symptomatische Scoliose, meist von Rhachitis der Osteomalacié abhängig. 3) Die consecutive Scoliose nach lange andauernder seitlicher Flexion oder pleuritischem Exsudate. 4) Die congenitale Scoliose. Als Grund der Achsendrehung führt er die Verbildung der Wirbelkörper, welche sie einer seitlichen Verschiebung durch das Körpergewicht, das darauf lastet, leichter zugänglich macht (p. 397), an. Er wies zuerst nach, dass vor dem 7. Lebensjahre links- und rechtsseitige Scoliosen gleich häufig sind, nach dem 7. Jahre aber die rechtsseitige wegen der Lage der Aorta überwiegt. Bouvier kennt 3 Stadien der Scoliose: 1) das latente; 2) das der sichtbaren Abweichung; 3) das des Buckels. Er betont, dass durchschnittlich durch Buckelbildung die Lebensdauer abgekürzt wird. — Als Formen der Scoliose unterscheidet Neumann (1857) die ossiculäre, die ligamentöse und die muskuläre Scoliose, der letztern einen sehr grossen Raum einräumend (s. Aetiologie). Messungen, Gypsabgüsse, Photographieen, Maschinen und orthopädische Anstalten verwirft Neumann; nur bei Verkürzung eines Fusses und bei Kindern unter 4 Jahren (!) lässt er Maschinen zu. Er unterscheidet 3 Grade der Scoliose, die er aber als 3 Formen beschreibt; denn die erste ist eine linksseitige Lumbarscoliose, die zweite eine rechtsseitige Dorsalscoliose, welche er die Compensation des 1. Grades nennt, und die dritte ist eine Verstärkung der zweiten (Kyphoscoliose, Buckligsein), — P. Niemeyer definirt (1858) die Scoliose als eine willkürliche, zur Gewohnheit gewordene Haltung der Wirbelsäule. — Prof. Virchow theilt (1858. p. 300) die Verhältnisse der Muskulatur bei Scoliotischen auf Grund einer einschlägigen Untersuchung mit; er fand bei dem Kyphoscoliotischen den M. longissimus dorsi an der Stelle, wo er über die Biegung hinweglief, in eine ganz platte, dünne, blassgelbliche Masse verwandelt. — Melicher giebt (1859) eine ausführliche Beschreibung der secundären Erscheinungen bei hochgradigen Scoliosen. — Rokitansky giebt (1860) eine ausgezeichnete Darstellung des scoliotischen Beckens. Er hält die Beckenanomalieen Scoliotischer für secundär, ausser in den Fällen, in denen man die Lendenwirbelsäule nach der verengten Beckenhälfte hingewendet vorfindet. Er nimmt an, dass in den häufigsten Fällen die Körperlast zum grössten Theile von der Lendenkrümmung auf die Gliedmassen der einen Körperseite falle und so die Beckendeformität entstehe. — Nach Adams (1861) beträgt die Länge der Wirbelsäule ca. $\frac{1}{3}$ der ganzen Körperlänge. Durch die aufrechte Stellung wird letztere um $\frac{1}{2}$—$\frac{3}{4}$″ verkürzt, sicher nicht bis 1 Zoll. Durch die Curven verliert, was Bishop (1852) schon betonte, die Wirbel-

säule an Widerstandskraft. Je grösser der Radius einer Curve, um so schwächer die Säule an diesem Punkte. Er findet, dass sich die Gelenkverbindungen der Wirbelkörper unter einander mit den Gelenken der Extremitäten gar nicht vergleichen lassen; erstere unterscheiden sich von letztern durch den Mangel eines Flächenspieles und eben hierdurch wird es ermöglicht, dass die aufrechte Körperstellung nicht durch Muskelanstrengung erzielt werden muss. Die Möglichkeit der horizontalen Rotation der Wirbelsäule leugnet Adams und glaubt, dass die Täuschung durch die Drehung des Kopfes oberhalb der Wirbelsäule und des Beckens auf den Hüftgelenken unterhalb derselben bewirkt· wird. Er nennt daher die horizontale Drehung der Wirbelsäule stets etwas Krankhaftes und bei den Scoliosen eine der frühesten und wichtigsten Veränderungen. Die vom Skelett getrennte Wirbelsäule behält ihre Gestalt in allen ihren Krümmungen. Er unterscheidet (1865. p. 93) einfache und doppelte Curven; im letztern Falle compensirt die eine die andere (sie wird von den Einen secundär, von den Andern consecutiv oder compensirend genannt). Veränderungen der Knochen und Zwischenwirbelknorpel treten bei Scoliose erst sehr spät ein. Seine Abbildung einer einfachen Dorsalscoliose (p. 97. Fig. 18) ist aber in Wirklichkeit eine doppelte Scoliose; denn es ist eine rechtsseitige Dorsalscoliose von der linksseitigen Lumbarscoliose zu unterscheiden. Ebenso wie die normalen Krümmungen der Wirbelsäule von der relativen Dicke der Zwischenwirbelknorpel und der Wirbel abhängen, ebenso resultiren auch die abnormen Krümmungen von Aenderungen in den relativen Dickenverhältnissen derselben Organe an der verkrümmten Stelle (Asymmetrie der Wirbelhälften); im letztern Falle sind die Abweichungen mit Veränderungen in der Richtung der Gelenkfacetten der proc. obliqui verbunden. Dadurch wird die horizontale Rotation der Wirbelkörper ermöglicht, nämlich ein Drehen der vordern Oberfläche nach der Seite der Convexität der Krümmung (bis zu $\frac{1}{4}$ Kreisdrehung). Adams macht auf die dadurch entstehende beträchtliche innere Verkrümmung der Wirbelsäule ohne oder mit sehr geringer seitlicher Abweichung der proc. spinosi aufmerksam. Daher darf sich die Diagnose nicht auf die Abweichung der proc. spinosi stützen, sondern besonders auf das durch die Horizontalrotation bedingte Vorragen der proc. transversi und Vorstehen der Rippenwinkel nach hinten an der Seite der Convexität. Die Structurveränderungen bei Scoliose (p. 122) bestehen in Atrophie und Absorption, die gleichzeitig an den Zwischenwirbelknorpeln und an den Gelenkfacetten der proc. obliqui vor sich gehen und die Folge ungleichseitiger Belastung sind. Erst später werden die Wirbelkörper gleichartig afficirt, und zwar in allen Fällen (nicht bloss bei vorhergangener rhachitischer Knochenerweichung). Hierauf bespricht Adams eingehend die Formveränderungen des Thorax und des Beckens (glaubt aber, dass nur rhachitische Scoliosen Beckenveränderungen nach sich ziehen), die Dislocationen der Thorax- und Abdominal-Eingeweide. Die Lunge auf Seite der Concavität ist viel grösser, als man nach dem Einsinken dieser Seite erwarten sollte; die Lunge auf Seite der Convexität ist aber sehr comprimirt und abgeflacht. Die Leber wird zuweilen sehr dislocirt und kann durch Druck gegen die Rippen viele Beschwerden machen (J. Shaw). Adams glaubt, dass die Rotation der Wirbel der seitlichen Abweichung vorausgehe (p. 188), und tadelt die Theorie von der primären und secundären Krümmung, die so weit geführt hat, dass man der Behandlung halber stets die primäre Krümmung zuerst ausfindig machen zu müssen glaubte (Brodhurst). Die Bevorzugung der rechten Thoraxhälfte beweist Adams von Neuem durch die Listen des Royal Orthopaedic Hospital, in denen unter 560 gewöhnlichen Dorsalscoliosen 470 rechtsseitige und 99 linksseitige zu finden waren. Unter den Symptomen führt Verfasser ausser den bekannten auch Spinalschmerzen, Krämpfe und partielle Paralyse der untern Extremitäten auf. Er macht auf das seltene Vorkommen eines spontanen Stillstandes der Scoliose und auf ihre Neigung, in den spätern Lebensperioden sich zu verschlimmern, aufmerksam. Die Diagnose hat sich nie mit der Bezeichnung: „hohe Schulter, hohe Hüfte, hohe Brust" zu begnügen, sondern darf erst nach Untersuchung des Verlaufes der proc. spinosi und des Standes der processus transversi gestellt werden, da man nur so die gegenseitige Lage der Wirbelkörper und Querfortsätze abschätzen kann. Als diagnostisches Hilfsmittel schätzt er die vorwärts gebeugte Stellung. Er theilt die Scoliosen nach ihren Ursachen in drei Classen, deren erste die Fälle von wesentlich oder doch vorwiegend constitutionellem Ursprunge (Heredität, Scrophulose als Prädispositionen) umfasst, während die zweite die Fälle, bei denen constitutionelle und locale Ursachen in gleichem Masse vorhanden sind (constitutionelle Schwäche mit mechanischen Ursachen und Rhachitis), und die dritte diejenigen enthält, bei welchen die mechanischen Ursachen vorwiegen (ungleiche Länge der Beine, Gebrauch eines Stelzfusses etc.). — E. W. Tuson sieht (1861) die leichte Ermüdung Scoliotischer als die Folge der Compression der Zwischenwirbelscheiben an. — Schildbach betont (1861), dass in einigen Fällen durch die Scoliose eine schräge Richtung des Oberkörpers erzeugt wird, so dass das Loth vom obersten Rückenwirbel nicht genau in die Mitte des Kreuzbeines fiel. Er spricht hier von „ausgleichender" Krümmung der Lendenwirbel bei Dorsalscoliose. Die Achsendrehung beruht nach ihm (1863) darauf, dass die Wirbelkörper allein belastet sind und nach der weniger belasteten Seite ausweichen. Dabei macht Schildbach zuerst hierauf aufmerksam, dass die proc. spinosi nach der Seite der Convexität hin gerichtet sind und gleichsam scharf gegen die Basis der Wirbel stehen. Der Anfang zu einer Scoliose, eine geringe Schiefheit des Rückens, glaubt er, sei im jugendlichen Alter fast überall vorhanden. Dass der Anfang sich nur bei der Minderzahl aller Kinder weiter ausbildet, liegt in der regen Ernährung der Knochen im jugendlichen Alter. Wo diese Ernährung eine minder arge ist (Schulbesuch, Mädchen, grosse Städte), folgt die Scoliose. Es ruht (1864) bei der angewöhnten schiefen Körperhaltung die Körperlast nur auf den Wirbelkörpern und daher rücken die vordern Theile der Wirbel weiter auf die Seite als die hintern Theile (Achsendrehung, welcher die Schrägstellung der Rippen folgt). Wahrscheinlich ist es für Schildbach, dass in den frühern Stadien der Scoliose die Muskeln durch ihre Neigung, sich einem gewohnten Grade von Verkürzung oder Ausdehnung anzupassen, dazu beitragen, dass die Scoliotischen die schiefe Haltung als naturgemäss empfinden. Eine Veränderung des Muskelgewebes selbst tritt dabei nicht ein. Er fand (1865) die Zwischenwirbelscheiben an der Leiche eines 60jährigen Scoliotischen (untere Brustwirbelscoliose) unverändert, während der 11. Brustwirbel links 3, rechts 1,5 Cm., der 12. links 3,3 und rechts 1,6 Cm. hoch war. Die Muskeln auf der concaven Seite schmiegten sich schlaff oder gar faltig den Einbuchtungen des Thorax an; von Retraction war keine Spur zu sehen. Ferner untersuchte er im Vereine mit F. A. Zenker die ebenfalls von Eulenburg (1862) untersuchte Leiche eines 11jährigen Mädchens, das seit 4 Jahren scoliotisch war, und kam zu andern Resultaten als Eulenburg. An einzelnen Muskeln der Convexität fand er unter dem Mikroskope die Faserung viel weniger deutlich, als normal und als an der Seite der Concavität. — Schildbach nennt (1867 ff.) alle bogenförmigen Wirbelsäulenverkrümmungen Scoliosen, alle winkelförmigen aber Kyphosen. Von den Scoliosen nimmt er 3 Grade an und lässt die Lehre von den „Gegen- oder Ausgleichs- oder compensatorischen Krümmungen" fallen und spricht (1868) über die Untersuchungsmethoden bei Scoliose. Von seinem Begriffe der Scoliose unterscheidet Schildbach (1872) eine Seiten-, Rück- und Vorverbiegung; von jeder Scoliose aber die frühern 3 Grade. Bei dem ersten kann die Verkrümmung durch gewisse Bewegungen des Patienten oder durch Druck mit der Hand zeitweise zum Verschwinden gebracht werden. Der 2. Grad kann weder activ noch passiv völlig ausgeglichen, aber doch bei gewissen Bewegungen und Manipulationen noch verbessert werden. Den 3. Grad bilden die fest gewordenen Scoliosen. Compensationskrümmungen giebt es nicht; es entsteht jede einzelne Krümmung für sich und aus besonderen Ursachen. Die Formen der Scoliose werden eingehend besprochen und streng geschieden. Die Untersuchung, bei welcher der Körper völlig entkleidet sein muss, wird so klar und gründlich besprochen, dass man sich auf jedem Punkte nach ihr richten kann. Schildbach zeigt besonders den Werth der Vorbeughaltung für die Untersuchung der verschiedenen Grade der Scoliose. Die Messung Scoliotischer (p. 24) führt er am liebsten mit Tasterzirkel, Bandmass und starkem Bleidraht aus. Der Bildungsgang der Scoliose ist ja nach den speciellen Ursachen und den Förderungsmomenten jedes einzelnen Falles verschieden. Im (ersten) Kindesalter ist eine Rückverbiegung der Lendenwirbel mit Abflachung der Brustwirbelkrümmung sehr häufig; sie disponirt zur seitlichen Verbiegung. In der ersten Hälfte der Schulzeit kommt am häufigsten eine linksseitige Totalscoliose vor, aus welcher sich ziemlich häufig späterhin eine zweifache Scoliose bildet, indem sich der obere Theil der Brustwirbelsäule nach rechts verbiegt. Doch kann sich auch eine·kurze, rechtsseitige Verbiegung bilden in der Weise, dass.ober- und unterhalb eine linksseitige Krümmung übrig bleibt (dreifache Scoliose). — An der Wirbelkörperreihe (d. h. Körper und Bandscheiben) tritt jede Verbiegung zuerst auf. Durch einseitige Compression verlieren die Bandscheiben zuerst einseitig ihre Elasticität; sie werden allmählich auf der einen Seite niedriger, auf der andern höher. Durch fortgesetzte einseitige Belastung wird die Wirbelsäule immer mehr nach der Convexität der Krümmung hin hinausgedrückt (p. 33), bis auch der Wirbelkörper eine abgestumpft keilförmige Gestalt erhält, indem die comprimirte Seite niedriger und breiter wird, wobei die Vorderkante des Körpers gegen die Seite der Convexität rückt (Achsendrehung). Zuletzt erst entarten Bogen und Fortsätze der Wirbel, besonders die schrägen, und die Dornfortsätze weichen nach der Seite der Convexität hin ab. Zur Beurtheilung des Grades der Achsendrehung der Brustwirbel dienen die Rippen. Die Muskeln sind auf Seite der Convexität völlig erschlafft. Eine schräge Beckenform kann sowohl Folge als Ursache einer Scoliose sein (p. 36). Der Aetiologie nach unterscheidet Schildbach Knochenscoliosen und Gewohnheitsscoliosen (bes. Haltungsscoliosen) von der statischen Scoliose (in Folge seitlicher Neigung der Stützfläche der Wirbelsäule auf dem Becken), von der empyematischen, der rhachitischen und der neben Kyphose und Wirbelentzündung entstandenen Scoliose. Die Prognose ist beim Bestehen äusserer Ursachen besser als bei Fehlern der Knochenentwicklung (p. 48). — Johs. Wildberger erklärt (1861) die Achsendrehung als Folge der „Gestaltsveränderung der Wirbel und der theilweisen Verschiebung und Drehung an der einen (convexen) Seite, die sie nothwendig durch die Muskelanlagerung für sich neben ihren Dornsätzen durch Drehung letzterer erfahren habe" (p. 23). Er unterscheidet Beugungsscoliosen (einfache Scoliose ohne bleibende Veränderung) und Missstaltungsscoliosen (solche mit Formveränderungen), von ersteren 3, von letzteren 2 Stadien. Compensationskrümmungen erscheinen ihm ganz nothwendig. — H. H. Bigg sieht (1862) als Folge der Lumbarscoliose eine Schrägstellung des

Beckens an. — M. Eulenburg in Berlin bezeichnet (1862) mit Scoliose jede permanent-seitliche Abweichung des Rückgrats oder eines Theiles desselben; er unterscheidet eine Scol. muscularis s. myopathica und Scol. ossicularis s. osteopathica — und Scol. statica. Die Seite der Scoliose bezeichnet er nach der Convexität, wünscht aber der Verwechslung wegen dies hinzugesetzt zu sehen: also Scoliosis dorsalis dextro-convexa etc. — Er fand oft eine Abweichung der proc. spinosi der Brustwirbel nach rechts und leitet sie von dem bevorzugten Gebrauche der rechten Hand ab. Denn er fand sie bei 2 Linkshändern nach links gewendet. Aus der eingehenden Zergliederung der Rückenmuskulatur (p. 8—18) leitet er seine Ansicht her, dass die Wirbelsäule durchaus schwankend ist und die aufrechte Stellung nur unter der Bedingung behaupten kann, dass sie allseitig von den Muskeln gehörig unterstützt wird. Auch die Umbildung der Form des Neugeborenen in die des Erwachsenen ist Folge der Muskelaction. Er fand bei der Section eines 11jährigen Mädchens, das seit 4 Jahren scoliotisch war, eine habituelle Scol. dupl. im 3. Stadium, die Muskeln an den Convexitäten gedehnt, schlecht genährt, besonders in der Mitte der Krümmungen, die Muskeln an den Concavitäten verkürzt, aber dehnbar, besser ernährt, von Farbe fast den gesunden Muskeln gleich, nirgends fettige Degeneration. In jedem Falle findet sich eine zweite, secundäre, consecutive oder compensirende Krümmung, eine Folge einer instinctiven Intention der Person, bei eingetretener seitlicher Deviation eines Rückgrattheiles die Schwerlinie des Rumpfes und des Kopfes möglichst im Gleichgewichte auf der vorhandenen Unterstützungsbasis zu erhalten. Nur die aus Rhachitis hervorgegangenen Scoliosen zeigen meistens nur eine in grosser Curve nach links gerichtete Convexität. Er unterscheidet 4 Stadien der Scoliose, deren 3. durch keilförmige Verbildung der Wirbelkörper characterisirt ist. Beckenveränderungen waren bei hochgradiger Scoliose stets vorhanden, wenn diese sich bis zum letzten Lendenwirbel und dem Os sacrum ausdehnt. Ausserdem ist aber auch ein Einfluss auf die Gesichtsbildung zu beobachten, da ebenso wie das Becken auch der Schädel Scoliotischer verschoben ist. — Malgaigne hält (1862. p. 349) die Dorsalscoliosen gewöhnlich für die primären, wogegen primäre Lumbalscoliosen selten und meist auf Rhachitis zurückzuführen sind (nach Bouvier ausserdem noch auf chronischen Lumbago und auf Hinken). Bei S-förmiger Krümmung ist die Dorsalkrümmung am häufigsten die vorherrschende, da die primäre Curve gewöhnlich deutlicher ist als die secundäre, die zur Compensation dient. Compensationskrümmungen sind aber nicht nothwendig und es giebt Fälle, wo die primäre Scoliose die alleinige bleibt. Die Achsendrehung nennt Malgaigne eine Erscheinung, die beim Beginne des Leidens nicht zugegen ist und die überhaupt nicht zugegen sein muss. Die Ursache der Achsendrehung scheint ihm in der Muskelthätigkeit zu liegen, die bestrebt ist, das Gleichgewicht wiederherzustellen. In Folge dessen wenden sich die Gelenkfortsätze der Wirbel, die zu einem Theile der Unterstützungsfläche geworden sind (an Stelle der Wirbelkörper), um so viel nach vorn, als es vormals bei der natürlichen Basis (Wirbelkörper) der Fall gewesen war, was nicht anders statthaben kann, als dass der Wirbelkörper nach der Seite der Convexität und nach hinten gekehrt wird. Den scoliotischen Buckel bildet nicht die Wirbelsäule, sondern die Rippen, die sich an der torquirten Säule inseriren. Als Typus aller Scoliosen bespricht Malgaigne die häufigste Form, die rechtsseitige Dorsalscoliose mit linksseitiger (Compensations-) Lumbalscoliose. Die Unterscheidung von simulirten oder artificiellen Deviationen von den wirklichen oder pathologischen hält er für unmöglich. Denn wenn auch die Achsendrehung bei ersteren stets fehlt, so kann sie es doch auch bei letzteren. — Berend berichtet (1863) über eine hochgradige Scoliose bei einem 2¹/₂ jährigen Kinde (p. 7). Wie in früheren Berichten, so sind auch hier Fälle von muskulären Scoliosen mitgetheilt, z. B. eine Scol. cervicothoracica durch Contractur der Musc. cucullaris und levator anguli scapulae — und 2 Lähmungen der Muscc. serratus anticus major (durch Reichert constatirt). Ferner theilt er (1870) einen Fall von Scol. infantilis höchsten Grades mit. Die Affection soll schon in der 6. Woche nach der Geburt begonnen haben, war im 5. Jahre bereits hochgradig (p. 10). — J. C. T. Pravaz jr. bekennt sich (1863) in Betreff der Achsendrehung zu Bouvier's Theorie, fügt aber hinzu, dass die auf der Seite der Concavität liegenden Rippen, die eine stärkere Biegung erlitten, auf die mit ihnen verbundenen Wirbel einen Druck ausüben, der die betreffende Seite nach hinten zu schieben, sie also zu drehen strebt. Er veröffentlicht (1874) einen Fall von Contractur des einen Musc. trapezius bei einem 14jährigen Mädchen, welches das ausgesprochene Bild einer hochgradigen, rechtsseitigen Brustwirbel-scoliose mit oberer und unterer compensatorischer Krümmung darbot. Er hält (1875) die Prognose der rhachitischen Scoliose für die schlechteste, weil hier die Behandlung stets zeitig begonnen werden muss; sehr gut sind dagegen die Chancen für die Herstellung musculärer Scoliosen. — Prof. Louis Bauer empfiehlt (1864) zur Controle der Veränderungen, welche die Scoliose allmählich erleidet, das Durchzeichnen durch die Bühring'sche Glasplatte, wie er überhaupt die Bühring'-schen Anschauungen fast unverändert zu den seinigen macht. Er unterscheidet 4 Grade der Scoliose. Auch später (1870) bespricht er die Pathologie nach Bühring. — Prof. A. Bonnet bespricht (1864) kurz die Verkrümmungen der Wirbelsäule, bildet eine zweifache Scoliose (nach Vidal) ab und glaubt, dass alle Scoliotischen schwächlich sind und an Fieber leiden. — Dr. H. Dick betont (1864) die Rotation bei der gewöhnlichen Scoliose. Lateral curvature könne man streng genommen nur die Scoliose nennen, welche Folge von pleuritischem Exsudate sei, da alle andern Fälle mit Rotation der Wirbelsäule verbunden seien. Die Rotation hält er für die alleinige Folge von dem Vorwärtsbeugen bei verkrümmter Wirbelsäule. Die fehlerhafte Stellung der Scapula und der Rippen ist erst Folge der Rotation. — Dr. W. Parow will (1864) die Scoliose nicht als eine Deformität der Wirbelsäule, sondern des Rumpfes aufgefasst wissen. Er bespricht zuerst das im Verein mit Prof. Radicke construirte Messinstrument, mit welchem er seine Untersuchungen anstellte. Von den Untersuchungen der Gebr. Weber und H. Meyer's ausgehend, suchte Parow den Antheil zu bestimmen, der den verschiedenen Factoren bei der Aufrichtung und Gestaltung der Wirbelsäule zufällt. Dabei stellt sich heraus, dass u. A. die Gestalt der Wirbelsäule keine constante (Weber) ist, sondern eine sehr variable. Es treten daher bei Vorneigung des Kopfes, Vorstreckung der Arme jederzeit bestimmte compensirende Verstellungen der übrigen Rumpf-theile ein. Die Form der Wirbelsäule hängt von der anatomischen Beschaffenheit der einzelnen Glieder der Wirbelsäule (incl. Thorax) und von der Adhäsionskraft der Weichtheile ab. Die Formveränderungen werden hervorgebracht vom Einfluss der Schwere, der Anfüllung des Unterleibs und des Thorax. Die Muskelthätigkeit führt behufs Erzielung von Ruhestellungen nur die Schwerpunkte der verschiedenen Rumpftheile in eine Gleichgewichtslage, bei welcher der Muskelthätigkeit möglichst wenig Kraftaufwand zugemuthet wird. Bei Scoliosen ist wegen des frühzeitigen Eintritts von Deformation des Rumpfskeletts die Prognose stets wenig günstig, da die Veränderungen der fehlerhaften Skelettform nur allmählich mit dem vorschreitenden Entwicklungsprozesse erwartet werden können. — Dr. Zahn hält (1864) die (meist linksseitige) rhachitische Scoliose für häufiger als die gleichartige Kyrtose und Lordose. — Dr. B. Frank unterscheidet (1865) folgende Unterarten der Scoliose: I. Rumpfdeformitäten mit seitlicher Beugung, bedingt durch einen krankhaften Zustand des Rückgrats, seiner Bänder und Muskeln (idiopathische Scoliosen, Spinalscoliosen): 1) die osteopathische, 2) die myopathische, 3) die atrophische Scoliose. II. Rumpfdeformitäten mit seitlicher Beugung, welche von den benachbarten Theilen des Rückgrats ausgehen (deuteropathische Scoliosen, Strophosen): 1) die Beckenscoliose (Pelvistrophosis), 2) die Brustscoliose (Thoracostrophosis). — Dr. A. Eulenburg in Greifswald definirt (1865) die Scoliose als permanent seitliche Abweichung des Dorsal- und Lumbartheiles der Wirbelsäule von der normalen seitlichen Richtung. — Dr. H. R. v. Weil in Wien beschreibt (1865) einen Curvenmesser, welcher aus einem Kasten besteht, der stets parallel gegen die Abscissenlinie der abzunehmenden Curve geschoben werden soll. — F. A. Zenker fand (1865) bei einer Leiche mit leichter linksseitiger oberer Dorsalwirbel- und stärkerer unterer Dorsal- und oberer Lumbarwirbelscoliose die Höhe des 3. Brustwirbels links 17,5 — rechts 15; die des 12. Brustwirbels links 13,5 — rechts 22,5 Mm. — Prof. Hermann Meyer in Zürich verbreitet sich (1866) besonders über die Achsendrehung und ihre Erklärung durch die verschiedene Compressibilität der Wirbelkörperreihe und Wirbelbogenreihe. Nach seinen Untersuchungen besitzt nämlich 1) die Körperreihe der Wirbelsäule eine neutrale Achse, welche durch die Aneinanderreihung der Achsen aller einzelnen Wirbelkörper gebildet wird. 2) In Bezug auf die Möglichkeit einer Biegung der Wirbelkörperreihe nach allen Seiten hin ist man zur Hälfte auf die Compressionsfähigkeit der Zwischenwirbelscheiben, zur andern Hälfte auf die Dehnungsfähigkeit derselben angewiesen. Die sogenannte spiralige Drehung bei der Scoliose rührt nur von der verschiedenen Art her, wie diese beiden Theile der Wirbelsäule dem verbiegenden und senkrechten Drucke antworten. Es ist daher die spiralige Drehung keine selbständige Bewegung, sondern nur der Ausdruck eines stärkeren Ausweichens der Wirbelkörper. Je fester und stabiler die Wirbel werden, desto weniger oft wird die spiralige Drehung zu beobachten sein. Deshalb ist letztere auf die Zeit vor dem 15. Lebensjahre zu verweisen, tritt aber vom 10. Jahre an schon schwerer auf als vorher. Aus der Abweichung der Dornfortsätze giebt sich eine vorhandene Scoliose erst spät zu erkennen. Dies konnte er an der Leiche eines 20jährigen Mädchens mit Evidenz nachweisen (Bd. 36. p. 144): Die äussere Erscheinung liess keinen Gestaltsfehler annehmen; es war aber eine 3fache Scoliose vorhanden, trotzdem, dass die proc. spinosi nicht bedeutend abgewichen waren. Die Missstaltung des Wirbelkörpers führt Meyer auf ein Ausweichen des Knochenkernes desselben zurück (vergl. auch Henle und Pfeufer's Zeitschr. N. F. III. p. 172). — Schloefer giebt (1866) den Rath, bei Scoliotischen die untern Extremitäten betreffs ihrer Länge genau zu untersuchen. — Prof. Dr. Engel in Wien hält (1868) die Achsendrehung nur für scheinbar, was darin seinen Grund hat, dass die Wirbelkörper an der concaven Seite eben von vorn nach hinten breiter (tiefer) sind und dadurch dem Fingerdrucke leichter zugänglich werden. Auch in dem späteren Aufsatze, in welchem Engel hauptsächlich die Scoliosen bespricht (1874), verwirft er die Bezeichnung als Compensationskrümmung, weil man nie erkennt, welche Curve zuerst entstand. Die convexe Seite der Wirbelsäule ist 3,6 Cm. länger (höher) als die concave. An der ersteren sind auch die Rippen und Rippenbogen, sowie das Sternum länger. Ungleiches Wachsen zusammengehöriger Rippenpaare bedingt die Achsendrehung und die bei höheren Graden von Scoliosen stets damit verbundene Kyrtose. — O. Langgaard nimmt (1868) folgende Puncte für erwiesen an (p. 16) : 1) eine geringe seitliche Abweichung der Wirbelsäule nach rechts. 2) Die Biegungen der Wirbelsäule nach vorn, nach hinten und nach beiden Seiten, sowie eine Drehung derselben um ihre Längsachse in verschiedener Ausdehnung sind möglich. 3) Diese werden durch eine Reihe von Muskeln eingeleitet, aber 4) entscheidend wirken vor allen Dingen der Bandapparat der Wirbel, sowie die Beschaffenheit der Gelenkflächen, ihrer Fortsätze und die Stellung derselben zu einander. 5) Die Aufrechthaltung der Wirbelsäule wird keineswegs durch das Muskelsystem bewirkt, sondern durch mechanische Verhältnisse. Die Definition der Scoliose giebt er ganz wie Eulenburg. — Hartelius unterscheidet (1870. p. 285) die Seitenverkrümmungen des Rückgrates nur nach den anatomisch-pathologischen Veränderungen und theilt sie deshalb nur in 2 Gattungen, je nachdem keine wesentlichen oder im Gegentheil deutliche Veränderungen in den Wirbelkörpern und Zwischenwirbelknorpeln eingetreten sind. — Dr. Benjamin Lee in Philadelphia spricht sich (1870) für möglichst zeitige Diagnose der Scoliose aus, leitet die Bezeichnung der Scoliosis habitualis von usual, d. i. gewöhnliche Form der Scoliose ab (obwohl richtiger habitus mit position — laterale curvature from malignant position — zu übersetzen ist. Kn.) und wählt für dieselbe die Bezeichnung der idiopathischen Form der Scoliose. — Dr. A. S. Ulrich macht (1870) auf die langsame Entwicklung der Scoliose, trotz bestehender Anlage, aufmerksam; nur selten seien plötzliche Uebergänge zu beobachten. Die Torsion der Wirbel erklärt er (1874) durch das Ausweichen der Wirbelkörper nach der Seite des geringsten Druckes, während die proc. spinosi, die durch feste Bänder fixirt sind, nach der entgegengesetzten Seite ausweichen. — Prof. Bock in Leipzig unterscheidet (1871: compensirende oder secundäre von primären Krümmungen. — F. Heckenbach bezeichnet (1871) die Rotation der Wirbelsäule als scheinbar und als Folge der asymmetrischen Entwicklung in Folge des asymmetrischen Wachsthumsdruckes (gegen Schildbach: 1872). Dass die processus spinosi nach der Seite der Convexität gedreht sind, erklärt er durch den Hinweis darauf, dass die scheinbare Rotation der Wirbelkörper sich entwickelt, bevor die knöcherne Vereinigung zwischen Bogen und Körper stattgefunden hat. Dann pflanzt sich der Wachsthumsdruck an der Ossificationsebene des frontal gestellten Zwischenknorpels nach hinten fort und zwar mehr auf den proc. transversus. Also pflanzt sich der Druck auf der convexen Seite mehr nach aussen, auf der concaven Seite mehr nach innen fort. In Folge davon wird der proc. spinosus einem grössern Drucke von rechts nach links ausgesetzt, also in diesem Sinne verschoben. Die Gelenkflächen der proc. obliqui sind an der convexen Seite kleiner und schmäler als an der concaven. Dass Engel (1868) das umgekehrte Verhältniss fand, schiebt Heckenbach darauf, dass jener die Wirbel nicht durchgesägt, sondern mit der untern Fläche horizontal gestellt hat. Die entgegengesetzte Verkrümmung der Wirbelsäule bei doppelter Scoliose nennt Heckenbach, wie Engel und Schildbach, nicht compensatorisch. Denn die Ursache derselben ist ein stärkeres Wachsthum der falschen Rippen an der hinteren Seite (bei linksseitiger Scoliose rechts), weil die Intensität des Wachsthumsdruckes unter sich ausgleicht (dann fehlt jede 2. Verkrümmung) oder sich umkehrt (dann ist die 2. Verkrümmung da). — Dr. Kormann beschreibt (1874) Grade und Formen, sowie die Untersuchungsmethoden der Scoliose nach Schildbach. — Ad. Gramcko in Hamburg misst (1875) die Scoliosen, ähnlich wie Bühring, mit einer Drahtnetzplatte, Kyphosen und Lordosen aber mit Bleistreifen. Von Scoliosen unterscheidet er, wie Schildbach, 3 Grade. — H. Koenig giebt (1875) die Beschreibung und Abbildung von 6 rhachitischen kyphoscoliotischen

Becken. — Dr. H. Tillmanns in Leipzig berichtet (1875) über die Autopsie einer fixirten rechtsseitigen Kyphoscoliose bei einem 50jähr. Manne, welche vom ersten Brust- bis zum letzten Lendenwirbel herabreicht. An der convexen Seite waren die langen Rücken- und Brustmuskeln fest aneinander gepresst, nach innen rotirt, — an der concaven Seite aufgefächert und nach aussen rotirt, so dass die normaler Weise den Rippen zugewandte Fläche nach aussen gekehrt war. Auf der concaven Seite waren die Muskeln stärker verfettet und atrophisch als auf der convexen. Die kurzen Rückenmuskeln waren nicht mehr präparirbar. Die Wirbelkörper waren um 9 Cm. weiter von der Mittellinie abgewichen als die proc. spinosi. Der Verlauf der Rippen entsprach der Achsendrehung und Schiefheit der Wirbelflächen. — Um alle Zweideutigkeiten zu vermeiden, bezeichnet Eulenburg (1876) alle Curven nach deren Convexität und setzt das Wort convexa hinzu. Er setzt (p. 137) die pathologisch-anatomischen Befunde am Becken und am Schädel gut auseinander. Der Schädel Scoliotischer macht den Eindruck, als ob er eine Drehung um seine Längsachse nach derjenigen Seite hin erfahren hätte, welche der Convexität der Cervicalkrümmung entspricht. Sämmtliche der Convexität derselben entsprechenden Schädelknochen sind kleiner. — J. Guérin hält (1877 bis 1878) folgende seitliche Bewegungen der Wirbelsäule für erwiesen: 1) eine Neigungsbewegung der gesammten Wirbelsäule gegen das Os sacrum; 2) eine Beugung derselben in der Höhe des 11. und 12. Rückenwirbels oder eine Neigung des Dorsaltheiles der Wirbelsäule gegen den Lumbartheil; 3) eine Neigungsbewegung des gesammten Halstheiles gegen den Rückentheil; 4) eine Neigung des Kopfes gegen die Halswirbelsäule; 5) eine seitliche Biegsamkeit im ganzen Verlaufe der Wirbelsäule, die in der Sacrolumbal-, Lumbodorsal- und Dorsocervicalverbindung am stärksten ist und oberhalb jedes dieser 3 Puncte abnimmt. Schliesslich führt er die Muskeln an, welche die einzelnen seitlichen Beugungen der Wirbelsäule herbeiführen. — R. Barwell sucht (1877) die Deformität bei geringerem Umfange durch gute Beleuchtung des Rückens klarer zu stellen. — Dr. C. H. Schildbach hält (1877) die Prognose für eine der ungünstigsten bei erblicher Anlage und bei Scoliose kleiner Kinder überhaupt. — Prof. Christopher Heath nennt (1878) die Rotation der Wirbelsäule eine der frühesten Erscheinungen der Scoliose. — Prof. C. Hüter in Greifswald bezeichnet (1878) die Scoliose als Abductionscontractur der Wirbelsäule. Er konnte durch Resection einiger Mm. aus mehreren Rippenknorpeln der rechten Seite bei neugeborenen Kaninchen eine Formdifferenz in der Rippenentwicklung erzielen, welche der bei der scoliotischen Thoraxverkrümmung sehr ähnlich war. Hüter hält die Brustwirbelkrümmung für die primäre, die umgekehrte Lendenwirbelkrümmung für die secundäre. Aus der Betrachtung des 5. Brustwirbels der scoliotischen Wirbelsäule eines Erwachsenen geht hervor, dass er durchaus asymmetrisch gebildet ist. Der scoliotische Brustwirbel entspricht einer Form, welche sich aus den Formcharakteren eines halben kindlichen und eines halben erwachsenen Wirbels zusammensetzt, und zwar entspricht die erwachsene Hälfte der Seite der Convexität der Wirbelsäulenkrümmung. Ebenso sind alle Rippenwinkel auf der convexen Seite regelmässig stark entwickelt und weit nach hinten hervorragend, während auf der concaven Seite die hinteren Abschnitte der Rippen von den Capitulis aus ganz oder fast horizontal ablaufen und ohne deutliche Bildung eines Rippenwinkels allmählich in die Seitenwand des Thorax übergehen. Es bleibt also die ganze Thoraxhälfte der concaven Seite in der fötalen Form bestehen. Es giebt bei Scoliotischen zwei Varietäten der Thoraxform, den engbreiten und den schrägverengten Thorax, je nachdem die Rippe auf der convexen

Seite der Wirbelkrümmung nach ihrer Umbiegung auf die seitliche Thoraxwand einen einfachen sagittalen Verlauf nimmt (eng-breiter Th.) oder nach innen und vorn verläuft (schrägverengter Th.). An der vordern Thoraxwand sind die Rippenknorpelwinkel auf der convexen Seite stets auffallend stumpfwinklig (fötale Form), auf der concaven Seite viel spitzer (erwachsene Form). Die gewöhnlichste Form der Scoliose ist hiernach eine gemeinsame Krankheit der Brustwirbelsäule und des Thoraxskelets durch asymmetrische Entwicklung aller Skelettbestandtheile des Thorax (Entwicklungsscoliose). Hüter unterscheidet ein erstes und zweites Florescenzstadium, je nachdem die seitliche Verbiegung der Wirbelsäule noch correctionsfähig ist oder nicht. Das 2. Florescenzstadium ist ausserdem noch durch eine ebenfalls ziemlich stabile compensatorische Lendenkrümmung ausgezeichnet. Die sogenannte Rotation der Wirbel ist in der Hauptsache nur scheinbar. Sie fehlt bei statischer Scoliose. — Dr. G. Leopold in Leipzig spricht (1878) eingehend über das scoliotisch- und kyphoscoliotisch-rhachitische Becken mit Demonstration von Präparaten und Abbildungen. Neben der Beschränkung der Conjugata vera des Beckeneingangs (Rhachitis) fand sich eine auffallende Verengerung des Beckenausgangs in der Form des Trichterbeckens (Kyphoscoliose), so dass neben der relativ vergrösserten Conjugata vera ein entschieden in allen Durchmessern verkleinerter, für rhachitische Becken ungewöhnlich verengter Beckenausgang angetroffen wird. — Prof. W. Roser in Marburg betont (1878), dass die pleuritischen Scoliosen zum Theil wieder verschwinden und dass mancher wegen Empyems Operirte die Symmetrie des Thorax, die anfangs durch das Zusammenrücken der Rippen gestört war, wieder erlangt.

(Fortsetzung folgt.)

III.

Ueber Blutungen nach Tracheotomie wegen Croup und Diphtheritis.

Von

Dr. FRANZ ZIMMERLIN,
ehemal. Assistenzarzt des Kinderspitals zu Basel.

A. Fremde Beobachtungen.

Es fehlt in der Literatur nicht an Angaben über das Vorkommen und die Gefährlichkeit von Blutungen, welche in der Nachbehandlung tracheotomirter croup- und diphtheritiskranker Kinder auftreten; zahlreiche Todesfälle sind erwähnt, nur einzelne genauer beschrieben.

König[1]) sagt bei Besprechung der Gefahren, welche das Leben des tracheotomirten Kindes bedrohen: „Zu allem kommt noch die Möglichkeit einer Nachblutung, sei es von der Wunde aus, sei es von einem durch die Canüle bewirkten Geschwür der Trachea". Bei der Erörterung dieser Canülendruckgeschwüre erwähnt er den Fall, der ihm selbst vorkam, „dass sich ein Kind, welches schon von der Diphtherie genesen war, an einer solchen Ulceration bei dem von den Eltern zwecks Reinigung vorgenommenen Canülenwechsel in die Trachea zu Tode blutete". Ausserdem berichtet Trendelenburg[2]), dass König durch Nachblutung aus einer durchschnittenen Vene 18 Stunden nach der Tracheotomie ein Kind verlor. Trendelenburg[3]) gibt an, dass bei bestehenden Ulcerationen der Trachea durch die Canüle die Sputa oft stark blutig gefärbt oder mit reinem Blut vermischt sind und im Wasser aufgefangen mitunter Gewebsfetzen erkennen lassen. Weiter unten fährt er fort: „es ist nun die allerhöchste Zeit, eine passendere Canüle einzulegen, es kann eine bedenkliche Blutung in die Trachea erfolgen". In seinen Beiträgen zu den Operationen an den Luftwegen sagt Trendelenburg[4]) bei Anlass der Ulcerationen der Trachea durch den Druck der Canüle: „durch Blutung aus den Granulationen, oder aus der usurirten Anonyma, durch

---

1) König, Lehrbuch der spec. Chirurgie. Berlin 1879. Band I, pag. 580—582. 2) Handbuch der Kinderkrankheiten von Gerhardt. Bd. II, 2. Abthlg. pag. 250. 3) Op. cit. pag. 278 und 279. 4) Archiv für klin. Chirurgie XIII.

secundäre Lungenerkrankung, sowie durch Erstickung in Folge
der Obstruction der Trachea durch die ringförmig hervor-
wuchernden Granulationen hat man den Tod eintreten sehen".

In Körte's[1]) Arbeit über Nachkrankheiten nach Tracheotomie finden sich 3 Fälle beschrieben von hochgradigem Geschwür an der vordern Trachealwand, entstanden durch Druck
des untern Canülenendes nach Tracheotomia inf. In allen
3 Fällen war bei bestehender Wunddiphtheritis auch das
Druckgeschwür in der Trachea diphtheritisch geworden und
hatte zu Defect in der vordern Trachealwand geführt. Bei
dem einen Patienten, einem 5jährigen Knaben, zeigten sich am
5. Tage nach der Operation Symptome von Canülendruck, es
wurde eine mit Gummi überzogene Canüle eingeführt. Am
10. Tage trat plötzlich eine hellrothe Blutung aus der Luftröhre auf, die sich wiederholte. Bei ihrem dritten Auftreten
erfolgte der Tod. — Die Section ergab, dass das Druckgeschwür sich gerade an der Stelle gebildet hatte, wo die
Arteria anonyma über die Trachea hinwegzieht, und hier zu
Arrosion dieses Gefässes geführt hatte. Die Arterienwand
zeigte ein durch ein Blutcoagulum verschlossenes Loch.

Bei dem andern Patienten hatten sich während der Nachbehandlung Blutstreifen im Auswurf gezeigt; der Tod erfolgte durch eine Pneumonie. Die Trachea war an der gleichen
Stelle wie im vorigen Falle durch ein Druckgeschwür perforirt;
die Art. anonyma war noch nicht arrodirt.

Bei dem dritten Patienten führte das diphtheritisch gewordene Druckgeschwür ebenfalls zu Perforation der Trachea,
im Geschwürsgrund lag die Art. anonyma frei.

Leichte Ulcerationen beobachtete Körte vielfach; sie gaben
sich durch Blutstreifen im Auswurf zu erkennen, sowie durch
schmerzhafte Hustenanfälle, erhöhtes Fieber, Schwarzfärbung
des untern Canülenendes. „Gefahrdrohende Blutungen aus der
Trachea," sagt der Verfasser, „sind an und für sich seltene
Ereignisse, meist erfolgen sie aus den Granulationen, die sich
in den Druckgeschwüren gebildet hatten".

In neuester Zeit berichtet Gnändinger[2]) über einen im
St. Annenspital zu Wien beobachteten Fall von Arrosion der
Art. anonyma in Folge von Wunddiphtheritis. Bei einem
9 Jahre alten kräftigen Knaben wurde am 2. Decbr. 1880 die
Tracheot. inf. gemacht; die Wunde wurde diphtheritisch, vor
der Trachea bildete sich im untern Wundwinkel ein Recessus.
Am 13. Decbr. erfolgte eine abundante Blutung, welcher Pat.
in kürzester Zeit erlag.

1) Archiv für klin. Chirurgie XXIV.
2) Wiener med. Blätter Nr. 47. IV. Jahrgang.

Die Section ergab: Aspiration von Blut in die Luftwege und Lungen; Blut im Magen. Der jauchige Gewebs-
zerfall in der Wunde setzt sich nach abwärts in die Apertura
thoracis fort. Die Art. anonyma ist an zwei nahe aneinander
liegenden mohnkorngrossen Stellen ulcerös eröffnet.

Gnändinger sah zwei Kinder an Blutungen aus kleinen
Thyreoidealvenen zu Grunde gehen. Viel seltener als venöse
und capillare Blutungen aus dem Wundkanal beobachtete er
arterielle. Er unterscheidet Blutungen aus den Luftwegen und
solche aus der Wunde. Die ersteren rühren nach ihm in den
allermeisten Fällen her aus Decubitusgeschwüren, „sind sehr
häufig, wenig copiös und werden durch einen entsprechenden
Canülenwechsel bald zum Schwinden gebracht". Namhafte
Blutungen aus den Luftwegen mit anderem Ursprung hat er
nicht beobachtet.

Steiner[1]) bespricht 52 Tracheotomien wegen Croup ausgeführt im Franz-Josephhospitale zu Prag. Unter 34 Todesfällen trat einmal der Tod in Folge von Verblutung ein. Bei
dem betreffenden 4 Jahre alten Patienten war die Tracheotomia
inf. gemacht worden. In der Nacht vom 2. auf den 3. Tag
nach der Operation profuse Blutung bei einem Hustenanfall.
Wiederholte Blutungen am 6., 8. und 14. Tage und zwar in
immer lebhafterer Weise. Es gelang nicht ein blutendes Gefäss aufzufinden. In der Nacht vom 16. auf den 17. Tag trat
zum 5. Mal eine Blutung ein, während welcher Patient trotz
augenblicklicher Hilfe starb.

Section: In der Trachea und den beiden Bronchien ein
das Lumen obturirendes Gerinnsel. Als Sitz und Ausgangspunkt der Blutung wurde eine Ulceration am mittleren Schilddrüsenlappen entdeckt. Ausserdem fand sich ein 4 Linien
langes und $2^1/_2$ Linien breites Druckgeschwür an der vordern
Trachealwand, die Schleimhaut war aber so beschaffen, „dass
die Blutung wohl kaum von dieser Stelle abgeleitet werden
konnte". Der croupöse Process war vollständig abgelaufen.
Ueber den Zustand der Wunde finden sich keine weitern Angaben.

Es handelte sich also in diesem Falle um eine parenchymatöse Blutung aus der Schilddrüse.

Bei einem $2^1/_2$ Jahre alten Knaben, der tracheotomirt
war und der zugleich an Pertussis litt, war der Husten mehrmals von heftigen Blutungen aus den Luftwegen gefolgt. Im
Bericht über den Sectionsbefund heisst es: „Was zunächst den
Sitz der Blutung betrifft, so musste sie in diesem Falle an
der Ulcerationsstelle der Trachea entstanden sein". Es fand

---

[1]) Jahrbuch für Kinderheilkunde 1868.

sich nämlich „ein kreuzergrosser alle Medien durchdringender Substanzverlust der vordern Wand der Trachea entsprechend dem untern Ende der Canüle".

Sanné's[1] Etude sur le croup après la trachéotomie enthält ein Capitel „Hémorrhagies". Der Verfasser sagt, dass vornehmlich in den ersten Stunden nach der Tracheotomie Blutungen zu befürchten seien und hat dabei Blutungen aus Gefässen im Sinne, welche während der Operation nicht unterbunden worden sind und trotz Einführung der Canüle weiterbluten. „Lorsqu' une perte sanguine un peu abondante se produit dans le cours de la trachéotomie, il suffit le plus souvent de l'introduction de la canule pour que le sang s'arrête presque aussitôt. Mais il n'en est pas toujours ainsi; lorsqu' un vaisseau un peu volumineux a été divisé, la compression que la canule exerce sur les tissus sectionnés et sur les orifices vasculaires béants · ne suffit plus; l'hémorrhagie persiste et peut prendre un caractère alarmant".

Sanné beschreibt drei Fälle solcher Blutungen im Anschluss an die Operation, von denen eine tödtlich verlief. Doch sind ihm auch Blutungen in späterer Zeit vorgekommen.

Als Ursache zu Blutungen giebt er ferner an die Aufhebung der comprimirenden Wirkung der Canüle bei Herausnahme derselben, die Verletzung der Wunde beim Canülenwechsel und ähnlichen Manipulationen. Ferner den Druck der lange liegenden Canüle, welcher zu Ulceration der Wand eines nicht durchschnittenen Gefässes führen kann; endlich hebt er den Einfluss der Alteration des Blutes bei Diphtherie hervor. Ueber den Sitz der Blutungen macht Sanné keine nähern Angaben.

Von 19 Blutungen hatten 11 den Tod zur Folge.

Je eine tödtlich verlaufene Blutung findet sich angegeben von Reiffer[2] in einer Zusammenstellung von 57 im Thurgau gemachten Tracheotomien, sowie von Uhde[3] in einem Bericht über 100 im Herzogthum Braunschweig gemachte Luftröhrenschnitte; ferner bei Bouchut mit vermuthlichem Sitz in den Lungen und bei Wilks.[4]

Von Krönlein[5] wird in seiner klinischen Untersuchung über Diphtheritis und Tracheotomie bei Besprechung von Complicationen während der Nachbehandlung eine Blutung aus einer diphtheritisch gewordenen Wunde erwähnt. Die „starke Blutung aus der Wunde konnte nur durch Einlegen

---

1) Etude sur le croup après la trachéotomie. Paris 1869. pag. 50.
2) Correspondenzblatt für schweizer. Aerzte 1874, pag. 182.
3) Archiv für klin. Chirurgie X.
4) Lond. Hospit. med. and Surg. Vol. I, pag. 622.
5) Archiv für klin. Chirurgie XXI.

einer dicken Canüle in die Trachea und Tamponade der ganzen Wundhöhle mit Eisenchloridcharpie gestillt werden". Ueber die · Quelle der Blutung wird keine nähere Angabe gemacht.

Güterbock[1]) berichtet von einer Blutung in die Trachea bei „jauchiger Diphtheritis der Wunde und der Trachea". Die Blutung wiederholte sich.

Morrant Baker[2]) hebt unter den Gefahren, welche starre Trachealcanülen bringen, nicht selten tödtlich werdende Granulationsblutungen hervor, sowie Ulcerationen der Trachea, die selbst zur Eröffnung der Arteria anonyma führen können. Zur Abhilfe empfiehlt er weiche, einröhrige Canülen aus vulcanisirtem Cautschuk.

Voigt[3]) beobachtete eine Nachblutung aus der bei der Operation angeschnittenen Schilddrüse, eine Stunde nach der Tracheotomie. Die Stillung gelang erst auf Tamponade und Einführung einer starken Canüle. In einem andern Fall trat einige Stunden nach der Operation ebenfalls eine Nachblutung aus der angeschnittenen Schilddrüse ein.

B. Beobachtungen aus dem Kinderspital zu Basel.

Auf Anregung des Herrn Prof. Dr. Hagenbach habe ich es unternommen auf Grund der Beobachtungen, die im Kinderspital zu Basel gemacht wurden, einen Beitrag zur Kenntniss der Blutungen nach Tracheotomie zu liefern. Meinem hochverehrten Lehrer und Oberarzt danke ich hier für seine Rathschläge bei dieser Arbeit, sowie für Ueberlassung des Materials aus seiner Klinik.

a. Tracheotomie und Nachbehandlung.

In dem Zeitraume zwischen Neujahr 1872 und dem 10. März 1882 sind im Kinderspital zu Basel 141 Tracheotomien wegen Laryngostenose bei Croup und Diphtheritis gemacht worden. Auf die einzelnen Jahre und nach ihrem Erfolge vertheilen sie sich wie aus nachstehender Tabelle zu ersehen ist.

1) Archiv für Heilkunde 1867.
2) Med. chir. transact. IX. 1877. pag. 71.
3) Jahrbuch für Kinderheilkunde N. F. XVIII. Diphtheritis und Tracheotomie.

Jahr	Zahl der Tracheotomirten	Geheilt	Gestorben
1872	3	—	3
1873	1	—	1
1874	2	1	1
1875	12	5	7
1876	17	3	14
1877	10	3	7
1878	18	7	11
1879	11	4	7
1880	19	8	11
1881	37	15	22
Bis 10. III. 82	11	6	5
Summa	141	52	89

Von 141 Tracheotomirten konnten somit 52 geheilt entlassen werden; das macht 36,8 % Heilungen.

Mit Rücksicht auf das Alter vertheilen sich diese 141
Operirten wie folgt:

Alter	Zahl der Tracheotomirten	Geheilt	Gestorben
0—1 Jahr	1	—	1
1—2	20	4	16
2—3	38	17	21
3—4	40	17	23
4—5	20	7	13
5—6	13	4	9
6—7	5	3	2
7—8	2	—	2
8—9	1	—	1
9—10	1	—	1

Hervorheben will ich, dass von den 20 Kindern unter
2 Jahren, die operirt worden sind, 4 genasen.

Ueber das Verfahren bei der Tracheotomie im Allgemeinen sei bemerkt, dass in der Mehrzahl der Fälle die
Luftwege oberhalb der Schilddrüse eröffnet wurden, was meist
erst nach Lospräpariren der Schilddrüse von ihrer Unterlage
und Verdrängen derselben nach unten möglich war. Einzelne
vorgerückte Fälle ausgenommen wurde immer in Chloroformnarkose operirt.

Blutende Gefässe wurden vorweg unterbunden; drängten
die Umstände, so wurden die Unterbindungspincetten hängen
gelassen und erst nach Eröffnung der Luftwege die Unter-
bindungen gemacht. Hiezu wurden Seidenfaden benutzt.

Die Wunde wurde mit 8% Chlorzinklösung geätzt und
nach Einführung der Canüle durch 2—3 Seidennähte geschlossen. Eine primäre Vereinigung konnte nur ausnahms-

weise erzielt werden, meist wurden die Nähte am 2. oder
3. Tage wieder entfernt und die ungenähte Wunde weiter behandelt.

Die Fälle von Wunddiphtheritis waren nicht selten, sie
zeigten sich häufiger, wenn mehrere Kinder in demselben
Zimmer zugleich oder in ununterbrochener Reihe hinter einander zur Behandlung kamen; also unter Umständen, in denen
man geneigt ist eine Häufung des Diphtheritiscontagiums
anzunehmen. Einzelne Fälle erwiesen sich als besonders
infectiös.

Während der Nachbehandlung wurden in den ersten
Jahren neben Wasserdämpfen, Zerstäubungen und Inhalationen
mit Milchsäurelösung gemacht, später auch mit Aq. calcis.
Seit ca. 3½ Jahren wird nach der Operation im Croupzimmer,
meist direct gegen das Bett des Tracheotomirten, mittelst
Wasserdampf Salicylsäurelösung von der Stärke 1:300 zer-
stäubt, ab und zu wird statt Salicylsäurelösung blosses Wasser
verwendet, bes. wenn die Säure den Patienten zu viel reizt.
Zwischen hinein werden in allen Fällen 2- bis 3stündlich
Inhalationen mit Solut. Kali chloric. durch die Canüle gemacht, hie und da auch etwas Lösung eingeträufelt. — Bei
Rachenaffectionen wird neben interner Verabreichung von Kal.
chloric. Eis applicirt, in schwereren Fällen werden Einblasungen
mit Kali chloric. gemacht, ferner Auswaschungen des Rachens
mit Lösung von Kal. chloric. und Aetzungen mit Salicyl-
säurealcohol.

Zur Reinigung der Canüle, sowie zur Besorgung der Wunde
hat jeder Pat. seine eigenen Utensilien.

b. Bemerkungen über die Tracheotomiewunde.

Die Tracheotomiewunde bringt wie andere Operations-
wunden die Gefahr der Nachblutungen mit sich; aber das
Wesen der Grundkrankheit, der Diphtherie, und eine allfällige
Diphtheritis der Wunde, sowie die anatomischen und physiologischen Verhältnisse am Hals und endlich das Liegen der
eingeführten Canüle bringen die durch die Tracheotomie ge-
schaffene Wunde in eine ungünstige Sonderstellung.

Ein Theil der Wunde bleibt zum Durchlassen der Canüle
offen, der übrige Theil heilt meist durch Granulation.

Die Diphtherie bringt eine zu Hämorrhagien disponirende
Alteration des Blutes mit sich. Wird die Wunde selbst diphtheritisch, so liegt die Arrosion von Gefässen nahe.

Das Operationsgebiet für die Tracheotomie, sowohl oberhalb als unterhalb der Schilddrüse ist reich an Gefässen. Diese
brauchen zwar während des Vordringens in die Tiefe keine

Schwierigkeiten zu machen, so lange der Operirende seine Schnitte in der Mittellinie führt; ja häufig trifft man gar kein namhaftes Gefäss an, und die Blutung während der Operation bleibt minim. Zahl, Mächtigkeit und Verlauf der Gefässe, namentlich der Venen, im Operationsgebiete zeigen aber bedeutende individuelle Schwankungen. Bei Individuen mit stärker entwickelten Schilddrüsen findet man sehr häufig auch reichere und mannigfaltige Gefässentwicklung in dieser Gegend; zudem macht wegen der grösseren Schilddrüse allein die Operation gewöhnlich mehr Schwierigkeit und setzt eine weniger regelmässig gestaltete und mehr buchtige Wunde hinter dem Hautschnitt. Bei den im Kinderspital zu Basel zur Operation kommenden Kindern, den zahlreichen fremden aus dem Grenzgebiet sowie den einheimischen, stösst man gewöhnlich auf eine stark entwickelte Schilddrüse; das macht, dass nicht gerade selten im Grund der Wunde und an den Wandungen, besonders aber auf der durch den Schlitz in der Fascie sich vordrängenden Schilddrüse Gefässe mehr weniger frei vorliegen und für einen diphtheritischen Process in der Wunde leicht erreichbar und bei mechanischen Eingriffen gefährdet sind.

Die Stauung des Blutes und die Erhöhung des Druckes, welche beim Husten, Brechen und Drängen zum Stuhl in den Halsvenen und in den Capillaren stattfinden und bei dyspnoischen Zuständen, wie sie der Krankheitsverlauf häufig mit sich bringt, oft längere Zeit hindurch andauern, rücken die Gefahr zu Blutungen näher, und lassen diese nicht selten im Verhältniss zu der Mächtigkeit des eröffneten Gefässes sehr profus werden.

Eine unpassende Canüle verursacht Decubitus auf der Trachealschleimhaut. Herausnahme und Wiedereinführung der Canüle können unter Umständen zu grosser Beunruhigung der Wunde führen, Abstreifung von Ligaturen oder auch directe Verletzung von Gefässen sind dabei möglich.

Das Erwähnte möge vorderhand zur Zeichnung der ungünstigen Sonderlage der Tracheotomiewunde genügen, weitere Momente kommen später noch zur Besprechung; es geht daraus hervor, dass auch zu andern Blutungen als Nachblutungen im gewöhnlichen Sinne Anlass geboten ist.

c. Blutungen.

Es ist fast die Regel, dass gleich nach der Operation, sowie in den nächsten Stunden Blut durch die Canüle ausgehustet wird, auch wenn vor Eröffnung der Luftwege die Blutung in der Operationswunde zum Stehen gebracht worden ist; eine schwache mehr diffuse Blutung aus derselben wird für die nächste Zeit noch andauern; immer wird bei und nach der Operation aus den Gefässen der durchschnittenen Tracheal-schleimhaut Blut in die Trachea fliessen.

1. Blut im Auswurf. Eine wichtigere Erscheinung ist es, wenn nach dem aus erwähnten Quellen herrührenden Blut-husten, während der spätern Nachbehandlung von neuem Blut im Auswurfe des Tracheotomirten auftritt, sei es, dass die Sputa nur leicht röthlich oder gelbröthlich verfärbt sind, sei es, dass ihnen frisches oder mehr weniger verändertes Blut in Streifen oder in kleinen Coagulis oder auch gleichmässig beigemischt ist.

Es würde zu weit führen, die Fälle von Tracheotomie mit Rücksicht auf solche Blutungen hier tabellarisch und über-sichtlich darzulegen. Ich theile mit, was die Beobachtungen nach dieser Richtung ergaben.

Selten tritt vor dem 3. Tage nach der Operation von neuem Blut im Auswurfe auf; nur ausnahmsweise kam es dazu bei Patienten, die vor dem 3. Tage starben. In diesen früh lethal verlaufenden Fällen ist häufig der Husten von Anfang an schwach, der Auswurf spärlich oder gleich null; weil zu-dem die Canüle noch nicht lange liegt, so kommt es gewöhn-lich gar nicht zur Ausbildung der Veränderungen in den Luft-wegen, welche Blut in den Auswurf liefern.

Bei solchen Patienten, welche länger lebten, und bei denen, die genasen, war das Auftreten von Blut im Auswurf nicht gerade selten. Entweder kamen nur einzelne blutige Sputa, und damit war die Sache abgethan, oder es war während mehrerer Stunden oder Tage dem Auswurfe ab und zu etwas Blut beigemischt.

Das Auftreten von Blut im Auswurf in der oben an-gegebenen Weise ist der Ausdruck von Blutungen capillarer Natur, oder von Blutungen aus kleinen Gefässen, welche sich in ihrer Ergiebigkeit nicht wesentlich von capillaren Blutungen unterscheiden. Hiebei ist aber nicht ausser Acht zu lassen, dass auch solche Blutungen profus werden können; die Quelle kann nur schwach, wie weiter unten noch dargethan werden soll, aber auch stark und verderblich fliessen.

Sieht man von der Möglichkeit ab, dass von der Wunde her aus gequetschten Granulationen u. s. w. Blut in die Trachea fliessen kann, so müssen die gedachten Blutungen entweder aus den Luftwegen oder aus den Lungen stammen. Ihr Sitz ist häufig ein Decubitusgeschwür, welches durch Druck der Canüle an der Trachealwand, meist an der vorderen, hervor-gerufen worden ist. Solche Geschwüre bilden sich gewöhnlich schon in den ersten Tagen nach der Operation, wenn eine

nicht vollkommen passende Canüle gewählt worden ist, oder
wenn sich bei Hustenstössen und anderweitigen Bewegungen
die Trachealschleimhaut an der Canüle reibt, was auch stattfinden kann, wenn die Canüle selbst für den Zustand der Ruhe
die richtige Form und möglichst viel Spielraum im Canülenschilde hat. Das entspricht der oben angegebenen Beobachtung über die Zeit des Auftretens von Blut im Auswurf.

Am Rande solcher Decubitusgeschwüre kommt es nicht
selten zur Bildung von Granulationen, welche unter dem in-
spiratorischen Zuge stehend zu äusserst blut- und saftreichen,
leicht verletzbaren Gebilden werden.

Es sei hier noch eine andere Art von Läsion der Racheal-
schleimhaut erwähnt, welche ebenfalls zu mehr weniger gering-
fügigen Blutungen Anlass geben kann. Es kommt vor, dass
das Fenster einer durchbrochenen Canüle ganz oder zum Theil
der hintern Trachealwand anliegt. Drängt sich nun die ge-
lockerte Schleimhaut durch dieses Fenster in das Lumen der
Canüle hinein, so wird sie beim Herausnehmen und wieder
Einführen der innern Canüle leicht lädirt.

Diphtheritische Geschwüre der Trachealschleimhaut, die
unabhängig vom Canülendruck entstanden sind, können ebenfalls zu Blutungen Anlass geben; ebenso Substanzverluste der
Schleimhaut, welche durch den Gebrauch des elastischen
Catheters, behufs Aspiration von Membranen und Schleim aus
den Luftwegen bewirkt worden sind.

Starke Hyperämie und Schwellung der Trachealschleimhaut, verbunden mit kleinen Hämorrhagien auf dieselbe, auch
wenn während des Lebens der elastische Catheter nie zum
Gebrauche kam, ist bei der Section ein nicht gerade seltener
Befund. Auch dieser Zustand, der während des Lebens wohl
noch ausgesprochener gewesen sein muss, führt zum Auftreten
von Blut im Auswurf.

Ausserdem liegt die Möglichkeit capillarer Blutungen
aus der Lunge nahe, doch kann ich keine bestätigende Beobachtung vorführen.

Die Quelle der Blutung lässt sich intra vitam nur ausnahmsweise bestimmen. Wenn unter heftigen Hustenstössen
ein Membranfetzen ausgeworfen wird, an dessen einer Fläche
etwas Blut haftet, und dem blutiger Schleim nachfolgt, so besteht kein Zweifel: es ist eine zum Theil mit ihrer Unterlage
verfilzte Membran losgerissen worden und hat auf der Schleimhaut einen kleinen blutenden Substanzverlust hinterlassen.
Ebenso klar liegen die Verhältnisse, wenn neben einem kleinen
Granulationspfropf etwas Blut ausgehustet wird. Sehr häufig
ist das Decubitusgeschwür Ursache der Blutung, besonders
wenn nicht nur vorübergehend einmal Blut im Auswurf auf-

trat. Schmerz beim Husten, und ängstliches Unterdrücken desselben, angeblich auch gleichzeitiges sonst unerklärbares Fieber, das Sitzen von Blut am untern Canülenende und das Aufhören oder Nachlassen der angegebenen Symptome bei gänzlicher Entfernung oder beim Ersatz der Canüle durch eine andere, helfen die Diagnose des Decubitusgeschwüres machen.

Ein Decubitusgeschwür kann aber auch bestehen ohne Symptome, im Besondern ohne Blutung hervorzurufen. Bei einem 3jährigen Knaben wurde in der Nacht vom 28. auf den 29. Jan. 1882 die Tracheotomia superior gemacht, Patient starb am 9. Tage nach der Operation an Herzparalyse; die Section ergab ein Decubitusgeschwür an der vorderen Trachealwand, dem untern Canülenende entsprechend. Die Operationswunde war diphtheritisch geworden. Während der Nachbehandlung liess nichts ein Decubitusgeschwür ahnen; bei ziemlich kräftigem Husten war der Auswurf immer profus, trotzdem war von Blut nie eine Spur dabei. Patient trug eine Canüle aus Hartgummi.

Die Blutungen der beschriebenen Art haben gewöhnlich keinen störenden Einfluss auf den Krankheitsverlauf; der Therapie sind sie meist gut zugänglich. Ihre Prognose ist aber deswegen eine dubia, weil sie hie und da die Vorläufer von profuseren Blutungen sind; ferner auch darum, weil ihnen Zustände zu Grunde liegen können, die in der Folge zu Tracheostenose durch Narbencontraction oder Granulationswucherung führen. Dies ist zwar ein seltener Ausgang, und es scheinen hauptsächlich jüngere Kinder mit sonst schon enger Trachea bedroht zu sein.

Ich berichte in Kürze über eine hierüber gemachte Beobachtung: Sprecher, Elise, 1$^7/_{12}$ Jahr alt, wurde am 5. Novbr. 1881 tracheotomirt. Während der Nachbehandlung war ab und zu etwas Blut im Auswurf, niemals viel und nie längere Zeit anhaltend. Vom 12. Novbr. an wurden mehrmals Versuche gemacht die Canüle zu entfernen; immer umsonst. Es kam Ende November so weit, dass schon sofort nach Herausnahme der Canüle hochgradige Dyspnoe eintrat, während früher Patient doch wenigstens durch die offene Wunde frei athmen konnte. In der Wunde sowie bei Einführung der Canüle war nichts Auffälliges zu bemerken.

Am 3. Decbr. Abends 7$^3/_4$ Uhr wurde Patient todt im Bett gefunden. Wiederbelebungsversuche waren umsonst. Schon 2 Tage vorher war ab und zu die Respiration etwas behindert, besonders Nachts; jedesmal nach Aushusten des angesammelten Schleimes wurde sie wieder frei, den Tag über war sie immer unbehindert. In letzter Zeit war nie mehr Blut im Auswurf.

Die Section ergab: Laryngitis, Bronchitis, Oedema pulmonum; Gastroenteritis. Die Plicae aryepiglotticae gewulstet, aditus laryngis etwas eng. 42 Mm. unterhalb der vordern Commissur und 32 Mm. vom untern Ende der Tracheotomiewunde entfernt findet sich eine ringförmige Verengerung der Trachea. Die zuletzt getragene Canüle aus Hartgummi reicht. mit ihrem untern Ende gerade bis zu dieser Verengerung; hier springt die hintere Wand als schmutzig-gelbweisser Querwulst vor. Der vordere Umfang der stenotischen Stelle ist in einer Ausdehnung von 9 Mm. in die Quere und 11 Mm. in der Höhe von röthlich feinwarziger aber zugleich narbig sich anfühlender Substanz eingenommen (das geheilte Trachealgeschwür). In dieser Gegend viel Schleim angehäuft, ebenso gegen die Bifurcation zu.

Der croupös-diphtheritische Process ist vollständig abgelaufen.

Patient ist erstickt; der reichlich abgesonderte Schleim setzte sich zu Anfang der Nacht hinter der stenotischen Stelle fest, die schwache Patientin war nicht im Stande gehörig auszuhusten.

2. Profusere Blutungen. Tritt während der Nachbehandlung eine profusere Blutung ein, so ist es selten, dass nur aus der Canüle allein, oder nur aus der Wunde Blut kommt; auch ist dies nur möglich, wenn es sich um wenig Blut handelt. Meist kommt aus dem Lumen der Canüle, sowie gleichzeitig neben dem Canülenschilde aus dem Gebiete der Operationswunde, mehr weniger unabhängig von Hustenstössen, Blut zum Vorschein. Unter solchen Umständen ist es für den Augenblick gewöhnlich nicht möglich sich darüber klar zu werden, ob das Blut aus der Tiefe stammt, oder ob von der Wunde her in die Trachea geflossenes Blut durch die Canüle ausgehustet wird.

Unter den 141 tracheotomirten Kindern haben während der Nachbehandlung 20 geblutet; 5mal trat wegen und während einer Blutung der Tod ein. Nachstehend werden die vorgekommenen Blutungen nach den Jahrgängen und dem Datum der Operation aufeinanderfolgend zusammen gestellt.

Nr.	Alter	Geschl.	Name	Operation	Blutungen				Bemerkungen
					Blut im Auswurf	Therapie	Profusere Blutungen	Therapie	
1	3¾	M.	Sieber	17. Febr. 1876 Tracheot. sup. MässigeBlutung. Keine Ligatur.	Am 23. Febr. und in den folgenden Tagen blutig tingirte Sputa. In den ersten Tagen des März wieder Blut im Sputum.	Canülenwechsel.	Am 7. März mässige Blutung u. Aushusten von Granulationspfröpfen.	Blutung steht von selbst.	Pneumonie vor Auftreten der Blutungen. Schmerz beim Husten. Decubitusgeschwür. Granulationen verhindern die Entfernung der Canüle bis zum 12. März. Heilung.
2	5⁴⁄₁₂	M.	Morosi	20. Jan. 1877 Tracheot. sup. Blutende Arterie im obern Wundwinkel unterbunden. Eine strotzende über den Isthmus verlaufende Vene wird nach rechts gezogen.	26. Jan. Ab und zu Blut im Auswurf. 27. Jan. Kein Blut mehr.	Canülenwechsel.	21. Leichte Blutung aus der Operationswunde.	Wird durch Eis gestillt.	Herausnahme der Canüle am 3. Febr. Keine Pneumonie. Heilung.
3	4½	W.	Martin	1. März 1878 Tracheot. inf. Mehrere blutende Gefässe unterbunden.	In der Nacht nach der Blutung Sputa blutig.		4. März. Nach Einnahme von Natr. salicylic. Erbrechen und profuse Blutung aus dem unt. Theil der Wunde.	Stillung durch Eis.	Wunde diphtheritisch. Diphtherit. Geschwür an der Nase. Bronchopneumonie u. Lungenabscess ohne nachweisbaren Zusammenhang mit d. Blutg. Albuminurie. Zunehmende Schwäche und Tod am 8. März.

4*

Nr.	Alter	Geschl.	Name	Operation	Blutungen				Bemerkungen
					Blut im Auswurf	Therapie	Profusere Blutungen	Therapie	
4	8½	W.	Strähl	6. Octbr. 1878 Tracheot. inf. nach versuchter Tracheot. sup. Ziemlich starke Blutung aus dem nach oben ver- längerten mitt- lern Lappen der Schilddrüse.	Am 10. October. Aushusten von 2 Membranen und etwas Blut. Am 11. u. 12. October noch ab und zu blu- tige Sputa.		Am 10. Octbr. bald nach Aushusten der Membranen und des Blutes bei Heraus- nahme der Canüle ziemlich starke Blu- tung aus der Trachea. Blut hellroth.	Wiederein- führung der Ca- nüle. Blutung steht bald.	Keine Pneumonie. Herausnahme der Ca- nüle am 13. October. — Heilung.
5	3¾	M.	Bussi	25. Oct. 1878 Tracheot. sup. Starke venöse Blutung; ebenso arterielle. Meh- rere Ligaturen.	Am 29. Octbr. Nach starken Hustenstössen Blut im Aus- wurf Nach der Blu- tung, sowie in den folgenden Tagen Blut im Auswurf.	Mehrere Versuche die Canüle zu ent- fernen.	Am 30. Oct. Mitter- nachts beim Inha- liren hellrothe Blu- tung aus der Canüle. Die Quelle derselben liegt nicht in der Wunde. Eine halbe Stunde nach Wiedereinführg. der Canüle kommt plötzlich ein Strom hellrothen Blutes aus der Wunde.	Entfernung d. Canüle, die Blutung steht. Blutung wird gestillt durch Compression d. Weichtheile gegen die Ca- nüle. Die Wun- de wird mit blutstillender Watte ausge- stopft.	Zahlreiche Membranen im Auswurf, viel Hu- stenreiz. Decubitusgeschwür? Keine Pneumonie nach der Blutung. Entfer- nung der Canüle am 11. Nov. Heilung.
6	1 11/12	M.	Brunner	24. Decbr. 1878 Tracheot. sup. Der mittlere Lap- pen der Schild- drüse wird an- geschnitten.			Am 25. Decbr. Beim Herausnehmen der Ca- nüle starke Blutung. Cyanose, Cessation der Respiration.	Einführung d. elastischen Ca- theters in die Trachea. Aspi- ration von Blut. Künstl. Athmg.	Schon vor der Blutung Respiration stark be- hindert, Pneumonie.

7	2½	M.	Stüder	Starke Blutung. Steht nach Einführung der Canüle. 25. Sept. 1879 Tracheot. sup. Starke venöse Blutung. 3 Ligaturen.	Am 29. Sept. Auswurfschleimig, mit Membranen u. etwas Blut. Auch in den nächsten Tagen ab und zu Blut im Auswurf.	Am 16. Oct. kommt beim Husten ca. ein Kaffeelöffel voll Blut aus der Canüle. Später noch mehrmals kleine Blutungen beim Canülenwechsel.		Am 26 Decbr. langsamer Erstickungstod. Section: Diphtheritis pharyngis, laryngis et tracheae. Bronchopneumonie. Kein Decubitus. Kein Blut in den Luftwegen. Pat. hat beim Eintritt Pertussis. Am 8. Oct. wird ein Granulationspfropfausgehustet. Granulationen machen die Herausnahme der Canüle bis zum 1. Nov. unmöglich. — Keine Pneumonie. Heilung.
8	1¼	M.	Frey	26. Nov. 1879 Tracheot. sup. Die Venae jugulares anteriores stark gefüllt, werden auf die Seite gehalten. Ebenso 3 tiefer liegende Venen. Alles ohne Schwierigkeit, nur die Einführung der Canüle gelingt nicht beim ersten Mal.		Am 28. Novbr. kurz nach Herausnahme der Canüle profuse venöse Blutung vom linken Wundrande her. Bald starke Cyanose, Dyspnoë, krampfhafte Bewegungen mit den Armen. Tod ca. eine Stunde nach der Blutung.	Stillung gelingt durch Ligatur.	Wunde missfarbig grünlich. Section: Eröffnung der Vena jugularis ant, sinistra und eines mit der gleichnamigen Vene der andern Seite communicirenden Astes.

Nr.	Alter	Geschl.	Name	Operation	Blutungen				Bemerkungen
					Blut im Auswurf	Therapie	Profusere Blutungen	Therapie	
9	3	M.	Weyler	6. Januar 1880 Tracheot. sup. Zahlreiche stark gefüllte Venen. Zwei spritzende Art. unterbunden. Blutung ziemlich profus.	7. Jan. Blutig verfärbte Sputa.	Canülenwechsel.	8. Jan. Leichte Blutung. Am 10. Jan. Nachts starke Blutung aus der Trachea.	Canülenwechsel. Blutung steht rasch auf Inhalation mit ol. Terebinth. — Innerlich wird Plumb. acet. gegeben.	Wunde diphtheritisch. Zwischen erster und zweiter Blutung am 10. Morgens Fieber, Pneumonie im rechten Unterlappen. Schon vorher Athmung behindert. Langsamer Erstickungstod am 11. Januar. Section: Schleimhaut der Trachea am vordern Umfang unterhalb der Operationswunde mehrfach arrodirt. Canülendruckgeschwüre.
10	4½	M.	Chevalier	26. Juli 1880 Tracheot. sup. Eine spritzende Arterie unterbunden.			Am 29. Juli morgens bei einem heftigen Hustenstoss plötzlich starke Blutung aus der Wunde. Tod.		Am Tag vor der Blutung war die stark diphtheritische Wunde mit Chlorzink geätzt worden. Ueber die Quelle der Blutung keine nähere Angabe. Diphtheritische Arrosion eines Gefässes in d. Wunde?

11	4⁴/₁₂	M.	Ebner	16. Nov. 1880 Tracheot. inf. Ein blutendes Gefäss unterbunden.		Am 27. Nov. Mittags 2 Uhr plötzlich profuse Blutung aus der Wunde. Tod.		Wunde diphtheritisch. Am 18. Novbr. Pneumonie, in der Folge stark ..te Respiration. Cyanose. Section: Eröffnung e. ..es et vena thyr..idea. up. sinist.
12	3⁸/₁₂	W.	Baader	5. Decbr. 1880 Tracheot. sup. 2 blutende Gefässe unterbunden.	8. Decbr. Auswurf mit etwas Blut.	Am 15. Decbr. 9 Uhr Vorm. plötzlich arterielle Blutung aus der Wunde. Sitz der Blutung dicht an der Trachea, rechts von der Tracheotomiewunde.	Cantülen-wechsel. / Ligatur.	Seit dem 11. Decbr. Pn u monie. Tod am 17. Decbr. 2 Tage n.. h et et Blutung. Section: Nachblutung aus ein en durchschnittenen Ast et art. thyreoid. sup. dextra.
13	5²/₁₂	W.	Peter	7. Jan. 1881 Tracheot. sup. 3 blutende Gefässe unterbunden.	8. Jan. Blutig gefärbter Schleim ..gehustet. 10. Jan. Ab und zu Blut..pen im ..wurf. 11. Jan. Ab und zu Blut im Sputum.	Am 10. Jan. Abends beim Canülenwechsel .. nach Betupfen der Wunde mit 8% Chlorzinklösung Blutung. Am 12. Morgens 4 Uhr, nachdem Pat. 2 Std. lang ruhig durch die offene Wunde ohne Canüle geathmet hatte: Erwachen, Hustenstoss, profuse Blutung, rascher Tod. Am 12. Morgens 2 Uhr ..he Entfernung der Canüle.	Cantülen-wechsel. / Blutung steht auf Inhalat. mit ol. Terebinth.	Am 8. Jan. Wde diphtheritisch. Am 9. Januar starke Wunddiphtheritis. ..en im As.. wurf. Pat. am ..d vor et Blutung unruhig, hat Schmerz beim Husten. Section: Die Blutung stammt aus ein en Decubitusgeschwür an der hintern Trachealwand.

Nr.	Alter	Geschl.	Name	Operation	Blut im Auswurf	Blutungen			Bemerkungen
						Therapie	Profusere Blutungen	Therapie	
14	2 11/12	M.	Selinger	11. Febr. 1881 Tracheot. sup. Mässige Blutung, 3 Ligaturen.			Am 13. Febr. Abends 4 Uhr profuse Blutung. Blut aus Mund, Trachea u. Operationswunde. Sitz der Blutung unbekannt. Tod in 2 Minuten.	Aspiration des Blutes aus den Luftwegen, gleichzeitig Compression d. Weichtheile gegen den eingeführten Catheter.	Schon am Tag nach der Operat. diphtherische Wunde. Bald nach der Operat. wieder Dyspnoë. Vor der Blutung mehrere Erstickungsanfälle. Eingehen mit dem elast. Catheter. Later Zustand. Section: Quelle der Blutung nicht eruirt. Kein Canülendecubitus. In den Luftwegen kein Blut.
15	1 7/12	M.	Bolliger	19. Febr. 1881 Tracheot. infer. Mässige Blutung, 2 Ligaturen.			Am 22. Febr. Morgens leichte Blutung aus der Wunde; es geht kein Blut in die Trachea.	Alles ruhig liegen gelassen. Blutung steht von selbst.	Diphtheritis d. Wunde. Pneumonie mit unbestimmtem Anfang.
16	2 1/4	W.	Brender	8. Novbr. 1881 Tracheot. sup. Geringe Blutung, keine Ligatur.	Am 15. Nov. frisches Blut im Auswurf. Vom 18. Nov. an kein Blut mehr im Auswurf.		In der Nacht vom 15. auf den 16. Blutung. Blut kommt aus der Trachea und wird durch Husten ausgeschleudert. auf. Die Blutung stand von selbst. Am 16. Morgens Einführung einer andern Canüle.	Es wird ruhig liegen gelassen. Ueberwachung. Hustenreiz hört nach einigen Minuten auf.	Starke um sich fressende Wunddiphtherie. — Entfernung der Canüle am 25. Novbr. Keine Pneumonie. Heilung. Canülendruckgeschwür.

| 6 10/12 | M. | Huber | 8. Decbr. 1881 Tracheot. sup. Starke venöse Blutung. Mehrere Ligaturen. | | | |

Am 17. Novbr. Morgens von neuem ziemlich profuse Blutung aus der Trachea.	Ruhiges Verhalten wie gestern. Blutung steht von selbst. Später Herausnahme der Canüle, Pat. athmet während 2 Stund. ruhig ohne dieselbe. — Nachher Cautschukcanüle.
Am 11. Decbr. 11¾ Uhr Vorm. nach einem Hustenstosse Blutung.	Ruhe. Das unter der Canüle hervorfliessende Blut wird durch Liq. ferri sesq. zur Coagulation gebracht. Die Blutung steht bald.	Hochgradige Wunddiphtheritis u. Schwellung in der Umgebung. Blutung stammt wahrscheinlich aus einem Decubitusgeschwür der Trachea. Nach der Blutung hochgradige Anämie. — Keine Pneumonie. — Am 17. Decbr. Einführung einer Metallcanüle. Herausnahme derselben am 19. Decbr. Heilung.
Am 11. Decbr. 1 Uhr Nachm. zweite profuse Blutung. Sitz derselben nicht in der Wunde.	Das frühere Verfahren führt nicht zum Ziel. Aspirat. des Blutes mit dem elast. Catheter. Application v. Liq. ferri auf das vermuthliche Decubitusgeschwür. Bis zum 15. Decbr. Athmung ohne Canüle durch die offene Wunde.

Nr.	Alter	Geschl.	Name	Operation	Blut im Auswurf	Therapie	Blutungen		Bemerkungen
							Profusere Blutungen	Therapie	
18	3²/₁₂	M.	Isler	13. Jan. 1882 Tracheot. sup. 3 Ligaturen.			Am 16. Jan. Morgens 2 Uhr profuse arterielle Blutung. Tod.	Eintropfen v. Liquor fer. sesquichlorat. 2% in die Trachea. Betupfen der Wunde mit Liq. ferri.	Am 14. Jan. Canülenwechsel. Aushusten einer abgefallenen Ligatur. — Pat. bekam vor der Blutung ein Digitalisinfus. Section: Die Blutung stammt aus einem Ast der art. thyreoid. sup. sinistra.
19	2²/₁₂	M.	Schmied	14. Jan. 1882 Tracheot. sup. Drei Ligaturen. Mässig starke Blutung.	Am 19. Jan. Blut im Auswurf.		Am 20. Schwache Blutung aus der Trachea. Am 23. Jan. trotz Cautschukcantile noch einmal schwache Blutung aus der Trachea.	Die zwerstein geführte Silbercantile durch eine Cautschukcanüle ersetzt.	Wunddiphtheritis. Wunde stinkend. Vermuthliches Decubitusgeschwür der Trachea. Beginn einer Pneumonie im 1. Unterlappen am 25. Jan. Am 30. Jan. Cantile entfernt. — Heilung.
20	3⁴/₁₂	W.	Langolf	27. Jan. 1882 Tracheot. sup. Grosse Schilddrüse. Venöse Blutung im ob. Wundwinkel. Ligatur.			Am 31. Jan. Bei einem Hustenanfalle kommt hellrothes Blut aus der Cantile. Quelle der Blutung sitzt nicht in der Wunde. Am 6. Febr. Von neuem Blutung aus der Trachea.	Cautschukcanüle entfernt. Inhalation mit Sol. liq. ferri sesq. 3%. Blutung steht. Canülenwechsel.	Am 30. Jan. 1 Tag vor der Blutung war eine Baker'sche Canüle eingeführt worden. Membranen im Auswurf. Wunde diphtheritisch. Am 1. Febr. wurde eine Hartgummicanüle eingeführt. 5 Tage lang hierauf keine Blutung. Entfernung der Canüle am 9. Febr. Keine Pneumonie. — Heilung.

Nachstehend folgen Berichte über Patienten, welche während oder bald nach einer Blutung starben; unter dem beigegebenen No. sind sie oben schon in Kürze aufgeführt. Die Section gibt bei ihnen namentlich über die Quelle der Blutung nähern Aufschluss; die Ergebnisse sind nach den Protokollen des Herrn Prof. M. Roth mitgetheilt, der mir auch in zuvorkommender Weise einschlägige Präparate aus der pathologisch-anatomischen Sammlung zur Untersuchung überliess. Ich spreche ihm noch an dieser Stelle meinen besten Dank dafür aus.

No. 8. Frey, Wilhelm, 1¼ J. Eintritt am 26. Novbr. 1879. Patient erkrankte 9 Tage vor seinem Eintritt unter leichter Heiserkeit und Fieber. Drei Tage hierauf wurde diphtheritischer Belag auf den Tonsillen constatirt. Zu jener Zeit Husten und etwas Dyspnoë. Seither langsam zunehmende Athemnoth, bis jetzt keine Erstickungsanfälle.

Status beim Eintritt: Cyanose, mühsame Athmung unter starken Einziehungen. Ausfluss aus der Nase, Tonsillen geschwollen, auf denselben und am Velum dicke weisse Auflagerungen. Submaxillarlymphdrüsen geschwellt, Oedem der Füsse. Bald nach dem Eintritt wird die obere Tracheotomie gemacht: Nach Incision der Haut zeigen sich dicht neben der Mittellinie die strotzend angeschwollenen Venae jugulares anter., die eine wird nach rechts, die andere nach links gezogen. Unter diesen Venen fanden sich noch deren 3, die kleiner waren und ohne Schwierigkeit bei Seite gezogen werden konnten. Keine Ligatur. Die Trachea wird ohne weitere Störung frei gelegt und incidirt. Am Tage der Operation Temperaturen febril, Respirat. 40—60. Puls 140—160. Am 27. Novbr. Temp. hochfebril, Respirat. behindert. Herausnahme der Canüle, Inhalationen und Eingehen mit dem elastischen Catheter bringen keine Erleichterung. Wenig Husten, Respirat. 70—80, Puls 200, schwach, unregelmässig. Patient matt. Am 28. Novbr. hohes Fieber, Cyanose. Kurz nach Herausnahme der Canüle starke venoese Blutung von der linken Wand der Wunde her. Dieselbe konnte bald durch eine Ligatur gestillt werden, aber das Kind hatte doch ca. 2—3 Esslöffel voll Blut verloren. Unter starker Cyanose starb es eine Stunde nach der Blutung nach vorhergehenden krampfhaften Bewegungen mit den Armen.

Section: Blasse Haut, gereinigte Geschwüre des Pharynx. Diphtheritis des Larynx, der Trachea und der Bronchien. Wunde missfarbig grünlich, findet sich zwischen den zwei naheliegenden Venae jugulares anter. Die linke ist neben der Wunde offen, enthält ein wandständiges ca. 2 Mm. langes Gerinnsel. Die rechte enthält bis zum Abgange eines rechtwinklig gegen die Vena jugul. sinist. abgehenden Communicationsastes, der unterbunden ist und als Stumpf vorragt, einen ca. 1½ Cm. langen

Thrombus. Oberhalb des Thrombus findet sich in der Wand der Vene eine lineare Wunde ca. 3 Mm. lang (Schnittwunde?).

Es ist anzunehmen, dass in der grünlich missfarbigen Wunde auch die oberflächlich gelegenen Venenwandungen schlecht ernährt und brüchig geworden waren, und dass beim Canülenwechsel der im untern Wundwinkel gelegene und also dem Wundsecret besonders ausgesetzte Communicationsast, der von rechts nach links die Mittellinie überschritt, an seiner Einmündungsstelle in die linke Vena jugul. ant. abriss und blutete.

No. 11. Ebner Theodor $4^4/_{12}$ J. Eintritt am 15. Novbr. 1880. Patient war 6 Tage vor Eintritt unter Husten und Schmerzen im Hals erkrankt, wurde heiser. Seither Beengung; ein Brechmittel war ohne Erfolg; Athemnoth und Husten nahmen zu. Stimme und Husten seit 2 Tagen klanglos. Letzte Nacht traten Erstickungsanfälle auf.

Status beim Eintritt: Guter Ernährungszustand. Lippen cyanotisch. Athmung erschwert, inspiratorisches Stenosengeräusch, mässig starke Einziehungen. Stimme heiser, hohler fast klangloser Husten.

Temp. 38,5. Puls 125. Zunge belegt, auf beiden Tonsillen weisslicher Belag. H. U. L. Dämpfung und Rasselgeräusche.

Die eingeleitete Terapie brachte anfangs Erleichterung; am 16. Abends kam Patient zur Tracheotomie.

Tracheotomia inferior: Die stark vergrösserte Schilddrüse wird nach oben gezogen; ein blutendes Gefäss unterbunden. Eröffnung der Trachea und Einführung der Canüle ohne Schwierigkeit. Aushusten von viel Schleim und einer Membran. Desinfect. der Wunde mit 8% Chlorzinklösung; Seidennaht.

Während der Nachbehandlung Fieber, Verabreichung von Natr. salicyl. und Chin. sulf. Respiration bleibt immer etwas frequent, 32—50. Ab und zu Einziehungen. Am Tage nach der Operation viel Husten, profuser zähschleimiger Auswurf, dabei einzelne kleine Membranen. Am 18. Belag im Rachen verschwunden; die Wunde diphtheritisch. H. U. L. Dämpfung und unbestimmtes Athmen, auch über dem rechten Oberlappen abgeschwächter Schall. Ueber die ganze Lunge zerstreut zahlreiche Rasselgeräusche.

In der Nacht vom 18. auf den 19. mehrmals starke Beengung, trockene Respiration. Den Tag über bläuliche Verfärbung des Gesichts, leichte Einziehungen. Viel Husten.

Am 20. Einziehungen, Unruhe, Athmung trocken und frequent, leichte Cyanose. Weniger Husten, fast kein Auswurf, Steigerung der Symptome während der Nacht, leichter Rückgang derselben am Morgen.

Am 21. Nachmittags 12 Uhr plötzlich starke Blutung aus der Wunde. Rascher Tod.

Section. Guter Ernährungszustand, sehr blasse Haut. In der Mitte des Halses eine 5 Cm. lange und 2 Cm. klaffende Hautwunde, in deren Tiefe die missfarbig röthliche Musculatur und ein Trachealschnitt sichtbar. Am untern Wundwinkel ein etwa erbsengrosses Coagulum, sehr fest mit den tiefen Weichtheilen verfilzt. Unter der Fascie rechts von der Wunde eitrige Infiltration bis zur Clavicula. Nach Eröffnung der Brusthöhle kommt aus der Trachealwunde etwas schaumiges dickes Blut. Im Zellgewebe des mediast. antic. grossblasiges Emphysem. Im Pharynx etwas mit Schleim gemischtes Blut. Tonsillen stark bohnengross, blassroth, ebenso Schleimhaut des Pharynx. Oesophagus blass.

Im Kehlkopf röthlicher Schleim, der obere Winkel der Tracheotomiewunde liegt 2,8 Cm. unterhalb der vordern Commissur. Im obern Theil der Trachea weiches grauröthliches mit dem Coagulum der Wunde verfilztes Gerinnsel. Wahre Stimmbänder etwas uneben, weiter unten kleinfaseriger Belag.

Zellgewebe zwischen Pharynx und Oesophagus eitrig infiltrirt. Hinter dem Pharynx ist das Zellgewebe eitrig infiltrirt und von da an rechts von der Wirbelsäule bis zur Clavicula. Ebenso diffuses eitriges Infiltrat neben der Brustwirbelsäule bis zum 6. Brustwirbel.

Ferner Croup der Trachea, verbreitete Bronchitis und Bronchopneumonie. Schwellung der Leber, Milz und Nieren; Gastritis. Spulwürmer im Ileum, Trichocephalus im Coecum.

Die Untersuchung des Präparates mit der Wunde ergiebt: Eine von der Vena thyreoidea sup. sinistr. ausgehende Thyreoidealvene von 3 Mm. Breite, die über die Schilddrüse hinwegläuft, ist auf der Mitte des Isthmus eröffnet, gerade an einer Stelle, wo von rechts her ein Communicationsast einmündet.

No. 12. Baader Luise. $3^{2}/_{12}$ Jahr. Eintritt am 4. Decbr. 1880. Drei Wochen vor Eintritt hatte Patientin hochgradige Rachendiphtheritis, war seither wieder ziemlich wohl.

Vor 2 Tagen erkrankte sie von neuem, bekam Husten, wurde gestern Morgens heiser, hatte Abends Angina. Letzte Nacht Unruhe, ab und zu starke Athemnoth. Heute Athmung etwas weniger behindert.

Beim Eintritt: Ernährungszustand gut, mühsame Athmung, Inspirium lang gezogen mit Stenosengeräusch. Mässig starke Einziehungen. Temp. afebril.

In der nächsten Nacht Unruhe. Am Morgen des 5. starke Athemnoth. Tracheotomie: Ruhige Chloroformnarkose. Die leicht vergrösserte Schilddrüse wird nach abwärts gezogen und die Luftwege in der Cartilago cricoid. und den obersten Trachealringen eröffnet. Während der Operation wurden 2 Ligaturen angelegt. Nach Einführung der Canüle werden zähschleimige Massen ausgehustet, keine Membran.

Nach der Operation, sowie in den nächsten Tagen ruhige, freie Athmung. Frequenz 28 — 32. Afebrile und subfebrile Temperaturen. Am 7. Belag im Rachen verschwunden. Am 8. Auswurf sanguinolent, viel Husten. Canülenwechsel. Wunde ohne Nähte, kein Belag.

Am 11. Fieber. Respiration 40. H. R. U. Abgeschwächter Schall, spärliches, trockenes Rasseln.

Am 14. Dyspnoë, Einziehungen. H. R. Dämpfung und vermindertes Athmen bis zur Spina scapul. An der Grenze der Dämpfung Bronchialathmen.

Am 15. Morgens nach einer unruhigen Nacht plötzlich arterielle Blutung aus der Wunde; ihre Quelle sitzt etwas rechts von der Mittellinie, dicht an der Trachea. Blutung wird durch Ligatur gestillt. Nachmittags 2 Uhr Temp. 36,7. Puls 132 klein, weich. Resp. 40. Patient matt, blass.

Am 16. Hochgradige Dyspnoë. Hintere untere Lungengrenze steht links 1 Finger breit zu hoch.

Unter Athemnoth und zunehmender Schwäche erfolgt der Tod am 17. Morgens früh.

Section. Guter Ernährungszustand, Haut blass. Tracheotomiewunde 4 Cm. lang, $2\frac{1}{2}$ Cm. breit, mit schlaffen Granulationen bedeckt. Aus der Tiefe kommt schaumiger Schleim. Rechts vom untern Wundwinkel neben der Trachea ein stecknadelkopfgrosses Stümpfchen, eine früher unterbundene Arterie, dieselbe ist gleichzeitig torquirt. Eine von der art. thyreoid. dextra eingeführte Borste gelangt ohne Weiteres bis dicht unter das erwähnte Stümpfchen.

Tonsillen mandelgross, Uvula geröthet, nirgends Belag. Schleimhaut der Ligamenta aryepiglottica weisslich, verdickt. Innenfläche des Kehlkopfs röthlich, falsche Stimmbänder geschwollen.

Tracheotomiewunde etwas schräg von der Mittellinie nach links verlaufend. Fünfunddreissig Mm. unterhalb der wahren Stimmbänder auf der vordern Trachealwand ein erbsengrosses und dicht darunter, noch ein etwas grösseres Geschwür mit aufgeworfenen Rändern. Knorpel fehlen an der Geschwürsbasis. In der Nachbarschaft Belag, sonst überall Schleimhaut frei bis zur Bifurcation. Die Section ergibt ferner: Abscesse der Lungen, rechts mit Perforation in die Pleura. Empyema dextr. Pleuritis exsudativa sinistra. Pericarditis. Schwellung der Milz, Nieren und Leber.

In diesem Falle handelte es sich um eine Nachblutung aus einem bei der Operation durchschnittenen und unterbundenen Ast der Art. thyreoidea sup. dextra.

Dem Auftreten von Blut im Auswurf, am 8. Decbr. lag ein Decubitus an der vordern Trachealwand zu Grunde. Die

Pneumonie ist bald nachher aufgetreten und dürfte nicht unabhängig von jener kleinen Blutung entstanden sein.

No. 13. Peter Mina 5²/₁₂ Jahr. Eintritt am 7. Jan. 1881. Patient erkrankte 1 Woche vor Eintritt unter Heiserkeit und Husten, dazu trat leichte Beengung. Seit 2 Tagen Athmung mehr behindert. Letzte Nacht unruhig.

Status beim Eintritt: Ernährungszustand gut. Athmung behindert, starke Einziehungen, Stenosengeräusch, leichte Cyanose. Tonsillen vergrössert, auf der linken Belag. Lymphdrüsen am Kieferwinkel geschwollen, druckempfindlich. Rasselgeräusche auf beiden Lungen.

Sofort Tracheotomia sup. in Chloroformnarkose. Drei blutende Gefässe unterbunden. Operation ohne besondern Vorfall. Aushusten von Membranen, Abends Fieber. Am 8. Jan. Wunde diphtheritisch. Zahlreiche Membranen im Auswurf, ab und zu etwas Blut. Canülenwechsel.

Am 9. Jan. wird die stark diphtheritische Wunde mit 30% Salicylsäurelösung geätzt.

Am 10. Jan. Athmung immer ziemlich frei. Respirationsfrequenz 28. Membranen im Auswurf; hie und da Blutspuren. Fieber. Auf den Lungen nirgends Dämpfung. Abends nach Betupfen der Wunde mit 8% Chlorzinklösung plötzlich Blutung. Diese sistirt auf Inhalation mit ol. Terebinth. Nachts viel Membranen im Auswurf, ab und zu etwas Blut.

Umgebung der Wunde etwas abgeschwollen, Belag geringer.

Am 11. Ab und zu Blut im Auswurf. Patient Abends unruhig. Wegen Schmerz beim Husten wird am 12. Morgens 2 Uhr die Canüle entfernt. Bald ruhiger Schlaf, Respiration durch die offene Wunde unbehindert. Um 4 Uhr erwacht Patient unter heftigem Husten, dabei plötzlich ziemlich profuse Blutung. Stillung unmöglich. Tod.

Section. Blasse Haut. Tracheotomiewunde 3¹/₂ Cm. lang, 1¹/₂ Cm. klaffend. Im untern Wundwinkel Eiter, in der Tiefe lockere röthliche Granulationen. Aus der Trachea kommt blutiger Schaum. In der Rachenhöhle etwas blutiger Schaum, im Kehlkopf blutige Flüssigkeit. In der Wunde und von da an polypenförmig nach abwärts ein bis in den rechten Bronchus hineinragendes schaumiges Coagulum. Dasselbe ist innig verfilzt mit einem grauröthlichen der hintern Trachealwand unmittelbar unter der Tracheotomiewunde anhaftenden Gerinnsel; nimmt man dieses weg, so erscheint an der hintern Trachealwand 3 Cm. unter der Commissur eine stark bohnengrosse 14 Mm. lange und 5 Mm. breite unregelmässig zerfressene und gewulstete Partie, ein durch die ganze Dicke der Trachealwand gehender Substanzverlust. Der untere Rand dieses Geschwüres ist nach abwärts vorragend. Auch im linken Bronchus liegt ein Blutgerinnsel. Blut im Herzen fast ganz flüssig, nur wenige flockige Gerinnsel. Die Section ergab ausserdem Schwellung der Milz, Nieren und Leber und der Peyer'schen Plaques. Spulwürmer im Jejunum, Trichocephalus im Coecum.

In diesem Falle handelte es sich um Blutung aus einem Canülendruckgeschwür mit aufgeworfenen Rändern, das sich ausnahmsweise an der hintern Trachealwand gebildet hatte.

No. 19. Isler Rudolf 3²/₁₂ Jahr. Eintritt am 13. Jan. 1882. Patient erkrankte in den ersten Wochen des Jahres 1882 an Rachendiphtheritis, später trat Heiserkeit und Laryngostenose hinzu. Bei seinem Eintritt ins Spital zeigte der wohl entwickelte, sehr gut genährte Knabe neben leichtem Belag auf beiden Tonsillen hochgradige Athemnoth, so dass ohne Verzug die Tracheotomie gemacht werden musste.

Tracheotomia sup. bei ruhiger Chloroformnarkose, Eröffnung der Luftwege in Cartilago cricoidea und den obersten Trachealringen. Drei Ligaturen, mässige Blutung, eine durch das Operationsfeld laufende grosse Vene wird bei Seite gezogen. Einführung der Canüle ohne Schwierigkeit. Auswurf von blutigem Schleim, keine Membranen. Wunde mit 8% Chlorzinklösung geätzt und durch 3 Seidennähte vereinigt.

Die erste Nacht ruhig, wenig Husten, ohne Auswurf. Am 14. Abends Fieber, Auswurf gering, Lungen frei. Respiration nicht behindert. Puls sehr frequent.

Am 15. Zustand befriedigend, Puls 140. Respirat. 28—32. Temperatur meist afebril.

Am 16. Morgens 2 Uhr beim Stuhlgang profuse Blutung. Blut fliesst in Strömen aus Wunde und Canüle. Sitz der Blutung nicht zu entdecken. Eintropfen von liquor ferri sesquichl. 2% in die Trachea. Betupfen der Wunde mit liq. ferri sesquichl. Tod.

Section. Haut blass, Tracheotomiewunde 3½ Cm. lang. Zellgewebe und Halsmuskeln in der Nachbarschaft der Wunde gelblich infiltrirt. Die Tracheotomiewunde stösst an den obern Rand des Isthmus. Grosse Venen dieser Gegend durchgängig, ebenso die rechte arteria thyreoid. — Eine in die linke arter. thyreoid. sup. eingeführte Borste gelangt ohne Weiteres in die Wunde durch einen noch mit etwas flüssigem Blut behafteten ca. 2 Mm. langen Längsschlitz, der sich am medialen Umfang der zum Isthmus herablaufenden 1 Mm. dicken Fortsetzung des Stammes, 9 Mm. einwärts vom Abgang des Astes zum linken Schilddrüsenlappen, befindet.

In der Trachea ein schmutzig-braunes Coagulum, dasselbe geht bis zur Tracheotomiewunde. Im linken Bronchus ein schmierig-bräunliches Gerinnsel, ein ähnliches im rechten Bronchus. Der linke Oberlappen blass, der untere nach hinten röthlich, rechte Lunge ganz blass. Diphtheritis des Pharynx und

Larynx. Milztumor, Hyperämie der Nieren und Leber, Schwellung der Peyer'schen Plaques, Solitärfollikel und Mesenterialdrüsen.

Hier handelt es sich also um Arrosion der art. thyreoidea sup. sinistra.

Die beobachteten profuseren Blutungen scheiden sich ihrem Ausgangspunkte nach in extratracheale und intratracheale; eine Zwischenstellung zwischen beiden nehmen die Blutungen ein, welche nach Perforation der Trachea durch ein Decubitusgeschwür oder einen andern ulcerösen Process aus einem sonst ausserhalb der Trachea gelegenen Gefässe durch die Perforationsöffnung in die Trachea hinein stattfinden. (Arrosion der arteria anonyma; Blutung aus einer ulcerösen Stelle der Schilddrüse nach Perforation der Trachea.) Es liegt nahe das Vorkommen von profuseren Blutungen aus der Lunge anzunehmen; einschlägige, sichergestellte Beobachtungen hierüber liegen keine vor.

Ausser arteriellen, capillaren und venösen Blutungen sind auch parenchymatöse Blutungen beobachtet worden.

Die näher beschriebenen arteriellen Blutungen stammen aus den obern Thyreoidealarterien und aus der arteria anonyma.

Sämmtliche Blutungen aus der art. anonyma traten nach Tracheotomia inferior auf. Diese Operation macht die grossen Gefässe für einen allfälligen von der Wunde ausgehenden diphtheritischen Process zugänglicher. Die eingeführte Canüle kann hinter die Stelle zu liegen kommen, wo die arteria anonyma über die Trachea hinwegzieht, und ist dann von dieser nur durch die Trachealwand getrennt. Ein Druckgeschwür an dieser Stelle gefährdet unmittelbar die art. anonyma, wie Koerte's und anderer Erfahrungen lehren. Bei einem 2½ jährigen Mädchen beobachtete ich nach Tracheotomia inferior ein kräftiges, mit der Herzaction vollständig isochrones Pulsiren der eingeführten Canüle. Nach Einführung einer anders geformten Canüle wurden die Pulsationen geringer. Patient starb nach 2 Tagen den langsamen Erstickungstod. Zu einem Canülendruckgeschwür auf der Trachealschleimhaut war es nicht gekommen, wie die Section ergab, welches hätte nachweisen können, an welcher Stelle die Canüle auflag; doch war es ohne Zweifel die arteria anonyma, welche der Canüle durch die jugendliche Trachealwand hindurch die Pulsation mittheilte.

Mehr diffuse zum Theil capillare Blutungen stammen aus den durch Canülendruck entstandenen Decubitusgeschwüren und ihren oft sehr blutreichen Granulationen, sowie aus den kleinen Gefässen der Trachealwand. Es mag auf den ersten Augenblick etwas befremdend erscheinen, dass eine Blutung aus solcher Quelle so profus werden und direkt das Leben bedrohen kann. Durch das erste Blut, das sich, wenn auch nur in geringer Masse, ergiesst, können von den Luftwegen aus Hustenstösse ausgelöst werden. Diese, sowie die dabei stattfindenden Reibungen des Geschwürs an der Canüle führen zu neuen Gefässzerreissungen. Durch die forcirten Exspirationen, und durch die auftretende Dyspnoë wird Stauung in Venen und Capillaren bewirkt, in Folge hievon fliesst das Blut reichlicher aus den eröffneten Gefässen. So mag in vielen Fällen der Hergang sein.

Aehnlich gestalten sich die Verhältnisse bei den rein venösen Blutungen. Von den oben näher beschriebenen venösen Blutungen stammt die eine aus der vena thyreoidea sup. sin., die andere aus den durch einen Communicationsast mit einander verbundenen venae jugular. anter. — Gnändinger erwähnt Blutungen aus kleinen Thyreoidalvenen.

Ueber parenchymatöse Blutungen aus der Schilddrüse liegen mehrere Beobachtungen vor. Eine davon betrifft den unter No. 6 in der obigen Tabelle angeführten Patienten Brunner. Bei der Operation war der mittlere Schilddrüsenlappen angeschnitten worden; die hiedurch veranlasste Blutung stand nach Einführung der Canüle. Beim ersten Canülenwechsel, schon am andern Tage, stellte sich die Blutung in gefahrdrohender Weise noch einmal ein. Voit erwähnt ebenfalls 2 Nachblutungen aus der angeschnittenen Schilddrüse. Steiner beobachtete eine tödtlich verlaufene Blutung aus einer Ulceration auf dem mittleren Schilddrüsenlappen.

In der Aetiologie der Blutungen spielt die Diphtheritis der Wunde eine Hauptrolle, indem sie zu Arrosion von Gefässen führt. Der diphtheritische Process wird früher die Gefässwand ergreifen und raschere Fortschritte machen, wenn die Gefässwand selbst schon verletzt, z. B. bei der Operation angeschnitten oder geritzt worden ist. Auch ein Decubitusgeschwür in der Trachea kann diphtheritisch werden und unabhängig vom Canülendruck um sich fressen und selbst zur Eröffnung grösserer Gefässe führen. Von einem diphtheritischen Geschwüre ausserhalb des Bereiches der Canüle lässt sich dasselbe denken.

Sieht eine von den Expectorationen nicht ganz abschliessbare und häufig verunreinigte Wunde missfarbig und schlaff aus, und ist sie obendrein noch übelriechend und gangränös, ohne diphtheritisch zu sein, so liegt ebenfalls ein Zustand gestörter Ernährung vor, der eine oberflächlich gelegene Gefässwand schädigen und brüchig machen kann.

In einzelnen Fällen von Blutung mag auch die Eröffnung des Gefässes nach Druckatrophie der Gefässwand, herrührend vom Druck einer starren Canüle in der Wunde, zu Stande gekommen sein.

Zu frühes Abfallen einer Ligatur oder Lösung eines noch nicht genügenden Thrombus im Gefäss verursachen Blutungen von der Natur der gewöhnlichen Nachblutungen.

Blutungen in direktem Anschlusse an die Operation, wie sie Sanné beschreibt, habe ich keine zu verzeichnen. Die am frühesten aufgetretene Blutung zeigte sich 1 Tag nach der Operation. Sie betrifft jenen Patienten Brunner No. 6, bei dem die während der Tracheotomie eingetretene Blutung aus der angeschnittenen Schilddrüse zwar auch durch Einführung der Canüle gestillt wurde. Bei Herausnahme der Canüle ward ihre comprimirende Wirkung in der Wunde aufgehoben und die noch nicht festen Thromben wurden gelockert.

Die Blutungen aus der Wunde traten nach unsern Beobachtungen vom 2. bis 10. Tage nach der Operation auf. Die ebenso häufigen Blutungen aus Decubitusgeschwüren der Trachealwand fallen gewöhnlich zwischen den 3. und 21. Tag. Sie wiederholen sich nicht selten in verschiedener Stärke; ihrem Auftreten geht häufig das Erscheinen von Blut im Auswurf voraus und wechselt mit ihnen ab, doch ist das nicht die Regel. Wie schon oben bemerkt worden ist, kann ein Decubitusgeschwür bestehen ohne sich durch irgend eine Blutung zu äussern.

Viele wenig abundante Blutungen verschiedenen Ursprunges bringen für den Augenblick keinen Schaden und stehen häufig von selbst. Ruhiges Verhalten des Patienten hilft wesentlich zu diesem glücklichen Ausgange mit. Bei diesen Blutungen, sowie bei solchen, welche von Anfang an profuser sind, ist therapeutisches Eingreifen oft erfolgreich; bei stürmischem Verlaufe aber nur dann, wenn die nöthigen Hilfsmittel wie Unterbindungspincette, elastischer Catheter, eventuell Styptica, sofort zur Verfügung stehen, aber auch dann nicht immer. Es kommt vor, dass die Catastrophe ausserordentlich rasch verläuft und in kürzester Zeit zum Tode führt.

Von den aufgeführten Blutungen bei 20 Patienten aus unserer Beobachtungsreihe sind 5 lethal ausgegangen. Der Tod erfolgt gewöhnlich nicht durch Verblutung allein. Indem Blut in die Luftwege eindringt, werden diese mehr weniger undurchgängig gemacht, und es kommt zu einem combinirten Erstickungs- und Verblutungstode. Das eingedrungene Blut braucht nicht einmal dem Einströmen von Luft in die Lungen ein wesentliches Hinderniss zu sein, der Reiz allein zur gewaltsamen Exspiration und zum Husten, den es in den Luftwegen setzt, führt zur Dyspnoë. Da sich die Sache so verhält, so ist ein tracheotomirter Patient, der vor der Blutung schon mühsam geathmet hat, beim Eintreten derselben doppelt schlimm daran. Das in die Trachea geflossene Blut reizt zum Husten, es wird ausgehustet, neues Blut in grösserer Masse fliesst hinein und wird vielleicht durch eine Inspirationsbewegung noch tiefer aspirirt. Es folgen sich verzweifelte Exspirationsbewegungen, das Kind wird unruhig, schlägt um sich, die

Athemnoth wird aufs äusserste gesteigert. Unter den an-
haltenden Exspirationsbewegungen wird der Blutzufluss zu den
Lungen abgehalten und auch aus diesem Grunde der Gas-
austausch beeinträchtigt. Alles das folgt sich in kürzester
Zeit bis zum Tode. Wer schon zu einer solchen Scene gerufen worden ist, der kennt ihren stürmischen Verlauf. Das
therapeutische Eingreifen wird durch die Unruhe des Patienten
sehr erschwert.

In dem oben unter No. 14 aufgeführten Fall, den $2^2/_{12}$jäh-
rigen Knaben Selinger betreffend, war es mir gelungen alles
Blut aus den Luftwegen mittelst des elastischen Catheters aus-
zusaugen, was die Section bestätigte; der sonst schon mühsam
respirirende Patient, welcher vorher mehrere Erstickungsanfälle durchmachen musste, hatte, durch Blutverlust und Anstrengungen erschöpft, nicht mehr die Kraft weiter zu athmen.

Zur Prophylaxe der Blutungen lässt sich viel thun.
Während der Operation soll die Blutstillung sorgfältig vorgenommen werden, am besten durch sofortige Unterbindung
des blutenden Gefässes. Je weniger die Gewebe durch aus-
getretenes Blut verfärbt und verändert sind, um so besser wird
man sich jederzeit orientiren können, so dass auch der Gang
der Operation, besonders bei Kerzen- und Lampenlicht wesentlich gefördert wird. Man soll sich nicht darauf verlassen, dass
viele Blutungen nach Einführung der Canüle von selbst stehen,
sowohl durch die Compression, welche die Canüle in der Wunde
ausübt, als auch wegen der Aenderung der Circulationsverhältnisse,
welche die wieder frei gewordene Respiration namentlich in den
Venen herbeiführt. Es ist genug, wenn man sich das zu gute
kommen und vor der Hand genügen lässt in den Fällen, welche
sofortige und rasche Eröffnung der Luftwege erfordern.

Sieht man ein Gefäss mehr weniger oberflächlich und frei
über den Boden der Wunde, z. B. über die Schilddrüse, oder
an den Wandungen dahinziehen, so ist es gerathen, dasselbe
doppelt zu unterbinden, auch wenn es für die Operation selbst
kein Hinderniss bietet. Man verhütet so die Gefahr der Arrosion und der Blutung bei einem diphtheritischen oder gangränösen Process; zu durchschneiden braucht man das unterbundene Gefäss nicht.

Krönlein empfiehlt die Wunde nach der Operation mit Liquor ferri sesquichlorat. zu ätzen; auch Herr Dr. W. von Muralt
schreibt aus Zürich, dass, seitdem er die Wunde vor Incision
der Trachea mit Liq. ferri sesquichlorat. auswische, das Di-
phtheritischwerden derselben viel seltener sei und ebenso die
Blutungen. Die Nachbehandlung der Wunde verlangt grosse
Sorgfalt sowohl wegen der Gefahr der Blutungen als auch
wegen des ganzen Krankheitsverlaufes. Eine rasche und

kräftige Granulation schon in der ersten Zeit ist sehr erwünscht; von Jodoformbehandlung habe ich in einzelnen Fällen guten Erfolg gesehen.

Durch die Wahl einer richtigen Canüle lässt sich dem Zustandekommen eines Druckgeschwüres vorbeugen, doch geht man bei Verwendung der gebräuchlichen starren Canülen nie ganz sicher. Die aus diesem Grunde von Baker angegebene einröhrige Canüle aus vulkanisirtem Cautschuk entspricht bis jetzt den Anforderungen am besten und ist sehr zu empfehlen. Wenn man aber in den ersten Tagen nach der Operation noch eine starre Canüle tragen lassen muss, bis sich ein Wundkanal gebildet hat, so ist schon zu einem Druckgeschwür und zu Blutungen Gelegenheit geboten.

Was die Therapie der Blutungen anbelangt, so genügt es beim Auftreten von sanguinolenten Sputa, herrührend aus einem Decubitus der Trachealschleimhaut, die Canüle durch eine andersgeformte, längere oder kürzere, zu ersetzen; noch besser ist es, eine Baker'sche Cautschukcanüle einzuführen.

Zur Behandlung der Trachealgeschwüre empfiehlt Sanné Inhalationen mit Tanninlösungen.

Wie schon erwähnt, stehen weniger profuse Blutungen oft ohne therapeutischen Eingriff. Man wird bei leichten Fällen gut thun, Alles liegen zu lassen, den Patienten zur Ruhe zu mahnen und ihn sorgsam zu überwachen; man halte sich aber für den Nothfall zum Eingreifen bereit. Wird die Blutung ernsthafter, so kann man ausserdem mit Eisenchloridlösung das geflossene Blut betupfen, das entstandene Gerinnsel setzt sich vielleicht bis zur Quelle der Blutung fort und stillt dieselbe. Man denke daran, dass ein beunruhigender Eingriff, wie Canülenwechsel etc. die Blutung erst recht befördern kann. — Von kurzdauernden Inhalationen mit Ol. Terebinthinae und 2% Eisenchloridlösung hat man schon guten Erfolg gesehen. Application von Eis oder kalten Umschlägen wirkt oft prompt.

Bei dringenderen Fällen zögere man nicht einzugreifen. Die Compression der Wunde gegen die noch in der Trachea liegende Canüle lässt sich gewöhnlich nicht in genügender Weise ausüben. Auch wenn die Blutung aus der Wunde stammt, wird man nur selten nach Entfernung der Canüle ihren Ausgangspunkt finden und mit der Unterbindungspincette fassen können, zudem reisst diese in dem morschen Gewebe einer diphtheritischen Wunde leicht aus. Doch finden sich oben Fälle angegeben, in denen die Blutstillung durch Ligatur gelang.

Fliesst Blut in grösserer Masse in die Trachea, so muss man es mittelst des elastischen Catheters ansaugen.

Geht man energischer mit Stypticis vor, z. B. mit Eisenchlorid, so bedenke man, dass auch das in die Trachea eingeflossene Blut gerinnt und dann weit mehr die Athmung behindert als flüssiges Blut.

In gefahrdrohenden und stürmischen Fällen fährt man am besten und sichersten, wenn man nach Entfernung der Canüle ein Rohr, z. B. einen dickeren unten abgeschnittenen elastischen Catheter, in die Trachea einführt und die Wunde gegen dasselbe comprimirt oder mit Eisenchloridcharpie ausstopft. Das Rohr muss über ein allfälliges Druckgeschwür hinabreichen, dann ist geholfen, mag die Blutung aus dem Geschwür oder aus der Wunde herstammen. Zwischenhinein entferne man schon eingeflossenes Blut durch Aspiration aus der Trachea.

Ist die Blutstillung glücklich gelungen, so lasse man den Patienten ruhig. Vermuthet man ein Druckgeschwür der Trachea, so führe man eine Baker'sche Canüle ein, oder lasse den Patient ohne Canüle, wenn die Wunde so weit klafft, dass die Athmung unbehindert vor sich geht.

d. Pneumonie nach Blutungen.

Zur Beleuchtung der Frage über Häufigkeit der Pneumonien nach profuseren Blutungen können unter den 20 beobachteten Fällen nur die zur Untersuchung beigezogen werden, bei denen vor der ersten aufgetretenen Blutung noch keine Pneumonie bestand. Die 4 bei der ersten Blutung tödtlich verlaufenen Fälle, ebenso ein Patient, der eine Stunde nach der ersten Blutung starb, fallen ausser Betracht. Es bleiben in der Untersuchung noch 14 Fälle, darunter auch Peter, Mina, No. 13, welche 2 Tage nach der ersten Blutung an der zweiten Blutung starb. Von diesen 14 Fällen verliefen 11 ohne nachträgliche Pneumonie; bei den übrigen 3 Fällen von Blutung verhielt es sich folgendermassen: in einem Fall trat die Pneumonie 1 Tag nach der Blutung auf, im andern wurde 5 Tage nach der Blutung eine Pneumonie constatirt, im 3. Falle ist der Anfang der Pneumonie zweifelhaft.

Es sind also Pneumonien nach vorhergegangenen Blutungen aufgetreten, ob wegen derselben lässt sich nicht sicher sagen. Die Gefahr, welche in die Luftwege eingeflossenes Blut nach dieser Richtung bringt, wird sehr verschieden beurtheilt; die vorliegenden Beobachtungen zeigen, dass es häufig unschädlich ist und keine Pneumonie verursacht. Wenn es anders wäre, so müssten die Pneumonien nach Tracheotomie überhaupt viel häufiger sein, da ja bei jeder Tracheotomie mehr oder weniger Blut in die Luftwege einfliesst. Sogar die profuse intratracheale Blutung bei Huber, Friedrich, No. 17 war von keiner Pneumonie gefolgt.

IV.

Die specifische Vulvo-vaginitis im Kindesalter und ihre Behandlung.

Von

Dr. RICHARD POTT
(Docent für Kinderheilkunde in Halle a./S).

Die Vulvo-vaginitis im Kindesalter ist keine seltene Erkrankung; man darf annehmen, dass sie sich wahrscheinlich
noch weit häufiger findet, als sie zur directen Kenntniss des
Arztes und zur eigentlichen Behandlung gelangt. Sie tritt schon
beim neugeborenen Mädchen auf, wird am häufigsten in den
ersten 5 Lebensjahren beobachtet, dann nimmt ihre Frequenz
mit jedem Jahre ab, während in den Pubertätsjahren sich
wieder eine geringe Steigerung geltend zu machen scheint.
Unter 8395 Kindern, die von mir im Laufe von 6 Jahren (vom
1. April 1876 bis zum 1. April 1882) in der ambulatorischen
Kinderklinik zu Halle a./S. behandelt wurden, befanden sich
3921 Mädchen, von denen 44 an den hartnäckigsten, schwersten Formen von Vulvo-vaginitis litten. Von diesen 44 Kranken
standen im Alter von 0—5 Jahren 27, von 5—10 Jahren 13
und von 10—15 Jahren vier Mädchen. Ich bemerke ausdrücklich, dass es sich hier nur um solche Fälle handelt, welche
einer speciellen Localbehandlung unterlagen und die ad hoc
mit der Diagnose „weisser Fluss" mir zugeführt wurden. Bei
allen Kindern hatte wochenlang, ja in der Ueberzahl der Fälle
Monate lang ein mehr oder weniger profuser, rein eitriger
oder schleimig eitriger Ausfluss aus den Genitalien bestanden.
Ein so lang dauernder Fluor albus ist fast ausnahmslos —
und ich kann nur wenige Ausnahmen gelten lassen — der Ausdruck einer specifischen, übertragbaren Schleimhaut-
erkrankung. Es kann die infectiöse Natur des abgesonderten
Eiters nicht genugsam betont werden und verdient dieser Umstand namentlich in prophylactisch-therapeutischer Beziehung
eine eingehendere Berücksichtigung als bisher. Leidet das Kind

an „weissen Fluss", so leidet die Mutter unter Hundertmalen neunzigmal ebenfalls daran. Dies Zusammentreffen ist sicher kein rein zufälliges. Fast stets wird der Nachweis geliefert werden können, dass eine Infection mit Trippergift stattgefunden hat; oder aber es liegt der Leucorrhoe eine noch latente oder noch nicht völlig geheilte Syphilis congenita zu Grunde. Ebenso, wie die Blenorrhoe der Augenlidbindehaut des Neugeborenen ihre Entstehung dem inficirenden Schleimhautsecret der Mutter zu verdanken hat, ebenso giebt in der Mehrzahl der Fälle eine Infection von Seiten der Eltern die nächste Veranlassung zur Erkrankung der Genitalschleimhaut bei kleinen Mädchen. Dass die Blenorrhoe der Augenlidbindehaut häufiger und gewöhnlich wenige Tage nach der Geburt zum Ausbruch und zur Beobachtung kommt, dürfte in „Localverhält= nissen" begründet sein. Die versteckte Lage der kindlichen Genitalien, das enge Aneinanderliegen und ursprüngliche Verklebtsein der grossen Schamlippenwulste, welche die Schleimhautpartien der äusseren Geschlechtstheile schützend bedecken und das im Vergleich zum Kopfe verhältnissmässig nur kurze Verweilen des kindlichen Rumpfes und Beckens in der Vagina der Mutter während des Geburtsactes, erschweren von vorn herein das Eindringen und die Uebertragung des ansteckenden mütterlichen Vaginalsecrets. Aber nicht bloss während der Geburt, auch in den ersten Lebenstagen bildet das Gesicht und in specie die Augenlidbindehaut und in gleicher Weise die Nasenschleimhaut der Berührung mit schmutzigen Fingern, Schwämmen, Leinwandstückchen etc. freiliegende Schleimhautflächen dar, und wir sehen daher hier Entzündungen in den ersten Tagen auftreten, die bei genügender prophylactischer Sorgfalt hätten vermieden werden können.

Anders gestalten sich die Verhältnisse, wenn die Kinder ihr Einzellager im „Wäschekorbe" aufgeben müssen, um vielleicht einem neuen Sprossen das Quartier zu räumen. Jetzt theilen die Kinder, wenigstens in den Proletarierfamilien, mit den Eltern das Bett; und wie ein derartiges Bett in Bezug auf Reinlichkeitsverhältnisse beschaffen ist, davon wird sich jeder Arzt, der einmal in der Armenpraxis thätig gewesen ist, zu überzeugen hinreichend Gelegenheit gefunden haben. Leidet der eine oder andere Theil oder leiden, wie das nicht auszubleiben pflegt, Vater und Mutter an den Folgen einer Tripperinfection, so wird durch die beschmutzte Bettwäsche resp. Leibwäsche das specifische Gift auf die Schleimhaut der äusseren Genitalien kleiner Mädchen um so leichter übertragen werden, als das Betasten und Spielen der Kinder an ihren Geschlechtstheilen eine Unart ist, die nicht bloss bei Proletarierkindern, sondern in allen Bevölkerungsschichten sich gleich weit verbreitet findet. So inficiren die Kinder sich selbst. Schlafen ferner mehrere Kinder in einem Bette zusammen, von denen das eine inficirt war, so wird die Krankheit auch auf das andere übertragen. Ich bin im Stande, hierfür Beispiele in beweisender Menge anzuführen. In einem Falle litt die Mutter und vier kleine Mädchen an der gleichen Affection.

Die Frage, warum nur Mädchen und in sehr beschränkter Weise Knaben an Tripper erkranken (sicher dürften aber einzelne Formen von Balano-posthitis und Urethritis als solche aufgefasst werden müssen!) ist an und für sich nicht müssig, aber eine Beantwortung ergiebt sich nicht unschwer, wenn man bedenkt, dass die innere Vorhautlamelle ungemein fest mit der Eichel verwachsen ist und die Urethralöffnung in der Vorhaut sich kaum für eine feine Sonde durchgängig erweist. Es liegt also beim Knaben die Schleimhautfläche des Präputiums und der Harnröhreöffnung nicht frei zu Tage und die Möglichkeit der Uebertragung wird dadurch effectiv eine ungemein geringe.

Der oben geschilderte Entstehungsmodus der Leucorrhoe bei Kindern ist jedenfalls der überwiegend häufigste. Nur in zwei sicher constatirten Fällen lag Nothzucht vor und hier war die Ansteckung eine directe. In beiden Fällen konnte auch gerichtlich der Thatbeweis für verübte Nothzucht beigebracht werden. Eine völlige Immersio penis in die kindliche Scheide fand beide Male nicht statt, aber zur Ansteckung genügte die einfache Berührung. Nicht selten dürfte der verderbliche Wahn, der sich tief eingewurzelt im Laienpublicum erhalten hat, dass ein Tripper schwinde, wenn eine geschlechtliche Berührung mit einer Virgo intacta stattfindet, zur Weiterimpfung des Gifts bei Kindern beitragen.

Bei sechs der an Leucorrhoe erkrankten und von mir behandelten Kinder beruhte die Affection auf congenitaler Lues. Hier ist also der „weisse Fluss" nur ein Symptom der angeborenen Syphilis. Syphilitische Hautausschläge, Affectionen der Mund- und Nasenschleimhaut, Condylome am Anus, Drüsenanschwellungen etc. waren vorausgegangen oder bestanden zum Theil auch noch fort. Ich habe gefunden, dass bei einer streng durchgeführten, antisyphilitischen Kur zwar die Exantheme, die Plaques im Munde u. s. w. schwanden, dagegen der eitrige Ausfluss aus der Vagina mit noch unveränderter Hartnäckigkeit und Intensität die übrigen Erscheinungen überdauerte, sodass man auch bei den eigentlich syphilitischen Formen ohne Localbehandlung kaum zum Ziele gelangen dürfte.

Um Missverständnissen von vornherein zu begegnen, will ich nicht unerwähnt lassen, dass auch mir Fälle von Vulvovaginitis bekannt geworden sind, welche in Folge von in die Vagina eingeführten Fremdkörpern (ein Kirschkern, eine Glas-

perle etc.) entstanden waren, aber nie wurde der als Misse-
thäter so vielfach beschuldigte Oxyuris vermicularis gefunden.
Andererseits kann auch nicht geleugnet werden, dass die Leucorrhoe auf scrophulös-tuberculöser Basis beruhen kann, ebenso
sieht man sie auch nach den acuten contagiösen Exanthemen
(Masern, Scharlach, Pocken) auftreten, ferner kommt Diphtheritis der Vulva und Vagina zur Beobachtung, indessen sind
meiner Meinung nach die in Folge einer „Erkältung" entstandenen „catarrhalischen" Schleimhauterkrankungen der Genitalsphäre als solche nur mit äusserstem Misstrauen zu
acceptiren.

Eine sorgfältige Localuntersuchung der Geschlechtstheile
ist in allen Fällen unerlässlich, sie stösst nur bei grösseren
Kindern auf Schwierigkeiten. Unvernünftiger Eigensinn, krampf-
haftes Zusammenpressen der Beine sind hier grössere Hindernisse, als die Schmerzhaftigkeit der Theile, die Enge der kindlichen Vagina und dergl.

Neben der unmittelbaren Inspection der äussern Geschlechtstheile, die jedenfalls die zuverlässigsten und sichersten Resultate
liefert, kommt noch die Digitalexploration und die Specular-
untersuchung in Frage.

Ohne Zerreissung des Hymens gelingt es bei Kindern
unter 12 Jahren nie, selbst bei äusserster Vorsicht, die Scheide
zu touchiren. Man führe den (vorher geölten) kleinen Finger
mit sanft rotirender und schiebender Bewegung langsam ein!
Die Manipulation ist meist ungemein schmerzhaft, und konnte
ich mich nur in vier ganz verzweifelten Fällen dazu entschliessen. Das Hymen riss jedesmal ein und das Unter-
suchungsresultat war in jedem Falle von geringem Belang.
Dagegen dürfte die Zerstörung des Hymens in therapeutischer
Beziehung nicht ohne Werth sein, ein Umstand, auf dem wir
noch zu sprechen kommen werden.

Die Einführung des Speculums ist nicht so schmerzhaft;
ich halte sie für wünschenswerth, ja oft für nothwendig. Benutzt man nicht von vornherein ein zu weites Speculum, so
bleibt das Hymen intact. Als Specula dienten mir Metall-
trichter von 10 Ctm. Länge und von 5—8 Mm. Weite (etwa
Katheter Nr. VIII—XII). Es sind dieselben, die zur Untersuchung und zur Ausführung von kleineren Operationen im
hinteren oberen Nasenrachenraum construirt und vielfach in
Benutzung sind. Das Kind liegt mit erhöhtem Steiss auf
einem Tische mit dem Rücken nach dem Fenster zu; mittelst
eines Beleuchtungsspiegels von geringer Brennweite wird
directes Sonnenlicht, oder wenigstens sehr helles Tageslicht
in das Speculum hineingeworfen. — Ich muss die Einführung
des Speculums entschieden befürworten, mir scheinen die Heil-

erfolge von einer genauen Untersuchung der kindlichen Scheide wesentlich abzuhängen.

Das nie fehlende und somit pathognomonische Symptom der Vulvo-vaginitis sind die Absonderungen von schleimig-eitrigen, rein eitrigen oder mehr käsig-schmierigen Massen der Genitalschleimhaut. Die Menge der Secretion ist eine sehr verschiedene, oft spärlich, oft auffallend profus, in einzelnen Fällen erfolgt mehrmals des Tages eine „schubweise" Entleerung. Microscopisch unterscheiden sich die Eitermassen von anderen eitrigen Schleimhautsecreten (z. B. dem eitrigen Nasensecret) in keiner Weise. Eiterkörperchen, Schleimkörperchen, vereinzelt rothe und weisse Blutzellen, dazwischen eine Unmenge von Micrococcen in lebhafter Bewegung. Man findet sie vereinzelt, in Schwärmen und haufenweise angeordnet. Ich habe mich nicht dazu entschliessen können, die Micrococcen in diesem Falle als specifische Krankheitserreger anzusehen. Nebenbei wird man selten Scheidenepithel vermissen; oft zeigt es sich unter dem Microscop in recht beträchtlicher Menge.

Die Innenflächen der grossen Schamlippen, die kleinen Schamlippen, die Klytoris, das Hymen, kurz alle der unmittelbaren Besichtigung zugänglichen Schleimhauttheile der Genitalien sind mit diesem schleimig-eitrigen Secrete überzogen, das an den Rändern der grossen Schamlippenwulste sich einzutrocknen und sich wallartig einzudicken pflegt. Grössere Mengen Eiter findet man stets in der Vagina hinter dem Hymen. Bei mangelnder Reinlichkeit, namentlich zur Sommerzeit, zersetzt sich der Eiter und nimmt einen penetrant faulig-stinkenden Geruch an. Die Eitermassen wirken entschieden corrodirend auf die Schleimhaut, man findet bisweilen seichte, unregelmässig-zackige, landkartenartige Geschwüre an den Innenflächen der grossen Schamlippen, oft sogar beiderseits, indem das eine einen deutlichen Abklatsch des anderen darstellt. In zwei Fällen constatirte ich ein seichtes Ringgeschwür um die Urethralöffnung herum. Kleine Eczeme und Kratzstellen an den Aussenflächen der grossen Schamlippen fehlen bei grösseren Kindern selten. Die Inguinaldrüsen sind geschwollen und auf Druck oft empfindlich. Die Röthung und Schwellung der betreffenden Theile ist namentlich bei frischeren Formen nicht unerheblich. Die Vaginalschleimhaut wird mit der Zeit runzlig, warzig und verliert ihre weiche Geschmeidigkeit. Aeltere Kinder klagen wohl über Brennen, Schmerzen, heftiges Jucken und häufigen Drang beim Urinlassen, bei andern fehlen die subjectiven Beschwerden so gut, wie ganz. Bei Kindern im Alter von 12—15 Jahren führt die Vulvo-vaginitis zu starken Congestionszuständen, Blutungen aus den Geschlechtstheilen stellen sich ein, die als menstruatio praecox bezeichnet werden können, wenn auch eine reguläre periodische Wiederkehr derselben oft vermisst wird. Dass in solchen Fällen die entzündlichen Reizzustände anch auf die Uterusschleimhaut fortgeschritten sind, darf wohl angenommen werden, obschon der directe Nachweis einer Metritis mit Sicherheit nicht gestellt werden kann.

Ein sichtbarer Einfluss auf das Allgemeinbefinden macht sich bei der Leucorrhoe erst später geltend. Bei den ganz frischen, acut einsetzenden Formen, die meist Folge einer directen Infection sind, treten in den ersten Tagen erhebliche Fiebererscheinungen auf, Reizzustände von Seiten des Gehirns, Unruhe, Schlaflosigkeit, selbst Muskelzuckungen stellen sich ein; der Appetit liegt darnieder, es besteht Neigung zu Verstopfung; doch schwinden diese Symptome fast vollständig im Verlaufe von 5—8 Tagen. Bei den chronischen Fällen kann Monatelang ein eitriger Ausfluss fortbestehen, ohne dass das Allgemeinbefinden wesentlich beeinträchtigt wird. Allmählich bilden sich anämische Zustände aus; die Kinder werden blass, zeigen eine gelbliche, ins Graue spielende Hautfarbe, die Ernährung leidet sichtlich, eine gewisse nervöse Reizbarkeit, eine psychische Verstimmung, ein scheues Wesen tritt bei einigen Kindern hervor, bei anderen — diese bilden indess die Minderzahl — zeigt sich kein derartiges Ergriffensein des Gesammtorganismus. Die Kinder sehen munter und blühend aus, haben guten Appetit und werden anscheinend durch ihr Leiden wenig oder gar nicht tangirt.

Als weitere Folgezustände der Leucorrhoe erwähnt u. a. Hennig[1]) Verlöthungen, Verwachsungen, Verengerungen und narbige Stricturen der Scheide, ich selbst habe diese Zustände nur einmal zu beobachten Gelegenheit gefunden. Der Verlauf der Leucorrhoe — und darin werden sämmtliche Beobachter mit mir übereinstimmen — ist ein ungemein chronischer. Mir sind Fälle vorgekommen, wo der Ausfluss bereits über $3/4$ Jahre bestanden hatte. Solche Fälle trotzen selbstverständlich jedem therapeutischen Eingriff am meisten.

Es liegt nicht in meiner Absicht, alle Mittel, die bereits Hennig in seiner vortrefflichen Bearbeitung der Krankheiten der weiblichen Sexualorgane im Kindesalter l. c. S. 65 gegeben hat, hier zu wiederholen. Ich verweise hierauf und bemerke nur, dass ich anfänglich entsprechend den dort gegebenen Vorschriften alle Fälle von Vulvo-vaginitis behandelt habe. Ich muss aber offen gestehen, dass mich keines der in Anwendung gezogenen Mittel sehr befriedigte, dass die Dauer der Krankheit nicht wesentlich abgekürzt wurde, und sich

---

1) **Hennig**, Krankheiten der weiblichen Sexualorgane in Gerhardt's Handbuch der Kinderkrankheiten. Bd. IV, 3. p. 63. Tübingen 1878.

meistens der therapeutische Erfolg überhaupt als sehr zweifelhaft erwiess.

Einspritzungen mit adstringirenden Lösungen (Alaun, Tannin, Zink, Höllenstein) wurden stets von mir persönlich ausgeführt und täglich, oft mehrmals wiederholt. Für weniger umständlich und bequemer halte ich Auspinselungen der Scheide, die leicht und schmerzlos mit einem gewöhnlichen Haarpinsel vorgenommen werden können. An Stelle der Adstringentien setzte ich auch versuchsweise Auspinselungen mit in Glycerin suspendirtem weissem Quecksilberpraecipitate (Hydrarg. praec. alb. 1 : 10 Glycerini puri), Borwasser (5 : 100), Carbolwasser (2 : 100), Thymollösungen (0,1 : 100); aber auch diesen Mitteln möchte ich nicht unbedingt das Wort reden. Meiner Ueberzeugung nach beruht die Hartnäckigkeit des Uebels nicht sowohl auf der Specificität der Erkrankung, als in dem Umstand, dass das Scheidensecret keinen genügenden Abfluss hat, und die Eitermassen sich stets hinter dem Hymen in grösserer Menge „anstauen". — Durch Ausspritzungen wird dieser Eiter noch weniger leicht entfernt, als durch die Auspinselungen.

Für die Wahrscheinlichkeit der obigen Anschauung scheinen mir die Fälle zu sprechen, bei denen das Hymen in Folge der Einführung des Fingers in die Vagina zerriss. — Es waren das solche Fälle, wie ich bereits erwähnte, welche jeder Behandlung spotteten, wo die Krankheit monatelang auf dem status idem stehen geblieben war. Nach Zerstörung des Hymens zeigte sich schon nach wenigen Tagen eine wesentliche Verringerung des Ausflusses, eine dauernde Heilung wurde freilich erst nach Wochen (3 — 4 Wochen) durch Carbol- und Praecipitatauspinselungen erzielt. Ich würde demgemäss in sehr verzweifelten, langwierigen Fällen die Zerstörung des Hymens, vielleicht die Spaltung oder besser noch die völlige Abtragung des Hymens empfehlen, wenn ich nicht im Laufe der Zeit die Ueberzeugung gewonnen hätte, dass eine andere Behandlungsmethode noch schneller und zuverlässiger zum Ziele führt. Als das Jodoform so plötzlich auftauchte und bald jede medicinische Fachzeitung, ich möchte sagen, nach Jodoform „duftete", befanden sich gerade 5 Kinder verschiedenen Alters mit specifischer Vulvo-vaginitis in meiner Behandlung. Der Gedanke lag sehr nahe, auch in diesen Fällen den therapeutischen Werth des Jodoforms zu prüfen. Zunächst wurde dasselbe in fein vertheilter Pulverform (5 Th. Jodoform auf 1 Th. pulv. Gummi mimos.) mit einem einfachen Gummigebläse durch das eingeführte Speculum in die Scheide hineingeblasen (ca. 2—4 Grm. der obigen Mischung). Schon nach der ersten Einblasung war der Erfolg ein überraschend guter, die Secretion hörte sofort auf, und nur ausnahmsweise brauchte die Einpustung wiederholt zu werden. Da die Einführung des Metalltrichters Manchem vielleicht zu „umständlich und zeitraubend" erscheinen dürfte, so entschloss ich mich, Jodoformbougies in die kindliche Scheide einzulegen. Sie hatten eine Länge von etwa 5—8 Ctmr. und verschiedene Stärke, meist die eines dünnen Bleistiftes (Katheter Nr. VIII—X). Das hintere Bougieende darf nicht mehr aus der Scheide hervorsehen, es kommt hinter dem Hymen zu liegen. Man lässt das Jodoformbougie ruhig in der Scheide, es „schmilzt" dort nach wenigen Stunden und die „flüssigen" Jodoformmassen fangen schon nach kurzer Zeit (1—2 Stunden) an, aus dem Scheideneingang wieder abzufliessen. Irgendwelche locale oder allgemeine (Intoxicationserscheinungen!) Uebelstände habe ich bei dieser Behandlungsmethode nie auftreten sehen, selbst nicht bei Kindern unter einem Jahre. Der Erfolg ist ein so eclatanter, dass die ganze Krankheit, wenigstens der Eiterausfluss, wie mit einem Male „coupirt" erscheint. Es liegen mir jetzt die Notizen über 12 Fälle von Vulvo-vaginitis vor, die mit Jodoform behandelt sind, nur zweimal habe ich die Einführung des Bougies wiederholen müssen, sonst sind Recidive bis jetzt (nach 6—8 Wochen) in keinem der Fälle. eingetreten. Ich kann daher diese Behandlungsmethode mit voller Ueberzeugung dringend zur Prüfung und event. Nachahmung empfehlen.[1])

---

1) Leider fand ich in letzter Zeit wenig Gelegenheit, Tripper bei Erwachsenen in dieser Weise zu behandeln; nur in zwei Fällen führte ich ein Jodoformbougie in die männliche Harnröhre ein und liess dasselbe dort einfach liegen. In dem einen Falle wurde der 8 Wochen lang bestehende Tripper sofort coupirt, über den anderen Patienten kann ich nichts berichten, da derselbe sich mir nicht wieder vorstellte.

V.

Fall von Ulcus ventriculi simplex.

Von

Dr. ADOLF WERTHEIMBER in München.

Henriette N., ein 10 Jahre altes, anämisches Mädchen von
schwächlicher Constitution, hatte — wie die Anamnese nachträglich ergab — schon einige Wochen vor dem Auftreten der
sogleich anzuführenden Erscheinungen an dyspeptischen Störungen gelitten (Abnahme des Appetits, Gefühl von Völle und
Aufblähung in der Magengegend sowie bisweilen sich ein-
stellende Uebelkeit nach den Mahlzeiten). Diese Störungen
waren jedoch sowohl von Seite der Patientin als auch ihrer
Angehörigen unbeachtet geblieben, obgleich den Letzteren das
auffallend schlechtere Aussehen des Mädchens nicht entgangen
war. Eines Tages betheiligte sich dasselbe, wie gewöhnlich,
am Turnunterricht in der Schule; beim Herabspringen von der
Leiter empfand das Kind plötzlich einen intensiven Schmerz
in der Regio epigastrica, der jedoch nach einiger Zeit wieder
nachliess. Mehrere Stunden später stellte sich unter erneuter
Steigerung der Schmerzen Uebelkeit ein und zugleich wurde
eine geringe Menge (einige Kaffeelöffel voll) reinen flüssigen
Blutes erbrochen; auch in dem Tags darauf erfolgten Stuhlgange fand sich Blut vor.

Die Entscheidung der Frage, ob es sich um eine Magen-
oder Lungenblutung handle, war hier im ersten Augenblicke
um so schwieriger, als Magenblutungen in dem betreffenden
Lebensalter bekanntlich zu den seltensten Ereignissen gehören;
aber die völlige Abwesenheit jeder krankhaften Störung auf
Seite der Respirationsorgane sowie insbesondere das baldige
Auftreten eines blutgemischten Stuhlganges leiteten schon frühzeitig auf die richtige Fährte.

In der ersten Woche der Erkrankung wiederholte sich
die Magenblutung täglich, oft mehrmals des Tages; die entleerten Mengen von Blut blieben stets gering und waren theils
flüssig, theils locker coagulirt; desgleichen zeigte sich noch
einigemal Blut in den Stühlen. Dem Bluterbrechen ging fast

jedesmal ein heftiger cardialgischer Anfall und Uebelkeit voraus, so dass die Kranke bei der steten Wiederkehr dieser Prodromalerscheinungen in den Stand gesetzt war, den Eintritt der Hämatemesis mit Sicherheit vorherzusagen. Ausser den zumal auf Speisegenuss folgenden Cardialgien war auch mehrmals — namentlich in den frühen Morgenstunden, bei nüchternem Magen — ohne vorgängige Nausea Erbrechen einer wässerigen, saueren Flüssigkeit aufgetreten. Der Appetit war erheblich vermindert, der Stuhlgang angehalten und musste während der ganzen Dauer der Erkrankung durch künstliche Nachhülfe gefördert werden.

Die im Intervall der cardialgischen Anfälle vorgenommene Untersuchung ergab erhöhte Empfindlichkeit des Epigastrium gegen Druck und vermehrte Spannung der Aponeurose.

Wie aus dieser Darstellung ersichtlich, schloss das Krankheitsbild die charakteristischen Symptome des Ulcus ventric. simpl. so vollständig in sich, dass über das Vorhandensein eines solchen wohl kein Zweifel bestehen konnte und auch in dem Erfolg der Therapie liegt eine gewisse Rechtfertigung der Diagnose. Der Umstand, dass die Kranke zur Verhütung oder Linderung der Schmerzanfälle stets eine vornübergebeugte Stellung einzunehmen pflegte, dürfte darauf hindeuten, dass das Geschwür an der hinteren Fläche des Magens seinen Sitz hatte.

Nachdem einmal die Diagnose gesichert erschien, wurde sofort das entsprechende Heilverfahren eingeleitet. Die Patientin wurde zunächst zu ruhiger Lage im Bette angehalten; in den ersten Wochen der Behandlung war Milch (zumeist in Eis gekühlt) die ausschliessliche Nahrung der Kranken und das höchst intelligente Kind unterzog sich dieser Diät mit einer Ausdauer und Willfährigkeit, der man selbst bei Erwachsenen nicht allzuhäufig begegnet. Die Milch wurde vorzüglich ertragen und rief weder Schmerz noch Erbrechen hervor. Späterhin wurde die Diät insoferne erweitert, als ausser der Milch auch Weissbrod sowie Milchsuppe mit feinem Weizenmehl oder Gries und in der Folge auch fein gewiegter roher Schinken, kalter Hühnerbraten und etwas Bordeaux-Wein gestattet wurden. Die arzneiliche Behandlung bestand fast nur in der Anwendung des Karlsbader Schlossbrunnens (unter Zusatz von Karlsbader Salz zur ersten Tasse am Morgen) und des Biliner Sauerbrunnens als Getränk für die Nachmittags- und Abendstunden; von narkotischen Mitteln wurde ein sehr spärlicher Gebrauch gemacht; die innerliche Anwendung kleiner Eisstückchen sowie die Application des Eisbeutels auf das Epigastrium waren nur anfangs erforderlich.

Schon kurze Zeit nach Beginn dieser Behandlung verschwanden die Blutungen, die cardialgischen Anfälle wurden immer seltener und mässiger und hörten endlich gänzlich auf; der Appetit stellte sich wieder ein und nach kaum fünf- wöchentlicher Behandlung konnte das Kind, dessen Aussehen und Gemüthsstimmung sich inzwischen erheblich gebessert hatten, als vollkommen genesen betrachtet werden.

Es ist bemerkenswerth, dass in diesem Falle das Magen- geschwür, welches bis dahin nahezu latent gewesen, erst durch die Erschütterung, die mit dem Herabspringen von der Leiter verbunden war, zur Aeusserung gelangte; und unwillkürlich drängt sich der Gedanke auf, dass — wäre die Verschwärung bei längerer Latenz in eine grössere Tiefe gedrungen gewesen — die gleiche oder eine ähnliche Veranlassung zur Perforation hätte führen können.

Das hauptsächlichste Interesse des Falles, wodurch mir derselbe der Mittheilung werth erschien, liegt in dem Alter der Erkrankten, die gerade an der äussersten Grenze jener Lebensepoche stand, innerhalb welcher (von ganz vereinzelten Ausnahmefällen abgesehen[1])) die Disposition zum chronischen Magengeschwüre vollständig vermisst wird. Nach den über- einstimmenden Erfahrungen der Autoren — denen sich in neuester Zeit auch Widerhofer und Kundrat angeschlossen haben — ist das Ulcus ventriculi rotundum im ersten Jahr- zehent des Lebens und selbst noch in den nächstfolgenden Jahren eine der grössten Seltenheiten, obgleich die hämor- rhagische Infiltration der Magenschleimhaut, aus welcher sowohl die Erosion als auch die Ulceration hervorgeht, sich auch bei Kindern vielfach vorfindet. Wesshalb aber bei diesen die Erosion oder das kleine recente Geschwürchen fast niemals zu dem chronischen (perforirenden) Magengeschwüre fortschreitet, dafür scheint uns eine genügende Erklärung noch nicht ge- geben[2]); denn es lässt sich doch wohl nicht annehmen, dass die zu diesem Vorgange erforderlichen Bedingungen (örtliche Anämie und abnorm saure Beschaffenheit des Mageninhaltes) im Kindesalter ausgeschlossen seien.

Genauere Angaben über die Altersverhältnisse der an chronischem Magengeschwür Erkrankten finden wir bei G. Budd, der sich bezüglich des in Rede stehenden Leidens

---

1) Dahin gehören u. A. die beiden in Widerhofer's Abhandlung (Gerhardt's Handbuch) angeführten Fälle von Gunz und Reimer; in dem einen dieser Fälle fand sich das perforirende Magengeschwür bei einem 5 Jahre alten Kinde, in dem anderen bei einem 3½ Jahre alten.

2) Wir stehen in diesem Betreff noch auf demselben Standpunkte, den G. Budd mit den Worten bezeichnet: „The observations yet made do not enable us to explain how it is that the ulcer hardly ever occurs under the age of 16". (On the organic diseases of the stomach. London 1855.)

auf die umfassendste Erfahrung zu berufen vermag. Budd
(l. c.) bemerkt u. A., dass das perforirende Magengeschwür
kaum jemals vor dem 16. Lebensjahre vorkomme und· dass
ihm nur ein Fall begegnet sei, in welchem diese Krankheitsform in einem früheren Lebensalter — bei einem $14\frac{1}{2}$jährigen
Mädchen — aufgetreten war. Auch Rokitansky hat das
runde Magengeschwür bei keinem Individuum unter 14 Jahren
vorgefunden. Nach Brinton's Bericht über 226 Sectionen,
bei welchen das perforirende Magengeschwür nachgewiesen
wurde, trafen hievon nur zwei Fälle auf das Alter von
1—10 Jahren.

VI.

Beiträge zur Kenntniss des Gelenkrheumatismus im Kindesalter.

(Mittheilungen aus der Strassburger Kinderklinik.)

Von

KARL VOHSEN.

So reich die wissenschaftliche Geschichte des Rheumatismus acutus articulorum seit seiner ersten Beschreibung durch Celsus (De medicina. Lib. IV. cap. 24) auch ist, so ergiebt sich doch für unseren speciellen Zweck über sein Auftreten im Kindesalter und die Besonderheiten, welche ihm dieses Lebensalter verleiht, eine verhältnissmässig geringe Ausbeute. Sydenham gab zuerst eine klare Beschreibung desselben und was er über die entzündliche Natur der Gelenkaffectionen geschrieben, ist nicht viel weniger, als unsere heutige Wissenschaft auch darüber auszusagen weiss. Allerdings wurde das Krankheitsbild von klinischer wie pathologisch-anatomischer Seite durch die Erkenntniss der Funktionsstörungen und anatomischen Veränderungen, welche innere Organe und namentlich das Herz dabei erleiden, vervollständigt; aber über die Aetiologie der Krankheit mangeln uns doch auch heute noch wirklich sichere Ergebnisse, wir müssten denn als solche die Theorien betrachten, von denen es noch keine zur allgemeinen Anerkennung gebracht hat.

Die in der grossen Mehrzahl der Fälle nachgewiesene Erkältung als Ursache des acuten Gelenkrheumatismus gab zunächst die Veranlassung, in ihrer Wirkung das wichtigste ätiologische Moment zu suchen.

Peter Frank sucht in der Entziehung von Wärme den Grund des Uebels.

Zwei neuere Theorien erklären die Entstehung des Gelenkrheumatismus auf neuropathologische Weise, oder ziehen, wie Fuller, Richardson, Foster und Hülz, eine durch plötzliche Kälte unterbrochene Hautthätigkeit und dadurch erzeugte Re-

6*

tention der Milchsäure und Kalisalze im Blut zur Erklärung der rheumatischen Erscheinungen heran.

Lebert sucht mit mehreren Syphilographen eine der Ursachen des Gelenkrheumatismus in der Pyorrhoe der Harnröhre.

Die Mehrzahl der modernen Autoren neigt sich jedoch zur Betrachtung des rheumatismus acutus articulorum als einer Infectionskrankheit, wofür in der That auch eine Anzahl von Gründen sich geltend machen lässt.

Wichtig erscheinen hier vor Allem die Bemerkungen von Hirsch (Handbuch der historisch-geographischen Pathologie. Bd. I p. 592):

„Bezüglich des Vorkommens von acutem Gelenkrheumatismus im Allgemeinen muss darauf aufmerksam gemacht werden, dass die Krankheit zuweilen in Form einer Epidemie, oder doch in einer, im Verhältniss zu anderen Zeiten auffallenden Häufigkeit auftritt, und zwar anscheinend so unabhängig von äusseren physikalisch nachweisbaren Einflüssen, dass sie alsdann fast ganz den Character einer acuten Infectionskrankheit trägt. Eigentliche Epidemien von acutem Gelenkrheumatismus scheinen allerdings sehr selten zu sein und die wenigen bisher bekannt gewordenen gehören alle vergangenen Jahrhunderten an; um so häufiger sind dagegen an einzelnen Orten bedeutendere Exacerbationen beobachtet; wenn auch im Ganzen wenig berücksichtigt und noch weniger speciell erörtert worden".

Eine derartige Exacerbation wurde auch in der hiesigen Kinderklinik beobachtet. In den 9 Jahrgängen von Krankengeschichten aus den Jahren 1873—1881 befinden sich 20 Fälle von rheumatismus acutus articulorum. Während in einzelnen Jahren gar kein rheumatismus acutus zur Behandlung kam, weist die erste Hälfte des Jahres 1880 die Hälfte aller beobachteten Fälle auf, ohne dass die Frequenz der Klinik in dieser Zeit eine besonders starke gewesen wäre. Die übrigen Fälle vertheilen sich in einer Anzahl von je 1—3 auf die anderen Jahre.

Lebert beobachtete in der Züricher Klinik bei einer Durchschnittszahl von jährlich 40 Fällen bei Erwachsenen ein plötzliches Ansteigen dieser Zahl im Jahre 1857 auf 62 Fälle.

Gleiche Beobachtungen führt Hirsch von de la Harpe in Lausanne an.

Ein allerdings vereinzelt dastehender Fund v. Recklinghausen's erscheint für die Infectionsfrage noch von Wichtigkeit:

v. Recklinghausen nahm den Sektionsbefund eines rheumatismus acutus articulorum auf, bei welchem sich Micrococcen nachweisen liessen, ohne dass er jedoch sich zu einer bestimmten Annahme des Zusammenhangs beider Affectionen verstehen will. Immerhin aber dürfte dieser Fund bei der noch schwebenden Frage zu berücksichtigen sein.

Der oben erwähnte Fund ist es auch, auf den sich Leyden in seinem Aufsatz „Ueber das erste Stadium des Morbus Brightii und die acute und frische Nephritis" (Zeitschrift für klin. Medicin III S. 179) beruft, wenn er sagt: „Sowie der acute Gelenkrheumatismus zu den parasitären Infections-krankheiten gerechnet werden muss"(v.Recklinghausen).

Rehn in seiner Abhandlung über rheumatismus acutus articulorum (Gerhardt's Handbuch der Kinderkrankh.), der sich auch zu der Annahme der infectiösen Natur der Krankheit neigt, macht einen Schluss ex juvantibus, indem er die neuesten therapeutischen Resultate des salicylsauren Natron als bedeu-tungsvoll für die Annahme des infectiösen Ursprungs der Krank-heit anführt.

Hat dieser Schluss schon eine sehr geringe Berechtigung, so ist das noch in weit geringerem Masse von der Art der Argumentation der Fall, wie sie in dem neuesten Werke von Maclagan auftritt: Rheumatism: its nature, its pathology and its suc cessfultreatment. London 1881.

Maclagan, der zu gleicher Zeit mit Stricker die Er-folge des salicylsauren Natr. bei Gelenkrheumatismus bekannt machte, rechnet, gestützt auf seine Entdeckung des Natron salicylicum als Specificum gegen den rheumatismus acutus arti-culorum, denselben zu den Malaria-Infectionen. Er beruft sich auf sein Vorkommen in sumpfigen feuchten Gegenden, welche denn auch, wie sie das Chinin erzeugten, in der Rinde der Weiden das Salicin als wirksamstes Gegenmittel darböten.

Die Thatsache, dass die Salicylsäure als desinficiens und antipyreticum wirksam ist, berechtigt kaum zu einem Schlusse auf die infectiöse Natur der bekämpften Krankheit, noch weit weniger aber zu einer Nebeneinanderstellung der Malaria-Krank-heiten und des Gelenkrheumatismus, welche durch Nichts ge-boten erscheint.

Trotz grösserer oder geringerer Wahrscheinlichkeit hat noch keine dieser Theorien eine allgemeine Anerkennung ge-funden, und die Fortschritte, welche die Wissenschaft seit dem Bekanntwerden der Krankheit gemacht hat, beziehen sich mehr auf die Kenntniss, als die Erkenntniss des Prozesses.

Vor Allem wurde das Krankheitsbild des rheumatismus acutus articulorum durch die Kenntniss der Complicationen er-weitert, auf welche die häufige Coincidenz gewisser Krank-heiten mit dem Gelenkrheumatismus hinwies.

Deutete das für den Gelenkrheumatismus characteristische Ueberspringen der Schmerzen und Anschwellungen von Gelenk zu Gelenk schon auf die complicirte Natur der Krankheit hin, so waren die Complicationen desselben noch mehr geeignet, zum Studium des Processes zu reizen.

Nach den Schilderungen einzelner Fälle von rheumatismus acutus articulorum, die sich mit-endo- und pericarditis complicirten, durch Davis, Wells und andere, war es Bouillaud, der zuerst mit Verwendung seines sehr umfangreichen Materials auf die Wichtigkeit dieser Complicationen aufmerksam macht. Seine bekannten Worte: „Chez les enfants le coeur se comporte comme une articulation", welche Lebert in seiner Monographie des Gelenkrheumatismus widerlegt, deuten auf die klare Kenntniss hin, welche er von der engen Zusammengehörigkeit der beiden Affectionen vorzüglich im kindlichen Alter hatte.

Während Bouillaud vorzüglich die Herzcomplication des Gelenkrheumatismus betont, tritt bei Bright, Sée und Roger als gleichberechtigt mit dieser die Chorea auf. Sée hatte in der Zeit von 4 Jahren unter 77500 kranken Kindern 48 die an Rheumatismus und 67 die an Rheumatismus und Chorea erkrankt waren. Wie sehr erst Roger an die Zusammengehörigkeit der drei Processe, Rheumatismus, Herzkrankheit und Chorea glaubte, beweist seine Unterscheidung einer Chorea rheumatica, Chorea cardiaca und Chorea rheumatico-cardiaca. Die Beobachtungen von Steiner, der nur viermal Gelenkrheumatismus bei 252 Chorea-Fällen beobachtete, weisen durch den directen Gegensatz, in den sie zu den Resultaten der französischen Forscher treten, daraufhin, dass hier örtliche Verhältnisse mitspielen müssen.

Auch in der hiesigen Klinik wird Chorea höchst selten beobachtet. Ein ganz leichter Fall von Chorea trat bei einem Kinde auf, das im Verlauf eines rheumatismus acutus articulorum von einer Infectionskrankheit befallen worden.

Die zahlreichen Controversen der französischen, deutschen (Romberg, Wunderlich) und englischen Forscher über den Zusammenhang der drei genannten Affectionen haben zu einem endgültigen Resultat nicht geführt.

Die Dunkelheit, in welche der rheumatische Process gehüllt ist, tritt auch hier wieder deutlich hervor, wo trotz einer enormen Reihe von Beobachtungen ein sicheres Resultat nicht gewonnen wurde.

Einen seltenen, nur von Meynet vor ihm beobachteten Fall theilt Rehn mit: Es bildeten sich in diesem Falle „eine Anzahl theils erbsengrosser, theils grösserer Tumoren" in der Nähe der vom rheum. afficirten Gelenke, welche nach einiger Zeit wieder verschwanden."

Neuerdings theilte Hirschsprung im Jahrbuch für Kinderheilkunde (XVI, 3. u. 4. H. S. 324) einen gleichen von ihm beobachteten Fall mit.

Zu den bekannten von Rehn aufgezählten Complicationen des Gelenkrheumatismus im Kindesalter können wir noch einen in der hiesigen Poliklinik beobachteten Fall von peliosis rheumatica bei einem Kinde hinzufügen und eines erythema nodosum Erwähnung thun, welches Rilliet und Barthez (Traité des maladies des enfants II S. 121) am 8. Tage eines leichten Gelenkrheumatismus sich entwickeln sahen.

Das Kindesalter scheint fast von keiner der Complicationen verschont zu bleiben, welche den Gelenkrheumatismus Erwachsener begleiten. Aus der Reihe derselben habe ich nur eine im Kindesalter unerwähnt gefunden: die Augenmuskellähmungen, die bekannterweise bei Erwachsenen nicht selten bei recidivirendem Gelenkrheumatismus auftreten.

Dennoch bietet der rheum. ac. art. des Kindesalters demjenigen des Erwachsenen gegenüber einiges Characteristische.

Die Intensität des Gelenkrheumatismus in Bezug auf die Stärke der Schmerzen und Dauer derselben ist eine dem Durchschnittsergebniss bei Erwachsenen gegenüber geringere.

Während Lebert für Erwachsene als Durchschnittsdauer des Processes bei mildem Verlauf 2—3 Wochen angiebt, finden wir bei Kindern mit leichten wie schweren localen Gelenkaffectionen in unseren Fällen nur eine Dauer von 5—18 Tagen. Wenn auch Lebert das in unseren Fällen mit so günstigem Erfolge verwandte Natron salicylicum noch nicht kannte, so stimmen doch seine Angaben mit denjenigen der neueren Autoren überein.

So giebt auch Rehn die Durchschnittsdauer des Processes für Erwachsene auf 14—21 Tage an. Die von demselben für Kinder angegebene Durchschnittsdauer von 10—14 Tagen stimmt auch mit unseren Erfahrungen überein, soweit es sich um Fälle von rheumatismus acutus articulorum handelt, die rein locale Gelenkerscheinungen darbieten.

Während diese Differenz zwischen Erwachsenen und Kindern nicht sehr erheblich ist, zeigen sich die Unterschiede in den Complicationen des Gelenkrheumatismus bei Erwachsenen und Kindern weit grösser.

Was die Chorea betrifft, so dürfen wir sie wohl zu den dem kindlichen Gelenkrheumatismus eigenen Erscheinungen rechnen, wenn auch ihr Auftreten in späteren Jahren nicht ausgeschlossen ist.

Bouteille (von Soltmann in Gerhardt's Kinderkrankh. citirt) führt sogar einen Fall von Chorea bei einem 80jährigen Manne an, jedoch fällt ihr erstes Auftreten fast immer in das Kindesalter, nach Soltmann das Maximum in das 7. und 14. Lebensjahr.

Bei der wichtigsten Complication des Gelenkrheumatismus,

der Herzaffection, die Erwachsene wie Kinder heimsucht, zeigt es sich, dass die Erkrankungen des Herzens im Kindesalter die bei Erwachsenen wesentlich übersteigen.

In 140 von Lebert angeführten Fällen von Gelenkrheumatismus befinden sich 33 Fälle mit acuter Herzcomplication, also ungefähr ein Viertel. — In den von uns beobachteten 20 Fällen von Gelenkrheumatismus bei Kindern unter 15 Jahren, von denen 15 männliche und 5 weibliche Kranke betrafen und welche, mit Ausnahme von 2 Fällen, sämmtlich in die erste Hälfte des Jahres und zwar die grösste Zahl (8) in den Monat März fielen, zeigten sich folgende Verhältnisse:

In 7 Fällen waren neben den Schmerzen in den Gelenken keine subjectiven Beschwerden vorhanden. Mit Ausnahme von 2 Fällen zeigte sich objectiv Fieber, Anschwellung der Gelenke und eine unregelmässige Herzaction.

In 4 Fällen trat der rheumatismus acutus articulorum im Verlauf von Scarlatina und Diphtheritis auf.

In 9 Fällen war der rheumatismus acutus articulorum mit einer Endocarditis, in zweien auch mit Pericarditis complicirt.

Wir haben demnach die Herzcomplication annähernd in der Hälfte der von uns beobachteten Fälle.

Auf ein ähnliches Verhältniss deuten die statistischen Aufzeichnungen hin, welche von Dusch in seiner Arbeit über Endocarditis im Kindesalter (Gerhardt's Handb. der Kinderkr. Bd. IV, S. 334) mittheilt. Unter 45 Fällen von Endocarditis finden sich hier 20, deren Ursache im acuten Gelenkrheumatismus zu suchen ist.

Gleich hoch und höher noch lauten die Angaben Roger's und Bouillaud's, bei welchen allerdings noch die zahlreichen mit Endocarditis und Chorea complicirten Fälle die Statistik der Herzcomplicationen unklar machen.

Schon hier und dort wird einer Eigenthümlichkeit der Herzcomplication bei Gelenkrheumatismus Erwähnung gethan, welche auch bei Erwachsenen beobachtet wurde, in den von uns behandelten und nachstehend mitgetheilten Fällen aber besonders in die Augen springt.

So hebt Prof. Hirschsprung in dem oben schon citirten Aufsatz hervor, dass Bouillaud zuerst die aussergewöhnliche Häufigkeit hervorgehoben habe, womit scheinbar ganz leichte Fälle sich mit Herzaffectionen compliciren.

Wenn wir Bouillaud auch das Verdienst zusprechen müssen, wie schon oben erwähnt, zuerst die enge Zusammengehörigkeit der Gelenk- und Herzaffectionen erkannt zu haben, so kann ich doch einen Beleg zu der von Hirschsprung ausgesprochenen Behauptung bei Bouillaud nicht finden. Im Gegensatz dazu finde ich folgende Stellen.

In seinem „Traité clinique du rhumatisme articulaire"
(Paris 1840) schreibt Bouillaud S. 136 eine eigene Arbeit aus
dem Jahre 1836 citirend:

„La loi de coincidence de l'endocardite avec le rhumatisme
articulaire aigu ne s'applique réellement à quelques exceptions
prèsqu' aux cas dans lesquels cette maladie est accompagnée de
fièvre et généralisée". Und in einer Anmerkung hierzu erwähnt
er als Ausnahme: „Toute fois il est quelques cas, dans
lesquels l'affection des articulations est légère, presque apy-
rétique, et qui néanmoins nous présente la coincidence signalée".

Noch deutlicher aber spricht er sich S. 370 aus:

Nombre des cas dans lesquels il s'est rencontré une coincidence d'inflammations plus ou moins prononcée du coeur avec
le rhumatisme articulaire.

Parmi 28 sujets des deux premières catégories on un compte
21 chez lesquels existaient les signes d'une endocardite ou
d'une endo-péricardite plus ou moins bien caractérisée. Cette
coincidence se rencontrait dans les 6 cas de la première catégorie (cas graves ou intenses) parfaitement caractérisée quatre
fois, legère une fois. Dans les 14 premiers cas ou les plus
intenses de la 2 de catégorie la coincidence eut également lieu,
bien caractérisée 5 fois, légère 6 fois, douteuse 3 fois ....
Dans les 8 cas de la troisième catégorie (cas légers) on en
trouve 7 cas sans coincidence d'endocardite on de pericar-
dite, plus un cas douteux.

Wenn wir auch der Auffasung Bouillaud's, der, wie sein
früher citirter Ausspruch beweist, das Herz auf eine Stufe mit
den Gelenken des Kindes stellt, nicht beipflichten können, so
ist doch jedenfalls der Zusammenhang dieser Organe im Gelenkrheumatismus ein sehr enger.

Dass Bouillaud in seinen Consequenzen so weit geht, ist,
wie Senator bemerkt, auf seine mangelhafte Diagnose bei den
Herzfehlern zu schieben. Senator macht darauf aufmerksam
(Ziemssen, spec. Pathol. u. Ther. XIII, 1 S. 45), dass für Bouillaud schon ein systolisches Geräusch in der Herzgegend genügte, um eine Endocarditis zu diagnosticiren. Dass ausserdem
die berüchtigten Blutentziehungen Bouillaud's zu Erscheinungen
von Seiten des Herzens Veranlassung gaben, ist höchst wahrscheinlich und darum sind auch die Resultate desselben nur
mit Vorsicht zu gebrauchen.

Was das Auftreten schwerer Complicationen von Seiten
des Herzens im Verlauf leichter Fälle von Gelenkrheumatismus im Kindesalter betrifft, so finde ich solche bei von Dusch
(c. l. S. 335) erwähnt und an der Hand von 3 Krankengeschichten
von Roger mitgetheilt. (Arch. gén. de Méd. 1867. p. 73.)
Letzterer sagt:

Un rhumatisme léger, qui touche à peine une ou deux articulations, et même des simples douleurs rhumatiques, peuvent se compliquer d'endo-péricardite affection toujours grave et parfois promptement mortelle.

Un rhum. très léger peut pareillement être le point de départ d'affections multiples et très sérieuses.

Die nachfolgenden Krankengeschichten mögen dazu dienen, das besondere Verhalten des rheumatismus acutus articulorum im Kindesalter in Bezug auf seine Herzcomplicationen zu illustriren.

Krankengeschichten.

I.

Greiss, Xav., 9 Jahr alt. Eintritt: 14./VI. 1880.

Anamnese. Patient soll 1879 einen Typhus abdom. durchgemacht haben, war sonst stets gesund und giebt nunmehr, am 4. Juni 1880 an, dass er vor 4 Wochen vorübergehend Schmerzen in den Gelenken gehabt habe und dass er im Verlauf der letzten Zeit Herzklopfen verspürt habe.

Status praesens. 4. Juni 1880. Patient blass, anämisch, liegt in activer Rückenlage im Bett, die Hautfarbe abnorm blass, trocken. Die Epidermis schilfert am ganzen Körper etwas ab. Temp. 37,5. Puls 96. Resp. 24.

Subjective Klagen beziehen sich auf Schmerzen im linken Knie und linken Fussgelenk, sowie auf geringe Schmerzhaftigkeit im rechten Kniegelenk. — Die Schmerzen exacerbiren bei Bewegungen.

Der Thorax ist mässig gut gebaut, etwas flach in den oberen Parthieen; gleichmässige Excursionen beider Thoraxhälften. Respiration ist costo-abdominell: 24.

Der Spitzenstoss im V Interc.-Raum mässig hoch und mässig resistent; in der Präcordialgegend bemerkt man vom II. bis zum V. Interc.-Raum hin leichte Pulsationen. Im IV. und V. Interc.-Raum lässt sich deutlich ein systolisches Fremissement erkennen.

Die Percussion der Lungen ergiebt nichts Abnormes.

Bei der Percussion des Herzens lässt sich eine Dilatation des rechten Ventrikels constatiren. Die Herzdämpfung reicht bis zum rechten Sternalrand. Am Herzen hört man über sämmtlichen Ostien ein systolisches Geräusch, das am stärksten an der Herzspitze wahrnehmbar ist. Der II. Ton ist über der Pulmonalis abnorm accentuirt, während über den andern Ostien ein zwar reiner aber dumpfer diastolischer Ton hörbar ist.

Die Lungen nicht abnorm. Die Respirationsgeräusche normal.

Die Zunge etwas belegt. Abdomen weich, nicht schmerzhaft. Urin 1000 c.c., hell, klar, kein Alb.

Die Inspection des Kniegelenks lässt nichts Abnormes erkennen. Erst bei mässigem Druck auf dasselbe giebt Patient an, Schmerzen zu haben. Im Fussgelenk gegenwärtig weder spontane Schmerzen, noch treten solche bei Druck auf.

6. Juni. Patient klagt hauptsächlich über Schmerzen im linken Fussgelenk. Temp. Morg. 37,2. Abends 37,8.

Ordin.: 2,0 Natr. salicyl.

7. Juni. Pat. klagt über Schmerzen in beiden Fussgelenken. Temp. Morg. 37,3. Ab. 37,6.

10. Juni. Klagen über Schmerzen im linken Fuss- und Kniegelenk. Temp. Morg. 37,3. Ab. 37,7.
13. Juni. Patient fühlt sich wohl und steht auf.
15. Juni. Pat. ist sehr blass und fühlt sich ungemein angegriffen. Seine Klagen beziehen sich auf Schmerzen im rechten Schulter- und rechten Kniegelenk.
An den Gelenken sind besondere Veränderungen nicht nachweisbar. Der Appetit ist nur gering, der Stuhlgang regelmässig.
Ordin.: phosphorsaures Wasser.
Temp. 37,3. Puls 94. Resp. 20.
17. Juni. Patient fühlt sich wieder wohl und steht auf.
Temp. 37,3. Ab. 37,5.
19. Juni. Pat. steht täglich auf, fühlt sich wenig angegriffen und nimmt etwas Farbe an.
20. Juni. Pat. klagt heute Abend wieder über Schmerzen im linken Kniegelenk. Bei Druck auf beide Condylen empfindet er starke Schmerzen. Der Puls ist beschleunigt, ungleich, unregelmässig. — Die Herzgegend ist nicht schmerzhaft, auch nicht bei der Percussion. Lautes Geräusch an der Herzspitze, das sich bis in die arter. pulmon. fortpflanzt.
Temp. Morg. 37,2. Ab. 39.
Puls 124. Resp. 28.
22. Juni. Pat. klagt noch über Schmerzen im linken Kniegelenk und bei stärkerem Druck werden lebhaftere Schmerzen geäussert. Herzpalpitationen sind nicht vorhanden.
Seit diesem Tage ist der Patient fieberfrei, die Temperatur beträgt durchschnittlich 37,0—37,4. Der Puls ist stets ein wenig beschleunigt bis zu 120, die Respirationsfrequenz schwankt zwischen 24—28. Bei dem zuweilen auftretenden Herzklopfen, bei dem Mangel anderweitiger Compensationsstörungen wird Bromkali $\frac{3}{200}$, 3 mal täglich ein Esslöffel verordnet. Am 20./VII. verlässt der Pat. ohne besondere Beschwerden die Klinik; doch konnte man am Herzen bei lautem systolischen Geräusch an der Spitze die characteristischen Symptome der Mitralinsufficienz nachweisen.

II.

Ludwig, Adolf, 9 Jahre alt. Eintritt: 22./VII. 1880.
Patient ist am 22. Juni 1880 unter fieberhaften Erscheinungen und heftigen Schmerzen im rechten Fussgelenk und beiden Kniegelenken erkrankt. Die Schmerzen nehmen im Verlauf der nächsten beiden Tage zu, verschwinden wieder, um von Neuem zu exacerbiren. Der Patient fieberte dabei zuweilen, ging aber herum. Erst als die Schmerzen im Kniegelenk heftiger wurden, lebhafteres Fieber sich einstellte, suchte er am 27. Juni die Klinik auf.
Status praesens. Pat. ist ziemlich kräftig entwickelt, liegt in activer Rückenlage zu Bett, fiebert (Temp. 39,2. P. 130) und klagt über heftige Schmerzen in beiden Kniegelenken, die bei Bewegungen exacerbiren. Besondere Anschwellungen der Gelenke sind nicht vorhanden. An der Herzspitze hört man ein lautes systolisches Geräusch. Es besteht dabei eine geringe Dilatation des rechten Ventrikels.
Vom 28. Juni bis zum 1. Juli bestand nach einer Dosis salicyls. Natr. von 3,0 und einem Eisbeutel auf die Herzgegend kein Fieber mehr. Die Schmerzen im Gelenke verschwanden am Tage nach der Aufnahme und nur ein leichter Schmerz im Kniegelenk trat rasch vorübergehend am 1. Juli auf. Die Klagen über Herzklopfen, welche Patient zeitweise äusserte, sistirten vom 1. Juli ab.
Am 2. Juli stellt sich ein leichtes Fieber wieder ein, welches bis zum 4. Juli zwischen 38,5 und 39,3 schwankend, andauert. In diesen

Tagen erhält der Patient noch 6,0 salicyl. Natron, am 5. Juli giebt Pat. weder subjective Beschwerden an, noch ist objectiv, mit Ausnahme des systolischen Geräuschs an der Herzspitze, etwas nachzuweisen.

Am 20. Juli wird Pat. auf seinen Wunsch entlassen. Das systosische Geräusch an der Herzspitze besteht fort. (Insufficientia valvul. mitral.)

III.

Dietz, Louise, 11 J. Eintritt am 27./VI. 1880.

Pat. soll mit dem 24. Juni unter acut fieberhaften Erscheinungen mit heftigen Schmerzen in beiden Fussgelenken erkrankt sein und wurde daher am 27. Juni in die Kinderklinik aufgenommen. Patientin ist ein blasses, mageres Kind, das leicht fieberhafte Erscheinungen bietet. Das linke Fussgelenk, das rechte Knie- und Fussgelenk sind stark geschwollen und sehr schmerzhaft. In der Präcordialgegend bemerkt man Pulsationen, die sich bis zum V Interc.-Raum hin erstrecken. Der Spitzenstoss befindet sich im V Interc.-Raume in der Papillarlinie. Die Herzdämpfung ist ein wenig verbreitert. An der Herzspitze ein lautes systolisches Geräusch. Der II. Pulmon.-Ton ist nicht accentuirt. Unter den anderen Ostien hört man neben einem dumpfen systol. Ton ein schwaches systol. Geräusch.

Ordin.: Natr. salicyl. 3,0 pro die.

2. Eisbeutel auf die Präcordialgegend; derselbe muss bald fortgenommen werden, da die Pat. denselben nicht vertragen kann.

Am 28. Juni war die Temp. Morgens 38,8. P. 120. Abends Temp. 39,7. P. 130. Die Pat. klagte über heftige Schmerzen in beiden Fussgelenken, die sowohl bei spontanen wie passiven Bewegungen bedeutend zunehmen.

Ordin.: Natr. sal. 3,0.

Wiewohl die Schmerzen am 29. Juni nachgelassen haben, die Anschwellungen an den Fussgelenken zurückgegangen sind, wird bei dem bestehenden Fieber (Morg. Temp. 38,3, P. 128, Ab. 39,1) nochmals Natr. salicyl. 3,0 gegeben. Das systolische Geräusch ist in derselben Intensität an der Herzspitze hörbar.

Seit dem 30. Juni ist die Pat. fieberfrei, die Temp. schwankte in den nächsten 8 Tagen zwischen 36,9 und 37,6; der Puls ist allerdings stets frequent bis zu 128.

Da die Patientin in den letzten 8 Tagen keinerlei subjective Beschwerden hatte, Schmerzen von Seiten der Gelenke nicht existirten, Anschwellungen nicht bestanden, wird Pat. auf ihren Wunsch nach Hause entlassen. Man constatirt vor ihrem Weggehen in unveränderter Stärke das systolische Geräusch an der Herzspitze.

Als die Patientin 1½ Jahre später, am 8. Februar 1882, mit ausgesprochenen Compensationsstörungen eines Klappenfehlers nach der Poliklinik kam, constatirte man eine Insuffic. valv. mitral. mit abnormer Dilatation des rechten Ventrikels.

IV.

Jacob, Johannes, 14 J. Eintritt: 9./IV. 1880.

Der Patient, der aus gesunder Familie stammt, will immer gesund gewesen sein.

Vor 4 Wochen hat er einen Gelenkrheumatismus durchgemacht, der ihn 14 Tage an das Bett fesselte.

Wegen eines Recidivs kam er vor 8 Tagen in die Klinik, wurde jedoch, nachdem die leichten Beschwerden gehoben waren, auf seinen Wunsch nach Verlauf von 2 Tagen wieder entlassen. Seit gestern haben sich die Schmerzen in Hand- und Ellbogengelenk wieder erneuert und sucht darum Pat. heute wieder die Klinik auf. — Ueber Symptome, welche sich auf ein früher bestehendes vitium cordis beziehen liessen, macht Pat. keine Angaben. Er will ohne Beschwerden schnell gelaufen und Treppen aufgestiegen sein.

Status praesens. Der Pat. ist ein schlanker Junge mit mässigen panniculus adiposus und etwas schwacher Muskulatur. Das Gesicht ist leicht geröthet, die sichtbaren Schleimhäute roth. Die Halsvenen sind nicht erweitert, ein Pulsiren derselben nicht sichtbar.

Die subjectiven Beschwerden beziehen sich auf Schmerzen in beiden Handgelenken, im rechten Ellbogengelenk und in den oberen Theilen der Brustwirbelsäule.

Die Untersuchung der betreffenden Gelenke ergiebt bei Druck eine geringe Schmerzhaftigkeit, Anschwellungen, wie locale Temperaturerhöhungen sind nicht vorhanden. Bei Druck auf die Gegend der process. spinosi der 4 oberen Brustwirbel sind die Schmerzensäusserungen des Patienten heftiger.

Der Thorax ist etwas lang und von geringem Tiefendurchmesser. In der Präcordialgegend bemerkt man eine leichte Pulsation. Der Spitzenstoss ist im V. Intercostalraum in der Papillarlinie fühlbar.

Die Percussion ergiebt eine geringe Verbreiterung der Herzdämpfung nach links. Bei der Auskultation hört man ein lautes systolisches Geräusch an der Herzspitze, das auch über den anderen Ostien nachweisbar ist. An der Pulmonalis ist der II. Ton deutlich verstärkt.

An den Respirationsorganen ist etwas Abnormes nicht nachweisbar. Der Puls ist klein, unregelmässig und etwas ungleich. Die Temperatur ist leicht erhöht, 37,9.

Schon am 11. April sind die Gelenkschmerzen verschwunden, nachdem Pat. 3,0 Natr. salicyl. am Abend seiner Aufnahme erhalten hat. Der Pat. ist ganz fieberfrei und erhält kräftige Kost, da er sich ziemlich schwach fühlt.

Am 17. und 18. April, bis zu welcher Zeit sich der Patient ganz wohl fühlte, traten noch einmal leichte Schmerzen im rechten Ellbogengelenk auf, die auf 3,0 salicyls. Natr. verschwanden. Am 19. April ist der Pat. wieder ganz schmerzfrei und wird auf Wunsch seiner Angehörigen entlassen. Fieber war in dem Verlauf der Krankheit nicht zu beobachten. Die Insuff. valv. mitral. besteht bei der Entlassung fort.

V.

Wernert, Eugenie, 11 J. Eintritt: 20./I. 1879.

Die Patientin, ein etwas schwächliches Mädchen, soll vor 2 Tagen plötzlich erkrankt sein. Sie soll allmählich in allen Gelenken von Schmerzen befallen worden sein.

Gegenwärtig sind beide Füsse, Knie-, Ellbogen- und Handgelenke schmerzhaft. Die Schmerzen exacerbiren bei Bewegungen, soweit solche bei der grossen Empfindlichkeit der Pat. überhaupt auszuführen sind. Am Herzen lässt sich etwas Abnormes nicht constatiren. Die Temp. beträgt 39,4. Der Puls 90. Pat. erhält:

Morph. mur. 0,01
Natr. salicyl. 1,0

in Zeit von 3 St. gegeben.

Am 21. Januar hatte Pat. nach einer ruhigen Nacht geringere Beschwerden. Da sie seit 4 Tagen obstipirt sein will, erhielt sie, nachdem ein Clysma ohne Wirkung geblieben, einen Löffel Ol. Ricini. Die Temperatur beträgt Morgens 37,8. Abends 39,0.

Am 22. Jan. waren die Gelenkschmerzen gänzlich geschwunden. Die Pat. hatte zweimal Stuhlgang. Temp. Morg 38,2. Ab. 38,1.

Am 23. Januar war die Pat. ganz fieberfrei. Sie klagt nicht über Schmerzen, soll aber unruhig geschlafen haben.

Die folgenden Tage zeigten sich, mit Ausnahme von eintägigen Schmerzen in den Handgelenken am 25. Jan., keine ungewöhnlichen Erscheinungen mehr. Der Appetit war jedoch nie gut.

Am 27. Januar wurde Pat. gegen den Willen des Arztes von ihren Angehörigen nach Hause geholt. Sie hatte noch vage Klagen über Schwäche und war obstipirt.

Am 7. Februar wurde Pat. wieder in die Klinik gebracht, da sie über Schmerzen in der Herzgegend klagte. Es bestand weder Athemnoth noch Beängstigung. Die Zunge war etwas weniger belegt wie bei der Entlassung. Schmerzen in den Gelenken sind keine vorhanden, noch sollen solche noch einmal aufgetreten sein.

Ordin.: Natr. salicyl. 3,0.

An der Herzspitze ist ein ungemein lautes, blasendes, systolisches Geräusch hörbar.

Temp. 38,3. Puls 112.

Die Nacht nach der Aufnahme war die Patientin sehr unruhig und klagte viel über Schmerzen in der Herzgegend. Gegen Morgen fühlte sie sich jedoch wohler. Das Geräusch bestand fort. Die Herzaction war anhaltend beschleunigt (110—120).

Da Pat. das salicyls. Natr. nicht mehr verträgt und darauf erbricht, erhält sie:

Propylamini   1,5
Aq. dest.   100
Aq. Menth. pip. 50,0.

Die Respiration war am folgenden Tage, den 3. Februar, sehr beschleunigt und die Klagen über Schmerzen in der Herzgegend heftig. Bei Auscultation der Lungen hört man vesiculäres Athmen. Wegen der starken Herzaction erhält Pat. 3 Digitalispillen à 0,01 in stdl. Intervallen.

Temp.: 39,1 (Morgens). P. 110. Resp. 66.

39,6 (Abends). P. 150.

Bis zum 6. Februar wurde der gleiche Zustand beobachtet: die Patientin hatte des Abends immer leichtes Fieber, das Morgens remittirte. Der Puls blieb beschleunigt und die Respirationsfrequenz erhöht. Am 6. Februar zeigte sich das rechte Handgelenk geschwollen, geröthet, heiss und schmerzhaft. Patientin erhielt 7,0 Natr. sál., worauf am 7. Februar die Schmerzen verschwanden und nur eine minimale Anschwellung des rechten Handgelenks noch vorhanden war. Auch die Herzaction zeigte sich weniger stürmisch. Fieber war keines mehr vorhanden.

Bei der Untersuchung vom 10. Februar zeigte sich der Urin leicht eiweisshaltig, die Herzaction wieder heftiger. Die Patientin erhielt einen Eisbeutel auf die Herzgegend. Die Gelenke sind andauernd durchaus schmerzfrei und keine Anschwellungen an denselben nachweisbar. Eine leichte abendliche Temperaturerhöhung (38,9) lässt sich des Abends wieder nachweisen.

Am 16. Februar trat ein Oedem der beiden Beine auf, das links stärker wie rechts war und in den nächsten Tagen zunahm.

Am 18. Februar wurde folgender Status aufgenommen:

Die Pat. ist sehr blass, die Haut schlaff; es ist nur geringer panniculus adiposus vorhanden. Die Schleimhäute sind anämisch, das Gesicht scheint leicht gedunsen. Am linken Bein ist stärkeres Oedem, als am rechten. Die Temperatur ist dem Gefühl nach nicht erhöht. Pulsus celer, dichrotus, 198 in der Minute. — Das Sensorium ist frei; subjective Klagen bestehen nicht. Die Respiration (24) ist costo-abdominell.

Der Thorax ist gut entwickelt, die Excursionen sind rechterseits etwas ergiebiger wie links. Bei genauer Inspection der vorderen Thoraxparthie fällt eine Pulsation im 3. und 4. Intercostalraum auf, ebenso in der regio epigastrica.

Percussionsschall in der fossa supraclav. dextra et sinistra laut und tief, nicht tympanitisch. Am Sternalende der clavicula links leicht tympanitisch und gedämpft, während er rechts laut und tief ist.

In der fossa infracl. sin. eine Dämpfung, welche unterhalb der II. costa an Intensität zunimmt und unterhalb der V. costa in tympanitischen Schall übergeht. Am oberen Theil des Sternum eine Dämpfung, welche den rechten Sternalrand nicht überragt. Athemgeräusch unterhalb der clavic. sin. vesiculär, man hört dabei etwas Schnurren. Rechts ebenfalls vesiculäres Athmen. Bei genauerer Abgrenzung der Herzdämpfung lässt sich feststellen, dass Lungen und Herzdämpfung einen Dämpfungsbezirk von 10 Cm. Länge und 9 Cm. Breite darstellen. Der Spitzenstoss befindet sich ausserhalb der Mammillarlinie. Am unteren Theil des Sternum sind geringe Erschütterungen fühlbar. An der Herzspitze sind zwei Geräusche wahrnehmbar: Neben dem systolischen Geräusch ein schwacher diast. Ton. Ueber der pulmonalis ist der II. Ton verstärkt.

Die Zunge ist mässig belegt, der Leib weich und schmerzlos bei Druck.

Das Athmungsgeräusch ist unbestimmt. Etwas Schnurren und Pfeifen. Rechts vesiculäres Athmen.

Die Temperatur beträgt Morgens 36,9, des Abends 37,1. Puls 108.

Am 20. Februar ist das subjective Befinden des Kranken besser; der Appetit ist andauernd nicht gut.

Sie erhält Infusum Digitalis $^{0\cdot5}/_{150\cdot0}$. Die Oedeme haben seit gestern nicht zugenommen.

Temperatur: Morgens 37,6. Puls 126.
Abends 38,1. - 132.

Am 21. Februar hatte das Oedem des linken Beines, das bis zum Knie reichte, noch zugenommen. Rechts war nur der Fuss ödematös.

Die Temp. beträgt 38,0, der Puls war sehr unregelmässig und manchmal aussetzend.

Abends 9 Uhr starb die Patientin plötzlich.

Sectionsprotokoll:

Mässig starkes Oedem der pia mater, röthliche Flüssigkeit in den Ventrikeln. Nichts Abnormes. In der Bauchhöhle gegen 100 Ccm. röthlich gelbe, mit lockeren Gerinnseln versehene Flüssigkeit. In beiden Pleurasäcken Flüssigkeit, gelb, klar, neutral reagirend, rechts gegen 400, links 200 Ccm.

Beide Lungen durch lockere Bindegewebsmassen partiell mit dem Herzbeutel verbunden.

Der Herzbeutel ist stark vergrössert, das parietale Blatt ist stark verdickt. Im Herzbeutel gegen 200 Ccm. Flüssigkeit. Auf dem visceralen wie parietalen Blatte liegen grosse fibrinöse Massen, linkerseits zottig gestaltet, rechts querverlaufende Balken bildend. Im rechten Herzen flüssiges Blut; im linken geronnene Klumpen Blutes. Spitze des Herzens in grosser Ausdehnung adhärent. In der Aorta dünnes, speckhäutiges Gerinnsel. — An den Aortenklappen zierliche Guirlandenbildungen. An den Schliessungsrändern der Mitralis ein höckriger Wall, bis zu 2 Mm. hoch, aus weisslicher durchscheinender Substanz gebildet. Veränderungen in der Form der Klappen nicht vorhanden, Papillarmuskeln gross, aber deutlich abgeplattet. Im linken Vorhof Verdickung des Endocard, keine Auflagerung, keine Thromben. — Lungen überall lufthaltig, etwas ödematös. Am rechten oberen Lappen namentlich die Derbheit gross, hier auch besonders luftarme Stellen. Milz etwas vergrössert, breit, derb, grosse zahlreiche Follikel darin. Ein gelber Infarct an der vorderen Spitze.

Nieren normal. Viel Brei im Magen, Schleimhaut gleichmässig geröthet. — Follikel im Dickdarm zahlreich und gross.
In den Gelenken der rechten oberen Extremität durchaus nichts Abnormes.

VI.

Meyer, Karl, 11 J. Eintritt: 8./I. 1880.
Der Patient, ein kräftiger Junge, giebt an früher eine Pneumonie durchgemacht zu haben. Sonst will er immer gesund gewesen sein. Seit Neujahr datiren die Beschwerden, die ihn in die Klinik führen. Er trug, wie er als Ursache seiner Krankheit angiebt, Holz, schwitzte dabei stark und erkältete sich. — Die Beschwerden begannen mit leichten Schmerzen in den Fussgelenken und traten sodann zuerst im linken, dann im rechten Handgelenk auf. Auch das rechte Schultergelenk soll vorübergehend schmerzhaft gewesen sein.
Pat. hat erhöhte Temperatur bei seiner Aufnahme (39,3). Er erhält 1,5 Natr. salicyl.
Am andern Morgen sind die Schmerzen aus den Gelenken, mit Ausnahme des rechten Handgelenks, verschwunden. Der Befund der übrigen Organe ergiebt nichts Abnormes, der Lungenschall ist normal, der Herzspitzenstoss ist im V. Intercostalraume in der Mammillarlinie. Die Herzdämpfung ist normal. Die Gelenke zeigen weder Schwellung, noch Röthung, noch erhöhte Temperatur. Auch die Schmerzen im Handgelenk erlöschen schon am 10. Januar. Es stellen sich bereits am nächsten Tage wieder Schmerzen im Schultergelenk ein, die jedoch nach eintägiger Dauer wieder verschwinden. Der Patient erhält täglich 1,5 Natr. salicyl, was er leicht verträgt. Die Temperatur zeigte eine leichte Erhöhung und schwankte zwischen 38,0 und 38,8.
Als der Patient nach ruhig verbrachter Nacht am 14. Januar untersucht wurde, war an der Herzspitze ein starkes systolisches Geräusch hörbar, welches am vorhergehenden Tage nicht vorhanden war. Zu gleicher Zeit fiel eine Unregelmässigkeit des Pulses auf, welcher zwischen 84 und 120 schwankte. Der Patient klagte durchaus nicht über subjective Beschwerden. Er erhielt einen Eisbeutel auf die Präcordialgegend. Die Temp. zeigte keine Erhöhung gegen die vorigen Tage (37,4—38,3).
Am 15. Januar traten erneute Schmerzen im linken Handgelenk auf, weshalb Pat. Natr. salicyl. 1,5 mit dem gleichen Erfolg wie früher erhält. Am folgenden Tag sistiren die Schmerzen wieder. Der Puls zeigte am 16. Januar eine etwas grössere Regelmässigkeit und schwankte zwischen 100 und 110.
Am 19. Januar traten zum erstenmal Schmerzen im Nacken auf. Während die übrigen Gelenke ganz frei sind, kann Pat. den Kopf nicht gut bewegen. Es wurde ihm ein Emplastr. Cantharid. verordnet, das den günstigsten Erfolg hatte, da Patient am nächsten Tage den Kopf wieder frei bewegen kann.
Die Symptome einer insuff. valv. mitral. treten immer deutlicher hervor. An der Herzspitze ist ein lautes systolisches Geräusch hörbar und der II. Pulmonalton ist verstärkt.
Bis zum 31. Januar blieb der Zustand des Pat. der gleiche. Fieber ist gar keines mehr vorhanden. Am 31. Januar hustete Patient etwas. Auf beiden Lungen sind rhonchi hörbar. — Als Patient am 4. Februar in Abwesenheit des Arztes aufstand, überfiel ihn Athemnoth. Er fühlte sich darauf sehr schwach und ging wieder von selbst zu Bett.
Am 9. Februar traten, rasch vorübergehend, leichte Schmerzen in den Phalangealgelenken der rechten Hand auf. Patient erhielt Chinin sulf. 0,1 (10 Pulver, Morgens und Abends eines), womit ausgesetzt wurde, als er über Brechneigung klagte. Von diesem Tage ab erhält er, da er des Nachts sich erbrach, nur noch flüssige Diät und Acid. mur. $\frac{1}{200}$.

Das Erbrechen trat in der Nacht des 28. Februar auf und wiederholte sich in der Nacht des 29. Februar. Bis zum 4. März hatte Pat. keinen Appetit, erst an diesem Tage fühlte er sich etwas freier und isst mit mehr Appetit. Sein Gesicht erscheint etwas gedunsen und an den Fussknöcheln zeigen sich leichte Spuren eines Oedems. Der Pat. ist andauernd fieberfrei.

Am 5. März blieb an den Fussknöcheln ein mit dem Finger gemachter Eindruck ziemlich lange bestehen, eine starke Anschwellung war jedoch nicht zu constatiren. Hingegen erschien das Gesicht deutlich geschwollen und cyanotisch. Die Herzgegend wurde von jedem Herzschlag stark gehoben. Der Pat. erhielt: Infus. fol. Digit. $^{0,6}/_{150}$.

Syr. simpl. 20,0

MDS. stündl. 1 Esslöffel.

Im Urin zeigte sich zum ersten Mal eine beträchtliche Menge Eiweiss. Der Pulsschlag beträgt 128. Der Appetit war gut.

Am 11. März war eine deutliche Zunahme der Schwellung an den Beinen zu bemerken. Das Scrotum zeigte sich ödematös und stark geschwollen. An dem sehr breit erscheinenden Bauch war eine leichte Fluctuation nachweisbar. Der Urin enthielt viel Eiweiss. Der Patient erhält weiter Inf. fol. digit. $^{1,10}/_{150}$ und Crem. Tartari 1 Theelöffel in 1 Tasse Wasser dreimal täglich, da derselbe in den letzten Tagen keinen Stuhlgang hatte. Der Schlaf des Patienten ist gut. Am 20. März erhielt der Patient, der wieder obstipirt war, Extr. Colocynth. 0,01, worauf er fünf Stühle hatte. Ein Hustenreiz macht dem Pat. wenig Beschwerden. Rechts, hinten unten am Thorax zeigte sich am 23. März der Percussionsschall eine kleine Strecke gedämpft. Der Penis war stark ödematös, während die Beinanschwellungen abgenommen hatten. Puls war regelmässig (90).

Am 24. März Morgens verschied der Patient plötzlich.

Section am 25./III. Ascites: etwa 200 Ccm. Flüssigkeit. Leichte endocarditische Wucherungen an den Aortaklappen, ziemlich starke an der Mitralis. Fettige Degeneration des Papillarmuskels. Stauungsmilz. Niere sehr gross und blutreich (nur Stauung). Linker Leberlappen atrophisch. Auf dem Schnitt ist die Lebersubstanz bunt. In dem Bereiche der Pfortader starke Verdickung der Glisson'schen Kapsel. Mesenterialdrüsen ziemlich gross, blass, etwas derb. Pancreas auch sehr derb. Schleimhaut des Darmes ziemlich blutreich. In den Gehirnarterien keine Embolien.

VII.

Gittstein, Katharina, 12 J. alt. Eintritt: 18./IX. 1876.

Hereditäre Belastung lässt sich nicht nachweisen. Die Patientin will immer kränklich gewesen sein und besonders leicht zu Erkältungen neigen. Sie leide nach solchen leicht an Hals- und Kopfschmerzen, sodass sie oft Tage lang zu Bett bleiben müsse. Seit einem halben Jahr hat sie Diarrhöe (4—5 Stühle täglich). Vor 2 Tagen fuhr sie bei Regen über Land und fror dabei stark an den Füssen. Nach Hause gekommen bekam sie starke Kopfschmerzen und die schon bestehende Diarrhöe steigerte sich, so dass sie Nachts 9 Stühle hatte. In der Nacht vom 17./18. September stellten sich plötzlich, als Patientin aufstand, Schmerzen in beiden Fuss- und Kniegelenken ein. Am 18. bekam sie auch Schmerzen in den Carpo-metacarpal-Gelenken des kleinen und vierten Fingers der rechten Hand. An dem Abend dieses Tages wurde sie in der Klinik aufgenommen, wo sie in der Nacht dünne Stühle hatte. Die Temp. war nicht erhöht (37,7).

Status praesens. Die Patientin ist von schwächlichem Körperbau und schlecht genährt. Das Gesicht ist schmal und blass. Sie liegt mit etwas angezogenen Knieen im Bett. Der Gesichtsausdruck ist leidend, die Haut, von blasser Farbe, ist etwas feucht. Die Temp. ist nicht erhöht, jedoch fühlt sich die Haut an beiden Knie- und Fussgelenken etwas wärmer an. Weder Oedeme noch Exantheme sind vorhanden.

Der Puls ist mässig frequent (92), regelmässig, von normaler Spannung und Resistenz.

Die subjectiven Klagen der Patientin beziehen sich auf Schmerzen in beiden Knie- und Fussgelenken und in den schon erwähnten Metacarpal-Gelenken der rechten Hand, sowie starken Durchfall, Kopfschmerzen und Schlaflosigkeit.

Die schmerzhaften Gelenke zeigen eine minimale Schwellung und sind auf Druck schmerzhaft.

Das Sensorium ist frei.

Die Lippen sind von normaler Farbe, die Zunge etwas belegt, Appetit nicht vorhanden. Das Abdomen ist nirgends aufgetrieben und nicht schmerzhaft.

Die Herzdämpfung ist normal, die Töne rein.

Ebenso ist in den Lungen nichts Abnormes nachweisbar.

Die Patientin erhielt der heftigen Diarrhöen wegen 1 Löffel Ol. Ricini und 2 Stunden später 5 Tropfen Tinct. Opii.

Die Gelenke wurden mit Watte umhüllt.

Am 19. Sept. waren bereits die Schmerzen viel geringer, die Anschwellungen der Gelenke nicht mehr vorhanden und die Diarrhöe hatte sehr abgenommen. Pat. hatte nur noch 3 Stühle. Am 22. waren alle Beschwerden gehoben und die Patientin stand, da sie sich andauernd wohl fühlte, am 28. Sept. auf. Als sie jedoch am 30. entlassen werden sollte, stellte sich verbunden mit einer leichten Anschwellung ein ziemlich heftiger Schmerz in der Gegend des mall. intern. des linken Fussgelenks ein, der weniger bei Bewegungen, als bei Druck exacerbirte. Zum ersten Male war am Abend eine leichte Temperaturerhöhung bemerkbar (38,2); das schmerzhafte Gelenk wurde in Watte gelegt. Die Schmerzen wurden rasch gelinder. Ein ebenso schnell vorübergehender Schmerz im rechten Kniegelenk trat an demselben Abend noch auf. Am 5. Oktober jedoch hatte die Patientin gar keine Beschwerden mehr; Schlaf, Appetit und normaler Stuhlgang waren völlig zurückgekehrt. Fieber war nie vorhanden.

Dieser gute Zustand währte bis zum 21. Oktober, wo Pat. wieder über Schmerzen im linken Fussgelenk klagte, zu welchen sich am nächsten Tage solche im rechten Schultergelenk hinzugesellten. Ein mässiges Fieber (39,0) war am Abend des 21. Oktober vorhanden. Zugleich zeigte sich der Puls sehr beschleunigt (132) und die Untersuchung des Herzens ergab ein systolisches Geräusch und eine Vergrösserung des Querdurchmessers der Herzfigur. Ueber der Pulmonalis war der zweite Ton verstärkt. Die Pat. erhielt neben Watteeinwicklungen der schmerzhaften Gelenke Digitalis $^{0.3}/_{100.0}$.

Während in den nächsten Tagen die Schmerzen in den Gelenken völlig verschwanden, stellte sich eine leichte Dyspnoe ein, die allmählich zunahm, so dass die Klagen der Patientin sich vornehmlich auf diese und Herzklopfen bezogen. Die Temper. ist immer leicht erhöht, ohne dass es jedoch zu hohem Fieber kommt. Sie schwankt zwischen 38,0 und 39,0.

Die Pulsfrequenz ist erhöht und unregelmässig. Sie schwankt zwischen 126—150.

Die Pat. erhält weiter Inf. fol. digit. $^{0.4}/_{90.0}$.

Die Dyspnoe der Pat. nahm am 26. Okt. wieder ab, so dass sich die Klagen der Pat. nur noch auf Stiche in der Herzgegend bezogen. Sie erhielt ein Emplastr. vesic. zwischen stern. und mammilla applicirt, das die Schmerzen mässigte.

Am 28. Okt. wurde folgender Status aufgenommen:

Blasses abgemagertes Kind, in activer Rückenlage im Bett liegend. Orthopnoe. Gesicht und Hautfarbe blass, Hauttemperatur dem Gefühl nach nicht erhöht. Puls 144, Arterien mässig weit, von mittlerer Spannung. Die Stirn mit Schweiss belegt, das Gesicht erscheint gedunsen, der Gesichtsausdruck ist ängstlich, verstört. Das Sensorium ist frei. Auf wiederholtes Fragen äussert die Pat. jammernd Schmerzen in der Präcordialgegend, die nicht näher präcisirt werden.

Die Schmerzen sollen nach Angabe der Schwester im Laufe des Tages sowohl wie der Nacht so zunehmen (6—8 mal), dass Pat. sich nach vorn überbeugt, nach der Präcordialgegend fasst und laut schreit. Die Respiration ist beschleunigt (66), die rechte Seite bewegt sich mehr als die linke und ebenso sind die Excursionen rechts mehr als links von costo-abdominellem Typus. — An den unteren Partieen sind leichte Einziehungen der Intercostalräume. Im V. Intercostalraum bemerkt man ausserhalb der Papillarlinie geringe Pulsationen, die nicht synchronisch mit der Radialarterie sind. Bei der Percussion ist der Schall rechts bis zur 4. costa laut, nicht tympanitisch; unterhalb der 4. c. ist er leicht gedämpft; die Dämpfung nimmt bis zum Rippenrand an Intensität zu. Links ist der Schall in der Fossa infracl. tympanitisch und wird an der 3. c. gedämpft. Die Dämpfung nimmt bis zur 4. c. zu und geht erst an der 6. c. in tympanitischen Schall über. Auf dem Sternum eine Dämpfung, die sich bis zum Sternalende verfolgen lässt.

In der Axillarlinie ist bis zur 5. c. der Schall normal, unterhalb derselben bis zum Rippenrand ist der Schall gedämpft. Rechts ist normaler Percussionsschall; von der 8. c. rechts an Dämpfung; hinten ist überall vesiculäres Athmen; in dem Dämpfungsbezirk abgeschwächtes Vesiculärathmen. Vorn ist überall normales Athmungsgeräusch.

Der Spitzenstoss befindet sich im V. Intercostalraum, ausserhalb der Papillarlinie, überschreitet dieselbe um 7 Cm. An dem Intercostalraum bemerkt man eine geringe Erschütterung. Bei leichtem Druck auf die Herzgegend äussert die Pat. Schmerzen.

An der Herzspitze hört man ein lautes, blasendes, systolisches Geräusch, einen dumpfen diastolischen Ton. Der zweite Pulmonalton ist verstärkt. Ueber der Aorta sind die Töne rein, ebenso über der Tricuspidalis.

Die Zunge ist belegt, Pat. hat keinen Appetit. Während des Tages hat sie 3 Stühle.

Der Urin enthält kein Eiweiss. Die Patientin erhält weiter Digit. 0,14/90,10.

In den nächsten Tagen blieb der Zustand der Patientin der gleiche. Vorübergehend waren die subjectiven Beschwerden etwas geringer, während der objective Befund keine Besserung ergab.

Am 31./X. erbrach Patientin dreimal und war sehr unruhig. In der darauffolgenden Nacht schrie sie viel, klagte am Morgen des 1. November über Brechneigung und starb am Nachmittag desselben Tages plötzlich.

Section am 2. November (Prof. v. Recklinghausen). Grosse Blässe, eine Spur von ödematöser Infiltration an den unteren Extremitäten. Die Leber steht sehr tief; die linke Zwerchfellhälfte steht tiefer als die rechte. Im rechten Pleurasack ca. 600 Ccm. fast klare gelbe Flüssigkeit, in welcher einige fibrinöse Flocken. Starke Füllung der Blutgefässe auf der rechten Zwerchfellhälfte. Im rechten Pleurasack ähnliches Fluidum.

7*

Beide Lungen sind stark zurückgesunken, besonders die rechte. Der Herzbeutel hat colossale Dimensionen und ist mit dem Brustbein verwachsen. Im Herzbeutel ist ein röthliches mit Flocken untermischtes Fluidum. Der untere Theil des linken Ventrikels ist leicht mit dem Herzbeutel verklebt. Auf dem visceralen Blatt sind geringe Verdickungen mit miliaren Knötchen.

Schleimige Flüssigkeit in Trachea und Larynx. Beide Lungen sind fest und schwer, namentlich die hinteren Partieen. An der rechten Lunge sind im unteren Lappen nur wenig lufthaltige Partieen, einige im schlaffer, grauer Hepatisation, andere noch in rother; die Schnittfläche entleert schwach schaumige Flüssigkeit; dieselbe ist nicht trüb. Die Schnittfläche ist glatt, nirgends das geringste Körnchen. Links ist nur oben eine kleine Partie von der oben geschilderten Beschaffenheit.

Der rechte Ventrikel ist sehr weit, namentlich der Conus, an dessen Endocard man Verdickungen und kleine weisse Pünktchen wahrnimmt. An den Aortaklappen sind entsprechend den Schliessungsrändern hahnenkammartige Wülste gebildet. Aehnliche Bildungen finden sich auch an den Schliessungsrändern der Mitralis, übergreifend auf die Angriffspuncte der Sehnenfäden. Rechts sind keine Veränderungen an den Klappen; nur Blutgerinnsel vorhanden von dunkler Farbe, in denen weisse Körnchen wahrnehmbar sind. Im linken Vorhof, der stark dilatirt ist, finden sich weissliche Verdickungen des Endocards, in die zahlreiche weisse Knötchen eingesetzt sind, zum Theil Gruppen bildend, zum Theil undeutlich zu Netzen konfluirend. Anf dem Durchschnitt ist die Muskelsubstanz des Herzens etwas undurchsichtig, die erwähnten Knötchen nicht deutlich sichtbar; für das blosse Auge fettige Degeneration. In dem Isthmus aortae eine kleine Leiste gebildet, sonst ist die Aorta normal. Am Pericardium keine Auflagerungen, aber Verdickungen.

In der Pleura costalis einige Verdickungen mit Körnchen von weisslicher Beschaffenheit.

Milz und Niere zeigen nichts Abnormes.

Im Magen zeigt sich zum Pylorustheil hin ausgeprägter werdend, état mamillonée.

Der Darm zeigt eine aussergewöhnlich starke Faltenbildung in seinem ganzen Verlauf.

Im rechten Kniegelenk zeigen sich in der Synovia kleine Körnchen. Die Synovialis des linken Fussgelenkes ist etwas uneben. Die Synovia ist vollständig klar.

Sonst nichts Abnormes.

VIII.

Roos, Marie, 11 J. Eintritt: 1./VI 1876.

Die Krankengeschichte der Patientin ergiebt für unseren Zweck darum wenig, weil sie zur Zeit der Entwicklung ihres bestehenden vitium cordis nicht in der Kinderklinik beobachtet wurde. Sie machte vor einem Jahre auf einer anderen Abtheilung des Spitals einen Gelenkrheumatismus von 3 Wochen Dauer durch, in dessen zweiter Woche sich nach eingezogenen Erkundigungen eine Endocarditis eingestellt haben soll, die in einem vitium cordis ihren Abschluss fand.

Bei ihrem Eintritt in die Kinderklinik wurden eine insufficientia valv. miltral. und valv. aort. diagnosticirt. Ihr Eintritt erfolgte wegen eines Recidivs des Gelenkrheumatismus, welches nach 6 Tagen der Behandlung mit Natr. salicyl. erlosch. Die Patientin, welche nach 14 Tagen entlassen wurde, trat wegen eines neuen Recidivs im Oktober noch einmal in die Klinik ein. Die Schmerzen, welche nicht von Anschwellungen begleitet waren, gingen ebenso rasch wie das erste Mal vorüber. Fieber war beide Male nicht beobachtet worden. Jedoch mehrten sich die Beschwerden von Seiten des Herzens. Es traten Oedeme der unteren Extremitäten und starke Dyspnoe auf. Die Pat. starb 4 Wochen nach ihrer Aufnahme in die Klinik.

Die Section bestätigte den klinischen Befund. Es fand sich insufficientia valv. mitr. et aort. Die Nieren und Milz zeigten Stauungserscheinungen. In den Gelenken fand sich nichts Abnormes. Der Dünndarm war im Zustand eines chronischen Catarrhs.

Aus unseren Beobachtungen springt zunächt die aussergewöhnliche Häufigkeit der Herzcomplication bei Gelenkrheumatismus im Kindesalter ins Auge, welche beide Affectionen sich unter 20 Fällen von acutem Gelenkrheumatismus 9 mal mit einander verbanden. In Bezug auf die von manchen Autoren behauptete hereditäre Anlage zum Gelenkrheumatismus liess sich Sicheres nicht feststellen, wie auch in Bezug auf die Krankheiten des Herzens in den vorhandenen Fällen Nichts von einer hereditären Belastung verlautete.

Unter den 20 Fällen von Gelenkrheumatismus betrafen 15 männliche und 5 weibliche Kranke. Wenn die Herzcomplication unter 9 Fällen 5 männliche und 4 weibliche Kranke aufweist, so dürfte bei der geringen Anzahl der Erkrankten ein allgemeiner Schluss auf eine grössere Disposition der weiblichen Kranken zur Erkrankung des Herzens nicht gerechtfertigt sein.

Das Alter der erkrankten Kinder bewegte sich zwischen 9 und 14 Jahren. Den höchst seltenen Fällen, wo der rheumatismus acutus articulorum im frühesten Kindesalter beobachtet wurde, können wir aus unseren Beobachtungen keinen hinzufügen.

Was das Auftreten der Endo- und Pericarditis betrifft, so trat sie in den von uns mitgetheilten Fällen zweimal (Fall II und III) in der ersten Woche des Gelenkrheumatismus, dreimal in der zweiten Woche (Fall V, VI, VIII) und in den übrigen drei Fällen bei einem Recidiv des Gelenkrheumatismus in der vierten oder fünften Woche (Fall IV und VII) nach dem ersten Anfall auf.

In keinem der mitgetheilten Fälle ging das Fieber über eine Höhe von 39,6° (V.Fall) hinaus, ja, konnte sogar in einem Falle (VIII), in welchem allerdings das erste Auftreten des mit Endocarditis complicirten Gelenkrheumatismus nicht beobachtet wurde, gar nicht constatirt werden

Anschwellungen der Gelenke wurden dreimal, und zwar bei weiblichen Kranken, beobachtet. Ein Mal nur waren sie erheblich (Fall III), zweimal unbedeutend (Fall V und VII).

Die Schmerzen waren zwar heftig, jedoch gingen sie ausnahmslos rasch vorüber.

In allen beobachteten Fällen übte das Natron salicylicum einen sehr günstigen Einfluss auf die Gelenkaffectionen aus, so dass die Krankheit, soweit sie die Schmerzen in den Gelenken betraf, schon nach wenigen Tagen gehoben wurde.

In keiner Weise wurde dagegen durch die Darreichung des Natron salicylicum die Entwicklung der Endo- und Pericarditis beeinflusst.

Es scheint nach alledem, dass gerade die leichten Formen des Gelenkrheumatismus, die fast fieberlos, ohne Anschwellungen, mit rasch vorübergehenden Schmerzen in den Gelenken verlaufen, ganz besonders zur Entwicklung von Herzaffectionen prädisponiren.

Auch bei den geringsten Gelenkaffectionen scheint es demnach von Wichtigkeit, auf das Genaueste die Untersuchung des Herzens vorzunehmen.

Fassen wir unsere Schlüsse in Bezug auf die Herzcomplicationen bei acutem Gelenkrheumatismus im Kindesalter kurz zusammen, so ergiebt sich folgendes Resumé:

I. Fast in der Hälfte der Fälle von Gelenkrheumatismus kam es zu Endocarditiden und später zu ausgesprochenen Klappenfehlern.

II. Betroffen erscheint vorzugsweise die Valvula mitralis und das Pericardium. Die Endocarditis trat meist in der ersten oder zweiten Woche der Erkrankung auf.

III. Während das Natron salicylicum die Gelenkaffectionen günstig beeinflusst, übt es auf die Herzaffection keinen Einfluss aus.

IV. Die leichten Formen des Gelenkrheumatismus prädisponiren besonders zur Herzcomplication, weshalb die genaueste Untersuchung des Herzens bei leichten Fällen nöthig erscheint.

Warum nun gerade im Kindesalter die Affectionen des Herzens bei Gelenkrheumatismus so häufig sind, ist eine Frage, auf die wir mit einer mehr als hypothetischen Erklärung zu antworten nicht im Stande sind.

Anatomie und Physiologie lassen uns hierbei im Stich, da keine von dem kindlichen Herzen bekannte Thatsache uns eine Handhabe zur Erklärung dieser auffallenden Erscheinung bietet.

Die anatomischen Unterschiede des kindlichen Herzens von dem Erwachsener sind bekannter Weise die Albini'schen Noduli, welche normaler Weise an den venösen Ostien des Herzens vorkommen und die relative Enge der Aorta im Kindesalter.

Die Albini'schen Noduli zu einer Erklärung heranzuziehen, verbietet sich von vornherein durch das frühe Kindesalter, in welchem sie noch nachweisbar sind und welches gerade mit der Zeit, den ersten Lebensjahren übereinstimmt, welche von rheumatismus acutus articulorum fast ganz verschont bleibt und in welcher eine Endocarditis zu den Seltenheiten gehört.

Bouchut's Ergebnisse, der neun Zehntel aller Kinder, welche an febrilen Krankheiten starben, mit Endocarditis behaftet sein lässt, wie er in 200 Sektionen nachgewiesen haben will, beruhen, wie von v. Dusch bemerkt wird, auf einer Verwechslung dieser normal vorkommenden Auflagerungen mit pathologischen Gebilden. (v. Dusch, Endocard. im Kindesalter, Gerh. IV, S. 332.)

Ebenso wenig, wie diese Albini'schen Noduli ist die von Jacobi herangezogene Enge der Aorta an der Einmündungsstelle des Ductus Botalli für unseren Zweck zu verwerthen, da diese grössere Enge der Aorta gerade in dem frühesten Kindesalter am bedeutendsten ist, das ja von dem rheumatismus acutus articulorum fast gänzlich verschont bleibt und auch in Bezug auf die Endocarditis nicht in Frage kommt.

Müssen wir also auf eine Erklärung mit anatomischer Grundlage verzichten, so bietet dagegen die Betrachtung des Gelenkrheumatismus als Infectionskrankheit eine Art der Erklärung, die einige Wahrscheinlichkeit für sich hat. Als Infectionskrankheit betrachtet, lässt sich die häufige Affection des Herzens aus der geringeren Resistenzfähigkeit erklären, welche das kindliche Herz dem Virus der Infectionskrankheit gegenüberstellt.

Gerade das Verhalten des Herzens dem Gelenkrheumatismus gegenüber dürfte noch eine weitere Stütze für die Annahme einer infectiösen Grundlage des Processes in sich schliessen:

Nach den Aufzeichnungen von v. Dusch über die Ursachen der Endocarditis im Kindesalter wurde dieselbe unter 45 Fällen 15mal idiopathisch gefunden.

In 20 Fällen stand sie in Verbindung mit acutem Gelenkrheumatismus, in 2 Fällen mit anderen rheumatischen Erkrankungen.

In den übrigen Fällen verband sich aber die Endocarditis nur mit ausgesprochenen Infectionskrankheiten:

Scarlatina, Ileotyphus, Variola haemorrh., Infectio puerperal., Syphilis congenita.

Die Reihe, in welche demnach der rheumatismus acutus articulorum durch die in so vielen Fällen vorhandenen Herzcomplicationen tritt, ist die der ausgesprochenen infectiösen Krankheiten.

Dass die Complication von Seiten des Herzens gerade bei dem Gelenkrheumatismus, also einem Process, in dem das infectiöse Virus vorzüglich von Seiten der Gelenke Erscheinungen macht, anderen Infectionskrankheiten gegenüber eine so häufige ist, dafür möchte ich mit Bouillaud, Rehn und Anderen den Grund in einem Parallelismus suchen, in dem die serösen

Häute überhaupt, das Endocard und die Gelenke in Bezug auf ihre anatomischen Verhältnisse stehen.

Im Endocard wie in der Synovialis der Gelenke ist das Grundgewebe ein elastisch-bindegewebiges und hier wie dort befindet sich auch ein Endothel. Während die Synovialis allerdings ein starkes kapillares Blut- und Lymphgefässsystem aufweist, ist die innerste Schicht des Endocard gefässlos; aber in unmittelbarer Nähe derselben befindet sich ja das Gefässsystem der bindegewebigen Schicht, so dass dieser Parallelismus als eine durchaus gerechtfertigte Annahme erscheint. (Rehn.)

Das Dunkel, das über der ganzen Gruppe der rheumatischen Krankheiten schwebt, wird durch die bloss hypothetische Annahme eines specifischen Virus natürlich noch nicht gehoben. Auch bei der Pyämie treten secundär rheumatoide Schmerzen in den Gelenken auf und hier haben wir es doch mit einer ihrem Wesen nach bekannten Krankheit zu thun, von der eine Identität mit dem Gelenkrheumatismus nicht anzunehmen ist.

Cohnheim meint (Vorlesungen über allgemeine Pathologie S. 304), dass es nicht lange mehr dauern werde, bis die medicinische Wissenschaft in der Aetiologie der Entzündungen den Begriff des Rheuma, d. h. eines durch die Atmosphärilen erzeugten abnormen Zustandes unserer Haut oder Schleimhäute resp. unseres Organismus überhaupt entbehren könne.

Manche Autoren, wie Leyden und Birch-Hirschfeld, rechnen ja jetzt schon unbedingt den Gelenkrheumatismus zu den Infectionskrankheiten. Jedenfalls sprechen einige gewichtige Gründe für diese Annahme, von denen ich besonders das epidemienartige Auftreten des Gelenkrheumatismus und die denselben in eine Reihe mit den Infectionskrankheiten stellende häufige Herzcomplication hervorheben will. In dieser doppelten Hinsicht liefern die in Vorstehendem mitgetheilten Beobachtungen der hiesigen Kinderklinik einen beachtenswerthen Beleg.

Am Schlusse dieser Arbeit erlaube ich mir Herrn Prof. Kohts für die Ueberlassung des Materials wie für seine freundliche Unterstützung meinen herzlichsten Dank auszudrücken.

VII.

Kleinere Mittheilungen.

1.

Ueber einige seltnere Ereignisse bei und nach der Tracheotomie.

Von A. Steffen.

Die Operation der Tracheotomie bietet im Grossen und Ganzen, abgesehen davon, dass sie hie und da mit mehr oder weniger Schwierigkeit verknüpft sein kann, nicht viele Abwechselung. Zuweilen treten indess bei der Ausführung oder später seltnere Ereignisse auf, für welche die folgenden Zeilen Beispiele liefern und welche man im Auge behalten muss.

1. A. M., Knabe von zwei Jahren, am 28. October 1881 im hiesigen Kinderspital aufgenommen. Bleiche Gesichtsfarbe, grosse Hinfälligkeit. Verbreitete Transsudation im Unterhautzellgewebe, mässiger Ascites, Urin sparsam, dunkel, enthält grosse Mengen Eiweiss und vereinzelte mit Epithelien belegte Fibrincylinder. Das Herz bietet keine Abweichungen von der Norm, nur ist der Puls dauernd beschleunigt: 96—130. In den ersten drei Tagen des Spitalaufenthalts war die Temperatur erhöht: 39,1—40,1, später bewegte sich dieselbe innerhalb normaler Grenzen. Die Athmungsfrequenz war dauernd vermehrt: 28—42. Ob der Nephritis Scarlatina vorausgegangen, konnte nicht nachgewiesen werden. Nachdem das Fieber, welches durch Hydrochinon herabgesetzt wurde, geschwunden war, wurde der Kranke jeden zweiten Tag in ein warmes Bad von 33—34° R. gesetzt, worauf man ihn in gewärmten wollenen Decken zwei bis drei Stunden schwitzen liess. Nach reichlicher Transspiration nehmen die Transsudate allmählich ab und waren am 14. November vollkommen geschwunden. Ebenso liess sich kein Eiweiss noch pathologische Formbestandtheile im Urin mehr nachweisen. Das Körpergewicht, welches bei der Aufnahme 10,500 betragen, hatte, war bis auf 9,800 gesunken und nahm in der nächsten Zeit noch um 0,800 ab.

Bei gutem Appetit erholte sich der Kranke allmählich. Mitte December entwickelte sich eine Drüsenentzündung unter dem linken Unterkiefer. Der schnell entstandene Abscess wurde geöffnet und war in wenigen Tagen verheilt.

Mitte Januar trat Husten mit wechselnder Heiserkeit auf. Am 23. war Puls und Respiration bei normaler Temperatur beschleunigt.

Am 24. waren plötzlich Erscheinungen von Stenosis glottidis aufgetreten. Rachen nur mässig geröthet. Beide Thoraxhälften functioniren gleichmässig, in den Lungen lässt sich kein pathologischer Vorgang nachweisen.

Eine Solut. cupri sulphur. bewirkt reichliches Erbrechen und bedeutenden Nachlass der Erscheinungen. Abends 10 Uhr steigert sich die Athemnoth plötzlich und rapid, sodass in meiner Abwesenheit die Tracheotomie von einem jüngeren Collegen ausgeführt werden musste. Diese verlief, abgesehen von einer mässigen Blutung, derer man indess bald Herr wurde, ohne besonderen Zufall. Als aber die Röhre regelrecht eingelegt war, so gewährte diese der Athmung nicht die ausreichende Erleichterung, sodass es für die Umstehenden den Anschein hatte, als ob die Röhre nicht in die Trachea gelegt wäre. Das Gesicht wurde schnell livide, schwoll mehr und mehr an, die Athemnoth steigerte sich dauernd und am 25. früh 9 Uhr erfolgte der Exitus lethalis.

Die Section wurde am folgenden Tage Mittags 12 Uhr gemacht. Das Wesentlichste des Befundes ist folgendes:

Bei der Eröffnung der Brusthöhle fand sich die untere Hälfte des oberen, der mittlere und untere Lappen der rechten Lunge comprimirt und an die Wirbelsäule gedrängt. Die comprimirten Partieen waren luftleer und blutarm. In der Spitze des oberen Lappens ein umschriebener Heerd von frischer Bronchitis und Peribronchitis.

In der linken Lunge ein mässiger Grad von Oedem.

Pharynx und Oesophagus frei.

Croupöse Entzündung und Exsudat im Larynx, an der unteren Fläche der Epiglottis beginnend und in diffuser Verbreitung herabreichend bis zum ersten Trachealring, wo der Process mit scharfer Grenze aufhörte. Der Schnitt war durch die oberen Trachealringe gelegt. In der Trachea und den Bronchi schaumiges Secret. Rechts und links von der Trachea befand sich ein diffuses Emphysem des peritrachealen und mediastinalen Bindegewebes, welches am unteren Winkel des Schnittes begann und sich in zunehmender Breite und Dicke bis auf die Bifurcation und den Anfang der Bronchi erstreckte, aber nicht im Verlauf der letzteren bis zu den Lungen reichte. In der unteren Hälfte dieser emphysematösen Region, welche sich bis an die mediastinale Pleura erstreckte, fand sich letztere buckelförmig vorgedrängt und durch hervorragende emphysematöse Blasen von der Grösse einer Erbse bis einer Linse uneben.

Tracheal- und Bronchial-Drüsen mässig geschwellt.

Es ist nun die Frage, wo die Ursache dieses beträchtlichen Pneumothorax zu suchen sei. Es würde am nächsten liegen, eine Perforation der Lunge anzunehmen. Diese lässt sich indess nicht nachweisen und ist auch völlig unwahrscheinlich, weil sich keine Spur von aufgeblähten Alveolen, interstitiellem und subpleuralem Emphysem entdecken liess. Ebenso wenig ist es gestattet, eine Perforation der Lunge als von dem in der Spitze befindlichen Heerde von Bronchitis und Peribronchitis abhängig anzunehmen, weil derselbe einen centralen Sitz hatte und nirgends bis in die Nähe der Pleura reichte. Nach Ausschluss der Lunge lässt sich als Ursache des Pneumothorax nur noch das beträchtliche mediastinale Emphysem und Perforation der mediastinalen Pleura ansehen.

Ein mediastinales Emphysem in Folge von Tracheotomie kann man sich auf zweierlei Weise entstanden denken: Entweder kann die hochgradige Athemnoth eine Lungenalveole bersten machen, die Luft aus derselben in das interstitielle und subpleurale Bindegewebe treten und sich nach dem Verlauf des Bronchus in das Mediastinum, zuweilen hinauf bis zum Jugulum oder noch höher nach dem Verlauf der Carotiden verbreiten. Oder das Emphysem kann seinen Ursprung von der Operationswunde nehmen, indem aus Versehen die Trachea vor Vornahme des Schnittes in dieselbe angestochen worden ist. Wenngleich die erstere Entstehungsweise die häufigere ist, so muss doch von derselben hier abgesehen werden, weil wie gesagt in der Lunge kein Emphysem nachweisbar war, dann aber besonders, weil das mediastinale Emphysem nur bis auf die Bifurcation und den Anfang der Bronchi hinabreichte, sich aber in keiner Weise in dem die letzteren umgebenden Zellgewebe nach der Lungenwurzel hin erstreckte. Es bleibt also nur die Annahme übrig, dass das peritracheale und mediastinale Emphysem in Folge eines Anstichs der Trachea seinen Ursprung von der Operationswunde genommen habe. In der Regel hat man in solchen Fällen das Emphysem, wenn es grössere Ausdehnung gewann, sich über Hals und Gesicht verbreiten sehen. In dem vorliegendem Fall ist die durch die Stichöffnung in das peritracheale Zellgewebe austretende Luft in Folge der angestrengten Athembewegungen nach abwärts getrieben worden, hat sich im mediastinalen Zellgewebe verbreitet, ist bis an die Pleura getreten und hat diese durch die zunehmende Ausdehnung der Blasen gedehnt und verdünnt. Die schliessliche Perforation der Pleura muss vor Vollendung der Tracheotomie stattgefunden haben, weil nach Einlegung der Canüle die Athmungsinsufficienz keinen Nachlass erfuhr, also noch von einer anderen Ursache als der croupösen Laryngitis abhängig sein musste. Dass der diffuse Pneumothorax nicht einen plötzlichen Exitus lethalis bewirkte, hat darin seinen Grund gehabt, dass der Austritt der Luft nicht wie bei Perforationen der Lunge rapid vor sich gehen konnte, sondern dass dieselbe erst eine Menge von kleinen Räumen zu passiren hatte, ehe sie durch die Perforationsstelle der Pleura allmählich in kleinen Mengen durchtreten konnte. Die successive Ansammlung von Luft im Pleurasack steigerte schliesslich die Compression der Lunge bis zu einem solchen Grade, dass der Exitus lethalis unvermeidlich war. Bei jeder Inspiration fand ein erneuter Nachschub von Luft von der Wunde aus in das peritracheale Gewebe statt und wurde durch wiederum a tergo eintretende Luft nach abwärts getrieben. Dieser Vorgang wurde in steigendem Masse dadurch begünstigt, dass mit dem allmählichen Wachsthum des Pneumothorax immer weniger Luft in die comprimirte Lunge treten konnte, dass also die immer angestrengter werdenden Athembewegungen einen Theil der aspirirten Luft mit zunehmender Kraft in das peritracheale Zellgewebe der Wunde treiben mussten.

2. W. M., Knabe von 2 Jahren, wurde am 11. März 1882 mit Laryngitis crouposa und diffuser doppelseitiger Bronchitis im Kinderspital aufgenommen. In wenigen Stunden steigerte sich die Athmungsinsufficienz in dem Maasse, dass ich Abends 6 Uhr die Tracheotomie unternehmen musste, welche oberhalb der Thyreoidea leicht und ohne besondere Zufälle vollendet wurde. Im Pharynx, am Velum, den Tonsillen war ausser mässiger Röthung nichts zu entdecken.

Der Knabe war am Tage der Operation fieberfrei gewesen, am folgenden Tage wies das Thermometer 39—40 nach. Weiterhin schwankte die Temperatur zwischen 38 und 39, die Frequenz des Pulses zwischen 116 und 130, die der Respiration zwischen 36 und 50. Die physicalischen Zeichen der Bronchitis schwanden allmählich mehr und mehr. In den ersten Tagen nach der Operation waren noch hier und da leichte Anfälle von Beklemmung aufgetreten, später nicht mehr. Die Behandlung hatte in kalten Umschlägen über die Brust und Inhalationen von Solut. kal. chloric. bestanden.

Am 15. März war die Canüle in meiner Abwesenheit gewechselt worden. Als ich dieselbe am 20. März entfernte, fanden sich die den Rand der Schnittwunde umgebenden Gewebe bis nahe an die Trachea in einer Zone von fast einem Centimeter Durchmesser diphtheritisch infiltrirt und bereits so in Zerfall begriffen und gelockert, dass man den bei weitem grössten Theil der erkrankten Partie mit einer Pincette leicht entfernen konnte. Als mir nach einer halben Stunde berichtet wurde, dass das Kind nicht frei genug zu athmen schien, beschloss ich, nochmals eine Canüle einzulegen. Dies geschah mit Leichtigkeit, doch war noch nicht das Band im Genick befestigt, als ein Zustand hochgradiger Beklemmung eintrat und das Gesicht livide wurde, sodass ich die Röhre eilends wieder entfernte. Auch dann athmete der Knabe nicht so frei wie in den vergangenen Tagen, hustete mehr, hier und da zeigten sich leichte Anfälle von Beklemmung. Am Abend des 24. trat Fieber auf und unter Steigerung desselben entwickelte sich am folgenden Tage eine diffuse Pneumonie des ganzen linken unteren Lappens. Hydrochinon zu 0,5 p. d. bewirkte in prompter und ergiebiger Weise eine halbe bis eine Stunde nach der Darreichung eine Herabsetzung des Fiebers. Das letztere schwand vollkommen am Abend des ersten April. Gleichzeitig begannen die physicalischen Erscheinungen der Pneumonie schnell rückgängig zu werden. In den nächsten Tagen war die Frequenz des Pulses und der Respiration noch immer etwas erhöht. Bald stellte sich reger Appetit ein, die Kräfte hoben sich und, nachdem die Operationswunde inzwischen verheilt war, wurde der Knabe am 14. April gesund entlassen.

Es handelt sich in diesem Fall um die Ursache der auf den linken unteren Lappen beschränkt gebliebenen Pneumonie. Es scheint mir, dass dieselbe auf folgende Weise erklärt werden muss. Als die Canüle herausgenommen war, liess sich die diphtheritisch infiltrirte Umgebung der Wunde bis auf wenige Reste leicht entfernen. Nachdem die Canüle wiederum ganz leicht eingeführt war, unmittelbar darauf Beklemmung auftrat, welche in mässigem Grade auch nach der Entfernung der Canüle fortdauerte und vier Tage später die Entwickelung der den ganzen linken unteren Lappen einnehmenden Pneumonie stattfand, so denke ich, dass durch das Wiedereinführen der Canüle minimale Partikel von den diphtheritischen Resten abgestossen worden sind. Diese sind in die Luftwege des linken unteren Lappens geglitten und haben durch ihren Reiz die Entwickelung der Pneumonie zu Wege gebracht.

Im Uebrigen illustrirt der vorliegende Fall die Richtigkeit des Grundsatzes, dass Bronchitis, und man muss auch hinzufügen, Pneumonie keine Contraindicationen für die Vornahme der Tracheotomie bilden. Wenn die Bronchitis sich auf die feineren Bronchialverzweigungen ausgedehnt hat und croupöser Natur ist, so wird man einen günstigen Ausgang nicht erwarten dürfen. Da die Diagnose von der Beschaffenheit des Productes der Bronchitis intra vitam aber im kindlichen Alter nicht mit Sicherheit gemacht werden kann, da oft genug eine croupöse Laryngitis nur mit einer catarrhalischen Bronchitis oder einfachen Pneumonie vergesellschaftet ist, so soll man sich durch die Gegenwart der genannten Processe nicht von der Vornahme der Tracheotomie abhalten lassen.

2.

Weitere Erfahrungen über Ernährung von Kindern nach dem Säuglingsalter mit Liebe's löslicher Leguminose.

Von Dr. Ernst Kormann.

Nachdem ich bereits zweimal in diesem Jahrbuche (XVI. 1. S. 181. 1880 u. XVI. 4. S. 457. 1881) über die Ernährung älterer Kinder mit Liebe'scher Leguminose (in löslicher Form) berichtet habe, gebe ich heute schliesslich noch drei Versuchsreihen, in denen die mit derselben gefütterten Kinder sie ein volles Jahr lang erhielten und gern nahmen. Ein vierter Fall, welcher gleichzeitig in Beobachtung genommen wurde, musste entlassen werden, weil das betreffende Kind die — wahrscheinlich nicht gehörig dargestellte — Suppe absolut verweigerte. Obige 3 Fälle werden zur Genüge darthun, dass die Liebe'sche Leguminose ein höchst schätzbares Nahrungsmittel für ältere Kinder darstellt. Verbraucht wurden für sämmtliche 4 Versuche 41,5 Kilo.

1. Fall.

Wilhelm Theodor Hans W., zu Coburg geboren am 27. Mai 1879, wurde 5 Wochen lang gestillt, erhielt dann Gerstenschleim bis zur 12. Woche, dann mit Milchzusatz und Zwieback. Im Frühjahr 1880 machte Wilhelm Masern durch, war sonst stets gesund, lief mit $5/4$ Jahren. Sein Vater ist 38 Jahre alt, die Mutter, welche zu chronischem Lungencatarrh neigt und schon verschiedene Pleuritiden durchmachte, zählt 37 Jahr. Wilhelm ist das 7. Kind obiger Eltern (ausserdem machte die Mutter 2 Aborte durch). Die Geschwister, von denen drei gestorben sind (2 an Verdauungsbeschwerden in zartem Alter, 1 an Diphtheritis pharyngotrachealis nach der Tracheotomie), sind mittelgut genährt, sämmtlich anämisch. — Wilhelm wog am 19. April 1881 nur 8150, am 19. April 1882 aber 10700 Grm., am Schlusstage der Beobachtung, am 3. Mai 1882, 10480 Grm.

Datum	Absolutes Nacktgewicht (a).	Wöchentliche Differenzen	Durchschnittsgewicht nach *Quetelet*. (b).	Differenz zwischen (a) und (b).	Alter		Bemerkungen
					Jahr	Woche	
19./4. 81.	8150	—	11160	— 3010	1	47	
27./4. 81.	8300	+ 150	11196	— 2896	1	48	Erhielt täglich 1 mal 1 Teller Leguminosensuppe.
4./5. 81.	8550	+ 250	11232	— 2682	1	49	Desgl. Heute geimpft.
11./5. 81.	8200	— 350	11268	— 3068	1	50	Desgl. Impfung erfolgreich.
18./5. 81.	8270	+ 70	11304	— 3034	1	51	Desgl.
25./5. 81.	?	?	11340	?	2	—	Desgl. Hat an Leib und Brust Ausschlag (jedenfalls Urticaria); deshalb nicht gewogen.
1./6. 81.	8120	— 150	11362	— 3242	2	1	Desgl. Die Stellen des Exanthems schälen sich (Insectenstiche?).

Datum	Absolutes Nacktgewicht (a).	Wöchentliche Differenzen.	Durchschnittsgewicht nach *Quetelet* (b).	Differenz zwischen (a) und (b).	Jahr	Woche	Bemerkungen
8./6. 81.	?	?	11384	?	2	2	Nahm täglich gern 1 Teller Leguminosensuppe. Seit 8 Tagen Abweichen, angeblich 15—20 mal täglich.
15./6. 81.	8470	+ 350	11406	— 2936	2	3	Desgl. Durchfall abgeheilt.
22./6. 81.	8600	+ 130	11428	— 2828	2	4	Desgl.
29./6. 81.	8570	— 30	11450	— 2880	2	5	Desgl.
6./7. 81.	8500	— 70	11472	— 2972	2	6	Desgl.
13./7. 81.	8700	+ 200	11494	— 2794	2	7	Erhält täglich 2 mal 1 Teller Leguminosensuppe.
20./7. 81.	8520	— 180	11516	— 2996	2	8	Desgl.
27./7. 81.	8650	+ 150	11538	— 2888	2	9	Desgl.
3./8. 81.	8950	+ 300	11560	— 2610	2	10	Desgl.
10./8. 81.	8900	— 50	11582	— 2682	2	11	Desgl.
17./8. 81.	(8900)	(0)	11604	(— 2704)	2	12	Desgl. Die Eltern haben das Kind selbst gewogen (Hitze).
24./8. 81.	9000	+ 100	11626	— 2626	2	13	Desgl.
31./8. 81.	8970	— 30	11648	— 2678	2	14	Desgl.
7./9. 81.	9250	+ 280	11670	— 2420	2	15	Desgl.
14./9. 81.	(9200)	(— 50)	11692	(— 2492)	2	16	Desgl. Die Eltern haben das Kind selbst gewogen.
21./9. 81.	9370	+ 170	11714	— 2344	2	17	Desgl.
28./9. 81.	(9400)	(+ 30)	11736	(— 2336)	2	18	Nimmt täglich gern 2 mal 1 Teller Leguminosensuppe. Die Eltern haben selbst gewogen.
5./10. 81.	9460	+ 60	11758	— 2298	2	19	Desgl.
12./10. 81.	9520	+ 60	11780	— 2260	2	20	Desgl.
19./10. 81.	9770	+ 250	11802	— 2032	2	21	Desgl.
26./10. 81.	10000	+ 230	11824	— 1824	2	22	Desgl.
2./11. 81.	9900	— 100	11846	— 1946	2	23	Desgl.
9./11. 81.	9900	0	11868	— 1968	2	24	Desgl.
16./11. 81.	10150	+ 250	11890	— 1740	2	25	Desgl.
23./11. 81.	10150	0	11912	— 1762	2	26	Nimmt die Suppe am liebsten mit Milch bere tet: 2 mal täglich 1 Teller. i
30./11. 81.	10120	— 30	11934	— 1814	2	27	Desgl.
7./12. 81.	10370	+ 250	11956	— 1586	2	28	Desgl.
14./12. 81.	10070	— 300	11978	— 1908	2	29	Desgl. Ursache der Abnahme kann nicht eruirt werden.
21./12. 81.	10100	+ 30	12000	— 1900	2	30	Desgl.
28./12. 81.	10270	+ 170	12022	— 1752	2	31	Desgl.
4./1. 82.	(10000)	(— 270)	12044	(— 2044)	2	32	Die Eltern haben das Kind selbst gewogen (schlechtes Wetter).
11./1. 82.	10100	+ 100	12066	— 1966	2	33	Nimmt täglich 2 mal 1 Teller Suppe. Hat einen Schnupfen.
18./1. 82.	10230	+ 130	12088	— 1858	2	34	Desgl.
25./1. 82.	10000	— 230	12110	— 2110	2	35	Desgl. Ursache der Abnahme unbekannt.

Datum	Absolutes Nackt-gewicht (a).	Wöchentliche Differenzen	Durchschnitts-gewicht nach Quetelet (b).	Differenz zwischen (a) und (b).	Alter Jahr	Alter Woche	Bemerkungen
1./2. 82.	(10200)	(+ 200)	12132	(— 1932)	2	36	Desgl. Eltern haben selbst gewogen, wegen Bronchitis.
8./2. 82.	10070	— 130	12154	— 2084	2	37	Desgl.
15./2. 82.	10180	+ 110	12176	— 1996	2	38	Desgl. Appetitlosigkeit nebst Durchfällen.
22./2. 82.	10600	+ 420	12197	— 1597	2	39	Desgl. Hustet nicht mehr. Durchfall geheilt.
1./3. 82.	10420	— 180	12218	— 1798	2	40	Desgl.
8./3. 82.	10430	+ 10	12239	— 1809	2	41	Desgl.
15./3. 82.	10300	— 130	12260	— 1960	2	42	Desgl.
22./3. 82.	10500	+ 200	12281	— 1781	2	43	Desgl.
29./3. 82.	10500	0	12302	— 1802	2	44	Desgl.
5./4. 82.	10780	+ 280	12323	— 1543	2	45	Desgl.
12./4. 82.	10770	— 10	12344	— 1574	2	46	Desgl.
19./4. 82.	10700	— 70	12365	— 1665	2	47	Desgl.
3./5. 82.	10480	— 220	12407	— 1927	2	49	Erhielt seit 14 Tagen keine Leguminose mehr, war gesund.
6./9. 82.	11020	+ 540	12980	— 1960	3	15	War gesund.

Wir haben hier ein Kind vor uns, zart gebaut und anämisch, das mit einem Mindergewichte von 3010 Gramm (mit Quetelet's Durchschnittszahlen verglichen) in die Beobachtung kam. Es zeigt eine sehr schwankende Zunahme, so dass die eine Woche oft das wieder entzieht, was die zwei vorhergenden zugelegt haben, und umgekehrt. Trotzdem verringerte sich während der Jahreskur das Mindergewicht bis auf 1665 (vorübergehend aber auch bis auf 1543 Grm.). Sehr günstig war die absolute Gewichtszunahme; es sollte nach Quetelet Wilhelm in diesem Jahre um 1205 Grm. zunehmen; er nahm aber um 2550 Grm. zu. Nach Aussetzen der Leguminosenernährung — er hatte schliesslich wöchentlich durchschnittlich 1 Pfd. verzehrt — fand binnen 14 Tage eine Gewichtsabnahme um 220 Grm. statt; in den nächsten 18 Wochen fand zwar eine absolute Zunahme um 540 Grm. statt, aber das relative Körpergewicht nahm trotzdem ab, obwohl das Kind gesund erschien.

2. Fall.

Rosa P. zu Coburg, geboren am 25. April 1877, wurde $^3/_4$ Jahr lang gestillt, hat dann Alles mitgegessen, war immer gesund, aber stets blutarm und mager. Der Vater starb, 43 Jahre alt (4 Monate vor der Geburt des Kindes), an Gesichtserysipel. Mutter ist jetzt 42 Jahre alt. Rosa ist das 4. Kind der Eltern. Geschwister sind gesund. Rosa wog am 11. Mai 1881 gerade 13000, am 10. Mai 1882 aber 14480 Grm., am Schlusstage der Beobachtung, am 24. Mai 1882, 14400 Grm.

Datum	Absolutes Nacktgewicht (a).	Wöchentliche Differenzen	Durchschnittsgewicht nach Quetelet (b).	Differenz zwischen (a) und (b).	Alter		Bemerkungen
					Jahr	Woche	
11./5. 81.	13000	—	13054	— 54	4	2	
18./5. 81.	13100	+ 100	13081	+ 19	4	3	Erhielt täglich 2 mal 1 Teller Leguminosensuppe.
25./5. 81.	13250	+ 150	13108	+ 142	4	4	Täglich 1 mal 1 Teller Suppe, in Milch gern.
1./6. 81.	13020	— 230	13135	— 115	4	5	Täglich 2 mal ¹/₂ Teller Suppe. Anfang der Woche Magencatarrh.
8./6. 81.	13150	— 130	13162	— 12	4	6	Täglich 1 mal 1 Teller Suppe.
15./6. 81.	13000	— 150	13189	— 189	4	7	Desgl.
22./6. 81.	13150	+ 150	13216	— 66	4	8	Desgl.
29./6. 81.	13450	+ 300	13242	+ 208	4	9	Desgl.
6./7. 81.	13150	— 300	13268	— 118	4	10	Desgl. Ursache der Abnahme unbekannt.
13./7. 81.	13250	+ 100	13294	— 44	4	11	Erhielt täglich 2 mal ¹/₂ Teller Suppe.
20./7. 81.	13450	+ 200	13320	+ 130	4	12	Desgl.
27./7. 81.	13470	+ 20	13346	+ 134	4	13	Erhielt täglich 2 mal ¹/₂ Teller Suppe.
3./8. 81.	13250	— 220	13372	— 122	4	14	Desgl. Ursache der Abnahme unbekannt.
10./8. 81.	13600	+ 350	13398	+ 202	4	15	Desgl.
17./8. 81.	13500	— 100	13424	+ 76	4	16	Desgl.
24./8. 81.	13500	0	13450	+ 50	4	17	Desgl. Isst die Suppe nicht gern.
31./8 81.	13250	— 250	13476	— 226	4	18	Desgl. Diarrhöe seit 8 Tagen.
7./9. 81.	13550	+ 300	13502	+ 48	4	19	Desgl. Anhaltende Diarrhöe. Appetit besser.
14./9. 81.	13550	0	13528	+ 22	4	20	Desgl.
21./9. 81.	13550	0	13554	— 4	4	21	Desgl.
28./9. 81.	13650	+ 100	13580	+ 70	4	22	Desgl.
5./10. 81.	13500	— 150	13606	— 106	4	23	Desgl.
12./10. 81.	13870	+ 370	13632	+ 238	4	24	Desgl.
19./10. 81.	13800	— 70	13658	+ 142	4	25	Desgl.
26./10. 81.	13850	+ 50	13684	+ 176	4	26	Desgl. Hatte viel Kopfschmerz mit Appetitlosigkeit.
2./11. 81.	13650	— 200	13710	— 60	4	27	Desgl. War nicht wohl. Appetitlosigkeit im Gleichen.
9./11. 81.	13950	+ 300	13736	+ 214	4	28	Desgl.
16./11. 81.	13750	— 200	13762	— 12	4	29	Desgl.
23./11. 81.	13920	+ 170	13788	+ 132	4	30	Erhielt täglich 2 mal ¹/₂ Teller Suppe.
30./11. 81.	13900	— 20	13814	+ 86	4	31	Desgl.
7./12. 81.	13770	— 130	13840	— 70	4	32	Desgl.
14./12. 81.	14000	+ 230	13866	+ 134	4	33	Desgl.
21./12. 81.	14000	0	13892	+ 108	4	34	Desgl.
28./12. 81.	14020	+ 20	13918	+ 102	4	35	Desgl.
4./1. 82.	14200	+ 180	13944	+ 256	4	36	Desgl.
11./1. 82.	14320	+ 120	13970	+ 350	4	37	Desgl.

Datum	Absolutes Nackt- gewicht (a).	Wöchentliche Differenzen	Durchschnitts- gewicht nach Quetelet (b).	Differenz zwischen (a) und (b).	Alter Jahr	Alter Woche	Bemerkungen
18./1. 82.	?	?	13996	?	4	38	Desgl. Wird nicht gewogen wegen Febris gastrica.
25./1. 82.	13700	— 620	14022	— 322	4	39	Desgl. Appetitlosigkeit.
1./2. 82.	13950	— 250	14048	— 98	4	40	Desgl.
8./2. 82.	14000	+ 50	14074	— 74	4	41	Desgl.
15./2. 82.	13730	— 270	14100	— 370	4	42	Desgl. Ursache der Abnahme völlig unbekannt.
22./2. 82.	14180	+ 450	14126	+ 54	4	43	Desgl.
1./3. 82.	14000	— 180	14152	— 152	4	44	Desgl.
8./3. 82.	14320	+ 320	14178	+ 142	4	45	Desgl.
15./3. 82.	14360	+ 40	14204	+ 156	4	46	Erhielt täglich 2 mal ½ Teller Leguminosensuppe.
22./3. 82.	14450	+ 90	14230	+ 220	4	47	Desgl.
29./3. 82.	14600	+ 150	14256	+ 344	4	48	Desgl.
5./4. 82.	14580	— 20	14282	+ 298	4	49	Desgl.
12./4. 82.	14540	— 40	14308	+ 232	4	50	Desgl.
19./4. 82.	14270	— 270	14334	— 64	4	51	Desgl. Bronchitis universalis.
26./4. 82.	14500	+ 230	14360	+ 140	5	—	Desgl. Husten geringer.
3./5. 82.	14230	— 270	14392	— 162	5	1	Desgl. Appetitlosigkeit.
10./5. 82.	14480	+ 250	14424	+ 56	5	2	Desgl.
24./5. 82.	14400	— 80	14488	— 88	5	4	Erhielt keine Leguminose mehr.
19./7. 82.	14450	+ 50	14744	— 294	5	12	War gesund.

Rosa kam mit einem Mindergewichte von 54 Grm. in die Beobachtung und erreichte während derselben ein Uebergewicht von 350 Grm., das allerdings stets wieder verloren ging, wenn intercurrirende Krankheiten (Bronchitis, Magencatarrh) auftraten. Bezeichnend für die gute Ernährung durch die Leguminose — das Kind verbrauchte durchschnittlich alle 14 Tage 1 Pfd. — ist der Umstand, dass das verlorene Gewicht sehr schnell wieder ersetzt wurde. Rosa sollte im Laufe dieses Jahres nach Quetelet um 1370 Grm. zunehmen, nahm aber in Wirklichkeit um 1480 Grm. zu. Nach Aussetzen der Leguminoseernährung fand binnen 14 Tagen eine Gewichtsabnahme um 80 Grm. statt; in den nächsten 8 Wochen nahm Rosa nur um 50 Grm. zu.

8. Fall.

Henriette Friederike S., geboren am 8. Juli 1877, wurde 19 Wochen lang gestillt, erhielt nachher geröstetes Weizenmehl mit Milch, später Verschiedenes. Im Alter von 1 Jahr Rhachitis. Seitdem anscheinend gesund. Seit ca. ¼ Jahr genu valgum sinistr. rhachiticum. Zeigt noch rhachitische Verbreiterung der Knöchel an den Handgelenken. Wegen des Genu valgum wird ein Apparat getragen. Henriettens Vater ist 30 Jahr alt, die Mutter 27 Jahre alt, beide gesund. Sie ist das 2. Kind der Eltern. Die übrigen Geschwister sind gesund, mit Ausnahme des älteren Bruders, der an scrophulöser Drüsenvereiterung am Halse leidet. Henriette wog am 25. Mai 1881 11650 Grm., am 24. Mai 1882 aber 13130 Grm., am Schlusstage der Beobachtung, am 12. Juni 1882, 13110 Grm.

Datum	Absolutes Nacht-gewicht (a).	Wöchentliche Differenzen	Durchschnitts-gewicht nach Quetelet (b).	Differenz zwischen (a) und (b).	Alter Jahr	Alter Woche	Bemerkungen
25./5. 81.	11650	—	12862	— 1212	3	46	
1./6. 81.	11770	+ 120	12885	— 1115	3	47	Erhielt täglich 2 mal 1 Teller Leguminosensuppe.
8./6. 81.	11800	+ 30	12908	— 1108	3	48	Desgl.
15./6. 81.	11700	— 100	12931	— 1231	3	49	Desgl.
22./6. 81.	11870	+ 170	12954	— 1084	3	50	Desgl. Hat die Suppe nicht mehr so gern genommen.
29./6. 81.	11700	— 170	12977	— 1277	3	51	Desgl. Suppe gern genommen. Anlegung eines Stützappa-rates.
6./7. 81.	11520	— 180	13000	— 1480	4	—	Hat weniger Suppe als sonst gegessen, 1½ Tag lang ge-fiebert.
13./7. 81.	11270	— 250	13027	— 1757	4	1	Erhielt 2 mal täglich ½ Teller Suppe.
20./7. 81.	11100	— 170	13054	— 1954	4	2	Desgl. Appetitlosigkeit. Hustet seit 5 Tagen.
27./7. 81.	11350	+ 250	13081	— 1731	4	3	Erhielt 2 mal täglich 1 Teller Suppe.
3./8. 81.	11620	+ 270	13108	— 1488	4	4	Desgl.
10./8. 81.	11750	+ 130	13135	— 1385	4	5	Desgl.
17./8. 81.	11930	+ 180	13162	— 1232	4	6	Desgl.
24./8. 81.	12180	+ 250	13189	— 1009	4	7	Erhielt abwechselnd 1—2 mal täglich 1 Teller Suppe.
31./8. 81.	12450	+ 270	13216	— 766	4	8	Desgl.
7./9. 81.	12500	+ 50	13242	— 742	4	9	Desgl.
14./9. 81.	12100	— 400	13268	— 1168	4	10	Desgl. Litt an fieberhaftem Magencatarrh (Obst).
21./9. 81.	12400	+ 300	13294	— 894	4	11	Desgl. War gesund.
28./9. 81.	12220	— 180	13320	— 1100	4	12	Erhielt abwechselnd 1—2 mal täglich 1 Teller Suppe. Ur-sache der Abnahme unbekannt.
5./10. 81.	12500	+ 280	13346	— 846	4	13	Desgl.
12./10. 81.	12850	+ 350	13372	— 522	4	14	Desgl.
19./10. 81.	12920	+ 70	13398	— 478	4	15	Desgl.
26./10. 81.	12950	+ 30	13424	— 474	4	16	Desgl.
2./11. 81.	13100	+ 150	13450	— 350	4	17	Desgl.
9./11. 81.	13400	+ 300	13476	— 76	4	18	Desgl. Hustet etwas (Pertus-sis?).
16./11. 81.	13000	— 400	13502	— 502	4	19	Desgl. Pertussis, ziemlich hef-tig.
23./11. 81.	12450	— 550	13528	— 1078	4	20	Desgl. Husten mit Appetit-losigkeit und hartnäckiger Obstruction.
30./11. 81.	12700	+ 250	13554	— 854	4	21	Desgl. Pertussis im Gleichen.
7./12. 81.	12750	+ 50	13580	— 830	4	22	Desgl. Desgl.
14./12. 81.	12170	— 580	13606	— 1436	4	23	Desgl. Desgl. 2 Tage lang Kopfschmerzen.
21./12. 81.	12350	+ 180	13632	— 1282	4	24	Desgl. Pertussisanfälle sehr hochgradig.

Datum	Absolutes Nacht-gewicht (α).	Wöchentliche Differenzen	Durchschnitts-gewicht nach *Quetelet* (b).	Differenz zwischen (α) und (b).	Alter Jahr	Alter Woche	Bemerkungen
28./12. 81.	12720	+ 370	13658	— 938	4	25	Desgl. Pertussis gelinder.
4./1. 82.	12100	— 620	13684	— 1584	4	26	Desgl. Pertussis stärker.
11./1. 82.	11650	— 450	13710	— 2060	4	27	Desgl. Pertussis i. Gl. Magen-catarrh.
18./1. 82.	12180	+ 530	13736	— 1556	4	28	Desgl. Magencatarrh geheilt. Pertussis viel besser.
25./1. 82.	12402	+ 222	13762	— 1360	4	29	Desgl. Seit 3—4 Tagen starker Husten.
1./2. 82.	12397	— 5	13788	— 1391	4	30	Erhielt abwechselnd 1—2 mal täglich 1 Teller Suppe. Per-tussis besser.
8./2. 82.	12650	+ 253	13814	— 1164	4	31	Desgl. Pertussis im Abheilen begriffen.
15./2. 82.	12700	+ 50	13840	— 1140	4	32	Desgl.
22./2. 82.	13300	+ 600	13866	— 566	4	33	Desgl.
1./3. 82.	13150	— 150	13892	— 742	4	34	Desgl. Ursache der Abnahme unbekannt. Heute Ohrlöcher-stechen.
8./3. 82.	13170	+ 20	13918	— 748	4	35	Desgl.
15./3. 82.	13310	+ 140	13944	— 634	4	36	Desgl. Husten wieder stärker.
22./3. 82.	13450	+ 140	13970	— 520	4	37	Desgl. Husten gelinder.
29./3. 82.	13650	+ 200	13996	— 346	4	38	Desgl. Desgl.
5./4. 82.	13200	— 450	14022	— 822	4	39	Desgl. Ursache der Abnahme unbekannt.
12./4. 82.	?	?	14048	?	4	40	Desgl. Ausgeblieben, nicht wegen Krankheit.
19./4. 82.	13170	— 30	14074	— 904	4	41	Desgl.
26./4. 82.	13150	— 20	14100	— 950	4	42	Desgl. Acuter Magencatarrh.
3./5. 82.	13150	0	14126	— 976	4	43	Desgl.
10./5. 82.	13160	+ 10	14152	— 992	4	44	Desgl.
17./5. 82.	13220	+ 60	14178	— 958	4	45	Desgl.
24./5. 82.	13130	— 80	14204	— 1074	4	46	Desgl. Bronchitis.
14./6. 82.	13110	— 20	14282	— 1172	4	49	Erhielt keine Leguminose mehr. Oftmals Fieber, kein Appetit.
12./7. 82.	13460	+ 350	14392	— 932	5	1	War gesund.

Wir haben hier den interessanten Fall vor uns, welcher uns trotz der mangelhaften absoluten Gewichtszunahme, welche Folge verschiedener intercurrirender Krankheiten (Pertussis und Bronchitis) war, doch eine das verlangte Mass immer noch weit übertreffende relative Gewichtszunahme darthut. Henriette kam mit einem Mindergewichte von 1212 Gramm in die Beobachtung, welches sich vorübergehend bis 2060 steigerte, nahm aber so kräftig zu, dass vor Ausbruch der Pertussis sich das Mindergewicht auf 76 Grm. reducirt hatte. Durch diese Krankheit und durch mehrere fieberhafte Störungen nahm das Mindergewicht beträchtlich zu, so dass es am Ende der Leguminosenkur 1074, nach weitern 2 Wochen sogar 1172, am Schlusse der Beobachtung aber 13110 Grm. betrug. Trotzdem war die relative Gewichtszunahme eine günstige; denn Henriette hätte in diesem Jahre, in welchem sie ca. alle 14 Tage 1 Pfd. Leguminose zu sich nahm, um 1342 (21 Tage später um

8 *

1530 Grm.) zunehmen sollen, nahm aber in Wirklichkeit unter den denkbar ungünstigsten Verhältnissen um 1480 (21 Tage später um 1460) Grm. zu. Gerade hierin aber erblicken wir den Nutzen der Leguminosenernährung, dass sie den Gewichtsverlust in Krankheiten vermindert und die Gewichtszunahme in der Reconvalescenz sehr rasch herbeiführt; in den nächsten 4 Wochen fand eine Zunahme um 850 Grm. statt, wodurch auch das relative Körpergewicht sich wesentlich hob.

Um den Nutzen der Leguminosenernährung schnell vor die Augen zu führen, stellen wir das Endresultat obiger drei Fälle in folgender Tabelle zusammen. Es betrug nämlich:

Nr. des Falles	Die von *Quetelet* verlangte Gewichtszunahme			Die beobachtete Gewichtszunahme		
	nach 52 Wochen	nach 54 (im 3. Falle 55) Wochen	nach 72 W. im 1., 62 W. im 2., 58 W. im 3. Falle.	nach 52 Wochen (Ende der Kur)	nach 54 (im 3. Falle 55) Wochen	nach 72 W. im 1., 62 W. im 2., 58 W. im 3. Falle.
1.	11160—12365 = 1205	11160—12407 = 1247	11160—12980 = 1820	8150—10700 = 2550	8150—10480 = 2330	8150—11020 = 2870
2.	13054—14424 = 1370	13054—14488 = 1434	13054—14744 = 1690	13000—14480 = 1480	13000—14400 = 1400	13000—14450 = 1450
3.	12862—14204 = 1342	12862—14282 = 1420	12862—14392 = 1530	11650—13130 = 1480	11650—13110 = 1460	11650—13460 = 1810

Es nahmen also sämmtliche Kinder in der ein Jahr dauernden Kurzeit kräftiger zu, als der ihrem Alter entsprechende Durchschnitt es verlangt. Es ist daher die Ernährung durch Leguminose nicht allein für gesunde ältere Kinder von Vortheil, sondern besonders für durch Krankheiten erschöpfte anämische Kinder höchst vortheilhaft.

Anhangsweise theilen wir hier noch das Wägungsresultat des Falles mit, welcher nicht zur Fortsetzung der Leguminosenernährung zu bestimmen war.

4. Fall.

Anna B., geboren am 24. Juni 1876, wurde über 1 Jahr gestillt, hat nachher Alles mitgegessen. Im Alter von $1\frac{1}{2}$ Jahren machte sie Rhachitis durch, nachdem sie bereits seit $\frac{1}{4}$ Jahr laufen gelernt hatte. Sie verlernte das Laufen jetzt und fing erst gegen Ende des 3. Jahres wieder an, es zu lernen. Zu dieser Zeit machte Anna einen eclamptischen Anfall durch, litt später an Mastdarmvorfall. Seitdem gesund; jetzt noch bestehen rhachitische Unterschenkel. Annas Vater ist 33 Jahre, ihre Mutter 30 Jahre alt; Anna ist das 3. Kind der Eltern; eins der Geschwister leidet an Scrophulose, eins ist an Diphtherie gestorben. Anna wog am 19. April 1881 14980, am 18. Mai desselben Jahres 15000 Grm. und 19 Wochen nach ihrem 5. Geburtstage 15750 Grm.

Datum	Absolutes Nacht-gewicht (a).	Wöchentliche Differenzen	Durchschnitts-gewicht nach Quetelet (b).	Differenz zwischen (a) und (b).	Alter		Bemerkungen
					Jahr	Woche	
19./4. 81.	14980	—	14100	+ 880	4	42	
27./4. 81.	15020	+ 40	14126	+ 894	4	43	Hat täglich 1 mal 1 Teller Suppe nicht sehr gern ge-gessen.
4./5. 81.	15050	+ 30	14152	+ 898	4	44	Hat täglich 2 mal ½ Teller Suppe gegessen, aber mehr-mals erbrochen.
11./5. 81.	15050	0	14178	+ 872	4	45	Täglich 2 mal ½ Teller Suppe. Oefters Erbrechen.
18./5. 81.	15000	— 50	14204	+ 796	4	46	Verweigerte die Suppe in jeder Form. Entlassung.
9./11. 81.	15750	+ 750	14968	+ 782	5	19	War gesund.

Zum Schlusse können wir nicht umhin, zu bemerken, dass die Firma Lobeck & Co. in Dresden jetzt ausser der früher besprochenen Legu-minosen-Chocolade (à Pfd. 1,80) auch Liebe's Leguminosen-Cacao führt, welcher aus 80 % leicht löslichem entölten Cacaopulver und 20 % Liebe's löslicher Leguminose besteht und (à Pfd. 2,80) in ½ Pfund - und Pfund-Dosen abgegeben wird. Diese Präparate sind schon deshalb von Bedeu-tung, weil in dieser Form die Leguminose von jedem Kinde gern ge-nommen und sehr gut vertragen wird.

Coburg, den 6. Septbr. 1882.

Besprechungen.

Drei Fälle von Tuberkelgeschwülsten im Mittel- und Nachhirn. Von Prof.
O. Heubner in Leipzig (Separat-Abdruck a. d. Archiv f. Psychiatrie
Bd. XII. H. 3).

Höchst interessant und lehrreich sind die vorliegenden Beobachtungen des Verfassers. Sie werden, wenn auch nur in geringem Grade,
dazu beitragen, das Dunkel zu erhellen, welches noch in hohem Masse
vorhanden ist betreffs der Functionen der einzelnen Theile des menschlichen Gehirns. In physiologischer Beziehung sind gerade die Beobachtungen von Tuberkelgeschwülsten im Gehirn so wichtig, weil sich letztere mehr als andere Geschwulstformen von ihrer Umgebung genau
abgrenzen, sich gewissermassen abkapseln und daher in ihrer Nachbarschaft keine wesentlichen Veränderungen hervorbringen, daher auch
durch etwaigen Druck auf die nebenliegenden Gewebe das klinische
Bild nur wenig zu trüben im Stande sind. Freilich wird gerade von
dieser Geschwulstform das erste Kindesalter am meisten heimgesucht,
und da in dieser Zeit die Centraltheile des Nervensystems und die
Leitungsbahnen noch nicht so vollkommen ausgebildet sind, so wird
allerdings, wie Verfasser hervorhebt, der physiologische Werth solcher
Beobachtungen einigermassen herabgesetzt. So wird man auch in diesen
Fällen, die am Krankenbett genau beobachtet und auf dem Sections-
tisch ebenso genau untersucht wurden, noch Manches finden, was einer
bestimmten Erklärung schwer oder gar nicht zugänglich ist.

Die drei Fälle, betreff deren genauen Sectionsbefundes wir auf das
Original und die daselbst befindliche Figurentafel verweisen müssen,
sind folgende:

1. Fall. Grosser Tuberkel in der linken Hälfte des verlängerten Markes bei einem einjährigen Kinde. Einziger Herd.

Das klinische Bild dieses Falles war in Kürze folgendes. Das betr.
Kind, ein Knabe, aus phthisischer Familie stammend, bekam Mitte
Februar hin und wieder leichte Zuckungen der Extremitäten, Zähneknirschen und schrie im Schlafe oft auf. Zuweilen erbrach es auch.
Am 1. März, wo das Kind zur Untersuchung kam, war der Puls 102;
dieser blieb überhaupt fast die ganze Krankheit hindurch variabel. Die
Temperatur war 36,9, stieg aber nach 4 Tagen auf 39,0. Die Krampfanfälle, mit Steifwerden aller Glieder und mit Augenverdrehung, traten
jetzt öfters ein. Geringe Ptosis linkerseits und etwas grössere Schlaff-
heit der rechten unteren Gesichtshälfte. Die Krämpfe bestanden jetzt
nur in tonischen Contractionen der Streckmusculatur der Extremitäten
mit Eingeschlagensein des Daumens. Am 3. April ist die Ptosis verschwunden, immer deutlicher tritt die Facialislähmung hervor. In den
Pausen zwischen den Krampfanfällen bewegt das Kind alle Extremitäten, ebenso auch die Augen nach den vorbeigeführten Gegenständen.
Jetzt stellt sich ein remittirendes Fieber ein. Der Puls ist etwas un-

regelmässig. Am 4. April Singultus. Am 8. April treten Zwangsbewegungen des Kopfes ein. Heftige Krampfanfälle und Trachealrasseln.
In den nächsten Tagen traten Kaubewegungen und tiefes Aufseufzen ein.
Der Urin zeigt eine alkalische Reaction und enthält eine stark redu-
cirende Substanz. Die Bewegungen des Kopfes arteten in Schütteln aus.
Noch am 13. April sass das Kind gut auf dem Arme der Mutter und
konnte seine Extremitäten normal bewegen. Die Krämpfe machten vom
nächsten Tage an keine grossen Pausen mehr. Nystagmusartige Bewegungen der Augen, linke Pupille enger als die rechte, Erbleichung
des Kindes und am 17. April unter leichter Starre des ganzen Körpers
erfolgte der Tod.

In der Epikrise hebt Verfasser hervor, dass in diesem Falle die Erscheinungen bei Lebzeiten des Kindes in keinem Verhältnisse stehen zu
der weiten Verbreitung der tuberculösen Erkrankung an einem Gehirn-
theile, welcher als einer der lebenswichtigsten anzusehen ist. Wie Verfasser die scheinbaren Widersprüche des klinischen Bildes und des Sectionsbefundes zu erklären sucht, darauf können wir hier nicht eingehen
und müssen deshalb auf das Original verweisen.

Der Sectionsbefund im 2. Falle lautet in Kürze: Mehrere scharf
umschriebene kleinere Tuberkel im Mittel- und Nachhirn.
Tuberculöse Meningitis längs der Fossae Sylvii. Mässiger
Hydrocephalus.

Das halbjährige Kind zeigte von Ende December allgemeine Unruhe, am 8. Januar fanden sich noch keine weiteren krankhaften Erscheinungen. Am 12. Januar stellte sich ein 5 Tage dauerndes Erbrechen
mit Diarrhö ein. Während dieser Zeit Strabismus internus rechterseits.
Puls wechselnd, Temperatur bis 38,7. Am 17. Januar war der Puls 112,
ungleich. Der Strabismus noch derselbe. Im rechten Fusse zeigen sich
leichte Zuckungen, links starke Patellarsehnenreflexe; Kopf ist nach
hinten gezogen. Oefters macht das Kind Kaubewegungen. Keine Lähmungen vorhanden. Die rechte Wange ist umschrieben geröthet. Etwas
Husten. In den nächsten Tagen auch links Strabismus internus. Nackenstarre, Zwangsbewegungen des Kopfes, Singultus. Früh am 20. Januar
erfolgte der Tod.

Auch in diesem Falle muss es Wunder nehmen, dass keine Lähmungen beobachtet werden konnten. Auch die allgemeinen Krämpfe
traten erst am letzten Tage auf. Ferner bespricht Verfasser das Auftreten des Strabismus internus dexter und später des Strabismus internus sinister. Interessant sind die Vergleiche, welche Verfasser zwischen
dem ersten und zweiten Falle anstellt, welche wir hier ebenfalls übergehen müssen.

Bei dem 3. Falle endlich fand sich bei der Section: je ein soli-
tärer Tuberkel im Oberwurm des Kleinhirns und unter dem
rechten hinteren Vierhügel tuberculöse Meningitis mit mässigem Hydrocephalus.

Das sonst kräftig entwickelte 2½jährige Kind verfiel plötzlich in
Krämpfe, die mit kurzen Unterbrechungen den ganzen Nachmittag an-
hielten. Am Abend Temperatur 40,1, Puls 192. Das war am 7. Mai.
Am nächsten Tage befand sich das Kind wieder gut und blieb bis zum
7. Juni scheinbar gesund. Von da ab wurde das Kind mürrisch, hatte
Kopf- und Leibschmerzen. Am 21. Juni trat Erbrechen ein, Zähneknirschen,
Aufseufzen und Aufschreien. Klage über Zahnschmerzen im rechten
Oberkiefer. Vom 25. Juni stellten sich wieder Krämpfe ein, das Fieber
war gering, der Puls langsam, der aber später bis zu 164 Schlägen stieg.
Am 28. Juni eigenthümliche Lage des Kindes, der Oberkörper ist näm-
lich nach links gebogen, der Kopf nach links und seitlich gedreht. In
diese Lage kehrt der Körper, wenn man ihn anders gelagert hat, immer

wieder zurück. In allen vier Extremitäten ist willkürliches Bewegen
möglich. Leichte Parese des rechten unteren Facialisgebietes. Klagen
werden jetzt laut über Schmerzen in den Zähnen der rechten Seite, in
der rechten Wange, dem Nasenrücken und dem linken Arme. Mehrmals am Tage Anfälle, wobei stierer Blick. Die Pupillen sind gleich
weit und reagiren. Gesichtsfarbe wechselnd. Beim Uriniren äussert das
Kind Schmerzen. In der Nacht vom 29. Juni phantasirt es, spricht
aber dazwischen wieder vernünftig. Linksseitiger Strabismus internus.
Das Trinken geht ungestört. Unwillkührliche Urinentleerung. Am nächsten Tage wird eine fast breiige gelbaussehende Masse urinirt, welche
deutliche Murexidreaction ergiebt. Nach häufigen Krampfanfällen und
allgemeiner Verschlechterung des Zustandes bei sehr weiten Pupillen
tritt der Tod ein.

Die 2 in der Leiche sich vorfindenden Herde waren verschiedenen
Alters und auf den älteren bezieht Verfasser den ersten ziemlich vier
Wochen der eigentlichen Erkrankung des Kindes vorausgegangenen Krampfanfall. Auch in diesem Falle sind die epikritischen Bemerkungen des
Verfassers lehrreich. Es lässt sich allerdings nicht in Abrede stellen,
dass gerade auf diesem Gebiete, auf welchem des Verfassers Beobachtungen sich bewegen, so manche Punkte der Discussion zur Zeit noch
ein freies Feld offen lassen werden.   Höhne.

*Ohlmüller, Ueber die Abnahme der einzelnen Organe bei an Atrophie ge-
storbenen Kindern.* Inaugur.-Dissert. München 1882.

Verfasser hat auf Anregung Prof. Heinrich Ranke's eine chemische Analyse der Constitution eines an Atrophie durch dyspeptische
Inanition zu Grunde gegangenen Kindes vollständig, diejenige zweier
andrer im gleichen Zustande befindlicher Kinder theilweise vorgenommen.
Um über die Betheiligung der einzelnen Organe an der Stoffabnahme
ein Urtheil zu gewinnen, wurde die Analyse eines vierten bis wenige
Tage vor dem Tode gesunden Kindes, welches gleiches Alter und fast
gleiche Grösse wie das atrophische hatte und bis zur Erkrankung gleich
genährt worden war, zum Vergleiche herangezogen. Es ergab sich, dass
die Verhältnisse bei der vorliegenden Pädatrophie fast genau so lagen,
wie es von Voit u. A. für hungernde Thiere nachgewiesen worden ist.
In etwa $2^{1}/_{2}$ Wochen verlor das atrophische Kind 57 % seines Körpergewichts, davon mehr feste Theile, als Wasser. Die festen Theile
bestanden zu 76 % aus Fett, zu 24 % aus eiweissartigen und leimgebenden
Stoffen.

Von besonderem Interesse war, dass ganz wie beim hungernden
Thiere die einzelnen Organe in sehr verschiedener Weise am
Gesammtverlust sich betheiligten, der Fettverlust hauptsächlich auf
Kosten des Unterhautfettgewebes, der Eiweissverlust vorwiegend auf
Kosten der Musculatur (excl. Herz) stattfand, während z. B. das Gehirn
fast völlig verschont blieb, sogar noch etwas Fett ansetzte. Die Details
sind in dem Original nachzulesen.

Es ist demnach auch für das atrophische Kind anzunehmen, dass
das beim Hunger täglich in Circulation gesetzte Organeiweiss (und
Organfett) nicht einfach ausgeschieden, sondern durch einzelne vorwiegend in Thätigkeit bleibende Organe (Gehirn, Herz, Leber) weggenommen
und verwerthet wird, um ihren Stoffverbrauch zu decken und sich im
Status quo zu erhalten.   Heubner.

Rhachitis von Dr. Adolf Baginsky. Practische Beiträge zur Kinderheilkunde. II. Heft. Tübingen 1882. H. Laupp'sche Buchhandlung. gr. 8.
118 S. 3 Mark. Gute Ausstattung, doch mancher Druckfehler.

Zu den grösseren Arbeiten, welche die Neuzeit über die Veränderungen des Körpers durch die Rhachitis gebracht hat, gehört auch die
vorliegende, welche sich nicht allein durch sorgfältige Verwerthung bis-
heriger Befunde und Thatsachen, sondern auch durch eine grosse Zahl
neuer Untersuchungen und Beobachtungen auszeichnet.

Die Arbeit, welche mit einer. kurzen geschichtlichen Uebersicht eingeleitet ist, hat zur Unterlage 627 rhachitisch kranke Kinder (347 Knaben,
280 Mädchen), welche Verfasser in seiner Poliklinik behandelte; sie
standen im Alter zwischen 3 Monaten und 13 Jahren. Nach Schilderung des allgemeinen Krankheitsbildes und des Einflusses, den der rhachitische Process auf das kindliche Wachsthum ausübt, wobei Verfasser
eine grössere Anzahl nicht rhachitischer und rhachitischer Kinder nach
den verschiedenen Beziehungen hin mit einander vergleicht, geht er zu
dem Zahndurchbruch über, welcher durch Rhachitis stets verlangsamt
wird. Auch hier hat Verfasser zahlreiche und eingehende Beobachtungen verzeichnet, deren Resultate er auch in Tabellenform der
Arbeit angehängt hat, ebenfalls im Vergleich mit dem Zahndurchbruch
gesunder Kinder. Nachdem hierauf die weiteren Veränderungen des
Skeletts durch die Rhachitis eingehende Besprechung gefunden haben,
wendet sich Verfasser zur pathologischen Anatomie und Chemie, zur
Rhachitis foetalis und congenita, um sodann die Aetiologie eingehend zu beleuchten. Hier spricht sich Verfasser zuvörderst gegen die
Annahme der Erblichkeit der Rhachitis aus, ebenso auch gegen die
neuerdings wieder von Parrot vertheidigte Auffassung, dass Rhachitis
nur eine modificirte Form der congenitalen Syphilis sei. Dagegen sind
von entscheidender Wichtigkeit bei der Entstehung der Rhachitis die
äusseren Lebensbedingungen, unter denen das Kind aufwächst; hierher
gehören die Ernährung und die Beschaffenheit von Wohnung und Kleidung. Dyspeptische Störungen leiten nicht allein die Rhachitis ein,
sondern begleiten sie auch in ihrem ganzen Verlaufe (chronische Diarrhöen). Es besteht entschieden eine causale Verknüpfung zwischen
fehlerhafter Ernährung, Diarrhöe und Rhachitis. Von den im ersten
Lebensjahre stehenden, vom Verfasser wegen Rhachitis behandelten Kindern war kein einziges ausschliesslich mit Muttermilch ernährt worden;
bei den im zweiten Lebensjahre Erkrankten kann man aber aus der
Beschaffenheit des Thorax und des Schädels, besonders aber aus der
Schönheit und Zahl der Zähne, genau angeben, bis zu welchem Zeitpunkte das Kind unter guten Ernährungsverhältnissen stand und wann
es in schlechtere kam. So sehr deckt sich Auftreten der Rhachitis mit
Fehlerhaftigkeit der Ernährung.

Seitens der Wohnung begünstigt der Aufenthalt in dumpfer, feuchte
Kelleratmosphäre und in mangelhaft gelüfteten Räumen überhaupt das
Auftreten der Rhachitis. Ausserdem folgt das letztere auch manchen
Krankheiten (Bronchitis, Keuchhusten, acuten Exanthemen, Diphtheritis);
dagegen kann Verf. Malaria und Rhachitis nicht für identische Krank-
heiten (Oppenheimer) halten.

Von Seiten der Pathogenese, bei welcher Verfasser die Experimen-
taluntersuchungen eingehend würdigt, constatirt er, dass bei der Erzeugung der Rhachitis nicht eine einzelne Noxe wirksam ist oder wenigstens nicht zu sein braucht, sondern dass Schädlichkeiten mannigfacher
Art, insbesondere aber in den Ernährungssäften hervorgerufene Veränderungen das wirksame Princip sind. Hierin beruht auch das Wesen der
Rhachitis, welche Verfasser als eine echte Dyscrasie anführt, welche

hervorgeht aus einer Alteration der Gesammternährung, welche wiederum durch die mannigfachen, auf den jungen Organismus einwirkenden Schädlichkeiten bedingt wird.

Die Prognose der Rhachitis ist zwar in allen frischen Fällen günstig, wird aber durch die Complicationen (Hydrocephalus, grosse Milztumoren und Laryngismus stridulus) getrübt.

Die Behandlung, bei welcher Verfasser vor allen Dingen der Prophylaxis das gebührende Feld einräumt, wird nach den allgemein gültigen Grundsätzen besprochen; besonders räumt Verfasser der Berücksichtigung der Complicationen und Folgezustände eine hervorragende Stelle ein.

Wegen der am Schlusse der Abhandlung beigefügten Tabellen der Wachsthumsgrössen bei rhachitischen und nicht rhachitischen Knaben und Mädchen, sowie der Tabellen für den Zahndurchbruch der rhachitischen und nicht rhachitischen Kinder müssen wir, wie der Einzelheiten halber, angelegentlichst auf das beachtenswerthe Original verweisen.

KORMANN.

W. Preyer: Die Seele des Kindes. Beobachtungen über die geistige Entwickelung des Menschen in den ersten Lebensjahren. Leipzig 1882. Th. Grieben's Verlag (L. Fernau), 8. 424 S.

Seitdem Kussmaul sich mit der Entwickelung der Sinnesfunctionen des Neugeborenen beschäftigt und in einer kleinen, aber anregenden Schrift das Ergebnis seiner Untersuchungen niedergelegt hat, war von Seiten der medicinischen Forschung das anziehende Gebiet der Psychogenesis mehr durch Einzelbeobachtungen, als durch systematische und zusammenhängende Arbeiten näher erforscht worden. Sigismund's feine Beobachtungen über die Kindesseele sind bekanntlich nur zum Theil vom ärztlichen, zum grösseren Theile vom philosophischen und pädagogischen Standpuncte aus angestellt; Darwin's scharfer Blick hat viele Züge von grossem Interesse herausgefunden und für seine Theorieen zu verwerthen gewusst. Genzmer's in seiner Inauguraldissertation (Halle 1873) niedergelegte Beobachtungen hatten vorwiegend nur die Sinnesorgane zum Gegenstande. Lehrer und Kinderfreunde, Aerzte und Laien haben so Manches, was als Beitrag zur Entwickelung des Geistes dienen kann, mitzutheilen vermocht, und manche Aeltern, bei denen sich ein gewisses Verständniss mit Stetigkeit der Beobachtung verband, haben in Tagebuchsnotizen ihre Erfahrungen niedergelegt. Aber es fehlte bisher an einer über die blosse Gelegenheitsbeobachtung hinausgehenden Erforschung der geistigen Entwickelung des Kindes in regelmässiger chronologischer Folge, unter steter Berücksichtigung der Physiologie und Psychologie.

Nur wenigen Forschern ist eine Herrschaft über diese beiden Gebiete, die in einer solchen Untersuchung gleichzeitig in Frage kommen, gegeben, und die, welche wissenschaftlich in der Lage wären, entbehren der Gelegenheit, an einem normal sich entwickelnden Kinde Jahraus, Jahrein Beobachtungen anzustellen und zu registriren. Preyer, der schon 1880 in einem Vortrag, „Psychogenesis“, den er im wissenschaftlichen Verein zu Berlin gehalten und den er in seinem Buche „Naturwissenschaftliche Thatsachen und Probleme“ (Berlin, Paetel, 1880) veröffentlicht hat, in allgemeinen Grundzügen das System und die Hauptresultate seiner Forschungen entwickelte, war ganz der Mann, dies noch dunkle Gebiet der Kenntniss zu erschliessen. Und in der That, das

„Diarium", welches er über die 3 ersten Lebensjahre seines eigenen Kindes mit bewundernswerther Consequenz geführt hat, bot ihm eine solche Fülle neuen Materiales, dass Alles bisher über die seelische Entwickelung geschriebene dadurch in den Schatten gestellt wird. Mit Recht hebt er selbst hervor, dass die täglich mehrmals wiederholte Beobachtung eines Kindes mehr Thatsachen ergiebt, als das Studium vieler Kinder durch verschiedene Beobachter.

Die Thätigkeit der Sinne, das Entstehen der Bewegungen oder der Sprache an einem Individuum in allen Nuancen der Entwickelung zu verfolgen, ist an sich schon eine hochinteressante Aufgabe. Dieselbe musste sich um so lohnender gestalten, als Preyer nach streng physiologischer Methode vorging und in originaler, geistvoller Weise jede gefundene Einzelheit, unter Vergleichung mit der schon existirenden Literatur, zu deuten, zu verwerthen verstand. Dass Preyer dabei der „Erblichkeit" hinsichtlich der organischen und Gehirnfunctionen eine Hauptrolle zuweist, die Empfindungen und Handlungen, die körperlichen und geistigen Eigenschaften vielfach auf angeborene Anlage zurückführt, ist ein characteristischer Zug, der sich durch das ganze Buch wie ein verbindender Faden zieht und selbst da, wo man sich nicht den Schlussfolgerungen und Hypothesen anschliessen kann, fesselnd und anregend wirkt.

Das Werk Preyer's zerfällt in 3 Haupttheile; der erste, welcher von der Entwickelung der Sinne handelt, darf als ein Muster fundamentaler Untersuchung über die allmähliche Vervollkommnung der Sinne angesehen werden, bei der sowohl die unverdrossen und zielbewusst am Kinde angewandte Methode, als auch die häufigen vergleichenden Bemerkungen über analoge Verhältnisse junger Thiere das Interesse rege erhalten und die Klarheit der Darstellung selbst dem gebildeten Nicht-Arzt — trotz der streng wissenschaftlichen Form — die Mysterien der ersten Sinnesregungen in einem bisher nicht dagewesenen Grade enthüllt. Mögen vielleicht empfindsame Mütter bei den monatelang fortgesetzten Prüfungen des Farbensinnes ein gewisses Mitleid mit dem Söhnchen des Forschers nicht unterdrücken können, oder Bedenken über derartige „angreifende Experimente" laut werden lassen, die Lectüre bietet dagegen so viele Stellen, aus denen die liebevolle, schonende Beobachtung, Vorsicht und Umsicht zur Genüge hervorgehen, dass man über den Einfluss auf die Entwickelung des betreffenden Kindes, das — ohne es zu ahnen — der Wissenschaft so grosse Dienste zu leisten berufen war, völlig beruhigt sein kann. Ja, man sieht im Ganzen und Grossen, dass absichtlich jede künstliche Alteration, jede Abrichtung fern gehalten wurde, um ungetrübte Ergebnisse zu erhalten, und dass — abgesehen von frühzeitiger methodischer Uebung und Schulung seiner Sinnes- und Gehirnfunctionen — von diesen Untersuchungsreihen wohl kein Schatten auf die naive Harmlosigkeit und Lebensfreude dieses Kindes gefallen sein dürfte. Dass bei „Unlust", bei „mangelhafter Aufmerksamkeit", bei „Ermüdung" des Kindes stets aufgehört wurde, ist übrigens vielfach hervorgehoben.

Unmöglich dürfte es sein, aus dem Reichthum der gewonnenen Thatsachen hier Einzelnes zusammenhangslos herauszugreifen. Das Buch enthält einen solchen Reichthum an Thatsachen und Beobachtungen von unbedingter Originalität, dass es nicht einmal einen Genuss gewähren würde, Einzelnes von der Darstellung loszulösen, und vor Allem wäre es bei dem obenerwähnten ersten Theil, der uns von der Entwickelung des Sinneslebens beim Kinde ein treues Bild entwirft, Schade, durch Mittheilung von Bruchstücken von der Lectüre des Ganzen abzuhalten. Das Sehen, Hören, Fühlen, Schmecken und Riechen, die frühesten Organgefühle und Emotionen (Lust und Unlust, Hunger, Sättigung, Ermüdung,

Furcht und Erstaunen) alles ist scharf beobachtet und bezüglich der Zeit seines Auftretens registrirt. Selbst eine blosse Zusammenfassung der Ergebnisse hat ihre Schwierigkeiten; denn es ist, wie der Verfasser mit Recht hervorhebt, schwer für den entwickelten Menschen, sich in den Zustand eines Kindes zurückversetzt zu denken, welches noch keine oder nur undeutliche Erfahrungen gemacht hat.

Jede einzelne Erfahrung lässt im Gehirn eine organische Veränderung zurück, so dass der vorherige, von individuellen Eindrücken noch unberührte Zustand des Sensoriums bei Neugeborenen sich nur schwer reconstruiren lässt. Sehen im eigentlichen Sinne kann das Kind in den ersten Wochen noch nicht; es unterscheidet anfangs nur hell und dunkel. Auch die Unterscheidung der Farben ist in den ersten Monaten höchst unvollkommen. Gelb und Roth werden zuerst richtig benannt, viel später erst Grün und Blau. Weiss, Grau und Schwarz werden wohl mehr nach der Helligkeitsempfindung unterschieden. Der Lidschlag nach rascher Annäherung gegen das Gesicht fehlt in den ersten Wochen; er ist eine Reflexbewegung mit dem Character der Abwehr. Vom 2.— 3. Monat an ist das schnelle Auf- und Zumachen des Auges ein Zeichen vervollkommneten Sehens. Bei angenehmen Eindrücken sind die Augen weiter geöffnet, als bei unangenehmen. Die Augenbewegungen sind noch nicht coordinirt und associirt, sondern in den ersten Tagen atypisch. Erst beim deutlichen Sehen verliert sich die Asymmetrie. Das Fixiren eines Gegenstandes bildet sich langsam aus. Preyer hat die Uebergänge vom Starren, vom Wenden des Auges, zum Blicken und Betrachten, die Entstehung der Accomodation, die Verengerung der Pupille beim Nahesehen sehr aufmerksam verfolgt. Die Ausbildung des binoculären Sehens, besonders das Vermögens richtiger Deutung des Gesehenen vollzieht sich langsam, besonders das Verständniss für Glanz, Schatten, Durchsichtigkeit, für die dritte Dimension und für räumliche Wahrnehmung. Ein fertig angeborener Mechanismus, wie oft beim neugeborenen Thiere, ist nicht vorhanden; nur die Anlagen sind angeboren; die Ausbildung geschieht viel langsamer als beim Thiere, erreicht aber viel höhere Grade.

Das Hören des neugeborenen Kindes ist noch unvollkommen, fast an Taubheit grenzend; das Fehlen der Luft im Mittelohr, die Undurchgängigkeit des äusseren Gehörganges und die schräge Stellung des Trommelfells sind daran Schuld. Die Schallrichtung percipirt das Kind im 2.—3. Monate. Berührungsempfindlichkeit und Temperatursinn, anfangs noch gering, bilden sich erst allmählich, wahrscheinlich durch den Wechsel des Badetemperatur, aus; die Unterempfindlichkeit beruht wohl auf noch unvollkommener Ausbildung des Gehirns. Von allen Sinneswerkzeugen ist das des Geschmacks bei der Geburt am Besten ausgebildet. Das Süsse wird sogleich von dem Bittern, Sauren, Salzigen unterschieden und die Letzteren werden verschieden empfunden. Hier liegt einer der beim Menschen seltenen Fälle von angeborenem Unterscheidungsvermögen für Qualitäten desselben Sinnesgebietes vor. Nur für ungleiche Stärke des Geschmacks ist das Unterscheidungsvermögen anfangs sehr wenig ausgebildet. Riechen kann das Neugeborene wohl sogleich nach seinem Eintritt in die Welt nichts, weil die vorherige Anfüllung der Nasenhöhlen mit Flüssigkeit den Geruchssinn abgestumpft hat. Sehr bald aber lernt es sogar, verschiedene Milcharten durch den Geruch unterscheiden. Die Gefühle sind in der ersten Lebenszeit wenig mannigfaltig, werden aber bald stark. Die Empfindungen erzeugen Gefühle des Angenehmen oder der Unlust; das Angenehme wirkt nach einiger Zeit nicht mehr als solches und in Folge der Ermüdung der erregten Ganglienzellen entsteht die Neigung kleiner Kinder zum schnellen Wechsel des Begehrenswerthen. Erst nach den

Gefühlen entwickeln sich Ge dächtniss, Urtheil und Wille. Der Entwickelungsgeschichte des Willens widmet Preyer den ganzen zweiten Theil seines Werkes. In scharf distincter Weise werden hier die als Willensäusserungen geltenden Bewegungen erörtert, die impulsiven, reflectorischen, instinctiven, imitativen und expressiven Bewegungen, eine Reihe hochinteressanter, geistvoller Beobachtungen, welche ganz geeignet sind, die Grundlage für eine Psychologie des Kindes zu bilden. Die Resultate dieser sorgfältigen Beobachtung der Muskelbewegungen des Neugeborenen, Säuglings und Kindes präcisiren sich etwa in Folgendem: Die angeborenen, absolut willenlosen Bewegungen sind impulsiv, wenn sie, wie beim Embryo, ausschliesslich durch die in den nervösen Centralorganen, besonders dem Rückenmark, stattfindenden organischen Processe bedingt sind und ohne alle periphere Erregung sensorischer Nerven auftreten. An diese ziel- und zwecklosen Bewegungen des Ebengeborenen schliessen sich die reflexiven angeborenen Bewegungen, welche nur auf periphere Eindrücke (Licht, Schall, Berührung etc.) erfolgen und anfangs langsamer, bei Wiederholung schneller verlaufen. Die Reflexe erfolgen bisweilen auf Umwegen (contralaterale Reflexe); von allen Körpertheilen besitzt die Gesichtshaut die relativ grösste Reflexerregbarkeit. Eine dritte Art der angeborenen Bewegungen, die instinctiven, treten zwar gleichfalls nur nach gewissen sensorischen, peripheren Erregungen ein, aber nicht so maschinenmässig gleichförmig, nicht so constant, wie die Reflexe. Vielmehr bedarf es zu ihrem Zustandekommen eines besonderen psychischen Zustandes, welchen Preyer als „Stimmung" bezeichnet. Fehlt diese, so bleibt der Reflex aus, z. B. das Lachen, beim Kitzeln der Fusssohle eines traurigen Kindes. Eine typische instinctive Bewegung ist das Saugen. Gewollte Bewegungen können erst dann zu Stande kommen, wenn die Entwickelung der Sinne genügend fortgeschritten ist, um die Qualitäten der einzelnen Sinnesgebiete zu unterscheiden, die Empfindung zu localisiren, sie mit anderen Eindrücken zu vergleichen, das Vor- und Nachher, also Ursache und Wirkung zu erkennen. Ohne Vorstellungsvermögen kein Wollen; ohne Sinnesthätigkeit keine Vorstellungen; also ist der Wille untrennbar an die Sinne gebunden. Erlöschen diese, wie im Schlaf, so schwindet auch der Wille. Solche gewollte Bewegungen finden erst nach Ablauf des ersten Vierteljahrs statt; die Entwickelung des Willens geschieht allmählich, nur der erste gewollte Erfolg erscheint plötzlich und überraschend. Nachdem das Kind im zweiten Vierteljahr eine grössere Zahl gewollter Bewegungen ausgeführt hat, lernt es die Separation bisher vereinigt gewesener, die Association bisher getrennter Muskelnervenerregungen. Der Intellect betheiligt sich am Zustandekommen willkührlicher Bewegungen (Kinderkunststücke, Nachahmungen, Anfassen der Saugflasche). In dieser Thatsache der Wechselwirkung des Willens mit motorischen Vorstellungen liegt der Keim des Lernens. Gewisse Nervenbahnen werden durch häufige Wiederholung leichter passirbar und damit nimmt die Genauigkeit der Nachahmungen zu. Zur Vervollkommnung der Willensthätigkeit wirken drei Factoren wesentlich mit, Muskelgefühle, willkührliche Hemmung und Aufmerksamkeit. Erstere vielleicht schon vor der Geburt beginnend, begleiten alle Muskelactionen, sind für dieselben, gleichviel ob die Bewegungen impulsiv, instinctiv oder mit Vorstellungen verknüpft sind, mitbestimmend. Erzeugen sie keine Vorstellungen, so bleiben sie unter der Schwelle des Willens. Die willkührliche Hemmung einer Bewegung, die Erregung des Nichtwollens, setzt das Wollen voraus; sie ist ein an die Ganglienzellen des Grosshirns gebundener Process. Die Aufmerksamkeit ist entweder durch starke Sinneseindrücke erzwungen, oder willkührlich; der erstere Fall, der in den ersten 3 Wochen vorliegt, wird reflectorisch durch Sinneseindrücke bewirkt; die willkührliche Aufmerksamkeit tritt erst ein, sobald die Coordination von Muskelbewegungen sich weiter entwickelt und mit Bewegungsvorstellungen combinirt haben. Die Concentration der Aufmerksamkeit ist ein Willensact, der nie ohne Muskelcontraction verläuft. Für die Erziehung ist auch noch die Schwäche des kindlichen Willens, die sich in Leichtgläubigkeit, Willfährigkeit u. s. w. äussert und dem Hypnotismus Erwachsener ähnelt, zu berücksichtigen. In dieser Schwäche ist die Unmöglichkeit, Kinder zu hypnotisiren, begründet. Im Gegensatz hierzu ist die Ausbildung willkührlicher Hemmungen tür Characterbildung und Uebung im Gehorsam, für Lenkung des eigenen Willens wichtig.

Damit ist der Uebergang zu dem dritten Theil des Werkes, welcher die Entwickelung des Verstandes behandelt, gegeben. Die Ausbildung des kindlichen Verstandes unabhängig von der Sprache, das Wahre des Sprechenlernens, die Urlaute und Sprachanfänge eines während der 3 ersten Lebensjahre täglich beobachteten Kindes und die Entwickelung des Ichgefühls werden uns hier vorgeführt und wir gelangen so, fast unmerklich, in die seelische und geistige Sphäre hinüber. Am meisten steht die Begriffsbildung ohne Sprache den überlieferten Lehren entgegen und dieses Verhalten hat Preyer besonders klarzustellen gesucht. Die erste Wirkung der Gefühle und Empfindungen des noch sprachlosen Neugeborenen ist das Hinterlassen von Spuren im centralen Nervensystem, und damit die Entstehung des Gedächtnisses. Aus der Association von Empfindungs- und Bewegungserinnerungen bildet sich das Vermögen zeitlicher und räumlicher Sonderung, und damit, als erste Verstandesthat, die Wahrnehmung. Sobald das Kind für das Wahrgenommene eine Ursache setzt, erheben sich die Wahrnehmungen zu Vorstellungen. Indem sich ferner, durch Miterregung anderer Ganglienzellen, andere Erinnerungsbilder anschliessen, werden Begriffe geschaffen, noch ohne Existenz der Sprache, sowie dies analog bei Taubstummen geschieht. Vorstellungen sind, da zu ihrem Entstehen periphere Eindrücke nöthig sind, nicht angeboren, aber erblich. Die ersten Vorstellungen und Begriffe des Säuglings gehören hierher; auch die höher stehenden Ideen und Gedanken schlummern, als ererbte Anlagen, schon im Kind. Angeboren ist die Anlage, wahrzunehmen und Vorstellungen zu bilden; in diesem Sinn kann man von angeborenem Verstande sprechen. Mit dem Sprechen hat dieses Ordnen der Sinneseindrücke, eine blosse Verstandesthätigkeit, noch nichts zu thun. Der Verstand bedarf noch nicht der Worte und Mienen, aber er kann ihrer zur Bildung logischer Begriffe nicht mehr entbehren. Hierin erblickt Preyer das Material zur Ueberbrückung der Kluft, welche Kind und Thier scheidet. Die logische Gehirnthätigkeit beim noch nicht sprechenden Menschen, wie sie Helmholtz entdeckt hat, beginnt in Form unbewusster Schlüsse als wortlose Action, z. B. bei Wahrnehmung der dritten Dimension. Es würde uns zu weit führen, hier die Beispiele der Vererbung, wortloser Vorstellungen, Urtheile, Begriffe und Schlüsse wiederzugeben; sie zeigen, wie der Mensch weder die Erbfehler, noch den ererbten Verstand abzulegen vermag, wie er einige der ersten Begriffe schon mit auf die Welt bringt und erst später, nach neuen Wahrnehmungen, noch vor dem Sprechenlernen, durch Eröffnung neuer Verbindungsbahnen im Gehirn, neue Begriffe gewinnt.

Die ersten Begriffe sind, nach dem Verfasser, ebenso ererbt, wie die Aehnlichkeit im Eie und im ausgebrüteten Hühnchen. Indem sich so der Verstand, unabhängig von der Sprache, entwickelt, erfindet sich zwar das Kind die ersten Sprachlaute nicht, aber es entdeckt das ihm unbewusst überlieferte Vermögen des Sprechenlernens durch Nachahmung. Hierbei ergiebt sich, dass jede bekannte Sprachstörung Erwachsener bei dem Kinde, welches sprechen lernt, ihr Gegenbild findet, nur mit dem Unterschiede, dass das Kind (wegen seiner noch unentwickelten Sprachwerkzeuge) noch nicht, der Kranke (da dieselben ihre Functionsfähigkeit eingebüsst haben) nicht mehr sprechen kann. Der gesunde Säugling versteht das Gesprochene viel früher, als er es nachahmen kann; aus freien Stücken bildet sich das Kind, noch vor Beginn der Sprache, die Laute, und zwar jedes Kind individuell verschieden, wie denn auch jedes Kind jede Sprache, die es von Geburt an zu hören bekommt, vollkommen beherrschen lernt.

Auch der Begriff des „Ich" entsteht im Kinde viel früher, als es denselben ausspricht, und zwar durch Erfahrungen und Beobachtungen, die es an seinem eigenen Körper macht. Mit der Entfaltung des verantwortlichen „Ich" streift das Kind die Reste seiner Thiernatur ab.

An diese fesselnden Betrachtungen schliessen sich nun noch lehrreiche Beigaben über das Sehenlernen operirter Blindgeborener und über die Begriffe, welche ungebildete Taubstumme durch Geberden ausdrücken.

Anzuerkennen ist die Vorsicht, mit welcher Preyer aus seinen Tausenden von Einzelbeobachtungen allgemeine Schlüsse zieht. Für die Gewissenhaftigkeit dieser Beobachtungen spricht es, dass er nicht eine einzige aufgenommen hat, von deren Richtigkeit er sich nicht selbst auf das Bestimmteste überzeugte. Er verliess sich nie auf die Berichte von Wärterinnen und selbst die Mittheilungen der gut beobachtenden Mutter seines Kindes controlirte und verificirte er. Er stellt es bei solchen Untersuchungen als Postulat hin, dass jede Beobachtung sofort, noch ehe sie sich verwischt, in ein bereit liegendes Tagebuch eingetragen wird. Selbst das scheinbar Unbedeutende erlangt dadurch, im Zusammenhange, Werth. Jede künstliche Anstrengung des Kindes, jedes Abrichten ist zu vermeiden. Man muss das Beobachtungskind, das völlig gesund sein soll, ganz in poesievoller, unverfälschter Natürlichkeit aufwachsen lassen und womöglich unbemerkt beobachten, wenn man reine Resultate erhalten will. Jede Unterbrechung von mehr als einem Tag erfordert Stellvertretung und später Verification. Wenigstens drei Mal täglich ist sowohl alles gelegentlich Wahrgenommene, als auch das methodisch Ermittelte zu notiren.

Der denkende Leser des Preyer'schen Buches wird sich, wenn er auch auf der Höhe des Lebens steht, gern in die erste Kindheit zurückversetzen. Denn diese lehrt ihn deutlich, wie der Verfasser treffend bemerkt, dass er selbst einen natürlichen Ursprung hat, mit der übrigen lebendigen Natur innig verwandt ist. Schon die Thatsache des Nachdenkens über die Möglichkeit einer anderen Welt zeigt, wie weit der entwickelte Mensch seine übrigen Mitwesen überragt. Den Schlüssel aber zum Verständniss des grossen Räthsels, wie diese Extreme zusammenhängen, liefert die Entwicklungsgeschichte der Seele des Kindes.

FÜRST.

VIII.

Ueber die Rückimpfung auf Kühe und Kälber und die Technik dieser Impfmethode.

Ein Weg zur allgemeinen Einführung der animalen Vaccination.

(Vortrag, gehalten in der Section für Kinderheilkunde der 55. Versammlung der Naturforscher und Aerzte zu Eisenach.)

Von

Med.-Rath Dr. L. Pfeiffer in Weimar.

(Hierzu eine Tafel.)

Gestatten Sie mir, meine Herren, dass ich Ihnen einige Erfahrungen mittheile über das seit länger als 50 Jahren hier in Thüringen geübte Retrovaccinationsverfahren und über einige neueste Fortschritte in der Technik dieser Impfmethode. Abweichend von der über Paris, Brüssel, Hamburg, Berlin nach Deutschland gekommenen Fortzüchtung einer zufällig an Rindern gefundenen Vaccine, der sogenannten ächten Cowpox, ist bei uns immer diese Rückimpfung von Kindern auf Kühe oder Kälber geübt worden. Die principielle Berechtigung dieser Methode ist ernstlich noch von keiner Seite in Frage gestellt worden und ihre practische Bedeutung für eine allgemeinere Einführung der animalen Impfung wird immer mehr sich geltend machen, je mehr die der Retrovaccine eigenen Vortheile gegenüber dem nur von Kalb zu Kalb fortgepflanzten Lymphestamme bekannt geworden sein werden.

Die ersten Anfänge des in Thüringen geübten Retrovaccinationsverfahrens reichen zurück bis zum Jahre 1835. Damals wurden wegen der bei Geimpften sich ereignenden Blatternerkrankungen die experimentellen Unterlagen der Jenner'schen Lehre von zahlreichen Forschern noch einmal geprüft und haben die Verhandlungen auf den Naturforscherversammlungen jener Zeit wesentlich mit zur Erkenntniss der Nothwendigkeit einer nach dem Kindesalter zu wiederholenden Vaccination beigetragen. Die Rückimpfungen auf Kühe wurden dann auch von Dr. Lentin und Oberwundarzt Weilinger in Weimar damals in der Voraussetzung einer stattgehabten Schwächung des humanisirten Stoffes und in der Erwartung vorgenommen, dadurch die heute obligatorisch eingeführte zweite Impfung umgehen zu können.

Jener alte Streit nun über die behauptete bessere Schutzkraft der animalen Impfung ist heute ausgeglichen; es haben sich keine genügend klaren Belege dafür beibringen lassen, dass die ächte Cowpoxlymphe, neuerdings die z. B. als besonders edel geschätzte, jetzt 17 Jahre alte Beaugencylymphe, welche in Deutschland von Berlin und Hamburg aus allgemein verbreitet ist, sicherer oder länger vor Variola schützt, als ein guter humanisirter Stoff.

Man beruft sich darauf, dass bei dem Gebrauche der ächten Cowpoxlymphe (Voigt's jüngste Erfahrungen mit Variolavaccine) die Borken erst am 23. Tage abfallen, statt des sonst üblichen Termins am 17.—18. Tage. Der directe Zusammenhang zwischen Impfschutz und Abborkung ist aber noch nicht erwiesen und für die Impfpraxis, wenn sie mit Massenimpfungen in öffentlichen Terminen zu thun hat, wird immer ein Impfstoff vorzuziehen sein, der bald zur Abborkung führt, also der weniger intensive Localerscheinungen setzt und mehr Garantie gegen etwa zurückbleibende Reizbarkeit der Cutis und Respirationsschleimhaut bietet.

Die Betonung der Aechtheit und Reinheit des animalen Stoffes, angestrebt durch eine Fortzüchtung von Kalb zu Kalb, ohne Zwischenschiebung von Kindern hat nach unseren Erfahrungen weder principielle noch practische Bedeutung.

So haben z. B. die letzten Experimente von Voigt in in Hamburg einen neuen Beleg dafür gebracht, dass dem rein fortgezüchteten animalen Stoff wirklich der Nachtheil anhaftet, leicht zu degeneriren, sowohl in einzelnen Fällen als auch im Gesämmtverlauf seiner Fortzüchtung. Es würde zu weit abführen, hier auf diese Seite der Frage näher einzugehen. Es sei nur betont, dass bei dem Retrovaccinationsverfahren derartige Schwankungen und eine Degeneration nicht beobachtet werden. Es ist der Hauptvorzug des Retrovaccinestoffes, dass er immer auf dem Kalbe haftet, dass er gleichmässig reift, gleichmässige Resultate giebt und nicht mit übermässiger Randröthe beim Verimpfen auf Kinder verläuft.

Diese Gleichmässigkeit des Verlaufes treffen wir nur noch bei dem gut gepflegten humanisirten Stoff an. Auf diesen Eigenschaften aber beruht die Durchführbarkeit der allgemeinen obligatorischen Impfung und scheuen wir uns nicht, hier ausdrücklich auszusprechen, dass aus practischen und technischen Gründen die obligatorische Impfung mit animaler Lymphe allein nur dann durchführbar sein wird, wenn zahlreiche Retrovaccineanstalten ins Leben gerufen werden. Daneben muss an einigen grossen Centralinstituten die Fortzüchtung oder Neuzüchtung ächter, kräftiger Cowpoxstämme durchgeführt werden zum event. Ersatz, wenn in einzelnen Impfstationen der Impfstoff andauernd schlechte Resultate zeigt. An diesen Centralpunkten würde die Ausbildung der Impfärzte und von hier aus auch die so nothwendige Controle der Bezirksstationen und die Controle der auf Kinder erzeugten Vaccine statt zu finden haben.

Bezüglich der allgemeinen Einführung der animalen Impfung gesteht selbst Voigt, der als Autorität auf dem Gebiete bekannte Director des Hamburger Impfinstitutes zu, nachdem er sich eben erst einen neuen Cowpoxstamm durch directe Variolisirung eines Kalbes gezüchtet hat:

„Die Retrovaccine dürfte einer ursprünglichen animalen Vaccine höheren Alters (also z. B. des Beaugencystammes) in Rücksicht auf höhere und prompte Lieferung grösserer Lymphemengen mindestens gleich zu stellen sein."[1]

Ueber den Impferfolg mit Retrovaccine ist aus dem Impfbezirk Weimar in der Vierteljahrschrift für öffentliche Gesundheitspflege, Band XI, berichtet.

Im Jahre 1878 waren von 546 Erstimpfungen von Erfolg 543 = 99,4%; 1877 = 99,8%; 1876 = 97,3%.

Die öffentlichen Impftermine wurden nur mit animaler Lymphe besorgt und von keinem der Kinder daselbst wurde abgeimpft. Die Resultate mit nach ausserhalb verschickter Lymphe sind ungünstiger, aber nicht schlecht gewesen. Der Verlauf der Impfpocken war ein guter, von mittlerer Intensität begleiteter; Impfschädigungen sind nicht vorgekommen.

Diese Bemerkungen zur sachlichen Begründung des Retrovaccinationsverfahrens vorausschickend, erlauben Sie mir, meine Herren, nochmals zu betonen, dass der Schwerpunkt für eine Bevorzugung des animalen Stoffes nicht in dessen grösserer Schutzkraft liegen kann. Vielmehr sprechen hier mit, einmal die Annehmlichkeit, nicht mehr mit den Müttern um Abnahme von Impfstoff streiten zu müssen; ferner die absolute Sicherheit gegen Uebertragung von Impfsyphilis und weiter noch die Möglichkeit, binnen 4—5 Tagen eine fast unbegrenzte Menge des Impfstoffes zu beschaffen. Für diese letzte, heute noch nicht anerkannte Behauptung werde ich Ihnen die Belege später noch vorzubringen haben. — Ob auch Tuberculose

---

1) Deutsche Vierteljahresschrift für öffentl. Gesundheitspflege 1882, pag. 408.

und Scrophulose durch humanisirten Stoff gelegentlich mit übergeimpft werden können, dafür fehlen die Thatsachen in der medicinischen Litteratur; die Möglichkeit, dass es geschehen kann, wird der Agitation gegen die Impfung neue Nahrung geben, wenn sie auch nicht dahin führen wird, dass durch die Koch'sche Entdeckung des bei der Tuberculose, Scrophulose und bei der Perlsucht des Rindes gemeinschaftlich vorkommenden Tuberkelbaccillus die humanisirte Lymphe unter Verbot zu stehen kommt. Man wird bei Kälbern übrigens die Disposition zu späterer Perlsuchterkrankung ebenso wenig erkennen können als bei Säuglingen die Möglichkeit einer späteren Scrophulose oder Tuberculose, ganz abgesehen davon, dass das Erblichkeitsmoment der schwache Punct für die klinische Verwerthung der Koch'schen Entdeckung ist. — Wasserhelle Kinderlymphe ist hier entschieden vorwurfsfreier als der breiige Pockenboden des Kalbes. Unserer Meinung nach ist die Ünmöglichkeit der Syphilisübertragung allein Grund genug, für die Impfung von dem Impfarzt nicht genau bekannten Kinder die animale Vaccine zu bevorzugen. Die nächst der Syphilisverimpfung bedeutendste Gefahr, die Infection der Impfwunden mit Erysipelas, besteht für alle Lymphstämme gleichmässig; deshalb ist möglichst reinliche Impftechnik für alle Impfmethoden gleicherweise vorausgesetzt.

Die Technik der früher bei uns geübten Kuhimpfungen ist ebenfalls bereits beschrieben in der V. f. öffentl. G. B. XI. Heft 4 und in Gerhardt's Handbuch der Kinderkrankh. B. I. 1882. Das Resultat einer Kuhimpfung waren im Durchschnitt 63 Lympheportionen. Wegen der mit der Impfung von Kühen ausserdem verbundenen Unannehmlichkeiten hat die Prophezeiung, die an die im Jahre 1879 geschehene Veröffentlichung unseres Verfahrens anknüpft: dass dasselbe kaum Nachahmung finden werde, sich erfüllt. Der viel reichlichere Ertrag an Lymphe bei Kälberimpfungen hat auch uns bestimmt, diese ältere Methode nur noch unter besonders günstigen Umständen oder in Nothfällen durchzuführen. Erwähnt sei nur, dass in den 11 Jahren, in denen noch Kühe benutzt wurden, gegen 15000 Impfungen im Impfbezirk Weimar und gegen 18000 ausserhalb ausgeführt worden sind.[1])

Wenn ich Ihnen nun, meine Herren, schon davon gesprochen habe, dass einige Fortschritte in der Technik der animalen Impfung in der letzten Zeit erreicht sind, so muss

---

1) Bis zur Einführung des neuen Impfgesetzes war das Impfinstitut in Weimar ein den Zwecken des ärztlichen Vereins von Thüringen dienendes Privatunternehmen; seit 1876 ist es Staatsinstitut und hat sich im Januar 1882 ein dem Herrn Dr. Sigismund in Weimar nun eigenthümliches Privatinstitut wieder davon abgetrennt.

ich zur Begründung auch hier zunächst an einige Ihnen wahrscheinlich schon bekannte Thatsachen anknüpfen. Bis zum Jahre 1873 waren bei uns viele Misserfolge die Regel, sowohl bei Einzelimpfungen, als auch bezüglich des ganzen von je einer Kuh gewonnenen Lymphevorrathes. Eine Besserung ist hauptsächlich durch drei mühsam gemachte Erfahrungen gekommen; zunächst durch die Mitverwendung des Glycerins als Schutzdecke für die mit Lymphe bestrichenen, hier gebräuchlichen Knochenstäbchen, welches Verfahren durch die Publication des Berliner Impfarztes E. Müller über Glycerinlymphe vom Jahre 1870 in Anregung gekommen war; weiter durch die Abnahme der Lymphe am 4.—5., statt am 6.—7. Tage und drittens durch die Verwendung des Pockenbodens. Durch diese heute in allen Instituten für animale Impfung berücksichtigten Erfahrungen ist die Haltbarkeit des Stoffes entschieden verbessert worden, wenngleich nach dieser Richtung hin ein weiterer Fortschritt am dringendsten noch gewünscht werden muss; bei heissen gewitterschwülen Tagen ist ein grosser öffentlicher Impftermin auch heute kaum mit einer über 5 Tage alten animalen Lymphe zu riskiren, mag immerhin in einzelnen Fällen die Haltbarkeit der conservirten Lymphe sich auf Wochen und Monate erstrecken.

Dieser Uebelstand ist für die Impfinstitute, welche ihren originären Cowpoxstamm nur durch wöchentliche Impfung mehrerer Kälber sich erhalten können, mit grossen Unkosten verknüpft und bin ich nun zunächst in der angenehmen Lage, Ihnen, meine Herren, bezüglich der Schilderung der Vorzüge unseres Verfahrens, mit den schwerwiegendsten, den financiellen, beginnen zu können.

Die grosse Haltbarkeit der mit Glycerin conservirten und von uns gebrauchten Kinderlymphe macht die sehr kostspielige Unterhaltung eines ständig besetzten Impfstalles und des zugehörigen Wartepersonales unnöthig. Wir impfen regelmässig nur während der Impfzeit, je nach dem vorhandenen Bedürfniss und ausserdem nur, aber jeder Zeit sofort, wenn dringliches Verlangen an uns herantritt.

Ein weiterer financieller Vortheil liegt darin, dass Fehlimpfungen mit frischer oder conservirter Kinderlymphe beim Kalbe fast nicht vorkommen; werden, wie wir es der Sicherheit wegen immer thun, bei jeder Kalbimpfung gleichzeitig Haarröhrchen von 2—3 verschiedenen Stammimpflingen benutzt, so sind fast alle Möglichkeiten des Misserfolges ausgeschlossen. Auch Voigt-Hamburg bestätigt das; er hatte mit seiner Beaugencylymphe einen guten Erfolg: 1. wenn dieselbe conservirt war, zwischen Platten: in 48% der Kalbimpfungen; 2. von Kalb zu Kalb mit Lymphe des dritten

Tages nach der Impfung in 50%; des vierten Tagen in 83%; des fünften Tages in 70%; des sechsten Tages in 45% u.s.f.; 3. bei Retrovaccinationen dagegen in 100%.

Diese Haftsicherheit hat uns hier weiter dazu geführt, die einzelnen Impfstellen auf dem Kalbe nach und nach immer etwas grösser anzulegen. Die anfänglich 1 □Cm. grossen gekritzelten Stellen sind angewachsen auf 4 □Cm., dann zu ca. 20 Cm. langen und 2 Cm. breiten Impfstrichen[1]) und später zu Impfflächen, deren Ausdehnung Ihnen auf der vorliegenden Zeichnung entgegentritt. — Der Verlauf der in dieser Zeit verimpften Vaccine ist bei den betreffenden Kindern in keiner Weise ein anderer gewesen als in früheren Jahren; auch unparteiische Beobachter haben das oft bestätigt.[2])

Der gegen frühere Impfergebnisse erreichte Fortschritt ist nun folgender: Es wurden von einem z. B. am 13. August 1882 geimpften und nach 4 Tagen am 17. August abgeimpften Kalbe gewonnen: 320 grosse Impfstäbchen und 3 (je 1 Grm. Flüssigkeit lassende) Gläschen Reissner'sches Impfpulver. Letztere 3 Fläschchen liegen Ihnen hier in der ursprünglichen Versiegelung vor. — Von einem am 10. August 1882 abgeimpften Kalbe: 234 grosse Impfstäbchen und 2 Gramm Glycerinimpfpaste; einen Rest dieser Paste, ungefähr $\frac{1}{2}$ Gramm und zu 100 Impfungen hinreichend, lege ich Ihnen ebenfalls vor. — Von einem am 1. August 1882 abgeimpften Kalbe: 1 Grm. Impfpaste, $\frac{1}{2}$ Grammgläschen Impfpulver und 148 Impfstäbchen.

Von den englischen ivory-points, den kleinen Elfenbeinimpfspateln, wie sie z. B. auch Warlomont in Brüssel gebraucht, hätten von jedem Kalb 1500—2000 (auf je 1 Grm. Paste 5—600) armirt werden können.

Jedes dieser Kälber hat also ausreichenden Impfstoff für mindestens 600 Impfungen geliefert, das am 17. August abgeimpfte sogar noch beträchtlich mehr. Die zu schaffende Quantität ist eine fast unbegrenzte, sobald man die Impffläche, wie das z. B. in Hamburg, Brüssel geschieht, längs der ganzen Bauchfläche anlegt. Die hier üblichen grossen Knochenstäbchen werden so reichlich mit Lymphe bestrichen, dass bei baldiger Verwendung je eine Seite derselben für 4 Impfschnitte ausreicht. Wiederholt ist es vorgekommen, dass auswärtige Collegen mit 4 Portionen, zu je 2 Stäbchen berechnet, 12 und mehr Kinder erfolgreich geimpft haben.

1) Eine dem Herrn Dr. Sigismund zukommende Verbesserung der Impftechnik.
2) Die jüngst in Herlsleben vorgekommenen Erysipelfälle können nicht auf die verwendete Kälberlymphe bezogen werden. Siehe Correspondenzblätter des ärztlichen Vereins von Thüringen 1882. Nr. 9.

Die auf dem Kalbe herzustellende Impffläche erhält am besten die aus der Zeichnung ersichtliche Form; es sind die weichsten Hautstellen ausgesucht und ist möglichst die Berührung gegenüber stehender Haarflächen vermieden. Je nach Bedarf kann man der Fläche eine Ausdehnung auch noch über den Nabel hinaus geben. Hat man keinen Impftisch zur Verfügung, so verschiebt sich das Bild etwas nach der rechten Seite, wenn man die beiden Hinterfüsse mit dem rechten Vorderfuss zusammenfesseln und den linken Vorderfuss am Halse befestigen muss. Die Impfwunde wird hergestellt, entweder durch Tättowirung (in 2 Mm. Abstand) mittelst der in die Röhrchenlymphe getauchten Paracentesennadel, welche möglichst flach in die Haut gestochen wird, um die Haarbälge und deren senkrecht zur Haut verlaufende Gefässe zu treffen und um taschenförmige Wunden zur Aufnahme des Giftes zu bilden; oder sie wird hervorgebracht durch feine Schraffirung mittelst einer sehr scharfen Lancette oder mittelst der Meynhoff'schen Impffeder. Sobald ungefähr 2 □Cm. der zu impfenden Fläche scarificirt sind, wird mit einem Impfstäbchen oder einer stumpfkantigen Lancette (racloir) der Impfstoff nochmals gründlich eingerieben; dann wird mit der weiteren Anlegung der Impffläche fortgefahren. Für das auf der Tafel abgebildete Kalb wurden 3 Haarröhrchen (Nr. 2) einer im Juli und 12 Haarröhrchen (Nr. 3) einer im Mai d. J. gesammelten Glycerin-Kinderlymphe verbraucht.

Der Verlauf der auf solchen Flächen cultivirten Vaccine ist ein ungemein regelmässiger. Schon nach 30 Stunden lässt sich abschätzen, ob die stattgehabte Inoculation Erfolg haben wird; es findet sich alsdann schon eine leichte Röthung auf der Fläche angedeutet mit einzelnen energischer gefärbten Puncten innerhalb derselben. Am dritten Tage ist die Fläche gleichartig mit Knötchen und deren concentrischer Randröthe besetzt. Die Reifung der Impffläche, durch das Erscheinen perlglänzender genabelter Bläschen characterisirt, beginnt am vierten Tage, ist jedoch selten gleichmässig für die ganze Fläche. Einzelne Stellen, z. B. am Scrotum, vor oder hinter den Zitzen, kommen in unregelmässiger Folge zuweilen erst am 5. oder 6. Tage zur Abimpfung.

Fieberscheinungen (über 39,1°C.) und Diarrhöe treten vor Ablauf des 5. Tages nicht auf; vom 6. Tage an ist das Aufstehen und Gehen den Thieren etwas beschwerlich. Gewichtsverlust tritt bis zum 5. Tage nur ausnahmsweise ein, falls es gelingt, den meist nur 2—3 Wochen alten Kälbern die nöthige Milchmenge (6—8 Liter und mehr im Tage) einzuflössen.

Bezüglich der hier geschilderten Flächenimpfung kann von Ihnen, meine Herren, die Frage aufgeworfen werden, ob

die durch den Vaccineprocess in der Haut hervorgerufenen
histologischen Veränderungen überhaupt ein stärkeres Anein-
anderdrängen der einzelnen Impfstellen gestatten und ob nicht
das Ineinanderfliessen der Pocken eine gegenseitige Störung
in der Micrococcenentwickelung oder eine sonstige nicht er-
wartete Veränderung derselben möglich ist. Diese sicher ge-
rechtfertigten Bedenken erfahren eine Beleuchtung durch die
jüngsten microscopischen Untersuchungen von J. Pohl-Pincus
über die Wirkungsweise der Vaccination (Berlin 1882, Hirsch-
wald). Nach den Ergebnissen dieser für die wissenschaftliche
Begründung der Vaccinationslehre ungemein wichtigen Untersuchungsreihen steht der Flächenimpfung ein Hinderniss nicht
entgegen.

Nach Pohl-Pincus hat, wenn die Impfung mit einem einfachen
Stich gemacht wurde, die ganze veränderte Hautpartie nach 40 Stunden
eine Ausdehnung von 2 Mm. Die Verletzungsstelle im Centrum ist concentrisch von 3 ungleich ausgedehnten Zonen umgeben. Zu innerst
die specifische Impfzone; in dieser sind die Zellen des Rete mehr oder
weniger zerstört und erfolgt hier die Vermehrung des Giftes. Daran
schliesst sich die Zone der' trüben Schwellung, welche vom klinischen
Standpunct aus betrachtet wegen der hier beobachteten Verhornung im
Rete als ein Abschluss, ein Schutzwall nach der specifischen Impfzone
hin zu betrachten ist. Diese zweite Zone scheint kein oder nur sehr
wenig Material zur Vermehrung der Micrococcen oder der specifisch-
giftigen Flüssigkeit zu liefern. Erst bei der weiteren Entwickelung der
Impfpustel wird sie in den Erweichungsprocess (Eiterung) hineingezogen.
Nach aussen wird die Impfstelle durch eine dicke Zone, die als Zone
der activen Reizung bdzeichnet wird, abgeschlossen.

Am Ende des fünften Tages ist die ganze Impfstelle etwa 6 Mm.
gross, also dreimal so gross als am zweiten Tage. Die innerste specifische Impfzone misst nunmehr (bei der Impfung mittelst Stich) allein
1,5—2 Mm.; hiervon kommt ungefähr ein Drittel auf den centralen Theil
und zwei Drittel auf seitliche, flügelartige Ausbreitungen. Im centralen
Theil markiren sich drei senkrecht übereinander gelegene Schichten, die
sich bei Anwendung von Doppelfärbung mit Methylviolett und Pikrin
microscopisch scharf differenziren. Die zwei oberen Schichten sind durch
Aufquellen der Protoplasmareste an der Bläschenbildung betheiligt; die
dritte Schicht enthält das in den Process hineingezogene Bindegewebs-
stroma; die Cutis ist bis in das Unterhautzellgewebe erkrankt.

Sticht man am fünften Tage ein Impfbläschen an, so tröpfelt zunächst diejenige Flüssigkeit aus, welche in der specifischen Impfzone
vorhanden ist; nach Kurzem folgt beigemischte Flüssigkeit, welche in
der als Reizungszone bezeichneten Umgrenzung enthalten ist. Die Haupt-
menge der Micrococcen findet sich in Haufen dicht unter dem Stra-
tum corneum, wo oft die einzelnen Lagen desselben anscheinend durch
die Anhäufung der Micrococcen auseinander gedrängt sind. Es finden
sich ferner grössere Ansammlungen unter der oberen Grenze der Cutis;
in den tiefern Schichten finden sich keine' mehr; was sich daselbst gebildet hat, ist fortgeführt in die Lymphbahnen oder ist in der Flüssigkeit des Impfbläschens vertheilt enthalten. Die freien Micrococcen in
dem specifischen Impfraum sind von den vorhandenen grossen Haufen
abgelöst und die nachsickernde Lymphe bröckelt von diesen Ansammlungen immer neue Individuen ab.

Am achten Tage nach der Impfung (welcher ungefähr dem zehnten Tage beim Menschen entspricht) ist in der Regel eine Verschorfung der Impfpustel eingetreten. Der obere Rand der Verschorfung ist mit Micrococcen, erfüllt. Nach aussen von dem necrotischen Schorf findet sich ein ringförmiger Streifen der Cutis im Zustand der trüben Schwellung, während der früher vorhandene engere Ring trüber Schwellung nun in das Bereich des necrotischen Gebietes gezogen ist. So ist am achten Tage der neue Ring erheblich nach aussen gezogen an die äussere Grenze des Bläschens, entsprechend dem inneren Rand des Entzündungshofes.

In den Schlussbetrachtungen seiner Arbeit erklärt es Pohl-Pincus für wahrscheinlich, dass die Immunität zu ihrer Entstehung des gewöhnlichen Impferysipels nicht bedarf; demgemäss sei anzustreben, die der Impfung folgende locale Röthe zu mässigen, um etwaige länger andauernde Kränklichkeit des Impflings, sowie die erhöhte Reizbarkeit der Cutis und der Respirationsschleimhaut zu umgehen.

Nach diesen Ergebnissen haben bis zum fünften Tage die ursprünglich vorhandenen beiden äusseren Zonen bei einfacher Stichimpfung nur eine locale Bedeutung; der Umfang aller drei Zonen beträgt beim Kalbe bis zu 6 Mm. Die specifische Impfzone hat am Tage der üblichen Abimpfung nur einen Durchmesser von 1,5—2,0 Mm. Für die Impftechnik ist es demnach gestattet, die einzelnen Impfstellen bis auf 6 Mm. einander zu nähern, d. h. man kann eine gleichmässige Cultur auf einer grösseren Fläche vornehmen, ohne eine Störung der Micrococcenbildung in der specifischen Impfzone und in der Zone der trüben Reizung befürchten zu müssen. Ein aprioristisches Hinderniss für unser Ziel, eine Menge von Impfpusteln auf einmal abschaben und auswaschen zu können gegenüber der bisher geübten detaillirten Behandlung von 60 —80 und mehr Einzelpusteln besteht demnach nicht. Das practisch bereits erzielte Resultat erhält dadurch eine wesentliche Stütze gegenüber den an sich berechtigten theoretischen Bedenken.

In diesen Pincus'schen Untersuchungen ist aber auch noch die wissenschaftliche Deutung für einige Praktiken der animalen Impfung gegeben. Nicht die ausquellende Lymphe ist der Hauptträger des Vaccinegiftes, die Micrococcen sind am fünften Tage p. v. in Haufen vereint in den obersten Schichten der Cutis zu finden. Die freiwillig ausfliessende oder mittelst der Pincette ausgequetschte Lymphe bröckelt von diesen Micrococcenhaufen ständig einzelne Individuen ab. Dadurch wird es verständlich, dass erst durch Mitbenutzung des Pockenbodens jener Eingangs erwähnte Fortschritt in der Haftsicherheit der animalen Impfung erreicht worden ist. Seitdem diese schon von Negri und den italienischen Impfärzten immer geübte Methode in Holland durch Bezeth im Jahre 1871 wieder eingeführt worden ist, sind die Impfresultate in den 5 Hauptstädten daselbst auffallend günstiger geworden; die

Fehlimpfungen betrugen 1868 = 24,6%; 1869 = 18,5; 1870 = 80,; 1871 = 4,6; 1872 = 1,6; 1873 = 1,2; 1874 = 1,3; 1875 = 1,1; 1876 = 0,8; 1877 = 0,2; 1878 = 1,1, im Mittel = 1,7%.

Weiter liegt in den Pincus'schen Untersuchungen der Beleg dafür, dass beim Kalbe die Abimpfung am besten nach 4—5 mal 24 Stunden geschieht. Die eigentliche Pockenbildung und eitrige Necrose beginnt beim Kalbe nach dem fünften Tage (beim Menschen nach dem siebenten, bei der Variola humana ebenfalls nach dem vierten bis fünften Tage), characterisirt durch zunehmende Breite der Reizungszone und des specifischen Imperysipels. Ausserdem beginnt von Ende des dritten Tages an eine Steigerung des Saftstromes nach der Impfstelle hin, wodurch eine Entführung der giftigen Stoffe aus dem Impfbezirk eingeleitet und der weiteren Inficirung der Umgegend eine Grenze gesetzt wird.

Die Art und Weise des Lymphesammelns ist etwas verschieden, je nachdem Impfstäbchen direct armirt oder die gesammte Lymphe abgeschabt und ausgewaschen werden soll. Am vierten, noch mehr am fünften Tage ist die Oberfläche der Impfstelle mit einer gelblichen Kruste bedeckt. Dieselbe lässt sich durch Abwaschen mit warmem Salicylwasser ablösen. Sind die perlglänzenden und durchscheinenden Stellen sämmtlich geöffnet, so beginnt nun, ohne Anwendung jeder Quetschvorrichtung, das Ausschwitzen von Lymphe auf der ganzen Impffläche, und hält, sich selbst überlassen, mehrere Stunden an. Durch Benetzen mit Glycerin oder Wasser und energisches Schaben und Waschen desselben auf den Impfflächen mittelst der stumpfen Lancette kann in Zeit von einer Stunde das Auswaschen der Impffläche beendet werden. Man erhält einen gelblichen, trüben, dünnflüssigen Brei und das Lymphesammeln ist beendet, sobald das Corium dunkelroth und trocken erscheint. Der gesammte Brei erfährt nun noch eine innige Mischung in einem Achatmörser[1]) zur möglichst gleichmässigen Vertheilung der Infectionsstoffe.

Sollen Impfstäbchen armirt werden, so geschieht das Auswaschen des Pockenbodens direct mit benetzten Stäbchen; die mit einem Stäbchen abgeschöpfte trübe Flüssigkeit wird dann, je nach der Reichlichkeit, auf 5—10 andere Stäbchen gleichmässig vertheilt und werden sämmtliche Stäbchen möglichst bald in den Schwefelsäureexsiccator gelegt. Wir benutzen hier gewöhnlich die 6 Cm. langen Knochenstäbchen mit ab-

---

1) Nach dem Vorgange von Reissner in Darmstadt.

gerundeter Lymphestelle und sind je 2 Stäbchen für die Herstellung von 6—8 Impfstellen bei je einem Kinde berechnet; bei der üblichen reichen Armirung ist jedoch meist ein Stäbchen hinreichend dazu und enthält je ein langes Knochenstäbchen mehr Lymphe als 2 der Warlomont'schen oder englischen ivory points der grössten Sorte.[1])

Das von Med.-Rath Reissner in Darmstadt neuerdings in Deutschland eingeführte Impfpulver wird hergestellt aus dem mit Wasser abgeschabten Pockeninhalt. Derselbe wird auf Glasplatten dünn ausgestrichen, 24—36 Stunden in einem Schwefelsäureexsiccator getrocknet und dann in einem Achatmörser zu Pulver verrieben. Für die Verimpfung wird die nöthige kleine Menge mit Wasser zu einem dünnen Brei umgerührt und die gemachten Impfschnitte kräftig eingerieben. Wird dieses Pulver mit Glycerin verrieben, so behält die Paste sehr gut ihre Wirksamkeit und ist jeder Zeit zum Verimpfen tauglich.[2])

Eine dünnflüssige, nicht trockenbare Paste erhält man durch das Ausschaben mit Glycerin (Glycerin 50, Wasser 50, Salicylsäure 0,5) und ausgiebiger Verreibung im Achatmörser. Diese Paste lässt sich zum Armiren von Knochenstäbchen sehr bequem verwenden, kommt aber auch direct in kleinen Gläschen zur Conservirung. Zum Schutz gegen die Luft kommen in die Gläschen, gleichsam als Stöpsel, noch einige Tropfen Glycerin, welche den Korkstöpsel berühren. Die Verimpfung dieser Paste ist eine sehr öconomische; auch das Wiener Impfinstitut von Hay hat neuerdings diese Conservirungsmethode eingeführt. Unsere Erfahrungen mit dieser Impfpaste sind noch nicht alt genug, um ein Urtheil darüber abgeben zu können, wie lange man dieselbe conserviren darf, ohne Fäulniss befürchten zu müssen. Die Haltbarkeit ist anscheinend eine ganz besonders gute und dürfte diese Paste zukünftig eine Bedeutung für grössere Impftermine haben.

Ueber die Aufbewahrung zwischen Platten haben wir wenig Erfahrung, nachdem die behauptete sichere Haltbarkeit bis zu 4 Wochen sich uns nicht bestätigt hat. Diese Conservirungsmethode ist nicht öconomisch und hat vor der auf Impfstäbchen kaum etwas voraus.

Das Aufsaugen der ausquellenden Lymphe direct in Haarröhrchen ist eine anerkannt schlechte Conservirungsmethode. Bessere Resultate ergab uns die von Warlomont in Brüssel und neuerdings auf Pissin's Anregung vom Reichsgesundheits-

---

1) Diese sind 5 Cm. lang, 7 Mm. breit, papierdünn und stumpfschneidend an der zu armirenden Spitze.

2) Dr. Margotta reibt nach Ciaudio (du vaccine de génisse, Paris 1882) das Impfpulver direct ein.

amt empfohlene Herstellung eines Glycerinextractes. Es wird der von einzelstehenden Pocken mittelst der Quetschpincette abgeschabte Detritus, nach unserer Methode portionenweise der aus der gesammten Impffläche ausgewaschene Brei in ein Uhrglas mit Glycerin (Glycerin, Wasser und $\frac{1}{2}$ % Salicylsäure) gestrichen. Pissin rechnet auf je 8—10 Pocken 8—10 Tropfen Glycerin. Durch gründliches Umrühren (nicht im Mörser!) versucht man die Pockenmasse auszulaugen und füllt nach einigen Stunden die obenstehende Flüssigkeit auf Haarröhrchen oder in kleine Sammelgläschen.[1]) Auch der Bodensatz ist noch ein sehr gutes Impfmaterial.

Ein auf ausreichende Vergleiche gestütztes Urtheil über den Werth der hier geschilderten Conservirungsmethoden lässt sich heute nur bruchstücksweise geben. Jedenfalls ist Einfachheit der nöthigen Manipulationen eine Vorbedingung des Erfolges. In ungeübteren Händen, wie die mangelhafte Ausbildung in der Impftechnik und das seitens der Gemeinden übliche Vergeben des Impfgeschäftes an den Mindestfordernden, den meist jüngsten Arzt dies bei uns mit sich bringt, wird das Impfgeschäft mit dem sehr empfindlichen animalen Stoff viele Misserfolge aufweisen.

Im heissen Sommer (Juli-August) sollte überhaupt das Impfen unterlassen werden; animaler Stoff hält sich zu dieser Zeit kaum einige Tage.

Impfstäbchen, mit Glycerinlymphe armirt, geben bis zu 5 Tagen einen fast absolut sicheren Erfolg.

Haarröhrchen mit Glycerinextract geben gleich sicheren Erfolg und sind wochenlang haltbar.

Glycerinimpfpaste ist für 2 Wochen und wahrscheinlich noch länger, ein sicheres Impfmaterial.

Impfpulver hatte in einigen Fällen eine für animale Lymphe ungewöhnlich lange Haftsicherheit; die erzielten Pocken waren öfter sehr ungleichmässig entwickelt. Die Verwendung ist nicht eine einfache und leichte.

Dennoch ist eine Vervollkommnung gerade dieser Methode anzustreben, weil die Gefahr septischer Veränderungen für trocknes Pulver nicht besteht. Die Flächenimpfung gestattet, ganz beträchtliche Mengen des Pulvers herzustellen und müssen, wenn eine weitere Vervollkommnung dieser Methode sich erreichen lässt, die Unbequemlichkeiten beim Gebrauche mit in den Kauf genommen werden.

Ohne vorsichtige und so zu sagen hingebende Behandlung

---

1) Ueber eine von Dr. Schenk in Alzey geübte Conservirung des animalen Stoffes in Haarröhrchen sind zur Zeit noch keine eigenen Erfahrungen gemacht.

versagt aber jede der hier geschilderten Vaccineconserven animalischen Ursprunges sehr rasch ihre Wirkung.

Indem ich Ihnen, m. H., Proben von verschiedenartig conservirter Retrovaccinelymphe hier zur Verfügung stelle, schliesse
ich mit dem Wunsche, dass diese Mittheilungen über das seit
50 Jahren bei uns heimische Verfahren Ihnen eine Anregung
gegeben hat, Controlversuche zu machen. Es wird alsdann
sich die Erkenntniss Bahn brechen, dass dieses Verfahren sowohl die Vorzüge des gut gepflegten humanisirten Stoffes, das
sind: Haltbarkeit und constant schöner Impfverlauf, als auch
die geschätzten Eigenschaften des animalen Stoffes: Sicherung
vor Syphilisübertragung und ausgiebigste Beschaffungsmöglich-
keit — in sich vereint. Der Wunsch ist in jetziger Zeit
ein dringlicher, weil durch seine Erfüllung die Seg-
nungen der in Deutschland am besten geordneten
Impfzustände uns erhalten bleiben können.

IX.

Bemerkungen betreffend Wachsthum und Körperwägungen der Säuglinge.

Von

Dr. Emil Pfeiffer,
pract. Arzt in Wiesbaden.

Es ist in den letzten Jahren mehrfach der Versuch gemacht worden, die von Fleischmann herrührende Beobachtung, dass die von ihm gewogenen Säuglinge im Durchschnitte am Ende des fünften Monates 550 Grm. mehr wogen, als ihr doppeltes Anfangsgewicht betrug, und dass sie am Ende des ersten Jahres 900 Grm. hinter dem dreifachen Anfangsgewichte zurückgeblieben waren, als eine Art von Gesetz für das Wachsthum der Säuglinge aufzustellen und nach dieser Formel die Normalität und Abnormität einer Wachsthumscurve zu beurtheilen.

Fleischmann selbst liegt diese Absicht fern, denn er theilt seine Resultate einfach als Beobachtung, nicht als Gesetz mit. Und in der That stehen diesem sogenannten Gesetze mancherlei Bedenken entgegen.

Die von Vierordt (Gerhardt's Handbuch der Kinderkrankheiten. I. Bd. 2. Aufl. S. 241) gegebene Zusammenstellung (durch Mech) von 38 Wachsthumscurven modificirt schon die allgemeinen Resultate der Fleischmann'schen Zusammenstellung wesentlich. Hier überschreitet das Gewicht am Ende der 22. Woche das doppelte Anfangsgewicht (Ende der ersten Woche) nur um 41 Gramm und das Gewicht am Ende des ersten Jahres ist um 438 Gramm höher als das dreifache Anfangsgewicht.

Aber auch für den einzelnen Fall ist die Fleischmann'sche Formel nicht immer zutreffend.

So liegt mir z. B. die Wachsthumscurve für einen Knaben vor, welcher bei der Geburt 5000 Grm. wog. Dieses Kind wog am Ende der 22. Woche 9100 Grm., war also gegen sein doppeltes Anfangsgewicht um 900 Grm. zurückgeblieben. Dasselbe Kind wog, als es 1 Jahr und 10 Tage alt war, 12790 Grm., war also gegen sein dreifaches Anfangsgewicht um 2210 Grm. zurück. Und doch wird Niemand dieses Kind, welches am Ende des ersten Jahres circa 25 Pfd. wog, acht Schneidezähne und vier Backzähne hatte, vollständig lief und die Grösse und das Benehmen eines fast zweijährigen Kindes hatte, für schlecht genährt erklären wollen.

Auf der anderen Seite besitze ich die vollständige Wachsthumscurve eines in der 33. Schwangerschaftswoche geborenen Mädchens mit einem Anfangsgewichte von 2225 Grm. Dieses Kind wog am Ende der 22. Woche 5125 Grm., also 675 Grm. mehr als sein doppeltes Anfangsgewicht (wobei es ausserdem noch 400 Grm. beigeholt hatte, welche es in den ersten zehn Tagen verloren hatte, sodass es sein Anfangsgewicht erst am 19. Tage wieder erlangte), und am Ende des ersten Jahres 8430 Grm. oder 1755 Grm. mehr als sein dreifaches Anfangsgewicht.

Und dieses Kind war nicht etwa ein sehr kräftiges, sondern die Mutter vergoss, trotz dieser für ein so kleines, zartes Wesen jedenfalls normal zu nennenden Zunahme manche Thräne über ihr armes, schwächliches Kindchen.

Es ist also klar, dass es nach oben und unten hin bedeutende Abweichungen von der Fleichmann'schen Formel geben muss, je nach der Grösse des Anfangsgewichtes. Das erste Kind hätte nach der Fleischmann'schen Formel am Ende des ersten Jahres das enorme Gewicht von 14100 Grm. oder 28¼ Pfd. haben müssen, während das zweite Kind am Ende des ersten Jahres nur ein Gewicht von 5575 Grm. oder das gewöhnliche Gewicht eines 3½ monatlichen Säuglings hätte haben müssen.

Viel übereinstimmendere Resultate erlangt man, wenn man die Wachsthumscurve nicht nach ihrem Verhältnisse zum Anfangsgewichte beurtheilt, sondern wenn man die absolute Grösse der Zunahme, ganz abgesehen vom Anfangsgewichte, betrachtet und danach die Wachsthumscurve construirt und ihre Normalität oder ihre Abweichungen abschätzt. Dies ist das von Bouchaud und Vierordt adoptirte Verfahren. Vielleicht bedürfen die Zahlen von Bouchaud und möglicherweise auch die von Vierordt noch der Correctur; aber das Princip, nach welchem diese Wachsthumscurven construirt sind, ist das richtige, da es für alle Fälle, auch für die sehr schweren und sehr leichten Kinder passt. Die Fleischmann'sche Formel würde allerdings das Angenehme haben, dass sie ausserordentlich einfach zu handhaben ist, indem nur wenige Zahlen dem Gedächtnisse einzuprägen sind, aus denen man leicht und schnell die Normalität oder Abnormität des Wachsthumes eines Säuglinges beurtheilen kann, während die nach dem Bouchaud'schen Principe construirte Formel viele Zahlen aufweist, die sich schwer dem Gedächtnisse einprägen; aber letztere entspricht mehr der Wirklichkeit und erlaubt jeden Fall genau nach demselben Principe zu beurtheilen.

Rechnet man die absolute Durchschnittszunahme nach Fleischmann bis zum Ende des fünften Monates und bis zum Ende des ersten Jahres aus und stellt sie mit den Zahlen für die absolute Zunahme zusammen, welche das oben erwähnte abnorm kleine und abnorm grosse Kind an den entsprechenden Zeitpunkten aufweisen, so ergiebt sich folgende kleine Tabelle:

Bis zum	Absolute Zunahme. Durchschnitt nach Fleischmann.	Absolute Zunahme. Abnorm kleines Kind.	Absolute Zunahme. Abnorm grosses Kind.
Ende des 5. Monates.	4050	2905	4100
Ende des 1. Jahres.	6100	6205	7790

Diese Zahlen entsprechen viel mehr, als die oben nach Fleischmann berechneten, den realen Verhältnissen. Das abnorm kleine Kind war wirklich in den ersten 5 Monaten seines Lebens sehr schwach und elend und hatte eine geringe Anbildung. Die Abnahme nach der Geburt betrug 400 Grm., dauerte bis zum 10. Tage und brachte so bedrohliche Collapserscheinungen hervor, dass an der Lebensfähigkeit des Kindes überhaupt gezweifelt werden konnte. In der zweiten Hälfte des ersten Jahres erholte sich dann das Kind und ist jetzt ein normal entwickeltes circa dreijähriges Mädchen.

Das abnorm grosse Kind, welches am Ende des ersten Jahres so bedeutend gegen die Fleischmann'sche Formel zurück war, war wirklich am Ende des ersten Jahres abnorm gross und stark und allseitig über sein Alter hinaus entwickelt.

Aber das Princip der Fleischmann'schen Formel entspricht auch deshalb nicht der Wirklichkeit, weil es ganz unphysiologisch ist.

Nach meinen (demnächst zu veröffentlichenden) Beobachtungen erheben sich die von einer Stillenden im höchsten Falle gelieferten Milchmengen innerhalb der ersten fünf Monate nicht oder nur wenig über 1000—1100 Grm. pro die und da diese Zahlen die überhaupt mögliche Secretionsgrösse der menschlichen Brust darstellen, so können sie nicht überschritten werden, sind also für schwere und leichte Kinder bei alleiniger Darreichung der Brust vollständig gleich. Es ist dann auch klar, dass selbst riesige Kinder, wenn sie nur

mit der Brust genährt werden, nicht mehr anbilden können
als mittelschwere, da sie eben nicht mehr Nahrungsstoffe erhalten, und dass sie also nicht proportional ihrem Körper-
gewichte zunehmen können, sondern nur proportional der dargereichten Nahrungsmenge.

Kleine schwächliche Kinder werden allerdings vielleicht
die dargebotene Nahrungsmenge nicht vollständig aufnehmen
resp. ausnutzen und dadurch zurückbleiben.

Anders ist das Verhältniss allerdings in der zweiten
Hälfte des ersten Jahres, wo den Brustkindern meist schon
Beinahrung gegeben wird, sowie bei künstlich ernährten Kindern. In diesen Fällen wird das schwerere und demnach
auch kräftigere Kind die Nahrung besser verarbeiten und
mehr anbilden. Dies letztere Verhältniss wird dann die Zunahme in der zweiten Hälfte des ersten Jahres grösser werden
lassen, als sie Fleischmann darstellt, sodass auch hier das
Princip der Fleischmann'schen Formel hinfällig wird.

Da ich im Besitze von 9 Wachsthumstabellen über Kinder
von sehr verschiedenem Anfangsgewichte bin, welche Alle
zuerst nur mit der Brust, später mit der Brust und Kuhmilch,
oder anderer Beinahrung ernährt wurden, so habe ich aus
diesen 9 Tabellen die Durchschnittszunahme für jeden Monat
berechnet und dabei für ein durchschnittliches Anfangsgewicht
von 3416 Grm. folgende Zahlen gefunden:

Monat	Monatliche Zunahme	Zunahme von der Geburt bis zum Ende des Monates	Gewicht am Ende des Monates
I	375	375	3791
II	886	1261	4677
III	754	2015	5431
IV	743	2758	6174
V	598	3356	6772
VI	602	3958	7374
VII	477	4435	7851
VIII	591	5026	8442
IX	654	5680	9096
X	576	6256	9672
XI	315	6571	9987
XII	217	6788	12004

Construirt man aus diesen nach meinen Tabellen berechneten Zahlen für das absolute Gewicht eine Curve, so fällt
dieselbe fast genau mit der Bouchaud'schen Curve zusammen,
d. h. sie stellt vom Ende des ersten bis zum Ende des zehnten
Monates einen der geraden Linie sich sehr nähernden, nach

oben convexen, ganz flachen Kreisbogen dar; von der starken
Convexität nach oben, welche Fleischmann seiner Curve in der
Mitte giebt, ist keine Rede. Für den ersten und für die beiden
letzten Monate sitzen dann am Anfange und am Ende dieser
Curve zwei unter sich parallele, gegen die übrige Curve flacher
verlaufende Stücke an.

Die Fleischmann'schen Zahlen haben aber auch im Einzelnen schon manche Correctur erfahren müssen. So z. B. durch
Ahlfeld (Ueber Ernährung des Säuglings an der Mutterbrust.
Leipzig 1878) und Biedert (Die Kinderernährung im Säuglingsalter. Stuttgart 1880. S. 127 ff.). Diese Autoren heben besonders hervor, dass der erste Monat niemals die stärkste Zunahme zeigt und dass Fleischmann sich sogar zu Gunsten des
ersten Monates verrechnet hat. Aber auch die Zahlen für die
folgenden Monate konnte Biedert aus Fleischmanns Tabellen
selbst wesentlich modificiren. Auch bei meinen Beobachtungen
ist der erste Monat jedesmal bedeutend schwächer als der
zweite, ja im Durchschnitte sogar noch schwächer als der 10.
Die stärkste Zunahme hat der zweite Monat und in diesen
Monat fällt bei meinen Tabellen die grösste Monatszunahme,
welche ich überhaupt beobachtet habe, nämlich 1400 Grm.
oder 45 Grm. pro die bei meinem zweiten Jungen (einem frühreifen Knaben von 2350 Grm. Anfangsgewicht).

Nach der oben gegebenen Tabelle beträgt das Durchschnittsgewicht für die obigen 9 Kinder am Ende des fünften
Monates 6772 oder 60 Grm. weniger als das doppelte Anfangsgewicht und am Ende des ersten Jahres 10204 oder 44
Grm. weniger als das dreifache Anfangsgewicht, also auch
hier mehr Uebereinstimmung mit Bouchaud und Vierordt, als
mit Fleischmann.

Alle diese Erwägungen und Beobachtungen müssen uns
gegen die Fleischmann'schen Zahlen etwas argwöhnisch machen.
Jedenfalls ist es gerathen, sich nicht eher an die Fleischmann'sche Formel zu halten, bis dieselbe noch durch weitere
Belege sichergestellt ist. Meine Beobachtungen und Berechnungen, sowie die Vierordt's sprechen, wie oben erwähnt, nicht
allein gegen die Fleischmann'schen Zahlen, sondern auch gegen
das Princip, nach welchem die Fleischmann'sche Formel aufgestellt ist, d. h. gegen die Zulässigkeit der Beurtheilung der
Zunahme eines Kindes nach dem Verhältnisse, in welchem
sein augenblickliches Gewicht zu seinem Anfangsgewichte steht.
Dieses Princip hat einen gewissen wissenschaftlichen Anstrich,
entspricht aber nicht der Wirklichkeit.

Ich würde der Aufforderung Vierordt's (l. c. S. 239), meine
Wägungsresultate in seine von Mech berechnete Tabelle einzufügen, gern entsprochen haben, wenn ich hierdurch nicht

genöthigt gewesen wäre, fast alle Zahlen umzurechnen, da die Wägungen, welche ich meist selbst vorgenommen habe, fast niemals wöchentlich, sondern meistens alle 3 bis 4 Tage stattfanden. Doch steht mein Material jedem Collegen zur gelegentlichen Benutzung zur Verfügung.

Bei der Verwerthung derartiger Tabellen muss natürlich über gewisse Punkte vorher eine Verständigung erzielt werden.

Besonders gilt dies für den Begriff Anfangsgewicht. Es darf als Anfangsgewicht nur diejenige Wägung bezeichnet werden, welche entweder unmittelbar nach der Geburt — was sicherlich das Beste ist — oder doch innerhalb der ersten Woche stattfindet, da sonst eine Gleichmässigkeit nicht erzielt werden kann. Auch darf, im Falle dass die erste Wägung erst später stattfand, das Fehlende nicht durch Durchschnittsberechnungen ersetzt werden, sondern es ist dann die Zahl für das Anfangsgewicht resp. die erste Monatszunahme ganz zu unterdrücken. Wollte man z. B. aus einigen Wägungen gegen Ende des ersten Monates das wahrscheinliche Anfangsgewicht resp. die Monatszunahme berechnen, so würde man wohl in allen Fällen für das Anfangsgewicht zu niedrige, für die erste Monatszunahme zu hohe Zahlen erhalten.

Nehme ich z. B. die Tabelle über das schon erwähnte abnorm leichte Kindchen zur Hand, so finde ich, dass dasselbe vom 28. Januar bis 18. Februar von 1825 Grm. auf 2600 Grm. gestiegen war, also eine Tageszunahme von 37 Grm. gehabt hatte. Wollte ich nun daraus das Anfangsgewicht und die Monatszunahme berechnen, so käme ich auf ein Anfangsgewicht von 1453 und auf eine Monatszunahme von 1147 Grm. Factisch hatte aber das Kindchen am 18. Januar, kurze Zeit nach der Geburt ein Gewicht von 2225 Grm. und nahm daher bis zum 18. Februar, wo es 2600 Grm. wog, nur um 375 Grm. zu.

Diese Berechnungen der Monatszunahme und vielleicht auch des Anfangsgewichtes haben die früheren Beobachter jedenfalls häufig ausgeführt, woher die hohen Zahlen für die Zunahme im ersten Monat kommen, die durch alle neueren Beobachter als irrig erwiesen worden sind.

X.

Ueber Tuberculose.

Von

A. STEFFEN.

(Nach einem in der Section für Kinderheilkunde in Eisenach gehaltenen Vortrage.)

Da gegenwärtig die Frage über den Nachweis des Tuberkelvirus eine brennende geworden ist, da ausserdem Tuberculose und Scrophulose in naher Wechselbeziehung stehen, so ist die Section für Kinderheilkunde in erster Reihe verpflichtet, die Verhältnisse der Tuberculose zur Discussion zu stellen. Selbstverständlich kann, ehe nicht eine grosse Menge neuer Untersuchungen und Erfahrungen gesammelt worden ist, nach keiner Richtung irgend ein Abschluss erreicht werden, doch werden hoffentlich die nachfolgenden Erwägungen dazu dienen, zu neuen Arbeiten auf diesem Gebiete anzuregen.

1.

Bekanntlich sah man in älteren Zeiten Tuberculose und käsige Processe als den gleichen Vorgang an. Das beiden Gemeinsame war das, dass man sowohl die tuberculös erkrankten Gewebe als auch Producte gewisser pathologischer, namentlich entzündlicher Processe nach längerem Bestande der Necrobiose, d. h. der Verfettung und Eintrocknung anheimfallen gesehen hatte. Erst Virchow schied diese beiden Vorgänge mit aller Bestimmtheit. Es wurde der specifische Bau des Tuberkel bestimmt, nachgewiesen, dass durch ihn allmählich ein Reiz auf das umgebende Gewebe stattfinde, wodurch dieses in den Zustand der Entzündung versetzt werde, und dass mit der eintretenden Necrobiose des Tuberkel sich der gleiche Process auf die entzündete Zone übertrage. Als Ursache der Necrobiose wurde die vollkommene Gefässlösigkeit der Tuberkel angesehen. Als ganz verschieden von diesem

Vorgang wurden gewisse pathologische, namentlich entzündliche Processe hingestellt, deren Producte ebenfalls allmählich
in Verkäsung übergingen, ohne dass sich Tuberkel hätten
nachweisen lassen. Es wurde indess beobachtet, dass in manchen Fällen es in zweiter Reihe in der Nähe solcher Herde
zur Entwickelung von Tuberkeln kam, welche nach längerem
Bestande dann denselben Weg der Necrobiose einschlugen,
als wenn ihr Auftreten das primäre gewesen wäre. Man bezeichnete solche Processe im Durchschnitt als scrophulöse.

Die anatomische Structur der Tuberkelknötchen, von denen
in der Regel mehrere zu einem grösseren Conglomerat confluiren, war bis in die neuere Zeit mit wenigen Worten folgende: In einem feinen Reticulum, welches keine Blutgefässe
und wahrscheinlich auch keine Lymphgefässe enthält, befinden sich meist im Centrum, seltener in der Peripherie, die
bekannten Riesenzellen, ausserdem kleinere, rundliche, epithe-
loide und endlich Zellen, welche die grösste Aehnlichkeit mit
den weissen Blutkörperchen haben. Dazwischen liegen freie
Kerne in verschiedener Menge. Das Knötchen wird entweder
von einer Zone von dichteren Fasern umgeben oder das Lager
der lymphkörperartigen Zellen geht allmählich in das umgebende Gewebe über. Von diesen Elementen werden die
Riesenzellen in der Regel in erster Reihe von der Necrose ergriffen.

Obwohl von manchen Seiten behauptet wurde, dass das
Vorkommen von Riesenzellen in den Tuberkelknötchen nicht
constant sei, so neigte man sich doch im Allgemeinen dahin,
den eben angedeuteten anatomischen Befund als charakteristisch und beweisend für Tuberculose anzusehen.

In neuester Zeit hat diese Auffassung durch die Unter-
suchungen von Koch, welcher in jedem Tuberkel die charakteristischen Bacillen nachgewiesen hat, eine fundamentale
Aenderung erfahren. Nach diesem Forscher (Berliner klin.
Wochenschr. 1882, Verhandlungen des Congresses für innere
Medicin 1882) sind nur die Bacillen beweisend für Tuber-
culose, nicht mehr der eigenthümliche Bau der Tuberkel, das
Fehlen der Gefässe, das Vorhandensein der Riesenzellen. Ueber-
all, wo er bei Untersuchung von tuberculosen Affectionen sein
Augenmerk darauf gerichtet hat, hat er Bacillen in verschie-
dener Menge nachweisen können, so namentlich bei miliarer
Tuberculose, käsiger Pneumonie und Bronchitis, Darm- und
Drüsentuberculose, Tuberculose des Gehirns. Er hat die Ba-
cillen auch mehrmals in scrophulösen Drüsen und fungosen
Gelenkaffectionen gefunden. Ausserdem hat er bei Schweinen,
Hühnern, Affen sowohl in tuberculosen Conglomeraten als auch
in verkästen Drüsen die charakteristischen Bacillen constatirt,

ebenso bei der Perlsucht der Rinder. Nach diesen Untersuchungen sind die genannten Processe also als identisch anzusehen.

Behufs microscopischen Nachweises der Bacillen wendet Koch hauptsächlich Methylenblau unter starkem Zusatz von Ammoniak, Natron oder Kali an. Mittelst einer wässrigen Lösung von Vesuvin oder Bismarckbraun wird die blaue Färbung verdrängt, so dass man nur die Bacillen blau und alles Uebrige braun gefärbt findet. Ehrlich hat, um die Bacillen und die Gewebsbestandtheile verschieden zu färben, ebenfalls alkalische Anilinlösung angewandt, aber nicht bloss Methylenblau, sondern auch Fuchsin und Gentianaviolet benutzt und damit vortreffliche Färbung erzielt. Es ist natürlich, dass man bestrebt ist, diese Tinctionen mehr und mehr zu vereinfachen.

Die Bacillen präsentiren sich als dünne Stäbchen, mit wechselnder Länge, welche etwa den vierten Theil, zuweilen die Hälfte des Durchmessers eines rothen Blutkörperchens, selten den ganzen Durchmesser beträgt. Koch giebt an, dass sie wenigstens fünf bis sechs Mal so lang als breit sind. Die Bacillen werden am zahlreichsten an den Stellen gefunden, wo der tuberculöse Process in voller Entwickelung steht oder in weiterem Ausbreiten begriffen ist. Sie liegen meist dicht bei einander, oft in Gruppen und in den Fällen, in welchen es zur Entwickelung von Riesenzellen gekommen ist, sieht man sie oft vereinzelt oder in grösserer Menge im Innern derselben. Wenn in einzelnen Riesenzellen Bacillen vorhanden sind, in anderen nicht, so liegt die Wahrscheinlichkeit vor, dass in letzteren, nachdem ihre Bildung durch die Bacillen veranlasst worden ist, diese zu Grunde gegangen sind. Wenn der Höhepunkt des tuberculosen Processes überschritten ist, so beginnen die Bacillen abzusterben, man findet sie seltener und sie können schliesslich schwinden, wenn der tuberculose Process zum Stillstand gekommen ist.

Die Bacillen bedürfen als echte Parasiten eines geeigneten Nährbodens. Da sie einer Wärme von über 30° C. zum Wachsen benöthigt sind, so dient ihnen der thierische oder menschliche Organismus als passender Ort zum Nisten und zur weiteren Entwickelung. Sie wachsen sehr langsam und können zwei bis vier Sporen bilden. Sie sind als die Ursache des tuberculosen Processes, als das specifische Tuberkelvirus anzusehen.

Koch ist der Meinung, dass, da die Tuberculose in den meisten Fällen in den Lungen beginnt, hier die Bacillen durch Einathmung aufgenommen werden müssen. Bei den meisten Phthisikern lassen sich in den Sputis Bacillen nachweisen, dagegen fehlen sie in dem Auswurf solcher, welche nicht an

Lungentuberculose leiden. Sputa mit Bacillen können auch nach dem Eintrocknen noch Ansteckung veranlassen.

Da die Bacillen sehr langsam wachsen, so sind sie nach Koch nicht im Stande, den Körper von jeder beliebigen äusseren Verletzung zu inficiren. Sie müssen Gelegenheit haben, Fuss zu fassen, in geschützter Lage zu wachsen und sich zu vermehren. Stagnirendes Secret in den Lungen, von Epithel entblösste Stellen werden dafür den günstigen Boden bieten.

Um die Quellen des Infectionsstoffs zu schliessen, schlägt Koch schleunige Entfernung der Sputa, Desinfection von Betten und Kleidern etc. vor. Man muss ein aufmerksames Auge auf die Tuberculose der Hausthiere, namentlich auf die Perlsucht haben. Bei von letzterer befallenen Kühen greift der Process nicht selten direct auf die Milchdrüse über und kann auf diesem Wege durch die genossene Milch Ansteckung veranlassen.

2.

Mit Ausnahme der äusseren Muskulatur, der Knorpel und grossen Gefässe kommen Tuberkel in allen Organen des kindlichen Körpers vor. Die Organe der Uro- und Genitalsphäre werden verhältnissmässig seltener ergriffen, doch kommt dies auch zur Beobachtung, wenn auch die Tuberculose keine allgemeine Verbreitung in den verschiedenen Organen gefunden hat.

Tuberculose wird im kindlichen Alter häufiger beobachtet, als bei Erwachsenen. Virchow, Demme u. a. haben Fälle gesehen, in welchen diese Krankheit angeboren war. Man findet dieselbe im ersten Lebensjahr selten, am häufigsten zwischen dem zweiten und fünften Jahr, in den folgenden Jahren in stetig und allmählich abnehmender Zahl.

Die Tuberculose entsteht durch Aufnahme von specifischen Bacillen in den Körper. Da diese in Wunden, Verletzungen der Oberfläche des Körpers nicht nisten und sich weiter entwickeln und von dort verbreiten können, so giebt es nur zwei Wege der Invasion: Die Organe der Athmung und die der Verdauung. Der erstere Weg scheint der häufigste zu sein, weil man die Lungen am häufigsten von Tuberculose befallen findet. Die Organe der Verdauung, speciell Magen und Darmcanal, können primär afficirt werden durch Verschlucken von Luft, Getränken, Speisen, die durch Bacillen verunreinigt worden sind, ferner in zweiter Reihe durch Verschlucken phthisischer Sputa. Es ist indess möglich, dass die Absonderungen der die Verdauung vermittelnden Drüsen der weiteren Entwickelung der Bacillen in gewisser Weise hinderlich sind und dass deshalb verhältnissmässig häufiger primäre Tuberculose der Lungen als der Verdauungswege zur Beobachtung kommt.

Wenn die Bacillen auf einem von diesen beiden Wegen in den Körper gelangt sind, so scheint es, dass sie, um festen Fuss fassen zu können, eines besonders geeigneten Bodens bedürfen. Als ein solcher erscheint zunächst eine Körperregion, in welcher die Säftemenge eine geringere, als in normalem Zustande, die Blutströmung eine verringerte und die Ernährung des Organes demgemäss keine ausreichende ist. Ich meine hiermit die Verhältnisse der Lunge bei Fehlern des rechten Herzens, während bei Fehlern der linken das Vorkommen von Lungentuberculose zur Ausnahme gehört. In gleiche Linie sind die Körper zu stellen, welche durch angeborene Enge der Aorta, verhältnissmässige Kleinheit des Herzens zur Tuberculose veranlagt sind. Theils in diese Kategorie, theils in die folgende gehören ferner die Fälle, in welchen sich Tuberculose nach voraufgegangenen schweren Krankheiten entwickelt. Hier finden die Bacillen in Folge der geschwächten Kräfte und verminderten Herzarbeit eine Blutcirculation, welche oft verlangsamt ist und leicht zu Stauungen neigt, ein Umstand, den ich in Bezug auf das Nisten der Bacillen besonders betonen möchte, und eine Säftemischung, welche in bezüglicher Weise die Ernährung der Gewebe benachtheiligt.

Die zweite Kategorie, in welcher die Körper den geeigneten Boden zum Nisten und zur Weiterentwickelung der Bacillen bieten, ist die bei weitem ausgebreitetere. Es ist. eben eine besondere Anlage dazu vorhanden und diese ist entweder angeboren oder erworben. Beiden sind die Eigenschaften gemein, welche wir im Allgemeinen der Scrophulose vindiciren, d. h. die Körper haben die Neigung, auf unbedeutende Ursachen leichter und lebhafter zu erkranken und Krankheitsproducte zu bilden, welche nicht zum Aufbau des Körpers dienen können, sondern zum Zerfall tendiren. Die hereditäre Scrophulose giebt den Körpern das bekannte Gepräge, namentlich den sog. phthisischen Habitus mit paralytischer Form und mangelhafter Excursion des Thorax beim Athmen. Die erworbene verdankt ihr Dasein im Allgemeinen den schlechten Lebensverhältnissen, also hauptsächlich ungesunder Wohnung und Nahrung. Die Wirkung dieser Verhältnisse stellt diese Körper im Allgemeinen denen parallel, welche schwere Krankheiten durchgemacht haben. Indess kommt noch eine directe Folge dieser Körperverhältnisse zur Hebung. Scrophulöse haben Neigung zu Catarrhen der Athmungs- und Verdauungsorgane. Je öfter sich diese wiederholen und je andauernder sie sind, um so eher werden die zugehörigen Lymphdrüsen in den Zustand des Reizes und der chronischen Entzündung versetzt. Es ist mir sogar nicht unwahrscheinlich, dass die Aufnahme unzweckmässiger Nahrungsstoffe bei ihrem Durchgange durch die Lymphbahnen die Mesenterialdrüsen direct afficiren, schwellen machen und in Entzündung versetzen können.

Aus dem Gesagten geht hervor, weshalb wir in der Regel nur schwächliche Kinder an der Tuberculose erkranken sehen und nur ausnahmsweise solche, welche bis dahin anscheinend gesund und kräftig gewesen sind. Wenn die in den beiden Kategorien besprochene Anlage, an Tuberculose zu erkranken, eine mehr verbreitete wäre oder wenn ohne eine solche Anlage diese Krankheit sich durch Uebertragung ebenso leicht entwickeln könnte, so müsste die Ausbreitung der letzteren eine viel allgemeinere sein. Zwei Thatsachen scheinen geeignet, diese Auffassung zu stützen. Zunächst beobachtet man oft genug in Familien vereinzelte Fälle von Tuberculose. Man sollte annehmen, dass die zusammenwohnenden Mitglieder bei der Leichtigkeit der Invasion der Bacillen sämmtlich von dieser Krankheit befallen werden müssten. Nichts desto weniger sieht man nur einzelne von ihnen an Tuberculose erkranken und die übrigen gesund bleiben. Zweitens ist man bisher nicht im Stande gewesen, den Nachweis zu führen, dass in Spitälern sich Tuberculose von einem Kranken auf andere übertragen hat. Die Möglichkeit soll hiermit durchaus nicht in Abrede gestellt werden, dagegen die Häufigkeit des Vorganges, welche der Beobachtung gewiss nicht hätte entgehen können. Wenn eine Uebertragung von Tuberculose also nur selten in Spitälern vorkommt, so wird sie nur bei den Kranken stattfinden, welche besonders dazu veranlagt sind, welche also durch schwere Krankheiten herabgekommen oder mit langwierigen chronischen Processen behaftet sind. Ein endgültiges Urtheil über diese Verhältnisse zu geben, werden wir aber erst dann im Stande sein, wenn eine grosse Reihe von Untersuchungen und Erfahrungen gemacht sein wird, welche unter anderen auch die anscheinend gesund aus den Spitälern entlassenen Individuen, welche in der Lage waren, von Tuberculose afficirt zu werden, in das Auge fassen müssen.

Eines Grundes muss ich noch gedenken, weshalb die aufgenommenen Bacillen nicht im Stande sein werden, in jedem Falle Tuberculose zu veranlassen. Dies findet wahrscheinlich dann statt, wenn die Bacillen im Absterben begriffen sind. Man kann sich vorstellen, dass sie dann nicht mehr als Krankheitserreger dienen, sondern allmählich schwinden, welches letztere microscopisch nachgewiesen ist. Es scheint hierauf auch die Erfahrung hinzuweisen, dass man nicht in allen Sputis der Phthisiker die Bacillen hat nachweisen können.

Da den Bacillen bestimmte Wege zur Aufnahme in den Körper vorgezeichnet sind, so muss ihre ursprüngliche Niststelle und Entwickelung eine locale sein. Entweder ist nur eine bestimmte, dazu geeignete Stelle in dem betreffenden Organ vorhanden oder dasselbe wird von vornherein in geringerer oder grösserer Ausdehnung ergriffen. Beides hängt theils von der Ausbreitung des Krankheitsprocesses in dem Organ, theils von der Menge und Beschaffenheit der aufgenommenen Bacillen ab. Eine geringe Menge derselben kann bei ihrem langsamen Wachsthum und Vermehrung nur eine umschriebene Tuberculose veranlassen. Ausserdem ist anzunehmen, dass die Intensität der Wirkung bei jungen, noch nicht ausgewachsenen, ebenso wie bei bereits absterbenden Bacillen geringer sei, als bei denen, welche auf der Höhe ihrer Entwickelung stehen.

Wenn eine Stelle der Schleimhaut zum Nisten und zur Vermehrung von Bacillen geeignet sein soll, so wird sie mindestens von Epithel entblösst sein müssen. Wenn sich dabei die Gewebe im Zustande der Entzündung, also vermehrter Hitze und Stauung der Blutcirculation befinden, so wird der Boden ein um so günstigerer sein. Am besten werden die Bacillen gedeihen, wenn sie sich auf zerfallendem Gewebe niederlassen können.

Wenn diese Niederlassung stattgefunden hat, so kann die entstandene Tuberculose auf lange Zeit hinaus ihre locale Ausdehnung bewahren, weil eben Entwickelung und Ausbildung der Bacillen so langsam von Statten geht. Mit dem allmählichen Absterben derselben und mit der Einkapselung und Vernarbung des Herdes wird sogar Heilung eintreten können.

Andernfalls findet Verbreitung der Tuberculose statt, entweder allmählich in nächster Umgebung oder mit mehr oder minder allgemeiner Aussaat in die gesammten Organe des Körpers.

Die allmähliche Ausbreitung, meist in Form von Radien oder ringförmigen Zonen, geschieht theils durch directen Uebergang der Bacillen in die angrenzenden Gewebe, theils auf dem Wege der Lymphgefässe. In letzterem Fall werden oft etappenmässig die angrenzenden Lymphdrüsen in Mitleidenschaft gezogen, und wenn, wie nachgewiesen worden ist, die Tuberculose schliesslich den Ductus thoracicus erreichen kann, so ist dem Uebertritt der Bacillen in die allgemeine Blutbahn und deren Aussaat in die verschiedensten Organe Thür und Thor geöffnet. Die letztere kann ebenfalls dadurch zu Stande kommen, dass die Bacillen in dem, wenn auch noch so kleinen ursprünglichen Herde in die Blutbahn gelangen. Die allgemeine Verbreitung der Bacillen im Körper geschieht demnach entweder vom ursprünglichen Herde aus, oder nachdem die

Bacillen eine oder mehrere Etappen zurückgelegt und secundäre Heerde gebildet haben, in beiden Fällen entweder auf der Bahn der Lymph- oder der Blutgefässe.

Ob in Folge davon die meisten Organe oder einzelne und welche von der Tuberculose acut ergriffen werden, hängt ohne Zweifel von dem Wege der Invasion, von der Disposition dieser Organe im Allgemeinen, sowie von der individuellen Anlage derselben und von der Menge, kräftigen Entwickelung und Lebensfähigkeit der Bacillen ab.

Dass bestimmte Organe überhaupt leichter an Tuberculose erkranken als andere, ist eine längst bekannte Thatsache. Einerseits influirt der Weg der Invasion, demzufolge die nächstgelegenen Organe am ehesten afficirt werden. Ich will bei dieser Gelegenheit an eine Thatsache erinnern, deren Ursache noch nicht hinreichend durchsichtig ist, nämlich die, dass man nach schneller Resorption pleuritischer Ergüsse Tuberculose auftreten sieht. Häufig findet man nur die Lungen und oft nur allein oder hauptsächlich die mit dem pleuritischen Exsudat gleichseitige von Tuberculose befallen. Von einigen wird angenommen, dass der pleuritische Erguss bereits eine Folge der schon früher eingewanderten Bacillen sei. Ich möchte zur Erwägung geben, ob die durch den Erguss in der comprimirten Lunge verursachte Behinderung und Verlangsamung der Blutcirculation nicht den geeigneten Boden abgegeben habe, dass die durch Einathmung aufgenommenen Bacillen hier nisten und sich vermehren konnten.

Andererseits beobachtet man in gewissen Familien bestimmte hereditäre oder durch die gleichen Lebensverhältnisse gleichmässig erworbene Disposition einzelner Organe, mit Vorliebe oder ausschliesslich von Tuberculose befallen zu werden. Ich weise in Bezug hierauf auf die leider nicht seltene Erfahrung hin, dass mehrere Kinder einer Familie an acuter Tuberculose der Pia zu Grunde gehen und dass man post mortem sehr oft nur wenige andere Organe und diese nur in geringem Masse, oder auch die Pia ausschliesslich von diesem Krankheitsprocess betroffen findet. Nicht ohne Einfluss auf die Prädisposition des Gehirns und seiner Häute mag die Art der Blutcirculation im Schädel, welche so leicht in Stauungen übergeht, sein.

Uebrigens kann eine Aussaat von Bacillen in einzelne Organe auch davon abhängig sein, dass die bereits krankhaft veränderten Gewebe derselben hauptsächlich oder ausschliesslich den geeigneten Boden zum Nisten der Bacillen bieten, während diese in anderen gesunden Organen verkommen. Dazu kommt noch, dass vielleicht zu junge, noch nicht hinreichend entwickelte Bacillen in die Blutmasse gerathen, mit derselben kreisen und sich erst in einem, von dem Heerde der Invasion mehr oder minder weit abliegenden, für sie günstigen Ort mit Ueberspringung anderer, ebenfalls disponirter Organe niederlassen, nachdem sie erst die Fähigkeit zum Nisten und zur Weiterentwickelung allmählich erlangt haben. Es kann dabei geschehen, dass in dem ursprünglichen Heerde der Invasion die Bacillen bereits, abgestorben und vollkommen verschwunden sind, so dass man nicht mehr im Stande ist, den Nachweis zu führen, auf welchem Wege das oder die in zweiter Reihe afficirten Organe von Tuberculose betroffen worden sind.

Je kleiner die Menge der Bacillen ist, welche in den Blutstrom gerathen ist, um so geringer ist die Aussaat derselben in einzelnen Organen und die davon abhängigen Symptome. Es mag also vorkommen, dass bei einer geringen Entwickelung von Tuberculose eine restitutio in integrum stattfindet. Oder die secundären localen Heerde bleiben längere Zeit bestehen, bis von ihnen eine verbreitetere oder allgemeine Aussaat von Bacillen vor sich geht. Je grösser eine letztere überhaupt ist, um so lebhafter sind die Symptome, welche mehr allgemeiner Natur sein oder sich mehr auf einzelne Organe, in welchen die Tuberculose besonders entwickelt ist, beziehen können. Ich will nur an die acute Tuberculose der Pia und an die der Lungen erinnern. Beide Organe liefern überhaupt die charakteristischen Beispiele für Wirkung der acuten Tuberculose. Diese tritt in der Pia erst deutlich zu Tage, wenn in Folge des Reizes der Tuberkel Entzündung der ersteren eingetreten ist. Acute verbreitete Tuberculose in den Lungen vermag dagegen ante exitum lethalem keinen hinreichenden Reiz auf das befallene Gewebe auszuüben, um einen klinisch erkennbaren, entzündlichen Process zu bewirken. Sie kennzeichnet sich nur durch eine excessive, allmählich zunehmende Athmungsfrequenz, für welche weder durch eine physikalische Untersuchung der Lungen noch im übrigen Körper der nöthige Grund nachgewiesen werden kann.

Da es kein Mittel zur Beseitigung oder Unschädlichmachung der in den Körper gelangten Bacillen giebt, und wahrscheinlich auch nicht geben wird, so sind wir in der Hauptsache auf die Prophylaxis und später auf die freilich fruchtlose Bekämpfung der durch die Tuberculose bewirkten Entzündung der befallenen Organe angewiesen.

Da aller Wahrscheinlichkeit nach gesunde Körper durch Aufnahme von Bacillen nicht zur Entwickelung von Tuberculose gelangen, so muss man sein Augenmerk von vornherein auf die Körper richten, welche zu dieser Erkrankung disponirt sind. Man soll demnach alle Kinder, speciell die, welche auf hereditärem Wege zur Scrophulose disponirt sind, auf die beste und zweckmässigste Weise ernähren und pflegen, um erstere vor Scrophulose zu bewahren, und bei letzteren die Anlage möglichst zu tilgen oder mindestens deren weitere Entwickelung zu behindern suchen. In zweiter Reihe müsste man alle die Kranken, welche mit chronischen Processen, speciell der Athmungs- und Verdauungs-Organe behaftet sind, aus der Nähe von solchen entfernen, welche an Lungenphthisis leiden. Auf der einen Seite können die Bacillen durch die Luft eingeathmet werden, auf der anderen können sie sich auf Speisen und Getränke senken und diese verunreinigen. In Bezug auf letztere will ich noch nebenher darauf aufmerksam machen, dass man allen Grund hat anzunehmen, dass die Bacillen durch den Genuss der Milch von perlsüchtigen Kühen, zumal diese Krankheit nicht selten auf die Milchdrüse übergreift, auf eine dazu disponirte Darmschleimhaut übertragen werden können. Man soll schliesslich auch darauf sehen, dass die Kranken die Sputa möglichst ausspeien und nicht verschlucken.

An Tuberculose Erkrankte müssten sowohl in Privatwohnungen als namentlich in Spitälern von anderen Kranken, mindestens von solchen, welche an chronischen Processen, speciell der Athmungsorgane leiden oder in Folge eingreifender Krankheiten heruntergekommen sind, isolirt werden, wenn man Ursache hat anzunehmen, dass die Lungen von dem Process mit ergriffen sind, die Bacillen also durch die Ausathmung in die Luft des Krankenraumes gelangen können. Sehr verständig hat man vor kurzem in England in dieser Beziehung auf die Wichtigkeit dauernder gründlicher Ventilation solcher Krankenräume aufmerksam gemacht und zugleich, da die Bacillen sich nur in einer gewissen Wärme der Temperatur, welche der Körperwärme nahe steht, erhalten und weiter entwickeln können, betont, dass solche Krankenräume kühl gehalten werden sollen, um die Bacillen in solcher Luft an weiterer Entwickelung mindestens zu behindern oder vielleicht absterben zu lassen.

Wenngleich nur in der grösseren Hälfte der von Phthisikern untersuchten Sputa bis jetzt Bacillen haben aufgefunden werden können, so empfiehlt es sich doch, solche Sputa gedeckt zu halten und möglichst bald aus den Krankenzimmern zu entfernen. Eine gleiche Vorsicht muss auf die Sedes solcher, die an Darmtuberculose leiden, verwandt werden, von solchen gebrauchte Steckbecken, Nachtstühle etc. nicht von anderen benutzt werden. Es versteht sich von selbst, dass man Betten, Kleider etc., welche von Tuberculösen gebraucht worden sind, einer sorgfältigen Reinigung unterziehen muss, ehe dieselben von anderen wieder in Gebrauch genommen werden dürfen.

3.

Im Anschluss will ich eine seltnere Form der Tuberculose
des kindlichen Alters, nämlich die des Peritoneum, einer kurzen
Besprechung unterziehen. Ich sehe von der localen Entwickelung von Tuberkeln, welche man so häufig auf der den tuberculosen Darmgeschwüren entsprechenden Stellen der Serosa
mit nicht seltener partieller secundärer Peritonitis und Verlöthung solcher Darmschlingen unter einander findet, ab. Die
diffuse Tuberculose des Bauchfells ist als eine acute und eine
chronische zu unterscheiden. Erstere ist Theilerscheinung einer
plötzlich auftretenden allgemeinen Tuberculose, während letztere
nur eine von den lokalen Etappen bildet, welche von dem
ursprünglichen Heerde aus veranlasst worden sind. Den Weg
der Invasion der Bacillen bildet in der chronischen Tuberculose des Peritoneum in der Regel die Darmschleimhaut.
Man findet in dieser, am häufigsten in den Dünndärmen, nicht
so häufig in den Dickdärmen, am seltensten im Magen tuberculose Geschwüre von verschiedener Form und Ausdehnung,
bald mehr oberflächlich, bald in die Tiefe gehend, oft bis zur
Serosa, welche in seltenen Fällen, wenn nicht schützende Verlöthung mit gegenüberliegenden Darmpartieen eingetreten ist,
perforirt werden kann. Von diesen ursprünglichen Heerden
aus verbreitet sich die Tuberculose hauptsächlich nach zwei
Richtungen: auf die Mesenterialdrüsen und auf das Peritoneum.
Der letztere Vorgang ist der entschieden seltnere. Eigenthümlich ist, dass in der Regel eine allgemeinere Verbreitung von
Tuberculose im Körper vom Peritoneum aus nicht stattfindet.
Die Ursache hiervon liegt wohl darin, dass bei der langsamen
Entwickelung der Bacillen die Kranken eher an Tuberculose
des Peritoneum zu Grunde gehen, als eine allgemeinere Aus-
saat hat stattfinden können.

Die Tuberculose des Peritoneum ergreift nicht alle Theile
desselben gleichmässig. Nach meinen Beobachtungen findet
man die beträchtlichste Entwickelung von Tuberculose in dem
die Wandungen der Bauchhöhle bekleidenden Peritoneum, während die Tuberkel in den übrigen Theilen des Bauchfells nur
sparsam vorhanden sind. In seltneren Fällen wird das umgekehrte beobachtet.

Es kommt vor, dass Tuberculose des Peritoneum lange
latent bleibt, wenn der entzündliche Reiz nicht hinreichend
war, um einen freien Erguss zu produciren. Man findet dann
den Leib kaum aufgetrieben und sogar nicht selten vollkommen schmerzlos. Auf den längeren Bestand der Tuberculose
deuten dann post mortem die pigmentirten Zonen, von wel-

chen hauptsächlich die auf dem wandständigen Bauchfell sitzenden Tuberkelconglomerate umgeben sind.

Ein in dieser Beziehung sehr instructiver Fall kam vor
einigen Monaten in meinem Spital zur Section. Es war dies
ein Mädchen von 5 Jahren, welches vor einigen Monaten mit
ausgeprägten profusen Blutungen des Zahnfleisches, mit über
den ganzen Körper verbreiteten Petechien und hochgradigem
Fieber aufgenommen war. Eine exakte Diagnose war intra
vitam, da jede Anamnese mit Ausnahme der Angabe, dass
das Kind erst seit einigen Tagen krank sein solle, nicht möglich. Fünf Tage nach der Aufnahme erfolgte der Exitus
lethalis. Die Section ergab: Ausgebreitete Tuberculose des
Peritoneum, welche hauptsächlich die wandständigen Partieen
desselben ergriffen hatte. Die tuberculosen Conglomerate
waren von pigmentirten Zonen umgeben. Die Gedärme fanden sich stellenweise locker verlöthet, ein freier Erguss war
nicht vorhanden. Im Ileum mehrere tuberculöse Geschwüre,
die Follikel im Dickdarm geschwellt und pigmentirt. Die
Mesenterialdrüsen stark und markig geschwellt, zum Theil
verkäst und mit centralem Zerfall. Sonst nirgendwo im Körper Tuberkel oder besonders auffällige pathologische Veränderungen, abgesehen von einer kleinen Caverne in der Spitze
des linken oberen Lungenlappens mit eitrigem Inhalt.

In der Mehrzahl der Fälle kommt es wahrscheinlich zu
freiem Erguss und damit zu den gewöhnlichen Erscheinungen
einer diffusen Peritonitis. Als seltene Complication eines solchen Krankheitsprocesses habe ich bei einem Mädchen von
8 Jahren vor längerer Zeit eine Intussusception gesehen, welche
einige Wochen vor dem Tode vollkommen zur Heilung gelangt war. Die Symptome derselben waren bei der diffusen
tuberculosen Peritonitis und dem reichlichen freien Erguss
nicht auffällig. Eines Tages berichtete mir die Mutter, dass
ein Ende Darm mit dem Stuhlgange abgegangen sei, was sie
aber nicht aufbewahrt habe. Post mortem fand sich neben
ausgedehnter Tuberculose des Bauchfells, reichlichem freien
Erguss und theilweiser Verlöthung der Därme die verheilte
Stelle der Intussusception etwa zwei Centimeter oberhalb der
Valvula Bauhini. Auf dem Durchschnitt sah man deutlich,
wie das obere Darmstück in das untere eingestülpt war, sich
abgestossen hatte, und wie die freien Enden in einer Ausdehnung von einem Centimeter übereinander liegend fest verlöthet waren.

XI.

Ordinationsanstalten für Kinder und ihre Beziehungen zur öffentlichen Gesundheitspflege.

Von

Dr. C. Lorey in Frankfurt a./M.

In der Stiftungsurkunde des Dr. Christ'schen Kinderhospitales zu Frankfurt a./M. vom Jahr 1844 finden sich folgende Paragraphen:

„Weniger bemittelte kranke Kinder, deren Leiden der Art ist, dass ihre Aufnahme in das Kinderkrankenhaus nicht geeignet erscheint, erhalten Morgens nach der Visite unentgeltlichen, ärztlichen Rath und freie Arznei, soweit dies die Mittel der Anstalt erlauben. Jedes zu diesen Consultationen gebrachte Kind erhält eine Nummer, welche die Reihenfolge des Vorkommens ordnet. Ueber diese zu den ambulanten Ordinationen kommenden Kinder, sowie über den Verlauf der Krankheit werden ebenfalls (wie über die im Spitale Verpflegten) Krankengeschichten geführt."

Mit diesen Sätzen ist zu einer Zeit, wo es erst sehr vereinzelt Kinderspitäler gab, von dem Stifter unserer Anstalt, resp. seinem Freunde, dem alten Hofrath Stiebel, die Nützlichkeit solcher Ordinationsstunden anerkannt und der Geschäftsgang derselben klar vorgezeichnet.

Zur practischen Ausführung dieser Einrichtung, wenigstens in ausgedehnterem Masse, kam es aber erst seit acht Jahren. Die Verhältnisse unserer Vaterstadt waren bis 1870 derart günstig, dass wir kein eigentliches Proletariat hatten, nur wenige verheirathete Arbeiter und Taglöhner hier wohnten, und für die ortsangehörigen Unterstützungsbedürftigen die Quartier-Armenärzte genügend sorgen konnten. Allmählich aber mehrte sich die Zahl der bei uns um ärztliche Hilfe für ihre Kinder nachsuchenden Frauen; die stationäre Anstalt füllte sich, nachdem in Herrn Dr. Glöckler ein tüchtiger Chirurg als zweiter Arzt angestellt war, mit operativen Fällen und somit waren wir genöthigt, um den Ansprüchen gerecht zu werden, die Ordinationsstunde im Sinne des Stifters unserer Anstalt einzurichten. Das Journal des Jahres 1874 erreichte 254 Nummern, im verflossenen Jahre erhielten 1087 Kinder freie Behandlung und Medicamente. Auf der innern Station, mit ca. 30 Betten, werden jährlich 160—200 Kinder verpflegt.

Somit ist diese Ordinationsstunde ein wichtiges Arbeitsfeld unserer Anstalt geworden, und glaube ich mich befähigt, die bisher gewonnenen Erfahrungen in kurzen Zügen zu schildern.

Der Geschäftsgang, wie er sich durch die Praxis entwickelt hat, ist folgender:

Die Angehörigen, meistens die Mütter, haben sich an fünf Tagen der Woche pünktlich um 9 Uhr mit den Kindern einzufinden und erhalten Tages-Nummern, wobei besonders Sorge getragen wird, dass mit ansteckenden Krankheiten Behaftete von den andern getrennt und zuerst vorgenommen werden. Es empfiehlt sich, die Frauen selbst etwas einzuüben, darauf zu achten, dass solche mit derartigen Kranken bereits vor Ankunft des Arztes von den Uebrigen sich absondern. Dann folgen die Kinder, welche frisch zugehen, schliesslich die zur wiederholten Vorstellung Kommenden.

Jedes neu eintretende Kind erhält im Ordinationszimmer seine Journal-Nummer, die stets mitzubringen ist und der Controle halber auch am Kopfe des Receptes notirt wird. Der Eintrag in das General-Register findet in der Art Statt, dass bei neuer Erkrankung desselben Kindes hinter dem, von früher her im Register enthaltenen Namen die neue Journal-Nummer bemerkt wird. Von 1876 bis zum 10. September 1882 sind in diesem Buche die Namen von 4263 Kindern eingetragen (2150 Knaben und 2113 Mädchen). Ueber die im Hospitale selbst verpflegten Kinder wird seit 1868 ebenfalls ein General-Register geführt, ferner ein solches über alle wichtigen Krankheitsformen und Operationen, letzteres in der Art, dass sofort ersichtlich ist, ob der Fall günstig oder ungünstig verlaufen.

Zur Untersuchung wird das Kind vollständig ausgekleidet, meist auch gewogen, Krankheitsbefund und Ordination im Journale notirt; ebenso wird über jede folgende Consultation ein kurzer Vermerk gemacht. Auf diese Weise ist es leicht, übersichtliche Krankheitsbilder zu gewinnen und etwaige Notizen früherer Krankheitszustände eines Kindes oder dessen Geschwister nachzuschlagen. Bei einiger Uebung wird es meist möglich in $1\frac{1}{2}$ Stunden 15—20 Ordinationen zu ertheilen, worunter 6—8 neu Zugehende sein können.

Im Durchschnitt entfallen auf jeden einzelnen Erkrankungsfall 3—4 Ordinationen, etwa ein Drittel der Kinder kommt zu wiederholten Malen zur Behandlung. Die Kosten für Medi-

camente betrugen ziemlich gleichbleibend in den letzten Jahren
1 M. 50—60 Pf. pro Kind. Diese Zahlen stellen sich bei
uns für das Jahr 1881: behandelte Kinder 1087, Zahl der
Consultationen 3885; 275 Kinder waren bereits früher behandelt worden, wobei zu beachten, dass 262 Kinder das erste
Lebensjahr noch nicht überschritten hatten, von welchen letzteren die Meisten überhaupt zum ersten Male erkrankt waren.
Die Ausgaben für Medicamente betrugen 1715 M. 56 Pf. oder
pro Kind 1 M. 58 Pf.

Fragen wir uns nun, ob diese Ordinationsstunden für das
Publicum eine segensreiche Einrichtung sind, so spricht der
Erfolg, die stetige Zunahme der Frequenz, die häufige Wiederkehr nach erstmaliger Benutzung doch gewiss zu Gunsten
dieses Arbeitsfeldes der Anstalt.

In unseren grösseren Städten hat sich rasch zunehmend
eine Bevölkerung angesammelt, deren Erwerbsverhältnisse für
die unvorhergesehenen Ausgaben, welche durch Krankheiten
der Angehörigen und besonders der meist zahlreichen Kinder
erwachsen, keine oder nur äusserst geringe Mittel gewähren.
Daher wird in sehr vielen Fällen versäumt, rechtzeitige, ärztliche Hilfe für die Kinder einzuholen, und wenn dies auch
ein und das andere Mal geschieht, fehlen oft die Mittel, die
Behandlung durchzuführen. Chronische Zustände: wie Rhachitis, Scrophulose werden meist vollständig vernachlässigt;
hiermit ergiebt sich nun gerade die hauptsächlichste und nütz-
lichste Aufgabe dieser Ordinationsstunden.

Wie die öffentliche Gesundheitspflege im Grossen, so
müssen diese Anstalten im engeren Kreise der Bevölkerung
für Aufziehung eines gesunden Geschlechtes wirken, indem
einestheils nach dem Grundsatze „Initiis obsta" oft bei Gelegenheit einer scheinbar leichten Erkrankung, die dem Laien
noch nicht bemerkbaren, ersten Zeichen eines chronischen
Siechthums erkannt werden, anderntheils recht viele bereits in
höchst verkümmertem Zustande zur Vorstellung kommende
Kinder nach Monate langer Behandlung Kräftigung und Gesundheit erlangen.

Gestatten Sie mir, als Beleg einige Krankheitsgeschichten
aus den Journalen der letzten Jahre kurz anzuführen. Ein
4 Monate alter Knabe, als nur gestillt und von gesunden
Eltern stammend, wog, als er wegen eines leichten Catarrhs
zu mir gebracht wurde, 5222 Grm. Im Alter von 9 Monaten
bei Gelegenheit einer Erkrankung an Bronchitis fanden sich
die Zeichen beginnender Rhachitis, das Gewicht betrug 6800
Grm. 14 Tage später nur 6650 Grm.; nach 2 monatlicher
Behandlung dagegen 7200 Grm.

Ein am 13. Juni 1879 geborenes Kind kam am 7. Januar

1881 wegen Husten und Angina tonsillaris in Behandlung. Das Generalregister ergab, dass besagtes Kind im Jahre 1879 wegen Keuchhusten behandelt wurde, am 10. October 5800 Grm., am 6. December 6590 Grm. wog. Im Jahre 1880 wegen Diphtheritis und Catarrh öfter behandelt, die Wägung im Mai 7100 Grm., im August 7300 Grm., im November 8170 Grm., Ende December 8500 Grm. ergab. Obwohl die neue Erkrankung rasch beseitigt war, bestellte ich das Kind doch für die nächsten Wochen nochmals und fand am 31. Januar die deutlichen Zeichen beginnender Rhachitis bei einem Gewichte von 9000 Grm.; entsprechend behandelt nahm das Kind bis Anfang März 350 Grm. zu; im Mai erkrankte es von Neuem an Angina und Magencatarrh, verlor an Gewicht; am 23. Mai wog es 9350 Grm., 3 Wochen später 9820 Grm. Im September kam es wegen Fractur des Radius, im Januar a. c. wegen unbedeutendem Eczem in Behandlung, war im Uebrigen aber gesund.

Ein Mädchen, 2½ Jahr alt, von gesunden Eltern stammend, wird mit hochgradiger Rhachitis und Genu valgum am 13. Januar 1881 zur Behandlung gebracht, dasselbe wog 8250 Grm. Bis zum 17. Juni kam es 8 Mal zur Consultation und fand die allmähliche Kräftigung durch folgende Zahlen Ausdruck: 8. Febr. 8650 Grm.; 24. März 8800 Grm.; 3. Mai 9300 Grm. Die Behandlung des Genu valgum konnte nun mittelst Schienenapparat begonnen werden.

Bei einem am 19. Mai 1878 geborenen Mädchen fanden sich, als es im Sept. 1880 zu uns gebracht wurde, dieselben Krankheitszustände. Das Anfangsgewicht von 8400 Grm. war bis zum November 1881 auf 10300 Grm. gestiegen.

Ein 9 Monate altes Mädchen, hochgradig atrophisch, wird, nachdem es bereits in Behandlung verschiedener Aerzte gewesen, am 18. Januar 1881 zur Ordinationsstunde gebracht. Die Mutter, 23 Jahre alt, ist nicht verheirathet. Der Vater soll magenleidend sein. Das Kind, 3 Monate gestillt, litt nach dem Abgewöhnen meist an Diarrhöe und wog bei Beginn der Behandlung 4300 Grm. Während des ganzen Jahres kam es Anfangs in kürzeren, später in längeren Abständen zur Vorstellung, begann langsam zu gedeihen und hatte Ende Juni ein Gewicht von 6500 Grm. Damals starb die Mutter nach kurzem Kranksein an Zehrung. Während des November hustete das Kind viel, hatte Rasselgeräusche über beiden Lungen und sank das Gewicht vom 7. bis 29. November von 8600 auf 8150 Grm., so dass an die Entwickelung von Tuberculose gedacht werden musste. Bei geeigneter Behandlung heilte jedoch die Bronchitis und hob sich das Gewicht bis Ende September auf 8910 Grm., seitdem befindet sich das Kind wohl.

11*

Als Beispiel der Controle der Säuglinge mag folgender Fall dienen:

Ein am 10. August 1880 geborener Knabe, erstes Kind gesunder Eltern (Vater 28, Mutter 23 Jahre alt), nur gestillt, wird wegen Unruhe und spärlichem, hartem Stuhl am 6. Januar 1881 zur Ordination gebracht. Dasselbe wog 4300 Grm. (Normalgewicht nach Quetelet: 5950 Grm.). Bei Zusatz anderer Nahrung Anfangs Kuhmilch, im Februar nach gänzlichem Versagen der Brust Timpe's Kraftgries ergaben die folgenden Wägungen am 11. Januar 4650 Grm.; am 21. Januar 4980 Grm.; Mitte März 5400 Grm.

Schliesslich dürfte noch folgende Beobachtung als Muster einer Familienchronik der Mittheilung werth sein:

Das 9. Kind einer in sehr kümmerlichen Verhältnissen lebenden Familie, welcher hintereinander 6 Kinder gestorben, am 17. November 1881 geboren, kam am 22. März a. c. zum ersten Male zur Vorstellung. Die Journale ergaben: 1) Am 11. Oct. 1879 kommt das 4. Kind dieser Familie, geb. am 19. Sept. 1874, zur Ordinationsstunde und wird sofort in Spitalsbehandlung genommen. Anamnestisch wurde damals erhoben: Die Eltern, 31 und 29 Jahre alt, sind gesund, ebenso das 1. und 2. und 7. Kind, 11, 7 und 1¼ Jahr alt; 3 Kinder sind gestorben, eines im Alter von 1¾ Jahren angeblich an Typhus, eines in demselben Alter eines plötzlichen Todes, eines, sechs Wochen alt, an Hirnentzündung. Die Eltern des Mannes sind beide jung an Lungenentzündnng resp. Zehrung gestorben, der Vater der Frau ist verunglückt, die Mutter lebt noch. Wie ich nachträglich erfahre, stammen die beiden ältesten Kinder von einem andern Vater, der 1870 im Kriege gefallen.

Das Kind wurde 9 Monate gestillt und war bis vor Kurzem stets gesund; 6 Wochen vor der Aufnahme an Verlust des Appetits, Mattigkeit erkrankt, magerte es stark ab und hustet seit einigen Tagen. Wir fanden hochgradiges Fieber, Rasseln über beiden Lungen, gastrischen Zustand. Am 21. October erfolgte der Tod, nachdem in den letzten Tagen Sopor, Convulsionen und erweiterte Pupillen hinzutraten.

Die Section ergab: Trübung der Pia mater cerebri, reichlicher seröser Erguss in den Ventrikeln; käsige Bronchialdrüsen, beide Lungen durchsetzt von Miliartuberkeln, ebenso das Mesenterium, die Milz fest verwachsen mit der Umgebung, durchsetzt von grösseren und kleineren Tuberkeln, in der Leber zahlreiche Fettinseln.

2) Das 7. Kind der Familie, geb. am 29. Sept. 1878, welches der vorstehenden Anamnese nach im Oct. 1879 noch gesund war, kam im Alter von 1½ Jahren am 5. Januar 1880 in Behandlung. Dasselbe erschien aufgeschwemmt mit hoch-

gradig rhachitischem Thorax, das Ànfangsgewicht von 7500 Grm. nahm bis zum März stetig ab, betrug am 27./3. 6450 Grm. Eine 14 tägige Spitalsverpflegung wegen Bronchitis mit lebhaftem Fieber beseitigte zwar letztere, ohne die Gesammternährung zu heben; im März trat vorübergehend Oedem der Füsse auf, im April besserte sich das Allgemeinbefinden und nahm das Gewicht zu von 6460 bis 6870 Grm.; im Mai trat wieder starker Husten ein, mit stets drohendem Lungenödem, Anschwellungen der Hände und Füsse; das Gewicht betrug am 6. Mai 6650 Grm., der Tod erfolgte am 13. Mai unter Convulsionen.

Die Section ergab hochgradige rhachitische Einziehung des Thorax, seröser Erguss im Herzbeutel, keine Bronchialdrüsen-Anschwellung, Lungen blutleer, keine Tuberkeln enthaltend, Nieren gross, blass, verfettet.

3) Das 8. Kind, geb. am 2. Februar 1880, 3 Monate gestillt, kam im Alter von 13 Monaten am 8. März 1881 in unsere Behandlung (mit den Zeichen beginnender Rhachitis und Enteritis) und verblieb in derselben bis zu seinem am 8. December desselben Jahres erfolgten Tode. Es wurde während dieser Zeit 18 Mal zur Consultation gebracht; während des Frühjahrs und Sommers war hauptsächlich die Enteritis Gegenstand der Behandlung, das Anfangsgewicht von 7040 Grm. am 13./3. stieg stetig bis zum 9./6. auf 7950 Grm., das Kind befand sich seit Mitte August so wohl, dass die Mutter erst am 21. November, als es seit einigen Tagen von Neuem erkrankt war, wieder zu uns kam. Gewicht 8800 Grm.; wir fanden hohes Fieber bis 40,5 T. im After und über beiden Lungen Rasselgeräusche. Am 5. Dec. traten leichte klonische Krämpfe auf, ward das Sensorium getrübt, am 7. Dec. erfolgte der Tod.

Die Section ergab: käsige Bronchialdrüsen, Milliartuberkeln in beiden Lungen, seröser Erguss im Herzbeutel, Milz gross und durchsetzt von Miliartuberkeln, Nieren blass, verfettet.

4) Das 9. Kind nun wurde mir am 22. März 1882 zur Untersuchung gebracht; zum Theil gestillt wog es, 4 Monate alt, 5300 Grm. (Normalgewicht 5350 Grm.); der Stuhl war schlecht verdaut, die Nächte unruhig. Ich verordnete, in der Idee es möchte eine heriditäre Dyskrasie bei den bisherigen, zahlreichen Todesfällen der Kinder dieser Familie mit im Spiele sein, kleine Calomel-Pulver 0,01 pro die, dabei eine stärkende Arznei von Fleischextrakt mit Vinum Xerense; die nächsten Wägungen ergaben am 3./4. 5550 Grm.; am 13./4. 5750·Grm. Da die Muttermilch nun gänzlich versagte, das Kind zu husten begann, beiderseits sägende Rhonchi zu hören waren, veranlasste ich es, dass demselben die Milch unsrer Milch-Kuranstalt

zu ermässigtem Preis bewilligt wurde und liess abwechselnd über beiden Lungen täglich etwas Schmierseife einreiben. Der Stillstand des Gedeihens um diese Zeit ist ersichtlich an den Zahlen: am 27./4. 5990 Grm., am 4./5. 6000 Grm.; jetzt begann die Ernährung sich wieder zu heben, ich fand am 11./5. 6100 Grm.; am 23./5. 6700 Grm., am 10./8. 7550 Grm. im Alter von 9 Monaten (Normalgewicht 7850 Grm.), am 14./9. 7850 Grm. Vielleicht gelingt es durch fortgesetzte Ueberwachung dies Kind vor dem Schicksal seiner Geschwister zu bewahren. Die Eltern, sowie die beiden ersten Kinder der Frau sind stets gesund geblieben.

Diese Beispiele, aus zahlreichen ähnlicher Art ausgewählt, mögen genügen.

Mehrfach sind mir von collegialer Seite Bedenken geäussert worden, dass in den veröffentlichten Krankheitstabellen schwere acute Erkrankungen, besonders Pneumonien, vorkommen, deren ambulante Behandlung auf den ersten Blick unstatthaft erscheinen könnte. Nach reicher Erfahrung kann ich versichern, dass derartige Behandlung bei Kindern unter 2 Jahren, um welche es sich in diesem Falle meist handelt, sehr gut und keineswegs zum Schaden der kleinen Patienten, selbst im Winter, durchführbar ist. Wie schon erwähnt, wurde recht vielen derselben keine oder nur ungenügende hausärztliche Behandlung zu Theil, dieselben mussten Tag und Nacht in unreinlichen Betten, dumpfen schlecht ventilirten Stuben liegen, unsauber gehalten sein. Gut verwahrt zur Ordinationsstunde gebracht, wird das Kind öfter diesen Schädlichkeiten entzogen, die Mutter zur sorgfältigen Behandlung angeleitet, die genaue Untersuchung des Patienten besser als in der Wohnung ermöglicht, die nöthigen Medikamente auch wirklich verabreicht. Erforderlichen Falles, besonders bei älteren Kindern, muss natürlich hausärztliche Behandlung angerathen werden, oder das Kind selbst im Spitale Aufnahme finden. Das Letztere geschah im Jahr 1881 bei 29 von 1087 Behandelten, 1880 bei 32 von 909 Behandelten, 1879 bei 37 von 994 Behandelten.

Auch eines andern Vorwurfes, dass der Verbreitung von Infectionskrankheiten durch die Ansammlung zahlreicher Kinder in den Ordinationsstunden Vorschub geleistet werde, muss ich kurz gedenken. Diese allerdings vorhandene Gefahr suche ich einestheils, wie oben angegeben, abzuschwächen, anderntheils werden derartige, meist ältere Kinder selten zur ambulanten Behandlung gebracht, sondern bei Scharlach und Diphtheritis-Erkrankungen direkt um Aufnahme in das Spital

nachgesucht. Zahlreiche Keuchhusten-Kinder freilich sind in
den letzten Jahren ambulatorisch behandelt worden. Ich weiss
aber keines Falles direkter Uebertragung im Ordinationszimmer mich zu entsinnen, auch ist zu bedenken, dass diese Kinder meist aus Häusern und Familien stammen, wo überhaupt
eine Isolirung des Erkrankten nicht durchgeführt werden kann.
Ist auf der andern Seite die Gelegenheit geboten auf leichte
Weise ärztlichen Rath zu erhalten und dies im Publicum bekannt, so wird nicht selten ein gefährlicher Ansteckungsheerd
rechtzeitig entdeckt und unschädlich gemacht. Weitere casui-
stische und therapeutische Mittheilungen bedarf es zum Zwecke
dieser Arbeit nicht. Professor Henoch hat in dieser Beziehung
wie bekannt seine enorm reichen Erfahrungen vor einiger
Zeit veröffentlicht und es dürfte dem praktischen Arzte kaum
ein Fall vorkommen, von welchem nicht Beispiele in diesem
trefflichen Werke zu finden sind. Meine Absicht war, ein
Bild zu geben, wie wir mit unsrer Anstalt den gestellten Anforderungen gerecht zu werden bestrebt sind.

Neben der grossen Masse alltäglicher Krankheitsbilder,
die aber gerade durch ihre Zahl der wissenschaftlichen Beobachtung ein reiches Feld bieten, kommen auch gar manche
recht interessante Fälle in unsern Journalen vor, ferner lassen
sich an Handen der letzteren über Erblichkeit, hereditäre Erkrankungen, wichtige Thatsachen feststellen und verwerthen.
Schliesslich kommt auch die pathologische Anatomie nicht zu
kurz, wenn man sich die Mühe nimmt, die Section der Verstorbenen vorzunehmen und den Befund in den Journalen ein-
zutragen. Es kamen in den letzten 3 Jahren 48, 41 und 42
Todesfälle zu unsrer Kenntniss; bei der Hälfte der Verstorbenen konnte die Section gemacht werden.

Das Bedürfniss besonderer Kinderspitäler ist allgemein
anerkannt, aus privaten Mitteln sind solche in vielen Städten
in den letzten Jahren gegründet und gut fundirt worden. Wie
wenig durch Verbindung eines Ambulatoriums mit der statio-
nären Anstalt die Betriebskosten erhöht werden, wie durch
ein solches die Möglichkeit gegeben, einer grossen Anzahl
von Kindern eine geordnete ärztliche Behandlung und Ueberwachung zu Theil werden zu lassen, habe ich gezeigt. Nicht
zu unterschätzen ist auch der regelmässige Verkehr mit den
Müttern dieser kleinen Patienten, die Anleitung und Belehrung,
wozu die Ordinationsstunde beständig Gelegenheit bietet. Wo
aber kein Kinderspital vorhanden, keine Mittel zur Gründung
eines solchen zur Verfügung stehen, liesse sich gewiss schon
recht viel in folgender Weise erreichen:

Die überall vorhandenen Armenärzte, angestellten Gemeinde- oder Fabrikärzte sollten, entweder aus eignem Antriebe oder officiell dazu angehalten, zwei bis drei Mal in der Woche eine specielle Ordinationsstunde für Kinder einrichten, den Müttern ihrer Clientel dadurch ermöglichen und sie daran gewöhnen sich zur rechten Zeit Rath zu erholen, auch selbst das nicht erkrankte Kind von Zeit zu Zeit vorzustellen. Ohne vermehrte Arbeitsleistung von Seiten der Aerzte zu fordern, denselben sogar Erleichterung in ihrer anstrengenden Thätigkeit gewährend, da Kinder stets das grösste Contingent zu den zu behandelnden Kranken stellen, welche in der eignen Behausung aufzusuchen, meist sehr zeitraubend und wenig erquicklich ist, würde eine solche Einrichtung dem Gemeinwesen erspriessliche Dienste leisten und Kosten ersparen, indem viele Kinder ohne rechtzeitige, längere Zeit durchgeführte ärztliche Ueberwachung einem chronischen Siechthum verfallen und schliesslich als erwerbsunfähige Menschen von der Armenpflege erhalten werden müssen.

Ich würde mir die praktische Ausführung in folgender Weise denken:

Die Gemeinde, die Fabrik oder der städtische Armenbezirk stellt für etwa 3 Tage in der Woche auf 1—2 Stunden Ordinations- und Wartezimmer zur Verfügung. Die Ausstattung derselben kann sehr einfach sein, neben den Schreibutensilien und Journalbüchern dürfte jedoch eine Decimalwaage, Chemicalien für Urinuntersuchungen, Thermometer, Chloroform, Verbandstoffe und einige Medikamente nicht fehlen. Die Anwesenheit einer Assistenz ist selten nöthig, doch ist es wünschenswerth sich für diese Stunden erforderlichen Falles der raschen Erreichbarkeit einer Pflegerin oder eines Heilgehülfen zu versichern. — Wenn es der Fall verlangt, hat natürlich der Arzt die erkrankten Kinder dauernd oder vorübergehend, bis der Zustand wieder ambulatorische Behandlung gestattet, in der Wohnung zu besuchen. Da der angestellte Arzt so wie so dazu verpflichtet ist, erwächst demselben hierdurch keine Arbeitsvermehrung, um so weniger, da er in vielen Fällen bereits die erste genauere Untersuchung im Ordinationszimmer vornehmen und den Befund im Journale notiren kann. Ob auch den, nicht in Vereins- oder Armenärztlicher Behandlung stehenden Familien die freie Benutzung solcher Ambulatorien zustehen soll, ist hier nicht zu erörtern. Jedenfalls aber sollten die Kostfrauen verpflichtet sein, die ihnen anvertrauten Kinder in regelmässigen Zwischenräumen zur Controle zu bringen, wie dies bei unsrer Anstalt mit den Pfleglingen der städtischen Polizeisection seit letztem Jahre geschieht; ebenso mag es von örtlichen Verhältnissen abhängen in wie weit die Medikamente von dem Ambulatorium ganz, oder theilweise gestellt werden können. Dass die Kosten derselben im Durchschnitt für jedes zu behandelnde Kind sehr gering sind, habe ich oben mit Zahlen bewiesen.

Der Arzt wird im Lauf der Zeit in den, dem Ordinationszimmer verbleibenden Journalbüchern über eine grosse Anzahl Kinder seines Bezirkes Notizen sammeln, welche ihn und seine Nachfolger jederzeit in Stand setzen, die Entwicklung des einzelnen Individuums, sowie den jeweiligen Genius epidemicus genau zu überblicken, und in der raschen und richtigen Auffassung jedes ihm vorkommenden Falles eine immer grössere Sicherheit zu gewinnen.

In diesem Sinne durchgeführt, dürfte die Einrichtung von Ordinationsanstalten für Kinder die öffentliche Gesundheitspflege wesentlich fördern helfen.

XII.

Ueber Osteomalacie im Kindesalter.

Von

Dr. J. H. Rehn in Frankfurt a./M.

(Nach einem in der Section für Kinderheilkunde auf der Naturforscher-
und Aerzte-Versammlung in Eisenach gehaltenen Vortrag.)

Seitdem das Vorkommen der wirklichen Osteomalacie im
Kindesalter durch Herrn. Prof. von Recklinghausen an dem
von mir in der Frankfurter anatomischen Sammlung aufge-
fundenen Skelett nachgewiesen war, habe ich mich bemüht,
dem Process am Lebenden nachzuforschen und glaube nunmehr nach Verlauf mehrerer Jahre Beobachtungen veröffent-
lichen zu können, welche das nicht so seltene Vorkommen
des osteomalacischen Processes im Kindesalter sicher stellen.
In einem dieser Fälle wurde von Herrn von Recklinghausen
die am Leben gestellte Wahrscheinlichkeits-Diagnose der Osteomalacie in strictester Weise anatomisch bestätigt, in Betreff
der anderen, unten angeführten Fälle berechtigt der mit ersterem identische Symptomen-Complex zu der Annahme, dass
man es — trotz differenten Ausgangs — mit dem gleichen
Process zu thun hatte.

Es sei mir gestattet, sofort den beweisenden Fall hier
vorauszustellen.

Elisabeth Mack, 16 Monate alt.

Sehr elendes Kind mit sehr dünnem Skelett. Beträchtliche Weichheit der Ossa pariet. am hintern Umfang. Die
Rippen-, Knochen-, Knorpelverbindungen ziemlich erheblich
verdickt, die Rippendiaphysen, vorn seitlich nach Aussen von
den Rippen-K.K. V. und hinten, schräg von Oben-Aussen nach
Unten-Innen gegen die Axillarlinie hin geknickt.

Beide Scapulae dünn — an beiden Rändern —; nach unten
und innen in der Fossa infraspinata abgeknickt.

Claviculae zwischen dem ersten und zweiten Drittel geknickt, desgleichen die Radii und Ulnae nahe der Mitte. Die Vorder-Arm-Knochen sehr dünn, mit Leichtigkeit zu biegen, desgleichen die Humeri, besonders der rechte, in mässigem Grad die Femora und die rechte Tibia; die linke noch resistent.

Die Epiphysen-Diaph.-Grenzregionen unerheblich markirt, resp. verdickt; die untern Extremitäten auffallend gerade gestreckt.

Milz nicht vergrössert. Kein Fieber.

Die Anamnese ergiebt Ernährung des Kindes mit gewöhnlicher Milch in schlechter Wohnung. Unter bester Ernährung (Milch aus der Frankfurter Cur-Anstalt) beträchtliche Besserung. Am 13. März d. J. Influenza, welche das Kind glücklich übersteht. Gegen Ende des Monats Capillar-Bronchitis, rascher Tod am 3. April.

Es wurden von mir rechte Tibia und Radius an Herrn von Recklinghausen, mit der Wahrscheinlichkeits-Diagnose auf Osteomalacie, zur freundlichen anatomischen Untersuchung eingesandt und lautet der Befund wie folgt:

„Die vollkommen gerade gestellte, an den Enden nur wenig verdickte Tibia ist in ihrer ganzen Länge etwas biegsam, auch in der Diaphyse und zeigt schon dem blossen Auge erkennbare Balken osteoider (leicht zu schneidender) Substanz, zunächst in periostalen Auflagerungen, hauptsächlich in der Mitte der Diaphyse, dann aber auch mitten in der spongiösen axialen Substanz, sowie auch in der Knochenrinde. An dem oberen Ende ist eine rhachitische Zone von 5 Mm. Höhe und 20 Mm. Breite, darüber in der Epiphyse ein Knochenkern von 5 Mm. Durchmesser. Am untern Ende dieselbe rhachitische Zone von 4 : 15 Mm.

Die ganze Länge der Tibia beträgt 90 Mm., die Dicke der Diaphyse in ihrer Mitte 10 Mm., hier ist die Knochenrinde 1,5—2 Mm. dick, wovon kaum 0,5 Mm. eigentlicher compacter Knochen zu nennen ist, während die periostale Auflagerung bis zu 2 Mm. misst.

Der Radius ist in seiner Mitte geknickt und bildet hier einen Winkel von 120°, ein Spalt ist in der Knickungsstelle nicht erkennbar, doch ist hier die Biegsamkeit am grössten, obwohl auch an den Knochenenden stark ausgeprägt. An der Knickungsstelle fehlt der Markkanal gänzlich und zwar auf 5 Mm. Länge, vielmehr ist hier die Substanz des Knochens ganz gleichmässig, fein porös, knorpelartig, d. i. aus Balken rein osteoider Substanz aufgebaut und lässt nur in leisen Spuren noch den Verlauf der alten Knochenrinde darin erkennen. Doch ist auf der Seite, wo sich der Winkel der

Knickung öffnet, eine besondere periostale Schicht bis zu 1,8 Mm. Dicke zu erkennen.

Eine rhachitische Zone existirt am untern Ende des Radius in einer Höhe von 6, einer Breite von 10 Mm., am obern Ende von 4 : 6 Mm.

Microscopisch ergeben sich in der ganzen Länge der Knochen im Wesentlichen und in grosser Deutlichkeit die Verhältnisse wie in der reinen Osteomalacie: die Knochenbalken fast ganz kalklos, nur in der Knochenrinde sind die axialen Theile der Balken evidente kalkhaltige Tela ossea.

Die rhachitischen Zonen der Knorpel zeigen hauptsächlich die bekannten Knorpelzellen-Säulen oder -Colonnen stark entwickelt; Balken osteoider Substanz schieben sich inselförmig hinein.

Unverkennbar ist die Rhachitis der Epiphysen nur gering entwickelt, das Hervorragendste ist die hochgradige Weichheit der beiden Knochen, die Osteomalacie, somit exquisite infantile Osteomalacie vorhanden.“

Demnach ist nunmehr zum zweiten Mal das Vorkommen des osteomalacischen Processes im Kindesalter anatomisch constatirt und zum ersten Mal die Diagnose, wenigstens die Wahrscheinlichkeitsdiagnose am Lebenden gestellt.

An diese erste Beobachtung reihe ich nun 4 (resp. 5) weitere an, in welchen ich mit Rücksicht auf den mit der ersten wie unter sich gleichen Symptomen-Complex die Diagnose auf infantile Osteomalacie ebenfalls aufrecht halten muss.

Ich gebe die einzelnen Krankheitsgeschichten in möglichster Kürze.

2) Eva Pfaff, 1 Jahr alt.

Sehr schwaches Kind, äusserst empfindlich gegen Berührung. Exquisite Craniotabes. Noch kein Zahn. Z. erhebliche Auftreibung der Rippen-K.K.-Verbindungen, dagegen die epi-diaphäsuren Grenzregionen nicht verdickt. Die untern Extremitäten völlig gerade gestreckt.

Das ganze Skelett, besonders die langen Röhrenknochen auffallend dünn.

Die Diaphysen der Vorderarm-Knochen leicht biegsam, selbst leicht einzuknicken; in geringerem Grad, aber doch deutlich biegsam die Humeri und Unterschenkelknochen, am resistentesten die Femora.

Beim Aufsitzen starke gleichmässige Biegung der Wirbelsäule (wie beim Neugeborenen). Verbreiteter Bronchocatarrh.

Leber- und Milz-Vergrösserung.

Als bemerkenswerthe Symptome führe ich noch auf: andauernde Unruhe und Schreien des Kindes, gestörten Schlaf und Pseudo-Paralyse der Arme und Beine.

Die Anamnese ergibt, dass das Kind anfangs nur mit Haferschleim, dann mit Nestle's Mehl ernährt war und seit kurzer Zeit etwas gewöhnliche Milch nebenher erhielt.

Nach Ablauf von ca. 5 Wochen war das Allgemeinbefinden des Kindes bei zweckmässiger Ernährung und dem Gebrauch des Kalk-Eisen-Syrups erheblich besser und die Consistenz der Knochen hatte zweifellos zugenommen.

Leider wurde Pat. nicht wieder vorgestellt.

3) Margarethe Steinmann, 1 J. 11 Mon. (20. Febr. 1882.)

Sehr elendes anämisches Kind. Skelett sehr dünn. Schädel normal. Grosse Empfindlichkeit gegen Berührung. Rechte Clavicula im ersten Drittel geknickt. Mässige Auftreibung der Rippen-K.K.-Verbindungen sowie der untern Epiph.-Grenzen der Vorderarm-Knochen.

Keine Verdickung der Epiph.-Gr. der Unter-Extr.; letztere ganz gerade gestreckt.

Exquisite Biegsamkeit der Vorder-Arm-Knochen, sodann der Oberarm- und Unterschenkel-Knochen. Besonders auffällig die Biegsamkeit der Metacarpal- und Metatarsal-Knochen.

Starke Schweisse, diff. Bronchocatarrh; grosser Durst. Nie Durchfälle.

Harn zeigt in wiederholter Probe keine Vermehrung der Erdphosphate.

Die Anamnese ergibt, dass das Kind durch 15 Monate von der in drückendster Armuth lebenden Mutter gestillt, dann mit schlechter Kuhmilch genährt war.

Unter gleicher Ernährung und Behandlung wie bei Kind 2 äusserst langsame Besserung des Ernährungsstandes im Allgemeinen und Consolidirung des Skeletts, doch vermochte das Kind noch im September noch nicht zu gehen (also nach ca. 6 monatlicher guter Ernährung und tonisirender Behandlung).

4) Margarethe Sehnauber, 1½ Jahr. (21. November 1881.)

Sehr atrophisches Kind, äusserst dünnes Skelett. Nur Auftreibung der Rippen-K.K.-Verbindungen; die Epiphysen-Grenzen der Extr.-Knochen normal. Untere Extremitäten gerade gestreckt. Biegsamkeit der sämmtlichen grössern Röhrenknochen.

Bemerkenswerth eine Pseudoparalyse der Beinchen und Aermchen, erstere werden gar nicht, die letzteren nur schwach bewegt. Grösste Empfindlichkeit bei der Untersuchung und andauerndes Weinen und Stöhnen beim Waschen und Ankleiden. Ins Bett gebracht, bleibt das Kind liegen, wie es gelegt ward.

Milz-Vergrösserung. Schweisse. Sehr unruhiger Schlaf. — Harn zeigt keine Vermehrung der Erdphosphate.

Die Anamnese ergiebt, dass das Kind zuerst von der sehr schwächlichen und in sehr dürftigen Verhältnissen lebenden Mutter gestillt und dann mit einem Gemisch von drei Theilen Haferschleim und einem Theil gewöhnlicher Milch genährt war.

Sehr langsame Besserung — hier wesentlich, trotz bester Ernährung — erst bei Gebrauch des Leberthrans. Uebrigens vermag das Kind augenblicklich noch nicht zu laufen — $^{3}/_{4}$ Jahre nach Beginn der Behandlung.

5) Friederike Holm, 14 Monate.

Die Erkrankung des Skeletts übertraf bei diesem Kind alle vorhergehenden und ist ausserdem der Fall gekennzeichnet durch die kurze Beobachtungsdauer resp. den raschen Tod. Pat. wurde zuerst am 22. Mai 1882 vorgestellt und starb schon am 15. Juni.

Bei hochgradigster Empfindlichkeit hochgradige und verbreitete Erweichung und Biegsamkeit der sämmtlichen, nebstbei sehr dünnen Röhrenknochen.

Humeri nach Innen und Vorn, Radii und Ulnae nach Aussen geknickt. Knickung der Rippen vorn, seitlich, aussen im knöchernen Theile. Beim Aufsetzen gleichmässige Biegung der ganzen Wirbelsäule.

Die Epiphysen-Grenzen der Rippen wie der Extremitäten-Knochen kaum als verdickt zu bezeichnen. Milz stark vergrössert, bis zur horizontalen Nabellinie reichend. Bronchocatarrh. Keine Diarrhöe. Harn angeblich Vermehrung der Erdphosphate zeigend. (Nur einmalige, einfache Ammon-Probe.)

Plötzlich diffuse Bronchitis, Broncho-Pneumonie, Tod.

Die Erlaubniss zur Section war trotz erdenklichster Anstrengungen nicht zu erlangen. Jedoch konnte an der Leiche eine Biegsamkeit der Ober- und Unter-Extremitäten, besonders auch der Femora in einem Grad constatirt werden, wie sie keiner der vorher beschriebenen Fälle zeigte. Die Knochen waren wie Weiden nach allen Richtungen biegsam, ohne dass sich ein Resistenzgefühl bemerkbar gemacht hätte. Ueber die Art der Ernährung des Kindes war nur in Erfahrung zu bringen, dass es künstlich, mit gewöhnlicher Kuhmilch aufgezogen war. Endlich kann ich diesen Fällen kurz noch einen sechsten anreihen, mit gleichem Symptomen-Complex, Marie Keim, $^{3}/_{4}$ Jahr alt, bei welchem die im Giessener chemischen Laboratorium ausgeführte quantitative Harn-Analyse keine Vermehrung der Erdphosphate zeigte.

Auch dieses Kind war einige Monate von der in grösster
Dürftigkeit lebenden Mutter vorerst gestillt, dann mit schlech-
tester Kuhmilch ernährt. Es erholte sich, doch erforderte die
Genesung etwa $3/4$ Jahre.

Soll ich nun aus vorstehenden Fällen ein klinisches Resumé ziehen, so würde es folgendermassen lauten.

Ueber Prodromal-Symptome ist nur mit Vorbehalt zu
berichten, da die Angaben nicht zuverlässig genug sind. Immerhin wurden Abnahme des Ernährungszustandes, auffallende
Unruhe, Schlaflosigkeit und besonders Empfindlichkeit gegen
Berührung constant als seit längerer oder kürzerer Zeit beobachtete Erscheinungen angegeben; Zeichen, welche natürlich
an und für sich kaum verwerthbar sind.

Als charakteristisch· für die vorhandene Erkrankung ist
wesentlich die abnorme Weichheit und Biegsamkeit der grossen
Röhrenknochen zu bezeichnen, wobei dieselben, wie auch das
übrige Skelett, auffallend dünn erscheinen und gleichzeitig die
sog. rhachitischen Auftreibungen an den Epiphysen-Grenzen
entweder nur geringgradig vorhanden sind oder gänzlich fehlen.
In Verbindung mit diesen Cardinal-Symptomen kommen dann
auch die vorerwähnten, welche gewiss schon mehr der bestehenden Knochen-Erkrankung angehören, sowie die weiterhin ausgesprochene Scheu der Kinder vor activer Bewegung
(Pseudoparalyse) zu diagnostischer Geltung.

Dass bei der vorhandenen Erweichung der Röhrenknochen
(Extr., Schlüsselbeine, Rippen) nicht selten Infractionen angetroffen werden, ist selbstverständlich; sie finden sich ausserdem noch am Schulterblatt.

Der Erweichungsprocess am Schädel (Craniotabes) war
gleichzeitig in 2 Fällen zu constatiren.

In Betreff der Intensität der Erkrankung der Röhrenknochen ergibt sich aus meinen Beobachtungen, dass in ersterer Linie die Vorderarm- und Unterschenkelknochen, sodann
die Humeri und in geringstem Grad meist und zuletzt die
Femora erkrankten, resp. die betr. Erweichung zeigten. Was
die übrige Symptomatologie angeht, so finde ich bemerkenswerth, dass Diarrhöen angeblich in keinem der zur Beobachtung gekommenen Fälle vorhanden gewesen sind.

Milzvergrösserung ist 3 Mal notirt.

In allen Fällen war hochgradige Anämie und hochgradige
Abmagerung zugegen. Fieber habe ich in den reinen Fällen
der Erkrankung nicht constatiren können. Profuse·Schweisse
sind mehrmals verzeichnet; abnormer Durst in einem Fall.

Der Harn zeigte — ausser einer Beobachtung, die ich
nicht als unanfechtbar betrachte — keine Vermehrung der
Erdphosphate.

Verlauf, Dauer, Ausgang.

Der Verlauf der Affection ist ein chronischer und erstreckt sich immer über eine Reihe von Monaten (bis zu einem Jahr und darüber — im Fall der Genesung).

Der Ausgang in Heilung erfolgte in dreien, wahrscheinlich vieren (1.) der erwähnten Fälle; tödtlich endeten 2, wovon der eine sehr rasch. — Der Tod trat in beiden Fällen in Folge einer diffusen Bronchitis, resp. Broncho-Pneumonie ein.

Aetiologie.

Als prädisponirendes Moment ist zweifellos die betreffende Altersperiode zu betrachten; sämmtliche Kinder standen im 1. und 2. Lebensjahr, d. h. der Periode des energischsten Wachsthums. (Die Entwicklung des Leidens reicht aber sicher in allen Fällen in das erste Lebensjahr hinein.)

Aeusserst merkwürdig ist ferner die Thatsache, welche vorläufig unerklärt bleiben muss, dass sämmtliche Kinder weiblichen Geschlechts waren.

Die nächste Ursache des Krankheitsprocesses muss — den anamnestischen Daten zufolge — mit grösster Wahrscheinlichkeit in einer unzureichenden, wohl wesentlich phosphorsäure- und kalkarmen Ernährung gesucht werden. (Es wird dabei einer geraumen Zeit bedürfen, bis die Wirkung dieser relativ unzureichenden Ernährung zur Entfaltung kommt und nachzuweisen ist).

In Betreff dieser Annahme ist an die experimentellen Resultate Roloff's[1], betr. die Erzeugung von Osteomalacie bei Thieren durch Verabreichung kalkarmen Futters, zu erinnern.

Ein hereditärer Einfluss war in keinem Fall nachweislich und will ich nicht versäumen, speciell hinzuzufügen, dass keines der Kinder irgend ein Symptom von hereditärer Lues erkennen liess.

Differentielle Diagnostik.

Gleichwohl wird man bei der differentiellen Diagnostik nicht ausser Acht lassen dürfen, dass auch die Hereditär-Syphilis malacische Processe in den Knochen setzen kann. Diese syphilitische Malacie, welche erst näher zu studiren ist, muss natürlich streng von der uns beschäftigenden Form geschieden werden, was mit Zuhülfenahme anderweit vorhandener Symptome der h. S. leicht möglich sein wird. Diff.-diagn. kommt somit nur die Rhachitis in Betracht, mit welcher die infantile

---

1) Roloff, über Osteomalacie und Rhachitis; Arch. f. wiss. u. pract. Thierheilkde. Bd. I, H. 3.

Osteomalacie bisher zusammengeworfen wurde. Es war dies
auch um so leichter möglich, als in einer Anzahl der Fälle
letzterer Erkrankung eine complicirende Rhachitis vorhanden
zu sein scheint, resp. in meinen Fällen vorhanden war. Gerade aber das Missverhältniss zwischen den rhachitischen
Symptomen, d. h. den Auftreibungen an den Epiphysen-Grenzen
und den osteomalacischen Veränderungen ist charakteristisch.
Erstere sind nur mässig oder gering entwickelt, ja sie können
ganz fehlen (besonders an den unteren Extremitäten), während
die Erweichung an den Diaphysen der Röhrenknochen mehr
oder weniger hochgradig vorhanden ist.

Ich glaube ferner die Dünnheit des ganzen Skeletts und
weiterhin das auffallende Gestrecktsein der Unter-Extremitäten
als für die kindliche Osteomalacie charakteristisch bezeichnen
zu müssen, im Gegensatz zu der Rhachitis, bei welcher Epi-
und Diaphysen der Röhrenknochen sowie auch die platten
Knochen, wie bekannt, nie erheblichere Verdickungen vermissen lassen und die Diaphysen der Unter-Extremitäten nicht
selten schon frühe neben dieser Verdickung eine deutliche,
bisweilen starke und nicht auf Infractionen, sondern vielleicht
auf Wachsthumsdruck zurückzuführende Krümmung zeigen. —
Das auffallende Gestrecktsein bei der Osteomalacie erkläre ich
mir mit der den Kindern frühzeitig durch den schmerzhaften
Krankheitsprocess dictirten Ruhelage. Auch diese bisweilen
sehr ausgeprägte Pseudoparalyse ist bei der Rhachitis meiner
Erfahrung nach fast nie vorhanden, sowie auch die Empfindlichkeit gegen Berührung, resp. Untersuchung niemals bei
Rhachitis den Grad erreicht wie bei der Osteomalacie.

Prognose.

War meine Diagnose in allen obigen Fällen richtig, wie
ich behaupte, so ist die Prognose der infantilen Osteomalacie
eine relativ günstige und eine absolut günstige der Osteomalacie der späteren Lebenszeit gegenüber.

Die Aufgabe der Therapie ist, so rasch als möglich die
bestmöglichste Ernährung einzuleiten, nebstdem temporär die
Herzthätigkeit durch Excitantien (Wein, Cognac) anzuregen,
um Lungenstasen vorzubeugen und dann der Ernährung noch
durch Verabreichung von kleinen Dosen Kalk mit Eisen (Kalk-
Eisen-Syrup) zu Hülfe zu kommen. In einem Fall leistete der
Leberthran vortreffliche Dienste. — Eine Hauptsorge muss
ferner sein, die Patienten vor den so leicht zu Stande kommenden Knochenverletzungen zu schützen — durch Papp-Watte-
Verbände, Einlegen in Rinnen u. s. w., sowie auch die grösste
Vorsicht bei den Manipulationen der Toilette geboten ist. Bäder
sind aus denselben Gründen in dem Höhestadium der Krank-

heit zu vermeiden. Dass endlich die Kinder vor der Acquisition von Catarrhen der Athmungs-Organe ängstlich zu bewahren sind u. s. w. ist in Rücksicht der Todesursache in den oben erwähnten zwei Fällen selbstverständlich.

Schlussbemerkungen.

Es kommt mir nicht in den Sinn, mit vorstehenden Erörterungen ein abgeschlossenes Bild der infantilen Osteomalacie gegeben zu haben; sie, bilden nur das Resumé meiner Beobachtungen. Der vorhandenen Lücken bin ich mir wohl bewusst.

Es wird vorerst das Verhältniss der infantilen Osteomalacie zur Rhachitis einer eingehenden Würdigung bedürfen. Es sind ferner genaue und fortlaufende Untersuchungen des Harns und der Faeces unumgänglich. Es fehlt die chemische Analyse der Knochen. Endlich ist in dem path.-anatomischen Bericht nichts über die Beschaffenheit des Knochenmarks gesagt, obwohl anzunehmen ist, dass dasselbe von Herrn Prof. v. Recklinghausen normal befunden wurde.

Diese Lücken zu ergänzen, bleibt weiteren Beobachtungen überlassen.

Ich will zum Schluss nur bemerken, dass mir die früheren Beobachtungen über Osteomalacie im Kindesalter (Eckmann-Beylard-Lobstein) nicht verwerthbar erscheinen.

XIII.

Ein Beitrag zur Meningitis tuberculosa.

Von

Dr. IGNAZ LEDERER,
Kinderarzt in Wien.

Während die Hyperämie des Gehirns als selbstständige,
hervorgerufen durch Trauma, Insolation, geistige Ueberan-
strengung u. dgl. so wie als Begleiterin acuter Krankheiten im
Kindesalter oft genug beobachtet wird, kommt die Meningitis
auf dem Boden eines gesunden Kindes so selten zur Behandlung,
dass man ein alter Specialist in der Pädiatrik sein kann, ohne
auch nur einen einzigen Fall derselben gesehen zu haben.
Ich habe in meiner sehr langen, ausnahmslos pädiatrischen
Praxis bisher Einen Fall von Meningitis simplex gesehen,
aber nicht beobachtet, da ich bloss pro consilio, und zwar
fern von Wien gerufen wurde, bei dem ich aus der Lebens-
rettung des Kindes, der vorhandenen Lähmung und den mir
mitgetheilten Daten des behandelnden Arztes eine solche annehmen zu können glaubte.

Wien, die durch die grosse Mortalität der erwachsenen
Einwohner an Tuberculose berüchtigte Stadt, die mit der Bevölkerung so verquickt ist, dass sie mit Recht morbus Vien-
nensis heisst, wo beispielsweisse im Jahre 1881 4879 Menschen dieser Krankheit erlagen, diese Stadt hat eine unverhältnissmässig geringe Zahl von Sterbefällen bei Kindern an
tuberculösen Erkrankungen jener Organe, die den Erwachsenen
so häufig den Tod bringen, nämlich des Kehlkopfes, der Lungen
und der Gedärme. Es vergehen oft Jahre, bis ich in die
Lage komme, bei einem Kinde Tuberculose jener Theile annehmen zu können, und selbst grosse Vorsicht hiebei schützt
mich — ich gestehe es offen — nicht immer vor einem Irrthume. Ich habe wiederholt Kinder mit bedeutenden Däm-
pfungen in den Lungenspitzen behandelt, die in kurzer Zeit
spurlos schwanden; ich habe Masernepidemien mitgemacht,

12*

die öfters mit Bronchitis und Pneumonie verliefen, sehr selten aber mit Tuberculose, und wenn ich hier meiner Sache mitunter sicher zu sein glaubte, lehrte mich die Folge, dass ich mich doch geirrt hatte. Das zeigte sich besonders eclatant bei einem 4jährigen Mädchen, das bei den Grosseltern in ausgezeichneter Pflege vor einigen Jahren an Morbillen erkrankte, und in deren Verlaufe so unzweideutige Symptome von Lungen- und Darmtuberculose bot, dass ich mich der Umgebung gegenüber ganz decidirt hierüber aussprach. Nachdem ich den Hustenreiz und die Diarrhöe gemässigt hatte, verliess ich das Kind mit der Weisung, dasselbe, falls sich der Appetit einstellen sollte, gut zu nähren, da ich weiter nichts thun könnte. Allein ich traute meinen Augen kaum, als mir nach einigen Wochen das blühend aussehende und gut genährte Kind vorgeführt wurde, und ich war wieder um eine Erfahrung reicher.

Ganz anders jedoch verhält es sich bei uns mit der Meningitis tuberculosa, bei welcher sich die Vererbung der Tuberculose frühzeitig in hohem Grade bemerkbar macht, da ich sie bereits bei einem Kinde von vier Monaten mit unbedeutender Tuberculose der Bronchialdrüsen sah; sie kommt im Gegensatze zur Tuberculose anderer Organe bei uns unverhältnissmässig häufiger bei Kindern vor als bei Erwachsenen, ihre Constatirung unterliegt nur selten einem Irrthume, und kommen deshalb auch solche Ueberraschungen, wie bei dem oben erwähnten Falle nicht zur Beobachtung. Unter der grossen Anzahl Kinder, die ich an tuberculöser Meningitis behandelte, war nur ein kleiner Theil, bei denen ich im Kinde selbst Anhaltspunkte dafür finden konnte, dass die Hirnkrankheit tuberculöser Natur sei. Nur wenige derselben zeigten Spuren einer vorausgegangenen Scrophulose oder wurden solche von den Angehörigen angegeben; bei sehr wenigen liess sich Tuberculose eines andern Organes nachweisen — wie ich auch im St. Annen-Kinderspitale bei vielen Sectionen an dieser Krankheit verstorbener Kinder keine Spur von Tuberculose eines andern Körpertheiles fand —; in recenten Fällen, bei denen die Blutbereitung und der Stoffwechsel noch nicht gelitten hatten, waren die meisten Kinder· gut genährt und hatten keine kranke Gesichtsfarbe. Am allerwenigsten konnte ich jene zwei Momente hier verwerthen, die sonst bei der Tuberculose von Bedeutung sind, nämlich ungünstige Wohnungs- und Nahrungsverhältnisse, da ich sie ebenso beobachtete in den freundlichen, geräumigen und luftigen Zimmern des wohlhabenden Bürgers als in den düsteren, engen und dumpfigen Stuben das armen Handwerkers; ebenso bei Kindern, die seit der Geburt naturgemäss ernährt wurden, wie bei jenen, die sich frühzeitig an die quantitativ und qualitativ unzweckmässige Kost der Eltern gewöhnen mussten.

Einen sehr wichtigen Behelf für die Erkenntniss dieser Krankheit bildet die Heredität, und mit bangem Herzen trete ich an das Krankenbett eines Kindes, das Erscheinungen einer Hirnreizung zeigt, wenn die Mutter oder der Vater tuberculös ist oder wenigstens zu sein scheint, und ich fühle mich erst beruhigter, wenn sich Symptome einer Pneumonie, einer Infectionskrankheit u. dgl. hinzugesellen. Wenn auch alle Autoren bei der Tuberculose überhaupt auf die Heredität einen bedeutenden Werth legen, bilden doch die hereditären Verhältnisse hier manche Eigenthümlichkeit, die ich etwas schärfer accentuiren möchte. Die hereditäre Tuberculose äussert sich bei Kindern, insbesondere wenn sie unter günstigen Verhältnissen leben, selten als Tuberculose der Respirationsorgane und des Darmtractes, und kommt es sogar zuweilen vor, dass selbst Sprösslinge, deren Vater und Mutter tuberculös sind, im Kindesalter von der Tuberculose nicht ergriffen werden, sondern an Scrophulose, Rhachitis, Anämie, häufigem Bronchialcatarrh oder Pneumonie leiden; erst die Pubertät, Mühseligkeiten des Berufes u. s. w. provociren die Tuberculose mit unwiderstehlicher Gewalt. Dagegen ist die Tuberculose der Meningen die früheste und oft auch einzige Manifestation dieser erblichen Krankheit, und der Arzt gewinnt auf ihre Heredität fussend nicht selten einen Einblick in die vergangenen oder kommenden ungünstigen Gesundheitsverhältnisse der Familie, der ihm in der Folge von Nutzen sein kann, und zu deren Kenntniss er vielleicht auf einem andern Wege sehr schwer gelangt wäre. Am Beginne meiner Praxis verlor ich in einer Familie ein 3jähriges Kind im Verlaufe von Morbillen an Meningitis tuberculosa, dessen junge Eltern ich für vollkommen gesund hielt. Später litt dessen Mutter an Hämoptysis, Pleuritis, Adenitis, und die 5 Söhne, von denen 4 bereits erwachsen sind, sehen wohl anämisch aus, ohne bisher eminent tuberculös zu sein.

Diese Krankheit ist also oft ein subtiles Reagens auf tuberculöse Residuen bei einer Elternhälfte, wie die hereditäre Syphilis auf eine einstige Syphilis des Erzeugers; da wie dort ahnt man oft nicht, was im Organismus früher vorgegangen, bis ein Sprössling es verräth. Es giebt nämlich Familien — und ich kenne deren selbst einige —, in denen das Elternpaar oder eine Hälfte in der Jugend an constatirter, ja sogar vorgeschrittener Tuberculose litten, die später zur Heilung oder zum Stillstande kam, so dass sie sich dann einer Körperkraft und einer Körperfülle erfreuen, die alle jene in Staunen versetzt, die sie früher kannten. Allein nicht diese kommen auf ihre Kinder über, sondern die Anlage zur Tuberculose mit ihren Manifestationen im Kindesalter. Von allen Fällen, die ich als tuberculöse Hirnhautentzündung behandelte, schienen mir bei vieren Anhaltspunkte für Heredität zu fehlen. Bei dem Einen (dem Kinde eines Cafétiers) war die Mutter eine kräftige junge Frau, der Vater litt wohl öfters an Bronchialcatarrh, hatte aber ein gutes Aussehen und war gut genährt. Ich gab mich deshalb der Hoffnung hin, es diesmal mit einer Meningitis simplex zu thun zu haben, und Prof. Löbel, der beigezogen wurde, theilte sie mit mir, und ordnete eine energische Behandlung an, wie warme Bäder u. A. Der Verlauf sowie der lethale Ausgang entsprachen jedoch vollständig der tuberc. Meningitis, und vor zwei Jahren starb der Vater des Kindes an Tuberculose. Der zweite Fall betrifft das Kind eines Fabrikanten, das vor einigen Jahren an Meningitis tuberc. gestorben ist, ohne dass ich damals oder seither die Ueberzeugung von der Heredität gewinnen konnte. Allerdings durfte ich die Eltern während der Krankheit des Kindes mit Fragen über ihren früheren Gesundheitszustand nicht belästigen, weil sie mir über den ungünstigen Verlauf sehr gram waren, und ich nach dem traurigen Ausgange in diese Familie — die auch vom Arzte Unmögliches verlangte — nicht mehr gerufen wurde. Die Eltern des dritten Kindes scheinen bisher gesund zu sein, doch leidet ein Kind derselben an Ekzem, ebenso sehen die Eltern des vierten Kindes gut aus, aber seine Grosseltern mütterlicherseits starben an Tuberculose.

Ueber die Anomalien des Verlaufes will ich nur Einiges erwähnen, das mir bemerkenswerth scheint:

1) Habe ich die Krankheit sehr selten mit Convulsionen beginnen gesehen, und beim genauen Nachforschen dürfte es sich herausstellen, dass denselben doch schon einige Tage Verstimmung, unruhiger Schlaf und Appetitlosigkeit vorausgingen. Nicht ohne Interesse ist in dieser Beziehung folgender Fall: Ein einjähriges Mädchen, dessen Mutter ich trotz ihres jetzigen Embonpoint nach ihrer Verehelichung für tuberculös halten konnte, dessen Bruder mehrere Jahre an Caries vertebrarum litt und an Tuberculose starb, dessen zwei andere Schwestern schwach und kränklich sind, dieses Mädchen sass eines Tages auf der Erde knapp vor einer Thür, während dessen Kinderfrau sich im anstossenden Zimmer befand. Diese nichts ahnend öffnete hastig die Thür, schlug mit derselben das Kind auf den Kopf, dieses sank zurück, verfiel in Convulsionen und war in 24 Stunden eine Leiche. Als ich dem Sachverhalte genauer nachforschte, stellte es sich heraus, dass das Kind bereits einige Tage vorher an Erscheinungen der Hirnreizung litt, und halte ich dafür, dass eine tuberculöse

Meningitis in der Entwicklung war, die durch den heftigen
Schlag auf den Kopf den Tod herbeiführte, ehe es zur Exsudation kam.

2) Das Fehlen des Erbrechens, das von Fachmännern hie
und da verzeichnet wird, habe ich nicht beobachtet. Dasselbe
trat stets entweder am Beginne der Krankheit, und zwar oft
nur unbedeutend ein, oder es wiederholte sich im Verlaufe
derselben nach Pausen von einigen Tagen mehrere Male. Bei
einem 6jährigen Knaben, den auch die Professoren Widerhofer und Politzer sahen, war das Erbrechen das quälendste
Symptom, da es bis zum Tode fortdauerte, und durch keine
Medication gestillt werden konnte.

3) Schon im St. Annen-Kinderspitale und auch in meiner
Privatpraxis habe ich hie und da eine gewisse Periodicität
der Erscheinungen beobachtet, und war diese eclatant bei
einem Knaben, der im April 1873 der fraglichen Krankheit erlag. Dieser, ein blühend aussehendes Kind, erkrankte Anfangs
Winter des genannten Jahres an exquisiten Erscheinungen
einer Hirnreizung, die mir bei dem tuberculösen Aussehen des
Vaters Besorgniss einflösste, von der er aber anscheinend
vollständig genas, um in einigen Monaten einem neuen Anfalle zu erliegen. In Betreff der Dauer der Krankheit stimmen
meine Erfahrungen mit denen anderer Fachmänner überein,
welche dieselbe durchschnittlich auf 2—3 Wochen angeben.
Mein Freund, Dr. Mauczka, ein fleissiger und genau beob-
achtender Arzt, behandelte in diesem Jahre ein 5 Jahre
altes früher ganz gesundes Kind, dessen andere Geschwister
einen scrophulösen Habitus haben, bei welchem vom Eintritte
des Erbrechens bis zum Tode fast 2 Monate (vom 3. März
bis 1. Mai) verstrichen, während welcher Zeit sich öfters
wesentliche Symptome derart besserten, dass man sich ab und
zu der Hoffnung auf Genesung des Kindes hingeben konnte,
die aber nicht erfolgte.

Das Erkennen der Krankheit in ihren Anfängen ist zuweilen eben so schwierig, wie das Verkennen derselben im
weiteren Verlaufe, und kann ein Irrthum früher oder später
beseitigt werden durch genaue Berücksichtigung mancher
Nebenumstände, wie des Alters des Kindes, der herrschenden
Krankheiten im Allgemeinen, der in der betreffenden Familie
u. s. w. Ein Schwanken der Diagnose zwischen tuberculöser
Meningitis und Pneumonie oder Scharlach, Blattern und Diphtheritis dauert bei gehöriger Umsicht des Arztes wohl nur 2—3
Tage, und eine vernünftige Familie verzeiht dem Arzte während
dieser Zeit eine unbestimmte Diagnose eher als eine bestimmt
falsche. Im Juni 1881 wurde ich zu einem Knaben gerufen,
dessen Mutter ein auffallend tuberculöses Aussehen hat; das

Kind zeigte Erscheinungen eines beginnenden schweren Hirn-
leidens, und nur die beklommene Respiration liess mich die
Vermuthung aussprechen, es dürfte sich eine Lungenentzündung entwickeln; nach 3 Tagen zeigte sich, dass ich das Rechte
getroffen, und der Knabe genas. Lange kann das Schwanken
zwischen dieser Krankheit und Typhus dauern, ja es kann
trotz der genauesten Unterscheidungsmerkmale, wie sie angegeben werden, eine solche Verquickung der Symptome
beider stattfinden, dass die Diagnose selbst für einen erfahrenen Fachmann längere Zeit zweifelhaft bleibt. So ist es mir
bekannt, dass vor mehreren Jahren bei dem Kinde eines Collegen zwei Fachmänner Meningealtuberculose diagnosticirten,
während ein dritter sich für Typhus aussprach, und der weitere
Verlauf, sowie die vollständige Genesung des Kindes bestätigte
letztere Ansicht. Die häufigste Verwechslung geschieht, wie
ich mich bei Consilien überzeuge, mit dem Magencatarrh junger
Kinder, wobei nicht selten im Anfange das Erbrechen von
Speisen und die Angabe eines bestimmten Diätfehlers von
den Angehörigen des Kindes (was bei unserer schlechten
physischen Erziehung selten schwer wird) den Irrthum wesentlich unterstützen. In solchen Fällen leitete mich wiederholt
ein Symptom, das ein nicht lange verstorbener grosser und
genialer Wiener Kliniker für bedeutungslos erklärte, nämlich
ein dicker Zungenbeleg, der doch jedenfalls mehr auf eine
Krankheit des Magens als des Hirns hindeutet.

Sehr schwierig ist die Erforschung der Ursachen dieser
Krankheit, da doch die Heredität allein nicht ausreicht. Ich be-
handle in einer Familie, deren Oberhaupt seit mehreren Jahren
an heftigen Pneumorrhagien leidet, von dessen 5 Kindern, die
alle anämisch sind, eines Spondylarthrocace hat, keines jedoch
an Meningitis tuberc. gestorben ist, während sein ebenfalls tuberculöser Bruder vor 3 Jahren einen Knaben an dieser Krankheit
verlor. Von den pädiatrischen Autoren übergehen einige die
Ursachen mit Stillschweigen; Steiner nennt Dentition, Masern,
Keuchhusten, Typhus, Otitis interna, und ähnlich äussert sich
Gerhardt, während d'Espine und Picot übermässige oder
zu frühe geistige Anstrengung und die Onanie beschuldigen.
Da aber d'Espine und Picot selbst bemerken, dass sie im
Alter von 3 bis 5 Jahren die meisten Opfer fordert, und nach
dem 7. Jahre selten ist, stehen die meisten Kranken in noch
nicht schulpflichtigen Alter, in welchem die geistigen Anstrengungen nicht so horrend sind; die Onanie wird aber auch erst
meistens in der Schule von einem Kinde bei dem anderen
angeregt und durch das anhaltende Sitzen gefördert. Ich
kannte vor 8 Jahren 3 Geschwister (Mädchen) aus einer sehr
anständigen Familie, die trotz der strengsten Ueberwachung

am Tage und in der Nacht diesem Laster auf eine schauder-
hafte Weise fröhnten; sie hatten ein schlechtes Aussehen,
waren träge, apathisch, ohne Esslust, aber keines von ihnen
war hirnkrank. Die Laien, die bei jeder ihnen scheinenden
Hirnerkrankung eines Kindes mit einer mechanischen Ursache
bei der Hand sind, wissen auch hier fast jedesmal einen Fall,
Stoss oder Schlag auf das Hinterhaupt des Kindes anzugeben,
und wäre er auch 1 oder 2 Jahre der Krankheit vorausgegangen. Wie schlecht stünde es doch um das Menschen-
geschlecht, wenn ein jeder Fall eines Kindes auf den Kopf
eine Hirnkrankheit oder gar den Tod zur Folge hätte, da es
gewiss wenige Kinder gibt, die besonders zu Beginn ihrer
Laufbahn nicht öfters fallen. Allein für alle Fälle lässt sich
dieses ätiologische Moment denn doch nicht zurückweisen, und
findet sich bei der verwandten Scrofulose hiefür ein Analogon.
Sowie nämlich bei scrofulös veranlagten Kindern öfters durch
eine traumatische Einwirkung eine Spondylitis oder Gonitis
scrofulosa entsteht, während ohne jene die Scrofulose etwa
auf eine minder gefährliche Art zum Ausbruch gekommen
wäre, ebenso lässt es sich gut denken, dass da und dort bei
tuberculöser Anlage durch traumatische Einflüsse auf den Kopf
eine Meningitis hervorgerufen wird, die mit Tuberkelbildung
einhergeht, während ohne diese Einwirkung die Tuberculose
vielleicht in späteren Jahren und in einem Organe sich entwickelt hätte, wo doch ein Stillstand zu erzielen gewesen wäre.
Es gibt wohl kaum eine zweite Krankheit des Kindesalters, in welcher die Geduld und der Stoicismus des Arztes
sowie die Aufopferungsfähigkeit der Familie auf eine härtere
Probe gestellt werden, und Alles dies auf einen so unfrucht-
baren Boden fallen würde, wie die tuberculöse Meningitis,
und selbst die liebevollste Mutter wünscht das Ende herbei,
wenn sie durch scheinbare Besserung und sofortige Verschlimmerung fortwährend zwischen Hoffen und Bangen schwebt,
und der Arzt ihr keinen anderen Trost bringen kann, als dass
ihr bewusstloses Kind nicht leidet; ich will deshalb auch
meine Erfahrung über die Heilbarkeit dieser Krankheit anschliessen. Wenn es schon schwer ist, eine einfache Hirnhautentzündung zur Heilung zu bringen, stellt man wohl der Natur
eine zu grosse Aufgabe, wenn man verlangt, sie solle im frühen
Kindesalter eine Meningitis heilen verbunden mit einem tuberculösen Processe, bei dem die gewöhnlichen Unterstützungs-
mittel, gute Luft und kräftige Nahrung, nicht verwerthet werden können. Die Ansichten der pädiatrischen Autoren differiren hierin wesentlich, und deshalb mögen einige derselben
hier angeführt werden. Gerhardt gibt die Möglichkeit einer
Heilung zu, ohne hiefür mit seiner eigenen Erfahrung aus-

Kind zeigte Erscheinungen eines beginnenden schwe··· aäf-
leidens, und nur die beklommene Respiration lie· ·chon
Vermuthung aussprechen, es dürfte sich eine J··· ·nstra-
dung entwickeln; nach 3 Tagen zeigte sich, dass ··· ·eit ein,
getroffen, und der Knabe genas. Lange kann·· ·· solut un-
zwi··en dieser Krankheit und Typhus d··· ·hreichung
trotz·ch·der genauesten Unterscheidungsmer· ·d des Pro-
gegeben werden, eine solche Verquic· ·82, Nr. 29).
beider stattfinden, dass die Diagnose · orm derartige
nen Fachmann längere Zeit zweifelh· ·önnten, würden
bekannt, dass vor mehreren Jahre· ·en beizuzählen sein.
legen zwei Fachmänner Mening· ·ieser Krankheit so un-
während ein dritter sich für Ty· ·en Fällen sprechen kann;
Verlauf, sowie die vollständig· ·nter den verschiedensten Ver-
letztere Ansicht. Die häuf· *er Behandlungswei* en. Nur in sehr
ich mich bei Consilien üb· *ich einen günstigen* Ausgang beobachtet
Kinder, wobei nicht s· *Falle trat* Genesung nach dem Beginne
Speisen und die An· *einem ein,* und in einem andern sah ich zu
den Angehörigen · *Stadiums ein* Abnehmen der Krankheit, obgleich sich
physischen Erzieh· *nsionen und Coma* eingestellt hatten und Bouchut
lich unterstützer· *immer* bei denjenigen, die genesen sind, die
ein Symptom, · *könne immer ob* sie nicht bloss eine einfache acute Menin-
genialer Wie· *erfen, haben;* dessen ungeachtet glaubt er aber,
ein dicker · *standen Krankheit* auf passende Mittel(?) in ihrem
Krankhei· *sich die lässt,* und wenn sie geheilt werden kann,
Sel· *aufhalten besonders im* ersten Stadium, oft noch im Beginne des
Kran · *zweiten, aber höchst* selten im dritten möglich ist, wenn ein-
handk· *Convulsionen* da sind. D'Espine und Picot setzen der
an · *mal bedeutende* Zweifel entgegen, ebenso Hütten-
all· *Heilbarkeit* spricht sich Steiner, dem eine
a· *brenner. Am Entschiedensten* zur Seite stand, gegen die Möglichkeit einer
c· *reiche Erfahrung*
Heilung aus, da er wörtlich schreibt:
„Die tuberculöse Meningitis endet stets lethal, weshalb
die Vorhersage immer eine absolut ungünstige ist. Einzelne
Beispiele von Heilung werden allerdings angeführt, der Beweis
hiefür ist jedoch nicht geliefert." Ohne in die Glaubwürdig-
keit jener Autoren einen Zweifel zu setzen, die über Heilung
berichten, kann ich constatiren, dass meine diesbezüglichen
Erfahrungen mit denen Steiner's vollkommen über-
einstimmen. Da ich nämlich Heilungen im Anfangsstadium
nicht als geheilte Meningitis tuberculosa ansehen kann, weil
zu dieser Zeit Irrungen und Verwechselungen möglich sind,
gegen die auch der erfahrenste Fachmann nicht gefeit ist,
könnte ich nur jene Fälle als geheilt gelten lassen, bei denen
durch die Manifestationen des Exsudates die Diagnose keinen
Zweifel zulässt, und in diesem Stadium ist mir sowohl in

` Praxis als auch bei Consultationen nicht ein
ᵇannt worden, das auch nur zeitweilig mit
ᵉkommen wäre. Ob ein prophylactisches
ᵗzu schützen vermag, kann nicht nach-
ᵗch ohne dieses in tuberculösen Fami-
ᵗ, häufig auch gar keines von der

ᵗm Jahre 1881 (Archiv für
Krankheitsgeschichte einer
ᵤl der jedoch nach dem Ge-
ᵤ, des Kindes und seiner Geschwister
ᵤereditäre Tuberculose vorliegt. Beim
erinnerte ich mich, im Kinderspital einen
ᵤeobachtet zu haben, bei dem jedoch sehr
ᵤnt auf erbliche Tuberculose war, und ich lasse
ᵤach meinen kurzen Aufzeichnungen folgen.

ᵤria Muttenthaler, 9 Jahre alt, deren Vater tubercu-
, Mutter schwach, ein Geschwister mit 16 Jahren an Tuberculose im allgemeinen Krankenhause liegt, ein Bruder scro-
phulös ist, während sie selbst früher an Eczema capillitii litt,
und in einer feuchten Wohnung lebte, soll erst einen Tag vor
ihrer Aufnahme ins Kinderspital erkrankt sein, und zwar mit
Hitze, heftigem Durst, quälendem Kopfschmerz, häufigem gal-
lichtem Erbrechen, Delirien, und wollte Nachts aus dem Bette
springen. Bei der Aufnahme fanden wir das gut entwickelte
Kind nur theilweise bei Bewusstsein, sie hatte hohle Augen,
rothe Zunge, eingezogenen Bauch, schwachen Puls von 80
Schlägen, der Urin war spärlich von saurer Reaction. Die
letzte Nacht wollte sie wieder aus dem Bette springen. Abends
war sie mehr bei Bewusstsein, klagte über heftigen Kopfschmerz, weinte, wenn man sie anredete, hüstelt zeitweise und
ist obstipirt. Nach 2 Tagen trat Sopor und Collapsus ein.
Am 4. Tage war sie sehr hinfällig, und wurde starkes Fieber
und häufiges Aufseufzen bemerkt. Am 5. Tage war überdies
der Puls klein und unregelmässig, die Haut dürre, das lockere
Hüsteln, der eingezogene Bauch und die Obstipation bestehen
fort. Am 6. Tage fanden wir an der rechten Thoraxhälfte
rückwärts oben eine leichte Dämpfung mit schwachem Athmen, Nachts wollte sie wieder aus dem Bette springen, ist
aber gegenwärtig bei Bewusstsein. Am 7. Tage liegt sie dahin, magert in auffälliger Weise ab, der Puls ist retardirt.
Diese Erscheinungen dauerten mit geringen Modificationen bis
zum 14. Tage nach ihrer Aufnahme fort. Am 15. Tage jedoch
trat eine entschiedene Besserung ein; sie wurde heiterer, theil-
nehmender, Schlaf und Esslust besserten sich, und da die
Besserung stetig fortschritt, wurde sie nach 4 Tagen als Re-

convalescentin entlassen. Während voller 3 Jahre, die ich hierauf noch im Kinderspitale verblieb, wurde sie nicht wieder eingebracht. Die Therapie bestand in Eisüberschlägen auf den Kopf und Klystieren, innerlich bekam sie Chinin und Chinoidin, das damals gebräuchliche Infus. fl. arnicae und zuletzt Leberthran. Ueber die Ursache war nichts bekannt, und bemerke ich ausdrücklich, dass sie nicht etwa im Hochsommer, sondern im April aufgenommen wurde.

Obzwar diese Krankheitsgeschichte, die ich seinerzeit blos für mich kurz notirte, auf Vollständigkeit keinen Anspruch machen kann, und mancher Behelf, wie die ophthalmoscopische Untersuchung, gänzlich fehlt, wäre man doch leicht versucht, bei der eminenten Tuberculose und Scrophulose in der Familie und nach mehreren charakteristischen Symptomen den Fall für eine geheilte oder sistirte Meningitis tuberculosa zu halten. Ich für meine Person kann mich hiefür nicht aussprechen, und zwar schon aus dem einfachen Grunde, weil eine Zeit von 14 Tagen allerdings für den lethalen Ausgang einer tuberculösen Meningitis genügt, nicht aber zur Heilung derselben. Die Thatsache ferner, dass die armen Eltern des Kindes dasselbe durch 3 Jahre nicht wieder mit einer Hirnkrankheit in das Kinderspital brachten, wo es so schnell genas, scheint dafür zu sprechen, dass das Befinden desselben ein gutes geblieben, während die Autoren, die eine Sistirung dieser Krankheit zugeben, darin übereinstimmen, dass solche Kinder denn doch später dieser Krankheit erliegen.

XIV.

Bericht über die Verhandlungen der Section für Kinderheilkunde auf der Naturforscher- und Aerzte-Versammlung in Eisenach. September 1882.

Von

Dr. H. Rehn in Frankfurt a./M.

Die Einführung der Section für Kinderheilkunde in den ihr zugewiesenen Verhandlungsraum erfolgte nach der ersten allgemeinen Sitzung durch Herrn Med.-Rath Dr. Pfeiffer aus Weimar.

Nach Constituirung der Section wurde die erste Sitzung auf den folgenden Morgen anberaumt und auf Vorschlag des Einführenden Herr Dr. Steffen-Stettin zum Vorsitzenden durch Acclamation ernannt.

Ehe ich nun zu den eigentlichen Verhandlungen übergehe, seien mir einige allgemeine Bemerkungen gestattet.

Zunächst kann es wohl als feststehend betrachtet werden, dass die diesjährige N.-F.- und Aerzte-Versammlung eine von den berufenen Vertretern der medicinischen Wissenschaft — im weitesten Sinne des Wortes — im Vergleich zu den bisherigen Versammlungen sehr schwach, wenn nicht überhaupt die am schwächsten besuchte war.

Es ist dies eine natürliche Folge der Abzweigung einer grösseren Zahl von Fächern, für welche seit längerer oder kürzerer Zeit eigene Congresse ins Leben gerufen sind.

Schreiber dieses bedauert, dass ihm bis heute das Verständniss für die Nothwendigkeit dieser Special-Congresse abgeht und hält es für wohl möglich, dass die einzelnen Fächer auch jetzt noch, wie früher, ihre Zwecke im Anschluss an die Naturforscher-Versammlung vollständig erreichen können.

Die Nachtheile der Neuerung liegen jedenfalls auf der Hand.

In erster Linie trifft die Schädigung das Ansehen der Naturforscher-Versammlung, bei welcher die medicinische Wissenschaft heute nur noch durch ein Rumpf Parlament, wesentlich repräsentirt durch die gynäcologische und die pädiatrische Section, vertreten ist.

In zweiter Linie ist der einfache Arzt als Besucher der Versammlung geschädigt; denn wenn derselbe früher im Stand war, sich bei dieser Gelegenheit in jedem Zweige unserer Wissenschaft belehren zu lassen, so ist er heutzutage, wenn er dasselbe Ziel erreichen will, genöthigt, sich die betreffenden Congresstage für Chirurgie, Medicin, Neuropathologie, Augenheilkunde, öffentliche Gesundheitspflege u.s.w. in seinem Kalender sorgfältig anzustreichen, um etwa im April nach Berlin, im Mai nach Wiesbaden, im Juni nach Heidelberg, im Juli nach Baden und im September über Basel, wo er im glücklichen Fall dem otiatrischen Congress beiwohnen kann, nach Genf zu reisen und, wenn er gewissenhaft ist, mit dem Besuch der Naturforscher-Versammlung seine Studienfahrten zu beschliessen.

Man sieht, die Sache entbehrt nicht eines gewissen Humors, im Grunde aber ist sie sehr trübselig.

Endlich aber kann meiner Ansicht nach diese Abtrennung der einzelnen Fächer und das mit ihr verbundene Sichabschliessen ihrer Vertreter auf die Dauer weder den ersteren noch den letzteren zum Vortheil gereichen. Eine gewisse Einseitigkeit ist doch unvermeidlich, und wollen wir daher die Hoffnung aussprechen, dass vorstehende und vielleicht noch andere selbstlose Erwägungen bald dazu führen möchten, im allgemeinen Interesse alle dissentirenden Elemente wieder unter dem ehrwürdigen Banner der N.-F.- und Aerzte-Versammlung zu vereinigen.

Gerade von diesem Standpunkte aus begrüsste Ref. die in Eisenach erfolgte Gründung einer Gesellschaft für Kinderheilkunde, in deren Programm ausdrücklich gesagt ist, dass die Verhandlungen immer im unmittelbaren Anschluss an die N.-F.-V. stattzufinden haben.

Wie schwach übrigens der Besuch der letzteren allgemeinmedicinischer Seits auch war, so hatte die Section für Kinderheilkunde unter diesem Mangel nicht zu leiden und war die lebhafte Betheiligung an den Verhandlungen wohl ebensosehr dem Interesse an den angekündigten Vorträgen als dem erwachten Verständniss für die neuere Richtung und Bedeutung des Fachs zuzuschreiben. Mag man auch immer wieder an der Berechtigung des „Specialfachs" mäkeln — ich meinerseits lege keinen besonderen Werth auf diesen, neuerdings bis zum Ueberdruss gehörten Titel —, die Nothwendigkeit, die physiologischen uud pathologischen Eigenthümlichkeiten des in der Entwickelung begriffenen Organismus (gegenüber dem fertigen) festzustellen, war eine Aufgabe unserer Zeit und die neueren Arbeiten auf diesen Gebieten, ich will hier nur an Vierordt's Physiologie des Kindesalters erinnern, legen Zeugniss davon ab, was hier zu leisten war und was noch zu leisten ist.

Die Zeiten wenigstens sind hoffentlich vorüber, wo man dem

Studirenden und angehenden Arzt vom klinischen Lehrstuhl aus
die geringere Dosirung der Arzneimittel als alleinigen Massstab
für die Behandlung der Kinderkrankheiten mit auf den Weg gab
und vergeblich wird man sich auch auf die Dauer gegen die Errichtung eigner Kinderkliniken zum Mindesten, wenn nicht eigner
Lehrstühle für Kinderkrankheiten sträuben; die Forderung ist eine
unabweisliche geworden und wird sicherlich durchdringen.

Was nun die in der Section gehaltenen Vorträge anlangt, so
kann ich über dieselben zumeist in Kürze berichten, da der grösste
Theil sich in dem vorliegenden Heft des Jahrbuchs abgedruckt
findet; in Betreff der wenigen anderen folgt das Referat der
Autoren. — Die genaue Wiedergabe der Discussionen ist unmöglich gemacht, da betr. protocollarische, resp. stenographische Aufzeichnungen fehlen. Solchem Mangel wird für die Zukunft vorgebeugt werden.

Die erste Sitzung wurde Dienstag am 19. September unter
Dr. Steffen's Vorsitz abgehalten; als Schriftführer fungirte Herr
Dr. Bliedner.

Zuerst erhielt Referent das Wort zu dem angekündigten
Vortrag:

„Ueber Osteomalacie im Kindesalter" (s. vorl. Heft
dieses Jahrbuchs).

In der Discussion bemerkt Dr. Flesch-Frankfurt a./M., dass
er in den von dem Vortr. gegebenen klinischen und anatomischen
Symptomen der infantilen Osteomalacie nur die der Rhachitis zukommenden wiederfinden könne (was der Vortragende einfach bedauern musste), während Prof. Demme-Bern hofft, dass es nunmehr, nach wiederholter anatomischer Constatirung der fraglichen
Affection, sorgfältiger Forschung bald gelingen werde, gleiche Fälle
aufzufinden und allmählich das klinische Bild, welches der Vortr.
offenbar nur in Umrissen habe geben wollen, zu präcisiren.

Als zweiter Vortragender spricht Dr. E. Pfeiffer-Wiesbaden:
„Zur Analyse der Muttermilch" (Vortrag, veröffentlicht in der Berliner kl. Wochenschr. Nr. 44):

Die Beobachtung Biedert's, dass frische Muttermilch bei gewöhnlicher Temperatur auf Zusatz von 1—2 Tropfen verdünnter
Salzsäure oder Essigsäure auf $\frac{1}{2}$ Ccm. Milch nicht gerann, führte
zu der Annahme, dass frische Muttermilch mit verdünnter Salzsäure oder Essigsäure überhaupt keine Coagulation zeige. Dies
ist jedoch nicht richtig. Bei höherer Temperatur nämlich — am
leichtesten im Wasserbade von 50⁰R. — gerinnt auch ganz frische
Muttermilch jedesmal, wenn auf je 2 Ccm. Milch je 5—8 Tropfen
verdünnte Salzsäure (spec. Gewicht 1,0020; 0,408% wasserfreie
Säure enthaltend oder: 2,2 Grm. concentrirte, officielle Salzsäure

auf 100,0 Grm. Wasser) zugesetzt werden. Ebenso verhält sich frische Muttermilch gegen verdünnte (2%) Essigsäure. Die Coagulation beginnt bei jeder Milch bei einer bestimmten Menge der erwähnten Salzsäure: Zusatz von mehr (3—4 Tr.) Säure löst die Coagula wieder auf. Zum Zwecke der quantitativen Bestimmung der Eiweisskörper ermittelt man zunächst die Säuremenge, bei welcher 2 Ccm. Muttermilch gerade so gerinnen, dass die Gerinnsel sich abscheiden und Serum zurücklassen. Hierauf wägt man 10 Grm. Milch in ein Reagensröhrchen ab, versetzt sie mit dem Fünffachen der für 2 Ccm. gefundenen Säuremenge, mischt gut und bringt das Röhrchen in Wasser von 50—54° R. Nach dem Erkalten wird filtrirt, getrocknet, mit Aether extrahirt und gewogen — Caseïn. Aus dem Filtrate werden durch Kochen flockige Gerinnsel abgeschieden: auch diese werden abfiltrirt, getrocknet und gewogen — Albumin. Zu je 10 Ccm. des Filtrates vom Albuminniederschlage wird je 1 Ccm. 10%ige wässerige Tanninlösung gesetzt und der entstehende Niederschlag ebenfalls abfiltrirt, getrocknet und gewogen — Eiweissrest. (Autorreferat.)

Der Vortrag führte zu einer kleinen Discussion zwischen den Herren Dr. Biedert und Pfeiffer, wobei ersterer an ähnliche eigene Untersuchungen aus früherer Zeit betr. die Fällbarkeit des Muttermilchcaseïns durch verdünnte Säuren erinnern will.

Im Uebrigen erkennt B. das Verdienst Pf.'s an, die Möglichkeit des Nachweises der einzelnen Eiweisskörper zuerst geliefert zu haben.

Hierauf trat die Section in die Behandlung der Frage ein, welche von ihr gelegentlich der vorjährigen Naturforscher-Versammlung zum Hauptgegenstand der Berathung für die diesjährige ausersehen war, die Behandlung der Pathologie der Ernährung.

Als erster Redner spricht Dr. Biedert-Hagenau: „Ueber rein diätetische Behandlung der Ernährungskrankheiten im Säuglingsalter" (wird weiter ausgeführt und veröffentlicht in der deutschen medic. Wochenschrift).

Redner hat verschiedene Ernährungsweisen immer dadurch geprüft, dass er sie bei kranken Säuglingen vergleichsweise verwandte, während die Medication unverändert blieb. So oft hier Besserung erzielt wurde, erschien die Ernährungsweise, nicht die Arznei als der massgebende Theil der Behandlung. So wurde der Gedanke geweckt und seit einem Jahr durchgeführt bei der Behandlung von Ernährungskrankheiten von Arzneien ganz abzusehen und die Ausdehnung festzustellen, in welcher durch bestimmte Anordnung der Ernährung Krankheiten noch beseitigt werden können.

Solche Anordnungen können nach 4 Seiten gemacht werden, 1) in Bezug auf die Menge der zugeführten Nahrung, die nach Biedert's vorjährigen, von neueren bestätigten Untersuchungen viel kleiner sein kann, als man früher annahm. Beschränkung auf und bei schwerer Krankheit zeitweise noch unter dieser Menge war ein wesentliches Curmittel. 2) Gleichzeitige Verminderung der Concentration durch stärkere Verdünnung, vermöge der die geringe Nahrungsmenge in grösserem, der Verdauungsthätigkeit zugänglichem Volum gereicht werden konnte, stellte sich meist dabei als unerlässlich heraus. 3) Wie wesentlich die Art der Nahrungsstoffe ist, ging aus den früher schon von Biedert und Anderen gelehrten Differenzen zwischen Kuh- und Menschen-caseïn hervor. Eingehendere Studien über das Verhalten, z. B. verschiedener Modificationen des Caseïns, verschiedener Zuckerarten können bei vorliegenden Versuchen gemacht werden, besonders mit Hülfe des künstlich präparirten Rahmgemenges, indem man alle nach Belieben kann auftreten lassen. Milchzucker schien dabei einige Vorzüge vor Rohrzucker zu zeigen, doch ist dies noch weiter zu prüfen. 4) Das Verhältniss der einzelnen Nährstoffe in dem Nahrungsmittel zu einander, worunter hauptsächlich das Verhältniss von Fett zum Eiweiss zu verstehen. Dies ist in der Kuhmilch viel geringer ($^3/_4$:1) als in der Menschenmilch ($1^3/_4$:1). Wenn nun Jemand die Kuhmilch stark zu verdünnen, also ihren Fettgehalt noch absolut stark zu verringern räth und doch noch von zu grossem Fettreichthum der Kuhmilch spricht, so weiss man nicht, wo er seine Augen hat bei seinem Urtheil. An anderer Stelle ist von B. begründet, wie das Fett, wenn es etwa in derselben relativen Menge, wie in der Muttermilch, in der Nahrung auftritt, das Caseïn verdaulicher und leichter verträglich macht. Das zwischengelagerte Fett hilft in eminentem Grade das Eiweiss im Kinderdarm verdauen — dies die vernünftige Erklärung dafür, dass die Natur überall dem jungen Säugethier in Verbindung mit dem Eiweiss das fein emulgirte Fett bietet, für einen Vorzug der Menschenmilch, in der relativ viel Fett jenem beigemischt ist.

Man kann also, indem man durch entsprechende Fettbeimischung bei künstlicher Ernährung eine energischere Verdauung des Eiweisses erzielt, Krankheiten zur Verheilung bringen, die durch unverdautes Caseïn unterhalten werden. Solches erfährt nämlich auf seinem Weg durch den Darm Zersetzungen, durch welche es mechanisch und chemisch reizend, krankheitserregend wirkt und denen es um so mehr unterworfen ist, weil es als Eiweisskörper zur Beherbergung und Ernährung der Fäulnisserreger besonders geeignet ist. Infolge seiner Zersetzungen und Veränderungen wird es in den Stuhlgängen schwer nachweisbar und weil dieser Nachweis mit ungeeigneten Mitteln nicht gelang, kamen Manche zur sonderbaren Annahme, dass gar kein Eiweiss unverdaut abgehe und waren nahe daran, in der Theorie diese der Praxis altbekannte, wichtigste Krankheitsursache nicht zu finden.

Wenn diese unschädlich gemacht, kann aber auch das Fett

selbst nachtheilig werden: in der Fettdiarrhöe; vermehrte Darmentleerungen mit viel unverdautem Fett. Da das Fett sich schwer zersetzt, bleibt es sehr auffällig und leicht nachweisbar in den Stuhlgängen, aber auch viel unschädlicher im Darm als das Caseïn. Die Fettdiarrhöe wird durch starke Einschränkung der Fettzufuhr geheilt. Es gibt aber auch Mittelformen, in denen man, um nicht wieder ungemildert die üblen Einwirkungen des Caseïn zur Geltung kommen zu lassen, die seither starke Fettzufuhr nur in mässigem Grade beschränken darf. In zwei Parallelbeobachtungen führte die Nichtachtung dieser Ueberlegung einmal zum Tod, im andern Fall eine ihr entsprechende Nährweise zur Rettung.

Nach einigen eingehenderen Angaben über die Herstellung der erwähnten Nährcompositionen erläutert Redner an der Hand von Curven acht dem Gesagten zu Grunde liegende Beobachtungen: zwei Fälle von Dyspepsie und dyspeptischer Diarrhöe, zwei solche von chronischem Catarrh und schwerer Atrophie, zwei Enteritiden, endlich zwei Fälle von Enterocatarrhus choleraicus und Cholera infant. Dabei zeigt sich eine ungünstigere oder fehlerhafte Ernährung immer von Krankheit und mangelhaftem Gedeihen, die geschilderten günstigen Ernährungsmassregeln von Besserung der Krankheitserscheinungen und der Entwickelung begleitet. Von besonderem Interesse sind die zwei Curven von Enteritis, von denen die eine an dem vorher angedeuteten kritischen Punkt durch völliges Ausschliessen des Fettes unaufhaltsam zum Tode, die andere durch nur mässige Verminderung des Fettes zur Genesung gewandt wurde. Endlich zwei andere, in denen auch das die Verdauungsstörung begleitende, schwere Siechthum (einmal fulminante Rhachitis, einmal Rhachitis und chronische Lungeninfiltration) lediglich durch zweckmässige Ernährung zur Heilung gebracht wurde.

Zum Schluss ist als der Kernpunkt der logische Gedanke zu bezeichnen, mit dem hier versucht wird, ein beschränktes Gebiet therapeutischer Einwirkung zu durchdringen. (Autorreferat.)

Der Vortragende theilt noch mit, dass er von Seiten des Sectionsvorstandes (Herrn Soltmann) aufgefordert worden war, an seine heutige Mittheilung eine principielle Uebersicht über die künstlichen Kindernährmittel zu knüpfen, indess mit Rücksicht auf die vorgerückte Zeit verzichtet er darauf. Auf Wunsch der Anwesenden sagt er diese Uebersicht für später zu und erhält dann am nächsten Tag in der Section für öff. Ges.-Pflege Veranlassung, dieser Zusage nachzukommen.

Eine Discussion schloss sich an diesen mit lebhaftem Beifall aufgenommenen Vortrag nicht an.

Das auf die Tagesordnung gesetzte Thema: „Die Uebertragung von Krankheitskeimen auf den Menschen durch Thiermilch" behandelte Prof. Demme (Bern) in zwei Vorträgen.

Der erste derselben: „Ueber den Einfluss der Schlempe-

(Brauerei-Rückständen-) Fütterung auf die Beschaffenheit der Milch sowie auf den Gesundheitszustand der Thiere überhaupt und der mit der Milch ernährten Säuglinge im Besondern" bildete den Schluss der in der ersten Sitzung gehaltenen Vorträge.

Als Einleitung desselben gibt Prof. Demme zunächst ein die einschlagende Literatur umfassendes Referat über den gegenwärtigen Standpunct dieser Frage. Eine besonders eingehende Berücksichtigung finden hierbei die bis jetzt veröffentlichten Untersuchungen und klinischen Beobachtungen bezüglich der Uebertragung der Tuberculose auf den Menschen durch den Genuss der ungekochten Milch perlsüchtiger Thiere. Hieran reiht sich eine kritische Beleuchtung der Angaben von Uebertragung der Bläschenseuche (Maul- und Klauenseuche) der Thiere auf den Menschen durch die Milch derart erkrankter Thiere, ferner der Beobachtungen von dem Auftreten sogenannter mycotischer Darmcatarrhe beim Kinde in Folge der Darreichung der Milch von Thieren, welche lange und ausschliesslich mit den Schlempe-Abfällen der Brennereien gefüttert wurden, ferner jener englischen Mittheilungen von Scharlachübertragung durch die Milch (Followfield) u. s. w.

Demme weist darauf hin, dass für sämmtliche hier erwähnte Uebertragungsweisen von Krankheitskeimen vom Thiere auf den Menschen durch die Milch der strenge experimentelle Nachweis zur Zeit noch vollkommen fehle, dass wir uns somit dieser Frage gegenüber, eine Reihe zuverlässiger klinischer Beobachtungen ausgenommen, noch auf dem Gebiete der Hypothese bewegen. Durch die neuesten bahnbrechenden Entdeckungen Koch's, durch den Nachweis der Identität der Tuberculose des Menschen mit der Perlsucht der Thiere sei allerdings die Basis geschaffen für die experimentelle Lösung zunächst der Frage der Uebertragung der Tuberculose auf den Menschen durch die Milch perlsüchtiger Thiere.

Demme beabsichtigt in seinen beiden Vorträgen, gestützt auf fremde und eigene klinische Beobachtungen, zunächst die folgenden zwei Fragen des eben dargelegten Gebietes einer eingehenderen Untersuchung und Besprechung zu unterziehen:

1) Ob durch die Fütterung der zur Milchabgabe bestimmten Thiere mit den Rückständen der Brennereien, namentlich der Schlempe, bei diesen Thieren mit einer gewissen Regelmässigkeit Erkrankungen der Schleimhaut des Maules und des Darmkanales veranlasst und diese Erkrankungen ebenfalls durch die Milch dieser Thiere auf das Kind übertragen werden?

2) Ob und unter welchen Verhältnissen die Bläschenseuche (Maul- und Klauenseuche) der Thiere durch die ungekochte Milch derselben auf den Menschen, zunächst das Kind, übertragbar ist?

Mit Rücksicht auf die erste Frage bespricht Demme die durch die ausschliessliche Schlempefütterung, bei längerer Dauer, in der Milch auftretenden qualitativen Veränderungen (Analysen

13*

von Commaille, von Möller u. A.). Hieran reiht sich die Betrachtung der bei diesen durch lange und ausschliessliche Schlempefütterung entstehenden Erkrankungen des Tractus (Stomatitis,
Catarrhus gastro-intestinalis acutus). Eine eingehende Besprechung
finden hierauf die bei den mit Schlempemilch ernährten Kindern
sich allmählich einstellenden Ernährungsstörungen und Erkrankungen von Mund und Darmkanal (Stomatitis aphthosa, Catarrhus
gastro-intestinalis). Der Vortragende hat im Laufe der Jahre
25 Fälle von mehrmonatlicher Säuglingsernährung ausschliesslich
mit Schlempemilch beobachtet. Es betreffen dieselben Kinder,
welche Landleuten angehörten, die während des ganzen Winters
und Frühlings ihr Vieh nur mit Schlempe der in der Nähe
von Bern befindlichen Branntwein-Brennereien fütterten. Demme
stellt diesen Ernährungsskalen je 25 andere gegenüber, von denen
die Einen dem Säuglingsalter angehörende Kinder betreffen, welche
sogenannte Grasmilch erhalten hatten, die Andern sich auf ebensolche, gleichalterige Kinder beziehen, welche mit Heumilch (Dürr-
futter) ernährt worden waren. Der Vergleich dieser von genauen
Zahlenangaben begleiteteten Ernährungsskalen spricht, caeteris pa-
ribus, unzweifelhaft zu Ungunsten der Schlempemilch. Fünf der
hiermit ernährten Kinder erkrankten zudem an erythematöser Stomatitis mit acutem Gastro-Intestinalcatarrh und gingen verhältnissmässig rasch hieran zu Grunde.

Die Ergebnisse dieser Beobachtungen fasst der Vortragende dahin zusammen, dass die ausschliessliche und lange fortgesetzte Fütterung der milchgebenden Thiere mit Branntwein-
schlempe, Maische u. s. w. diesen Thieren nachtheilig ist und allmählich zur Erkrankung derselben an Magen- und Darmcatarrhen
führt, „dass die Milch dieser Thiere, ähnlich der Milch einer an
Magen- und Darmcatarrhen leidenden Mutter, auf die Gesundheit
und die Körper-Ausbildung der hiermit ernährten Kinder (Säuglinge)
störend einwirkt und ebenfalls zu catarrhalischen Erkrankungszustän-
den ihres Verdauungscanals Veranlassung gibt, dass jedoch diesen Erkrankungen kein besonderer, specifischer Charakter zukommt, dass
es im Uebrigen Aufgabe des Arztes ist, dahin zu wirken,
dass die Schlempe-Milch nicht für die Ernährung der
Kinder verwendet werde." (Autorreferat.)

Auch dieser Vortrag Prof. Demme's wird von der Versammlung mit grossem Beifall belohnt.

Die Anfrage Biedert's, ob die betr. Thiere ausschliesslich mit Schlempe ernährt worden, bejaht D., worauf B. meint,
dass somit nur für die ausschliessliche Schl.-Fütterung der Nachtheil erwiesen sei, während wohl ein mässiger Zusatz von Schl.
zum Futter keinen Schaden stifte. Ehrenhaus (Berlin) hat die
saure Reaction der Milch bei Schl.-Fütterung sofort beim Melken
wiederholt constatiren können.

2. Sitzung. Mittwoch den 19. Sept.

Der 2. Sectionssitzung präsidirte Prof. Demme-Bern.

Den ersten Vortrag hielt Dr. Lorey-Frankfurt a./M. über „Ordinationsanstalten für Kinder und ihre Beziehung zur öffentlichen Gesundheitspflege".

Redner berichtet über das Wirken des seit 8 Jahren am Christ'schen Kinderhospital bestehenden Ambulatoriums, welches im verflossenen Jahr die stattliche Frequenz von 1087 zur Behandlung gekommenen Kinder aufweist. Indem er sodann die bekannten Bedenken gegen die Errichtung resp. Beibehaltung der Ambulatorien zu widerlegen sucht, glaubt er zugleich noch auf den Werth des so gewonnenen Beobachtungsmaterials für die öffentliche Gesundheitspflege aufmerksam machen zu können (Feststellung des Gesundheitszustands des einzelnen Individuums und des jeweiligen genius epidemicus). (Vortrag enthalten im vorliegenden Heft des Jahrbuchs.)

In der folgenden kleinen Debatte sprechen sich die Herren Dr. Moerschel und Med.-Rath Pfeiffer, letzterer kategorisch gegen die Ambulatorien aus, als Verbreitungsstätten ansteckender Krankheiten.

(Ref. betrachtet gleichwohl die Ambulatorien mit Dr. Lorey als unendlich segensreiche Einrichtungen für die ärmere Bevölkerung und glaubt, auf langjährige Erfahrung gestützt, behaupten zu können, dass die Weiterverbreitung infectiöser Krankheiten thatsächlich in weit geringerem Masse erfolgt, als man vom theoretischen Standpunkte aus annehmen sollte und dass dieselbe ausserdem durch entsprechende Massnahmen, d. h. grosse Warteräume, durch in denselben angeschlagene, deutlich gegebene Instructionen für Mütter, welche Keuchhusten — oder halskranke Kinder zubringen —, auf ein Minimum zu beschränken ist.)

Herrn Dr. L. folgt als zweiter Redner Med.-Rath Dr. Pfeiffer-Weimar mit dem Vortrag

„Ueber die Flächencultur der animalen Vaccine, ein Mittel zur Verallgemeinerung der animalen Impfung".

Redner gibt eingehende Mittheilungen über das seit mehreren Decennien in Weimar geübte Retrovaccinationsverfahren — Rückimpfung humanisirter Lymphe auf Kälber, die auf Kühe ist aufgegeben — und über die neueren technischen Vervollkommnungen dieser Methode. Er betont zunächst die Gleichwerthigkeit einer guten humanisirten Lymphe mit der echten Cowpoxlymphe in Rücksicht der Schutzkraft; er bezeichnet sodann als Hauptvorzug des Retrovaccinestoffs, gegenüber der Thatsache des leichten Degenerirens der Cowpoxlymphe, die sichere Haftung am Kalbe, den gleichmässigen und milden Verlauf beim Kalbe und beim Kinde, während zugleich der Impferfolg bei Kindern ein durchaus zufriedenstellender war. — Die grossen finanziellen Vortheile der Retrovaccinationsmethode liegen darin, dass die grosse Haltbarkeit der gut (mit Glycerin) conservirten Kinderlymphe die sehr kostspielige Unterhaltung eines ständigen Impfstalls nebst dazu gehörigem Wärterpersonal, wie sie für die Fortzüchtung der Cowpoxlymphe nöthig ist, überflüssig macht und dass ferner Fehlimpfungen am Kalbe fast nie vorkommen.

Indem man aber in neuerer Zeit darauf gekommen, möglichst ausgedehnte Impfflächen anzulegen und die Impfstiche oder Impfschnitte möglichst nahe aneinander zu legen — was ohne Nachtheil für die Güte der Lymphe geschehen kann, liefert heutzutage eine solche Impfung geradezu enorme Mengen von Impfstoff, wodurch eben die Verallgemeinerung der animalen Impfung mit ihrem cardinalen Werth, d. h. der Verhütung der Impfsyphilis, gegeben ist. (Weiteres in dem Aufsatz Dr. Pfeiffer's, vorliegendes Heft des Jahrbuchs).

Anknüpfend an diesen Vortrag berichtet Dr. Schmidt-Würzburg über das gleiche von ihm geübte Verfahren und dessen Resultate.

Dr. S. legt, wenn ich recht gehört habe, noch grössere Impfflächen an, als sie in Weimar üblich; die Menge des gewonnenen Impfstoffs ist dementsprechend eine noch grössere, indem von einem Kalbe etwa 1500 Kinder zu impfen sind. Der Impferfolg war bei Erst- und Zweitgeimpften ein fast nie fehlender. Die Impfmethode des Redners wie seine Art der Impfbereitung und Conservirung ist eine sehr ingeniöse.

Dr. Piza-Hamburg (dessen Auslassungen ich in Rücksicht der Bedeutung der Hamburger Impfanstalt ausführlich, nach der freundlichen Aufzeichnung des Redners, wiedergebe), erkennt den grossen Werth der Retrovaccine für öffentliche Impftermine an. Die leichte Haftbarkeit der humanisirten Lymphe am Kalbe ermöglicht, zu jedem Termine ein grösseres Quantum animaler Vaccine zu gewinnen. Bei der Fortzüchtung der Retrovaccine am Kalbe hat P. ein rasches Degeneriren derselben beobachtet. Schon nach zwei Generationen nahmen die Pusteln einen abortiven Verlauf. Versuchsweise wurde ein Kalb zur Hälfte mit zwischen Platten conservirter, 10 Tage alter Retrovaccine der ersten Generation und zur Hälfte mit $1\frac{1}{2}$ Tage alter Retrovaccine der zweiten Generation geimpft; während die mit ersterer Lymphe versorgten Schnitte sich nach fünfmal 24 Stunden überall zu kräftigen Pusteln entwickelten, blieb die andere Hälfte völlig aus. Der Versuch ist mehrfach auf kleinen Impfflächen mit gleichem Erfolge wiederholt worden. Während die Retrovaccine schon nach wenigen Generationen zur Fortzüchtung ungeeignet wird, lässt sich ein gleicher Vorgang für die originäre Kälberlymphe erst nach Jahre langer Fortzüchtung beobachten. In der Hamburger Staatsimpfanstalt ist der Beaugencystamm seit 1875 bis zum Vorjahr mit bestem Er-

folge von Kalb zu Kalb fortgezüchtet worden und geben die Kinder-
impfungen recht gute Resultate. Ohne dass ein Wechsel in Stal-
lung oder Futter und Impfmethode oder Wartung der Kälber eingetreten wäre, zeigten sich allmählich Veränderungen in der Ent-
wicklungsweise der Pusteln, welche mit Unzuträglichkeiten für die
Abhaltung der Impftermine verknüpft waren. Der Pustelinhalt
war nur am fünften Tage nach der Vaccination zu verwerthen,
denn am vierten Tage waren die Pusteln noch zu jung, und am
sechsten war die Lymphe bereits eitrig und ergab an Kindern und
Kälbern sehr schlechte Erfolge. Herr Oberimpfarzt Dr. Voigt griff
daher auf die von Thiele und Ceely gemachten Versuche der Variolation von Kälbern zurück (s. das Nähere in Nr. 3 der Vierteljahrschrift für öffentliche Gesundheitspflege 1882); die Versuche gelangen und jetzt werden die öffentlichen Impftermine in Hamburg
ausschliesslich mit Variolavaccine oder humanisirter Lymphe besorgt.

Anfangs bot die Variolavaccine in ihrem Verhalten am Kalbe
wesentliche Differenzen gegenüber der Lymphe des 14 Jahre alten
Beaugencystammes, sie verhielt sich nämlich ähnlich wie die Beau-
gencyvaccine bei ihrer Entdeckung.

Die Reife der Pusteln erfolgte vorwiegend bereits am vierten
Tage nach der Vaccination und die Pusteln enthielten noch am
sechsten, bisweilen am siebenten Tage ganz klare Lymphe, während wir sonst bereits am sechsten Tage das Eitrigwerden des
Pustelinhalts beobachteten; die Wirksamkeit dieser Lymphe war
eine eminente, sie bedurfte nur einer geringen Contactfläche am
Impflinge und gab bei Revaccinationen nahezu ebenso sichern Erfolg wie bei Erstimpfungen. Allmählich nun hat sich das Verhalten der Variolavaccine erheblich gemildert und dem der früher
gezüchteten originären Vaccine genähert. Wir sehen jetzt (nach
Fortzüchtung durch etwa 150 Kälber) die Pusteln am fünften
Tage auf der Höhe der Entwicklung anlangen und bereits am
sechsten Tage eitrig werden.

Die Impferfolge sind noch immer als sehr gute zu bezeichnen,
doch kann man bei Verwendung von Lymphe aus sechstägigen
Pusteln und bei Revaccinationen nicht mehr mit gleicher Sicherheit wie anfangs auf Erfolg rechnen.

Aus dem analogen Verhalten dieser drei Lympharten glaubt
P. die Möglichkeit des Degenerirens humanisirter und animaler
Lymphe durch Fortzüchtung am gleichen Impfindividuum erwiesen
zu haben und begrüsst das Weimar'sche Revaccinationsverfahren
als sichere Aushülfe für Impfanstalten, deren Erfolge unter dem
Degenerationsprocesse der Vaccine zu leiden haben. —

Den Schluss der Sitzung füllte der Vortrag Dr. Schildbach's-Leipzig aus: „Gegen die übertriebene Anwendung
der Filz- und Gypscorsets".

Redner bezweifelt den Nutzen von Filz- und Gypscorsets bei

ihrer alleinigen Anwendung gegen Scoliose. Nach seiner Ansicht stützen sie nicht genug, theils wegen der Beweglichksit des
Schultergürtels, theils wegen des zum Athmen verbleibenden Spiel-
raums. Dabei sei das nicht abnehmbare Gypscorset eine Qual.
Die abnehmbaren Corsets würden nützen, wenn sie abgenommen
und später nach Ausführung von Uebungen sorgsam wieder angelegt würden. An dieser Sorgsamkeit aber, nämlich an jedesmaliger möglichster Streckung des Pat. vor dem Anlegen, fehle
es bei Laien in der Regel. Nach seiner Ansicht seien Uebungen
zur dauernden Heilung oder Besserung von Scoliosen unerlässlich;
daneben strecke er die Verkrümmungen durch elastischen Seiten-
zug im Liegen und durch Nyrop'sche Maschinen während der aufrechten Haltung. In leichteren Fällen wende er Leinwandcorsets
mit seitlich eingenähten Stahlschienen zur Stützung an.

Bei der Kyphose seien die Verhältnisse anders. Während
des krankhaften Processes seien Uebungen schädlich; dann würde
Stützung nützen, wenn sie den Körper wirklich unbedingt festhalte.
Das aber ist aus oben angeführten Gründen nicht möglich; deshalb ziehe er die wagerechte Lage des Pat. vor, die aber während
einer gewissen Zeit unbedingt, ohne irgend eine Unterbrechung,
festzuhalten sei. Dabei könne man zur bessern Streckung des Patienten den Schwebegurt oder, wenn der Process im obern Theil der
Wirbelsäule verlaufe, den Gewichtszug am Kopfe mit anwenden.

Nach abgelaufenem Process sei gegen die zurückgebliebene Kyphose wenig zu thun. Wenn in der ersten Zeit nach dem Aufstehen
eine Stützung nothwendig sei, so ziehe er seine Kyphosenmaschine
mit senkrecht befestigten Nyrop'schen Federn vor. (Autorref.)

An der Discussion betheiligten sich die Herren Dr. Biedert,
Ehrenhaus-Berlin, Steffen, Dr. Happe und Ref.

Dr. Biedert hält die abnehmbaren Corsets nach Ablauf des
entzündlichen Stadiums für sehr nutzbringend.

Ehrenhaus hat schlechte Erfolge von der Anwendung des Gypscorsets bei Scoliose gesehen.

Steffen verspricht sich keinen Erfolg von ihrem Gebrauch in
den späteren Stadien der Spondylitis; dass aber die Suspension unter
Umständen geradezu verderblich wirken könne, hat ihm ein zur
Section gekommener Fall illustrirt, in welchem dieselbe, bei vorhandener weitgehender Zerstörung der Knochen und des Bandapparats,
zweifellos den lockeren Zusammenhang völlig °gelöst haben würde.

Rehn ist der Ansicht, dass bei den Scoliosen jüngerer Kinder
von der Anwendung von Maschinen wohl nicht die Rede sein könne
und hat bei dem Gebrauch leichter, aber sorgfältig angelegter Gypscorsets gute Erfolge gesehen. (Die Scoliosen, welche im ersten
und zweiten Lebensjahr zur Beobachtung kommen, behandelt auch
er, wie Dr. Schildbach, mit dem von S. modificirten Rauchfuss'-
schen Schwebegurt.)

Dr. Happe meint, dass die Corsets für die Praxis nicht zu entbehren seien und empfiehlt besonders die Wasserglasverbände mit provisorischem Gypsdeckverband, welche natürlich auch abnehmbar hergestellt werden können. In den Fällen der Spondylytis, in welchen die Ruhelage sich durch Ernährungsstörungen verbietet, seien die Corsets unentbehrlich.

Die dritte Sectionssitzung — unter dem Präsidium von Prof. Thomas-Freiburg — wird eröffnet durch den Vortrag von Prof. Hennig-Leipzig, „Ueber die Möglichkeit, Lues hereditaria zu verhüten".

Schon viele Jahre bewegte den Redner die Frage, wie man die Pest der aufblühenden Kinderwelt, die Erblues, gründlich beseitigen könne. Er stiess auf irrige Ansichten, welche zu prüfen seien. Es sind hauptsächlich folgende:

1. Man nimmt an, die erbliche Lues sei immer und gründlich heilbar. Abgesehen von der bisweilen, namentlich bei Complicationen, schwierigen Diagnose und selten vollständig zu beschaffenden Anamnese, wobei der Arzt sich oft schlimme Ungelegenheiten zuzieht und für indiscret gilt, gelegentlich Ehezwist veranlasst, ist zu erinnern, dass manche Kinder die einzig zum Ziele führende Behandlung mit Quecksilber (Einreibungen oder Bäder) und Jodoform u. s. w. nicht aushalten, anämisch, bei innerem Gebrauche der Metalle und des Jods schwer in der Verdauung gestört werden, gelegentlich vor vollendeter Kur sterben.

2. Man behauptet, die Kur in der Schwangerschaft gebe stets Erfolge. Aber in der zweiten Hälfte der Schwangerschaft bleibt der Erfolg für die Frucht aus; die für die erste Hälfte passenden Einreibungen mit Ungt. cin. werden häufig ungenügend gemacht und ohne die nöthige Vorsicht gegen Erkältung; die Kur mit subcutanen Sublimateinspritzungen ist, auch correct ausgeführt, Manchen zu schmerzhaft und kann Abortus veranlassen.

3. Man nimmt an, ein Luetischer könne ungefährlich heirathen, sobald die specifische Kur Zunahme des Körpergewichts herbeigeführt habe. Letzteres ist aber kein stets zutreffendes Kriterium; die auf 1—2 Jahre gestellte Frist wird aus geselligen oder politischen Rücksichten häufig abgekürzt.

4. Der Staat überwacht, heisst es, die Prostitution und die Seuche. — Aber mehrere Staaten entziehen sich der lästigen und ihnen anstössigen Controle, und die Cohabitatio mit Unbekannten ist, wie die Polizeiärzte selbst eingestehen, auch tägliche Erfahrung zeigt, nie ganz sicher vor Ansteckung.

5. „Der junge Mann müsse die C. versuchen, um zu wissen, ob er einst zur Ehe fähig sei". Schädlicher Wahn!

6. „Zu hohe Spannung des Sperma mache krank, müsse Befriedigung finden, mache irrsinnig." Dieser Aberglaube ist durch

Beispiele scheinbar gestützt, welche sich als primäre Hirnleiden oder Lues des Centralnervensystems herausstellen. Onanie und zu hoher Druck des Samens lassen sich, wie Redner in Beispielen beweist, durch 1—2 Jahre fortgesetzte angestrengte Arbeit im Freien, kühles Verhalten und Diät, besonders Abends überwacht, bestimmt beseitigen, bez. verhüten. (A.-R.)

Eine Discussion schliesst sich an diesen Vortrag nicht an, nur spricht sich Dr. Lippert-Nizza (wenn ich nicht irre) dahin aus, dass Sublimatinjectionen in entsprechender Verdünnung und mit Kochsalzzusatz wenig empfindlich seien.

Es folgt der interessante Vortrag von Prof. Heubner-Leipzig, „Ueber cerebrale Kinderlähmung".

Die anatomischen Grundlagen für die cerebralen Kinderlähmungen sind noch wenig genau erforscht. Folgender Fall bietet einen interessanten Aufschluss über einen bis jetzt gänzlich unbekannten Modus des Zustandekommens schwerer Hirndefecte und durch sie hervorgerufener Lähmungen.

Ein bisher völlig gesundes Kind gesunder Eltern erkrankte im Alter von etwa $^5/_4$ Jahren nach zwei vorausgegangenen leichten Krampfanfällen schwer fieberhaft und mit den intensivsten Hirnsymptomen. Unter plötzlicher Fiebersteigerung trat ein Zustand völliger Bewusstlosigkeit mit Contracturen oder tonischen Krampfzuständen aller vier Extremitäten und der Masseteren ein, der mehrere Wochen anhielt, von den verschiedensten Catastrophen, intensiver Hyperpyrexie, intercurrenten Krampfanfällen und Collapsen begleitet war und nur langsam sich verlor. Nachdem das Bewusstsein einigermassen zurückgekehrt war, stellte sich heraus, dass eine complete Paralyse aller 4 Extremitäten mit Contracturen derselben eingetreten war, die (mit Ausnahme geringer Besserung der Contracturen) während des ganzen noch zwei und ein halb Jahr die erste Attake überdauernden Lebens anhielt. In dieser ganzen Zeit blieb das Kind fortgesetzt in Beobachtung, es nahm körperlich unter sorgfältigster Pflege gut zu, auch traten — Folge constant fortgesetzter passiver gymnastischer Uebungen — Muskelatrophieen nicht ein, besserte sich sogar der contracturirte Zustand. Auch die psychischen Functionen entwickelten sich deutlich, die Mimik des Kindes gewann an Ausdruck, und die Sinneseindrücke (sensible Störungen waren im ganzen Verlaufe nicht beobachtet worden) wurden allmählich immer besser verwerthet; aber die absolute Paralyse blieb bestehen. — Im Alter von $3^3/_4$ Jahren wurde das Kind im Verlaufe eines acuten Catarrhs von heftigen Krämpfen ergriffen und ging an diesen zu Grunde.

Die Section ergab im Gehirn vier grössere Defecte, welche durchaus die Beschaffenheit der zuerst von Heschl sogenannten Porencephalieen darboten.

Der erste dieser Defecte sass an Stelle der linken beiden

Centralwindungen, die' fast völlig verlustig gegangen waren, der zweite an Stelle der vorderen Partie der rechten zweiten Parietalwindung, der dritte an Stelle des complet zerstörten rechten Linsenkerns (die innere Kapsel war erhalten geblieben), der vierte endlich — von der Ausdehnung einer kleinen Kirsche — an der Brücke, und zwar in deren vorderer Hälfte so gelagert, dass die Pyramidenstränge beiderseits vollständig in ihrer Continuität unterbrochen und zerstört waren (dementsprechend exquisite secundäre Degeneration in Medulla obl. und Rückenmark).

Die weitere Section lehrte, wie diese Herde entstanden waren. Es fanden sich nämlich die Reste einer Endocarditis an der vordern Wand des linken Ventrikels und ein alter embolischer Infarct in der einen Niere. — Der directe Beweis dafür, dass auch die Gehirnheerde embolischer Natur waren, wurde dadurch geliefert, dass es gelang, in dem Hauptast der rechten Arteria foss. Sylvii einen alten canalisirten Thrombus (resp. Embolus) nachzuweisen, der sich eine kleine Strecke weit in die beiden Aeste 1. Ordnung fortsetzte.

So ist mit dieser Beobachtung der erste Beweis dafür geliefert, dass auch die im frühen Kindesalter sich ereignenden Porencephalieen durch Gefässverödung resp. Verstopfung bedingt werden können. (Autorreferat.)

(Die Gefässembolie und der Brückenheerd wurde durch Vorzeigung von Präparaten, die anderen grossen Heerde durch Zeichnungen veranschaulicht.) — Keine Discussion.

Vierte Sectionssitzung am 21., Nachmittags. Präsidium: Prof. Heubner. Als erster Redner spricht Dr. Steffen - Stettin: „Ueber Tuberculose".

Redner bespricht die Tuberculose im Allgemeinen und die des Kindesalters im Besonderen vom Standpunkt der Koch'schen Entdeckung. — Er gibt zunächst einen kurzen historischen Rückblick, kommt sodann eingehend auf die genialen Untersuchungen Koch's zu sprechen, um weiterhin die klinischen Thatsachen mit der neuen Lehre in Einklang zu bringen und schliesslich die therapeutischen resp. prophylactischen Massnahmen, da von einer Therapie vorläufig nicht die Rede sein kann, auf gleicher Grundlage zu erörtern oder vielmehr zu construiren. (Der betr. Vortrag findet sich im vorl. Heft des Jahrbuchs).

Den Schluss der in unseren Sectionssitzungen der diesjährigen Naturforscher-Versammlung gehaltenen Vorträge bildet der Vortrag von Prof. Demme-Bern: „Ueber die Uebertragung der Maul- und Klauenseuche durch die Milch auf Kinder".

In diesem zweiten Vortrage bespricht Demme die Möglichkeit der Uebertragung der Maul- und Klauenseuche auf den Menschen, zunächst das Kind, durch die ungekochte Milch derart erkrankter Thiere. Der Vortragende gibt eine genaue Schilderung des mannigfach abweichenden Verlaufes dieser Erkrankung bei den verschiedenen milchgebenden Thieren, mit genauer Präcisirung des betreffenden anatomischen Befundes. Bezüglich der microscopischen Untersuchung des Bläscheninhaltes werden auch die früheren Angaben von Bender, Fleming u. s. w. erwähnt.

Hieran reiht sich eine Besprechung der qualitativen und quantitativen chemischen Veränderungen der Milch dieser Thiere unter Bezugnahme auf die betreffenden Analysen. Es folgen nunmehr die in der Literatur niedergelegten Angaben von der Erkrankung junger Thiere (Saugkälber u. s. w.) durch den Genuss der Milch an Bläschenseuche leidender Mutterthiere.

Demme geht hierauf zu der Prüfung der hervorragenderen Beobachtungen von Uebertragung der Bläschenseuche auf den Menschen über. Den bekannten hier einschlagenden, positiven Angaben von Sagar, Hertwig, Nocard, Bride, Bircher, Bollinger und Anderen stellt er die negativ lautenden Mittheilungen von Dammann und Reynal gegenüber, und fügt den ersteren noch eine von ihm selbst im 19. Jahresbericht des Jenner'schen Kinderspitales niedergelegte Beobachtung von Infection zweier Kinder und ihrer Mütter mit Bläschenseuche durch den Genuss der ungekochten Milch einer derart erkrankten Ziege bei.

Der Vortragende weist nun schliesslich noch darauf hin, dass die Thatsache der Möglichkeit der Uebertragung der Bläschenseuche auf den Menschen durch die Thiermilch, nicht, wie dies von mancher Seite beansprucht werde, die Berechtigung zu der Annahme gebe, dass jene in der Literatur erwähnten Epidemien von Stomatitis aphthosa der Kinder auf eine Infection mit der Bläschenseuche der Thiere zurückzuführen seien. Er betont, dass, wenn auch die klinische Beobachtung für die Möglichkeit der genannten Uebertragung auf den Menschen spreche, doch der experimentelle Beweis hiefür „durch Isolirung des in den Bläscheneruptionen und ebenso in der Milch supponirten specifischen Krankheitskeimes (Pilzes) durch Reincultur desselben und Erzeugung der in Rede stehenden Erkrankung durch seine Ueberimpfung auf gesunde Thiere" zur Zeit noch nicht geleistet sei.

Dass die Milch des an Bläschenseuche erkrankten Melkviehes weder in rohem noch in gekochtem Zustande zur Nahrung verwendet werden darf, ergibt sich aus dem Gesagten von selbst.

Eine eigentliche Discussion über diesen Vortrag fand nicht statt — und waren hiermit die Sectionsverhandlungen beendigt.

Blicken wir aber auf sie zurück, so dürfen wir wohl mit den Leistungen zufrieden sein; die Section hat ihren Anspruch auf eine Fachsection auch in Eisenach vollauf begründet.

Frankfurt am 26. November 1882.

XV.

Kleinere Mittheilungen.

1.

Zur Casuistik der tuberculösen Nephritis.

Von Dr. C. Bohm, pract. Arzt in Stettin.

Nachstehende im Kinderspital zu Stettin gemachte Beobachtung von Nephrophthise bei einem 4jährigen Knaben erscheint der Veröffentlichung werth, einmal weil diese Affection im Kindesalter ein recht seltenes Vorkommniss ist, zweitens weil dieser Fall durch eine Complication mit Perinephritis zu einem Unicum wird, zu dem wenigstens in der mir zugänglichen Litteratur ein Analogon nicht zu finden war.

Rosenstein[1]) macht die Bemerkung, dass Beobachtungen über das Vorkommen von Perinephritis im kindlichen Alter nicht vorliegen, und wenn inzwischen auch Loeb[2]) und Gibney[3]) solche mitgetheilt haben, so handelte es sich in ihren Fällen doch nur um uncomplicirte Vereiterung des perinephritischen Gewebes, die in allen Fällen mit Genesung endete. In unserem Fall dagegen war die eine Niere in eine käsige Höhle verwandelt, nach hinten perforirt und infolge davon Perinephritis mit Abscedirung entstanden, ein Vorgang, welcher diagnostisch schwer zu enträthseln war, da in den gebräuchlichen Handbüchern die Möglichkeit einer solchen Complication nur leise angedeutet wird[4])

Ich lasse zunächst die Schilderung des Falles folgen und füge am Schlusse weitere Bemerkungen über die Eigenthümlichkeiten desselben sowie über die in der mir zugänglichen Literatur verzeichneten Beobachtungen an.

_____

Carl Rohloff, 4 Jahre alt, Sohn des Arbeiters Rohloff in Scheune, wurde am 23. September 1882 in das Kinderspital aufgenommen.

Anamnese: Patient war nach Angabe der Mutter von jeher ein kränkliches Kind. Eine Schwester der Mutter soll an Lungenschwindsucht gestorben sein. Ob Pat. mit Schwindsüchtigen vielfach in Berührung gekommen, lässt sich nicht feststellen. Als Kind von $1\frac{1}{4}$ Jahr ist Pat. eine Treppe herunter gefallen, könnte sich also damals die linke Nierengegend contundirt haben. Der Urin des Pat. soll mehrere Jahre lang zeitweilig trübe und wie Eiter beschaffen gewesen sein. Vor $^3/_4$ Jahren soll die Urinentleerung drei Wochen lang fast ganz sistirt haben. Eine

_____

1) Die Pathologie und Therapie der Nierenkrankheiten. Berlin 1863. S. 367.

2) Jahrbuch f. Kinderheilkunde. Neue Folge. VIII. Bd. 1875. S. 197.

3) Perinephritische Abscesse bei Kindern von Dr. V. P. Gibney (Amer. Journ. of Obstetr. IX 1 S. 39. 1876).

4) Monti, Krankheiten der Nieren in Gerhardt's Handbuch IV. Bd. 3. Abth. 1878. S. 418.

Anschwellung in der linken Lumbalgegend ist von der Mutter erst etwa fünf Wochen vor der Aufnahme des Knaben in das Spital bemerkt worden. Fieber und Nachtschweisse sollen nicht dagewesen sein.

Status praesens vom 25. Sept. 1882.

Der Knabe ist ungefähr seinem Alter entsprechend entwickelt, doch beträchtlich abgemagert und von schlaffer Körperhaltung. Die sichtbaren Schleimhäute sind anämisch, der Gesichtsausdruck leidend. Weder auf den Lungen, noch am Herzen lässt sich etwas Abnormes nachweisen. Der Urin wird anscheinend in normaler Menge gelassen, enthält kein Eiweiss und lässt nur ein kaum bemerkbares spärliches Sediment fallen. Der Stuhl bietet nichts Besonderes.

In der linken Lumbalgegend zwischen den untersten Rippen und Crista ilei befindet sich eine diffuse Anschwellung von reichlich der Ausdehnung der flachen Hand eines erwachsenen Mannes. Die Geschwulst fluctuirt stark, die Haut über derselben ist geröthet und Berührungen der betreffenden Stelle sind dem Kinde schmerzhaft. Der Unterleib ist etwas aufgetrieben und auf Druck empfindlich. Der linke Oberschenkel befindet sich im Hüftgelenk in einer mässigen Beugestellung und kann nicht vollkommen gestreckt werden. Dadurch steht die Lendenwirbelsäule etwas scoliotisch; andere Abnormitäten lassen sich an der Wirbelsäule nicht nachweisen. Die Temp. in der Achselhöhle gemessen beträgt 37,9° C.

Die Diagnose blieb im Anfange unklar. Wir dachten an einen cariösen Process an der Wirbelsäule oder am Becken und Ansammlung von Eiter in der Lumbalgegend.

Die Behandlung blieb zunächst exspectativ. Der Kranke bekam eine nahrhafte Diät, reichlich Wein; örtlich wurden warme Umschläge angewendet.

Was den weiteren Krankheitsverlauf betrifft, so blieb bis zum 4. October der Zustand vollkommen der eben geschilderte, nur kam der Kranke sichtlich mehr herunter. Da auch die Haut über dem Abscesse sich immer mehr röthete und man in der nächsten Zeit einen spontanen Durchbruch erwarten durfte, so wurde am 4./10. zur Incision des Abscesses geschritten. Es wird fast parallel mit dem Darmbeinkamm ein ca. 8 Cm. langer Schnitt geführt, aus dem sofort in dickem Strahl eine grosse Menge geruchlosen, weissen Eiters hervorstürzt. Der Eiter hat ziemlich genau die Beschaffenheit einer dicklichen, gekästen Milch und enthält microscopisch stark granulirte und mit Fettmolekülen erfüllte Eiterzellen, reichliche Fetttropfen und Detritus. Der in die Wunde eingeführte Finger gelangte in eine grosse Höhle und konnte man deutlich den oberen Rand der Niere fühlen, nirgends kam man dagegen auf rauhen Knochen.

Noch immer blieb die Diagnose unklar. Gegen eine phlegmonöse Perinephritis sprach die Beschaffenheit des Eiters, der entschieden aus einem käsigen Abscesse stammte, und vermutheten wir deswegen noch immer, dass die Abscesshöhle durch einen engen Fistelgang mit einem cariösen Knochen communicire.

Die Wunde wurde drainirt und ein Jodoformgazeverband angelegt, der wegen der profusen Secretion täglich gewechselt werden musste. Am 5./10. war die Temp. Abends 39,3. Zunge belegt, aber feucht, Appetit gering, grosse Schwäche.

Am 10./10. notirt das Journal: Seit drei Tagen diphtheritischer Belag der Wunde, rings um die Wunde eine scharf begrenzte erysipelatöse Hautröthe. Fortwährend besteht ein beträchtliches Fieber von nahezu 40°, das durch Gaben von je 0,5 Grm. Hydrochinon vorübergehend herabgesetzt wird. Die Beschaffenheit des Wundsecretes ist jetzt eine dünnflüssige, missfarbige, auch hat dasselbe einen unangenehmen Geruch.

11./10. Der Urin giebt heute beim Kochen und Salpetersäurezusatz eine schwache Trübung, welche bei dem bestehenden Fieber nicht weiter auffällig erschien.

12./10. An der Oberlippe ein schwarzer Schorf. Die Ränder der Incisionswunde erscheinen gangränos, die erysipelatöse Hautröthe färbt sich dunkeler. An verschiedenen Stellen der Körperoberfläche werden zahlreiche capilläre Blutaustritte bemerkt. Der Kranke ist sehr collabirt, die Athmung frequent, Puls klein, etwas dicrot.

Am 12. October Abends 7¼ Uhr trat der Tod ein.

Section am 13. October Mittags 12 Uhr.

Aeussere Besichtigung. Leiche eines seinem Alter (4 Jahr) entsprechend entwickelten Knaben. Fettpolster atrophisch, desgl. die Musculatur. Mässige Todtenstarre. An der rechten Seite der Oberlippe ein schwarzer trockener Schorf; an den abhängigen Theilen des Körpers grosse, unregelmässige, bläuliche Todtenflecke. Ausserdem verschiedene punctförmige, blauröthliche Fleckchen, die sich beim Einschneiden als Blutaustritte erweisen, sowie blassere, gelbliche Fleckchen. Der linke Oberschenkel befindet sich in nicht ganz rechtwinkliger Beugestellung. In der linken Lumbalgegend, 3 Cm. über der Crista ilei und 5 Cm. von den Dornfortsätzen der Lendenwirbelsäule sieht man eine 3 Cm. lange Wunde, die einen sehr spitzen Winkel mit dem Darmbeinkamm bildet, und aus welcher ein Drainagerohr mittleren Kalibers hervorragt. Die Wundränder sind mit einem weisslichen, schmierigen Belag bedeckt.

Schädelhöhle. Die Dura mater ist mit dem Schädel in ganzer Ausdehnung verwachsen. Das Schädeldach von normaler Dicke, wenig durchscheinend, Diploe stark entwickelt. Die Venen der Pia mater nur mässig mit flüssigem Blute gefüllt. In den Maschen derselben findet sich etwas vermehrte, leicht getrübte, hellgelbe Flüssigkeit.

Die Windungen nicht abgeplattet, die Sulci von normaler Tiefe. Die Seitenventrikel nicht bemerkenswerth erweitert. Die Substanz des Gehirns ist von etwas festerer Consistenz als in der Norm, die Farbe der Rinde und der Ganglien hellgrau, sehr blass, die Marksubstanz schneeweiss, glänzend; ziemlich zahlreiche Blutpuncte auf der Schnittfläche. Keine Herderkrankung.

Bauch- und Brusthöhle. Bei der Eröffnung der Bauchhöhle zeigt sich besonders das Peritonaeum parietale, aber auch in geringerem Grade der seröse Ueberzug des Darms, besät mit einer Menge punctförmiger bis stecknadelknopfgrosser rother Fleckchen, die von in das Gewebe ergossenem Blute herrühren.

Das Zwerchfell steht beiderseits an der V. Rippe. Im Herzbeutel wenige Tropfen einer klaren, gelben Flüssigkeit. Die Vorhofsklappen für den Daumen durchgängig. In beiden Abtheilungen des Herzens theils flüssiges, theils speckhäutig und dunkel geronnenes Blut. Das Herz ist ungefähr von der Grösse der geschlossenen rechten Faust des Knaben. Die Arterienklappen sind schlussfähig. Die Dicke der Wandung des linken Ventrikels beträgt 1, die des rechten ½ Cm. Sämmtliche Klappen ohne Veränderung. Das Herzfleisch hat eine etwas teigige Consistenz, ist auffallend blass, gelblichbraun gefärbt und zeigt namentlich in den Papillarmuskeln einige strichförmige heller gefärbte Parthieen. Auf dem serösen Ueberzug des Herzens finden sich mehrere der beim Bauchfell beschriebenen rothen Flecke.

Die linke Lunge ist vollkommen frei von Verwachsungen, ihr Pleuraüberzug glatt und durchscheinend, ohne Veränderung. Die Schleimhaut der grösseren Bronchien ist stark geröthet und geschwellt und mit gelblich-weissem, schmierigem Secret bedeckt. Die Lunge fühlt sich gleichmässig lufthaltig an, schwimmt gleichmässig auf dem Wasser. Auf dem Durchschnitt zeigt sich die Lunge von im Oberlappen hellrother, im

Unterlappen dunkelrother Farbe, stellenweise entleert sich aus angeschnittenen Bronchien etwas schaumiges, gelbliches Secret.

Die rechte Lunge ist an dem hinteren Theil des Unterlappens mit
der Brustwand verwachsen, die Adhäsionen lassen sich ohne grosse
Schwierigkeit lösen. Der Pleuraüberzug zeigt an der entsprechenden
Stelle bindegewebige Auflagerungen. Im übrigen ist der Befund an der
rechten Lunge genau derselbe wie an der linken, nur findet sich am
Hilus eine verkäste Bronchialdrüse. Neben der Trachea liegen ausserdem noch 2 kleinere verkäste Drüsen.

Bauchhöhle: Nach Abbindung des Duodenum und Rectum wird
zunächst Dünn- und Dickdarm herausgenommen. Das Colon descendens
ist mit seiner Umgebung verwachsen, lässt sich jedoch leicht und ohne
Verletzung abpräpariren. Die Mesenterialdrüsen zum Theil vergrössert
bis zur Kirschkerngrösse und auf dem Durchschnitt von grau-röthlicher
Farbe. Die Schleimhaut des Jejunum und Ileum ist von normaler Dicke,
mit etwas zähem Schleim bedeckt und von grünlich-röthlicher Farbe.
Die Peyer'schen Haufen ragen etwas über das Schleimhautniveau vor
und sind geröthet, die solitären Follikel von sagokörnchenähnlicher
Beschaffenheit, aber beträchtlich kleiner. Die Schleimhaut des Colon
zeigt keine pathologische Veränderung. Im Dickdarm normal beschaffene
Kothklumpen.

Die Milz ist 9 Cm. lang, 5 breit und $1\frac{1}{2}$–2 dick. Ihre Consistenz
ist derb, die Farbe hellroth, keine Amyloidreaction.

Der vordere Rand der Leber ist abgestumpft, die Leber gross und
schwer, in der Gallenblase (die etwas dilatirt ist) grünlich-gelbe mit
zähem Schleim vermischte Galle. Der Peritonäalüberzug der Leber
glänzend und durchscheinend, auf der Leberoberfläche nichts Besonderes. Auf dem Durchschnitt zeigt die Leber ein blassgraues, ins gelbliche spielendes Colorit, die Acini sind gar nicht, oder nur sehr undeutlich von einander zu unterscheiden, die Consistenz ist teigig.

Die rechte Niere ist anscheinend etwas vergrössert, die Kapsel lässt
sich leicht abziehen, ihre Oberfläche ist glatt. Die Consistenz der Niere
ist teigig, die Farbe weissgrau, etwas gelblich; Rindensubstanz und Markkegel nur wenig in der Farbe unterschieden.

Die Stelle der linken Niere ist eingenommen von einer halb kinds-
kopfgrossen gleichmässig diffusen Anschwellung. Man fühlt in der Tiefe
einen festen Körper, welcher der etwas vergrösserten Niere entspricht.
Beim Einschneiden ergiebt sich, dass dieser Körper der Umgebung fest
adhärent ist. Das ganze Gewebe um die Niere ist missfarben grünlich,
sehr zerreisslich. Zwischen Fascia lumbo-dorsalis und Haut kommt man
in eine grosse Höhle, in welche die oben beschriebene äussere Incisions-
öffnung führt. Weder ein Wirbel- oder Beckenknochen, noch eine Rippe
vom Periost entblösst. — Indem die Niere aus den Verbindungen mit
ihrer Umgebung abpräparirt wird, wird dabei der Ureter durchschnitten.

Dieser hat fast die Dicke eines kleinen Fingers. Es entleert sich
aus ihm eine rahmige, gekäster Milch ähnliche Flüssigkeit, welche dieselbe Beschaffenheit zeigt wie der „Eiter", der aus dem Abscess intra
vitam entleert worden war. Die Kapsel der Niere lässt sich nicht abziehen. Beim Aufschneiden zeigt sich, dass überhaupt kein normales
Nierengewebe mehr vorhanden ist. Zwar ist das Nierenbecken noch
deutlich erkennbar, auch erkennt man die einstige Grösse der Niere an
der schwartigen verdickten Kapsel, auch ist die Form der einzelnen
Markkegel noch durch starre bindegewebige Septa bezeichnet; aber
diese Septa umschliessen einen Hohlraum mit unregelmässigen Wandungen, der fast ganz erfüllt ist mit jener rahmartigen weissen Flüssigkeit. Nachdem ein Theil der letzteren abgeflossen, bleibt in den Ausbuchtungen des Hohlraums noch eine ebenfalls weisse, mehr trockene

Masse zurück, welche ganz wie der sog. Quark bei der Käsebereitung aussieht. In der Wand des Nierenbecken befinden sich zahlreiche graue miliare und bis stecknadelknopfgrosse gelbe Knötchen. Der obere Theil des Ureter ist mit einem käsigen Klumpen erfüllt, und vollkommen verstopft, seine Einmündung in das Nierenbecken ist nur für eine ganz feine Sonde durchgängig. Auch der untere Theil des Ureter ist mit käsiger Masse erfüllt und beträchtlich erweitert, seine Einmündungsstelle in die Blase verengert. Circa 4 Cm. oberhalb der Blasenmündung befindet sich in der Wand des Ureter ringförmig angeordnet eine Anzahl ähnlicher gelb-weisser und grauer Knötchen, wie in dem Nierenbecken.

Die Blasenschleimhaut zeigt sich nicht pathologisch verändert, ebenso wenig die Samenblasen, vas deferens und Hoden.

Im Rectum befindet sich dicht über dem Sphincter int. ein stecknadelkopfgrosses Geschwürchen mit aufgeworfenen Rändern, in der Umgebung mehrere graue durchscheinende Knötchen.

Der Musculus Ileo-psoas ist missfarben, zerreisslich und auffallend verkürzt, das Hüftgelenk erweist sich als gesund.

Oesophagus, Tonsillen und Gaumenbögen, ferner Aorta und Magen zeigen keine pathologische Veränderung.

Microscopische Untersuchung: Zupfpräparate der frischen Muskulatur des Herzens zeigen Verlust der Querstreifung und Fettansammlung in einem Theil der Muskelfasern. An einem frischen Leberschnitt erkennt man die Randzellen im mässigen Grade mit Fett erfüllt (Tuberkel fehlen völlig), ebenso sind die Epithelien der gewundenen Harnkanälchen der rechten Niere zum Theil mit Fett erfüllt.

Pathologisch-anatomische Diagnose: Nephritis tuberculosa sinistra. Perinephritis. Tuberculosis pelvis renalis et uretris sinistri. Cor, hepar et ren dextr. adiposi. Haemorrhagiae integumenti communis, Pericardii et Peritonaei. Catarrhus broncho-trachealis.

––––––

Unser Fall bietet sowohl klinisch, wie auch anatomisch viel Eigenthümliches. Zunächst deutete intra vitam kein Symptom auf eine Erkrankung der Niere hin; erst nach stattgehabter Obduction erfuhren wir anamnestisch von der Mutter, dass der Urin des Knaben schon vor langer Zeit bedeutende Abnormitäten gezeigt hatte. Während unserer Beobachtung enthielt der Urin nur einmal Spuren von Eiweiss und liess so gut wie kein Sediment fallen. Die Obduction hat dies Verhalten aufgeklärt: der Ureter der linken Niere war durch einen käsigen Thrombus vollkommen verstopft, Blase und rechte Niere gesund.

Anatomisch ist vorstehender Fall erstlich durch die seltene Complication von Nephrophthise mit käsigem perinephritischem Abscesse bemerkenswerth. Bei Kindern ist ein solcher Vorgang, wie es scheint, bis jetzt überhaupt noch nicht beobachtet worden, nur Lundberg [1]) sah etwas ähnliches bei einem 34jährigen Frauenzimmer. Eine Perforationsöffnung in der Nierenkapsel wurde bei der Obduction nicht nachgewiesen. Die eigentliche Abscesshöhle befand sich zwischen Fascia lumbodorsalis und äusserer Haut. Indess ist eine Communication zwischen Niere und Abscesshöhle wahrscheinlich, weil die Beschaffenheit des käsigen Abscesseiters mit dem Inhalte der Niere auffällig übereinstimmte.

Die spastische Contraction des M. psoas ist nach Monti (a. a. O. S. 420) bei Perinephritis ein fast constantes Vorkommniss.

––––––

1) Schmidtlein, Ueber die Diagnose der Phthisis tub. d. Harnwege, Inaug.-Diss., Erlangen 1863, bemerkt S. 35: „Einmal erfolgte Perforation des Niereneitersacks in die Bauchhöhle mit Abkapselung des peritonäalen Eiterherdes, welcher punktirt wurde, wonach die Kranke noch ein halbes Jahr lebte." (Lundberg.)

Ferner ist dieser Fall dadurch bemerkenswerth, dass die käsige Phthise hier ausschliesslich auf die linke Niere und den linken Ureter beschränkt blieb und kein anderes Organ tuberculöse Affectionen aufwies, wenn man von einem stecknadelkopfgrossen Ulcus im Rectum und 3 käsigen Bronchialdrüsen absieht.

Monti (a. a. O. S. 436) schreibt: „Primär wurde die Nephrophthise bis jetzt bei vollkommen gesunden Kindern nie beobachtet, das Hauptcontingent liefern die scrophulösen Kinder. Sonst ist die Nephrophthise vergesellschaftet mit Lungenphthise, Caries der Wirbel und käsiger Entzündung der Hoden."

Man kann annehmen, dass unser Kranker zu den „scrophulösen" Kindern gehört hat, denn erstlich war er nach Angabe der Mutter von jeher kränklich, zweitens fanden wir bei der Obduction chronischen Bronchialcatarrh und verkäste Bronchialdrüsen. Ich bezweifle aber, dass Monti einen dem unsrigen analogen Fall gekannt hat. Mir sind in der gesammten Literatur nur zwei Fälle vorgekommen, in denen im Wesentlichen nur Niere und Ureter afficirt waren, fast immer handelte es sich entweder, wie in dem Schmidtlein'schen Fall, um Tuberculose eines grossen Theils des Urogenitalapparates combinirt mit Lungenphthise und Tuberculose des Brust- oder Bauchfells, oder aber es waren mindestens noch Blase oder Hoden afficirt.

Diese zwei Fälle sind von Barthez und Rilliet[1] angeführt. Sie schreiben S. 1014: „Bei einem unserer Kranken war der grösste Theil der linken Niere, vorzüglich in ihrer oberen Portion, in einen Sack verwandelt, welcher mit z. Th. erweichter, z. Th. an den Nierenwänden adhärirender Tuberkelmasse angefüllt war. Der Harnleiter war in eine starre Röhre verwandelt", und als Ergänzung dazu S. 1046: „Zuweilen ist die Niere das einzige von Tuberculose befallene Organ, wie bei demjenigen unserer Kranken, dessen Niere in eine vielfächerige Cyste verwandelt war". Es dürfte sich hier wohl um einen Knaben gehandelt haben.

Die andere Beobachtung stammt von Ammon.[2] Da mir das Original nicht zugänglich, citire ich nach Barthez und Rilliet (S. 1014): „In dem von Ammon beobachteten Falle (3½jähriges Mädchen) hatte das Volumen der Niere bedeutend zugenommen und das ganze Gewebe derselben war zum Schwinden gebracht. In den andern Organen waren in diesem Fall keine Tuberkel vorhanden.

In der neueren Literatur habe ich keinen Fall von Nephrophthise bei einem Kinde finden können. Die Beobachtungen, welche nach 1877 veröffentlicht worden sind, betrafen ausschliesslich Erwachsene und waren ausserdem vergesellschaftet mit tuberculösen oder käsigen Erkrankungen der verschiedensten Organe.

Ich will die betreffende neuere Literatur, soweit sie nicht bereits in Ebstein's Nierenkrankheiten (Ziemssen's Handbuch, IX. Bd., II. Hälfte, 1878, S. 71) und in Monti's Arbeit in Gerhardt's Handbuch der Kinderkrankheiten Berücksichtigung gefunden hat, hier aufführen:

1) Ueber die Tuberculose der weiblichen Harnblase; von Dr. Fr. Marchand und Dr. A. Schücking. (Arch. f. Gynäkologie. XII. 3. S. 433. 1877.)

2) Zur Casuistik der Tuberculose der Harn- und Geschlechtsorgane von Dr. A. Routier. (Bull. de la Soc. anat. de Paris. 4. Série. III. S. 95. 1878.

3) do. von Dr. Alfr. Jean. (A. a. O. S. 105.)

---

1) Barthez und Rilliet, Handbuch der Kinderkrankheiten, übersetzt von Hagen. III. Bd. Leipzig 1856.
2) Rust's Magazin 40. 1833. S. 500.

4) Malthe, Norsk Mag. for Lägevidensk. (3. R. VII. 10. Forhandl. S. 143. 1877.)

5) Finne. (Daselbst. X. 7; Forhandl. S. 116. 1880.)

6) Runeberg. (Finska läkaresällsk. handl. XXII. 4. S. 300. 1880.)

In dem Kinderspital zu Stettin wurde kürzlich ein Fall von Nierentuberculose beobachtet, der mit wenigen Worten erwähnt zu werden verdient. Das 2½jährige Mädchen litt an käsiger Bronchitis und Peribronchitis und Tuberculose der Lungen und starb plötzlich in Folge des Auftretens von Pneumothorax am 1. Mai 1882. Ueber den Befund an den Nieren berichtet das von Steffen notirte Sectionsprotokoll: „Nieren mit leicht abziehbarer Kapsel. In beiden, sowohl unter der Kapsel, als auf den Durchschnitten gelbe miliare Tuberkel und auch grössere Conglomerate. Oberfläche der rechten Niere an verschiedenen Stellen wie angefressen, gelbgrau, wahrscheinlich Mykose."

Mit unserem oben beschriebenen Falle haben diese neueren Beobachtungen nur wenig Analogie, und so wird derselbe, wie ich denke, einen nicht werthlosen Beitrag zur Casuistik der Nephrophthise bilden.

- - - - - - -

2.

Ueber Makroglossie.

Von Dr. Otto v. Heusinger (Marburg).

Die interessante Arbeit C. Paster's „Ueber Makroglossie und Makrochilie" (diese Zeitschrift Bd. XVIII. Heft 2 und 3 p. 219 ff.) veranlasst mich, mit einer Mittheilung nicht zurückzuhalten, welche geeignet scheint, über die Aetiologie mancher Fälle cavernöser Makroglossie etwas mehr Klarheit zu verschaffen.

Ich habe seit ⁵⁄₄ Jahren ein Kind mit angeborener Makroglossie unter der Beobachtung. Dieses Kind, ein Mädchen, wurde am 3. Juni 1881 von einer kräftigen, 23jährigen Erstgebärenden geboren. Das Kind stellte sich in Gesichtslage zur Geburt und wurde trotz kräftiger Wehen nur sehr langsam, aber ohne Kunsthülfe zur Welt befördert. Bei der Geburt zeigte es die gewöhnlichen Veränderungen, welche man bei in solcher pathologischen Lage geborenen Kindern beobachtet, in hohem Grade: das Gesicht war dunkelblau gefärbt, die Augenlider dick verschwollen, der Mund stark gewulstet, die blaurothe Zunge breit aus dem Mund hervorragend, am langgestreckten Hals die Venen strotzend gefüllt. Das Kind war 2,890 Kilo schwer und wohlgebildet bis auf einen verschlossenen After, der am zweiten Tage nach der Geburt durch schwierige Operation eröffnet bezw. gebildet werden musste. In den ersten Lebenstagen verlor sich die blaue Färbung und Geschwulst des Gesichts, nur die Zunge blieb dick und hatte im Mund keinen Raum, sodass sie einer herausgestreckten Froschzunge ähnlich über die Unterlippe hervorragte. Zuerst von der Mutter, dann von einer Amme genährt, wuchs das Kind allmählich heran, doch war die körperliche wie die geistige Entwicklung eine etwas verzögerte; besonders dauerte es lange, bis das Kind den Kopf gerade richten lernte, es lag meist mit nach rückwärts gebeugtem Nacken im Bett. An der mangelhaften Ernährung hatte sicher zum grossen Theile die Zunge Schuld, beim Saugen ragte die Zunge beständig zum Munde heraus und erschwerte das kräftige Anziehen und Schlucken der Milch. Das Kind blieb übrigens von Krankheiten verschont, nur im dritten Monat bekam es ein Mal bei durch den mangelhaften After veranlasster Verstopfung leichte Convulsionen, die aber nach gehöriger Aufsicht auf die Defäcation sich nicht wiederholt haben. Jetzt ist das Kind ⁵⁄₄ Jahre alt, hat 8 Zähne, stellt sich fest

auf und ist wohlgenährt, die geistige Entwicklung ist zwar gegen gleich-
altrige Kinder zurückgeblieben, doch spielt es gern und macht seine
Kunststücke auf Verlangen, sodass an der regulär fortschreitenden Intelligenz nicht zu zweifeln ist, nur die Sprache ist noch ganz unentwickelt,
hauptsächlich aber wohl wegen der Makroglossie. Die Zunge kann jetzt
zwar hinter die Kiefer gebracht werden und an einer relativen Verkleinerung der Zunge ist nicht zu zweifeln, es fällt jedoch bei geschlossenen Lippen die starke Entwicklung der Unterlippe auf; gewöhnlich steht der Mund offen und die Zunge ragt aus demselben heraus.
Das Kind kann auch noch nicht kauen und verweigert die Annahme
festerer Nahrungsmittel, sicher hauptsächlich wegen der Unmöglichkeit
des gehörigen Schluckens. Die Zunge ist weich, hat kein verwachsenes
Frenulum und ist die massige Entwicklung besonders durch ein elastisch
sich anfühlendes Gewebe an der Basis der Zunge bedingt, während der
Rücken ein ganz normales Aussehen zeigt; die Zunge ist normal roth
gefärbt, hat normale Empfindlichkeit, normale Temperatur; geräth das
Kind in Affect, beginnt es zu schreien, so wird die Zunge dunkler und
anscheinend massiger und tritt dann immer aus der Mundhöhle heraus.

Dass wir es hier mit einem Fall von cavernöser Makroglossie zu
thun haben, ist ja wohl zweifellos, besonderes Interesse erregt der Fall
durch seine Entwicklung und seinen Verlauf. Ich halte es für im hohen
Grade wahrscheinlich, dass die Gesichtslage den Grund zur pathologischen
Gestaltung der Zunge geboten hat: sehr richtig weist Paster in seiner
Arbeit auf die Anschwellung der Zunge bei Keuchhustenanfällen hin,
was hier bei kurzen Anfällen eintritt und doch „oft noch längere Zeit
nach Ablauf der Krankheit fortbesteht", hat der lange dauernden
Geburt in unserem Falle eine bleibende Veränderung gesetzt, wenigstens
eine Veränderung, von welcher wir kaum einen völligen Rückgang erwarten dürfen. Ein Wachsthum der Zunge, eine Verschlimmerung der
Symptome ist in unserem Falle nicht zu constatiren, es besteht also ein
Unterschied zwischen der vorliegenden Makroglossie und den eigentlichen cavernösen Angiomen, welche wir so häufig an der äusseren Haut
beobachten und welche aus kleinen Anfängen ins stetige Anwachsen
kommen, aber sowohl die anatomische Beschaffenheit der Zunge, soweit
wir sie beim Lebenden zu beurtheilen vermögen, als der Umstand, dass
beim Schreien ein massiger Werden der Zunge zu beobachten ist, weist
auf ein cavernöses Gewebe hin, welches als die Ursache der Makroglossie
anzusehen ist. Dass die Vergrösserung der Unterlippe nur Folge des
Drucks der beständig vorgestreckten vergrösserten Zunge ist, ist wohl
auch nicht zu bezweifeln: was bei den Botokuten durch den eingelegten
Holzkeil erzielt wird, entstand hier durch den stetigen Druck der pathologischen Zunge.

Marburg, 12. September 1882.

3.

Ein Fremdkörper im Kehlkopf.

Von Prof. E. Hagenbach.

Den 23. August wurde uns ein Kind, E. R., zur Untersuchung in's
Kinderspital gebracht mit keuchender Athmung und leichter Laryngostenose, die sich äusserte in deutlichen Einziehungen von Epigastrium und Hypochondrien. Es wurde mitgetheilt, das Kind habe vor
3 Monaten ein Stückchen Knochen verschluckt; dabei sei plötzliche
heftige Athemnoth eingetreten, das Kindermädchen habe darauf das Kind
geschüttelt und der Knochen sei wieder herausgekommen. Seit dieser

Zeit bestand aber etwas laute Respiration und der Beschreibung nach auch etwas Dyspnoe. Während dieser Zeit machte das Kind Scharlach durch ohne Einwirkung auf die Respiration. In diesen drei Monaten soll während 3 Tagen hintereinander die Athmung ganz frei gewesen sein. Vom 21. August an war die Athmung etwas behinderter. Den 23. Aug., wo wir das Kind zum ersten Male mit Stenose sahen, konnten wir trotz Sondirung in der Chloroformnarcose keinen Fremdkörper entdecken. Wir forderten die Mutter auf, den folgenden Tag wieder zu kommen und bereiteten dieselbe auf eine mögliche Tracheotomie vor. Am folgenden Tage wird das Kind mit äusserster Stenose gebracht und zwar in einem solchen Zustand von Cyanose und Apathie, dass die Eltern zuerst von einer Operation nichts wissen wollten — „es sei ja schon todt".

Die Mutter liess sich aber doch rasch überreden, obschon ich ihr durchaus nichts Sicheres versprechen konnte, da wir selbst den Sitz der Stenose nicht genau kannten. Wir nahmen mit Wahrscheinlichkeit an, dass der Fremdkörper, wenn wirklich ein solcher vorhanden, im Kehlkopf seinen Sitz habe. Sitzt der Fremdkörper unterhalb der Stimmbänder lose in der Trachea, so ist gewöhnlich ein grösserer Wechsel der Symptome da und namentlich beständiges Hüsteln.

Für Einkeilung zwischen die Stimmbänder sprach der Verlauf insofern nicht, dass keine Heiserkeit, kein Husten und keine Aphonie da war. Wir blieben deshalb vor der Operation etwas im Unklaren.

Ich machte die Tracheotomia inferior möglichst tief unten und nach der Incision der Trachea trat bald ganz freie Athmung ein, was so viel bewies, dass das Athemhinderniss oberhalb der Operationsstelle sass. Wir führten also eine Canüle ein und damit athmete das Kind frei und war in den nächsten Tagen mit Ausnahme geringer Temperatursteigerung sonst wohl. — Jeder Versuch, das Kind bei geschlossener Canüle mit oberem Fenster athmen zu lassen, misslang; sogleich trat dieselbe Stenose ein, wie zuvor. Wir versuchten deshalb den 30. August wieder in Chloroformnarcose uns über das Athemhinderniss Klarheit zu verschaffen. Wir untersuchten von der Wunde aus, von oben her mit Sonden, elastischen Cathetern ohne Resultat und nahmen uns vor, womöglich durch Laryngoscopie uns Aufschluss zu verschaffen.

Auffallend war, dass nach der Sondirung das Kind auch bei geschlossener Wundöffnung ordentlich athmete, viel besser als wie zuvor. Den 31. August nach ruhiger Nacht bekam das Kind Vormittags neuen heftigen Hustenanfall und hustete dabei ein kleines stinkendes Stückchen Knochen von höchstens 1 Cm. Länge aus. Darauf hin ganz freie Athmung auch bei geschlossener Canüle und deshalb Entfernung derselben. Das Kind konnte ohne jegliches Athemhinderniss den 4. September entlassen werden.

Es lässt sich hinterdrein über den Sitz folgendes bestimmen: Da das Kind zu keiner Zeit, auch nicht bei heftigster Dyspnoe heiser war, so konnte der Fremdkörper nicht in unmittelbarster Nähe der wahren Stimmbänder liegen. Ich nehme an, dass während der 3 Monate der Knochen in einer Morgagni'schen Tasche lag, dass beim Auftreten der Dyspnoe durch irgend einen Anlass derselbe aus seinem Versteck heraustrat. Der gewöhnliche Ort sind die wahren Stimmbänder, wenn der Fremdkörper stenotische Erscheinungen macht, dann besteht aber auch Heiserkeit oder Aphonie. Da eine solche, wie gesagt, bei unserem Falle nicht vorhanden war, so bin ich wirklich nicht im Stande, genau anzugeben, wo das Knochenstückchen zur Zeit der grössten Stenose sass. Auch ist dasselbe nicht gross genug gewesen, um das Lumen von Larynx ober Trachea an irgend einer Stelle so zu verlegen, dass dadurch eine hochgradige Stenose zu Stande gekommen war. Es bleibt also nichts Anderes übrig, als anzunehmen, dass der Fremdkörper sich in der Gegend der oberen Stimmbänder festgesetzt und dort zugleich mit einem durch ihn bewirkten Oedem die Stenose verursacht hatte.

4.

Ein Fall von Diabetes insipidus.

Von Demselben.

Unter dieser Benennung werden, wenn wir die neuesten Autoren Külz und Senator zu Rathe ziehen, verschiedene Zustände zusammengefasst, welche weder in ihrer Entstehung, noch in ihrer Erscheinung sich vollständig gleichen, noch auch immer dieselben anatomischen Grundlagen haben. Man versteht bekanntlich darunter eine krankhafte Vermehrung der Harnabsonderung, wobei auszuschliessen ist die Vermehrung durch übermässige Aufnahme von Flüssigkeit, oder durch harntreibende Mittel, oder bei der Aufsaugung wässriger Ergüsse. Schon eher kann die Zunahme der Harnmenge, wie sie bei Nervenkrankheiten als Theilerscheinung von untergeordneter Bedeutung auftritt, als Diabetes insip. bezeichnet werden, besonders da man in neuerer Zeit auf den Zusammenhang des Diabetes insip. mit Affectionen des Nervensystems aufmerksam geworden ist und ja geneigt ist, den Diabetes insip. überhaupt als Nervenkrankheit aufzufassen. Bekannt ist der Bernard'sche Versuch, dass eine Verletzung, welche den Boden des 4. Ventrikels etwas über jener Stelle trifft, deren Reizung Mell),turie erzeugt, sehr häufig eine Vermehrung des Harns zur Folge hat. Nach weiteren Versuchen, namentlich von Eckhard, der bei Kaninchen und Hunden die nervi splanchnici gereizt und durchschnitten, mit Einfluss auf die Harnmenge, bleibt nur übrig, den letzten Grund der Krankheit in Störungen der nervösen Bahnen, welche vom Boden des 4. Ventrikels und dem Wurm des Kleinhirns an bis zu den Nieren verlaufen, zu suchen. Die klinische Beobachtung und die Sectionsbefunde stehen mit dieser Annahme gut im Einklang (Senator).

Sectionen von an Diabetes insip. Gestorbenen liegen, wie Senator bemerkt, nur in sehr spärlicher Zahl vor, weil die Krankheit an und für sich den Tod kaum jemals herbeiführt und weil die Patienten gewöhnlich nicht während der ganzen langen Dauer des Leidens sich in Krankenhäusern aufhalten.

Am häufigsten sind die Veränderungen im Gehirn, die sich bis in das verlängerte Mark erstreckten. Entzündliche und Degenerationszustände des 4. Ventrikels sind mehrmals angegeben, ferner Geschwülste daselbst oder im Kleinhirn und zwar Tuberkel und tuberculöse Meningitis, Gliosarkom, ferner syphilitische Exostosen des Schädeldachs neben Gummata der Leber, Bronchialdrüsen und ein Bruch der Basis cranii mit Contusion des Vorderlappens, Carcinom der Zirbeldrüse. Von anderweitigen Organerkrankungen wird sehr Verschiedenartiges aufgeführt, das ich hier nicht näher aufzählen will.

Gerber, Rosalie. 4½ Jahr. Eintritt 23. Dez. 1880. — In früher Kindheit Diarrhoe; später meist Verstopfung. Im Ganzen gesund und munter. Schon im Winter 1879 auf 1880 war das Kind auffallend verdriesslich und fing an, auffallend viel Wasser zu trinken. Dabei nahm der Appetit bedeutend ab. Seit einiger Zeit will das Kind nichts Anderes zu sich nehmen als Milch und Wasser und schreit sogar in der

Nacht aus dem Schlafe darnach. Dabei sehr starke Harnexcretion und auffallende Abmagerung. Das Kind ist sehr reizbar und weint sehr viel. In den letzten Tagen Mattigkeit, viel Schlaf, Nachts heiss anzufühlen. Seit 3 Wochen eczematöses Exanthem um Nase und Mund. Von Trauma ist nichts bekannt. Eltern leben und sind gesund; 1 Bruder an Scharlach gestorben, 2 jüngere Geschwister gesund. Ein Bruder der Mutter soll an Phthisis gestorben sein; ein Bruder des Vaters soll lungenleidend sein.

Der Stat. praes. lautet im Auszug folgender Massen: Abgemagertes, blasses Kind. Fieber. Die Untersuchung der Brustorgane ergiebt nichts Abnormes. Das Kind zeigt ausser grosser Unruhe und Reizbarkeit keine weiteren nervösen Symptome. Trinkt sehr viel Wasser. Spec. Gew. des Urins 1004. Kein Eiweiss; kein Zucker. Den 24. Dec. Brechen. Den 25. Dec. Klagen über Kopfschmerz. Den 27. Dec. plötzliche Bewusstlosigkeit. Starre sämmtlicher Glieder, Verdrehen der Augen. Puls sehr frequent. In den folgenden Tagen Auftreten von Strabismus converg., Zuckungen des rechten Armes und rechten Beines, sowie des rechten Facialisgebietes. Stärkere Somnolenz. Den 2. Jan. 1881 Pupille weit, unbeweglich, rechte Pupille enger als linke. Sopor. Oeftere klonische Krämpfe aller 4 Extremitäten. Die folgenden Tage Sopor andauernd, fast beständige klonische Zuckungen der obern Extremitäten. Schlingen unmöglich. Puls unzählbar; Respirat. unregelmässig. Den 6. Jan. Tod ohne Convulsionen. Während des Spitalaufenthaltes beständig Fieber und zwar meist continuirlich. — Pat. hat bis zu 9,800 Liter Urin gelassen in 24 Stunden; regelmässige Bestimmungen wurden nicht gemacht, weil namentlich in letzter Zeit das Kind unter sich gehen liess. Die tägliche Flüssigkeitszufuhr, Milch und Wasser schwankte zwischen 3 und 7 Liter, das spec. Gewicht zwischen 1000 u. 1004. In den letzten Tagen nahm Urinmenge und Wasserzufuhr bedeutend ab. Der Urin wurde wiederholt auf Zucker untersucht mit negativem Resultat.

Sectionsbericht, im Auszug nach Prof. Roth: Dura transparent, prall gespannt, vom Schädel trennbar. Gyri abgeflacht; Pia ganz transparent und fast trocken; seitl. in der fossa Sylvii einige grauweisse feine Knötchen beiderseits. Starksulzige Verdickung der Pia um die Nervi opt. und hinter denselben. Die Gegend des Infundib. stark kegelförmig vorspringend; an der unteren Fläche des Pons, Medull. oblong., des Kleinhirns geringe Trübung, starke Erweiterung der Seitenventrikel. IV Ventrikel erweitert. Im vorderen Theil des rechten Corp. striat. von unten eine stark bohnengrosse, weiss, grau und röthlich gefleckte Partie. Auf dem Sagittalschnitt durch das vergrösserte Infundib. findet sich ein bohnengrosser, gelbweisser, mässig fester Käseknoten, mit mehreren kleinen Erweichungen im Inneren; umgeben ist derselbe von sulzig infiltrirter Pia. An der Hypophysis keine auffällige Veränderung. Also kurz gesagt: Käsiger Tuberkel des Infundib. Mening. tuberculosa. Erweichungsherd des rechten C. striatum. Ausserdem Peribronchitis tuberculosa beider Lungenspitzen und spärliche frische miliare Tuberkel der linken Lunge. Follicularverschwärung des Dickdarmes. Disseminirte Hepatitis interstitial. Chron. Milztumor. Perisplenitis chron. Nierenblutung. Haemorrh. Erosionen des Magens und Duodenum.

Wir haben also in unserem Falle entschiedene Veränderungen im Gehirn. Meningitis tuberculosa ist anderwärts auch gefunden worden, auch grössere Tuberkel an verschiedenen Stellen; doch habe ich keinen Fall finden können von Tuberkel in der Gegend des Infundibulums. Ausserdem bestand in unserem Falle ein Erweichungsherd im Corpus striatum. — Der Verlauf war ähnlich demjenigen, wie er von den genannten Autoren beschrieben wird; doch ist derselbe überhaupt kein typischer wegen der Verschiedenheit des zu Grunde liegenden Leidens. Die letzten 14 Tage boten am meisten das Bild dar einer Meningitis tuberculosa. Diesem Krankheitsbild gingen aber ³/₄ Jahr lang die Erscheinungen des Diabetes insipid. voraus, ohne ausgesprochene nervöse Symptome. Die Menge des in 24 Stunden abgesonderten Urins muss im Vergleich mit der Litteraturangabe als besonders stark bezeichnet werden; fast 10 Liter bei einem Kind von 4 Jahren; das spec. Gewicht war dem entsprechend auch enorm gering, 1001—1004.

5.

Ueber Meliturie nach Scharlach.

Von Dr. Zinn in Bamberg.

Der Diabetes im Kindesalter, wenn auch öfter vorkommend als gemeiniglich angenommen wird, stellt immerhin eine der selteneren Erkrankungsformen dar, welche das lebhafte Interesse der Aerzte erregt; dieser Umstand dürfte die Veröffentlichung eines Befundes rechtfertigen, welchen ich im Gefolge einer Scharlacherkrankuug bei einem Kinde gelegentlich der jüngsten ausgedehnten, 9 Monate lang andauernden Epidemie auftreten sah; leider gestatteten äussere Umstände nicht die wünschenswerthe fortgesetzte genaue Feststellung der täglichen Harn- und Zuckerausscheidung.

Am 27. Januar d. J. erkrankte der 4 Jahre zählende früher stets gesunde und von gesunden Eltern abstammende Gärtnerssohn Sebastian P. — ein blühender Knabe — an schwerem Scharlach mit ausgedehnter Diphtherie der Mandeln, Gaumenbögen und des hinteren Nasen-Rachenraumes; das Exanthem war am 7. Tag abgeblasst, die Diphtherie unter Pinselungen mit Succ. Caric. Papaj. und Ausspritzungen der Nase beseitigt; eine am 13. Tag auftretende Otitis externa ward durch Kopfschmerz und leichtes Fieber Tags zuvor eingeleitet; unter stürmischem Erbrechen, rascher Entwicklung von Oedemen und freiem Ascites zeigten sich am 11. Februar, während in den vorhergehenden Tagen der Harn stets eiweissfrei gewesen war, die ersten Erscheinungen der Nephritis. In den ersten 36 Stunden bestand vollkommene Anurie; der zunächst gelassene Harn war sehr spärlich, rothbraun, coagulirte beim Kochen fast vollständig. Mikroskopisch waren zahlreiche breite körnige Cylinder und Blutkörperchen zu sehen.

Unter der Einwirkung heisser Bäder und Pilocarpin-Injectionen verloren sich innerhalb weniger Tage die gefährlichsten Erscheinungen und gingen Ascites und Oedeme unter einer reichlichen Diurese rasch zurück. Nach so vielen Fährlichkeiten glaubte ich nunmehr sicher den kleinen Patienten auf dem Wege der Rekonvalescenz fortschreiten zu sehen; — doch es sollte anders kommen! Trotz des nach der schweren Erkrankung ja für selbstverständlich erachteten guten Appetits wollte es mit der Kräftigung des Knaben nicht recht vorwärts gehen und konnte derselbe während des ganzen Monats März das Bett nicht verlassen. Anfangs April gemachte Gehversuche liessen einen paretischen Zustand des rechten Beines erkennen, doch ging diese Störung ohne Anwendung von Elektricität unter dem Gebrauch von Eisen vollständig zurück. Mehr Besorgniss flösste der fortdauernde wenn auch geringe Eiwissgehalt des Urins ein; um so mehr als sich schon in der Ruhe, namentlich aber nach den erwähnten Gehversuchen eine verstärkte Herzaktion, die selbst dem Knaben bemerklich war, mit stärkerem Impuls nachweisen liess; ich glaubte dieses Verhalten mit der Entwicklung einer Nieren-

schrumpfung in Verbindung bringen zu müssen, und sah ich mich desshalb Mitte April, also 10 Wochen nach dem Beginn der Erkrankung,
zu einer neuerlichen genaueren Harnuntersuchung veranlasst; da fand
ich nun zu meinem Erstaunen statt des erwarteten verminderten specifischen Gewichtes eine Vermehrung desselben auf 1030 und liess die
sofort vorgenommene Untersuchung auf Zucker durch eine sehr ausgesprochene Reduktion des Kupfers sowie die Anstellung der Wismuth-
probe keinen Zweifel an dem Vorhandensein eines Diabetes aufkommen;
mehrfache Untersuchungen in den nächsten Tagen ergaben stets das
gleiche Resultat; leider ist im Drange der Geschäfte zu dieser Zeit eine
procentuale Bestimmung des Zuckergehaltes unterblieben. Die 24stün-
dige Harnmenge mit Ausnahme der mit dem Stuhl entleerten Quantität
schwankte zwischen 750 und 1000 Cubikcentimeter. Der Appetit war
wie bereits erwähnt, gut, aber nicht excessiv, der Durst nicht auffallend
vermehrt; Affectionen der Haut waren nicht vorhanden, ebensowenig
Sehstörungen, die Leber normal; — die neuerdings von den Eltern aufgenommene Anamnese ergab keine weitere Schädlichkeit und musste,
da das Kind vor seiner Erkrankung stets vollkommen gesund gewesen
war, lediglich diese für das Auftreten der Nachkrankheit verantwortlich
gemacht werden.

Selbstverständlich wurde der Kleine sofort auf ausschliessliche
Fleischkost gesetzt, früh etwas Milch, dazu Eier und Rothwein gereicht;
mehr um der peniblen diätetischen Vorschrift Nachdruck zu geben, als
in Erwartung eines erheblichen Erfolges wurde zu gleicher Zeit Karlsbader Wasser und später salicylsaures Natron dazu verordnet. Eine
Ende April vorgenommene Untersuchung ergab noch 1 % Zucker; Mitte
Mai nur noch 0,25 %; um diese Zeit wurde dem Kranken, um ihn, der
sich jetzt wieder bedeutend gekräftigt hatte und viel ausser Haus war,
vor nicht zur Kenntniss kommenden Excessen im Genusse amylumhaltiger
Nahrung zu bewahren, der Genuss gemischter Kost gestattet. Mitte
Juni wurde der Harn vollkommen frei befunden.

Nachdem in den letzten Monaten wiederholt vorgenommene Untersuchungen die vollständige Abwesenheit von Zucker konstatirten (auch
der geringe Eiweissgehalt hat sich verloren) und der Knabe seine frühere
Frische und Munterkeit wieder erlangt hat, glaube ich vollkommene und
dauernde Heilung annehmen zu dürfen.

Der vorstehende Fall bietet somit nicht nur durch seine Aetiologie,
sondern auch durch den überraschend günstigen Verlauf Interesse dar.
— Külz erwähnt in seiner Bearbeituug des Diabetes mellitus in Gerhardt's
Handbuch der Kinderkrankheiten unter 111 daselbst aufgeführten Fällen
nur 7 Heilungen; derselbe Autor führt als ätiologisches Moment in
2 Fällen Masern an, dagegen konnte ich weder in seiner sehr übersicht-
lichen Zusammenstellung noch in der sonstigen mir zu Gebote stehenden
neueren Litteratur eine kasuistische Mittheilung finden, welche wie mein
Fall den Scharlach zum ätiologischen Moment hat. Redon gibt in seiner
Zusammenstellung des Diabetes (vgl. Virchow und Hirsch, Jahrbücher
1877 Band II) unter Anderem an: Schwäche des Organismus durch vorausgegangene Krankheiten, wie Masern, Scharlach, Typhus etc., doch
stehen mir die betreffenden Nummern der Originalarbeit der Gaz. méd.
nicht zur Verfügung, und weiss ich daher nicht, ob dort ein ähnlicher
Fall aufgezeichnet ist. Thomas erwähnt in Ziemssen's Handbuch der
allgemeinen Pathologie Band I S. 290 das Auftreten von Zucker im Harn
bei mit schweren Hirnsymptomen behafteten Scharlachkranken, welche
zum Theil lethal endigten, doch scheint in diesen nicht eingehender
beschriebenen Fällen die Meliturie auf das fieberhafte Stadium beschränkt
geblieben und nicht als länger andauernde Nachkrankheit aufgetreten
zu sein.

Jedenfalls verdient der Rath von Külz „dass man in allen Fällen von mangelhafter Fortschreitung der Rekonvalescenz nach Masern, Scharlach, Typhus etc. an Diabetes denken müsse" dringende Beachtung und dürfte die vorstehende Mittheilung die Collegen veranlassen, in Zukunft neben der Untersuchung auf Eiweiss auch jene auf Zucker gelegentlich der Behandlung Scharlachkranker vorzunehmen.

Erklärung!

Herr Prof. Demme hat in seinem letzten Jahresbericht eine Aeusserung, die in einer österr. Fachzeitung von einem dortigen Agenten in einer Annonce über die „Biedert'sche Kindernahrung" unter seinem (Demme's) Namen unrichtig wiedergegeben war, angemessen rectificirt. Er hatte dabei die Güte sofort zu bemerken, dass ich diesem, wie überhaupt jedem geschäftlichen Vorgang in der Sache völlig fern stehe.

Ich habe nun darauf — im Einvernehmen mit Herrn Demme — ausdrücklich hiezu zu bemerken, dass ich von jenen Annoncen, die die Form von Reclamen mit öffentlicher Wiedergabe von Zeugnissen und Aussprüchen von Autoritäten hatten, überhaupt Nichts wusste und, als ich später davon Kenntniss erhielt, mir lange vor der Publication Demme's durch Vermittlung des Fabrikanten der Nahrung das Unterlassen jener ausbat — soviel ich weiss mit dem Erfolg, dass die Zeugnisse aus dem Annoncentheil der Zeitungen dort verschwunden sind.

In deutschen Zeitungen wird sogar von Annoncen überhaupt nur selten Etwas bemerkt worden sein. Der Fabrikant selbst befleissigt sich hier einer anerkennenswerthen Zurückhaltung, meinen Wunsch berücksichtigend, dass die Sache, bis sie sich eine allgemeine Anerkennung verdienen konnte, allein gehen solle oder nicht.

BIEDERT.

Besprechungen.

Studien zur Frage der Findelanstalten unter besonderer Berücksichtigung
der Verhältnisse in Böhmen. Von Dr. Alois Epstein, Primarius
der k. Böhm. Landesfindelanstalt, Docent für Kinderheilkunde und
Suppl. Vorstand der Kinderklinik an der Findelanstalt in Prag
(Denkschrift im Auftrage der vom hohen Landesausschusse des Kö-
nigreichs Böhmen zur Vorberathung der Frage der Aufhebung der
Böhm. Findelanstalt einberufenen Enquête-Commission). Prag. J. G.
Calve'sche k. k. Hof- und Univers.·Buchhandlung. Ottomar Beyer 1882.

Allen denjenigen, die sich überhaupt für sociale Verhältnisse interes-
siren, die aber auch ein Herz haben für diejenigen unserer Mitmenschen,
welche ohne ihr Verschulden herben Zurücksetzungen in der menschlichen
Gesellschaft preisgegeben sind, allen denjenigen endlich, welche eine Einrichtung kennen lernen wollen, die gerade für die unterste Klasse des
Volkes so überaus segensreich zu wirken im Stande ist, mag vorliegende
64 Seiten haltende und gut ausgestattete Schrift auf das Wärmste
empfohlen sein. Wir wollen versuchen, aus dem reichen Inhalte dieser
Arbeit das Wesentlichste in Kürze wiederzugeben, auch müssen wir
uns es versagen, den sehr interessanten, aber zuweilen etwas zu weit
gehenden Abschweifungen zu folgen.

Die Veranlassung der Schrift war, wie Vf. im Vorworte bemerkt,
ein in der 14. Landtagssitzung des Jahres 1880 von dem Abgeordneten
Dr. Roser gestellter Antrag, der dahin ging, „die Frage der Findel-
hausaufhebung in Erwägung zu ziehen." In Folge davon unternahm es
Vf., in vorliegender Schrift die Morfalitätsverhältnisse der Findelanstalt
incl. der in auswärtige Pflege untergebrachten Kinder auf Grund der
gemachten Aufzeichnungen einer Untersuchung zu unterwerfen und die
Gründe, welche man gegen das Bestehen der Findelanstalten anführte,
näher zu beleuchten.

Zunächst schickt Vf. die Bemerkung voraus, dass die Findelanstalt
nicht mit der officiösen Findelversorgung vermengt werden darf. Erstere bildet nämlich nur einen Theil der officiösen Findelversorgung
und hat zum Zwecke, diejenigen unehelichen Kinder, die in der Gebäranstalt geboren sind, unentgeltlich oder gegen Entgelt (von der ge-
heimen Abtheilung) aufzunehmen und Pflegeeltern (Brustmütter) für sie
zu beschaffen. Unter „innerer Pflege" versteht man die Pflege in der
Anstalt selbst resp. in der Gebäranstalt, unter „äusserer Pflege", diejenige, welche ausserhalb der Anstalt durch dazu ausgewählte Pflegeeltern ausgeübt wird. In der Anstalt selbst verbleiben die Kinder nur
kurze Zeit und werden, wenn sie sonst gesund und lebenskräftig sind,
nach 8 bis 10 Tagen in die äussere Pflege gegeben. Daselbst bleibt
das Kind bis zum 6. resp. 10. Lebensjahre; hierauf wird es für kurze
Zeit in die Anstalt wieder aufgenommen und entweder der Mutter oder
der Heimathsgemeinde übergeben. Somit ist die Prager Findelanstalt
nur als Durchgangsstation der Kinder anzusehen und daher nicht zu
vergleichen mit den mittelalterlichen Findelanstalten. Sie ist aber zu

gleich Krankenanstalt für die aus der Gebäranstalt kommenden kranken oder frühreifen Säuglinge und für die aus der äusseren Pflege als krank zurückgestellten oder auch aus anderen Orten zugeschickten kranken Kinder, sie mögen ehelich oder unehelich sein. Mit Recht kann man die Prager Findelanstalt auch als Säuglingsspital bezeichnen. Für ein solches ist es, soll bei den kranken Säuglingen ein günstiges Resultat erzielt werden, unbedingtes Erforderniss, über eine genügende Anzahl von Ammen verfügen zu können. Diese Ammen sind aber nicht, wie in den ausländischen Findelanstalten, gemiethet, sondern sie sind verpflichtet und zwar ist es so eingerichtet, dass jede Mutter ihr eigenes Kind zu besorgen hat, und für jedes andre Kind eine eigne Amme bestellt wird.

Da die Gebäranstalt so in innigstem Zusammenhange mit der Findelanstalt steht, so ist der Zuwachs der letzteren von der Frequenz der ersteren natürlich sehr abhängig.

Der Annahme, dass Findelanstalten Findelkinder machten, tritt Vf. auf Grund von Beobachtungen entschieden entgegen und verweist auch in dieser Beziehung auf die Ergebnisse der Findelanstalten in Frankreich und anderen Ländern.

Die Kinder, welche der Anstalt von aussen zugeführt werden, sind zum geringsten Theile eigentliche Findlinge; zunächst stammen sie von einer unverheiratheten Person, oder von einer verheiratheten schwer erkrankten Frau aus ärmlichen Verhältnissen.

Unter „restituirten" Kindern versteht man die, welche aus der Anstalt bereits in äussere Pflege gebracht waren, aus dieser aber aus verschiedenen Gründen wieder in die Anstalt zurückgenommen worden sind. Im Allgemeinen steigt und fällt die Zahl der in äussere Pflege gegebenen mit derjenigen der in die Anstalt aufgenommenen Kinder; nur bei grösserer Sterblichkeit verringert sich die Zahl der abgegebenen Kinder.

Was nun die Mortalität der Anstalt betrifft, so war das Jahr 1862 ein sehr ungünstiges, es starben 66,3%, im Jahre 1880 dagegen war die Mortalitätsziffer auf 15,7% gefallen. Auffallend ungünstig war die ganze Periode von 1857—63. Die Sterblichkeit war eine erschreckende, so dass im Jahre 1863 der Landtag zum ersten Male sich mit der Frage der Findelanstalt beschäftigte, und Graf Thun die Aufhebung beantragte. Die Ursachen der in dieser Periode so auffallenden Misserfolge hängen mit einigen schwer zu verstehenden Einrichtungen in der seit 1. März 1857 eingeführten und am 30. Juni 1864 aufgehobenen Verwaltung der Anstalt zusammen. So sollten die Verpflegekosten der Anstalt nach den Verpflegetagen der Kinder und nicht nach denen der Ammen berechnet und vergütet werden. Daher, um eine möglichst geringe Anzahl von Ammen zu brauchen, liess man je zwei oder drei Säuglinge von einer Amme stillen und hielt ausserdem die Kinder von der Abgabe in die äussere Pflege zurück. Was Wunder dann, wenn die Anstalt mit Säuglingen überfüllt, dass Krankheit begünstigt und die Sterblichkeit eine immer grössere wurde.

Besser wurden sofort die Verhältnisse unter der Leitung v. Ritter's; es durfte jetzt der Amme oder Mutter nur ein Säugling zur Besorgung übergeben werden, das ärztliche und das Wartepersonal wurde vermehrt, die Anstalt erweitert, ein Garten angelegt. Auch wurden die Verpflegegebühren erhöht. So kam es, dass die Mortalität zusehends abnahm, im Jahre 1880 betrug sie nur noch 15,7%, 1881 sogar nur 10,5% und allem Anscheine nach wird sie 1882 noch tiefer herabgehen. Bei der Frage der Mortalität sind natürlich auch die nach aussen abgegebenen Kinder mit inbegriffen. Begreiflicher Weise muss die Sterblichkeit dieser Kinder abnehmen, wenn nur kräftige und gesunde Kinder in die äussere Pflege gegeben, die schwächlichen und kranken in der Anstalt zurückbehalten werden.

Was nun die Gesammtzahl der Verpflegten betrifft, so ist sie bis zum Jahre 1855 auf 8805 gestiegen, dann nahm sie in Folge der grossen Sterblichkeit in der genannten Periode ab und ist im Jahre 1880 wieder bis auf 8346 angestiegen. Sie hatte also bis dahin noch nicht die erste Höhe wieder erreicht und dies ist mit daraus zu erklären, dass bis 1873 die normale Verpflegedauer des einzelnen Kindes 10 Jahre betrug, seitdem aber auf 6 Jahre reducirt wurde. Dass die Zahl der Findelkinder in den letzten Jahren bedeutend zugenommen hat, rührt nach Vf. davon her, dass eben die Sterblichkeit in der Anstalt abgenommen und als ein segenreiches Institut immer mehr erkannt wird.

Ausser dem Versterben der Kinder gibt es noch zwei Arten des Abganges aus der Anstalt. Es kann die eigne Mutter ihr Kind zurücknehmen, was sofort gestattet wird, wenn nicht besondere Gründe zur Verweigerung (lüderlicher Lebenswandel, Geisteskrankheit) vorliegen. Erfreulicher Weise kann nachgewiesen werden, dass die Fälle der Reclamirung des Kindes von seiner Mutter oder den Angehörigen an Häufigkeit zunehmen. Die weiteren Betrachtungen, die Vf. hieran anschliesst, indem er die Verhältnisse anderer Länder, wie Frankreich und Russland beleuchtet, sind äusserst interessant, müssen hier aber übergangen werden.

Die letzte Art des Abganges aus der Anstalt ist der Austritt durch Erreichung des Normalalters. Die Bestimmung vom Jahre 1873, dass die Verpflegedauer eines Kindes nur 6 Jahre betragen soll, trat demnach im Jahre 1879 in Kraft.

Eine segensreiche Einrichtung wurde ebenfalls im Jahre 1873 mit den „subventionirten Müttern" eingeführt. Die Kinder wurden unter besonderen Verhältnissen den eigenen Müttern zur entgeltlichen Pflege übergeben; die Unterstützung wurde bis zum 4. Jahre gewährt und die Mütter blieben unter Aufsicht der Anstalt.

Nachdem nun Vf. unter der Ueberschrift: „Kritik der Findlingssterblichkeit" über die Ursachen der Kindersterblichkeit überhaupt und über die statistischen Zusammenstellungen des In- und Auslandes des Weiteren sich verbreitet hat, kommt derselbe auf die Sterblichkeit der unehelichen Kinder zu sprechen. Hier werden die Gesetze der verschiedenen Länder hinsichtlich der Stellung solcher Kinder und ihrer Erzeuger einer Betrachtung unterzogen, auch hierbei verweisen wir auf das Original. Dass die Sterblichkeit der unehelichen Kinder eine so grosse ist, erklärt sich aus der Art und Weise der Verpflegung und Kost solcher Kinder und hier tritt wieder recht der Nutzen einer solchen Findel-Anstalt, wie die Prager ist, hervor; sie ist eine Zufluchtstätte für die unebelichen Kinder und ihre Mütter und ist schon oft dadurch eine fast verzweifelnde Mutter vor einem schweren Verbrechen an ihrem Kinde bewahrt worden.

Am Schlusse hebt Vf. noch besonders hervor, dass solche Findelanstalten auch in wissenschaftlicher Hinsicht grossen Nutzen gewähren, da sie am besten und ungestörtesten ärztlicher Seits Beobachtungen anstellen lassen, die für die Physiologie und Pathologie des Säuglingsalters von grosser Bedeutung sein müssen. Wie sehr man von dem segensreichen Wirken einer solchen Anstalt allmählich überzeugt wird, beweist der Umstand, dass ein den jetzigen Bedürfnissen entsprechender Neubau in Aussicht gestellt ist. Wir können nur dem Wunsche des Vf.s beistimmen, dass diese Anstalt recht bald eine Vergrösserung und Vervollkommnung erfahren möchte. Höhne.

Ueber Kinder-Feriencolonieen. Bericht über den ersten Versuch von
Kinder-Feriencolonieen zu Breslau im Jahre 1881 herausgegeben von
Dr. Ph. S t e u e r, Dr. H. S i m o n, Dr. Th. T ö p l i t z. Breslau 1882.
Schletter'sche Buchhandlung, E. Franck.

Es ist nicht zu leugnen, dass in unsrer Zeit die humanitären Be-
strebungen in hoher Blüthe stehen, ja fast möchte man fürchten, dass
in dieser Beziehung hier und da etwas zu weit gegangen würde. Dieser
Vorwurf ist aber gewiss nicht einer Einrichtung zu machen, welche die
Kräftigung armer schwächlicher Kinder bezweckt, die Jahre lang in
ungesunder Stadtluft und dumpfigen Wohnungen dahinsiechen. Wohl
nicht mit Unrecht könnte man die Kinder, welche die Wohlthaten der
Feriencolonieen geniessen, mit Säuglingen vergleichen, welche, nachdem
sie lange mit schlechter Milch oder deren schlechten Surrogaten genährt wurden, auch einmal, wenn auch nur auf kürzere Zeit, an die
natürliche Quelle ihrer Nahrung, an die Mutterbrust gelegt werden.
Freilich drängt sich uns die Frage auf, was soll eine so kurze Zeit der
Erholung und Kräftigung gegenüber der wieder darauffolgenden Zeit
nützen, wo die Kinder wieder allen möglichen Schädlichkeiten ausgesetzt bleiben. Unstreitig ist unserer Meinung nach einer der wichtigsten
Punkte in der Feriencolonieenfrage der: Leisten die Feriencolonieen
nur momentan Etwas oder erstrecken sich ihre Wirkungen noch weiter
hinaus. Erfreulicher Weise geht nun aus dem Studium des vorliegenden
Berichtes hervor, dass die günstigen Einwirkungen der Ferieencolonieen
weiter hinaus sich geltend machen, als man glauben sollte.

Wir nehmen daher hier gleich im Voraus, was das Schriftchen erst
am Schlusse bringt, nämlich die Belege für das eben Gesagte. Im Allgemeinen konnte durch Wägungen der nach 6 Monaten von dem Land-
aufenthalte zurückgekehrten Kinder festgestellt werden, dass ihre Ge-
wichtsverhältnisse nicht nur nicht zurückgingen, sondern die Zunahme
in überraschender Weise gesteigert wurde. Ohne hier auf die einzelnen
sehr interessanten Tabellen näher einzugehen, müssen wir doch erwähnen,
dass man, um zu richtigen Resultaten zu gelangen, 3 Reihen von Wägungen vornahm. Die 1. Wägung geschah bei der Abfahrt, die zweite
unmittelbar nach der Rückkehr der Kinder, die dritte endlich durch-
wie schon bemerkt, 6 Monate später. Alles im Durchschnitt berechnet
betrug bei den Knaben (im Alter von 8—14 Jahren) das Gewicht bei
der ersten Wägung 47.68, bei der zweiten 51.19 und bei der dritten,
also 6 Monate später, 54.73 Pfund. Bei den Mädchen gestaltete es sich
so, dass bei der ersten Wägung 48.56, bei der zweiten 51.42 und bei
der dritten 54.03 das Gewicht betrug.

Somit muss wohl angenommen werden, dass die verhältnissmässig
kurze Erholung in der Natur, wobei auch die psychische Seite bei den
Kindern eine nicht unwichtige Rolle spielen mag, den Organismus gekräftigt, die Säfte zu energischer Circulation angetrieben, somit den
Stoffwechsel reger gemacht hat, sodass die in den alten Verhältnissen
unvermeidlichen Schädlichkeiten jetzt mehr Widerstand finden.

Ehe die Verfasser auf die Einrichtung der Feriencolonieen näher
eingehen, geben sie einige geschichtliche Notizen über dieses Institut
überhaupt. Schon in den fünfziger Jahren kam der Florentiner Professor
B a r e l l a i auf den Gedanken, schwächliche und auch geradezu kranke
Kinder an die Seeküste zur Kräftigung zu schicken. Seitdem sind in
Italien mehr als 20 Seehospize zu diesem Zwecke eingerichtet worden.
Fast in allen Ländern sind solche feste, meist an der See gelegene
Heimstätten eingerichtet worden. Erst in Folge dieser Einrichtungen,
in Deutschland Sanatorien genannt, entstanden die Feriencolonieen.
Selbstverständlich konnten hier nur schwächliche, nicht aber eigentlich
kranke Kinder aufgenommen werden; sehr wohl aber eignen sich die

Feriencolonieen für Reconvalescenten. Im Jahre 1876 wurde der Versuch einer Feriencolonie vom Pfarrer Bion in Zürich gemacht und seitdem, da dieser Versuch so gut gelang, haben auch andre Städte (Frankfurt a./M. Basel, Stuttgart, Leipzig u. s. w.) die Feriencolonieen eingeführt.

In Breslau entschloss man sich im vorigen Jahre zu dieser Einrichtung. Auch hier wie an andern Orten traten Bedenken gegen ein solches Unternehmen hervor, die aber alle als nicht stichhaltig angesehen werden mussten. Bei der Einrichtung selbst wurde zunächst eine gute Auswahl der Orte angestrebt. Die Orte mussten in der Nähe benutzbaren Wald, gutes Trinkwasser und womöglich Badegelegenheit haben. Ausserdem orientirte man sich genau über die Wirthe, mit denen schriftlich besondere Verträge abgeschlossen wurden (ein solcher befindet sich abgedruckt). Im Ganzen sollten etwa 100 Kinder die Feriencolonie ausmachen. Zum Zwecke der Auswahl wurden die Rectoren sämmtlicher Elementarschulen amtlich aufgefordert, vier bis sechs Kinder vorzuschlagen. (Das betreffende Circular vom Stadtrath Thiel an die Schuldirectoren ist ebenfalls abgedruckt.) Es waren in Folge dessen 422 Kinder in Vorschlag gebracht. Hiervon wurden von den Aerzten nach sorgfältiger Prüfung 45 Knaben und 53 Mädchen ausgewählt. Dass übrigens bei der Auswahl auch auf die übrigen Verhältnisse mit Rücksicht genommen wurde, beweist die Thatsache, dass von den 98 Kindern 42 Kinder armer Wittwen waren. Etwas Schwierigkeiten bereiteten die verschiedenen Confessionen; es waren 64 evangelisch und 34 katholisch erzogen. Man kam desshalb dahin überein, die letzteren in völlig katholische Ortschaften zu senden; freilich war es auch nicht zu vermeiden, eine gemischte Kolonie zu bilden; in dieser waren die ältesten Mädchen (13—14 J.) mit den jüngsten Knaben (8—9 J.) vereinigt. Im Allgemeinen wurde darauf gesehen, dass in jeder Kolonie alle Lebensalter von 8—14 Jahren vertreten waren. In einem Falle, der allerdings als Ausnahme anzusehen ist, wurde eine Knaben- und eine Mädchenkolonie an ein und demselben Orte in verschiedenen Gasthäusern untergebracht. Wiewohl in diesem Falle von keinen Unzuträglichkeiten zu berichten war, so würde es dennoch wohl vorzuziehen sein, ein Nebeneinanderwohnen von Knaben und Mädchen ganz zu umgehen.

Die Führer der Kolonieen erhielten freie Station und 50 Mark Remuneration und mussten wöchentlich Berichte einsenden.

Am 11. Juli reisten die Kolonieen ab und kehrten am 5. August wieder zurück. Der Gesundheitszustand der Kinder war in dieser Zeit ein vortrefflicher gewesen, manche Kinder, die vordem mürrisch und verschlossen gewesen waren, wurden munter und lebensfroh.

Dass das sittliche Betragen besonders der Knaben viel zu wünschen übrig liess, lässt sich wohl erklären, wenn man bedenkt, in welchen Schichten des Volkes sie aufgewachsen sind. Ob es hier nicht angezeigt wäre, um des allgemeinen Besten willen sittlich geradezu verwahrloste Kinder von den Kolonieen ganz fern zu halten? Ob dieser Gesichtspunkt bei der Auswahl ins Auge gefasst wurde, ist in vorliegendem Berichte nicht gesagt.

Einen wie vortrefflichen Einfluss auf das körperliche Befinden der Kinder dieser Landaufenthalt gehabt hat, davon hatten wir uns bereits oben überzeugt. Da die Einrichtung der Ferienkolonieen noch jungen Datums ist, so wäre es wünschenswerth, auch aus andren Städten so vollständige Berichte, wie der vorliegende, zur Kenntniss zu erhalten, da auch hier durch Erfahrungen viel gewonnen werden kann.

· Höhne.

Lehrbuch der Kinderkrankheiten für Aerzte und Studirende. Von Dr. med.
Adolf Baginsky in Berlin. (Wreden's Sammlung kurzer medicinischer Lehrbücher. Bd. VI.) Braunschweig, Fried. Wreden. 1883.
8. XVI u. 748 SS. Gute Ausstattung; besonders empfehlenswerth,
dass das Buch bereits beschnitten zur Ausgabe gelangt.

Trotz der Reichhaltigkeit der pädiatrischen Litteratur der Gegenwart und trotz der mehrfach vorhandenen Lehrbücher der Pädiatrik erblicken wir in dem uns hier vorliegenden Buche ein solches, welches
das Bedürfnis des praktischen Arztes ganz besonders zu befriedigen im
Stande ist. Verfasser hat sich bemüht, in kurzer, aber möglichst er-
schöpfender Darstellung das ganze Gebiet der Kinderkrankheiten darzustellen, Alles, was noch nicht sicher festgestellt ist, anzudeuten und
das Bekannte kurz wiederzugeben. Die speciell für das Kindesalter be-
deutsamen Krankheiten sind eingehend abgehandelt. Einige Ausstel-
lungen betreffs der Eintheilung fühlt Verfasser selbst; z. B. sollte das
Erysipel nicht unter den Hautkrankheiten, sondern bei den Infectionskrankheiten besprochen werden. Bei den Krankheiten der Leber vermissen wir die angeborenen Missbildungen der Gallenblase (Atresie ihrer
Ausführungsgänge), die zu Icterus malignus Veranlassung geben. Sehr
zweckmässig ist der Anhang, in welchem Verfasser die Dosirung der
gebräuchlichsten Arzneimittel für das Säuglings- und Kindesalter angiebt.
Wünschenswerth wäre hier, wie im Texte, die Wiedergabe der durch
die 2. Auflage der Pharmacopoea germanica bedingten Abänderungen
in der Bezeichnung von verschiedenen Medicamenten gewesen. Zur
Orientirung dienen ein Sprachregister und ein Namensregister; letzteres
ist nicht ganz vollständig; so fehlt z. B. der mehrfach citirte Name
Bokái hier gänzlich, ebenso Friedreich u. A.

Das Buch zerfällt in einen allgemeinen und einen speciellen
Theil. Im ersteren (S. 1—34) bespricht Verfasser die specifischen physiologischen Eigenschaften des kindlichen Alters, dann das Wachsthum
des Kindes, dessen Ernährung, seine Untersuchung, die allgemeine Aetiologie der Krankheiten und ihre allgemeine Therapie. Hier sei nur
erwähnt, dass Ref. Apomorphin nicht als Brechmittel, sondern als Ex-
pectorans im Kindesalter ganz besonders empfohlen hat.

Der specielle Theil (S. 35—732) umfasst die Krankheiten der Neugeborenen, die allgemeinen Krankheiten, die Krankheiten des Nervensystems, der Respirationsorgane, des Circulationsapparates, der Verdauungsorgane, des Urogenitalapparates, der Sinnesorgane und der Haut.

Es fehlen also vollständig die orthopädischen Krankheiten, sowie
die dem Kindesalter eigenthümlichen Krankheiten der Gelenke, soweit
sie nicht von Poliomyelitis anterior, Scrophulose oder Rhachitis bedingt
sind; aber auch bei den genannten ätiologisch zu Grunde liegenden
Störungen sind die Gelenk- und Knochenleiden des Kindesalters zu kärglich weggekommen. Doch verweist Verfasser allenthalben auf Orthopädie und Chirurgie; es lag also eine Bearbeitung dieses Theiles der
Pädiatrik ausserhalb der gesteckten Grenzen, da von der Verlagshand-
handlung demnächst auch eine Bearbeitung der speciellen Chirurgie aus-
gegeben werden wird.

Dem praktischen Arzte wie dem Studirenden wird daher die vorliegende Bearbeitung der Kinderkrankheiten willkommen sein.

KORMANN.

Ein Fall von Sclerodermie (sog. Scleroderma adultorum) bei einem Kinde von ³/₄ Jahren. Nebst einer Statistik der bis zum Jahre 1881 (incl.) publicirten Fälle von Sclerodermie. Rostocker Inaug.-Dissert. von **Fritz Barth**, pract. Arzt aus Dresden. Juli 1882. Druck von Barth und Co. Dresden. 8. 26 SS.

Verf. theilt zuvörderst den in Rostock beobachteten Fall der im Ganzen nicht häufigen Affection — er konnte bis jetzt publicirt 91 Fälle ausser dem seinigen zusammenstellen — ausführlich mit. Aus der längern Krankengeschichte geht hervor, dass es sich auch in diesem Falle um ein Mädchen — das weibliche Geschlecht ist aus bis jetzt unbekannter Ursache auffallend häufiger befallen — handelte, welches, nur 4 Wochen lang gestillt, bei der darauf folgenden Ernährung (Kuhmilch und Maizena) eine schwere Gastroenteritis acquirirte, wodurch es bis zu den Symptomen des Hydrocephaloïds herabkam. Durch Flaschenbouillon (Rindfleisch), Griessuppe mit ¹/₄ Milch und Tokayer erholte es sich allmählich. Vier Wochen nach völliger Genesung erkrankt es im Alter von fast acht Monaten unter den Erscheinungen der Sclerodermie, während die acht obern und untern Schneidezähne unmittelbar durchbrechen wollen. Die Hautinfiltration betrifft anfangs die beiden oberen Augenlider und die Seitentheile des Thorax, sowie das Zahnfleisch, dann zog sie sich vom Condylus internus femoris sinistri über das Knie nach abwärts und sodann auch aufwärts. Später wird auch der andere Fuss befallen, ebenso beide Arme und beide Wangen. Gleichzeitig brechen die Zähne durch und bestehen lebhafte Kopfschweisse. Die Dauer der Affection betrug acht Wochen. Völlige Heilung.

Von dem Sclerema neonatorum, jener kalten ödematösen Infiltration der Haut, welche meist über den grössten Theil des Körpers fortkriecht, unterscheidet Verf. (wie Cruse) die hier in Frage stehende Sclerodermie durch die inselförmige Ausbreitung von derber, unnachgiebiger Beschaffenheit mit mehr oder weniger scharfer Begrenzung. Mit dem vorhergegangenen Brechdurchfall bringt er die Krankheit nicht in Zusammenhang, weil volle vier Wochen zwischen beiden Affectionen liegen, während welchen das Kind sehr gut an Körpergewicht zugenommen hatte.

Als bemerkenswerth hebt Verf. hervor, dass er, wie Cruse, an den infiltrirten Stellen nicht die geringste Vertiefung durch Fingerdruck erzeugen konnte; auch war nicht eine Faltenbildung über der ergriffenen Stelle möglich. Gegen andere Beobachter konnte Verf. nicht die leiseste Spur von Diarrhöe sehen, dagegen lebhafte Schweisssecretion beobachten.

Bei dem Mangel jeglicher Ursache in seinem Falle erklärt sich Verf. die Aetiologie in der Weise, dass in gewisser Weise zwar die vorhergegangene schwere Gastroenteritis durch Herabsetzung des sonstigen Wohlbefindens prädisponirend gewirkt haben könne, dass von einer Einwirkung von Kälte durchaus keine Rede sein könne, dass vielleicht aber auch die Dentition Prädispositionen geschaffen habe, da hier gleichzeitig 8 Zähne sich zum Durchbruche anschickten und die Gingiva stark afficirt war. Ob es sich dabei um eine Trophoneurose des ganglionären Systems (Bernhard und Schwabach) oder um eine Lymphstase in der Cutis (Kohn und Heller) gehandelt hat, lässt Verf. zwar dahingestellt, möchte sich aber eher für die erstere Erklärung in seinem Falle entscheiden.

Als Anhang gibt Verf. die genauen Litteraturnachweise über die bis jetzt veröffentlichten 91 Fälle, wendet sich dann noch kurz zur Betrachtung des gesammten Materiales, und zwar zuvörderst Seitens des Geschlechts, soweit es in der Litteratur angeführt ist. Von 81 Fällen betrafen 17 das Kindesalter (11 Mädchen, 6 Knaben) und 64 Erwachsene (49 weiblichen, 15 männlichen Geschlechts). Schliesslich wendet sich Verf. zur Prognose. Es endeten von 16 acuten Fällen 4 mit Tod, von

11 subacuten Fällen 3 lethal und von 46 chronischen Fällen 13 lethal. Da in 6 dieser Fälle der tödtliche Ausgang vielleicht nicht die Sclerodermie angeschuldigt werden kann, so ist das Verhältniss richtiger so anzugeben, dass mindestens von 67 Fällen 20mal (29,85 %) der Tod in Folge des Leidens eintrat.

Die eingesehene Litteratur ist auf den letzten Seiten der Dissertation beigegeben. Kormann.

Analecten.

I. Vaccination und Hautkrankheiten.

1) **R. D. R. Sweeting**: 33 Fälle von Concurrenz von Variola und Vaccine. Brit. med. Journ. 1118.
2) Dr. **G. Kolischer**: Ein Fall von Vaccine généralisée. Deutsche med. Wochenschrift 28. 1882.
3) Dr. **Guéniot**: Ein Fall von Autoinoculation bei einem mit Eczem behafteten Kinde. Progrès méd. 20. 1882.
4) **Hutchinson**: Gangraenöse Eruption im Zusammenhange mit Varicella und Variolois. Lancet II 18. 1881.
5) Dr. **Pissin**: Zur Conservirung der animalen Vaccine. Berl. Klin. Wochenschr. 44. 1881.
6) Dr. **Henry Austin Martin**: Ein höchst seltener, vielleicht einziger Fall von allgemeiner Vaccineeruption. New-York med. record. 597.
7) Dr. **Clement Dukes**: Die Incubationsperioden von Scarlatina, Parotitis und Rubeolen. Lancet II, 18. 1881.
8) **Richard Trichard**: 3 Anfälle von Scharlach innerhalb 2 Jahre. Glasgow med. Journ. Januar 1882.
9) Dr. **M. Litten**: Klinische Beobachtungen und anatomische Untersuchungen über Scarlatina. Charité-Annalen VII. Jahrg.
10) Prof. Dr. **Henoch**: Erfahrungen aus den letzten Scharlachepidemieen: Ibidem.
11) Dr. **M. Kassowitz**: Ueber das Verhältniss zwischen Rötheln und Masern. Wiener med. Blätter 4—6. 1882.
12) Prof. **R. Demme**: Die bemerkenswerthen Eigenthümlichkeiten einer im Kinderspitale und seiner Poliklinik beobachteten Masernepidemie. Ueber das Verhalten der Blutkörperchen im Verlaufe der Masernerkrankung. 19. Bericht über das Jenner'sche Kindersp. in Bern 1881.
13) — Beiträge zur Pathologie des Scleroms. Ibidem.
14) Dr. **Josef Herzog**: Ein Fall von Morbilli-Scarlatina. Berlin. klin. Wochenschrift 7. 1882.
15) **H. C. de Bayer** u. **D'Antin**: Ueber einen pflanzlichen Parasiten vom Genus Oidium der bei Säuglingen auf der Oberfläche pustuloeser Hauteruption beobachtet wurde. Progrès méd. 2. 1882.
16) **Henoch**: Zur Pathologie der Masern. Berl. kl. Wochenschrift 13. 1882.

---

1) R. D. R. S weeting liefert eine Analyse von 20 Fällen von Variola an Individuen, welche innerhalb des Incubationsstadiums der Variola vaccinirt worden waren.

Von diesen 20 Individuen standen 2 im Alter von 2 und 11 Monaten, 12 im Alter von 2—9 Jahren, 4 im Alter von 10—15 Jahren, 2 im Alter von 23 und 30 Jahren. Die Vaccination hatte stattgefunden bei 5 am 3—4. Tage der Incubation, bei 7 am 6—8. Tage, bei 5 am 7—10. Tage

15*

und bei 3 an einem nicht bestimmten Tage, wahrscheinlich schon frühzeitig.

Bei allen Vaccinirten waren Vaccinepusteln vorhanden, nur bei einem Individuum eine einzige, bei allen andern 3—5.

Die Variola war 12 Mal confluirend, 5 Mal dicht gesäet, 3 Mal discret.

Gestorben 1, langsame Reconvalescenz bei 7, rasche Wiederherstellung bei 2.

Die schweren Fällen waren meist erst zwischen dem 8. und 12. Incubationstage vaccinirt worden, die leichten innerhalb der 3 ersten Tage.

13 Individuen im Alter von 3—29 Jahren waren innerhalb der Incubationszeit revaccinirt worden und zwar mit Erfolg an 2—4 Stellen, zwischen dem 3. und 12. Tage der Incubation. Von diesen starb 1, bei einem Fall sehr verlangsammte Reconvalescenz, 5 Fälle blieben discret, 4 Fälle wurden confluirend und 4 Fälle dicht gesäet.

Nur einer dieser Fälle hatte Spuren einer sehr ausgiebigen Vaccination gezeigt.

2) Dr. G. Kolischer impfte einen 16 Monate alten, mit Eczema faciei behafteten Knaben. 8 Tage später wurde der Impfling mit deutlichen Vaccinepusteln am linken Arme, wo er vaccinirt worden war, aber auch mit confluirenden Pusteln im Gesichte, je ca. 10 Vaccinepusteln an den Beugeseiten beider Arme und Beine, 2 an den Pubes und am Scrotum, an der Dorsalseite des Penis. Der Rumpf war frei. Die Eintrocknung erfolgte bei allen Pusteln gleichzeitig und überall blieben charakteristische Narben. Das Allgemeinbefinden des Kindes war ungestört. Auch die Mutter des Kindes, die eine ganz intacte Haut hatte, bekam an der linken Wange, am Kinn und am rechten Vorderarm je 1 Pustel.

3) Dr. Guéniot impfte ein 5 Monate altes Kind, das mit Eczem am behaarten Kopfe, an den Schultern und auf der Brust behaftet war, 4 Tage nach der Impfung entstanden an den eczematoesen Stellen grosse, genabelte Knötchen, die bis am 8. Tage eine Zahl von 260—280 erreicht hatten und das Bild einer Variola confluens darboten, mit starkem Jucken und Kräfteverfall einhergingen, die Pusteln nahmen aber den Verlauf gewöhnlicher Vaccinepusteln.

Auch Blot, Serebaullet und E. Besniés haben bei eczematoesen Impflingen ähnliche Vorkommnisse beobachtet und es wird daher mit Recht die Frage aufgeworfen, ob man, den Fall der Nothimpfung ausgeschlossen, die Vaccination unter solchen Umständen nicht lieber verschieben soll, obschon bis jetzt der Ausgang immer ein günstiger war.

4) Hutchinson sprach in der Sitzung der royal med. a. chir. society vom 25. October 1881 über gangraenöse Eruptionen im Gefolge von Varicella und Variolois. Er citirte zunächst einen Fall, den er vor 2 Jahren in derselben Gesellschaft besprochen hatte. Dieser Fall betraf einen Impfling, bei dem die Vaccine gerade so normal verlaufen war, als bei einigen andern Kindern, die von demselben Stammimpfling abgeimpft worden waren, bei dem aber am 8. Tage eine Variola (?) zum Ausbruche kam.

Von diesen Efflorescenzen gangraenestirten sehr viele und das Kind, das vom 11—21. Tage nicht ärztlich behandelt worden war, wurde Object einer gerichtlichen Untersuchung.

Man fand an der Leiche zahlreiche bis ins subcutane Zellgewebe reichende, gangraenose Stellen, aber konnte sie nicht erklären. Hutchinson erklärte die Eruption für ein Vaccine-Exanthem.

Ein zweiter ähnlicher Fall wurde bald darauf in Dublin von Stokes constatirt. In beiden Fällen waren die Vaccinepusteln selbst nicht gangränös geworden.

Hutchinson kennt aber eine gangränöse Form der Varicella seit 10 Jahren und auch Stokes hat schon 1807 ähnliche Fälle beschrieben und angegeben, dass sie in Irland dem Volke wohlbekannt seien. Diese Form wird bei ganz gesunden Kindern beobachtet und in Familien, in welchen gleichzeitig andere Kinder an der gewöhnlichen Form der Varicella erkrankt sind, die gangränöse Form der Krankheit nimmt übrigens in der Mehrzahl der Fälle einen günstigen Verlauf.

5) Dr. Pissin berichtet über eine neue Methode der Conservirung der animalen Vaccine. Die Methode besteht darin, dass nach Anlegung der gewöhnlichen Sperrpincetten, der ganze Lymphinhalt der Pusteln, die Epidermisschuppen nicht ausgeschlossen, mittelst einer starken Lanzette auf ein Uhrglas gestrichen und dort mit verdünntem Glycerin innig vermischt werden. Dieser Extract kann entweder in Capillaren gefüllt oder in grössere Röhren oder Gläser gegossen werden, die man dann luftdicht schliesst.

Man gewinnt durch diese Methode viel grössere Quantitäten von Lymphe und Dr. P. kann jetzt schon mit Sicherheit behaupten, dass die so gewonnene Lymphe sich mindestens 3 Wochen lang mit voller Wirksamkeit conserviren lasse. Er verwendet ausser 3fach destillirtem (Sargischen) Glycerin, noch eine ½procentige wässrige Lösung von Salicylsäure.

Er hatte bei 90 Vaccinationen mit dieser Lymphe nur 2 Misserfolge, bei 31 Revaccinationen keinen einzigen Misserfolg und zwar kamen bei 73 Vaccinationen mehr als die Hälfte, bei 7 die Hälfte und 8 weniger als die Hälfte aller Pocken; bei 22 Revaccinationen mehr als die Hälfte, bei 3 die Hälfte, bei 6 weniger als die Hälfte aller Pocken. In allen Fällen waren 6 Pocken gesetzt worden.

Von 528 gesetzten Pocken hatten sich bei den Vaccinirten 449, von 186 bei Revaccinirten gesetzten Pocken hatten sich 141 entwickelt.

6) Dr. Henry Austin Martin erzählt: Eine 36 Jahre alte Dame und ein 3 Jahre alter Sohn derselben wurden am 13. Februar 1882 revaccinirt, ihr 7 Monate alter Säugling aber wurde nicht vaccinirt, weil derselbe an Eczema capitis litt.

Die Revaccination der Mutter hatte Erfolg.

Am 16. Tage nach der Revaccination erkrankte der Säugling fieberhaft und bekam in der Gegend der Ellbogen rothe Knötchen, die sich in den nächsten 3 Tagen über den ganzen Körper ausbreiteten, besonders zahlreich aber am Standorte des Eczem's auftraten. Die Eruption erinnerte wohl sehr an Variola, allein alle Efflorescenzen waren kreisrund, von einem rothen Hof umgeben und entsprachen genau Vaccinepusteln und verliefen auch so.

Mit dem Inhalte der Pusteln dieses Kindes vaccinirte Dr. M. ein Kalb mit Erfolg und von diesem weiter 3 Kinder mit gutem, eines mit theilweisem Erfolge und einen Erwachsenen (Revaccination) mit geringem Erfolge.

7) Dr. Clement Dukes ist in der Lage über Incubationsperioden verlässliche Angaben zu machen, weil er als Arzt eines Pensionats sofort die Erkrankten von den Gesunden isolirt.

Ueber Scharlachincubation führt er 15 Fälle an, in welchen die Incubation 1 Mal 1, 3 Mal 2, 2 Mal 3, 4 Mal 4, 2 Mal 5, je 4 Mal 6, 7 und 9 Tage dauerte.

Ueber Varicellenincubation 15 Beobachtungen, 14 Tage 2 Mal,

14—15 Tage 1 Mal, 14—16 Tage 2 Mal, 13—14 Tage 1 Mal, 15 Tage 3 Mal, 16—17 Tage 3 Mal, 17—18 Tage 1 Mal, 19 Tage 2 Mal.

Mumpsincubation 41 Beobachtungen: 14 Tage 1 Mal, 15 Tage 1 Mal, 16 Tage 3 Mal, 17 Tage 6 Mal, 17—19 Tage 1 Mal, 18 Tage 7 Mal, 18—20 Tage 1 Mal, 19 Tage 8 Mal, 20 Tage 4 Mal, 20—22 Tage je 1 Mal, 21 Tage, 22 Tage, 23 Tage, 25 Tage je 1 Mal, 24 Tage 2 Mal.

Orchitis nach Mumps 12 Beobachtungen, 1 Mal 1 Tage, 6 Mal 7 Tage, 4 Mal 8 Tage und 1 Mal 9 Tage später.

Rubeolenincubation 25 Beobachtungen, 12 Tage 1 Mal, 13 Tage 1 Mal, 14 Tage 5 Mal, 12—19, 13—15, 14—16 Tage je 1 Mal, 15 Tage 2 Mal, 15—17 Tage 3 Mal, 16 Tage 4 Mal, 16—18 Tage 3 Mal, 19, 20 und 22 Tage je einmal.

8) Richard Prichard berichtet über einen Mann von 24 Jahren, der innerhalb 2 Jahren 3 Mal im Belvedere-Hospital (Glasgow) am Scharlach behandelt worden ist.

Das 1. Mal im Februar 1880, das 2. Mal im Januar 1881 und das 3. Mal am 30. October 1881, immer war der Scharlachausschlag prägnant, ebenso die Angina und die nachfolgende Desquamation.

Die Frau dieses Mannes und seine 3 Kinder wurden nie inficirt und er selbst weiss nicht, wo er sich inficirt hatte.

9) Dr. M. Litten's Beobachtungen beziehen sich auf Individuen, die mindestens das 12. Lebensjahr überschritten hatten.

Das Fieber verläuft in uncomplizirten leichtern Fällen typisch, auch wenn es protrahirt ist und das Exanthem um mehrere Tage überdauert.

In der Regel endet es durch Lysis, ausnahmsweise durch Krise innerhalb weniger Stunden. Das Fieber kann auch abortiv sein, in seltenen Fällen ganz fehlen (1 Mal beobachtet).

Zu wiederholten Malen notirte Dr. L. nach Ablauf des Exanthems oder einige Tage später ein intermittensartiges Fieber im Quotidian- oder Tertian-Typus. Aehnliche Beobachtungen hat L. nach Recurrens gemacht.

Es giebt eine schwere Form der Scarlatina, welche mit intensiven Darm- und Gehirnerscheinungen einhergeht, mit typhusähnlichem Verlaufe, in welchem das Fieber die Desquamation um 2—3 Wochen überdauert, subcontinuirlich oder remittirend.

Veränderungen der Haut und der Unterhautzellgewebe: Bei sehr intensivem Exanthem erscheint die Haut mitunter blutig suffundirt und es folgt dann nicht nur Desquamation, sondern zuweilen auch ausgedehnte und intensive Pigmentirung der Haut; in einzelnen Fällen oder in einzelnen Epidemien wirkliche Blutungen in die Haut, ohne Pyämie und Sepsis und mit guter Prognose.

Violett-cyanotischer Farbenton ist von maligner Bedeutung, Zeichen von Herzschwäche.

Bemerkenswerth sind die Fälle, in welchen Fieber und Angina 6—7 Tage vor dem Exanthem auftreten. Im Unterhautzellgewebe wird neben dem Hydrops und den Infiltraten die bösartige Angina Ludowigii hervorgehoben.

Nervöse Störungen: Benommenheit, Delirien, Verengerung der Pupillen, ohne bekannte anatomische Grundlage oder begleitet von Meningealapoplexien, seltener von Pachymeningitis haemorrhagica, Meningitis purulenta convexitatis oder baseos. Die Meningitis ist in vivo zu vermuthen, wenn die Delirien frühzeitig, Hyperaesthesien, Nackencontractur, Lähmungen im Bereiche der basalen Hirnnerven auftreten. Neben Meningitis findet man häufig Sinusthrombose im Zusammenhange mit Otitis und Caries des Felsenbeines. Die Hirnsubstanz wird nur secundär bei Encarditis oder septisch-pyämischen Prozessen mit ergriffen, auf dem Wege embolischer Verschleppung.

Dr. L. macht auf die Fälle von Scarlatina aufmerksam, in welchen ein continuirliches Schwanken der Pupillenweite (Tremor) beobachtet wird und alle lethal endeten, ohne dass cerebrale Veränderungen nachgewiesen werden konnten; ausserdem auf schwere entzündliche Prozesse in den Augen, Iritis, Panophthalmitis und endlich auf plötzliche Amaurose ohne Veränderung des Augenhintergrundes bei Nephritis scarlatinosa, die aber in allen Fällen wieder, spätestens nach 3 Mal 24 Stunden rückgängig war.

Digestionsorgane: Dr. L. sah häufig Diphtheritis des Oesophagus, ohne dass dieselbe im Rachen vorher hätte nachgewiesen werden können, ab und zu auch im Magen.

Die Milz ist fast immer als geschwellt nachzuweisen mit und ohne Infarctbildung, mitunter von bacterischen Abscessen durchsetzt.

Das Lebergewebe immer im Zustande trüber Schwellung, bis zur acuten gelben Atrophie mitunter fortschreitend.

Diarrhöen im Verlaufe von Scarlatina wurden öfters beobachtet und zwar unter dem Bilde einfacher, catarrhalischer Enteritis mit schnellem und günstigem Verlaufe oder unter dem Bilde der Dysenterie mit Tenesmus, mit Diphtheritis der Darmschleimhaut und endlich unter dem Bilde eines Scharlachtyphoids, mit Schwellung der Peyer'schen Plaques und Solitärfollikel mit Ulceration, Schwellung der Mesenterialdrüsen und der Milz und sehr protrahirtem Verlaufe.

Endlich findet man auch in septischen Fällen miliare, micrococcische Abscesse auf der Schleimhaut und Serosa des Darmes, ohne deutlich klinische Symptome, ausserdem multiple kleine Blutungen, selten umfangreiche hämorrhagische Infiltrationen.

Kreislaufsorgane: Schnell vorübergehende trockene Pericarditiden kommen im Verlaufe der Scarlatina häufiger vor als man gewöhnlich annimmt und werden, wegen der kurzen Dauer der Affection, leicht übersehen.

In tödtlich verlaufenden Fällen fand Dr. L. ausser den bekanntern entzündlichen und degenerativen Veränderungen des Herzfleisches, auch mitunter Myocarditis fibrosa; Dilatation des Herzens, die Scarlatina überdauernd, ohne jede andere Complication, auch ohne Scharlachnephritis kommt vor.

Rücksichtlich der Encarditis im Verlaufe der Scarlatina stellt Dr. L. die Forderung auf, dass für eine stichhaltige Diagnose derselben ausser den charakteristischen Geräuschen über den Herzostien, auch Fieber, qualitative Veränderungen des Pulses, schwere Störungen des Allgemeinbefindens nothwendig ist, absolut sicher wird die Diagnose erst, wenn embolische Prozesse auftreten. (Diese Forderungen L.s mögen allerdings jeden Irrthum in der Diagnose ausschliessen, aber ihre Abwesenheit schliesst absolut nicht das Vorhandensein der Encarditis aus. Ref.) Dr. L. schätzt die Betheiligung des Herzens in den von ihm beobachteten Fällen auf 3—5 %.

Den scarlatinösen Encarditiden gehen in der Mehrzahl der Fälle keine Gelenksschmerzen voran.

Ausser dem Ausgange der Encarditis scarlatinosa in Heilung, in Neubildung von Excrescenzen und in chronische Klappenfehler hat Dr. L. in 3 Fällen, unter dem Einflusse eines septischen Giftes, einen ulcerösen Zerfall der neugebildeten Excrescenzen, der ganzen Klappen, Sehnenfäden etc. mit dem bekannten Bilde der Encarditis ulcerosa verlaufen gesehen.

Dr. L. meint, dass wenn im Verlaufe einer Scarlatina ulceröse Encarditis auftritt, so könne man mit Sicherheit annehmen, dass irgendwo im Organismus eitrige oder diphtheritische Prozesse Platz gegriffen haben, am häufigsten ulceröse und diphtheritische Veränderungen der Darmschleimhaut.

Respirationsorgane: Ausführlich beschreibt Dr. L. die Fortpflanzung der Diphtheritis faucium auf den Larynx, Trachea, Bronchien und die Lungen, sowie die damit combinirten schweren Krankheitsbilder. Er betont ausserdem das häufige Vorkommen der eitrigen Bronchitis und der Bronchopneumonie, die letztere ist beim Scharlach der Kinder die fast ausschliessliche Form von Pneumonie (? Ref.), der haemorrhagischen Infarcte, Abscesse und dissecirenden Necrosen (bei septischen Zuständen). Der Pleura betheiligt sich ex contiguo von der Lunge her, oder secundär bei Nephritis, sehr gross ist die Neigung der pleuritischen Exsudate zur Bildung von Empyemen und Jaucheherden. Selbständig entwickeln sich nicht selten während der Reconvalescenz plötzlich meist lethal endende Pleuritis mit massenhafter Exsudatbildung.

Gelenkserkrankungen: Ihr Auftreten fällt meist in die Zeit der beginnenden Desquamation oder etwas später. Gelenkschmerzen ohne Schwellung, auf welche aber doch Pericarditis folgen kann, Schmerzen mit seröser oder eitriger Exsudation in die Gelenke mit häufig nachfolgenden Complicationen in den serösen Häuten, kommen allerdings vor, doch seltner beim idiopath. Gelenksrheumatismus, und sind auch weniger zu Recidiven in denselben Gelenken geneigt. Vereiterungen der Gelenke sind bekanntermassen höchst gefährlich, der Gelenksinhalt immer reichlich von Coccen und Bacillen durchsetzt. Namentlich gross ist die Vulnerabilität der Gelenke beim Vorhandensein, selbst anscheinend unbedeutender Darmaffectionen; erwähnenswerth die Complication der Gelenksaffection mit Parotitis.

Harnorgane: Wir (Ref.) heben hier zunächst eine Hypothese L.s hervor, welche dieser an eine ausführlich mitgetheilte Krankenbeobachtung anknüpft. Er hat nämlich in diesem und anderen Fällen von Nephritis scarlatinosa gesehen, dass vor Beginn und während des Auftretens urämischer Anfälle, nicht nur die Harnmenge stark vermindert wurde, sondern, dass ausserdem der bis dahin dunkle, trübe, stark eiweisshaltige und an Cylindern reiche Harn, hell, klar, blut- und eiweissfrei wurde. Er knüpft daran die Hypothese, dass in diesem Stadium eine stärkere Schwellung der erkrankten Nervenabschnitte die Secretion derselben verhindern dürfte und meint, dass in diesem Stadium die Verabreichung von Tannin durch seinen verengernden Einfluss auf die Gefässe anregend auf die Secretion und mildernd auf die Urämie wirken könnte. Den heftigsten Symptomen der Nephritis intra vitam entsprechen mitunter minimale Veränderungen der Niere an der Leiche und umgekehrt.

In einzelnen der Fälle der 1. Reihe, mit Coma verlaufend, war Acetonurie nachweisbar (weinrothe Färbung bei Zusatz von ferr. sesquichl.).

Man findet bei der Nephritis scarlatinosa niemals die Gefässe oder das interstitielle Bindegewebe oder die Epithelauskleidung ausschliesslich erkrankt.

Die Bemerkungen des Autors über das Auftreten des Scharlachs im Wochenbette und während der Schwangerschaft übergehen wir.

Scharlachrecidiv hat er einmal am 7. Krankheitstage gesehen und unterscheidet das Recidiv von einem eigenthümlichen Verschwinden und Wiedererscheinen des Exanthems, welches in Intervallen von 8—12 Stunden in sehr seltenen Fällen beobachtet wird und mit entsprechenden Schwankungen der Temperatur und der catarrhalischen Symptome einhergeht.

Als Nachkrankheiten nennt Dr. L. Chorea, acuten Gelenkrheumatismus, Anämie, eine lange dauernde und hartnäckige Hyperästhesie der ganzen Haut oder der Fusssohlen allein, Facialislähmungen und Septicopyämie, welche mitunter nicht nur intra vitam, sondern auch post mortem unerklärt bleiben.

10) Prof. Dr. Henoch berichtet: A. über das Vorkommen eitriger Gelenkentzündungen beim Scharlach [siehe Bericht über die pädiatrische Section der Versammlung deutscher Naturforscher und Aerzte in Salzburg 1881 Jahrb. f. Kindhk. XVIII. Bd. 1. H.] und zwar über 3 Fälle dieser Art.

1) Ein 6 Jahre alter Knabe bekam in der 2. Woche seiner Scharlacherkrankung eine Anschwellung der linken Seite des Halses und eine äusserst schmerzhafte Geschwulst des linken Armes, beides unter heftigem Fieber. Die Schwellung am Halse, eine harte empfindliche Plegmone vom proc. mast. bis zur Mitte des Halses reichend, stark oedematös geschwollen und schmerzhaft sind beide Handgelenke, beide Knie- und Fussgelenke, T. 39.6, Somnolenz, leichte Delirien.

Nach 3tägigem Aufenthalt im Spitale trat, nachdem sich noch mannigfache Ecchymosen ausgebildet hatten, unter tiefem Sopor der Tod ein.

Die Obduction ergab an den erkrankten Gelenken eitrige Synovitis, Parotitis purulenta sin., Thrombose der vena jugul. sin., Metastasen in die Nieren, Milzschwellung.

Dr. H. erklärt epikritisch die Phlebitis in der Vena jug. als das Primäre, daran schlossen sich Pyämie mit multipeln Localisationen, unter Anderem auch in den Gelenken.

2) 6 Jahre alter Knabe erkrankt im Spitale, nachdem leichte Masern oder Rubeolen vorausgegangen waren, an einer schweren Form von Scarlatina mit starken Anschwellungen in den Submaxillargegenden, zumal links, am 7. Krankheitstage Anschwellung und Schmerzhaftigkeit des rechten Handgelenks, einige Stunden später auch des rechten Kniegelenkes, schweres Allgemeinleiden, völlige Apathie. Tod am 9. Tage.

Section: Reichliche Eiteransammlung in den affizirten Gelenken, phlegmonöse Infiltration am Halse. Hämorrhagien in innern Organen. Necrose an den Stimmbändern.

3) 5jähriges Mädchen, mit Rachendiphtherie aufgenommen, schweres Allgemeinleiden, am 5. Krankheitstage ein irreguläres Scharlachexanthem, am 9. Krankheitstage Nephritis, am 12. Schwellung und Schmerzhaftigkeit des rechten Schultergelenkes und beider Kniegelenke. Tod unter Dyspnoe am 15. Tage.

Section: Eiter an beiden Knie-, linken Hand- und Ellbogen- und im rechten Schultergelenke.

Brachopneumonia bilat., Nephritis, Haemorrhagien, acute Milzschwellung, Diphtheritis faucium, laryngis et tracheae.

Epikrise: Primäre Rachendiphtherie mit nachfolgender Scarlatinainfection und Synovitis purulenta, hier fehlte aber die phlegmonöse Erkrankung am Halse.

Die purulente Synovitis im Gefolge der Scarlatina kömmt nach Henoch zu Stande: 1) Durch Uebergang der Synovitis serosa in die purulente Form. 2) Auf dem Wege der Embolie von den Venen innerhalb der phlegmonösen Herde. Die 2. Form ist gewiss die verhängnissvollere, immer zum Tode führende. Die 1. Form kann unter günstigen Umständen chronisch werden und heilen.

B. Ueber Endocarditis scarlatinosa. Die Endocarditis scarlatinosa, die in vivo mit prägnanten klin. Symptomen verläuft, ist im Ganzen nicht allzuhäufig.

H. berichtet über einen solchen Fall, der nach einem sehr schweren klinischen Verlaufe, welcher auch die Diagnose der Encarditis mit grosser Präcision stellen liess, am 28. Krankheitstage tödtlich endete.

Beginn der encarditischen Erscheinungen am 21. Tage. Sectionsbefund: Endocarditis aortica ulcerosa, Endocarditis maligna chordalis valv. mitr. et endocardii partialis, Hypertrophia et dilatatio cord. sin., Embolia cutis, conjunctivarum, lienis et renum, Nephritis et hepatitis parenchym., Tonsillitis et Hyperplasia glandul. cervicalium. Der Verlauf: Schwere Erscheinungen, Fortdauer des Fiebers nach Ablauf des Exanthemes und trotz der Entleerung eines Halsabscesses, Beschleunigung und Dicrotie des Pulses.

Erst am 20. Tage neue auffallende Unreinheit des Tones erkennbar, nie ein wirkliches Geräusch; dabei Diarrhöe und acute Milzschwellung, Apathie und leichte Somnolenz (Typhoid). Scarlatinöse Synovitis der Herzaffection vorausgegangen.

Die gewöhnlichen und gutartigen Fälle von Encarditis scarlatinosa, von denen sich manche auch nach 8—12 Tagen vollständig zurückbilden, melden sich durch ein Wiederansteigen der bereits normal gewordenen Temperatur und lautes Blasebalggeräusch an.

Synovitis oder Nephritis können vorausgehen oder fehlen.

H. schliesst sich der Ansicht Littens an, dass in den malignen Fällen von Encarditis scarlatinosa diese letztere nur eine Theilerscheinung eines septicämischen Processes sei.

C. Ueber Scharlachrecidive, i. e. ein neuer Ausbruch der Krankheit unmittelbar nach der 1. Erkrankung ist wohl zu unterscheiden von einer 2. Scharlachinfection und ebenso wohl zu unterscheiden von Schwankungen in der Intensität des Exanthems, die durch begleitende Erytheme bedingt zu sein scheinen und von fieberhaften Erythemen nach Ablauf des Exanthems oder sogar schon im Desquamationstadium. Das wahre Sacharlachrecidiv setzt nicht nur das Vorhandensein der Hautröthe, sondern des ganzen Complexes der Scharlachsymptome voraus.

H. publicirt neuerdings einen Fall von wahrem Scharlachrecidiv, der auch den Ansprüchen des grössten Skeptikers genügen dürfte. Eintritt des Recidivs 4 Wochen nach der 1. Eruption, Tod am 8. Krankheitstage.

Die Analoga des wahren Scharlachrecidivs hat man in den allerdings weitaus häufigern Typhusrecidiven zu suchen.

11) Dr. W. Kassowitz, der in einer Publication im Jahre 1874 auf Grund seiner damaligen Erfahrungen sich gegen die Existenz von specifischen Rubeolen aussprach, weil auch die Vertheidiger dieser Specifität nach seiner Meinung einen ausreichenden Beweis dafür nicht erbracht hatten, „ist nunmehr in der angenehmen Lage, aus eigener Beobachtung über eine sehr intensive Röthelepidemie berichten zu können," wobei nicht ein einziges Mal ein Uebergang von Rötheln in echte Masernformen constatirt werden konnte.

Bezüglich der Symptome und des ganzen Verlaufes bestätigt K. die Angaben von Emminghaus, bei etwa einem Dritttheil seiner Fälle waren sehr deutliche Anschwellungen der Lymphdrüsen am Halse, insbesondere hinter den Ohren, welche den Ausschlag mehrere Tage überdauerten.

Die Contagiosität war eine zweifellose und sehr bedeutende, die Incubation schwankte zwischen 14 und 20 Tagen. Unter den von K. beobachteten Fällen waren 5 Erwachsene.

Von einer Verwandtschaft der Rubeolen mit Masern kann nach K.s Beobachtungen keine Rede sein, die Aehnlichkeit mit Masern ist aber so prägnant, dass er sagen muss, dass die Rötheln den Masern viel näher stehen als jede andere uns bekannte Krankheit, und vielleicht, lässt er durchblicken, wird diese Aehnlichkeit durch einen bisher unbekannten Microorganismus vermittelt.

Dr. K. vermuthet zwischen den Masern und Rötheln, wie zwischen Variola und Varicelle, welches letzteren er auch nicht ansteht: „einen

sehr hohen Grad von Selbstständigkeit gegenüber der Variola zuzuerkennen", einen Zusammenhang, wünscht aber, dass man die Acten über
diese Frage nicht als vollständig abgeschlossen erachten soll.

Die Analogie zwischen Variola und Varicella einerseits und Morbillen
und Rubeolen andrerseits könnte vielleicht auch darin bestehen, dass
ausnahmsweise doch aus Varicella: Variola, aus Rubeolen: Morbillen
bei der Infection entstehen könnten; Cheadle hatte in der Rubeolen-
debatte des Londoner med. Congresses eine Epidemie von milden und
schweren Rubeolenfällen beobachtet, die unmittelbar auf und aus einander entstanden waren und leicht den Verdacht eines Ueberganges von
Rubeolen in Morbillen erregen können.

K. erinnert, wieder einen scheuen Blick auf die Micrococcen werfend,
daran, dass die Microorganismen durch die Hand des Experimentators,
der ihre Lebensbedingungen ändert, willkührlich gutartiger oder bös-
artiger gemacht werden könnten.

Auch Variola und Vaccine, welche bei aller Aehnlichkeit der Einzel-
efflorescenzen, klinisch so weit von einander entfernt sind, dass man sie
für 2 verschiedene Krankheiten halten könnte, sind doch wahrscheinlich
identisch, Vaccine ein Variolagift, das durch die Umpflanzung auf eine
andere Thierspecies eine bedeutende Modification erfahren hat.

Dabei gibt er zu bedenken, dass schon die Uebertragung der Variola durch Impfung (Variolation) diese der Vaccine viel ähnlicher
machte, in sofern die Krankheit bei den Variolirten viel milder auftrat,
selbst ab und zu Pusteln nur an den Impfstellen vorkamen.

Andrerseits kann die Vaccine bei Kindern, welche an einem ausgebreiteten, nässenden Eczem leiden, am 10.—11. Tage eine sehr dicht-
gedrängte Pustelentwicklung auf der eczematnösen Stelle hervorrufen,
wie K. 2 Mal zu beobachten Gelegenheit hatte, vielleicht weil die erhöhte Fluxion zu den erkrankten Hautpartien auf eine grössere Menge
von Microorganismen zuführt.

„Man wird sich also vom Standpunkte der wissenschaftlichen Forschung nicht zu sehr beeilen müssen, den Faden zwischen Rubeola und
Morbilli und zwischen Variola und Varicellen ein für alle Mal zu durchschneiden."

12) Prof. R. Demme berichtet über eine Masernepidemie in Bern
im Jahre 1881.

In das Kinderhospital wurden aufgenommen 224 Masernkranke
mit 13 Todesfällen (5,8 %), 2 Mal war der Tod bedingt durch die
Heftigkeit des Intoxicationsprocesses und excessives Fieber am zweiten
Krankheitstage.

Die Incubationsdauer betrug im Mittel 10—12 Tage, scheint ausnahmsweise auch nur 8 Tage zu dauern.

D. beobacheete einzelne bemerkenswerthe Fälle von transitorischer
und erblicher (eine ganze Familie betreffender) Immunität gegen das
Maserncontagium.

Der Beginn der Masernepidemie in Bern fiel in eine Zeit, wo gleichzeitig auch viel Scharlach vorkam, und D. notirte bei allen Masern-
anfällen eine sehr prononcirte Angina initialis, auch wiederholte Male
rasches Aufeinanderfolgen von Morbillen und Scarlatina bei denselben
Individuen.

Ein an Chorea minor leidendes Mädchen wurde von Masern ergriffen
und ebenso ein 9 Jahre alter, an Prurigo leidender Knabe, das eine verlor dabei seine Chorea, der andere seine hartnäckige, bisher jeder Therapie trotzende Prurigo.

Ein 3 Jahr altes Kind bestand innerhalb 10 Wochen 2 Mal Masern.

Bei einzelnen Kranken kamen excessive Eruptionstemperaturen vor,
42,3°, 42,6° in 2 Fällen mit Ausgang in Genesung, 42,7° und 42,9° in

2 Fällen mit Ausgang in Tod; 3 Mal war der Gesammtverlauf afebril, ein Mal sogar die Temp. subnormal, einmal inverser Fiebertyphus (Morgenexacerbation, Abendremission).

In 7 Fällen kam eine Angina tonsillaris necrotica, ganz ähnlich wie bei Scarlatina, zur Beobachtung, 3 Mal kam croupös-diphtheritische Laryngo-Tracheitis zur Beobachtung, 4 Mal acute Pericarditis, 3 Mal acute Endocarditis, ausserdem vereinzelte Fälle von Glomerulonephritis im Desquamationsstadium unzweifelhafter Masernerkrankung, einmal sogar unter urämischen Erscheinungen.

Ferner erwähnt D. 2 Fälle von complicirender Gangrän, einmal an der Vulva, mit Ausgang in Heilung, einmal des Unterkiefers (ausgehend von Stomatitis aphthosa), gleichfalls Ausgang in Heilung.

An 20 Masernkranken wurden Untersuchungen angestellt, bezüglich der Zu- und Abnahme des Blutes an rothen Blutkörperchen und bezüglich der Verhältnisszahlen der rothen und weissen Blutkörperchen.

Es fand sich ausnahmsweise ganz im Beginne der Fieberperiode eine geringe Vermehrung der rothen Blutkörperchen, mit der weitern Entwicklung des die Eruption begleitenden Fiebers trat aber in der Regel eine Verminderung derselben ein, die 17—48 Stunden das Fieber überdauerte, so dass die Zahl der rothen Blutkörperchen bis unter die Hälfte der Norm sank.

Nach 8—10 Tagen stieg die Ziffer langsam, oft von neuerlichen Schwankungen unterbrochen, wieder an. Dabei zeigte sich ein reichlicher Zerfall der Blutzellen, Auftreten von Microcyten und feinen Kernen, von Nucleinfragmenten. Spectroscopische Untersuchungen ergaben anfangs eine Zunahme und nach dem Ausbruche des Exanthems eine Abnahme des Hämoglobulingehaltes.

Die Abnahme der rothen Blutzellen, wenn auch in untergeordnetrem Maasse als bei fieberhaftem Verlaufe, fand sich auch in einem Falle von intensiver Maserneruption mit total afebrilem Verlaufe.

Eine wirkliche (absolute) Zunahme der weissen Blutzellen findet während des Masernprocesses, zumal während der Fieberperiode nicht statt, eher ein Zerfall derselben.

In einer Reihe von Masernfällen kam es zu acuten Schwellungen der Schilddrüse, einmal zu einer acuten Entzündung eines Struma und zwar 15 Mal kam es zu beträchtlichen Anschwellungen mit dem Ausgange in hyperplastische Veränderung der früher gesunden Schilddrüsen, 7 Mal zu beträchtlicher Zunahme schon bestehender Strumen, theils auf der Höhe des Initialfiebers beginnend und bis zur Desquamationsperiode sich fortsetzend, theils als erst im letzten Stadium überhaupt sich entwickelnd; 10 Mal gingen die acuten Schwellungen spontan wieder zurück, 12 Mal erst nach Jodbehandlung. Diese Schwellungen entstanden in acuter Weise innerhalb $1\frac{1}{2}$—3 Tagen, machten sich durch Dyspnoe bemerkbar und schwanden auch in den 10 erwähnten Fällen relativ sehr schnell.

In einem Falle kam es zu einer Abscessbildung im acut entstandenen Struma und operativer Entleerung von ca. 3 Esslöffel Eiter, der reichliche Mengen von Stäbchenbacterien und Micrococcen enthielt.

In diesem Falle exfoliirte sich innerhalb 4 Tagen beinahe der ganze rechte Schilddrüsenlappen. Ausgang in Heilung.

13) Prof. R. Demme berichtet über einen für die Pathologie des Scleroms interessanten Fall, betreffend einen neugeborenen, mageren, 2780 Grm. schweren Knaben. Die untern Extremitäten waren auffallend dick, in Folge von Verdickung und Derbheit des infiltrirten Zellgewebes, namentlich an den Füssen und Waden, die Hautdecken daselbst wie ge-

froren, leichenblass. Die Herzthätigkeit enorm verlangsamt (60), die Respirationsfrequenz 32, die Temperatur im Rectum (36,5⁰ C.).

Nach Anwendung von Kleienbädern (von 30,0 auf 37,0⁰ C. erhöht) von Analepticis und Massage der sclerotisirten Extremitäten nahm die Sclerose ab, die Herzthätigkeit (84) und die Rectumtemperatur (37,5⁰ C.) zu.

Nichts desto weniger entwickelte sich das Sclerom auch auf den obern Extremitäten, auch hier wieder auf zweckmässige Behandlung sich zurückbildend unter Besserung des Allgemeinbefundes (Gewichts - Zunahme bis zum 14. Tage 85 Grm.).

Am 14. Lebenstag acute rheumatische Polyarthritis (41,3 — 41,7⁰ C. Rectum), Encarditis, Purpura, mit Uebergang in disseminirte Hautgangrän unter fortwährendem Fieber.

19 Tage nach Beginn des acuten Gelenkrheumatismus neuerlich Sclerom an den obern und untern Extremitäten, fortschreitend auf Gesicht und Kopf, und Tod 3 Tage später unter rapidem Verfalle der Kräfte.

Bei der Obduction entleert sich aus dem infiltrirten Zellgewebe eine gelatinöse, gelbliche Flüssigkeit, die Lymphbahnen der Bauchdecken sind lacunös dilatirt, die peripheren Lymphdrüsen sämmtlich geschwellt, bis zu Haselnussgrösse, das subcutane Fett wachsartig glänzend.

In den Lungen einzelne broncho-pneumonische Herde, die Musculatur des Herzens fettig zerfallend, in der Wandung des linken Ventrikels ein kirschkerngrosser, myocarditischer Herd, die Klappen intakt.

Leber und Milz im Zustande trüber Schwellung und körniger Degeneration, das interstielle Gewebe der stark vergrösserten Nieren durch massenhafte Einlagerung von Lymphzellen stark verbreitert, die Epithelien der Harncanälchen, namentlich der gewundenen, körnig degenerirt, ebenso dasjenige der Glomeruli.

Als Ausgang für das Sclerom in diesem Falle nimmt D. die wahrscheinlich fötale Myocarditis an und der ganze Fall erinnert in seinen wesentlichsten Momenten an den die acute fettige Entartung der Neugeborenen darstellenden Process.

14) Dr. Josef Herzog berichtet über einen 8 Jahre alten Knaben, bei dem er das gleichzeitige Ablaufen von Morbillen und Scarlatina beobachtet hat.

Das Kind erkrankte zuerst unter leichten catarrhalischen Erscheinungen der Luftwege und der Conjunctiva an Morbillen. Am 4. Krankheitstage begann am Morgen das Exanthem abzublassen und wurde Normaltemperatur notirt; am Abend desselben Tages trat mit plötzlicher Temperatursteigerung und Milzschwellung eine heftige Angina auf und am 5. Krankheitstage ein prägnantes Scharlachexanthem. Der Fall ist sehr genau berichtet.

15) H. C. de Boyer und d'Antin haben im Hospice des Enfants-Assistés bei einem 14 Tage alten Säuglinge auf der Haut ganz isolirt stehende Pusteln gesehen, welche mit Knotenbildungen Aehnlichkeit hatten, die man nach Vaccinationen entfernt von der Impfstelle auftreten zu sehen pflegt. Diese Pusteln sind kreisrund, haben einen mittlern Durchmesser von 6 Mm., deprimirt, ihre Basis ist hart, der spärliche flüssige Inhalt ist trübe. Das betreffende Kind starb an Kachexie, hatte weder Erythem, noch Soor, noch irgend ein Zeichen von heredit. Syphilis.

Auf Durchschnitten durch diese Pusteln sahen die Beobachter, wenn sie dieselben nach der von Cohn zur Untersuchung von Bacterien angegebenen Methode behandelt hatten, zahllose kleine Sporen und ein reichliches Mycelium, das verschieden tief in die Epithelschicht und selbst in das rete mucosum eindrang. Aehnliche Bildungen von Sporen und

Mycelium fanden sie auch bei impetiginösen und ulcerösen Affectionen, bei der Desquamation nach Erysipel und Scharlach, ab und zu nur Sporen ohne Mycel und allenfalls auch Micrococcen (Zooglea). Die Pilzbildung gehört einer Gattung Oidium an, die aber vom Oidium albicans dadurch sich unterscheidet, dass sie kleiner ist und birnförmige und mit einer terminalen Cilie endende Conidien zeigt, dass das Mycel sich zuweilen rechtwinklig theilt und dass die Glieder des Mycels kürzer sind.

Es handelt sich möglicher Weise aber doch nur um eine Varietät des Soors.

16) Prof. Henoch berichtete in der Berliner med. Gesellschaft über ein Vorkommniss bei einem 4 Jahre alten, an Masern erkrankten Mädchen. Die Eruption war in ganz normaler Weise erfolgt, nur sank das Fieber nach erfolgter Eruption nicht und es bildeten sich am 3. Tage nach Beginn der Eruption an der ganzen Körperoberfläche mehr weniger dicht stehende Blasen von Haselnuss- bis Thalergrösse und darüber. Das dazwischen noch sichtbare Masernexanthem war hämorrhagisch geworden.

Das ganze Gesicht war stark gedunsen, die Augenlider so geschwollen, dass sie gar nicht geöffnet werden konnten. Nachdem die Blaseneruption aufgehört hatte, sank die Morgentemperatur am 5. Tage auf 37,8° C., stieg aber Abends wieder auf 38,5° C. Das Exanthem war nunmehr mit einem über den ganzen Körper verbreiteten Erysipelas bulbosum vergleichbar oder mit einem ausserordentlich entwickelten Falle von Pemphigus acutus.

Mit Ausnahme der Symptome eines beginnenden Collapses und ganz besonders einer beruhigenden Kleinheit des Pulses bot das Allgemeinbefinden des Kindes nichts Auffälliges.

Zwischen dem 6. und 7. entwickelte sich unter Fiebersteigerung eine croupöse Pneumonie, welche nach 8 Tagen zum Tode führte.

Aehnliche Beobachtungen im Verlaufe von Masern liegen noch vor von Klüpfel (Hirsch und Virchow's Jahresbericht 1869) und Steiner (Jahrb. f. Kinderheilk. 1874) und Löschner (ebenda).

Henoch glaubt, dass man nicht berechtigt ist, dieses Exanthem, wie Steiner annahm, als die Folge einer aufs Aeusserste gesteigerten Dermatitis morbillosa anzusehen, weil die Blasen sich nicht nur auf der Morbilleneruption, sondern auf der ganz unveränderten Haut entwickeln.

Es handelt sich vielmehr um eine Complication der Masern mit acutem Pemphigus.

II. Krankheiten des Gehirnes, des Rückenmarkes und der Nerven.

17) Prof. Sklifassowski: Ueber die Operation der Meningocele. Med. Obosrenye. 1881. Sept. p. 304.

18) Hugh P. Dunn: Paracenthese des Schädels bei Hydrocephalus. Lancet I. 19. 1882.

19) Prof. R. Demme: Beobachtungen von auffallend später und mit längern Unterbrechungen erfolgender psychischer Entwicklung des Kindes. Ueber den Einfluss acuter Erkrankungen auf die Entwicklung des kindlichen Seelenlebens. 19. Bericht des Jenner'schen Kinderspitals zu Bern. 1881.

20) Dr. H. R. Gowers: Bemerkungen über acute Spinalparalyse. Brt. med. Journ. 1116.

21) Dr. A. R. Turnbull: Ueber einen Fall von Allgemeiner Paralyse bei einem 12jährigen Knaben. Journ. of mental Science. October 1881. Ref. London med. Record. 15./4. 1882.

22) Dr. **Steffen**: Ueber den Zusammenhang der Chorea mit dem Rheu-matismus. W. med. Blätter. 14. und 15. 1882.
23) **Jule, Simon**: Hirnsclerose. Gaz. des hôpit. 34. u. 37. 1882.
24) Dr. **E. Mathelin**: Chron. Hydrocephalus als Folge einer acuten Meningitis. L'Union méd. 48. 1882.
25) Dr. **W. D. Hadden**: Ein anomaler Fall von infantiler Hemiplegie. Brit. med. Journ. 1103.
26) Prof. **J. Parrot**: Ueber Dislocation der Schädelknochen im Ver-laufe der Meningitis bei Säuglingen. Revue mens. de méd. Fe-vrier. 1882.
27) **P. Davidson**: Zwei Fälle von Ataxie im Kindesalter. Med. Times and Gaz. 1660.
28) Dr. **Biedert**: Ueber einen geheilten Fall von Meningitis tub. 4. Jahresbericht über das Bürgerspital zu Hagenau. 1881.
29) — Hysterie bei einem 11 Jahre alten Mädchen. 2. Jahresb. über das Bürgerspital zu Hagenau. 1879.
30) Dr. **v. Holwede**: Stauungshydrocephalus. Archiv f. Kinderheilk. 3 Bd. 7. u. 8. H.
31) Dr. **M. Herz**: Ein Fall von Meningitis basilaris mit Ausgang in Genesung. Arch. f. Kinderheilk. 3 Bd. 5. u. 6. H.
32) **Bourneville u. Waillamié**: Meningo - Encephalitis chron. dif. mit Verlust der Rindensubstanz. Progrès méd. 26. 1882.
33) **M. Pousson**: Rechtseitige Hemiplegie bei einem 3 Jahre alten Kinde. Progrès méd. 29. 1882.
34) **T. W. Goodsall**: Hydatidentumor im Gehirne. Lancet II. 18. 1881.
35) Dr. **E. Engelborn**: Ein Fall von transitorischer Bewusstseins-störung bei einem 11 Jahre alten Kinde. Centralbl. f. Nervenheil-kunde. 21. 1881. Ref. der Pest. med. Presse. 50. 1881.
36) **Bourneville u. Bonnaire**: Tuberculose oder hypertrophische Sclerose der Hirnwindungen bei einem Idioten. Progrès méd. 51. 1881.
37) Dr. **L. Langer**: Hemiplegie u. Taenia. Med. Jahrb. der K. K. Ge-sellsch. der Aerzte in Wien. 3. u. 4. H. 1881.
38) Dr. **Guermonprez**: Ueber die Depression des Schädels im spätern Kindesalter. Archives génér. de méd. Aout 1882.
39) Dr. **Henry Leroux**: Beiträge zum Studium der diphtherit. Lähmung. Revue de méd. 9. 1881.

17) In der Moskauer chirurg. Gesellschaft referirte Prof. Sklifas-sowski über zwei von ihm operirte Fälle von Meningocele. Im ersten Falle (Kind von 4 Monaten) handelte es sich um eine angeborene, faust-grosse, fluctuirende, nicht bewegliche Geschwülst, die der Kreuzgegend links mit breiter Basis aufsass und sich auf Druck nicht verkleinerte. Bei der Punktion wurde eine klare, etwas eiweisshaltige Flüssigkeit ent-leert. Nachdem der Sack mit ½-procentiger Carbolsäurelösung ausge-spritzt worden, entdeckte man im zweiten Kreuzwirbel eine Oeffnung, in welche man eine Fingerkuppe einführen konnte. Antiseptischer Ver-band. Am folgenden Tage hatte die Geschwulst wieder ihre frühere Grösse erreicht. Am 4. Tage nach der Operation traten plötzlich Con-vulsionen ein, denen das Kind alsbald erlag. Die Section zeigte, dass der Sack eine Meningocele spinalis darstellte und einen Theil der Cauda equina enthielt. Im 2. Falle (Kind von 9 Monaten) fand sich eine angeborene hühner-eigrosse, fluctuirende Geschwulst in der Höhe der Protuberantia occipi-talis. Beim Schreien vergrösserte sich die Geschwulst. Nachdem der Sack frei präparirt war, konnte im Knochen eine 2 Cm. lange und 1 Cm. breite Spalte durchgefühlt werden. Die Basis der Geschwulst wurde

mit einer Darmsaite umschnürt und der Sack unmittelbar darüber abgeschnitten. In 2½ Wochen genas das Kind.

Als beste Operationsmethode für Meningocelen empfiehlt Vrf. die Eröffnung des Bruchsacks behufs Reposition der etwa vorgefallenen Hirn- oder Rückenmarkstheile, das Abschneiden desselben an seiner Basis und die Vereinigung der Schnittränder durch eine starke Naht.

In der Disscusion über den Vortrag bemerkte Dr. N. Müller, dass die mitgetheilte Operation zwecklos sei, denn bei kleinen Hirnbrüchen würde Spontanheilung beobachtet, grössere Meningocelen seien aber stets mit Hydrocephalus- oder Hydrorhachis verbunden, denen die Kinder auch bei gelungener Operation schliesslich erliegen würden. Ausserdem könne die Reposition der vorgefallenen Hirntheile leicht entzündliche Erscheinungen veranlassen und dadurch den Tod beschleunigen.   Cruse.

18) Hugh P. Dunn meint, die Paracentese des Schädels sei, nach Einführung der verbesserten Operationsmethoden, durchaus nicht mehr so gefährlich, als man sonst meinte. Ein kleiner Aspirator, von etwa ½ Unze Füllraum und mit einem Doppelhahn ausgerüstet, mache es gut möglich, durch die Kranznaht hindurch, etwa 1 Zoll entfernt vom Sinus longitudinalis mit der Richtung der Nadel nach innen, die Hirnkammer zu entleeren. Nach der Paracentese ist Compression des Schädels einzuleiten, am besten durch einen eingelegten, ¼ Zoll dicken Gummischlauch, der 2 Mal um Hinterhaupt und Stirne herumgelegt wird und durch eine übergezogene Haube fixirt wird.

Die Operation kann nach Bedarf wiederholt werden, fast ohne jede Gefahr.

19) Prof. R. Demme macht Mittheilung von einigen Beobachtungen an Kindern, die im Allgemeinen wohlgebildet sind, trotzdem aber im 2., 3. oder selbst einem spätern Lebensjahre stehend, nicht gehen und nicht sprechen können, oder von Kindern, die nach einer anscheinend in jeder Beziehung normalen physischen und psychischen Entwicklung, nach und nach oder plötzlich ein geistiges Zurückbleiben merken lassen.

Die Beurtheilung solcher Fälle ist häufig schwierig, weil anatomische Unregelmässigkeiten und pathologische Veränderungen bei ihnen nicht deutlich zu Tage treten und meist durch äussere Untersuchung erkennbare Schädeldeformitäten bei ihnen fehlen und es sich vielmehr um in Vivo dunkel bleibende Entwicklungsanomalien oder pathologische Veränderungen der Nervencentren handelt. Viele dieser Kinder leiden an häufigen, mehr oder weniger regelmässigen, durch keine bestimmte äussere Ursache erklärbaren Convulsionen, die auch wohl nur halbseitig oder partiell auftreten und durch diese Art des Auftretens den Gedanken einer gröbern vitalen Veränderung nahe legen, obwohl in andern Fällen, bei ganz gleichartigen Krämpfen die geistige Entwicklung auch ganz normal vor sich geht.

Prof. Demme sendet seinen klinischen Mittheilungen eine physiologische Auseinandersetzung der normalen Entwicklung des Gehens, Stehens, Sprechens und Denkens der Kinder voraus, wobei er theilweise die Angaben von Vierordt, Kussmaul und Preyer reproducirt, theilweise aus seinem eigenen, reichen Erfahrungsschatze schöpft. D. fixirt aus ca. 150 Eigenbeobachtungen, dass a. sehr kräftig entwickelte Säuglinge in der 12.—14. Woche, b. mittelstarke in der 14.—16. W. und c. schwächere in der 18.—22. Woche den Kopf richtig äquilibrirt tragen, dass a. in der 35.—38. Woche unterstützt einige Minuten, in der 40.—42. W. schon 2—3 Minuten vollkommen frei stehen können, b. erst in der 45.—48. W., c. erst gegen Ende des 1. oder Anfang des 2. Lebensjahres. Das Gehenlernen erfolgt nach seinen Beobachtungen bei Kindern, welche ältere Geschwister haben, meist schneller als selbst bei stärkern geschwisterlosen Kindern, frühestens mit dem Ende des 9. Lebensmonates, am häufigsten zwischen 12.—18. Lebensmonat.

D. erwähnt ein Kind aus einer Vegetarianerfamilie, ein sehr kräftiges Mädchen, das schon mit dem 5. Lebensmonate kriechen, aber erst mit dem 14. Lebensmonate sich an Gegenständen festhalten und aufrichten und erst vom 16.—18. Monate an, allein gehen konnte.

Die ersten Anfänge der bestimmte Begriffe und Vorstellungen verdeutlichenden Sprache beobachtete D. am Ende des 1. oder Anfang des 2. Lebensjahres, bei Knaben meist später als bei Mädchen, und Mittheilungen von selbst erlebten und selbst beobachteten Thatsachen in noch kurzen Sätzen erst zu Ende des 4. oder 5. Lebensjahres.

Die klinischen Beobachtungen D.s beziehen sich auf Kinder, bei denen die anfangs normale geistige Entwicklung plötzlich stille stand, sich aber später wieder rasch und vollkommen ausglich oder solcher Kinder, die unter dem Einflusse intercurrirender acuter Erkrankungen, eine Abnormität der geistigen Entwicklung erkennen liessen.

1) Ein asphyctisch geborener Knabe, 47 Cm. lang, 3100 Grm. schwer, mit einem Kopfumfange von 32.5 Cm., entwickelte sich bis zum Ende des 5. Lebensmonates in jeder Beziehung ganz normal. Gegen Ende des 6. Lebensmonates schläft das Kind auffallend viel, wird apathisch und zeigte bis zum Ende des 12. Lebensmonates einen absoluten Stillstand jeder geistigen Entwicklung. Knochen und Muskeln nehmen aber entsprechend zu. Das Kind kann aber weder sitzen noch stehen.

Im 13. Lebensmonate wird das Kind wieder theilnehmend, spielt, richtet sich auf, lacht und weint, wie ein normales Kind, und nunmehr macht es rasche geistige Fortschritte, kann mit dem 14. Monate frei sitzen, mit dem 18. stehen, mit dem 27. vollkommen gut gehen.

Erst mit dem Ende des 38. Lebensmonates spricht es die ersten Silben, anfangs nur im Flüstertone, das Sprechen nimmt aber nunmehr rasch zu.

Vom 46.—50. Lebensmonate neuerliche Sprachstörung, in Form von Verlangsamung und Dehnung der Silben, Schwierigkeit im Aussprechen einzelner Worte, die früher schon ohne Schwierigkeit gesprochen worden waren, das Kind wird auch wieder schläfrig und apathisch. Mit Ende des 50. Lebensmonates hört diese krankhafte Schwankung wieder auf. Im 5. Lebensjahre ist das Kind körperlich sehr gut entwickelt, geistig etwas zurückgeblieben, namentlich noch etwas unbeholfen im Sprechen.

2) Ein Kind gesunder, hereditär nicht belasteter Eltern, Knabe, 3420 Grm. schwer, 52 Cm. lang, Kopfumfang 39 Cm. Entwicklung bis zum Schlusse des 3. Monates normal. Von da ab Anfälle von Erzittern der Hände, der Füsse, späters des ganzen Körpers, leichter Opisthotonus und Nackenstarre. Kein Fieber. Dauer der Anfälle, mit Unterbrechungen von 5—10 Minuten, ½—2 Stunden.

Die geistige Entwicklung ganz gehemmt und permanente krampfhafte Beugestellung der obern Extremitäten.

Gegen Ende des 5. und Anfang des 6. Lebensmonates dauerten die Zitterkrämpfe mit kurzen Unterbrechungen 3—4 Stunden lang, konnten durch Chloral unterbrochen werden.

Mit der 45. Lebenswoche wurden die Krämpfe seltener, mit der 47. hörten sie auf, die Contractur der obern Extremitäten bestand aber fort bis zur 48. Lebenswoche. Nun entwickelte sich wieder geistiges Leben, mit der 56. Lebenswoche regelmässige associirte Augenbewegungen, intelligenterer Gesichtsausdruck, in der 80. Woche Frei - Sitzen, in der 92. Frei-Stehen, Rutschen. Die ersten Gehversuche mit Kniekappen, welche die Streckung der Beine erzwangen, zu Anfang des 3. Lebensjahres, der tabetische Gang verlor sich erst am Ende des 3. Lebensjahres bei Tageslicht und erst gegen Mitte des 4. Lebensjahres auch im Dunkeln.

Der Knabe behalf sich ausschliesslich mit Geberdensprache bis zu
Ende des 3. Lebensjahres und noch im Alter von 5 Jahren stand er
geistig auf der Entwicklungsstufe eines Dreijährigen.
D. erwähnt, dass der Knabe während der 8.—12. Lebenswoche von
den Eltern, ohne ärztliche Ordination, beträchtliche Mengen von Opium
(venetianischen Theriak) bekommen hatte.

3) Kräftiger Knabe, hereditär in keiner Richtung belastet, bis zum
5. Lebensmonate normal entwickelt. Der Vater entdeckt zufällig, dass
das Kind süss, bitter, salzig und sauer nicht zu unterscheiden vermag,
dass ihn starkriechende Substanzen (Tabak, Campher, Schwefeläther etc.)
gleichgültig liessen. Im 5. Monate war der Knabe 57 Cm. lang, 1800
Grm. schwer, Kopfumfang 41 Cm, Sehen und Hören normal, Temperatur
und Tastempfindung allenthalben normal.

Am Ende des 2. Lebensjahres fehlte das Schmeck- und Riechvermögen noch vollständig, dabei hatte das Kind einen Heisshunger und
verschlang auch die widerwärtigsten Dinge in unglaublicher Menge. Im
30. Lebensmonate von einem schweren Scharlach befallen, der 2 Monate
dauerte.

In der Reconvalescenz wurde das Sprechen auffallend gedehnt, langsam und monoton und endlich total aphasisch. Das Hörvermögen eher
gesteigert. Die Aphasie dauerte 3 Wochen, zuerst sprach der Knabe
einzelne Silben, dann mehrsilbige Worte, nach mehreren Monaten
wieder, wie vor der Scharlacherkrankung.

Eine zufällig vorgenommene Untersuchung ergab nun auch, dass
das Schmeck- und Riechvermögen sich vollkommen entwickelt hatten
und dass seine Fresslust aufgehört hatte.

4) 7 Jahre alter Knabe hatte eine angeborene, stetig zunehmende
Equinusstellung der Füsse, vom 5. Monate Kreuzung der Füsse durch
Contractur der Adductoren, vom 5.—7. Monate anfallsweises Auftreten
von 1—5 Minuten dauernden rechtsseitigen Convulsionen, mit Verlust
des Bewusstseins, Opisthotonus, Trismus, leichte Cyanose, gewisse Zeichen
forschreitender geistiger Entwicklung.

Im 10. Monate neuerlich rechtsseitige Convulsionen, die im 12. Monate vollständig aufgehört haben. (Fall von angeborener, spastischer
Gliederstarre.)

Ende des 1. Lebensjahres unter der Behandlung D.s, der mit Rücksicht auf den grossen Umfang des Kopfes (52 Cm.) mässigen Hydrocephalus, supponirte, Tenotomie der Achillessehne mit nachfolgender
Verbandbehandlung, unter möglichster Berücksichtigung des Adductoren-
krampfes, wird Besserung erzielt.

Mit Schluss des 15. Lebensmonates die ersten Steh- und Gehversuche
in einem die gänzlich veränderte Stellung der Extremitäten sichernden
Apparate, mit Ende des 2. Lebensjahres Gang fast normal, nur etwas
schwerfällig.

Die Intelligenz des Kindes hatte sich sehr langsam, oft Wochen
lang stille stehend, entwickelt, nur war der Knabe oft reizbar und un-
gebärdig, die Sprache aber gar nicht entwickelt.

Im 3. und 4. Lebensjahre bemerkenswerther Fortschritt der geistigen
Entwicklung, die erste Lautbildung mit dem Beginne des 5. Jahres.

7 Jahre alt hat der Knabe eine wenig auffallende Steifheit der
Extremitäten bei schnellem Laufen und Springen, ermüdet schneller als
andere Knaben, ist reizbar, besucht aber die Schule und lernt eben so
leicht wie seine um 1 Jahr jüngeren Mitschüler. Seine Sprache ganz
deutlich.

20) Dr. H. R. Gowers versteht unter acuter Spinalparalyse umschriebene Lähmungen mit rapidem Muskelschwunde, mit Ausschluss

der acuten Myelitis. Ein klinisches Kriterium derselben ist die Entartungsreaction.

Es ist bisher noch nicht festgestellt, aber immerhin möglich, dass die hereditäre Disposition bei der acuten Spinalparalyse eine gewisse Rolle spielt. Die Krankheit befällt, wenn auch nicht ausschliesslich, doch vorzugsweise, aus bisher nicht bekannten Gründen, das Kindesalter.

Die ätiologische Beziehung des Zahnens zur acuten Spinalparalyse hat keine sichere Grundlage. Erkältungen scheinen ihr oft als Ursache vorauszugehen, obwohl die grösste Zahl der Fälle gerade in der heissesten Jahreszeit vorkommt.

Nicht selten entwickelt sich im Kindesalter die Krankheit unter Erscheinungen, welche eine acute Infection voraussetzen lassen, so dass man die ersten Lähmungserscheinungen übersieht und als Kräfteverfall deutet.

Als Secundärprocess nach Typhus hat Dr. G. die acute Spinalparalyse zweimal beobachtet.

Die frühzeitige (6.—8. Tag) Untersuchung der Muskeln mit dem faradischen Strom ergibt nicht nur den wesentlichen diagnostischen Befund, dass einzelne Muskeln nicht mehr reagiren, sondern registrirt auch durch diesen Verlust der Reaction, welche Muskeln bleibend gelähmt sein werden. Die frühzeitige electrische Untersuchung schadet dem Kranken nicht, wenn die Stromunterbrechungen nicht rapid sind.

In Bezug auf die Therapie bemerkt Dr. G., dass wenigstens im Anfang die Rückenlage den Kindern am ungünstigsten ist, weil die Ausdehnung (Stase) bei den spinalen Blutgefässen dadurch gefördert wird, und dass man im Anfange festzuhalten habe, dass es sich um einen acuten entzündlichen Process handle. Er empfiehlt die Anwendung des constanten Stromes in einer Intensität, die eben hinreicht schwache Muskelcontractionen auszulösen; der Strom muss noch schwächer applicirt werden, wenn die Kinder dadurch psychisch aufgeregt werden sollten; auf die Muskeln kann der Strom ohne Nachtheil schon nach 10 Tagen angewendet werden, RN-Ströme aber nicht vor Ablauf eines Monates.

21) Dr. A. R. Turnbull berichtet über einen Fall von allgemeiner Paralyse bei einem 12 Jahre alten Knaben. Der Knabe war kräftig, sah aber jünger aus, als seinem Alter entsprach, er hatte das Gedächtniss verloren, hatte aber keinerlei Sinnestäuschungen, keinerlei Aufregungszustände, immer das Gefühl ungestörten Wohlbehagens.

Zunge und Lippen fortwährend zitternd, die Pupillen erweitert und auf Licht träge reagirend. Bis zum Alter von 10 Jahren soll der Knabe über sein Alter intelligent gewesen sein, in diesem Alter wurde er hemiplegisch, die Hemiplegie ging zwar bald vorüber und entwickelte sich Blödsinn, der so sehr zunahm, dass er einer Anstalt überwiesen werden musste. Im Alter von 18 Jahren starb das Individuum.

Dr. T. bezeichnet den Fall rücksichtlich des jugendlichen Alters als Unicum.

22) Dr. Steffen behandelte beim internationalen med. Congresse in London das Thema: Ueber den Zusammenhang der Chorea mit dem Rheumatismus. Einen richtigen Grund für die Wechselbeziehung beider Processe fand man in der Encarditis, welche ein Bindeglied zwischen beiden Krankheiten darstellen sollte. Der Zusammenhang der Chorea mit dem Gelenkrheumatismus ist gewiss und verschieden häufig.

Encarditis und Chorea kommen häufig vereint vor, in Stettin ist dies geradezu Regel, allein es entwickelt sich nie Chorea auf Grundlage von Encarditis, sondern es tritt die letztere erst im Verlaufe der

ersteren auf. Der anatomische Grund dieser Combination ist bisher unbekannt.

Die Encarditis tritt immer mit hochgradigem Fieber auf, begleitet
von Dilatation des Herzens und Klappengeräuschen, der Herzschlag rückt
nach aussen und unten. Mitunter bleibt der encarditische Process auf
die Herzwandung begrenzt und lässt die Herzklappen frei, so dass alle
Geräusche fehlen können und nur die Verbreiterung und Verlängerung
des Herzens eintritt. Encarditis, welche sich auf Grundlage von Chorea
ohne Complication mit Rheumatismus entwickelt, wird in der Regel
rückgängig und gleichzeitig wird auch dann gewöhnlich die Chorea abnehmen.

Wenn die Encarditis nur die Wandungen betroffen hatte, so verliert das Sausegeräusch, das den ersten Herzton begleitet, an Intensität
um allmählich ganz zu schwinden. Wenn aber auch die Endocarditis
nicht auf die Wandungen beschränkt war, sondern primär oder secundär die Klappen ebenfalls ergriffen hatte, so können diese, wenn der
Process nicht zu ausgedehnt und zu hochgradig war, wahrscheinlich doch
wieder schlussfähig werden.

Sowie aber Schrumpfung der befallen gewesenen Klappen eintritt,
so sieht man wohl auch zunächst die Grösse des Herzens abnehmen,
selbst nahezu bis zur Norm, später aber bildet sich neben der bleibenden Klappeninsufficienz Dilatation und compensirende Hypertrophie des
Herzens aus.

Die Zeichen der bei Chorea auftretenden Encarditis sind: Plötzlich
auftretendes Fieber, lebhafte Herzaction, sausendes Geräusch, das den
1. Herzton begleitet, Verstärkung des 2. Pulmonaltones. Die acute Herz-
dilatation ist für die Diagnose unentbehrlich, doch muss ins Auge gefasst
werden, dass die acute Dilatation des Herzens auch durch anderweitige
Processe (Erkrankungen der Lunge, septische Infection) bedingt sein kann.

Es kommt im Verlaufe der Chorea vor, dass der 1. Herzton von
einem sausenden Geräusche begleitet ist, welches nach kurzem Bestehen
schwinden und wieder erscheinen kann und weder mit Dilatation des
Herzens noch Verstärkung des 2. Pulmonaltones begleitet ist. Diese
Herzgeräusche sind unabhängig von einem encarditischen Processe und
wahrscheinlich bedingt durch die Mitaffection der Herznerven, und der
wechselnden Störung der Blutcirculation, welche letztere eine ausreichende Begründung in der krampfhaften regellosen Respiration und
in den krampfhaften Muskelbewegungen findet.

23) Jules Simon hat im Hôpital des Enfants malades einige Beobachtungen über Hirnsclerose bei Kindern gemacht. Anatomisch charakterisirt er sie als eine Proliferation des Bindegewebes mit consecutiver,
langsamer Zerstörung der nervösen Elemente (lentiscirende Cerebritis).

Die Sclerose ist entweder oberflächlich oder tiefliegend. Die erstere
ist die häufigere und ihr häufigster Sitz die Umgebung der Roland'schen
Furche und ihre gewöhnliche Form knotige Herde.

Die oberflächliche und begrenzte Sclerose äussert sich zunächst
durch epileptiforme Anfälle, bei welchen die Krämpfe langsam sich ausbreiten, bis die Bewusstlosigkeit eintritt.

Den epileptiformen Anfällen gehen andre nervöse Störungen voraus: Kopfschmerzen, Schlaflosigkeit, nächtliches Aufschreien und nächt-
liche Unruhe, Schwindel, Erbrechen, Reizbarkeit.

Die hervorstechendsten Erscheinungen der Hirnsclerose sind aber
jedenfalls die Motilitätsstörungen, Lähmungen einer obern oder einer
untern Extremität oder Hemiplegien oder Facialis-Lähmungen etc., Contracturen, choreatische Krämpfe, Zittern, die Sensibilität ist normal, ab
und zu Hyperästhesien.

Die epileptischen Anfälle im Verlaufe der Hirnsclerose zeichnen sich durch eine besondere Hartnäckigkeit und Heftigkeit aus (12 — 15 Anfälle in 24 Stunden).

Die Ernährung der Kinder ist dabei nicht im Mindesten gestört, höchstens kommen im Beginn der Krankheit ab und zu leichte Fieberanfälle vor.

Die Krankheit endet in der Mehrzahl der Fälle mit dem Tode, kann aber zuweilen stille stehen und scheinbar zur Heilung kommen. Solche Genesene zeichnen sich durch ein unangenehmes Benehmen, eine gewissermassen unbewusste Boshaftigkeit aus oder die Krankheit führt zu einer bleibenden Herabsetzung der Intelligenz.

Das Medicament par excellence gegen die Sclerose ist das Bromkali und Bromnatrium in grossen Dosen oder beide zusammen, Hautreize (Vesicantien, Crotonöl), Blutegel hinter dem Ohre, lange lauwarme Bäder mit Zusatz von ätherischen Kräutern.

Schädlich sind hydriatische und electrische Curen.

24) Dr. E. Mathelin publicirt die Krankengeschichte eines 6½ Jahre alten Kindes, von dem erhoben ist, dass 2 seiner Tanten, mütterlicher Seite, irrsinnig gestorben sind, welches selbst im Alter von 2—3 Jahren an heftigen Convulsionen gelitten hatte.

Im Alter von 5 Jahren überstand das Kind Masern und seit damals verlor es seine frühere gute Laune, blieb in der Intelligenz und körperlichen Entwicklung zurück, obschon es geradezu gefrässig war. Unmittelbar bevor das Kind in Beobachtung des Dr. M. kam, wurde es mürrisch, indifferent, schreit plötzlich auf und klagt über Kopfschmerzen, hat wiederholt Erbrechen und hat 3 — 4 Anfälle von tetanischen Convulsionen überstanden. Der Puls ist 90, sehr unregelmässig, intermittirend, die rechte Pupille etwas erweitert und auf Licht schlechter reagirend als die linke, Temp. 38·5 — 39° C., Stuhlverstopfung, Bauch aufgetrieben.

Dr. M. diagnosticirt eine acute Meningitis und stellt eine sehr schlechte Prognose. Nach 4—5 Tagen bessert sich der Zustand allmählich, nur die Convulsionen, allerdings von geringerer Dauer und Intensität, wiederholen sich noch häufiger, unmittelbar nachdem das Kind aus dem Schlafe erwacht. Nach 9 Tagen steht das Kind wieder auf, sein Gang ist unsicher geworden, wird wieder lebhafter und erholt sich, sehr zur Ueberraschung des Beobachters.

Einige Tage, nach erfolgter Genesung, meldet man, dass auf den Gebrauch eines Abführmittels) ein ganzer Knäuel Würmer abgegangen sei und solche Abgänge erfolgten hinter einander mehrere.|

4½ Monate später traten neuerdings schwere nervöse Erscheinungen auf und zwar schwerere als das erste Mal: Amaurose, unaufhörliches Erbrechen, allgemeine, hochgradige Schwäche. Das Kind lag unbeweglich, der Körper war tetanisch starr, der Blick stier, die Pupillen enorm erweitert, die Augen wurden unaufhörlich auf- und abwärts gerollt, der Kopf um die vertikale Axe gedreht, an den untern Extremitäten Contracturen, Incontinentia urinae, die Greifbewegungen der Hände sehr unvollkommen, häufigere, meist durch Bewegungen provocirte, epileptoide Anfälle.

Die Intelligenz des Kindes hatte seit der ersten meningitischen Attaque zugenommen. Diese 2. Attaque deutet Dr. M. als bedingt durch die secundäre Entwicklung eines chronischen Hydrocephalus, nachdem eine subacute Meningitis vorausgegangen war.

Nachdem die Krankheit, unter einer sehr complicirten Behandlung, unaufhaltsame Fortschritte gemacht hatte, erzielte Dr. M. einen ungeahnten Erfolg durch die fast continuirliche Anwendung des constanten Stromes.

Er hatte eine Batterie von 6 Daniel'schen Elementen, fixirte den positiven Pol auf eine Schläfe, den negativen auf einen Fussrücken, beauftragte die Wärterin, die Pole stündlich mit angesäuertem Wasser zu befeuchten und so den Strom täglich 8—10 Stunden einwirken zu lassen.

Unter dieser Behandlung nahmen alle schweren nervösen Störungen innerhalb eines Monates ab. Nichtsdestoweniger erlag das Kind einem schweren Anfalle von Convulsionen.

25) Dr. W. D. Hadden berichtet über einen 18 Jahre alten Knaben, der an epileptiformen Anfällen leidet und seit seinem 4. Lebensjahre eine Lähmung beider untern und der rechten obern Extremitäten hat, die unmittelbar nach einem Falle aufgetreten sein soll. Die Intelligenz des Kindes ist kaum geschwächt, die Pupillen gleich weit und gegen Licht gut reagirend, die rechte obere Extremität kürzer als die linke, die Muskeln atrophisch und die Finger gestreckt, die Sehnenreflexe viel deutlicher als links.

Die untern Extremitäten, namentlich die rechte, steif, beiderseitig Spitzfussstellung, Patellarsehnenreflex erhöht, die Muskeln nicht atrophisch.

Angelehnt steht der Knabe mühsam mit aufgezogenen Fersen auf den Mittelfussknochen, mit stark adducirten Oberschenkeln und nach aussen gestellten Unterschenkeln. Bei Gehversuchen macht das bewegte Bein einen Bogen mit der Convexität nach aussen, dabei sind Kopf und Schultern nach hinten gezogen, die Brustwirbelsäule stark gekrümmt, der rechte Arm in Beugecontractur.

Dem Falle liegt eine primäre Gehirnläsion zu Grunde, trotzdem die (secundären) spinalen Erscheinungen später überwiegend waren. Dr. H. nimmt an, dass diese primäre Läsion ihren Sitz in der aufsteigenden Stirn-, Parietal- und Paracentralwindung der linken Seite hat und dass von ihr aus eine absteigende Degeneration in der Pyramidenbahn ausgeht, welche ins Rückenmark sich fortsetzend nach der Kreuzung den Seitenstrang der entgegengesetzten Seite betrifft und in Erscheinung tritt als Muskelstarre, Contractur und Steigerung der Reflexe in der dem erkrankten Rückenmarksstrange gleichnamigen Seite.

Die selten beobachtete Thatsache, dass ab und zu bei Hemiplegien durch die Extremitäten die nicht hemiplegischen Seiten von Contractur befallen werden, stützte Charcot mit der Hypothese, dass ausser der Pyramidenkreuzung am untern Ende der med. oblong. im Rückenmarke selbst, in einer individuell variablen Ausdehnung eine solche Kreuzung stattfinden könne.

Diese Hypothese wurde nachträglich durch den anatomischen Nachweis von Schiefferdecker, experimentell durch die halbseitige Durchschneidung des Markes an Meerschweinchen und durch klinische Beobachtungen bestätigt.

Die starke Atrophie der rechten obern Extremität ist wahrscheinlich bedingt durch Atrophie der grossen Zellen im Vorderstrange des Halsmarkes.

Der Fall hat mannigfache Analogien mit der sogenannten spastischen Kinderlähmung (Erb) und ist nur combinirt mit Epilepsie und Atrophie des rechten Armes.

26) Prof. J. Parrot glaubt mit den 3 folgenden Beobachtungen von Dislocation der Schädelknochen im Verlaufe von Meningitis bei Säuglingen, einen Befund zu publiciren, den er vergebens bei den bekanntesten Autoren gesucht hatte.

1) Bei einem 9 Monate alten Knaben, der mit Diarrhöe und Bronchopneumonie in die Infirmerie aufgenommen wird, entwickelt sich unter heftigem Fieber das Bild eines schweren Gehirnleidens: Contractur der obern Extremitäten, klonische Krämpfe, stierer Blick, endlich epileptiforme Krämpfe, Tod nach 3 Tagen.

Bei der Obduction findet man die Schädelnähte aus einander gewichen und blutig suffundirt, die Fontanelle 47 Mm. lang, 33 Mm. breit. Die Meningen der Grosshirnhemisphären eitrig infiltrirt.

2) Bei einem ca. 2 Jahre alten Kinde, das die Spuren hereditärer Syphilis erkennen lässt, entwickelt sich, nachdem profuse Diarrhöen vorausgegangen waren, das Bild von Meningitis, Tod nach 3 Tagen.

Bei der Obduction: Die Pfeil-, Lambda- und am meisten die Kranznaht sind durch einen Erguss einer blutigen Flüssigkeit auseinandergedrängt. Meningit. tub. basilaris, acuter Hydrocephalus.

3) Ein 3 Jahre alter Knabe, unter schweren cephalischen Erscheinungen und Fieber erkrankt, stirbt nach ca. 48 Stunden.

Bei der Obduction: Die Schädelnähte auseinander gewichen, Meningitis purul. convexitatis et baseos.

Auffallend an der Mittheilung Parrot's erscheint wohl nur, dass ihm diese Befunde als unbekannt gelten.

27) P. Davidson berichtet aus dem Liverpooler Kinderspitale über 2 Fälle von Matié.

1) Ein 9 Jahre altes Mädchen, seit 6 Wochen an Zuckungen in den obern Extremitäten erkrankt, wird mit folgendem Status aufgenommen: T. 38,5° C., P. 152, in horizontaler Lage ganz ruhig, bei allen intendirten Bewegungen uncoordinirte Mitbewegungen, so dass das Kind nicht stehen, ruhig gehen, nicht greifen kann, auch Kau- und Schlingbewegungen sind gestört, die Sprache undeutlich, Patellarreflexe gesteigert. Unter Jod- und Brom-Kalibehandlung nach ca. 5 Monaten vollständige Heilung.

2) Ein 7 Jahre alter Knabe hat nach einem Anfalle von Rheumatismus die Sprache und den Gebrauch seiner Extremitäten verloren, sowie Bewegungen intendirt wurden, traten ungeordnete Mitbewegungen auf, so dass er nicht sitzen, nicht gehen, nicht stehen, nicht greifen kann. Sehnenreflexe nicht gesteigert. Auf den Gebrauch von nux. vom. und acid. nitric. und Anwendung des faradischen Stromes nach 2 Monaten vollständige Genesung.

28) Dr. Biedert berichtet über einen Fall von Meningitis tub. mit Ausgang in Genesung bei einem 10 Jahre alten Knaben mit folgenden Worten:

„Schwer krank, Bewusstsein getrübt, irr, wiederholt heftige Krämpfe im Verlauf der Krankheit, unregelmässiges intermittirendes Fieber, Pupillen reagiren träge und ungleichmässig, Verstopfung, Erbrechen, ohne dass vorher gegessen. Keine Choroidealtuberkel. Heilung unter energischer Schmiercur (2 Mal tgl. 2,0 Ung. cin.) und Eisbehandlung".

29) Dr. Biedert beobachtete eine ausgesprochene Hysterie bei einem sehr altklugen, sensitiven Mädchen von 11 Jahren, das sonst nicht auffallend entwickelt ist. Bei demselben fand sich eine vollständige hysterische Lähmung der Pupillen, die auf Licht kaum reagirten, sowie eine völlige Aphonie in Folge von laryngoscopisch nachweisbarer Lähmung des m. thyreoarytaenoideus und Parese des m. arytaenoideus transversus. Eine einzige Faradisirung von 5 Minuten hatte die Folge, dass 5 Minuten nachher die Lähmung am Kehlkopf und den Pupillen verschwunden war. Der psychische Eindruck des Laryngoscopirens hatte daran nichts geändert.

30) Dr. v. Holwede berichtet über einen „erethisch scrofulösen" 3jährigen Knaben, der am 9. Tage einer bis dahin normal verlaufenden Pleuro-Pneumonie von ecclamptischen Anfällen befallen wurde, die sich am 10.—11. Tage wiederholten, am 12. von völliger Bewusstlosigkeit, Paraplegie der obern, erhöhter Reflexerregbarkeit der untern Extremitäten gefolgt waren.

Der Puls langsam, unregelmässig, die Respiration „der Form der Cheine-Stokes'schen Athmung" sich nähernd. Hydrocephalisches Schreien, Strabismus, Nackenkrampf, Diagnose: Meningitis basilaris. Der rechte Brustraum erfüllt von einem eitrigen Pleuraexsudate.

Der letzte Befund erregte den Verdacht, dass die cerebralen Erscheinungen von einem Stauungshydrocephalus abhängen könnten, abhängig von Behinderung des Venenabflusses aus dem Gehirne.

Nach Vornahme der Thoracocentese schwanden alle cerebralen Erscheinungen, auch die Paraplegie, und es trat bald vollständige Genesung ein.

31) Dr. M. Herz' Fall von geheilter Meningitis basilaris betrifft einen 3 Jahre alten Knaben, der bis zu seiner letzten Erkrankung ganz gesund war, gesunde Eltern und gesunde Geschwister hatte.

Bei diesem Kinde entwickelte sich ganz acut ohne Prodromi, nach einer grössern Mahlzeit, unter Fieber 39,5°, ein unbestimmtes Krankheitsbild, in welchem die Apathie und Lichtscheu auffiel. Am 2. Krankheitstage klagte das Kind über heftige Schmerzen, war hochgradig somnolent, hatte prägnante Nackencontractur, P. 60—64, T. 38. Puls und Respiration unregelmässig.

Am 4. Krankheitstage ist notirt: Auffallende Abmagerung, heftige Kopfschmerzen, Strabismus convergens, Nackencontractur, Zähneknirschen, Aufseufzen, Verlangsamung und Unregelmässigkeit des Pulses und der Respiration, Obstipation.

Das Krankheitsbild wird in den nächsten Tagen noch completirt durch Einsinken des Unterleibes, deutliches Hervortreten der Trousseau'schen Flecke.

Am 14. Krankheitstage Milzschwellung bemerkbar, die vergrösserte Milz palpirbar.

Am 17. Tage wieder höhere Temperatur, 39,5, Meteorismus, Milzschwellung noch zunehmend. Das Fieber dauert bis zum 24. Krankheitstage.

Am 21. Krankheitstage ergiebt die ophthalmoscopische Untersuchung (Hock): Trübung und Verschwommenheit der Pupille ohne Schwellung. „Dieser Befund spricht für Meningitis basilaris."

Dr. Ultzmann untersucht am 24. Krankheitstage den Harn und findet einen hochconcentrirten Harn mit Ueberschuss von Indikan und mit Oxalurie, ein Befund, der häufiger bei Meningitis als bei Typhus aufstösst. Von der definitiven Entfieberung an langsam fortschreitende Reconvalescenz.

Dr. H. definirt den Fall als Meningitis basilaris non tuberculosa cum Hydrocephalo.

32) Bourneville und Waillamié publiciren einen Fall von Idiotie an einem 12 Jahre alten Knaben, dessen anatomischer Befund eine ausgebreitetete chron. Meningo-Encephalitis, eine unverkennbare Analogie mit den anatomischen Befunden bei allg. Paralyse darbot.

Der Knabe ist sowohl von väterlicher, als mütterlicher Seite hereditär belastet, leidet seit seinem 2. Lebensmonate an Convulsionen, die sich jeden Monat einstellen, mit Ausnahme eines einjährigen Intervalles zwischen dem 3. und 4. Lebensjahre.

Später dauerten die Convulsionen 5—6 Stunden, am 8. Lebensjahre sogar 6—7 Stunden (état de mal) und waren links vorherrschend.

Nach einer dieser Attaquen wurde er links hemiplegisch. Von da ab wurde der Knabe boshaft, zerstörungslustig, ängstlich. Der Knabe macht eine heftige Dysenterie durch, bekommt einen Abscess ad anum mit Erysipel und erliegt endlich dem sich entwickelnden Marasmus.

Obductionsbefund: Gewicht des Gehirnes 1210 Grm., die rechte Hemisphäre ist kleiner und wiegt um 170 Grm. weniger als die linke. Beim Loslösen der stark vascularisirten pia mater der rechten Hemisphäre bleibt an derselben die graue Substanz haften, so dass die weisse Hirnsubstanz bloss liegt, welche letztere fest und indurirt ist. Seitliche Hirnkammer etwas erweitert, das Ammonshorn indurirt. Die pia mater und graue Bekleidung der linken Hemisphäre sind nur an umschriebenen Stellen ebenso verändert, das linke Ammonshorn gleichfalls indurirt.

33) M. Pousson publicirt eine im Hôpital des enfants malades (Archambault) gemachte Beobachtung, betreffend einen 9 Jahre alten Knaben, der plötzlich von einer rechtseitigen Hemiparese befallen wurde, auch die rechtseitige Gesichtshälfte war paretisch, 8 Tage später entwickelten sich an den gelähmten Extremitäten Contracturen, die abwechselnd zu- und abnahmen.

Einen Monat später wurde der Knabe somnolent, träge, seine Sprache wurde langsam und schwerfällig, der Puls steht auf 64; dieser Zustand dauerte mit einigen Schwankungen in der Intensität ca. 4 Wochen, endlich tritt dauerndes Coma ein, Schlingbeschwerden, Erbrechen, rapide Abmagerung und einige Tage später der Tod.

Bei der Obduction fand man: Eine Meningitis an der Basis des Gehirnes, einen hämorrhagischen Herd in der linken Hälfte der Brücke, die letztere selbst zeigte 3 vorragende Höcker und der linke Grosshirnstiel ist voluminöser, die Tumoren erweisen sich als Sarcome (Gliome) und haben auch die Hämorrhagie bedingt.

34) F. W. Goodsall fand bei einem 14jährigen Mädchen, welches wohl einige Monate vor seinem Tode an Kopfschmerzen gelitten hatte und eines Tages plötzlich unter Erbrechen und Bewusstlosigkeit erkrankt und in weniger als 24 Stunden später gestorben war, im Niveau des corp. callosum und etwa einen Zoll entfernt vom äussern Rande desselben eine weissliche Cyste, $1\frac{1}{2}$—2 Zoll lang und 1 Zoll breit, auf welcher gestielt eine 2. etwas kleinere Cyste aufsass. Die 2. Cyste hatte das Vorderhirn durchgebrochen. Obwohl keine Herde gefunden wurden, diagnoscirte Dr. Lionel Beale doch diese Cysten als Hydatidengeschwülste.

35) Dr. E. Engelborn erzählt von einem 11 Jahre alten Knaben, der als Zeuge vor Gericht vernommen werden sollte und dadurch und durch andere damit verknüpfte Umstände in hochgradige Angst gerathen war, dass er dabei in einen Zustand von mit Katalepsie verbundener Exstase verfiel, Bibelsprüche und Sterbelieder mit dem vollen Pathos eines Predigers declamirte, so dass von seiner Vernehmung abgestanden werden musste.

Darnach verfiel der Knabe in Schlaf, war aber 2 Stunden später wohl noch weinerlicher Stimmung, aber ganz bei Bewusstsein.

Der Anfall wiederholte sich nicht wieder.

36) Bourneville und Bonnaire machen Mittheilung von einem $5\frac{1}{2}$ Jahre alten Idioten, in dessen väterlicher und mütterlicher Ascendenz Nervenkrankheiten, insbesondere auch Geistesstörungen vorkommen. Derselbe hat schon frühzeitig ein sonderbares Verhalten gezeigt, hat schon im Alter von $2\frac{1}{2}$ Monaten allgemeine Krämpfe gehabt, welche im Alter von bis 15 Monaten 7—8 Mal täglich sich wiederholten.

Im Alter von 2 Jahren konnte er noch nicht gehen, die Hände nicht bis zum Kopfe aufheben, den Kopf nicht frei tragen. Im Alter von 4 Jahren war die Parese der Nacken- und Armmusculatur geschwunden.

Im Alter von 5½ Jahren kann der Knabe nicht frei stehen, kaut immer an den Fingern oder an den Kleidern, ist unrein, frisst seine Faeces, schreit in der Nacht häufig auf, ist ganz blöde.

Er hat tonische Krämpfe, die mit Schlaf enden. Das Hinterhaupt ist abgeflacht, die tubera parietalia stark vorstehend, die Stirne niedrig und flach, die Wirbelsäule scoliotisch, der Thorax abgeflacht und asymmetrisch.

Nach einer Reihe von epileptiformen Anfällen Tod im Collaps bei einer Rectumtemp. von 43° C., die hohe Temp. nach dem Tode fortdauernd.

Bei der Obduction findet man auf der Oberfläche der Gehirnhemisphären zahlreiche vorspringende Inseln von tuberöser Sclerose, von welchen die Pia mater auffallend leicht ablösbar ist.

Auf der linken Grosshirnhemisphäre findet man 3 solche Inseln auf der vordern und mittlern Parthie der 1. Stirnwindung, eine an der Wurzel derselben, je eine im mittleren Antheile und an der Wurzel der 2., eine an der aufsteigenden Stirnwindung, eine am hintern Theile der Schläfenwindung etc

Die seitliche Gehirnkammer ist nicht erweitert. Sclerotische Inseln finden sich noch, 8—10 an Zahl im Thalam. opticus, im Nucleus caudatus und verschieden vertheilt noch an der rechten Grosshirnhemisphäre.

37) Dr. L. Langer berichtet über ein 12 Jahre altes Mädchen, das auf die Klinik des Prof. Duchek mit einer Hemiplegie überbracht worden war, welche 8 Tage vor der Aufnahme plötzlich entstanden sein soll. Mehrere Male im Tage stellten sich Anfälle von Schütteln und Zucken im Körper und Verdrehen der Augen ein; sonstiges Allgemeinbefinden ungestört.

Die linke Körperseite zeigte herabgesetzte Sensibilität und leichte Paralyse der obern und untern Extremität, der Kopf durch Contractur des m. steno-cleido-mastoid. nach links geworfen, die linke Pupille etwas verengt, das Bewusstsein ungetrübt, Schmerzen und anfallsweises Herumschleudern des linken Armes.

Nach Abtreibung einer Tänia schwanden innerhalb 2 Tagen alle nervösen Erscheinungen.

38) Dr. Guermonprez beginnt seine Abhandlungen mit der Mittheilung einiger Beobachtungen von Schädeldepressionen.

Ein 12 Jahre alter Knabe, der durch seine Bosheit und seinen schwer traitablen Charakter eine Verlegenheit für seine Umgebung ist, ist im Alter von 3 Jahren mit seinem Schädel auf die Kante eines Tisches heftig aufgefallen; nach diesem Unfalle hat er 7 Wochen hindurch unregelmässig auftretende Anfälle von Convulsionen gehabt und sich seit damals nie vollständig normal befunden.

An der linken Stirnhälfte hat der Knabe eine ganz deutliche Depression und die ganze rechte Gesichtshälfte ist merklich kleiner als die linksseitige, der Schädelumfang des Knaben ist um 2 Cm. geringer als der seines um 2 Jahre jüngern Bruders.

Der Knabe zeigt wesentliche Störungen der Intelligenz, begreift und lernt viel schlechter als seine Altersgenossen und selbst als beträchtlich jüngere Knaben; ausserdem ist er eigensinnig, gewaltthätig, heftig etc.

Nach einer Analyse der in der Literatur auffindbaren, hierher gehörigen Statistik kommt der Autor zu folgenden Schlüssen:

1) Die Depression des Schädels, mit und ohne Complication, wird häufig die Ursache verschiedener psychischer Alterationen.

2) Diese Alterationen sind bedeutender, wenn die Depression in der Stirngegend und namentlich, wenn sie rechterseits stattgefunden hat.

3) Wenn die Depression im spätern Kindesalter eintritt, kann dieselbe die Entwicklung aller geistigen Fähigkeiten hemmen, indem sie die Ausweitung der Schädelhöhle und die Grössenzunahme des Grosshirnes verhindert, also eine dauernde, relative Microcephalie hervorruft.

39) Dr. Henry Leroux, von einem mit ungewöhnlichen Erscheinungen verlaufenden Falle von diphtheritischer Lähmung ausgehend, versucht eine physiolog Erklärung dieser Lähmungsform zu geben.

Der Fall betrifft einen 15 Jahre alten Knaben, der 13 Tage nach Beginn einer mit Albuminurie complicirten Rachendiphtherie zunächst eine Gaumensegellähmung bekommt, dann eine gut charakterisirte Ataxie der untern Extremitäten, die allerdings bei offenen wie bei geschlossenen Augen sich gleich bleibt. Die faradische Erregbarkeit der normal ernährten Muskeln ist gut erhalten, die Sensibilität allenthalben intact, die Patellarsehnenreflexe ganz geschwunden.

Auch die obern Extremitäten sind deutlich ataktisch. Auch hier die faradische Erregbarkeit der Muskeln intact, die Tricepssehnenreflexe vernichtet.

Bewegungen verursachen eine beschleunigte, unregelmässige, intermittirende Herzaction und Cyanose. Sehstörungen, geringe rechtseitige Parese des n. facialis.

Schon nach wenigen Tagen einer electrischen Behandlung und des Gebrauchens von nux vomica nimmt die Ataxie der obern Extremitäten und die Sehstörung beträchtlich ab und bald wird auch der Gang sicherer.

Einige Tage später, 25 Tage nach Beginn der Lähmung, tritt beim Fernsehen Doppeltsehen auf, Lähmung des M. ext. d. mit Erweiterung der Pupillen. An Stelle der Ataxie tritt nun Schwere der Beine, Schwäche der obern Extremitäten, die Sehnenreflexe sind in geringem Grade wieder vorhanden.

Die faradische Erregbarkeit der Muskeln und das Volumen derselben haben abgenommen.

Alle diese Zustände nahmen nach ca. 14 Tagen wieder bedeutend ab.

In allen Stadien der Krankheit war die Sensibilität vollständig intact geblieben.

Die Ataxie in diesem Falle muss entweder als eine paralytische (Brenner) angesehen werden, als Consequenz der praedominirenden Action gewisser Muskeln durch Antagonismus, wogegen der Umstand spricht, dass zur Zeit des Bestehens der Ataxie die faradische Erregbeit der Muskeln gut erhalten war oder es handelt sich, wie Leroux meint, um wahre Ataxie, bedingt durch Alteration der Coordinationscentra.

III. Krankheiten der Respirations- und Circulationsorgane.

40) Dr. N. Ettlinger: Zur Casuistik der angeborenen Herzfehler (Einmündung der v. v. pulmonales in den rechten Vorhof bei Persistenz des for. ovale und des duct. Botalli). Medic. Westnik 21. 1881.

41) Dr. Francis Warner: Hemmungsbildungen. Med. Times and Gaz. 1647—1650.

42) Dr. **John M. Keating**: Herzerkrankungen als Complicationen im Verlaufe acuter Krankheiten im Kindesalter. American Journ. of the med. sciences. January 1882.
43) Dr. **S. Wilks**: Eine Aehre durch die Brustwand entleert. Lancet II. 19. 1881.
44) Dr. **Ed. Freund**: Mittheilungen über die Behandlung des Larynxcroup u. der Angina diphth. u. catarrh. vermittelst der Massage. Prager med. Wochenschr. 47. 1881.
45) Dr. **J. Lederer**: Der Stimmritzenkrampf des Kindes. Wiener allg. med. Zeitung 10 u. 11. 1882.
46) Dr. **M. Vogel**: Beitrag zu Dunin's Bericht über plötzlichen Tod bei Lungenschwindsucht in Folge von Lufteintritt in die Gefässe. Berl. klin. W. 1882.
47) Dr. **W. Rolf**: Beiträge zur Lehre von der acuten Larynxstenose bei Kindern. Archiv der Kinderheilk. 3. Bd.
48) Dr. **Biedert**: Ueber Tracheotomie bei Säuglingen. 4. Jahresb. über das Bürgerspital zu Hagenau. 1881.
49) Dr. **B. Küssner** (Halle): Ueber Bewegungsstörungen des Kehldeckels. Berliner klin. Wochenschr. 9. 1882.
50) Dr. **S. Neumann**: Beitrag zur Lehre von der Tracheo-Bronchostenose im Kindesalter. W. med. Blätter 20 u. 21. 1882.
51) Dr. **H. B. Cheadle**: Die Behandlung des Empyems. Lancet II. 19. 1881.
52) Dr. **Fr. H. Daly**: Pneumonia contagiosa. Lancet II. 20. 1881.
53) Dr. **Ph. Biedert**: Die Empyemoperationen bei Kindern. Arch. f. Kinderheilk. 3. Bd.
54) Dr. **Richard C. Brandeis**: Der Nasencatarrh der Neugeborenen. Americ. Journ. of obstetrics etc. January 1882.
55) Dr. **F. Forchheimer**: Ein Beitrag zur Behandlung des Keuchhustens. Ibidem.

---

40) Der von Dr. Ettlinger beobachtete Fall von angeborenem Herzfehler betraf ein schlecht entwickeltes anämisches und rhachitisches Mädchen, das im Alter von 5½ Monaten (Gewicht 4190 Grm.) in das St. Petersb. Findelhaus aufgenommen wurde. Nach etwa 14 tägigem Aufenthalte daselbst stellten sich die Erscheinungen einer Pneumonie ein und zugleich wurde ein Geräusch am Herzen bemerkt, weswegen das Kind in Vrfs. Abtheilung transferirt wurde. Ausser frequenter Respiration, leichter Cyanose und den Erscheinungen einer Pneumonie in beiden Unterlappen konnte Vrf. folgenden Befund constatiren: sichtbare Erschütterung des Thorax zwischen der 2. und 7. Rippe linkerseits, verstärkter Spitzenstoss im 6. Intercoctalraum nach aussen von der Mamillarlinie, Herzdämpfung in allen Dimensionen vergrössert. Bei der Auscultation des Herzens war überall anstatt des ersten Tones ein lautes Geräusch zu hören, das im 2. linken Intercostalraum am intensivsten war; der 2. Ton war undeutlich. Nach 2 Tagen starb das Kind, ohne dass Veränderungen von Seiten der Herzsymptome aufgetreten waren.

Section: Catarrhalische Pneumonie beiderseits, Leberhyperämie, chron. Intestinalcatarrh. Das Herz gross, in die obere Wand des rechten Atrium münden alle 4 vv. pulmon. ein, der linke Vorhof sehr klein, das for. ovale offen, der Duct. Botall. für eine dicke Sonde durchgängig. Hypertrophie des linken Ventrikels.

Vrf. ist der Ansicht, dass die Einmündung der vv. pulmon. in das rechte Atrium im vorliegenden Falle das Primäre gewesen sei und dass diese Anomalie durch die consecutive Persistenz des for. ovale und des Duct. art. Bot. ziemlich vollständig compensirt worden sein müsse. Das beobachtete Geräusch führt er auf die Persistenz des Duct. arter. Bot. zurück; die Hypertrophie des linken (anstatt, wie zu erwarten gewesen wäre, des rechten) Ventrikels ist schwer zu erklären. In der Literatur hat Vrf. 3 analoge Fälle (beschrieben von Lacroix, Taylor und Debreuil) aufgefunden. Cruse.

41) Dr. Francis Warner berichtet aus dem „East London hospital for children" über an Kindern beobachtete Hemmungsbildungen.

In der 1. Gruppe beschreibt er 6 Fälle von congenitalen Herzfehlern, die mit andern Missbildungen combinirt waren.

1) Bei einem 5 jährigen cyanotischen Kinde, mit keulenförmigen Fingern und Zehen, palatum fissum und mangelhafter geistiger Entwicklung, fand man lautes, systolisches Blasen, das am lautesten über dem linken dritten Rippenknorpel gehört wurde und auch links von der Wirbelsäule in der Höhe des 3. Brustwirbels vernehmbar war; das Herz nicht vergrössert.

2) Bei einem 3jährigen Knaben, Missbildung der rechten Hand, welche in einer Spalte durch die ganze Mittelhand und Defect des Mittelfingers bestand, lautes systolisches Rauschen an der Herzbasis, am lautesten über der Aorta und dem rechten Sternoclavicular-Gelenke, keine Cyanose, keine Verdickung der Finger.

Epilepsie in der Familie.

3) Eine 46 Jahre alte Frau, die immer für gesund gehalten wurde, mit angeborner Abductionsstellung beider Hände und hackenförmiger Verkrümmung beider Daumen, wegen Herzklopfen in Behandlung, hat ein lautes systolisches Geräusch über dem 4. Rippenknorpel und ein zweites Geräusch, das auf die Insufficienz der Mitralis bezogen werden konnte. (Insuff, der Bi- und Tricuspid., wahrscheinlich angeboren.)

4) Ein 1¾ Jahre altes Mädchen, mangelhaft entwickelt, cyanotisch, mit Herzhypertrophie, Verdickung der Finger und Zehen, lautes systolisches Geräusch über der ganzen Herzgegend, Misstaltung des linken Ohrläppchens, linkseitige Hemiplegie, Defect mehrer Windungen der rechten Grosshirnhemisphäre.

5) 1 Jahr alter Knabe, mit einem abnorm kleinen linken Ohrläppchen, lautes systolisches Geräusch über der Pulmonalis, an der Herzspitze und am untern Winkel der Scapula. Keine Circulationsstörungen.

6) 6 Monate altes Mädchen, idiotisch, paraplegisch, lautes systol. Geräusch an der Herzspitze, in der Achselhöhle, an der Pulmonalis, vergrösserte Herzdämpfung.

Bei der Obduction fand man eine Oeffnung in der Scheidewand der Vorhöfe, welche die Spitze des kleinen Fingers durchliess und zwar unterhalb der geschlossenen Fossa ovalis. Keine Cyanose.

42) Dr. John M. Keating spricht die Meinung aus, dass Herzgerinnungen recht häufig im Verlaufe acuter Infectionskrankheiten die Ursache plötzlicher Todesfälle seien. Die unmittelbare Veranlassung dazu sei in verschiedenen Umständen zu suchen, Herzschwäche, fettige Degeneration des Herzmuskels, Verlangsamung des Herzschlages durch Störungen der Innervation etc., insbesondere aber machen sich alle diese Momente dann geltend, wenn das Blut eine derartige Veränderung erlitten hat, dass es leichter gerinnt.

Er zieht aus seinen klinischen Beobachtungen den Schluss, dass der Arzt sich nicht darauf beschränken darf, die Herzaction zu stimuliren, sondern dass man im Verlaufe von Krankheiten, in welchen man erfahrungsmässig Herzgerinnungen zu besorgen hat, und zwar gleich im Beginne solcher Krankheiten Mittel anzuwenden habe, welche die Coagulirung des Blutes zu verhindern im Stande sind. Für solche Mittel erklärte er alle Alkalien, insbesondere das salicyls. Natron. Höchst orginell ist der Vorschlag des Autors, das Amylnitrit in solchen Fällen anzuwenden, in welchen bei Herzschwäche und ohne Behinderung des Lungenkreislaufes venöse Stauungen beobachtet werden, er verspricht sich in solchen Fällen vom Amylnitrit eine Entlastuug des rechten Herzens.

43) Dr. S. Wilks demonstrirte am 1. November 1880 in der Pathological society of London eine Kornähre, welche aus einem Abscesse in der Regio suprascapularis sin. eines Kindes extrahirt worden war. Bei der Eröffnung des Eiter entleerte sich ausser Eiter auch Luft, und erst einige Zeit später kam die Aehre zum Vorschein. Im Thorax kein Exsudat. Es konnte nicht erhoben werden, bei welcher Gelegenheit die Aehre in die Luftwege gerathen war.

44) Dr. Ed. Freund enpfiehlt die zuerst von Dr. Bela Weiss als Heilmittel gegen Larynxcroup angewendete milde Form der Massage, Effleurage.
Die Wirkung besteht darin, dass sich sofort feuchtes Rasseln, Husten und Expectoration einstellt.
In dem ersten Fall von Dr. Freund wurden „schleimige, glasige Sputa" entleert, ebenso in einem 2. verzweifelten Falle eine ziemliche Menge „zäher schleimiger Massen".
Durch solche Resultate ermuntert, entschloss sich Dr. Freund, die Effleurage auch bei Angina diphtheritia und catarrh. zu versuchen und zwar auch prophylactisch, um den Eintritt von Diphtherie oder Croup zu verhüten. Der Effect war immer der, dass schleimige und diphtheritische Massen sofort ausgeworfen wurden und sich die Kranken sehr erleichtert fühlten.
Die Effleurage dauert 5—6 Minuten und muss gewöhnlich alle 2 bis 3 Stunden wiederholt werden.
Die Resultate des Hrn. Dr. Freund wären allerdings sehr ermunternd, seine Darstellung verbürgt aber in keinem Falle, ob er wirklich Diphtherie und noch viel weniger, ob er Croup des Larynx vor sich gehabt hatte, um so weniger, als sich seine Beobachtungen auf Vorkommnisse während des Scharlachs zu beziehen scheinen.

45) Dr. J. Lederer rechnet den Laryngospasmus zu den gewöhnlichsten Ursachen plötzlicher und scheinbar unerklärter Todesfälle im Kindesalter.
Er legt aus seiner reichen Erfahrung eine kurz skizzirte Casuistik vor. Rücksichtlich der Prognose erklärt L., dass er der Angabe Steiner's und anderer Autoren, welche den Laryngospasmus als eine selten zur Genesung führende Krankheit erklären, durchaus nicht beipflichten könne, insbesondere, wenn die Kinder sorgfältig überwacht und vor Suffocation möglichst bewahrt werden. Die angegebenen hohen Mortalitätsziffern ziehen die grosse Zahl der leichten Fälle nicht in Betracht, dagegen diejenigen, welche besonders schwer waren, in denen der Tod durch Fahrlässigkeit oder durch Complicationen herbeigeführt wurde.
Die Angabe Bouchuts, dass intercurrirende acute Krankheiten den Laryngospasmus sistiren, steht in Widerspruch mit Lederer's Erfahrung.
Die Rhachitis ist ein sehr wichtiges, disponirendes Moment für den Laryngospasmus, die Dentition ein mindestens ganz unerwiesenes, ein recht plausibles die Einwirkung feuchter Kälte, häufig ist die Gelegenheitsursache unbekannt.
Therapeutisch empfiehlt L. Oxydum Zinci mit Lapid. cancrorum, in schwerern Fällen Moschus und Castoreum.
Vom Bromkali sagt er aus, dass Henoch es erfolglos angewendet und dass es dem Kinde, ebenso wie das Choralhydrat, anderweitigen Schaden

bringen könnte, er spricht sich auch gegen die sogenannten calmirenden, aromatischen Bäder aus, die sehr aufregend wirken, empfiehlt aber gewöhnliche laue Bäder, 2—3 Mal in der Woche, auch solche mit Zusatz von Steinsalz.

46) Dr. M. Vogel reproducirt einen bereits im Jahre 1874 publicirten Fall (Med. Central-Zeit. 80), betreffend ein 5 Jahre altes Mädchen, welches, an einer chronischen Lungenaffection leidend, plötzlich nach einem heftigen Hustenstosse starb. Bei der Obduction fand man an der rechten Lungenspitze eine käsig erweiterte, zwischen der vena subclavia und einem grössern Bronchus gelegene Drüse. Diese Drüse war zerrissen, der anliegende Bronchus arrodirt. Im Herzen war wenig dünnflüssiges Blut mit sehr grossen Luftblasen gemengt, in der Milz fand sich Luft, die unter der Kapsel in Form von Blasen durchschien. Dieselben Verhältnisse an den Nieren und am Mesenterium.

47) Dr. W. Roth fand bei der laryngoscopischen Untersuchung eines 6 Jahre alten Knaben, der seit 8 Tagen an Heiserkeit, behinderter, sägender Respiration und bellendem Husten gelitten hatte und bei dem die Wahrscheinlichkeitsdiagnose „Croup" gestellt worden war, 2 symmetrische von den Seitenrändern des Kehlkopfes ausgehende, intensiv rothe Wülste, die nur eine enge Spalte zwischen sich zurücklassen, die wahren Stimmbänder normal; ausserdem die Erscheinungen einer heftigen Tracheitis und Bronchitis.
Fieber nicht vorhanden. Heilung nach 18 Tagen.

48) Dr. Biedert erwähnt 2 Tracheotomien an einem 9 und 12 Monate alten Kinde, wegen Larynxcroup und knüpft daran die Bemerkung:
„Das erste Kind starb 12 St. nach der Operation unter Steigerung des Fiebers auf über 41° in einem heftigen Krampfanfall, während die Athmung durch die Canüle ganz frei, die localen Krankheitsverhältnisse ganz günstig waren. Dieselbe Fiebersteigerung mit kleinem Krampfanfall, in der überhaupt ein grosser Theil der Gefahr der Operation bei so kleinen Kindern zu bestehen scheint, begann auch schon bei dem zweiten, wurde aber sofort durch halbstündliche kalte Einwicklungen, Eis auf den Kopf, Chinin. tannic. energisch bekämpft, das Kind wurde gerettet. Die Canüle konnte nach 16 Tagen ganz wegbleiben.

49) Dr. B. Küssner (Halle) berichtet über ein 12 Jahre altes Mädchen, das seit 4 Jahren an einer allmählich zunehmenden Heiserkeit leidet, als deren Ursache man mehrere kleine Papillome im Kehlkopfe aufdeckte. Eine intercurrente Diphtheritis des Rachens und Kehlkopfes machte die Tracheotomie nothwendig, und das Mädchen trägt noch immer die Canüle, weil die Entfernung derselben auf die Dauer wegen eintretender Dyspnoe nicht vertragen wurde.
Bei der laryngoscopischen Untersuchung findet man zwischen den Stimmbändern und auf einer nicht gut eruirbaren Stelle unterhalb der letztern aufsitzend, mehrere Prominenzen von weissrother Farbe, bis zur Grösse eines Kirschkernes. Der hintere Theil der Glottis ist frei, die Stimmbänder in Cadaverstellung.
Allein damit war die Ursache für die periodisch auftretende Dyspnoe nicht ganz aufgehellt.
Man sah bei der laryngoscopischen Untersuchung noch ausserdem, dass mitunter, ohne jeden erkennbaren Grund, der Kehldeckel fast auf dem Kehlkopfseingang auflag und diesen ganz oder fast ganz abschloss. Dieser Verschluss dauerte nur einige Secunden, aber so lange, dass man die Erhebung des Kehldeckels nicht abwarten konnte, weil sich der Spiegel unterdessen beschlug.

Verschlucken kam beim Kranken weder bei fester noch bei flüssiger Nahrung vor.

Der Fall kam ausser Beobachtung, bevor die Papillome des Larynx entfernt werden konnten.

Das Verhalten des Kehldeckels schiebt Dr. K. auf einen spastischen Zustand und zwar in erster Reihe der Musculatur des Kehldeckels.

'50) Dr. S. Neumann publicirt einen auf der Abtheilung des Prof. Schrötter beobachteten Fall von Compression der Luftwege durch einen verkästen Lymphdrüsentumor an einem 4 Jahre alten Knaben. Derselbe litt, 6 Monate nachdem er eine Rachendiphtherie überstanden hatte, an Dyspnoe bei raschen Bewegungen und endlich an Erstickungsanfällen, die während des Hustens, namentlich Nachts, auftraten. — Nach weitern 6 Monaten kam der Knabe mit schweren Stenosenerscheinungen zur Aufnahme, die continuirlich waren, ohne dass Veränderungen im Larynx, im Herzen und in den Lungen nachgewiesen werden konnten, so dass man die Diagnose auf Stenosis tracheae stellte.

In Folge Zunahme der Stenoseerscheinungen schritt man zur Tracheotomia inferior, ohne nach Einführung einer Canüle von gewöhnlicher Länge die Stenoseerscheinungen zu mildern.

Ein durch die Trachealwunde eingeführter, dünner, englischer Catheter konnte nach leichter Ueberwindung eines Hindernisses am untern Ende der Trachea immer nur in den linken Bronchus gelangen, so dass man also eine Stenosirung des rechten Bronchus supponiren musste.

Nach Einführung einer etwas längern Canüle erzielte man eine Abnahme der Dyspnoe. 12 Tage nach Vornahme der Tracheotomie trat plötzlich Hautemphysem auf, das sich rasch ausbreitete und einige Tage später starb das Kind an einer doppelseitigen Pneumonie.

Bei der Obduction fand man in der untern Trachealwand gegenüber der Trachealwunde eine 1 Cm. lange, ulceröse Lücke, welche in das Zellgewebe zwischen Trachea und Oesophagus führte.

Die Bronchialdrüsen durchwegs vergrössert, partiell verkäst, partiell verjaucht. Von ihnen aus die Anfangsstücke beider Bronchien und des Oesophagus ulcerös perforirt und das Zellgewebe der untern Hälfte des Mediastinums jauchig infiltrirt; durch die geschwollenen Drüsen überdies der unterste Abschnitt der Trachea comprimirt.

Epikritisch bemerkt Dr. N., dass die Autoren die Rückwärtsbeugung des Kopfes, welche im vorliegenden Falle sehr ausgeprägt war, trotzdem keine Larynxstenose vorhanden war, als differential-diagnostisches Moment zwischen Laryngo- und Tracheo-Stenose hervorheben.

51) Dr. W. B. Cheadle's Auseinandersetzungen basiren auf einer Beobachtung von 34 Fällen, von welchen 13 starben, nach Abzug von 4 Fällen, von welchen in der Reconvalescenz 3 an Scharlach zu Grunde gingen, von 3 tödtlich ausgehenden Fällen, in denen das Empyem, secundär nach Pyämie, Lungengangrän und multiplen Leberabscessen aufgetreten war und von noch 3 Fällen, die intercurrirenden Erkrankungen erlegen waren, kamen eigentlich auf 31 Fälle von uncomplicirtem Empyem nur 7 Todesfälle.

Auffallend ist die Angabe, dass, trotzdem das Empyem rechts und links fast gleich häufig (1C : 17) vorkam, die rechtseitigen doppelt so oft tödtlich endeten, als die linkseitigen.

9 Fälle wurden nur durch Aspiration geheilt, 3 durch eine einzige, 3 durch zwei-, 2 durch vier- und 1 durch fünfmalige.

In allen diesen Fällen war die Menge des Eiters gering, zwischen 2 Drachmen und 8 Unzen schwankend, wo die Menge grösser war, musste der Thorax eröffnet und drainirt werden.

Das jüngste Kind, das genas, war 16 Monate alt. Die Empyeme mit grösserem Gehalte an Eiter haben entschieden eine ungünstigere Prognose als die mit geringerem.

Ausserdem wird hervorgehoben, dass die unmittelbare Todesursache in den Fällen von Empyem in der Regel solche consecutive Processe waren, welche man von allgemeiner septischer Vergiftung ableiten musste und nicht solche hectische Zustände, welche man der lange dauernden Eiterung zuzuschreiben berechtigt gewesen wäre; muthmasslich dürfte dabei die Resorption septischen Pleurainhaltes durch den Pleurasack selbst eine bedeutsame Rolle spielen.

Practisch wichtig ist es: 1) bei pleurischen Exsudaten, die länger als 8 Tage hindurch von hohen Temperaturen begleitet sind oder die, ohne Rücksicht auf das Fieber, nach 3 Wochen noch unverändert fortbestehen, eine Explorativpunktion vorzunehmen, am besten mit Hilfe einer hypodermatischen Spritze, die gut schliesst und vorher mit Carbolöl desinficirt worden ist. 2) Sobald der Pleurainhalt eitrig ist, so ist zuerst der Inhalt mit dem Aspirator zu entfernen und 4—5 Tage später, wenn der Inhalt der Pleurahöhle gross, diese durch den Schnitt zu eröffnen. 3) Die Eröffnung findet am besten im 6. oder 7. Intercostalraume in der Axillarlinie statt. Eine Eröffnungsstelle genügt für alle Fälle, wenigstens im Kindesalter.

Das antiseptische Verfahren, das Cheadle in Anwendung zieht, besteht einfach in der Anwendung carbolisirter Instrumente und carbolisirten Verbandszeuges, das 2 Mal täglich gewechselt wird. Das Auswaschen mit antiseptischen oder adstringirenden Flüssigkeiten empfiehlt er zu vermeiden, so lange die Exsudate unzersetzt sind.

Absolut nothwendig ist es für einen ununterbrochen freien Ausfluss des Inhaltes der Pleurahöhle, Unterbrechungen desselben kündigen sich sofort durch Temperatursteigerungen an, und immer für eine möglichst vollkommene Zufuhr von reiner Luft zu sorgen.

52) Dr. Fr. H. Daly will durch einen kleinen Beitrag die Frage erheben, ob es eine Art von Pneumonie giebt, die von Kranken auf Gesunde übertragen werden kann?

Er beobachtete in einer Familie, in der 5 Kinder waren, dass innerhalb weniger Tage die Mutter und 4 dieser Kinder an Pneumonie erkrankten, die Mutter starb, die 4 Kinder genasen. Nach dem Tode der Mutter übernahm die 60jährige, gesunde und kräftige Grossmutter die Pflege der kranken Kinder, auch diese erkrankte an Pneumonie und starb 6 Tage später als ihre Tochter.

Im Hause waren keinerlei sanitäre Schäden zu finden.

53) Biedert versucht in einer Zusammenstellung einiger in den letzten Jahren über Empyemoperation bei Kindern gemachten Publicationen und 2 eigener Beobachtungen, eine kritische Sichtung und festere Umgrenzung der Indicationen vorzunehmen.

Es gehören hierher 3 Operationen an 2 Individuen von Demme, von Lindner an einem 7monatlichen Kinde (bei allen 3 Kindern ergab die Radicaloperation einen raschen Erfolg, nachdem die Punktion mit Aspiration ohne Erfolg vorausgegongen war), 4 Fälle von Göschel, 1 Fall von Koenig, 4 Fälle von Mügge und 1 Fall von Rosenbach. Das Gemeinsame an all den genannten Fällen ist, dass sie streng antiseptisch (mit Spray) operirt und nachbehandelt wurden.

Der erste Fall von Biedert betrifft ein 11monatliches Mädchen, das schon 2 Monate lang an Pleuritis exsudativa behandelt worden war und bei dem B. zuerst mit dem Potain'schen Apparat unter allen antiseptischen Cautelen fast $\frac{1}{2}$ Liter Eiter entleerte. Sofort entlassen wurde

das Kind nach etwa 4 Wochen wieder gebracht und an dem zu etwa
drei Vierteln wieder gefüllten Thorax eine nochmalige Punktion vorgenommen. Bei dem nun wieder folgenden Aufenthalt zu Hause soll
nach einiger Zeit noch einmal eine bedeutende Eiterentleerung per os
stattgefunden haben. Indess als das Kind im Alter von fast 15 Monaten
wieder kam, zeigte die kranke Thoraxhälfte nahezu wieder die Füllung
wie vor der 2. Punktion. Das Kind war blass, schwächlich, verdriesslich
und in der Grössen- etc. Entwicklung anf dem Standpunkt eines etwa
9 monatlichen Säuglings stehen geblieben; einige Tage wurde auch noch
seine Körpertemperatur beobachtet und regelmässiges Erheben des Abends
auf 38,7—39,1 festgestellt. Bei der dann nach vorausgeschickter Probe-
punktion vorgenommenen Operation zeigte es sich, dass die Rippen so dicht
an einander standen, dass an einen freien Abfluss von Secret zwischen
denselben gleich oder gar später durch einen Drain nicht zu denken
war. Es wurde deshalb ein Stück der 6. Rippe in der Axillargegend
resecirt. B. möchte nun rathen, die Freilegung vom Perioste stets in
grösserer Ausdehnung, 5—6 Cm., vorzunehmen. Nach vollzogener Eröffnung hebt man das Kind an Schulter und Füssen so, dass man es mit
der Wunde an die tiefste Stelle dreht. Dann wird ein fingerdicker
Drain je nach dem Alter des Operirten und der Dicke der Brustwand
$3\frac{1}{2}$—5 Cm. weit in die Brustwand eingeschoben und vorm Hineinfallen
durch eine aussen durchgesteckte Sicherheitsnadel geschützt und ein genügend grosser antiseptischer Verband angelegt. Der Verband musste
Abends, weil er blutig durchtränkt war, dann am nächsten Morgen erneuert werden, der 3. Verbandswechsel folgte erst 4 Tage später. Das
Kind lag anfangs möglichst auf der kranken Seite und bei Verbänden
wurde immer wieder in schon beschriebener Weise die Wunde nach
unten gedreht, wobei indess bald nur wenig oder nichts mehr ausfloss.
Am 18. Tage nach der Operation war die Secretion bereits so gering,
dass der Verband 8 Tage liegen bleiben konnte. Die Drains wurden
immer schmäler und kürzer gemacht, am 45. Tag nach der Operation
das Kind ohne Drain entlassen mit gut athmender Lunge. Im Ganzen
waren 11 Verbände nach der Operation gemacht worden. Fieber war
von dem Operationstag an weggeblieben. Das Kind gedieh sofort nach der Operation und wurde sehr munter. Ausspülung war keine
gemacht worden.

Zieht man die Fälle von Punktionsbehandlung bei Kindern von
Baginsky und Löb, die neuerdings als Concurrenten der Schnittoperation
angeführt wurden, zum Vergleich herbei, so werden wohl die aseptischen
Incisionen unbedenklich vorgezogen werden, in denen sofort gutes Befinden und vielfach selbst da noch rasche Heilung eintrat, wo wiederholte Punktionen erfolglos blieben. Man müsste von der vorauszu-
schickenden Punktion verlangen, dass nach ihr sofortige Fieberlosigkeit
oder rasche Heilung eintrete. Wo 14 Tage nach der Punktion noch
Fieber oder wieder erhebliches, bleibendes oder gar wachsendes Exsudat besteht, da tritt der Schnitt in sein Recht, früher noch, wenn das
Exsudat wieder lebensgefährlich wird. Diese scharfe Präcisirung erscheint zweckmässig gegenüber der jetzt geltenden vagen Vorschrift,
„man solle vor der Incision die Punktion versuchen“ — weil sie in
vielen Fällen Zeitverlust, Verlängerung der Qual und der Gefahr für
das kranke Kind zur Folge hat, eine Gefahr, die bei lange fortgesetzter
Punktionsbehandlung einestheils in dem jedenfalls bedenklichen Durchbruch in die Lunge, anderntheils in der eintretenden Erschöpfung sich
äussern kann.

Die einfache Incision genügt nur da, wo die Interstitien offenbar
weit genug sind für bequeme Einführung mindestens des kleinen Fingers
und eines entsprechenden Drains, wo zugleich der Fall so frisch, dass

kein starkes Zusammensinken wegen mangelnder Lungenentfaltung zu
fürchten ist, wo der Eiter nicht mit massenhaften Fibringerinnseln gemischt ist, die schwer herausgehen, ganz besonders wo ein Empyema
necessitatis sich schon guten Weg zwischen den Rippen gebahnt hat.
In allen andern Fällen gilt der Grundsatz, dass ein genügend grosses
Rippenstück zu reseciren sei.

B. verwandte zum Verband Chlorzinkjute, zum Spray eine Lösung
von essigsaurer Thonerde, kein Carbol mit Rücksicht auf die zu be-
sorgenden Carbolintoxicationen.

Die Ausspülungen scheinen im Allgemeinen unnöthig zu sein, und
man geht bei ihrer Unterlassung wesentlich sicherer. Sie werden nur
nöthig sein, wenn der Eiter von vornherein zersetzt und übelriechend
ist oder wenn dieses unter der Entwicklung von Fieber im Laufe der
Nachbehandlung durch ein Versehen in der Antisepsis eintritt. B. glaubt,
dass man in solchem Fall von schlechter Eiterung nicht gezwungen ist,
eine Gegenöffnung anzulegen, sondern dass man gründlich desinficiren
kann, indem man einen weichen Catheter bis zum Grund der Höhle
einführt. Derselbe muss mit Kautschukschlauch und Trichter verbunden
sein, durch welche die desinficirende Flüssigkeit bis zur Füllung der
Höhle eingegossen, nachher, indem man den Trichter senkt, durch
Heberwirkung wieder fast zum letzten Tropfen entleert wird; dies mehrmals bei einem Verbandswechsel bis zur völligen Reinigung. — Einen
weiteren Grund für Vornahme einer Ausspülung findet Wagner in der
Anwesenheit massenhafter Fibrinablagerung in dem Eiter und auf der
Pleura. B. will die Sache zunächst sich selbst überlassen, auf spontane
Lösung oder Organisirung der Niederschläge rechnend, und erst, wenn
die Eiterung zu lange reichlich und mit Flocken gemischt bliebe, besonders aber wenn die Eiterung dabei schlecht würde und Fieber be-
stände, zur Ausspülung schreiten.

Biedert stellt aus der Literatur zusammen: 40 Fälle mit zweifel-
hafter oder ohne Antiseptik mit 4 Todesfällen und einer Heilungsdauer von durchschnittlich 3—6 Monaten, und 14 Fälle mit streng
antiseptischer Operation mit einer durchschnittlichen Heilungsdauer
von 3—4 Wochen.

54) Dr. Richard C. Brandeis beruft sich auf eine grössere Erfahrung, die ihn gelehrt hat, dass Neugeborene durch einen ganz gewöhnlichen Nasencatarrh, unabhängig von heredit. Syphilis oder einer
andern Cachexie, durch die damit verbundene Unmöglichkeit des Sau-
gens, in einen höchst bedenklichen Ernährungszustand kommen können.

Diese Nasencatarrhe bedürfen einer sehr energischen localen Behandlung. Dr. Brandeis schlägt vor, zunächst die Nase durch Ausspritzen
mit einer Sodalösung vorsichtig zu reinigen und dann die Nasenhöhle
mit Baumwolle, die um eine Sonde umwunden und mit einer 25%-Lösung
von Nitras argenti getränkt, zu ätzen.

Diese Procedur soll 2 Mal wöchentlich wiederholt werden. In manchen Fällen ist es sogar nothwendig, die Nasenhöhle und den Nasen-
Rachenraum mit geeigneten Instrumenten auszukratzen und die darnach
folgende Blutung mit styptischer Baumwolle (Eisenchlorid) zu stillen.

55) Dr. F. Forchheimer hat mit den von Letzerich gegen Pertussis empfohlenen Chinineinblasungen u. zw. wie er glaubt durch Erhöhung des Chiningehaltes (1,0 auf je 0,5 von Bic. Sodae und Gummi)
und Gebrauch des Schröter'schen Insufflators, gute Resultate erzielt. Er
hat die Methode mit Erfolg auch bei 2 und 3 Monate alten Kindern
angewendet, hat den Widerstand der Kinder immer überwunden.

Die .Einblasungen sollen täglich 2 Mal vorgenommen werden und in den Larynx gelangen. Dieselben müssen sofort begonnen werden, wenn die Diagnose sichergestellt ist, bei Kindern, deren Geschwister an Pertussis leiden, schon früher.

Der Erfolg stellt sich schon nach 4tägiger Behandlung ein.

Forchheimer hat 97 Kinder im Alter von 3 Wochen bis 9 Jahren nach dieser Methode behandelt.

In den Fällen, die gleich im Beginn zur Behandlung kamen, dauert das spasmodische Stadium im Mittel 10 Tage, nur ein einziger Fall war mit Bronchitis capill. complicirt und kein Fall starb.

(Fortsetzung folgt.)

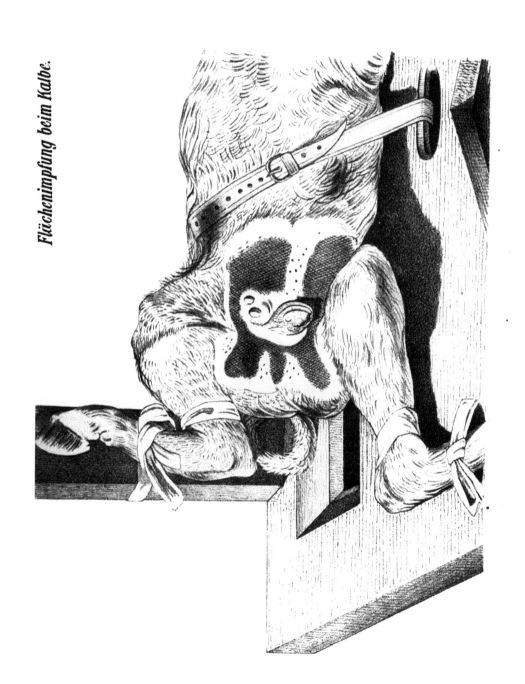

Flächenimpfung beim Kalbe.

XVI.

Die marantische Sinusthrombose bei Cholera infantum.

Von

Dr. med. Th. Escherich,

Assistenzarzt der med. Abtheil. des Juliusspitals in Würzburg.

Die marantische Sinusthrombose der Kinder hat neben der besser gekannten und studirten Form der traumatischen nicht die Beachtung gefunden, die dieses interessante Krankheitsbild verdiente. Ihre Geschichte reicht nur bis zum Jahre 1857 zurück, wo Dr. Gerhardt, damals Assistenzarzt der Polikliuik in Würzburg in seinen „Mittheilungen aus der Poliklinik"[1]) die genaueren Symptome dieser Affection und zugleich deren Erklärung angab. Die Litteratur, die sich seitdem speciell mit dieser Erkrankung befasste, ist eine sehr beschränkte. Der Zusammenstellung derselben, wie sie sich im Handbuch der Kinderkrankheiten von Gerhardt Bd. IV a findet, kann ich eine neue Angabe „Ueber einen Fall geheilter Sinusthrombose" von Dr. Vormann in Boerner's „Medicinischer Wochenschrift" hinzufügen. An genauer beschriebenen Fällen mit Krankengeschichte und Sectionsbefund konnte ich nur die sechs in der Arbeit von Huguenin[2]) benutzten auffinden und so mag schon von diesem Gesichtspunkte aus die Mittheilung eines im Leben diagnosticirten Falles von Hirnsinusthrombose von allgemeinerem Interesse sein. Die genauere Betrachtung der Symptome erläutert zugleich eiuige differentielle Momente der marantischen Sinusthrombose der Kinder gegenüber der bei Erwachsenen, mit welcher dieselbe bisher stets in Pausch und Bogen zusammen abgehandelt wurde.

Krankengeschichte.

Patient Aloys St., 7 Wochen alt, wurde am 15. VI. 82 in die Kinderabtheilung des Juliusspitales zu Würzburg aufgenommen. Vater 26 Jahre alt, gesund. Mutter soll herzleidend gewesen sein, starb im

---

1) Deutsche Klinik 1857 (Nr. 40—52).
2) Pathologische Beiträge, Habilitationsschrift. Zürich.

Wochenbett. Geburt verlief normal. Patient war 4 Tage an der Brust, dann erhielt er Kuhmilch, Schleimsuppe etc.

Seit der Geburt soll schon Durchfall und Erbrechen bestehen.

Status praesens: Der Knabe ist für sein Alter wenig entwickelt, Schädelknochen weich, Fontanellen weit offen, nicht eingesunken. Conjunctiva und Schleimhaut des weichen Gaumens blass, Zunge mit Soor belegt.

Thorax regelmässig gebaut, keine Einziehung bei der Respiration. Spitzenstoss im fünften Intercostalraum. Herz und Lunge normal. Leberdämpfung etwas verkleinert, Milz nicht vergrössert. Abdomen leicht meteoristisch aufgetrieben, weich, auf Druck anscheinend nicht empfindlich.

Puls voll, frequent, 120 Schläge. Respiration regelmässig, nicht auffallend beschleunigt, Temperatur 36,7, Körpergewicht 3,2 Kg. Gleich beim Eintritt stark wässrige Stühle und Erbrechen. Ordination: Löfflund, Acid. tann. 0,5 : 100.

Pinselung des Mundes mit Natron bic.

18. VI. Seit gestern hat die Diarrhöe sich etwas gemässigt, Erbrechen nicht mehr aufgetreten.

Temperatur Morgens 39, 7, Abends 39,5, Puls 160.

21. VI. Diarrhöe besteht fort, kein Erbrechen, starker Soorbelag. Temperatur etwas niedriger. Morgens 38,6, Abends 37,5.

24. VI. Diarrhöe hat nachgelassen, Temperatur Morgeus 39,9, Abends 38,2.

20. VI. Fontanelle beginnt einzusinken, Respiration beschleunigt, Kind collabirt mehr und mehr. Körpergewicht hat nicht abgenommen, 3,2 Kgr. Temperatur Morg. 40,2, Abends 39,5.

1. VII. Fontanelle tief eingesunken, Schädelknochen über einander geschoben, das Stirnbein ist unter die Seitenwandbeine geschoben. Heute Nacht 3 mal Erbrechen, Diarrhöe stärker 9—10 mal. Die Temperatur 38,8, Ab. 39,2.

2. VII. Kind liegt in comatösem Zustand mit halbgeöffneten Augen. Die linke Lidspalte erscheint etwas kleiner als die rechte. Erbrechen und Durchfall bestehen fort. Temp. M. 40,2, Ab. 36,2. Ord.: Stärkeklystier.

3. VII. Klysma floss sofort wieder ab, 2 mal Erbrechen, starke Diarrhöen. In der Nacht wurden 2 Krampfanfälle von der Wärterin beobachtet. Pupillen kaum stecknadelkopfgross.

Ophthalmoscopische Untersuchung (Herr Prof. Michel) erst nach Atropinein träufluug möglich, ergiebt beiderseits normale Verhältnisse des Augenhintergrundes. Temp. M. 39,2, Ab. 39, 6.

4. VII. Differenz der Lidspalten nicht mehr bemerkbar. Respiration sehr beschleunigt, rechts vorne inspiratorische Einziehung. Linke Vena jugul. externa erscheint etwas stärker gefüllt als die rechte. Das Kind nimmt nur etwas Wein, der ihm mit dem Löffel eingeflösst wird; das Coma wird dann und wann durch klonische Zuckungen der Bulbi unterbrochen; Strabismus nicht bemerkbar. Temp. M. 39,7, Ab. 39,7. Puls 156.

5. VII. Seit gestern Abend kein Stuhl mehr; zunehmender Sopor, etwas Contractur der Nackenmuskeln; die ungleiche Füllung der Jugularvenen nicht mehr bemerkbar, erscheinen beiderseits stark collabirt. In ziemlich kurzen Intervallen sowohl spontan als namentlich bei Berührung und lautem Ansprechen des Kindes treten Convulsionen der oberen, namentlich linken Extremität und Nystagmus auf, sonst soporöser Zustand.

Pupillen sind weit, auf Licht linkerseits keine, rechts geringe Reaction (Atropinwirkung). Die um Vormittag 11 Uhr vorgenommene ophthalmoscopische Untersuchung ergab negativen Befund beiderseits.

Temp. Morg. 8 Uhr 39,4, Puls 136. Nachmittags 3 Uhr trat unter Sinken der Temperatur und unfühlbarem Radialpuls der Tod ein.

Sectionsbefund 6. VII. 18 Stunden nach dem Tode (Prof. Rind-fleisch). Klinische Diagnose: Cholera infantum, Sinusthrombose.

Mässiger Grad von Todtenstarre der stark abgemagerten Leiche.

Unterhalb des Scheitels ist der Sinus longitudin. mit dünnflüssigem Blute gefüllt. Bei der Herausnahme des Gehirns entleert sich schon vor der Eröffnung der Seitenventrikel eine reichliche klare Flüssigkeit, die sich auch in den hinteren Schädelgruben ansammelt. Auf der linken Seite finden sich am Eintritt der seitlichen Gehirnvenen in den Sin. long. 3 längere Blutgerinnsel, welche sich durch ihre Festigkeit vor Zer-reissung geschützt frei aus den Venen herausziehen lassen. Auf der rechten Seite ähnliche Gerinnsel in geringerem Grade. Diese kleineren Thromben gehen über in ein grosses Gerinnsel, welches den ganzen Sinus transversus erfüllt, von dunkelrother Farbe, und sich als Gerinnsel älteren Datums erweist. Dasselbe endet links im absteigenden Theil des Sinus transversus und reicht rechterseits nicht ganz soweit.

Seitenventrikel sind ausgedehnt durch angesammelte Flüssigkeit, Marksubstanz, noch nicht normal weiss gefärbt, erscheint dunkler als die Rinde. Consistenz des Gehirns, namentlich des Bulbus cerebri, auf-fallend resistent.

Darm ist in seiner ganzen Ausdehnung durch Gase stark ausgedehnt-blass, durchscheinend; äusserlich keine erhebliche Veränderung. Mesen-terialdrüsen von weisser Farbe, etwas vergrössert. Im Dünndarm findet sich eine gelbe, dünne Flüssigkeit mit reichlichen Käsebrocken vermischt. Derselbe Inhalt findet sich in der ganzen Länge des Darmes. Darm ausserordentlich blutleer, in den Venen kein Tropfen Blut. Ziemlich vollkommene Epithelablösung, die solitären Follikel im Dickdarm etwa bohnengross geschwellt. Im Ileum keine Lymphdrüsenschwellung, im Duodenum erscheinen die Kerkring'schen Falten schwach entwickelt, zum Theil durch die enorme Ausdehnung des Darmrohres verstrichen.

Milz ist angewachsen, klein, hart, von brauner Farbe.

Leber stark nach hinten und oben gedrängt, so dass der Rippen-rand den Leberrand überragt. Der rechte Leberlappen erstreckt sich seitlich und hinten mit seiner Spitze bis herab an die Crista ossis ilei. Dadurch ist die rechte Niere vor der Wirbelsäule herabgerutscht und liegt mit ihrer Spitze vor dem Promontorium, wobei sich zugleich der Aequator der Niere nach links gewendet hat, mithin das Organ eine Achsendrehung von 180° erfahren.

Linke Niere in normaler Lage.

Im Magen befindet sich leichter Soorbelag in der Gegend des Fundus ventriculi.

Rechte Lunge zeigt auffallende Füllung mit Luft neben gänzlichen atelectatischen Stellen.

Pleura nicht erkrankt, nirgends feste Adhäsionen.

Herz steht mit der Spitze nach rechts. Im rechten Ventrikel und Vorhof dünnflüssiges Blut, geringere Menge im linken Endocard zeigt keine entzündlichen Erscheinungen.

Nieren, anämische Corticalsubstanz der linken Niere auffallend blass, ziemlich derb, ausgesprochener harnsaurer Infarkt.

Die Section bestätigte somit die klinische Diagnose voll-auf und zeigte neben den Erscheinungen der Cholera infantum das typische Bild einer Hirnsinusthrombose nach vorausge-gangenem Säfteverlust, der sog. marantischen Sinusthrombose.

Von besonderem Interesse erscheint uns in diesem Falle die auffallend hochfebrile Temperatur, die während des ganzen

Verlaufes zwischen 38° und· 40° schwankte und oft höhere Morgentemperaturen aufwies (s. 2. VII).

Da ein ähnliches Verhalten der Körperwärme auch in mehreren anderen Fällen von Cholera inf. auf der hiesigen Kinderklinik beobachtet wurde, so verdient dieses bisher noch nirgends berücksichtigte Verhältniss, namentlich wegen der Differentialdiagnose von Typhus, gewiss besondere Berücksichtigung und näheres Studium.

Auch das Verhalten des Körpergewichts ist ein auffälliges, insofern die von Parrot bei fieberhaften Erkrankungen des Säuglingsalters supponirte Abnahme desselben im umgekehrten Verhältniss zur Temperatur wenigstens im Lauf der ersten acht Tage ausblieb.

Angesichts der wenigen darüber bekannten Angaben verdient auch das negative Resultat der wiederholt vorgenommenen ophthalmoscopischen Untersuchung eine besondere Erwähnung.

Die convulsiven Hirnsymptome waren in diesem Falle besonders ausgesprochen. Es wurden ausser Nystagmus und Nackenstarre auch klonische, bei jeder psychischen Erregung auftretende Krämpfe der oberen, namentlich linken Extremität beobachtet.

Endlich verdienen noch die Symptome, die an den Jugularvenen beobachtet wurden, unsere besondere Aufmerksamkeit. Die erste Veränderung an denselben wurde am 4. VII. Morgens bemerkt. Es zeigte sich eine deutliche, aber doch nur bei speciell darauf gerichteter Aufmerksamkeit wahrzunehmende, geringere Füllung der rechten, etwas vermehrte der linken Jugularvene. Dieses Verhalten wurde etwa während 32 Stunden beobachtet; alsdann trat eine geringere, aber beiderseits gleiche Füllung derselben an ihre Stelle. Natürlich konnte der abnorm geringe Füllungsgrad nur im Vergleich mit dem vorher bekannten normalen Zustand constatirt werden.

Es erscheint dies insofern von Wichtigkeit, als in den bisher beobachteten Fällen das die Diagnose wesentlich begründende Symptom der Jugularvenenungleichheit stets bis zum Exitus bestehen blieb und für das Vorhandensein und den Sitz des Thrombus Zeugniss ablegte. Nur in einem der Gerhardt'schen Fälle (VII. Fall: Held, Michael) wurde ein ähnliches Verschwinden desselben finem versus beobachtet, zugleich mit Vorwölbung der früher eingesunkenen Fontanelle. Die Section ergab, ähnlich wie in unserem Falle, eine Thrombose des Sinus long. und rectus, sowie des Anfangstheils der beiden Sinus transversi neben einem grossen Extravasat in die rechte Hemisphäre. Auch in diesem Falle war eine geringere Füllung der rechten Ven. jugul. ext. vorausgegangen.

Da es den ebendort angeführten trefflichen Auseinandersetzungen zufolge erlaubt ist, aus dem Verhalten der Venae jug. ext. einen directen Schluss auf den Füllungsgrad der unserer Beobachtung entrückten Ven. jug. int. zu ziehen, so deutet die in beiden Fällen beobachtete schwächere Füllung der Ven. jug. dext. auf eine Behinderung des Blutabflusses auf der rechten Schädelhälfte, i. e. eine isolirte Thrombose des Sin. transv. dext. bei mehr weniger vollständigem Offensein des Sinus long. und Sin. transv. sin. Da an eine Entfernung des Thrombus oder anderweitige Wiederherstellung der früheren Circulationsverhältnisse nur in den seltensten Fällen (s. die Krankengeschichte von Dr. Vormann) zu denken ist, so lässt sich eine nach längerem Bestand des obigen Symptomes auftretende gleiche, namentlich schwächere Füllung der Venae jug. mit grosser Sicherheit auf ein Fortschreiten der Anfangs einseitigen Thrombose auf den Sin. long. und den Sin. transvers. sin. deuten.

Ein solcher Gang der Entstehung entspricht nicht nur den beobachteten unzweideutigen Symptomen und dem Sectionsbefund, sondern auch den Vorstellungen, die wir uns von der Bildung und dem Fortschreiten einer Thrombose machen. Von irgend einem aus localen Ursachen hervorgegangenen Gerinnungsheerd im rechten Sin. transvers. aus erfolgt eine durch Ánlagerung neuer Niederschläge bedingte totale Obstruction des queren Blutleiters und mehr weniger rasch der Richtung des Blutstroms entgegen auch des Sin. long. sup. In vielen Fällen führt dann der in die Mündung des linken Sin. transv. hineinragende Pfropf des Thrombus auch in diesem in bekannter Weise Gerinnung herbei[1]) und so entsteht der Anschein einer vom medianen Sin. long. ausgehenden, nach beiden Seiten fortschreitenden symmetrischen Thrombose.

Diese Erwägung gab Veranlassung zu einer kleinen Zusammenstellung der bisher beschriebenen Fälle[2]) von Sinusthrombose bei Cholera infantum bezüglich des Sitzes und der Ausbreitung der Gerinnung.

Unter 8 Fällen beschlug die Obturation:

Sin. long. sup. allein			0
„	„	mit Transv. dext.	4
„	„	mit Transv. sin.	0
„	„	mit beiden Transv.	2
„	„	im Ganzen	6
Sin. transvers. dext.			7
Sin. transvers. sin.			3

---

1) Henle, Rationelle Pathologie. II. S. 516.
2) Huguenin a. a. O.

Beide Sin. transvers. 3

Sin. petr. inf. }
. . . . 7
Sin. cavernos. }

Diese Tabelle beweist zur Evidenz das vorwiegende Betroffensein des Sin. transv. dexter, wie es für die marantische Hirnsinusthrombose der Kinder geradezu charakteristisch ist. Es findet sich die isolirte Thrombose des Sin. transv. dexter + Sin. long. sup. in vier Fällen, eine Thrombose des Sinus transvers. dext. + Sin. long. + Sin. transvers. sin. in zwei weiteren und eine Thrombose des Sin. transv. dext. + sin. in einem Falle vor. Nehmen wir nun für diese die oben erwähnte und in zwei Fällen an der Hand der Krankengeschichte nachgewiesene Erklärung der primären Entstehung des Thrombus im rechten Sin. transvers. an, so erhalten wir in sämmtlichen Fällen (ausgenommen einen einzigen) die primäre Gerinnung als im Sin. transvers. dext. gelegen: ein Verhalten, das gegenüber der marantischen Sinusthrombose der Erwachsenen als ein durchaus charakteristisches bezeichnet werden muss.

Einer besonderen Erwähnung bedarf noch die nach der obigen Zusammenstellung besonders häufige Fortsetzung der Thrombose des Sin. transv. dext. auf den Sin. long. sup.

Der Grund hiefür liegt in einem bisher noch nicht berücksichtigten, besonderen anatomischen Verhältniss des Sin. long. zum Transvers. dext. Henle[1]) sagt darüber: „Der Sin. sagittalis sup. erstreckt sich an der Schädeldecke vom Foramen coecum bis zur Protuberantia occipitalis int., auf oder vielmehr neben welcher er meistens gegen den rechten Sinus transversus in einen Bogen umlenkt, in dessen Scheitel der linke Sin. transvers. stösst." In Beziehung damit steht die grössere Weite des Sin. transv. dext. und des rechten For. jug. Zudem wird, wie ich in einigen Fällen beobachten konnte, die seitlich einmündende Oeffnung des linken Sin. transv. oft noch durch Falten der Dura mater eingeengt. Diese innige Communication und der dem entsprechend gerichtete Blutstrom bringen es wohl mit sich, dass nur in einem Falle eine directe Fortpflanzung der Thrombose vom (linken!) Sinus transv. auf den rechten, in allen Fällen dagegen, wo der rechte Sin. transv. Ausgangspunkt war, der Sin. longitud. allein in 50%, und in weiteren 25% der Sin. transvers. sin. durch Vermittlung des Sin. long. ergriffen war.

Offenbar war es dieses bisher nicht genügend beachtete Verhalten des Fortschreitens der Thrombose, das auf Grund

---

1) Gefässlehre. S. 332.

der Sectionsbefunde zur Annahme einer symmetrischen Entstehung der marantischen Thrombose und zu einer Gleich-
stellung der marantischen Sinusthrombose der Kinder mit der
der Erwachsenen geführt hat. Es war v. Dusch, der im Jahre
1839 in seiner verdienstvollen Arbeit: „Ueber Thrombose der
Hirnsinus"[1]) zuerst die traumatische Sinusthrombose der marantischen gegenüberstellte und die differentiellen Merkmale
des anatomischen Befundes auseinandersetzte. Als Eigenschaften der traumatischen nennt er den Sitz in der Nähe des Ent-
zündungsheerdes, das Betroffensein eines oder mehrer paariger
Sinus der einen Schädelhälfte, puriformen Zerfall der Thromben
u. A. m.; für die marantische gibt er gar nicht oder wenig
entfärbte Thromben, häufige Stauungserscheinungen und endlich den Sitz der Gerinnungen, der fast ausschliesslich die
medianen (Sin. long. sup.) oder paarigen Sinus in symmetrischer Weise betreffe, als charakteristisch an. Er fasst dabei
die marantische Thrombose der Kinder und Erwachsenen in
seiner Statistik zusammen und schliesst folgendermassen:
„Bei der zweiten Reihe (den marantischen Sinusthrombosen) sehen wir dagegen, dass die Thrombose dieses unpaaren
Sinus (Sin. long. sup.) nur einmal fehlt und zwar in einem
Falle, in welchem ein anderer unpaarer Sinus, der Sin. rect.
durch Gerinnsel erfüllt ist. Sechs Mal ist der Sin. long. sup.
allein der Sitz der Thrombose und sieben Mal erstreckt sich
dieselbe von dem Sin. long. sup. in die beiden Sin. transv.,
einmal von dem Sin. rect. in die beiden Sin. transversi (ein
Fall von Chol. inf.). Nur zwei Mal ist der Sin. long. sup.
und Sin. transv. dexter allein thrombosirt (zwei Fälle von
Cholera inf.).
Die Thromben zeigen somit meistentheils eine symmetrische Gestalt. Diese Erscheinung deutet augenscheinlich
darauf hin, dass die Ursache der Thrombose in diesen Fällen
keine locale, sondern eine allgemeine ist, deren Wirkung sich
in gleichmässiger Weise auf beide Schädelhälften erstreckt und
sich vorzugsweise in symmetrischer Weise vom unpaaren Sin.
long. oder rectus über das Torcular Herophili in beide Sinus
transversi fortpflanzt oder auf den Sin. long. sup. allein beschränkt bleibt."
Wir sehen daraus, dass es gerade die Fälle von maran-
tischer Sinusthrombose der Kinder sind, die mit denen der Erwachsenen zusammengestellt, die Resultate der Statistik trüben.
Scheiden wir dieselben aus, so finden wir, dass in den
von v. Dusch angeführten Fällen der Sinusthrombose im höheren Alter die Thrombose des Sin. long. sup. in keinem Falle

---

1) Zeitschrift für rationelle Medicin. Dritte Reihe. VII. Band.

fehlt, dass sie in 50% aller Fälle in demselben isolirt gefunden wurde und dass in allen Fällen einer weiteren Ausbreitung der Gerinnung (Fall 43 ausgenommen) dieselbe sich symmetrisch auf beide Transversi erstreckte.

Vergleichen wir damit die obige Statistik der Kindersinusthrombose allein, so liegen die Unterschiede auf der Hand. Am meisten betroffen in allen Fällen ist der Sin. transv. dext.; die Thrombose bleibt niemals isolirt, sondern pflanzt sich der Richtung des Blutstroms entgegen fort auf den Sin. long. sup., seltener´in, 25%, auch auf den Sin. transv. sin. durch Vermittlung des Sin. rectus, nur in einem Falle direct.

Bei der Vernachlässigung dieser Unterschiede und seiner rein pathologisch - anatomischen Beobachtungsweise kommt Dusch zur Aufstellung eines Gesetzes der Symmetrie für den Sitz und die Ausbreitung der Thrombose, das auch Huguenin[1]) in allen Stücken bestätigt, obgleich gerade in seinem Falle der älteste Theil des Gerinnsels sich im Sin. tr. dent. befindet. Seiner Anschauung nach entstehen die Thromben im Sin. long., bleiben in vielen Fällen darauf beschränkt, in den übrigen breiten sie sich in symmetrischer Weise über die beiden Sin. transvers. aus: ein Vorgang, gerade entgegengesetzt der oben angeführten Entstehung derselben. Die Ursache dieser Erscheinung sieht Dusch in dem tiefgesunkenen allgemeinen Kräftezustand und der geschwächten Herzkraft, die auf beide Schädelhälften in gleicher Weise einwirkend zur Thrombosirung der medianen und der paarigen Sinus in symmetrischer Anordnung führe. Auch den Vorgang der Gerinnung stellte er demgemäss sich als einen im Gegensatz zur traumatischen Thrombose viel rascheren, durch eine Erstarrung der gesammten stockenden Blutsäule bedingten vor und erklärt daraus die Häufigkeit der Stauungserscheinungen.

Erst Virchow[2]) wies nach, dass auch bei der sog. Dilatations- und Stillstandsthrombose der erste Ausgangspunkt stets in der Gerinnung einer kleinen unter besonders ungünstigen Circulationsverhältnissen stehenden Blutmasse liege, von der aus der Thrombus sich durch Anlagerung weiterbilde. Für die Venen bildet die hinter einer Klappe stagnirende, für die klappenlosen Hirnsinus lokale Stauungshindernisse oder Ausbuchtungen der Wände den gewöhnlichen Ausgangspunkt. Ich habe diesen historischen Rückblick deshalb so ausführlich behandelt, weil, wie es mir scheint, auch in den neueren Lehrbüchern diese Art der Entstehung noch nicht genügend

---

1) A. a. O, Seite 24.
2) Vgl. Handbuch der spec. Pathologie. Bd. I.

betont ist und der ebenso bequeme als unrichtige Ausdruck der symmetrischen Thrombose sich fortschleppt. Die dieser Arbeit zu Grunde liegende Krankengeschichte gibt die beste Erläuterung dieser Verhältnisse. Speciell die im Obigen nachgewiesenen Unterschiede des Sitzes und der Ausbreitung der marantischen Thrombose bei Kindern und bei Erwachsenen fordern zu einem näheren Studium der in jedem Falle vorliegenden aetiologischen Momente auf. Zur Lösung dieser Frage gehört eine genaue anatomische Kenntniss des kindlichen und des erwachsenen Schädels auf Grund zahlreicher Präparate und somit kann ich im Folgenden nur wenige besonders augenfällige Puncte anführen.

Für das kindliche Alter neben den für alle Sinus in gleicher Weise in Betracht kommenden schädlichen Momenten der starren, nicht collabirenden Wandungen, der prismatischen Form des Lumens u. a. m. kann vor Allem das Fehlen der Pacchioni'schen Granulationen im Sin. long. und die bei rhachitischen Kindern besonders starke Entwickelung des Hinterkopfes als specifisch hervorgehoben werden. Der Einfluss des letzteren Momentes ist nicht näher bekannt, jedenfalls bringt es eine Verlängerung der Sin. transv. gerade in dem Theile zu Stande, wo das Blut bei der horizontalen Lage der Kinder der Wirkung der Schwere entgegen zum Foramen jug. aufsteigen muss. Vielleicht kann man auch die eigenthümliche Verbreiterung des Strombettes gegen das Herz zu beim Uebergang des Sin. long. in die beiden Transvers. dahin zählen. Der mechanische Effect einer solchen besteht bekanntlich in Verminderung des Blutdruckes, i. e. der Reibung der Flüssigkeitstheilchen unter einander bei gleich bleibender Geschwindigkeit, wodurch ein Zurückbleiben und Stagniren an einzelnen, besonders ungünstig gelegenen Ausbuchtungen oder Krümmungen leichter erklärlich wird.

Den Grund für das fast ausschliessliche Betroffensein des rechten gegenüber dem linken Sin. transvers. haben wir wohl vor Allem in der grösseren Weite des ersteren zu suchen, die beim kindlichen Schädel in den wenigen von mir daraufhin untersuchten Schädeln noch ausgeprägter als beim Erwachsenen zu sein scheint. Je weiter das Gefäss, um so schwieriger wird der zur Flüssigerhaltung des Blutes nothwendige Contact mit dem Gefässendothel, namentlich bei geringer Circulationsgeschwindigkeit zu bewerkstelligen sein.

Von hervorragendem Einflusse kann ferner bei der geschwächten Herzkraft die Wirkung der Schwere sein, insofern nach Parrot[1]) bei Cholera infantum habituell die rechte Seiten-

---

1) Athrepsie S. 368.

lage einnehmen. Endlich führt Hyrtl[1]) „das Vorkommen fibröser Bälkchen" ausschliesslich für den Sin. long. und den Sin. transv. dent. an.

Für die im Sin. long. bei Erwachsenen auftretende·Thrombose möchte ich, gleich Luschka[2]), das constante Vorkommen Pachionischer Granulationen betonen, „die von aussen in denselben eindringen und durch Hypertrophie zu Circulationsstörung Veranlassung geben können". Förster hat einen solchen Fall[3]) beschrieben, wie Dusch berichtet. Für die in einem der beiden Transv. beginnenden Thrombosen weiss ich keine neuen begünstigenden Momente anzugeben. Die auffallend gleichmässige Verbreitung der Thrombose in beide Transv. lässt sich vielleicht auf die gleichmässige Rückenlage solcher Kranken und die geringere Differenz der Weite der Sinus zurückführen. Sämmtliche hier angeführten Momente sind mehr weniger innerhalb der Breite der physiologischen Verhältnisse und Entwicklung, erst unter der Einwirkung der schwächenden Grundkrankheit und der gehinderten Circulation übernehmen dieselben die Rolle der Thrombenbildung im Gegensatz zur traumatischen Thrombose, wo eine pathologische Veränderung der Gefässwand bei normaler Circulation zur Gewinnung führt. Dass diese Verhältnisse indess nicht die allein wirkenden sind, beweist die Seltenheit der Thrombose in dem äusserst ungünstige Circulationsverhältnisse darbietenden Sin. cavern. Es ist die Schwere, die den durchgreifendsten Einfluss auf den Sitz der Thrombose äussert und es bewirkt, dass als der Sitz der marantischen Sinusthrombose ausschliesslich die Sinus der hinteren Schädelwand erscheinen, während die traumatische entsprechend dem Entzündungsherde vorwiegend die Blutleiter der Schädelbasis beschlägt.

Nach Abschluss der vorliegenden Arbeit kam in der Kinderabtheilung des Juliusspitals ein Fall von secundärer Thrombose des Sin. transv. text. zur Section, der wenn er auch nicht unter die Kategorie der marantischen Sinusthrombosen fällt, doch wegen seines interessanten Verlaufes hier angeführt zu werden verdient.

Krankengeschichte.

Roth, Caroline, 11 Jahre alt, wurde am 28./IX. 1882 ins Spital aufgenommen. Eltern gesund, ebenso 6 Geschwister. Patientin bis Juni 1882 gesund, erkrankte damals an Scharlach. Etwa 5 Wochen darnach schwollen Gesicht und Beine. Die letzteren brachen auf und es ergoss sich viel helle Flüssigkeit. Nach etwa 14 Tagen schlossen sich die Wunden wieder und nun klagte Pat. über Schmerzen auf der Brust. Es trat starker schmerzhafter Husten auf, der zeitweise mit reichlichem

---

1) Handbuch der Anatomie.
2) Handbuch der Anatomie.
3) A. a. O. S. 183.

blutigen Auswurf herausbefördert wurde. Zeitweise klagt Pat. auch Frost und Hitze. Seit 4 Tagen besteht reichlicher blutiger Auswurf. Urin wird in der letzten Zeit nur spärlich gelassen, ist trüb. Appetit und Stuhl regelmässig.

Status praesens. Pat. für ihr Alter mässig entwickelt, in sehr verwahrlostem Zustande. Hautfarbe schmutzig gelb. Leichtes Oedem des Gesichtes und des weichen Gaumens. Schleimhäute blass, Zunge in der Mitte belegt, Rand geröthet.

Supra- und Infraclaviculargruben versprichen, Thorax in Inspirationsstellung, stark beschleunigt, angestrengte Respiration, die jedoch nur eine ganz geringe Hebung der oberen Rippen, jedoch starke Einziehung derselben an der Insertionsstelle des Zwerchfells bewirkt. Zwerchfell hochstehend am unteren Rand der V. Rippe in der Parasternallinie. An den Lungenspitzen keine Schalldifferenz, rechts hinten unten ist gedämpft tympanitischer Percussionsschall.

An dieser Stelle Bronchialathmen und zahlreiche feuchte Rasselgeräusche beiderseits, sonst verschärftes Vesiculärathmen.

Herzdämpfung beginnt am unteren Rand der III. Rippe, nach links nicht vergrössert. Spitzenstoss stark verbreitert im IV. Intercostalraum. Herztöne sehr frequent, aber rein; II. Pulmonalton verstärkt.

Lebergegend auf Druck empfindlich, Dämpfung vergrössert. Milz reicht bis zur vorderen Axillarlinie. Abdomen stark aufgetrieben und nach unten vorgewölbt, zeigt deutliche Fluctuation und ascitische Dämpfung, die in der Mittellinie etwa $1\frac{1}{2}$ Zoll breit über die Symphyse reicht. Umfang des Leibes in der Nabelhöhe 78 Cm.

Beide Beine sind enorm geschwellt, ebenso die Gluteal- und Renalgegend, sodass die obere Körperhälfte im Vergleich zur unteren ganz unproportional klein, zwergartig sich ausnahm. Umfang des Oberschenkels R. = 40, L. = 42 Cm., des Unterschenkels R. = 33, L. = 34 Cm. Haut blass, gespannt, glänzend nur an der Innenfläche des linken Unterschenkel eigenthümlich derbe, elephantiastisch gewucherte höckerige Stelle. Geringes Oedem der Hände an der Dorsalseite.

Athmung 80 pro Minute. Puls klein, an der Radialis kaum zu fühlen, 136 Schläge. Auswurf reichlich, blutig-serös, schaumig, von auffallend hellrother Farbe.

Urin in geringer Menge von lehmig-gelber Farbe, saurer Reaction, stark sedimentirend. Dasselbe enthält zahlreiche Epithel- und granulirte Cylinder, einzelne rothe Blutkörperchen. Hoher Albumengehalt.

Temperatur: Mittags 37,3, Abends 39,1.

Ord.: Camphora, Vin. tocayens. Wegen der hochgradigen Dyspnoe werden am Abend unter antiseptischen Kautelen Skarificationen an beiden Beinen vorgenommen. $\frac{1}{3}$ Spritze Morphium.

29./IX. Dyspnoe hat sich gemindert, Oedem der Beine beträchtlich abgenommen; es wurden etwa 2 Liter schwach blutig gefärbter Flüssigkeit aufgefangen. Ord.: Vin. digital.

30./IX. Die Incisionen sind nicht entzündet, es entleerten sich von gestern auf heute über $2\frac{1}{2}$ Liter weingelber Flüssigkeit von hohem Eiweissgehalt und spec. Gewicht 1011.

Sputum zeigt eitrige Beimengung. Dämpfung und Bronchialathmen geringer. Puls etwas kräftiger. Abends 140 Schl. Temperatur Morgens 30°, Abends 37,5. Harnmenge 300 von 1021 spec. Gewicht, stark eiweisshaltig.

3./X. Heute Abend wieder Steigerung der Dyspnoe. Bronchialathmen und Dämpfung mehr im oberen Theil der rechten Lunge; links hinten unten grossblasige Rasselgeräusche. Seit 2 Tagen dicke eitrig geballte Sputa.

Zugleich wird Tiefstand des Zwerchfells constatirt, Leber stark

nach vorn und unten gedrängt, ist unterhalb des Nabels bis fast zum
Darmbeinkamme hin fühlbar, auf Druck schmerzhaft. Beine von fast
normalem Umfang, die geringe noch ablaufende Flüssigkeitsmenge wird
vom Verbandstoff aufgesaugt. Temperatur gestern subnormal, heute
zwischen 37—38°, Puls 140, Respiration 68.

Ord.: Quebracho, Liq. kat. acet.

4./X. Geringe Abnahme der Dyspnoe. Sputum zeigt wieder etwas
blutige Beimengung. Pat. nimmt constant eine stark nach vorn über-
gebeugte Haltung ein. Temp. Morg. 35,2, Abends 38,1.

5./X. In der Gegend des rechten Sternoclaviculargelenkes etwas
Oedem und in der Tiefe eine harte circumscripte Schwellung (Lymph-
drüse?) fühlbar. Rechts hinten unten beim Husten deutlicher Metall-
klang und tympanitischer Percussionsschall.

6./X. Die erwähnte Schwellung der rechten Supraclaviculargrube
nimmt zu, Vena jug. ext. erscheint deutlich thrombosirt, in ganzer Ausdehnung. Temp. subfebril, Puls und Respiration beschleunigt.

Ord.: Dec. Chin. Quebracho.

10./X. Athemnoth steigert sich wieder, der Kopf wird bei der Inspiration stark nach hinten übergebeugt, ächzende Exspiration, kein
Schlaf, Appetit gering. Jetzt fühlt man auch am Proc. mastoideus ein
thrombosirtes Venenästchen aus dem Schädel hervorkommen; in der
rechten Schultergegend starke collaterale Venenentwicklung. Am Kreuz-
bein etwa 10 Pfennig stückgrosser Decubitus.

Urin 100 Cm. von 1025 sp. Gew.

Temperatur zwischen 36,5 und 37,5°. Puls 120.

12./X. Pat. wurde im Laufe des gestrigen Tages immer schwächer,
lag constant mit vorn übergebeugter Brust und Kopf, reagirte wenig
mehr auf äussere Reize; es werden keinerlei cerebrale Störungen bemerkt.

Gestern Abend mehrmals Erbrechen, das letzte Mal um 10 Uhr,
dann trat ohne besondere Erscheinungen um 12½ Uhr Nachts der Exitus
letalis ein.

Section (Dr. Sattler) 32 Stunden nach dem Tode.

Sectionsbefund:

Ziemlich kräftige Leiche. Starkes Oedem an den untern Extremitäten. Gelbliches Colorit des ganzen Körpers. Bei Eröffnung des Unterleibs entleert sich eine Menge gelbbräunlicher Flüssigkeit. Das Zwerchfell ist, besonders R., stark nach unten gedrängt und reicht bis an
den Rippenbogen. Bei Eröffnung der R. Pleurahöhle entströmt reichlich Luft.

Pleurahöhle R ist in mehrere abgesackte Räume getheilt, von
denen der oberste der grösste ist. In diesen Räumen befindet sich eine
trübe bräunliche Flüssigkeit mit vielem Fibringerinnsel. Die Lunge
ist vollständig comprimirt.

Herz. Das Herz reicht vom R. Sternalrand bis zur L. Axillarlinie
und überdeckt die L. Lunge vollständig. Im Herzbeutel befindet sich
etwa ⅓ L. Flüssigkeit. Das Herz hat eine fast kugelförmige Gestalt.
Die Spitze wird vom L. Ventrikel gebildet. L. Ostium-atrioventr. sehr
weit. Im R. Vorhof speckhaltiges Gerinnsel. Tricuspidalis gut durchgängig. Aorten- und Pulmonalklappe sufficient. Im R. Herzohr ist ein
grosses speckhäutiges Gerinnsel. Dicht oberhalb des Einflusses der Vena
coron. befindet sich ein fest aufsitzender Thrombus, fast wallnussgross,
in der Mitte erweicht, jetzt eine leere Cyste darstellend. In der Spitze
ebenfalls ein älterer Thrombus. Die Musculatur des R. Herzens ist
hypertrophisch. Die Klappen normal. — Im linken Herzen an der Spitze
ebenfalls ein rundlicher, in (beginnender) Erweichung begriffener Throm-

bus. Am Aortensegel der Mitralis leichte Verdickungen. Muskulatur wenig hypertrophisch, jedoch stark dilatirt.

Lunge: Die L. Lunge zeigt im Unterlappen zahlreiche pneumonische Herde. Der Unterlappen im Allgemeinen etwas weniger lufthaltig. Oberlappen gut lufthaltig. Im Unterlappen der R. Lunge befinden sich grössere und kleinere, keilförmige gangränöse Herde, die im vollständigen Zerfall begriffen sind. Bei einem kleinen befindet sich eine trichterförmige, noch offenstehende Fistel.

Milz ist etwas vergrössert und zeigt ältere Infarcte.

Nieren. L. Niere bedeutend vergrössert. Die Kapsel trennt sich leicht von dem ödematösen Organ. Die Venen sind stark gefüllt. Auf der Oberfläche ist eine alte eingezogene und eine jüngere gelbgefärbte Stelle. Rindensubstanz ziemlich stark verbreitert, dabei blutreich, in den Partieen der gewundenen Harnkanälchen gelblich gefärbt. Die R. Niere zeigt dasselbe Bild wie die L.

Leber ist stark vergrössert, besonders in die Dicke, dunkelblaurothe Färbung, sehr blutreich. Auf dem Durchschnitt zeigen sich neben den stark erweiterten Gefässen circumscripte Verfettungen.

Gehirn. Im Sinus transversus dexter ist ein Gerinnsel, das eben beginnt, sich zu entfärben. Die Gefässe der Pia sind alle ziemlich stark gefüllt. Die Seitenventrikel ziemlich weit, mit klarer seröser Flüssigkeit angefüllt. Die Gehirnsubstanz etwas ödematös. An den grossen Ganglien, Pons und Medulla keine Veränderung.

Von dem Angulus venosus jugularis an zieht sich nach Oben eine langgestreckte Venenthrombose, welche dicht oberhalb des Angulus eine starke Erweiterung zeigt. An der dicksten Stelle zeigt sich der Thrombus in der Mitte vollständig erweicht. Der Thrombus erstreckt sich von dieser erweiterten Stelle in die Vena externa, interna, cervicalis ascendens, vena vertebralis, vena thyreoidea inferior und superior, lingualis und jugularis interna.

Dieses ganze complicirte Krankheitsbild weist mit grosser Wahrscheinlichkeit auf die vorausgegangene Scharlacherkrankung als Ausgangspunct hin. Jedenfalls ist die frische parenchymatöse Nephritis damit in ätiologischen Zusammenhang zu bringen, ob auch die Thrombenbildung im rechten Vorhof erscheint zweifelhaft. Diese letztere lieferte jedenfalls das Material für die zahlreichen hämorrhagischen Infarcte der rechten und linken Lunge.

Besonderes Interesse bietet der aus dem gangränösen Zerfall dieser Heerde hervorgegangene Pneumothorax der rechten Lunge dar. Die Diagnose desselben bot angesichts der schon vorher bestehenden Dyspnoe und Inspirationsstellung des Thorax, sowie der Schwellung der rechten Claviculargegend besondere Schwierigkeiten dar und wurde während des Lebens auch nicht mit Sicherheit gestellt. Die gleichseitig mit demselben auftretende Thrombose des Angulus venosus muss als eine höchst interessante, bisher noch nicht beschriebene Folgeerscheinung desselben aufgefasst werden wie schon der Herr Obducent am Sektionstische aussprach.

Da die Luft des Pneumothorax nach dem Tiefstand des Zwerchfells und dem Ausströmen des Gases bei der Eröffnung zu urtheilen jedenfalls unter erhöhtem Drucke stand, so steht theoretisch wohl nichts der Annahme entgegen, dass der Pneumothorax durch Druck auf die subpleural gelegenen benachbarten grossen Venenstämme die Thrombose derselben veranlasst habe. Die Entstehung des Pneumothorax ist wohl auf den 3.—4./X. zu verlegen und schon am 5./X. wurde die beginnende Schwellung am Angulus venosus bemerkt. Ausdrücklich hervorzuheben ist der Mangel jedes nervösen Symptoms, obgleich die schon am 10./X. bemerkte Thrombose eines Venenästchens an Proc. mast. mit Sicherheit auf Thrombose des Sin. transv. dexter hinwies. Die diesen Fall auszeichnende Neigung des Blutes zur Thrombenbildung lässt sich vielleicht in Zusammenhang bringen mit einer Verminderung der wässerigen Blutbestandtheile durch die enormen Flüssigkeitsverluste (das erste Mal spontan, das zweite Mal durch die Scarificationen), in ähnlicher Weise wie dies Gerhardt für die marantische Sinusthrombose nach den profusen Durchfällen der Kinder supponirt hat.

Zum Schlusse sei es mir gestattet, Herrn Geheimrath Professor Dr. Gerhardt, meinem verehrten Chef und Lehrer, auch an dieser Stelle meinen verbindlichsten Dank für die Anregung zu dieser Arbeit und die gütige Ueberlassung des Materials auszusprechen.

XVII.

Wagestudien.

Von

Dr. Ph. Biedert in Hagenau i./E.

I. Zur Beurtheilung der Wägungsresultate bei Säuglingen.

Die Unregelmässigkeit in der aufeinanderfolgenden Zahlen-
reihe, die eine in regelmässigen Zwischenräumen gemachte
Wägung ergibt, die manchmal exorbitanten Sprünge in der
Zunahme, abwechselnd wieder mit einem Stehenbleiben oder
gar nicht unbeträchtlicher Abnahme, die oft durch Nichts im
Befinden des Kindes genügend motivirt erscheinen, sind Allen,
die sich mit Kinderwägungen beschäftigen, aufgefallen. Dieselben haben keine besondere Bedeutung, wenn man nur die
Entwicklung eines im Allgemeinen zur Zufriedenheit gedeihenden Kindes verfolgen will. Sie erlangen eine solche aber
in hohem Grade, wenn ein krankes, auf einen äussersten Punkt
der Schwäche reducirtes Kind in Frage ist und es sich nun
um die Beurtheilung einer Ernährungs- und Behandlungsweise handelt, von der in Kürze Sein oder Nichtsein des
Kindes abhängt. Es tritt auch theoretisch die Wichtigkeit
genauer Wägungsergebnisse hervor, wenn die wissenschaftliche Beobachtung die Vergleichung bestimmter Perioden in
der Entwicklung des Kindes verlangt.

Für die berührten Unregelmässigkeiten in den Wägungs-
ergebnissen hat man wohl ganz richtig in der verschiedenen
Füllung der kindlichen Eingeweide einen Grund gefunden
(Vierordt), doch die Tragweite desselben noch nicht hinreichend
festgestellt. Eine kräftige Stuhlentleerung, wiederholtes Uriniren
vermindern im einen Moment das Gewicht des Kindes, eine
Nahrungsaufnahme schnellt es im andern um 100—200—300
Grm. in die Höhe. Zwischendurch zieht sich der mehr gleichmässige insensible Verlust einer-, die wirkliche Zunahme durch
Anbildung andererseits. Es fragt sich, wie weit man die
ersten unregelmässigen Momente bei der Gewichtsprüfung aus-

schliessen kann: Zunächst kann man sich bestreben, in möglichst regelmässigen Intervallen, z. B. alle zwei Stunden (am Tag und mehr oder weniger auch Nachts) gleiche Nahrungsmengen zuzuführen; bei empfindlich kranken Kindern deckt sich dies Verfahren mit dem hier zweckmässigen therapeutischen Verhalten. Dann kann man sich über die erwähnten Gewichtsverluste fortwährend Rechenschaft geben durch täglich vorgenommene doppelte Wägung. Nach Beendigung einer täglich um dieselbe Stunde, z. B. um 8 Uhr Morgens, vorgenommenen Speisung, eine bestimmte (notirte) Anzahl von Minuten (15—30—40—50) nach Beginn derselben, wird die erste Wägung genau mit Abwägung der Kleidungsstücke vorgenommen, auf welche dann nach weiteren 70—95—110—120 Minuten, während deren natürlich keinerlei Zufuhr von Nahrung oder Getränke zu dem Kinde statthaben darf, eine zweite ebensolche Gewichtsbestimmung zu folgen hat. Die Differenz dieser von der ersten Wägung lehrt die Abgaben des Kindeskörpers in der Zeit durch Urin-, Koth- und insensible Entleerung etc. kennen. Die Grösse der ganzen Abnahme kann auf das Mittel, das sie in 10 Minuten betragen würde, berechnet werden, und daraus kann man sich das Kindsgewicht für einen bestimmten immer gleichen Zeitpunkt (z. B. zwei Stunden) nach Beginn des Trinkens construiren. Das zehnminütliche Mittel fällt natürlich je nach der inzwischen erfolgenden Urin-, Kothentleerung etc. sehr verschieden aus; es scheint aber, dass es dann kleiner wird, wenn an den vorausgehenden Tagesperioden die Entleerungen stärker waren und umgekehrt, sodass jenes Constructionsgewicht (von 2 Stunden nach Beginn der Mahlzeit) wenigstens bis zu gewisser Breite einer gesetzmässigen Regel zu folgen vermag.

Als Nebenergebniss bei diesen Versuchen hat sich öfter die Möglichkeit ganz directer Bestimmung von Urin- oder Kothentleerung ergeben, wenn nach vollendeter Wägung — wie es scheint, durch den Reiz des Hin- und Herlegens und Entkleidens — eine solche Entleerung erfolgte, nach welcher dann eine sofortige Wiederwägung des Kindes deren Gewichtsmenge ergab.

Als Beispiel für das Gesagte sei hier zunächst die Liste der fortlaufenden Wägungen eines im Ganzen normal sich entwickelnden Kindes hergesetzt. Dasselbe hatte mit 16 Tagen 3102 Grm. gewogen und war nun in continuirlich gutem Befinden bis zum 26. Tag auf 3569, bis zum 44. Tag auf 4027 Grm. gestiegen. Beim Beginn unserer Doppelwägungen wog nun das

I. Mädchen von 50 Tagen am

1.	2.		3.		4.	5.	6.
Tag	Minuten nach Beginn d. Trinkens	Gewicht Grm.	Weitere Minuten später	Gewicht Grm.	Abnahme von 2←3 Grm.	Abnahme auf 10 Min. Grm.	Bemerkungen.
50.	90	4172	75	4134	38	5,0	
51.	60	4197	60	4175	22	3,6	
54.	75	4328	85	4263	65	7,6	
55.	30	4270	60 k. Urin	4253	17	3,0	Nahrung dünner als beabsichtigt, wird verstärkt.
56.	40	4385	95	4297	88	9,2	
57.	35	4466	85	4350	116	13,6	
58.	35	4415	85 k. Urin	4385	30	3,5	
59.	75	4433	55	4360	73	13,2	
60.	40	4422	80	4371	51	6,3	
61.	60	4470	60	4429	41	6,8	
62.	60	4534	60	4468	66	11,0	
63.	60	4546	60 fast k.U.	{4520 Urin 4497	{26 49	{4,3 8,1	Urinentl. sub 3 = 23 Gr.
65.	55	4682	80	4614	68	8,5	
66.	55	4690	80	4623	67	8,3	
67.	75	4651	45	4626	25	5,5	
68.	45	4797	105	4738	59	5,6	Diese Wägung wurde nicht nach d. Trinken um 8 Uhr Morg., sondern erst nach dem folgenden vorgenommen.
70.	60	4778	75	4713	65	8,6	
71.	75	{4930 Urin 4886	70	4849	{81 37	{11,5 5,3	Urinentl. sub 2 = 44 Gr.
72.	50	4924	70	4857	67	9,5	Bronchitis.
75.	15	4971	105 k. Urin	4932	39	3,7	Wäg. erst nach dem späteren Trinken.
76.	45	4995	75	4858	137	18,2	Gerade beim Wiegen 1 sehr grosse Oeffn., vorher viel Urin entleert, daher d. starke Abnahme zwischen 1. und 2. Wägung.
77.	65	4912	70	4892	20	2,8	
78.	40	5033	105	{4957 1 etw. d. Oeffng. 4908	{76 125	{7,2 12,3	Oeffnung = 49 Grm.
79.	50	5064	90 Oeffng.	4968	96	10,7	
80.	60	5126	75	5018	108	14,4	
81.	40	5105	80 Oeffng.	5018	87	10,9	

1.	2.		3.		4.	5.	6.
Tag	Minuten nach Beginn d. Trinkens	Gewicht Grm.	Weitere Minuten später	Gewicht Grm.	Abnahme von 2—3 Grm.	Abnahme auf 10 Min. Grm.	Bemerkungen.
82.	65	5149	70	5068	81	11,5	
83.	35	5112	90	5044	68	7,5	
84.	45	5177	75	5104	73	9,7	
85.	55	5174	85	5122	52	6,1	
86.	60	5163	75	5104	73	9,7	
87.	85	5231	75	5168	63	8,4	
88.	25	5291	105	5190	101	9,6	
89.	45	5336	90	5218	118	13,1	
90.	15	5385	115	5270	115	10,0	
91.	30	5313 U.;10 M. nachh. 5284	{ 140 { 130	5209	{ 104 { 75	{ 7,4 { 5,7	Urin = 24—29 Grm.
92.	30	5393	100	5315	78	7,8	
93.	25	5483	110	5333•	150	13,6	
94.	45	5531	70	5388	123	17,5	
95.	25	5523	110 k. Urin	{ 5482 { Urin { 5420	{ 41 { 103	{ 3,7 { 9,3	Urin = 62 Grm.
96.	35	5510	110	5450	60	5,5	

Wir sehen auf dieser Liste zunächst fortwährend erhebliche Differenzen zwischen der ersten und der zweiten täglichen Wägung. Werden nun Wägungen ohne Berücksichtigung dieses Umstandes vorgenommen, und hätte z. B. Jemand am 57. Tag nur die erste Wägung, am 62. nur die zweite gemacht, so würde er finden, dass das Kind zu seinem ersten Gewicht von 4466 Grm. gar Nichts hinzugewonnen hätte, es wog nach 5 Tagen noch gleichviel, 4468 Grm.; und vergleicht man die erste Wägung des 93. Tages (5483 Grm.) mit der zweiten des 96. (5450), so ergäbe sich sogar eine erkleckliche Abnahme. Nichtsdestoweniger zeigt schon die genauere Betrachtung unserer Liste, bestimmter noch die nachherfolgende richtig eingerichtete Wägungsreihe, dass in beiden Zeiträumen befriedigende, ja beträchtliche Zunahmen stattgefunden haben. Nun ist zu berücksichtigen, dass unser Kind ein ausserordentlich regelmässig und vorsichtig genährtes war, das im Ganzen nur eine genau seinem Bedürfniss angepasste und im Einzelnen sehr gleichmässig eingetheilte Nahrungszufuhr erhielt. Lassen wir zu, wie das noch gewöhnlich der Fall ist, dass die Kinder in der Gesammtmasse viel ungemässigter, im Einzelnen viel willkürlicher ihre Nahrung aufnehmen, so wird eine gerade vorher sehr grosse Nahrungsaufnahme das Ergebniss unserer ersten Wägung noch höher, dann vielleicht eine viel stärkere Entleerung das Ergebniss der späteren Wägung nach viel niedriger erscheinen lassen, unser Gesammturtheil also noch viel unsicherer machen. Diesen das Urtheil störenden Einfluss von Schwankungen in dem Consum zeigen schon der 70. und der 71.Tag unserer Liste, wo am ersten das Kind nicht seine ganze Nahrung, am zweiten aber noch den Rest der vorigen zu seiner normalen Portion getrunken hatte. Das Gewicht macht durch das Mehrtrinken anscheinend einen enormen Sprung.

Wir werden also, wo wir auf zuverlässige Wägungen sehen, die Nahrungszufuhr im Ganzen und im Einzelnen genau reguliren. Wir haben aber gesehen, wie ausserordentlich viel auch hierbei noch die Zeit ausmacht, die vom letzten Trinken bis zur Wägung verflossen ist, und wir erschliessen daraus die Nothwendigkeit, das Kindsgewicht zu stets gleicher Zeit nach dem Trinken zu kennen. Die Bedeutung zwischen Trinken und Wägung liegenden Zeit lässt sich nach den von uns constatirten Abnahmen zwischen der ersten und zweiten Wägung schätzen. Leider finden sich aber auch in dieser Abnahme selbst ausserordentliche Verschiedenheiten; es finden sich in der bereits angeführten Liste Schwankungen zwischen 18,2 und 2,8 Grm. Abnahme in 10 Minuten. Man kann also, wenn man eine Wägung in irgend einer Zeit nach dem Trinken gemacht hat, nicht auf Grund gemachter Erfahrungen in Rechnung setzen, dass das Kind nun in nächster Zeit noch eine bestimmte gleichmässige Weiterabnahme zeigen würde, oder dass es eine solche schon bis dahin gehabt hat, sodass man also nach jeder beliebigen Wägung mit dieser Methode das Kindsgewicht einfach berechnen könnte für einen stets gleichmässigen Zeitpunkt nach dem Trinken. Dies würde insofern sehr bequem sein, als man das Kind dann beliebig zu der einem gerade passenden Zeit wiegen könnte, zu einer Zeit, wo dies, wegen Nichtschlafens des Kindes, wegen vielleicht sonstiger Umstände am passendsten, und besonders, wo die für das Wiegen zuverlässige Persönlichkeit (natürlich macht dies nicht jede genau genug; die in dieser Arbeit angeführten Wägungen habe ich alle selbst gemacht) gerade disponibel ist. Das geht nun, wie gesagt, nicht, und man muss deshalb, wenn man nur eine Wägung machen will, diese jedesmal zu ganz bestimmter Zeit, also z. B. 2 Stunden nach dem Trinken machen.

Zur genaueren Präcision dieser Wägezeit ist auf einen andern Umstand aufmerksam zu machen, der nach den Wägungsergebnissen des 68. und des 75. Tages berücksichtigungswerth erscheint. An diesen Tagen wurden die gewöhnlichen Wägungen nicht nach dem regelmässig um 8 Uhr, sondern nach dem um oder nach 10 Uhr Vormittags erfolgenden Trinken gemacht. Sie fielen an diesen Tagen nicht unwesentlich höher aus; das wird verständlich, weil in der Nacht doch öfters weniger getrunken und deshalb für jede andere, als die früh Morgens gemachte Wägung von der regelmässiger wiederholten Tagesspeisung her eine mechanisch verständliche, unmittelbare Gewichtserhöhung resultiren muss. Es braucht nicht immer der Fall zu sein, natürlich dann nicht, wenn auch Nachts viel getrunken wird — in einigen Versuchen der folgenden Reihe wurde die Erhöhung nicht, in andern wieder evident beobachtet —; aber die Wahrscheinlichkeit verlangt Berücksichtigung, derart, dass man die Wägung immer nach einem, täglich um die nämliche Stunde, etwa wie bei uns, um 8 Uhr Morgens, vorgenommenen Trinken macht.[1]) Wegen ihrer Unzuverlässigkeit sind auch die paar später gemachten Wägungen in der weiter unten beigesetzten Uebersicht der aus der ersten Liste berechneten genauen Wägungsresultate weggelassen.

Statt der oben geforderten regelmässigen Wägung in ganz bestimmter Zeitdauer nach dem Trinken, deren Schwierigkeiten berührt wurden, lässt sich auch die Wägung zu beliebiger Zeit vornehmen, wenn man jedes Mal deren zwei macht, eine bald nach dem Trinken und eine möglichst lange nachher. Ich habe in meinen Untersuchungen natürlich diese Methode (die Methode der Doppelwägung) gewählt, weil zunächst noch festzustellen war, in welcher Weise die Abnahme des Kindes zwischen den Nahrungsaufnahmen geschieht. Nachdem deren gänzliche Regellosigkeit festgestellt war, ergab sich die Möglichkeit, zu einem für jeden Tag gleichwerthigen, auf die Zeit von zwei Stunden nach dem Trinken gültigen Resultat zu kommen, folgendermassen: Man berechnet, wie viel von der zwischen zwei Wägungen gefundenen Gesammtabnahme im Durchschnitt auf 10 Minuten komme, und zieht dann für jede 10 Minuten, welche die zweite Wägung später als zwei Stunden vorgenommen worden war, ein Mal diese Durchschnittsabnahme (für 5 Minuten die Hälfte) dem bei dieser Wägung gefundenen Gewicht zu-, für jede 10 Minuten, welche die Wägung vorher stattgefunden, jene Zahl von dem Gewicht ab. Denn in diesem Fall wäre das Gewicht noch um so viel kleiner geworden bis zu dem idealen Wägungstermin, im andern hatte es bereits um so viel zu viel abgenommen.

Es scheint nun am empfehlenswerthesten, die zweite Wägung möglichst lange nach der ersten und also nach dem Trinken

---

1) Fleischmann (Wiener Klinik III, 6. und 7. H. S. 169) gibt die der obigen theilweise sich nähernde Vorschrift „jedes Mal zur bestimmten Tagesstunde zu wiegen".

des Kindes vorzunehmen — so lange als es die Umstände, und das Nahrungsverlangen des Kindes erlauben. Ich werde durchschnittlich $2\frac{1}{4} - \frac{1}{2}$ Stunden nach dem Trinken zum zweiten Male gewogen haben bei Kindern, die gewohnt waren, etwa alle zwei Stunden zu trinken; trinken die Kinder in längeren Pausen, so kann man es noch länger hinausschieben. Um so unabhängiger werden die 10 minütlichen Mittel von grösseren Entleerungen, die zufällig den Wägungszeiten naherücken, ausfallen können; und in Rücksicht auf solche grösseren Entleerungen sind die Doppelwägungen auch sicherer in ihrem Resultat, als die einmalige zu bestimmter Stunde, von der vorher die Rede war. So war z. B. am 76. Tage der obigen Liste gerade bei dem zwei Stunden nach dem Trinken vorgenommenen Wiegen starke Koth- und Urinentleerung und dadurch eine beträchtliche Verringerung des gefundenen Gewichts (auf 4858) erfolgt. Nun hätte höchstwahrscheinlich in der nächsten Zeit keine grössere Entleerung mehr und somit eine weitere Gewichtsverminderung binnen $2\frac{1}{2}$ Stunden nach der Wägung höchstens bis auf 4854 Grm. stattgefunden; die vorher angeführte Berechnungsmethode hätte dann für die Zeit von zwei Stunden nach dem Trinken ein Gewicht von 4891 statt der gefundenen 4858 Grm. ergeben, welch erstere Zahl wohl ein richtigerer, von den Zufälligkeiten einmaliger grosser Entleerungen unabhängigerer Ausdruck für die allmähliche Zunahme des Kindes gewesen wäre. Umgekehrt kann einmal bis zwei Stunden nach dem Trinken zufällig jede grössere Entleerung ganz fehlen, bald nachher aber eintreten. Eine späte zweite Wägung wird hier durch Mitberücksichtigung dieser Entleerung die sonst zu hoch ausfallende Wägung rectificiren. Wir können also wohl als die zuverlässigsten Wägungsergebnisse die so construirten Mittelwerthe oder Mittelgewichte aus zwei weit auseinanderliegenden Wägungen betrachten.

Wir werden hernach, indem wir eine aus unserer ersten Liste gewonnene Serie dieser Mittelwerthe betrachten, sehen, dass diese ein ziemlich continuirliches Bild der Gewichtszunahme eines sich gut entwickelnden Kindes geben, eine wirklich regelmässigere Stufenleiter, als man nach den ausserordentlichen Variationen der mittleren Abnahme zwischen zwei Wägungen, wie sie die erste Liste zeigt, erwarten sollte. Dies kommt wohl daher, dass diese Unregelmässigkeiten sich innerhalb eines Tages (bei regelmässiger Entwicklung) compensiren, dass also, wo wir zwischen zwei Wägungen eine hohe Abnahme sehen, in den vorausgehenden Stunden wahrscheinlich nur wenig Entleerungen und eine geringe Abnahme stattgefunden hatte, und dass umgekehrt geringerer von uns nachgewiesener Abnahme wahrscheinlich starke Entleerungen in den vergangenen Stunden vorhergegangen waren — ein Verhältniss, wodurch eine gewisse Constanz des Mittelgewichtes in nicht zu kleiner Zeitspanne verbürgt wird. Mehr oder weniger freilich fehlt an diesem Ausgleich immer, es kann eine längere Reihe von Stunden einmal besonders viel oder besonders wenig entleert werden, und dadurch werden die bei allen Cautelen unvermeidlichen Gewichtsschwankungen in den Gewichtsveränderungen wachsender Kindeskörper bedingt.

Wie gross diese sind und wie weit die davon abhängige Verlässlichkeit der Wage-Ergebnisse reicht, werden wir erschliessen aus der Betrachtung der in der seither erörterten Weise aus der ersten Wägungsliste gewonnenen Uebersicht der

Ib. construirten Mittelgewichte des Mädchens I

für zwei Stunden nach dem Trinken.

Tag	Gewicht. Grm.	Tag	Gewicht. Grm.
50.	4156	71.	4862
51.	4175		Vom 70.—71. Tag
—	—		nimmt viel mehr,
—	—		noch d. Rest vom
54.	4293		vorigen Tag
55.	4242		getrunken.
	Seither etw. zu	72.	4857
	dünne Nahrung	—	—
	verstärkt.	—	—
56.	4311	—	—
57.	4350	76.	4858
58.	4385	77.	4896
59.	4373	78.	{ (4975)[1]
60.	4371		{ 4939
61.	4429	79.	4989
62.	4468	80.	5039
63.	{ (4520)[1]	81.	5018
	{ 4497		ganz l. Dyspeps.
65.	4627	82.	5085
66.	4635	83.	5048
67.	4626	84.	5104
—	—	85.	5134
—	—	86.	5125
70.	4726	87.	5201
	Kind hat vom 69.	88.	5200
	bis 70. Tag zu	89.	5238
	wenig getrunken,	90.	5280
	einen Rest ge-	91.	5246
	lassen.		

(Husten u. zul. etwas Diarrh. — seitlicher Vermerk bei 72.–76.)

1) Wo eine eingeklammerte Zahl bei einer andern steht, war sofort nach der zweiten Wägung eine Urin- oder Kothentleerung erfolgt, und bedeutet die Klammer das constr. Gewicht, welches mit dem vor der Entleerung gewonnenen Wägungsergebniss berechnet ist.

Tag.	Gewicht. Grm.
92.	5323
93.	5353
94.	5379
95.	(5487)[1] / 5434
96.	5464

Beim Uebersehen der in vorstehender Reihe auf einander folgenden Gewichtszahlen wird man eine befriedigende Gleichmässigkeit im Ansteigen derselben finden; einzelne Unregelmässigkeiten in demselben konnten durch beigesetzte Bemerkungen erklärt werden, andere allerdings nicht. Sie sind aber alle nicht so gross, dass sie nicht nachfolgende Grenzbedingungen einhielten: Einem Zurücksinken hinter das Gewicht des vorhergehenden Tages geht entweder ein besonders starkes Ansteigen voran oder es folgt ihm nach. Das Zurücksinken findet nicht ganz (oder doch nicht tiefer als etwa) auf das Gewicht des zweitvorhergehenden Tages statt. Das gesunkene Gewicht darf nicht länger, höchstens vielleicht noch einen Tag (s. den 59. und 60. Tag) hinter dem vorangegangenen höheren zurückbleiben, widrigenfalls man eine Verschlechterung im Zustande der Verdauungsorgane vermuthen muss, wie am 72.—76. Tag.

Diese eben beschriebene Regelmässigkeit charakterisirt eine gute Entwickelung des Kindes; viel stärkere Unregelmässigkeiten auch bei der beschriebenen sorgfältigen Vornahme der Wägungen zeigt die Reihenfolge der Kindsgewichte bei dyspeptischen Zuständen — abgesehen von der im Ganzen ungenügenden Zunahme. Dies mag folgende Reihe klar machen, bei der aber nicht erst die zwei wirklichen Wägungsergebnisse, sondern der Kürze halber gleich das construirte Mittelgewicht angegeben wird. Dadurch dass zugleich die Zeit, in welcher die beiden Wägungen stattgefunden und die mittlere Abnahme in 10 Minuten hergesetzt wird, ist es Jedem, der ein Interesse daran hätte, möglich, sich die factischen Wägungsresultate mit Anwendung der oben gegebenen Methode der Berechnung des Mittelgewichtes zurückzurechnen, ferner werden dadurch später noch einige vergleichende Schlüsse ermöglicht.

[1] S. Anm. auf voriger Seite.

II. Mädchen von 43 Tagen am

Tag	1. Wägung. Min. n. Trinken.	2. Wägung. Min. n. erster.	Abnahme in 10 Min. Grm.	Constr. Mittelgew. Grm.	Bemerkungen
43.	c. 20	120	2,7	3885	
44.	20	115	2,5	3836	
45.	35	140	4,4	3862	
46.	35	100	8,6	3917	
47.	30	110	8,1	3945	
48.	50	70	4,3	3898	
		Urin entl. 24 Grm.	(o. U. 0,9)		
49.	30	110	7,4	3891	
50.	35	115	6,5	3872	
51.	45	90	10,8	3848	
		Oeffnung			} Dyspepsie u. etw. Soor.
—	—	—	—	—	
53.	35	100	3,1	3843	Gesund.
54.	40	100	3,1	3825	
55.	50	95	2,6	3868	
56.	45	105	3,5	3880	
57.	30	115	6,2	3886	
58.	75	65	7,4	3899	
	(Oeffn. o. Urin	12 Grm.;	o. dies. 5,5)		
59.	120	—	—	3916	
60.	60	85	6,6	3931	
61.	50	80	3,8	3970	
—	—	—	—	—	
63.	30	120	12,3	4009	
64.	40	105	7,0	3944	
65.	15	135	10,5	4030	
	(Urin entl.	28 Grm.;	o. dies. 8,4)		
66.	30	110	6,4	4021	
67.	40	110	6,6	4024	
68.	30	115	10,1	4042	
		Oeffnung			
69.	45	55	8,7	3959	
70.	75	60	5,1	4001	
71.	55	95	5,7	4022	
72.	30	100	9,5	3984	
73.	30	110	11,3	4030	
		grosse Oeffn.			
74.	30	120	5,5	4094	
75.	15	125	5,4	4067	
		Oeffnung			
—	—	—	—	—	
77.	30	105	5,3	4186	
78.	20	140	8,0	4169	
	(Ur. 41 Grm.;	ohne diesen:	5,3)		
79.	35	115	10,8	4159	

Tag	1. Wägung. Min. n. Trinken.	2. Wägung. Min. n. erster.	Abnahme in 10 Min. Grm.	Constr. Mittel- gew. Grm.	Bemerkungen
80.	40	120 k. Urin	4,0	4201	Wenig Oeffn. seit gest.
	[30	60	10,3	4115	Nach folg. Trink.; inzw. Oeffnung.]
—	—	—	—	—	
82.	120	—	—	4092	
83.	105	45 k. Urin	0,6	4093	Leichte Dyspepsie.
84.	35	100	2,3	4050	
85.	50	135	3,2	4071	
86.	60	95	4,3	4044	
87.	25	105	2,6	4164	
88.	30	105	4,0	4094	
89.	40	100	4,2	4152	
90.	75	75	8,5	4139	
91.	10	140	10,0	4204	
	(Urin 45 Gr.; ohne diesen:		6,5)		
92.	30	110	5,7	4094	
	[10	95	4,1	4164	nach dem folg. Trinken.]
93.	20	130	5,4	4083	
	[105	—	—	4081	nach dem folg. Trinken.]
		Urin entl. 36 Gr.			
94.	40	100	6,2	4112	
95.	35	115	4,7	4140	
96.	50	100	5,8	4184	
97.	55	70	6,3	4144	
98.	40	100	5,3	4180	
99.	50	100	6,1	4211	
100.	40	100	11,9	4213	
101.	25	95 Oeffnung	10,6	4232	
102.	60	80	6,7	4224	
103.	75	65	7,5	4269	
104.	45	85	8,0	4282	
		(U. entl. 16 G.; o. dies.	6,0)		
105.	25	115	9,1	4270	
106.	40	120	5,1	4320	
107.	30	110	10,0	4402	
108.	30	115	9,0	4448	Etw. zu dünne Nahr.
109.	45	95	6,9	4447	
110.	25	120	9,6	4442	

Die einzige Regel, die aus dieser Liste zu gewinnen ist, ist die Regellosigkeit im Verhalten der Gewichtszahlen in dem grossen ersten Theil vom 43. bis 93. Tag, in welchem das Kind fortwährend mit ungenügender Verdauungsthätigkeit und mit leichten dyspeptischen Zuständen zu kämpfen hatte. Das unvermittelte Auf- und Abwärtsschnellen, wie zwischen dem 63. und 71. oder dem 86. Tag, und 92. das lange Hin- und Herschwanken um dasselbe oder ein sich nur ganz wenig hebendes Niveau scheint mir charakteristisch zu sein für eine mässige Dyspepsie, eine längere Zeit ungenügende Anbildung. Von dem Bild hebt sich dann scharf und charakteristisch die vom 93. bis zum 110. Tag bei zweckmässiger Ernährung beginnende regelmässige, stets ansteigende Entwickelung ab, in den letzten Tagen vielleicht etwas abgeknickt durch Verabreichung einer aus Versehen zu dünnen Nahrung.

Wenn eine solche leichtere Verdauungsstörung, die noch in den Bereich der Benennung „Dyspepsie" fällt, selbst bei genauer Wägung durch diese nur nach der Beobachtung von mehreren Tagen sicher angezeigt wird, so geschieht dies rascher und präciser bei den schwereren Magendarmleiden, so schon bei jedem Darm- oder Magendarmcatarrh. Die nun folgende Liste wird die Folgen solcher geringeren und stärkeren Störung im Verlauf einer sonst guten Entwickelungsreihe deutlich hervortreten lassen. Bei derselben sind nur bis zum 149. Tag die Doppelwägungen, später nur tägliche Einzelwägung, nicht absolut aber möglichst genau zwei Stunden immer nach demselben Trinken morgens gemacht. Gerade in dieser Periode sind die Veränderungen so energisch, dass sie mit lehrreicher Schärfe — auf die nachher noch zurückzukommen ist — hervortreten. Das Kind hatte an hartnäckiger Enteritis und Atrophie gelitten und ist gerade bei Beginn der Wägung in der Reconvalescenz davon begriffen. Es bleibt noch lange ausserordentlich empfindlich gegen gehaltvolle Nahrung, und die späteren, zum Theil erheblichen Erkrankungsrückfälle rühren sämmtlich von etwas zu raschen Versuchen, mit dem Gehalt der Nahrung an festen Bestandtheilen zu steigen, her. Die Angaben bei dieser Tabelle sind wieder entsprechend den der Tab. II vorausgeschickten Bemerkungen gemacht.

III. Knabe von 93 Tagen am

Tag	1. Wägung. M. n. d. Trinken.	2. Wägung. M. n. d. ersten.	Abnahme in 10 Min. Grm.	Constr. Mittelgew. Grm.	Bemerkungen
93.	55	70	4,4	3237	
94.	45	80	10,6	3284	
	(Trinkt 45 M. lang)				
95.	45	95	11,3	3298	
96.	55	80	5,3	3480	Keine Oeffn. seit gestern.
97.	70	60	10,5	3456	
98.	30	110	10,8	3453	
—	—	—			
100.	80	65	4,7	3501	
101.	45	95	1,9	3533	
103.	40	95	10,5	3563	
104.	50	100	7,8	3539	Leichte Dyspepsie.
105.	30	110	10,8	3550	
107.	50	95	5,8	3545	
108.	40	100	9,6	3570	
109.	60	90	9,5	3616	
111.	50	85	15,7	3604	
112.	60	70	1,6	3645	
		kein Urin			
114.	55	70	8,5	3748	
115.	40	95	2,7	3749	
116.	65	90	4,7	3780	
117.	45	90	15,5	3838	
		(Urin 56 Gr.; o. dies. 9,3)			
118.	45	95	7,4	3871	
120.	45	95	10,9	3872	
121.	55	75	15,0	3902	
122.	30	105	5,3	4025	
123.	35	120	7,8	3973	Leichter Darmcatarrh bis zum 127. Tag.
124.	40	100	5,8	3956	
125.	85	80	8,9	3992	
126.	45	95	5,9	3933	
127.	45	60	7,5	3925	

Darmcatarrh inzwischen, durch Nahrungsverdünnung geheilt, neue Zunahme erzielt, keine Wägung bis zum

Tag	1. Wägung.	2. Wägung.	Abnahme	Mittelgew.	Bemerkungen
137.	90	—	—	4342	
138.	25	115	5,5	4422	
139.	55	95	5,3	4382	Leichte Diarrhoe.
141.	60	70	9,7	4337	

Tag	1. Wägung. M. n. d. Trinken.	2. Wägung. M. n. d. ersten.	Abnahme in 10 Min. n. erster.	Constr. Mittelgew. Grm.	Bemerkungen
142.	60	80 (Oeffnung 55 Grm.; k. Urin	15,4 o. dies. 8,5)	4323	
143.	75	70	1,6	4351	
144.	40	95	11,0	4335	Dyspepsie.
145.	70	80	4,6	4419	
147.	45	85	5,0	4410	
148.	65	55	17,1	4392	
149.	120	—	—	4382	

Inzwischen noch wiederholte Dyspepsieen, die schliesslich durch Nahrungsverdünnung wieder derart beseitigt werden, dass eine Zunahme resultirt. Jetzt nur einfache Wägung zwei Stunden nach dem Trinken:

Tag	Gewicht Grm.	Bemerkungen	Tag	Gewicht Grm.	Bemerkungen
184.	4643		199.	4430	
185.	4611		200.	4530	
186.	4616		201.	4605	
187.	4722		202.	4650	
188.	4750	Häufiges Erbrechen.	203.	4644	
189.	4507	Diarrhoe.	204.	4757	
190.	4388		205.	4745	
192.	4342	Besserung.	206.	4772	
194.	4385		207.	4722	Leichte dyspeptische Diarrhöe (2 mal tgl.).
195.	4409		208.	4742	
196.	4385		209.	4740	
197.	4398				

Hier finden wir nun, während vom 142.—149. Tag Dyspepsie das Gewicht um ein zurückbleibendes Niveau herumschwanken lässt, in Folge der leichten Diarrhöe vom 123. und 138. Tage das Gewicht schon in merklicher Weise nach unten gehen, und die heftiger einsetzende Erkrankung vom 189. Tag wurde durch einen energischen Abfall angezeigt — am ersten Tag ganz eigentlich dadurch erst angezeigt. Die Wärterin hatte versäumt, mir mitzutheilen, dass zahlreiches und heftiges Erbrechen eingetreten war, die vorgezeigte Oeffnung war noch nicht stark alterirt, und die von dem anscheinend unbegreiflichen Gewichtsverlust veranlassten genaueren Erkundigungen deckten erst das starke Erbrechen, das als Einleitung einer kurzen, aber ziemlich heftigen Magendarmentzündung aufgetreten war, auf.

Wenn wir das bisher Gebrachte überschauen, so finden wir: 1) dass etwas erheblichere Darmaffectionen, wie das auch seither schon bekannt war, durch relativ starkes und rasches Sinken des Gewichtes angezeigt werden. Ein Blick auf die Liste III, besonders deren letzten Theil lehrt, dass, um auf solche aufmerksam zu werden, keine mit äusserster Genauigkeit gemachten Wägungen nothwendig sind. 2) Dagegen erfordern leichtere Erkrankungen und dyspeptische Zustände, für die insbesondere die Liste II typische Beispiele bringt, anhaltend verfolgte genauere Wägungen, um ein richtiges Urtheil aus dem auf- und abschwankenden, aber schlecht vorwärts gehenden Gewicht zu gewinnen. Es kann dringend nöthig werden, zu diesem Urtheil möglichst rasch zu kommen, wenn solche Zustände nach Vorausgang schwerer und consumirender Leiden vorhanden sind, und wenn nun, wo das Leben nur noch an wenig schwachen Fäden hängt, man rasch ins Klare kommen muss, ob die eingeschlagene Nähr- und Behandlungsweise für Erhaltung jener Fäden zweckmässig ist. Hier halte ich mindestens die mehrfach genannte regelmässige Wägung eine bestimmte Zeit (zwei Stunden) nach bestimmtem Trinken oder auch die in unsern Versuchen benutzte Doppelwägung für erforderlich. 3) Letzte ist wohl von allen die sicherste und gibt das zuverlässigste Bild von der eigentlichen Körpermasse und der wirklichen Anbildung, wie bei der Analyse der Liste I ausgeführt ist. Sie würde sich wohl am meisten zur Anwendung empfehlen, wenn es sich um Untersuchungen und vergleichende Beobachtungen (Ernährungsversuche etc.), bei denen das Körpergewicht Ausschlag gebend ist, handelt. Unter allen Umständen wird man hier die Doppelwägung machen müssen, wenn man nicht in der Lage ist, regelmässige Wägung immer zu bestimmter Stunde machen zu können. 4) Die von den seitherigen Autoren erwähnten Sprünge, abwechselnd mit längeren Stillständen, die auch in regelmässiger Entwickelung vorkommen sollten, unterliegen keinem auf dem Wesen der Entwickelung begründeten Gesetze, wie diese Autoren mehrfach vermutheten, sondern lassen sich, wie ein Blick auf unsere Liste Ib, sowie auf die Perioden guter Entwickelung am Ende unserer Liste II und Anfang unserer Liste III zeigt, durch möglichste Ausschliessung der von Zufuhr und Entleerungen herrührenden Zufälligkeiten, wenn auch nicht ganz ausschliessen, so doch auf einen wenig auffälligen Rest reduciren. 5) Wo trotz aller Sorgfalt der Wägungsmethode doch jene Unregelmässigkeiten, Sprünge und Stillstände, in höherem Grade hervortreten, da müssen ursächliche dyspeptische Zustände angenommen werden, wie insbesondere in der langen Anfangsperiode von Liste II.

Auf einige nebenbei gewonnenen Kenntnisse möge zum Schluss die Aufmerksamkeit sich lenken: die zufällig bestimmte Grösse der einmaligen Urinentleerung: 24 Grm. (am 48. Tag), 23 (63.), 28 (65.), 44 (71.), 41 (78.), 24—29 (91.), 45 (91.), 36 (93.), 62 (95), 16 (104.), 56 (117.), die Grösse einzelner frischer Kothentleerungen: 12 Grm. (56. Tag), 49 (78.), 55 (142.).

Endlich verdient die temporäre Abnahme des Kindsgewichts zwischen den Nahrungsaufnahmen, wie sie in Folge der Körperausgaben zwischen den zwei Operationen der Doppelwägung sich herausgestellt hat, noch eine vergleichende Betrachtung mit Bezug auf verschiedenes Alter und verschiedene Individuen. Da die sämmtlichen bisher genannten Wägungen frühestens in den zweiten Monat hineinfallen, habe ich, um auch über den ersten Monat etwas aussagen zu können, an einem in diesem Monate stehenden Kinde einige Tage lang Doppelwägungen gemacht. Diese ergaben bei dem

IV. Mädchen von 5 Tagen am

1.	2.		3.		4.	5.
Tag	Min. nach d. Trinken	Gewicht.	Weitere Min. nach der 1. Wägung.	Gewicht	Abnahme von 2—3	Abnahme per 10 Minuten.
		Grm.		Grm.	Grm.	Grm.
5.	70	2377	100	2365	12	1,2
7.	30	2477	95	2452	25	2,6
8.	10	2531	130 Oeffn.	2478	53	4,1
9.	15	2579	105	2522	57	5,4

Demnach betrug die Abnahme in der ersten Hälfte des ersten Monats per 10 Minuten im Mittel 3,3 Grm.; Minimum 1,2, Maximum 5,4 Grm., hier verhalten sich die Abnahmen, entsprechend der zu dieser Zeit täglich steigenden Nahrungsaufnahme, rasch steigend. Im zweiten Monat im Mittel aller Wägungen 5,9 Grm., bei Kind I allein im Mittel 7,2 Grm. (Minim. 3,0, Maxim. 13,6), bei Kind II im Mittel 5,3 (Minim. 2,5, Maxim. 10,8). Im dritten Monat im Mittel aller Wägungen 7,7 Grm., bei Kind I allein im Mittel 8,7 Grm., (Minim. 2,8, Maxim. 18,2 Grm.), bei Kind II im Mittel 6,7 Grm. (Minim. 0,6, Maxim. 12,3 Grm.). Im vierten Monat im Mittel aller Wägungen 8,3 Grm., bei Kind I im Mittel 9,9 Grm. (Minim. 3,7, Maxim. 17,5), bei Kind II im Mittel 7,9 (Minim. 4,7, Maxim. 14,7 Grm.), bei Kind III im Mittel 8,4

(Minim: 1,6, Maxim. 15,7 Grm.). Im fünften Monat im Mittel der Wägungen bei Kind III allein 8,1 Grm. Im Allgemeinen herrscht hier, wie die überall sehr grossen Unterschiede zwischen Minimis und Maximis zeigen, eine grosse Unregelmässigkeit, indess ergeben doch die Mittelzahlen im Ganzen, wie bei jedem einzelnen Kind, ein stetiges Ansteigen der temporären Abnahmen mit dem Alter; ganz natürlich, weil die Menge der Nahrung und somit auch die Ausgabe wächst! Die Unterschiede zwischen den Mitteln bei den einzelnen Kindern, welche bei Kind I durchschnittlich merklich grösser sind, als bei den andern, beruhen ebenfalls hauptsächlich auf der Grösse der Nahrungsaufnahme, die bei Kind I entsprechend dem höheren Körpergewicht dieses gut gedeihenden Kindes stets in der gleichen Lebensperiode merklich höher war, als bei den andern. Ebenso ist das fehlende Ansteigen in der Abnahme des Kindes III im fünften Monat dadurch bedingt, dass die Nahrungszufuhr bei diesem Kinde, besonders im Wassergehalt, nicht grösser war, als vorher. Diese Abhängigkeit der temporären Abnahme der Kinder und somit der Wägungsergebnisse von der Nahrungszufuhr und dann die grossen Schwankungen in jener Abnahme, die trotz sehr geregelter und genau angepasster Nahrungszufuhr bei unsern Kindern doch noch zur Beobachtung kamen, lassen darauf schliessen, wie gross jene Schwankungen und durch dieselben die Täuschungen bei Einzelwägungen erst werden können, wo die Nahrungszufuhr nicht derart geregelt und knapp ist. Doch darauf wurde schon hingewiesen, als bei der Besprechung unserer ersten Wägungsliste die Wägung mit besonderen Cautelen für nothwendig erklärt wurde, wenn es sich um möglichst zuverlässige Einzelergebnisse handle.

II. Die Entwicklung von Säuglingen bei der Minimalnahrung.

Bei meinen früher in diesem Jahrbuche[1] veröffentlichten Versuchen „Ueber die für Säuglinge nothwendigen Nahrungsmengen" war ich zu einer Reihe von im V. Abschnitt jener Arbeit aufgezählten Schlussfolgerungen gelangt: über den gegenüber der allgemeinen Annahme und anderen Angaben überraschend geringen Bedarf der Säuglinge an Trockensubstanz

---

1) N. F. XVII. B. S. 251 ff.

der Nahrungsmittel im allgemeinen, wie an Eiweiss im speciellen, über das mit den Monaten wahrscheinlich zunehmende Bedürfniss, über die viel geringeren Kothrückstände bei gut geregelter Nahrungszufuhr, über die jeder rationell gesteigerten Anfordnung genügende Fettresorption beim Säugling, die Eiweissersparung durch Fett u. s. w. Ich verweise betreffs der Gesammtheit dieser Sätze auf die citirte Abhandlung und habe vor, an dieser Stelle nur zwei nochmals ausführlich in Betracht zu ziehen und zwar den Kernpunct der ganzen Arbeit, der nach privaten Discussionen zu urtheilen nicht allenthalben als solcher herausgefunden wurde, den Nachweis der relativen Geringfügigkeit der für ein Kind ausreichenden Nahrungsmenge und ausserdem den für die Theorie vielleicht noch wichtigeren Satz von der Eiweissersparung des Fettes.

Wie sehr der erste Punct immer wieder hervorgehoben zu werden verdient, zeigen die Vorstellungen, die noch gang und gebe sind, über die Massen, die man einem kleinen Kind geben müsse, um es nicht nothleiden zu lassen. Habe ich doch noch im Laufe dieses Jahres in einem neu erschienenen populären Schriftchen über Kinderpflege gelesen, dass man dem Neugeborenen 600 Grm. Kuhmilch per Tag mit der 3fachen Menge Flüssigkeit verdünnt geben müsse. Das Kind würde natürlich dieser horribelen Zumuthung sein „non possum" thatsächlich entgegensetzen. Aber auch nur der Versuch zur Beibringung von 2400 Grm. verdünnter oder 600 Grm. reiner Kuhmilch würde verheerend wirken, und man kann annehmen, dass er es oft genug thut, wenn Fachmänner, die über die Sache zu schreiben sich berufen fühlen, noch so unklare Vorstellungen über die Bedürfnisse und die Leistungsfähigkeit der kindlichen Verdauungsorgane haben. Wir werden kaum das Drittel von der angegebenen Menge völlig ausreichend finden, oder vielmehr, wir haben es eigentlich schon gefunden. Ich berufe mich auf meine Tabelle in der oben citirten Arbeit, in welcher für den ersten Monat 2,1—2,6 Grm., für den zweiten etwa 3,0 Grm. Eiweiss, auf den Kilo Körpergewicht des Kindes gerechnet, als eine noch gute Zunahme bewirkende Nahrungsmenge eingesetzt sind. Das macht — das Kind im ersten Monat zu 3—3,5, im zweiten zu 4 Kilo gerechnet — 6,5—9,0 Grm. Eiweiss im ersten, ca. 12,5 Grm. im zweiten Monat oder, wenn man in der Kuhmilch 4—4,5 % Grm. Eiweiss rechnet, nicht wesentlich mehr als 160—200 Grm. Kuhmilch für den ersten, ca. 300 für den zweiten Monat aus.

Gerade diesen wesentlichsten Punct von der Kleinheit der nothwendigen Nahrungsmengen halte ich durch meine früheren Untersuchungen bereits für völlig ausser Zweifel gestellt, auch

für durchaus unanfechtbar durch Einwendungen, die mir bekannt geworden sind, gegen die etwas kurze Dauer einzelner
Perioden meiner Versuche. Die kleinsten dieser Perioden sind
die aus dem ersten und zweiten Monat, und man könnte vor-
bringen, dass kürzere Perioden Nichts über diese ganze Zeit
lehren könnten; aber ich habe doch in meiner dortigen Liste[1])
unter Nr. 1 und 2 aus dem ersten Monat eine zusammenhängende Reihe von 13 Tagen, in welchen das Kind eine
durchschnittliche Tageszunahme von über 24 Grm. zeigte bei
der oben angegebenen Eiweisszufuhr von 2,06—2,6 Grm., unter
Nr. 5 und 6 eine zehntägige Periode aus dem 2. Monat, mit
durchschnittlicher Tageszunahme von 31 Grm. bei einer Eiweisszufuhr von 3,2 Grm. Ich glaube einem solchen Ergebniss, 13,
resp. 10 Tage lang beobachtet, kann ein hoher Grad von
Beweiskraft für das gesuchte Bedürfniss dieser Lebensepoche
bereits nicht abgesprochen werden. Eine gewiss ausreichende
Stütze erhielt es dann noch an der Beobachtungsreihe Nr. 7
und 8 aus dem dritten und vierten Monat, in der im Durchschnitt während 38 Tagen bei einer Eiweisszufuhr von nicht
ganz 3,7 Grm. (2,8—4,2 Grm.) pro Kilo Körpergewicht und
pro Tag die beträchtliche Zunahme von fast 33 Grm. tägl. eintrat. Es erscheint dadurch ausgemacht, dass 3—4 Grm. (2,6—
3,2—3,7—4,2 Grm.) Eiweiss pro Kilo Körpergewicht in den
ersten vier Monaten für eine gute Entwicklung genügen, und
dass die von andern Autoren in der Nahrung dieser Epoche
gefundenen 5,3—8—9,6 Grm.[2]) Eiweiss pro Kilo Körpergewicht
das wirkliche Bedürfniss weit übersteigen. Auch noch die
von mir für 18 Tage des 7. Monats (Nr. 11 und 12 der
citirten Liste) gefundenen 4,2—4,6 Grm. bleiben beträchtlich
hinter den Zahlen der anderen Autoren zurück, wenn sich
auch dabei schon im Vergleich mit den ersten Monaten und
dann noch mehr im folgenden Monat (Nr. 13, 14 und 15 der
Liste) das mit dem Vorrücken im 1. Lebensjahr eintretende
Steigen des Nahrungsbedürfnisses geltend macht. Auch dies
Ansteigen scheint mir als Nebenresultat meiner Versuche festgestellt, indess sei hier nochmals lediglich das Fundamentale
von der Kleinheit des Nahrungsbedürfnisses hervorgehoben.
Ihm und seiner wiederholten, auch schärferen Präcisirung
mittels einer von Geburt an durch eine ganze Reihe von Monaten durchgeführten Normalernährung, sowie seiner Erprobung
in verschiedenartigen, auch mehr oder weniger abnormen Lagen
gelten die nachfolgenden Versuche. Ich hoffe damit einerseits
auch der scrupulösesten Kritik, andererseits verschiedenen practischen Gesichtspuncten gerecht zu werden.

1) L. c. S. 276.
2) Vrgl. l. c. S. 278.

Daneben wird der zweite der eingangs aufgeführten Gegenstände nochmals ausführlicher behandelt werden, der Einfluss von über den relativen Gehalt der Kuhmilch hinaus vermehrter Fettzufuhr und die dadurch mögliche Eiweissersparung. Diese Möglichkeit, die analog den bekannten Erfahrungen beim Erwachsenen fast selbstverständlich wäre, war in Folge missverstandener Kothanalysen nahe daran, von Einzelnen für den Säugling völlig verkannt zu werden, indem man dessen Fettresorptionsvermögen abnorm gering und kaum dem Gehalt von (auch verdünnter) Kuhmilch gewachsen schätzte. Diese Meinung wurde schon durch ältere Untersuchungen von mir[1] und dann durch die sachlich gleichlautenden Uffelmann's[2] unhaltbar. In der hier jetzt schon wiederholt erwähnten Arbeit über Nahrungsminima[3] ist sie schliesslich ganz direct widerlegt durch den Nachweis, dass man einem Kind im Tag 21 Grm. Fett mehr verabreichen kann, als in einer entsprechenden Kuhmilchmischung, und dass jenes mehr genossene Fett so gut wie vollständig resorbirt wird. Aus diesem Nachweis der Resorption lässt sich dann der Nährwerth des Fettes und, analog dem Erwachsenen, der Eiweissersatz durch dasselbe unmittelbar erschliessen. Seine Bedeutung für die Eiweissresorption, die im Anschluss an diesen Nachweis in dem früheren Aufsatz[4] und ausführlich für pathologische Verhältnisse in meinem Anfang 1883 in der „Deutschen medicin. Wochenschrift" erscheinenden Vortrag aus der pädiatrischen Section in Eisenach behandelt ist, übergehe ich hier. Ich komme jetzt nur auf die (früheren) vergleichenden Nährversuche, bei denen es sich um den Eiweissersatz handelt, zurück, in denen die fettreichen Perioden[5] jedesmal eine erheblich stärkere Zunahme erkennen liessen, somit den vorher bewiesenen Werth des Fettes für den Kinderkörper ad oculos demonstrirten. Eine solche demonstratio ad oculos soll in gegenwärtiger Mittheilung nochmals in längeren Vergleichsperioden und mit noch schärferer Benutzung der im ersten Theil dieser Arbeit entwickelten Wägungscautelen vorgeführt werden.

Den neuen Nährversuchen sind Berechnungen zu Grunde gelegt, die mit Benutzung der bei den vorigen gewonnenen Zahlen für den Minimalgehalt der Nahrung an einzelnen Nährstoffen gestellt wurden und die jetzt auch ein practisch un-

---

1) Jahrb. f. Kinderheilk. N. F. XIV. S. 366 ff.
2) Arch. f. Kinderheilk. II. 1. 1880.
3) Ds. Jahrb. N. F. XVII. S. 265/266. Per. E 1 u. 2. und F 1 u. 2, sowie S. 276/277, Reihe 14 u. 15, endlich S. 282. Nr. 6.
4) L. c. S. 283. Nr. 7.
5) S. die sub 3 citirten Stellen, sowie S. 290/291, Per. A u. B. u. S. 276, Reihe 5 u. 6.

mittelbar zu verwendendes Schema geben. Dieselben sind zunächst für das künstliche Rahmgemenge ausgeführt, und dies wurde auch ziemlich ausgedehnt, insbesondere für die typischen Nährversuche angewandt, theils weil man in ihm mit einem seiner Zusammensetzung nach ohne Weiteres bekannten Mittel operirt, theils weil es vermöge seiner Zubereitung durch löffelweise Vermischung der Conserve mit Wasser und löffelweisen Zusatz der Milch die feinste Nuancirung in dem Gehalt an Nahrungsstoffen erlaubt. Daneben wurden das natürliche Rahmgemenge und in ausgedehnter Weise auch die verdünnte Kuhmilch verwandt. Die hier angeführte Zusammensetzung der einschlägigen Mischungen wurde bei den Hauptversuchsreihen stets durch Analyse controlirt.

Zum Verständniss der folgenden Angaben muss daran erinnert werden, dass das künstliche Rahmgemenge jetzt durch Vermischen von 1 (Ess-)Löffel Conserve mit 13 (Ess-) Löffel Wasser hergestellt wird. Diese 1% Eiweiss, 2% Fett etc. enthaltende Mischung wird Misch. I genannt; fügt man zu derselben 1 Löffel Milch, so entsteht Misch. II (1,24% Eiw., 2,12% Fett), mit 2 Löffel Milch gibt sie Misch. III (1,43% Eiw., 2,22% Fett), mit 3 Löffel Misch. IV (1,6% E., 2,32% Fett), mit 4 Löffel Misch. V (1,78% E., 2,4% Fett), mit 5 L. Misch. VI (1,92% E., 2,47% Fett), 6 Löffel Misch. VII (2,05% Eiw., 2,5 Fett), 7 L. Misch. VIII (2,17% Eiw., 2,57% Fett), 8 L. Misch. IX (2,26% Eiw., 2,65% Fett), 9 L. Misch. X (2,37% Eiw., 2,7% Fett), 10 L. Misch. XI (2,46% Eiw., 2,8% Fett), 11 L. Mischung XII (2,54% Eiw., 2,8% Fett), 12 L. Misch. XIII (2,6% Eiw., 2,83% Fett), 13 L. Mischung XIV (2,68% Eiw., 2,9% Fett). Bei diesen und den späteren Berechnungen ist die zugesetzte Milch zu 4,5% Eiweiss und, wo nicht anders angegeben, zu 3,5—3,8% Fett genommen, welches für unsere in grossen Massen aus einem bedeutenden Viehstall bezogene Spitalsmilch nach wiederholten, zu verschiedenen Zeiten gemachten Analysen zutreffend ist. Der Zuckergehalt bleibt in allen Mischungen auf ungefähr 4%. Es wurde nun davon soviel dem Kinde gegeben, dass es das für jeden Monatsabschnitt der ersten Lebenszeit als nothwendig gefundene Eiweiss erhielt. Dabei stellt sich heraus, dass, wenn man am Anfang des ersten Monats mit der schwächsten Mischung beginnt, man stets auf 1 Kilo Körpergewicht 175—200 Ccm. der Nahrungsmischung geben kann, indem man mit dem Alter in kurzen Absätzen zu den concentrirteren Mischungen steigt. Der Einfachheit halber kann man der Berechnung stets 200 Ccm. pro Kilo Körpergewicht zu Grunde legen. Dann gibt man im ersten Monat 1. Hälfte: 200 Ccm. Misch. I und Misch. II, darin 2,0—2,5 Grm. Ei-

weiss, in der 2. Hälfte ebensoviel Misch. II—III, darin 2,5
—2,8 Grm. Eiw. pro Kilo Körpergewicht, im zweiten Monat 1. Hälfte: 200 Ccm. Misch. III mit 2,8, zweite Hälfte:
200 Ccm. Misch. IV mit 3,2 Grm. Eiweiss und nun so weiter,
derart, dass in jeder folgenden Monatshälfte immer zu der
nächststarken der oben genannten Mischungsreihe gestiegen
wird, immer in der Menge von 200 Ccm. für ein Kilo.
Schliesslich kommen dann im 7. Monat 2. Hälfte (175—)
200 Grm. Misch. XIV auf das Kilo Körpergewicht, dann ebensoviel Kuhmilch 2 Thl. zu 1 Theil Zuckerwasser, im achten
Monat 1. Hälfte ebenso viel 3 Theile Kuhmilch zu 1 Theil
Zuckerwasser, in der 2. Hälfte 4 Theile Kuhmilch zu 1 Theil
Wasser. Dann reine Kuhmilch und Zuspeise. So werden,
wie aus den seither gegebenen Daten leicht zu berechnen ist,
im 3. Monat 3,5 und 3,8 Grm., im 4. Monat 4,1 und 4,3 Grm.,
im 5. Monat 4,5 und 4,7 Grm., im 6. Monat 4,9 und 5,0
Grm., im 7. Monat 5,1 und 5,3—6,0 Grm., im 8. Monat 6,7
und 7,2 Grm. Eiweiss pro Kilo Körpergewicht gereicht. Die
bei diesen Rechnungsansätzen herauskommenden Gesammt-
volumina der täglichen Nahrung ·entsprechen auch in befrie-
digendster Weise dem subjectiven kindlichen Verzehrungsbedürf-
niss, wenn das Kind noch nicht durch planlose künstliche
Ernährung zur Gefrässigkeit erzogen ist. Im ersten Monat
bekommt es bei einem Gewicht von 3—3,5 Kilo 600—700 Ccm.,
im zweiten bei einem Gewicht von ca. 4,5 Kilo 900 Ccm.;
bis daher weicht das Nahrungsvolum auch noch nicht zu sehr
von demjenigen bei gut fliessender Mutterbrust ab (Ahlfeld[1]).
Wenn dagegen im 3. Monat bei einem Durchschnittsgewicht
von 5,5 Kilo 1100 Ccm., im 4. bei 6,2 Kilo über 1200, im
5., 6. und 7. Monat bei 6,8—7,2 und 7,5 Kilo über 1300—
1400 und 1500 Ccm. gegeben werden müssen und sogar bei über
den Durchschnitt schweren Kindern noch mehr, so geht das
über das entsprechende Muttermilchvolum hinaus, wird aber
wahrscheinlich von gesunden Kindern dieses Alters anstandslos vertragen. Empfindlichen Kindern müsste man vielleicht
weniger reichen, etwa die oben noch genannten 175 statt der
200 Grm. pro Kilo Körpergewicht. Sobald deutliche Verdauungsstörungen sich zeigen, ist dies Wenigergeben und insbesondere das Anwenden stärkerer Verdünnung, als sie dem
Alter entsprechen würde, dringendes Gebot; man würde z. B.
statt der Mischung VIII im 4. Monat auf Mischung IV—III
zurückgehen. Beispiel dafür geben die folgende III. und IV.
Beobachtung, und eingehender ist die Sache in einer gleich-

1) Ernähr. d. Säuglings S. 34.

zeitig in der „Deutschen medicinischen Wochenschrift" 1883 Nr. 3 u. 4 erscheinenden pathologischen Arbeit besprochen.

Das seither Gesagte gilt im Ganzen auch für das natürliche Rahmgemenge, speciell was Volum der Nahrung und Menge des darin gegebenen Eiweisses betrifft. Das Richtige trifft man, wenn man sich vergegenwärtigt, dass Gem. I des natürlichen Rahmgemenges (⅛ Lit. Rahm, ⅜ Lit. Wasser, 15,0 Grm. Zucker), der Misch. I—II des künstl. entspricht, mit 1—1,2% Eiweissgehalt, Gem. II (erstes mit 1/16 L. Milch = 1,4—1,5% E.), der Misch. III—IV des k. Gem. III (I mit ⅛ L. Milch = 1,8—1,9% E.) der Misch. V—VI des kstl., Gem. IV (I mit ¼ L. Milch = 2,3—2,4% E.) der Misch. IX—X des künstl., Gem. V (I mit ⅜ Lit. Milch = 2,6—2,8% Eiw.) der Misch. XIV des künstl. entspricht; es muss also erstes im 1., das andere im 2., das dritte im 3., das vierte im 5., das fünfte im 7. Monat gegeben werden. Der Fettgehalt steigt dabei von ca. 2,5% bei Gem. I auf 3% bei Gem. V, der Zucker bleibt auf ca. 4%.

Die verdünnte Kuhmilch hat in ihren gebräuchlichen Mischungen noch etwas weniger Modulationen, als das natürliche Rahmgemenge. 1. Die Mischung mit drei Theilen Zuckerwasser entspricht den dünnsten Rahmgemengen (1—1,2% Eiw.) und geht für den ersten Monat; 2. die mit zwei Th. Zuckerw. (1,3—1,5% Eiw.) den im 2. Monat verwandten Rahmmischungen; 3. die Mischung von gleichen Theilen Milch und Wasser (2—2,25% Eiw.) den künstl. Misch. VIII —IX, dem natürlichen IV und würde für den 4.—5. Monat gehen. Die Misch. 2 Milch : 1 Wasser (2,7—3% Eiw.) ist für das Ende des 7. Monats oben schon erwähnt. Der Fettgehalt der verdünnten Kuhmilch beträgt in der ersten dünnsten Misch. ca. 0,8%, in der zweiten ca. 1,2%, in der dritten ca. 1,8—1,9%, der Zucker wird durch Zusatz von 4 Grm. pro 100 Grm. zugesetzten Wassers stets auf ca. 4%, wie bei den Rahmgemengen gehalten. Für das Volum wurden auch bei der verdünnten Kuhmilch die 200 Ccm. pro Kilo Körpergew. zu Grunde gelegt; in der Regel aber muss man zur Erzielung befriedigender Zunahmen wegen des geringen Fettgehaltes etwas mehr Volum oder auch etwas stärkere Concentration, als bei der correspondirenden Rahmmischung, einrechnen, vorausgesetzt, dass sie vertragen werden. Will man in den Uebergängen bei der Kuhmilchernährung feiner nuanciren, wie es in einzelnen nachfolgenden Versuchen geschehen ist und wie es in delicaten Fällen vielleicht wünschenswerth wäre, so kann dies nur mit den in 5—10 Ccm. eingetheilten Messcylindern unter jedesmaliger Berechnung der verwandten Milchbestandtheile geschehen.

Bei den nachfolgenden Nährversuchen wurde die tägliche Nahrungsmenge, auf das Kindsgewicht berechnet, jeden Morgen zubereitet und dann während 24 St. gewissenhaft und vollständig verbraucht. Die dazu benutzte Milch, wie das Wasser, wurden nur abgekocht verwandt, ebenso das frisch hergestellte natürliche Rahmgemenge. Dann wurde das Ganze abgekühlt und in Eiswasser bewahrt. So lässt sich jede Störung, von ev. Nahrungsveränderung herrührend, ausschliessen, ebenso wie die einfache Reinlichkeit und Ordnung eine solche bei der Verabreichung nicht aufkommen lässt, auch bei der neuerdings öfter und mit nicht ganz richtiger Beurtheilung der Sachlage angegriffenen Röhrensaugflasche.

Bei der Zumessung der Nahrung wurden, wie schon bemerkt, 200 Ccm. auf ein Kilo Körpergewicht berechnet. Das geschah derart, dass, sobald das Gewicht z. B. 3,25 Kilo erreicht hatte, als Rechnungsgewicht 3,5 Kilo zu Grunde gelegt wurde, bis das Gewicht auf 3,75 stieg, von welchem Tag ab 4 Kilo bei der Nahrungszumessung eingerechnet wurden u.s.w.

Dass bei der Wägung des Kindes, die bei diesen Untersuchungen eine grosse Rolle spielt, alle Cautelen, die im ersten Theil dieser Arbeit auseinandergesetzt wurden, zur Anwendung kamen, ist wohl selbstverständlich; insbesondere geschah dies bei den grossen Beobachtungsreihen I, II und III. Daneben will ich ausdrücklich betonen, dass nicht allein die Gewichtsvermehrung, sondern, wie ich das immer thue, das allgemeine Befinden zur Constatirung der guten Entwicklung herangezogen wurde: frisches, blühendes Aussehen, festes Fleisch, muntere, lebhafte Bewegungen begleiteten oder bildeten sich aus, wo ich bei der Gewichtszunahme von einer guten Entwicklung rede.

I. Beobachtung.

Wolckensinger, Josephine Anna, ist geboren 2./2., anfangs an der Mutterbrust genährt, wiegt am 5./2. 3149 Grm., muss bald wegen Milchmangel der puerperalfieberkranken Mutter eine Zukost von immer mehr künstlichem Rahmgemenge haben. Von Anfang an war Dyspepsie vorhanden, deren späterhin möglicher Zusammenhang mit dem künstlichen Rahmgemenge anderswo besprochen ist.[1]) Das Kind wiegt danach am 16. und 17. d. M. zwischen 3090 und 3131 Grm. Da mit dem von jetzt ab gegebenen natürlichen Rahmgemenge die Periode ganz guter Verdauung beginnt, so kann jetzt vom 17. d. M. ab der Beginn normaler Entwicklung mit

Periode A, zweite Hälfte des ersten Monats, gesetzt werden. Das ca. 3110 Grm. wiegende Kind erhält 700 Ccm. natürliches Rahmgemenge Gem. I, das nach vorgenommener Analyse 1,19 % Eiweiss,

---

1) Deutsche med. Wochenschr. 1883 Nr. 3 u. 4.

2,9% Fett, 4% Zucker enthielt. Vom 28./2. ab wieder künstliches Rahmgemenge Mischung II, ebenfalls 700 Ccm. mit ca. 1,2% Eiweiss, 2,1% Fett und 4% Zucker, das ebenfalls sehr gut vertragen wurde. Bei guter Oeffnung und normalem Befinden hob sich nun das Gewicht des Kindes bis zum 5./3., also dem Ende des ersten Lebensmonates auf ca. 3688[1]) Grm. Die Gesammtzunahme hat also betragen 578 Grm. oder 36 Grm. p. d. Das Kind hatte in seiner Nahrung bei einem mittleren Körpergewicht von 3,4 Kilo im Tag auf den Kilo Körpergewicht 2,5 Grm. Eiweiss und 5,5 Grm. Fett erhalten. Die starke Zunahme ist zum Theil der durch das besonders fettreiche natürliche Rahmgemenge hervorgerufenen relativ hohen Fettzufuhr zuzuschreiben, zum Theil auch vielleicht dem vorhergegangenen Stehenbleiben des Gewichts in den ersten 15 Lebenstagen; indess fällt das letztere nicht sehr ins Gewicht, weil nicht sowohl auf Stehenbleiben des Gewichts, als auf vorausgehende Abnahme eine übertriebene und theilweise scheinbare Zunahme folgt.

Periode B, erste Hälfte des zweiten Monats. Bei Verabreichung von 700, dann vom 10./3. ab 800 Ccm. des künstlichen Rahmgemenges Mischung III (deren Zusammensetzung s. oben) stieg das Gewicht bis zum 18./3. auf 4027 Grm., die Zunahme betrug also 339 Grm. oder gut 26 Grm. pro die. Das im Mittel 3,9 Kilo wiegende Kind nahm im Tag auf das Kilo Körpergewicht 2,9 Grm. Eiweiss und 4,6 Grm. Fett.

Da sich bei inzwischen angestellter Bestimmung der Fixa des verwandten Rahmgemenges herausgestellt hatte, dass die Conserve durch Versehen etwas zu sehr verdünnt war, also eine zu geringe Menge Fixa enthielt, wurde jetzt die Verdünnung derselben stets nach dem Resultat fortlaufender Analysen (Fixabestimmungen) derart vorgenommen, dass der Gehalt der Nahrung von der in obiger Angabe für jede Mischung genannten Stoffmenge niemals lange und erheblich abwich. Das Kind bekam jetzt in der

Periode C, der 2. Hälfte des 2. Monats vom 18./3. ab 800 Ccm., vom 30./3. ab 900 Ccm. der Mischung IV; es wog dann am 4./4. 4429 Grm., hatte also 402 Grm. oder 23,6 Grm. pro die zugenommen. Dabei nahm es bei einem Mittelgewicht von 4,2 Kilo 3,2 Grm. Eiweiss und 4,6 Grm. Fett auf den Kilo Körpergewicht im Tage ein.

In dieser Periode wurden bei diesem Kinde die im 1. Abschnitt beschriebenen Doppelwägungen (mit dem 50. Lebenstag) begonnen; vorher war möglichst 2 Stunden nach dem Trinken gewogen worden und zwar auch täglich, sodass alle Zahlenangaben aus einer continuirlichen und zuverlässigen Wägungsreihe entnommen sind. Ganz besonders aber sind die Perioden, die mit denen der nachfolgenden Beobachtung verglichen werden sollen, durchaus solche mit Doppelwägungen.

Periode D, 1. Hälfte des 3. Monats. Das Kind bekommt vom 4. bis 19./4. 900 Ccm. Mischung V, danach wog es am letztgenannten Tag 4858 Grm., wies also eine Zunahme von 429 Grm. = 28,9 Grm. p. die auf, trotzdem es in den letzten 4 Tagen an Bronchitis mit leichter Dyspepsie erkrankt gewesen und nicht zugenommen hatte. Es bekam in dieser Zeit bei einem Mittelgewicht von 4,6 Kilo 3,5 Grm. Eiweiss und 4,7 Grm. Fett per Tag auf das Kilo seines Körpergewichts.

Periode E, 2. Hälfte des 3. Monats. Das Kind bekommt vom 19./4. bis 5./5. 900 Ccm. Mischung VI. Es wurden also jetzt nicht mehr

---

1) Gerade am Ende des ersten Lebensmonates hatte ich vier Tage nicht wiegen können, es muss ein Mittelgewicht aus den vorausgehenden und nachfolgenden Wägungen angenommen werden, das aber der Wahrheit jedenfalls sehr nahe kommt und von der Weiterentwicklung des Kindes bestätigt wird.

ganz 200 Ccm. auf das Kilo des Durchschnittsgewichtes gegeben, sondern nur etwa 180 Ccm. Das Gewicht des Kindes stieg dabei zum 5./5. auf 5323 Grm., also um 465 Grm. = 29 Grm. p. die. Es bekam dabei im Tag auf das Kilo Körpergewicht 3,6 Grm. Eiweiss und 4,6 Grm. Fett bei einem Mittelgewicht von 4,9 Kilo.

Periode F_1, 1. Hälfte des 4. Monats, 4 Tage. Das Kind bekam 950 Ccm. Mischung VII, nahm um 141 Grm. bis auf 5464 Grm. (am 9./5.) zu, also 35 Grm. p. die bei einer ähnlichen Eiweiss- und Fettzufuhr auf das Kilo Körpergewicht berechnet wie seither. Das Kind musste nun, weil sich Gelegenheit bot, ein anderes in eine ähnliche Versuchsreihe hereinzunehmen, entlassen werden; es befand sich in blühendem Gesundheits- und Kräftezustand.

Vergleichsperiode F_2, 4. Monat. Vom 9.—17./5. trank das Kind zu Hause ad libitum passend verdünnte Kuhmilch und sank dabei, nachdem es anfangs an leichter Diarrhöe gelitten, auf 5272 Grm.; erhielt nun bei guter Verdauung 1000 Ccm. Milch und Wasser ââ (also pro Kilo Körpergewicht 4,2 Grm. Eiweiss, d. i. 0,6 Grm. mehr als bei der Rahmgemengenahrung, aber nur 3,3 Grm., i. e. 1,3 Grm. weniger, Fett), und wog am 23./5. etwa 5350 Grm. Als es jetzt wieder ad libitum Kuhmilch trank und Mehlbrei erhielt, stieg sein Gewicht zum 31./5. auf 5670, in der ganzen Periode demnach 206 = 9,4 Grm. p. die. Die Zunahme war also in dieser Kuhmilchperiode, trotzdem selbst in der Zeit mit knappster Nahrung vom 17.—23./5. 0,6 Grm. Eiweiss pro Kilo Körpergewicht mehr gegeben wurde, wesentlich geringer als in den Rahmgemengeperioden, offenbar weil die Fettverabreichung geringer war. Zucker etc. wurde eher etwas mehr gegeben.

Das Kind kann als Typus von guter Entwicklung bei künstlicher Ernährung in der ersten Lebenszeit angesehen werden, welche erreicht wurde durch Zufuhr der für diese Entwicklung ausreichenden Minimalnahrung. Die lange die ersten 3—4 Monate hindurch geführte Beobachtung der vortrefflichen Entwicklung des Kindes (die, beiläufig bemerkt, auch später von Dauer war) dürfte das Ergebniss und die dabei gewonnenen Zahlen von jedem Einwand frei machen. Sie liefert die nach meiner ersten Arbeit vielleicht noch wünschenswerthe Bestätigung der für die ersten Lebensmonate gefundenen Kleinheit des Nahrungsbedürfnisses.

II. Beobachtung.

Das nach dem vorigen aufgenommene 43 tägige Mädchen, Therese Pfümio, sollte dazu dienen, die zu einer guten Entwicklung nöthige Minimalmenge von verdünnter Kuhmilch mit längeren Ernährungsversuchen zu illustriren. Leider gehört das Kind zu den Vielen, die sich in den ersten Lebensmonaten mit Kuhmilch sehr ungenügend entwickeln; es konnte also nicht Zahlen liefern, die für solche Kinder, die Kuhmilch gut verdauen, völlig zutreffend sind. Dafür konnte es aber zu ausführlicher Vergleichung mit der Rahmgemengeernährung, also der fettarmen mit der fettreichen Nahrungszufuhr benutzt werden. Die ganze Entwicklung des Kindes ist diesmal durch die Doppelwägung, welche bereits als die zuverlässigste erprobt war, controlirt und giebt deshalb möglichst zuverlässige Vergleichsobjecte. Es war im ersten Lebensmonat mit Muttermilch mit gutem Erfolg genährt worden, jetzt seit fast 14 Tagen auf Kuhmilch in ungenügender Verdünnung gesetzt und litt an mässiger dyspeptischer Diarrhöe.

A. 2. Monat, 2. Hälfte. An seinem 42. Tag (1./5.) mit bräunlich grüner, etwas dünner Oeffnung eintretend, bekommt es nach Regulirung seiner Nahrung (800 Ccm. einer Mischung von 300 Ccm. Kuhmilch, 540 Wasser und 22 Grm. Zucker) sofort gute Oeffnung und wiegt an seinem 43. Tag (2./5.) 3885 Grm. Die verwandte Milch enthielt nach mehreren Analysen im Mittel mindestens 4,25% Eiweiss und im Mittel 2,3% Fett (2—2,8%) bei 11,33—11,8% Trockensubstanz; es war diesmal eine von dem Lieferanten etwas abgerahmte Milch, wie sie im Handel sehr häufig ist, benutzt worden. Jene Mischung enthielt demnach 1,5% Eiweiss, ca. 0,9% Fett, 4% Zucker, welch letzterer stets auf 4% bleibt; das Kind, das vom 2—8./5. 800 Ccm. dieser Mischung bekam, erhielt demnach bei einem Mittelgewicht von 3,8 Kilo täglich auf das Kilo Körpergewicht 3,16 Grm. Eiweiss, also ungefähr ebensoviel wie das vorige Kind in seiner gleichwerthigen Periode C, aber kaum 2 Grm. Fett, d. i. über 2½ Grm. weniger als jenes Kind. Zucker bekam es noch etwas und künftig nicht unbeträchtlich mehr, als jenes erste Kind. Demnach kann nur die Minderzufuhr an Fett in Frage kommen als Grund dafür, dass das Kind in den genannten 6 Tagen gar nicht zunahm, sondern am 8./5. 3891 Grm. wog gegenüber den 3885 des 2./5. — Es wurden nun weitere 4 Tage 900 Ccm. derselben Mischung gegeben, und da hiebei das Gewicht sich eher noch verminderte (3825 Grm. am 12/5.), so wurde die Mischung etwas verstärkt (360 Grm. Milch zu 540 Grm. Wasser, 22 Grm. Zucker). Dabei hob sich bis zum Ende des zweiten Lebensmonates, 20./5., das Gewicht auf 3970 Grm., d. i. 79 Grm. seit dem 8. cr. oder 7,7 Grm. p. die. Das Kind hatte dabei bei einem Mittelgewicht von 3,9 Kilo gut 3,7 Grm. Eiweiss, also bereits 0,5 Grm. mehr als das vorige Kind, und 2,1 Grm. Fett auf den Kilo Körpergewicht eingenommen und damit zuletzt eine viel geringere Zunahme als das vorige Kind in seiner Periode C, anfangs gar keine erreicht.

Zu bemerken ist noch, dass bei fast jeder, auch noch folgenden und immer nur sehr allmählichen Nahrungsverstärkung ganz leicht dyspeptische Stühle eintraten, wie sie in der Kuhmilchernährung bei solcher Veranlassung nicht selten zu sein scheinen, und die wohl ebenfalls die Zunahme etwas beeinträchtigten. Uebrigens ist das wohl ein der Kuhmilch in den ersten Monaten ziemlich häufig anklebender Uebelstand, dass kleinere Mengen mangelhaft nähren, grössere nicht richtig vertragen werden.

B. 3. Monat. 1. Hälfte. Das Kind bekam noch vom 20. bis 25. dieselbe Nahrung, dann 400 Ccm. Milch, 500 Ccm. Wasser, 20 Grm. Zucker, vom 27. ab 450 Ccm. Milch mit ebensoviel Zuckerwasser. Diese Steigerung der Nahrungszufuhr, da in den ersten 5 Tagen wieder nur eine sehr ungenügende Zunahme von 3970 auf 4021 Grm. sich ergeben hatte. Indess stieg das Gewicht doch bis zum 1./6. (73. Lebenstag) nicht über 4030 Grm., im Ganzen also um 60 Grm. = 5 Grm. p. die, die Zunahme war also wieder viel geringer als in der entsprechenden Periode (D) des vorigen Kindes, während die Eiweisszufuhr bei einem Mittelgewicht von 4 Kilo auf das Kilo Körpergewicht 4,3 Grm. (gegen 3,5 Grm. des andern Kindes) betrug, die Fettzufuhr allerdings nur 2,4 Grm. (gegen 4,7 Grm.).

C. 3. Monat. 2. Hälfte. Es sollte nun versucht werden, ob die Milch vielleicht bei Vermischung mit Gerstenschleim statt Wasser ein besseres Ernährungsresultat gebe; dabei wurden unter Anrechnung von etwas über 1% Kohlenhydraten, das der Gerstenschleim mindestens enthält, nur 3% statt 4% Zucker zugesetzt, das Eiweiss des Gerstenschleims wurde vernachlässigt. Das Kind bekam also vom 1. bis 10./6. 450 Ccm. Milch mit ebensoviel Gerstenwasser, dann bis zum 20./6. 500 Ccm. Milch. Dabei ging bis zum 8. das Gewicht auf 4200 Grm., zum 10. wieder auf 4092 Grm., blieb einige Zeit noch etwas niedriger, um vom 15. ab plötzlich auf 4164 Grm. emporzuschnellen und nun einige

Tage zwischen dieser Höhe und 4094, wieder 4204 und am 20. wieder 4094 zu schwanken (s. 1. Abschn. Liste II, 87.—92. Tag). Ich habe nun, um sicher zu gehen, als Endgewicht dieser Periode in maximo das höchste überhaupt erreichte Gewicht: 4204, in minimo das Gewicht des letzten Tages 4094 und als Mittel den Durchschnitt der Wägungen vom 15. bis 20./6. 4126 Grm. genommen; demnach hätte die Zunahme in dieser Periode betragen in maximo: 9,2 Grm. p. die, in minimo 3,5 Grm., im Mittel 5,0 p. die. Dabei betrug die mittlere Zufuhr auf das Kilo Körpergewicht an Eiweiss fast 5 Grm. (gegen 3,6 Grm. des vor. Kindes), an Fett 2,6 Grm. (gegen 4,6 Grm.) im Tag bei einem Mittelgewicht von 4,1 Kilo.

Wenn wir die Zunahmen dieser Periode mit der A (7,7 Grm.) und B (5 Grm.), in denen nur gewässerte Milch gegeben wurde, vergleichen, so sticht ein bemerkenswerther Vortheil der mit Schleim gemischten Milch nicht in die Augen. Dagegen fällt ein Vergleich der sämmtlichen Zunahmen dieses Kindes mit denen der gleichen Altersperioden des ersten Kindes ausserordentlich günstig für das erste aus; und wenn wir bedenken, dass, wie auch schon bei der seitherigen Beschreibung jedesmal hervorgehoben wurde, diesem ersten Kinde jedesmal sogar weniger Eiweiss, aber beträchtlich mehr Fett (Zucker sogar etwas weniger) gegeben wurde, so sieht man sich genöthigt, diesem Mehr an Fett mit allergrösster Wahrscheinlichkeit das Verdienst für das bessere Resultat zuzuerkennen. Um diesen Schluss zu sichern, wurde nun bei demselben Kind zum Vergleich eine 18tägige Ernährung mit Rahmgemenge eingeleitet, sowie umgekehrt bei dem ersten Kind zum Schluss eine vergleichende Ernährung mit Kuhmilch stattgefunden hatte, die zu Ungunsten der fettärmeren Mischung ausgefallen war. Ebenso werden wir auch diesmal die fettreichere Mischung siegen und so den Beweis liefern sehen, dass nicht ein zufälliger constitutioneller Fehler das Zurückbleiben des letzten gegenüber dem ersten Kinde veranlasste.

D. 4. Monat. Das Kind bekommt vom 20./6. bis 8./7. künstliches Rahmgemenge Misch. VII 900 Ccm. in den ersten 2 Tagen etwas zu dünn, in den ersten 7 Tagen noch mit der seitherigen fettarmen Milch bereitet, sodass inzwischen das Gemenge nicht seinen vollen Fettgehalt hatte. Dabei bewegte sich das Gewicht des Kindes in den ersten Tagen auf 4083—4112—4140 u. s. w. ziemlich stetig in die Höhe — zum Beweis, dass das Anfangsgewicht von 4092 Grm. ein vertrauenswerthes, nicht aus sprungweisen Schwankungen zufällig ausgelesenes war. Dennoch habe ich von dem Endgewicht dieser Periode am 8./7. (110. Lebenstag) = 4442 Grm. ab die Zunahme derart berechnet, dass ich das niedrigste, mittlere und höchste Endgewicht der vorhergehenden Periode C als Anfangsgewicht nahm; und nur daraus, dass jetzt sowohl das gewonnene Maximum der täglichen Zunahme = 20 Grm., wie das Mittel von 17,5 Grm. und das Minimum von 13,2 Grm. ohne Ausnahme noch merklich selbst die höchste Zunahme der vorausgehenden Perioden übersteigen, schöpfe ich die Sicherheit für die Behauptung, dass der Nährerfolg in dieser fettreichen Periode ein deutlich besserer war, als in den früheren fettarmen. Es wäre vielleicht noch besser gewesen, wenn nicht einige Tage die Nahrung zu dünn und noch länger etwas zu fettarm gewesen wäre. Davon abgesehen, hat die tägliche Zufuhr bei einem Mittelgewicht von 4,25 Kilo auf das Kilo Körpergewicht betragen an Eiweiss 4,3 Grm., an Fett 5,3, also an ersterem noch weniger, an letzterem beträchtlich mehr, als seither.

Bezüglich der Resultate mit der verdünnten Kuhmilch halte ich es für wahrscheinlich, dass ganz verdauungskräftige Kinder, die auch leichteren Dyspepsianfällen, wie unseres bei Nahrungsverstärkung, weniger unterworfen wären, mit den gleichen Kuhmilchmischungen bessere Resultate erzielen würden. Indess könnte auch diese Annahme das Vergleichsergebniss zwischen fettarmer und fettreicher Nahrung nicht principiell ändern, um so weniger, als dieses jedesmal auch durch Vergleich an demselben Kinde in gleichem Sinne festgestellt ist.

———

Den zwei ausführlichen und für normale Verhältnisse grundlegenden Beobachtungen dürfte es von Interesse sein einige aus pathologischen Verhältnissen herausgearbeitete an die Seite zu stellen, die einmal lehren, dass die bewusste Regulirung der Nahrungszufuhr nicht entbehrt werden kann, zum andern, dass man bei abnormen Ernährungszuständen zeitweise selbst noch unter die gefundenen Minima herabgehend, ganz befriedigende wägbare Ergebnisse erzielt. Ich gebe aus diesen zum Theil sehr lange im pathologischen Interesse beobachteten Fällen nur einige bereits normales Verhalten zeigende Abschnitte.

III. Beobachtung.

Ein dreimonatlicher Knabe, als Reconvalescent einer schweren Enteritis, 3273 Grm. wiegend, wird jetzt im vierten Monat mit Rahmgem. Mischung I vom 10.—13./7., Mischung II am 14./7., Mischung III am 15.—18./7., Mischung V am 18.—23./7., Mischung VI am 24./7.—2./8, Mischung VII vom 3.—8./8., von jeder Mischung 900 Ccm., ernährt, und sein Gewicht steigt dabei bis zum 9./8. auf 4025 Grm. = 25 Grm. pro Tag. Die Zufuhr von Nahrung berechnet sich aus diesen Mischungen im Mittel auf 4,2—4,3 Grm. Eiweiss pro Kilo Körpergewicht und pro Tag, was etwa meiner sonstigen Annahme des Bedürfnisses für diese Zeit entspricht (s. S. 4). Diese Nahrungszufuhr geschah indess in stärker verdünnter Lösung, von der dann grösseres Volum (mehr als 200 Ccm. pro Kilo Körpergewicht) gegeben wurde — die Verdünnung war in der ersten Zeit sogar eine sehr erhebliche, was bei Schwerkranken zunächst immer erforderlich ist.

Als nun die Mischung noch verstärkt werden sollte, traten wiederholt dyspeptische Störungen und Diarrhöen ein, die Zunahme erlitt grosse Schwankungen, zumal ich, wiederholt auf Reisen, nicht mehr controliren konnte, bis ich am 17./10., mit dem 192. Lebenstag das Kind wieder in genauere Beobachtung nahm.

Dasselbe wog jetzt 4342 Grm. und bekam, da es mit acutem Darmcatarrhe anfing, nun im 7. Monat 2. Hälfte vom k. Rahmgemenge nur Mischung V vom 17.—21/12, Mischung VI vom 22./10.—31./10., Misch. VII vom 1.—3/11. stets 900 Ccm. und wog dann am 4./11. 4768 Grm., Zunahme = 426 oder 23,7 Grm. (die Zunahme litt vielleicht noch etwas unter einem zuletzt nicht ganz tadellosen Präparat). Die Eiweisszufuhr, 3,5 Grm. pro Kilo Körpergewicht, blieb diesmal erheblich hinter der für diese Zeit normalen (5,3 Grm.) zurück, eben wegen der Verdauungsstörung und doch glich sich dabei die vorher mangelhafte Entwicklung, resp. Abnahme aus.

Nun wurde im 8. Monat verdünnte Kuhmilch gegeben und zwar vom 4./11. bis 10./11. 400 Ccm. Milch und 500 Ccm. Zuckerwasser (ca. 3,6 Grm. Eiweiss, 3 Grm. Fett pro Kilo Körpergewicht), vom 10./11. bis 24./11. 450 Ccm. Milch und ebensoviel Zuckerwasser (ca. 4,0 Eiweiss und fast 4,0 Grm. Fett pro Kilo Körpergewicht) und dabei hob sich das

Körpergewicht bis zum 10./11. nicht, bis zum 24./11. auf 5099, von da gab es, weil die Zunahme zuletzt wieder stockte, bis zum 3./12. 500 Ccm. Milch mit 500 Ccm. Zuckerwasser (4,1 Grm. Eiweiss und gegen 4 Grm. Fett pro Kilo Körpergewicht). Das Gewicht betrug am 3./12. 5235 Grm., die Zunahme also im ganzen Monat 493 Grm. = 16,7 Grm. pro Tag.

Es war also noch bei dem in seiner Entwicklung zurückgebliebenen Kind mit für die Zeit abnorm geringer Nahrungszufuhr eine ziemlich befriedigende Zunahme erreicht. Umgekehrt war auch wegen der früheren Empfindlichkeit der kindlichen Verdauung diese Vorsicht in der Nahrungszufuhr nöthig. Jetzt aber, wo das aufblühende Kind energisch sich zu bewegen und sehr lebendig zu werden begann, machte sich die, wie es scheint, immer zwischen den 7. und 9. Monat fallende, fast ruckweise Vermehrung des Nahrungsbedürfnisses geltend. Es wurde nun, um keine Stockung in der Zunahme eiutreten zu lassen

im 9. Lebensmonat vom 3./12. ab 550, vom 7./12. ab 650, vom 12./12. ab 800 Ccm., vom 14./12. an 900 Ccm. Milch mit 450—300 Ccm. Zuckerwasser gegeben während dessen sich bis zum 23./12. das Gewicht auf 5595 Grm. hob. Jetzt wurde, da schon wieder 4 Tage eine Stockung in der Zunahme eingetreten war, eine Beikost von Ei in der Fleischbrühe verordnet. Die Zunahme hatte während der ersten 20 Tage des Monats betragen 360 Grm. = 18 Grm. p. d.; die tägliche Zufuhr an Eiweiss 6 Grm., Fett über 5 Grm., zuletzt Eiweiss 7 Grm., Fett 6 Grm. auf das Kilo Körpergewicht, und auch diese letzte Menge fing an nicht mehr zu genügen.

Bereits in dieser Beobachtung sind von dem 8. Monat ab die Ansätze nicht mehr auf Grund von neuen Trockenrückstands- oder analytischen Bestimmungen gemacht; es ist einfach die Kuhmilch zu ca. 4,3% Eiweiss und 3,5—3,8% Fett angesetzt. Und so geschieht es auch in den noch folgenden kleinen Mittheilungen. Jene Ansätze stützen sich mit einigem Recht auf wiederholte frühere Analysen unserer öfters genannten Spitalsmilch, und jedenfalls sind sie derart, dass das mit ihnen zu Beweisende nur beweiskräftiger wird. Denn sie sind sehr hoch und wenn ich zu hohe Ansätze für Versuche mache, die beweisen sollen, dass kleine Mengen genügen, beruht ganz sicher das niedrige Ergebniss nicht auf einem Fehler. Dieser Theil der Beobachtungen kann also die Annahme eines niedrigen Nahrungsbedürfnisses vollkommen weiter stützen, zu strengeren Vergleichen sind sie allerdings nicht so verwendbar, wie die ersten Fälle.

Ein Beispiel von temporär besonders geringem Nahrungsbedürfniss älterer, seither kranker Kinder liefert auch die

IV. Beobachtung.

Ein Knabe von 8 Monaten, der seither an schwerem chronischen Darmcatarrh mit enormer Abmagerung gelitten und 4059 Grm. wiegt, bekommt nach Vorausgang dünnerer Mischungen, bei denen er nicht zunahm, in seinem 9. Lebensmonat (8 M. 1. T.) am 22./12. 1050 Ccm. Rahmgemenge Mischung IV, vom 24./12. ab 1200 Ccm. derselben Mischung, am 29./12. ebensoviel Mischung VI, am 3./1. Mischung VII, am 12./1. Mischung VIII, am 13./1. Mischung IX, am 18./1. Mischung XI und wiegt am 20./1. (also dem Ende des 9. Monats) 5201 Grm. Zunahme in diesem Monat: 1142 = 39,3 Grm. p. die; die Zufuhr (wahrscheinlich zu hoch gerechnet) an Eiweiss 5,1 und an Fett ca. 6,5 Grm. auf den Kilo Körpergewicht. Es war also bei einer für dies Lebensalter aussergewöhnlich geringen Zufuhr (in meiner früheren Arbeit[1]) hatte ich schon für den 8. Monat ein steigendes Eiweissbedürfniss von im Mittel 7 Grm. auf den Kilo Körpergewicht gefunden) enorm hohe Zunahme erzielt worden.

Im 10. Lebensmonat wurden dann vom 20./1. ab Mischung XII, vom 23./1. ab Mischung XIV gegeben, bis zum 27./1. stieg das Gewicht auf 5339 Grm., von da ab erhielt das Kind 900 Ccm. Milch und 300 Ccm. Zuckerwasser, vom 29./1. ab 1000 Ccm. Milch, vom 8./2. ab 1100, vom 11./2. ab 1200 Ccm. Milch und wog am 14./2. 5695 Grm., hatte also um 494 Grm. = 20,6 Grm. p. die zugenommen. Im Mittel betrug die Zufuhr an Eiweiss jetzt 7,5 Grm., an Fett etwa ebensoviel auf das Kilo Körpergewicht, näherte sich also wohl normalen Verhältnissen bei befriedigender Entwicklung.

Aehnlich sind die 2 folgenden Fälle, sie lehren aber zugleich, wie wenig auf Regelung der Nahrungsaufnahme zu rechnen ist, wenn die Kinder beliebig trinken und welch üble Folgen das haben kann.

V. Beobachtung.

Knabe von 2 Monaten 13 Tagen, der 14 Tage mit Mutter-, dann mit stärker verdünnter Kuhmilch, seit 3—4 Wochen aber mit Kuhmilch und Wasser ää genährt; hatte durch letzte schwache Verdünnung, von der er beliebig trank, eine zunehmende heftige Diarrhöe bekommen, die unter Gebrauch von stark verdünnter Kuhmilch allmählich aufhörte. Das Kind wog

im 3. Monat, 2. Hälfte am 25./11. 3891 Grm., trank täglich 1000 Ccm. verdünnter Kuhmilch, 1:3 Reiswasser, hatte anfangs noch 2—4 mal, später 3 mal, dann 2 mal Oeffnung, das Gewicht stieg bis zum 11./12. auf 4509 Grm. = um 36,3 Grm. p. d., indess die Eiweisszufuhr ca. 2,7 Grm. auf das Kilo Körpergewicht betrug. Schliesslich genügte freilich diese, selbst hinter unseren Minimalansätzen merklich zurückbleibende Zufuhr nicht mehr zur Herbeiführung einer ordentlichen Zunahme; es musste

im 4. Monat und 5. Monat 1. Hälfte vom 12./12. die gleiche Menge von mit nur 2 Theilen gezuckerten Reiswassers verdünnter Kuhmilch gegeben werden, vom 18./12. ab bekam das Kind täglich 1500 G. derselben Mischung, vom 26./12. an etwa ebensoviel Milch und Reiswasser zu gleichen Theilen, und dabei hob sich das Körpergewicht bis zum 26./1. auf 5510 Grm. = um 22,3 Grm. p. die. Die Eiweisszufuhr betrug in der Zeit im Mittel 5,5 Grm., jetzt also beträchtlich mehr, als wir für diese Zeit erforderlich gefunden haben.

Das Kind aber consumirte anstandslos alle diese zum Theil plötzlich stark gesteigerten Zufuhren, zum Zeichen, dass nicht ein gewisser Instinkt Seitens des Kindes die Nahrungsaufnahme zweckmässig regelt, sondern dass diese in hohem Grade von der Art des Angebotes abhängig ist. Es consumirte offenbar mehr als ihm gut war, denn am Ende unserer Periode traten im Gefolge von harten, mühsamen, seltenen Stuhlentleerungen Convulsionen auf und eine sich abwechselnd und langhinziehende rhachitische Ernährungstörung, die aber nicht mehr in den Bereich unserer jetzigen Betrachtungen gehört.

---

1) Jahrb. f. Kinderheilk. N. F. Bd. XVII. S. 276/277. Nr. 13—15 der Tabelle.

VI. Beobachtung.

Dieselbe ist vorzugsweise geeignet, die üblen Folgen beliebiger Nahrungsaufnahme Seitens der Kinder und den Nutzen einer verständigen Regelung derselben hervortreten zu lassen. Das am 11./8. geborene Mädchen, das vom September bis Mitte November an dyspeptischen Erscheinungen gelitten hatte, nahm vom 14./11. bis 22./11. bei Verabreichung von 700 Ccm. k. Rahmg. Misch. III von 3442 auf 3677 Grm. zu = 29,4 Grm. p. die, dann erhielt das Kind

im 4. Monat 2. Hälfte 280 Ccm. Kuhmilch, 520 Grm. Zuckerwasser, am 28./11. 300 Ccm. Milch (3,2 Grm. Eiweiss p. Kilo Körpergewicht), das Körpergewicht stieg zum 29./11. auf 3895 = 31 Grm. p. die. Nun wurde, weil die Mutter behauptete, dass das Kind vor Hunger schrie, die Milchzufuhr rasch am nächsten Tag auf 330, am übernächsten auf 350 Ccm. gesteigert. Die unmittelbare Folge waren Kolikschmerzen, häufige dyspeptische Stühle und Sinken des Gewichtes zum 1./12. auf 3760 Grm. Ein Herabsetzen der Milchzufuhr auf 300 Grm. genügte noch nicht, erst eine solche auf 250, schliesslich sogar auf 200 Ccm. Milch mit 600 Ccm. Wasser oder Schleim brachte ein Ende der Leibschmerzen und häufigen dyspeptischen Stühle zuwege. Das Kind war stark wund geworden — ein noch lange bleibender Rest der Folgen unvorsichtiger Ernährung. Am 9./12. wurden wieder 250 Ccm. Milch gegeben und am 11./12. hatte sich bei wieder guten Stühlen das Gewicht auf ca. 4088 Grm. gehoben. Also Verstärkung der Nahrungszufuhr hatte vorher Abnahme des Körpergewichts (und Erkrankung), Verminderung der Nahrungszufuhr jetzt wieder Zunahme des Kindes hervorgerufen.

Im 5. Monat 1. Hälfte konnte dann allmählich und musste auch, um Zunahme zu erzielen, auf 300—350 und selbst 400 Ccm. Milch gestiegen werden, das Gewicht stieg dann bis zum 24./12. auf 4308 Grm. = 17 Grm. p. die; Eiweisszufuhr p. Kilo Körpergew. = c. 3,6 Grm. Die Zufuhren blieben also immer noch, wie bei den mangelhaft entwickelten Kindern Regel scheint, hinter unseren für die betr. Zeit gefundenen Minimalzahlen zurück, indess trat auch zuletzt schon, wie immer, ein rasches Steigen des Nahrungsbedürfnisses ein.

Es scheint, dass Kinder, die in einem schon vorgerückteren Alter noch nicht über das Körpergewicht und wenig über die Lebensenergie viel jüngerer Kinder hinausgekommen sind, zunächst noch nicht das Nahrungsbedürfniss ihres Alters haben, sondern etwa ein solches, das dem Alter entspricht, welchem auch ihr Gewicht entsprechen würde. So wog unser letztes Kind im 5. Monat 4,3 Kilo, etwa soviel wie eins von 2—3 Monaten, und sein Nahrungsbedürfniss auf das Kilo Körpergewicht berechnet, ging auch kaum über das des letzteren hinaus. Sobald die Entwicklung solcher zurückgebliebenen Kinder sich energischer zu heben beginnt, steigt auch dies Bedürfniss in lebhaftem Tempo an (vergl. darüber auch IV. und V. Beobachtung, sowie III. im 7., 8. und 9. Monat).

Ich habe noch eine kurze Bemerkung über die zu den ersten Beobachtungen gemachten Analysen zu machen. In der ausführlichen Analyse wurde, wie auch in früheren Arbeiten, Fällung der Milch mit dreifachem absolutem Alkohol vorgenommen, im Niederschlag durch Trocknen und Aetherextraction Eiweiss und Fett geschieden, dann im Filtrat die kleine nichtgefällte Eiweissmenge durch reichliche Mengen Tanninlösung ausgeschieden (60% Eiweiss); das in dem Filtrat noch gelöste Fett durch Abdampfen und Aufnehmen in Aether gewonnen. Die fast täglich gemachten Trockenrückstandsbestimmungen, mit denen man, wenn man einigermassen die verhältnissmässige Zusammensetzung kennt (wie

beim künstlichen Rahmgemenge und unserer oft analysirten Spitalsmilch), recht befriedigende Kenntnisse der Nahrungszufuhr erhält, wurden
in den bei Weitem meisten Fällen nach·dem Forster'schen Verfahren
gemacht: in geglühten gepulverten Bimstein wird etwa die Hälfte seines
Gewichtes Milch eingetragen und nun bei 80° abgedampft. Forster
wollte nur anfangs 80°, später höhere Temperatur nehmen. Ich fand
es aber sehr bequem und sicherer, durch entsprechende Flammengrösse
dauernd 80° im Luftbad zu erhalten. In 4 Stunden ist die Milch bis
zur Gewichtsconstanz trocken und nicht die leichteste Bräunung des
Rückstandes wahrnehmbar; hatte man Traubenzucker in der Nahrung,
so darf die Temperatur nur auf ca. 60° gebracht werden während etwas
längerer Zeit, um Trocknen ohne Bräunung zu erzielen.

Für die Versuche mit fetthaltiger Nahrung wurde mit Vorliebe das
künstliche Rahmgemenge gewählt wegen seiner bekannten und constanten Zusammensetzung und der bequemen Herstellung der einzelnen
Nüancen. Es war nicht die Prüfung des Präparats, sondern nur die
Rolle des Fettes Zweck dieser Arbeit. Das Präparat ist gelegentlich
der schon erwähnten, in der „Deutschen medicinischen Wochenschrift"
erscheinenden Arbeit näher characterisirt und in seiner Verlässigkeit
präcisirt, worauf hier verwiesen werden muss. Dort ist auseinandergesetzt, warum seither bisweilen die Resultate mit der Mischung I nicht
befriedigten, und nur mit Misch. II und III und den folgenden unter
allen Umständen sichere Erfolge erzielt wurden. Wenn auch neuerdings
die Mischung I die gleiche Zuverlässigkeit zu haben scheint, so will ich doch
für anderweitig vielleicht schon gemachte oder noch zu machende, den
obigen ähnliche Ernährungsversuche diesen Umstand nicht unerwähnt lassen.
Träten mit der Misch. I die obigen Ausführungen entsprechenden Erfolge nicht ein, so wäre deshalb nicht ein Irrthum in diesen Ausführungen zu vermuthen, sondern ev. rasch auf Mischung II und III zu
steigen oder auch, wie in unserer Beobachtung I, das natürliche Rahmgemenge anzuwenden, bis es erlaubt schiene, zu Mischung II oder III
des künstlichen Rahmgemenges überzugehen, von wo ab dann mit Sicherheit die beschriebenen Erfolge zu erwarten sind.

Um auf den Eingang dieses Aufsatzes zurückzukommen,
so glaube ich von den darin enthaltenen Sätzen unwiderleg-
lich erwiesen:

1. dass auffallend kleine, insbesondere auch in den ersten
Monaten kleine Mengen von Nahrung für die Säuglinge zu
guter Entwicklung nothwendig sind, sowie sie auf S. 4 und ff.
im Verhältniss zum Körpergewicht und Alter näher
angegeben und dann in Masseinheiten für bestimmte Mischungen
der Rahmgemenge und der Kuhmilch vorgeschrieben sind. Die
präcisen und unmittelbar verwendbaren Angaben
über die Mengen dieser Mischungen halte ich für das
wichtige practische Ergebniss dieser neueren Untersuchungen.

Für ebenfalls einem Zweifel nicht mehr unterworfen halte
ich den Satz:

2. Dass eine relative Vermehrung des Fettgehaltes der
Nahrung nicht unbeträchtlich über das in der Kuhmilch ob-
waltende Verhältniss hinaus Eiweiss erspart, den Nähreffect
einer Mischung erhöht, somit weniger Eiweiss zuzuführen er-

laubt unter Erzielung der gleichen oder selbst höheren Nährkraft.

3. Bei Verwendung verdünnter Kuhmilch wird man deshalb von den eingangs vorgeschriebenen Mengen etwas mehr nehmen müssen, als von den parallelen Rahmgemengemischungen, um gleiche Entwicklung zu erzielen; — indess niemals mehr als gut vertragen wird, lieber lasse man sich langsamere Zunahmen gefallen.

Auch scheint mir hervorzugehen

4. dass das Bedürfniss an Eiweiss, resp. an Nahrungsfixis in den ersten Monaten, auch relativ, kleiner ist, mit den Monaten, besonders stark aber um den 7.—9. Monat steigt.

5. Dass in der Entwicklung (durch Krankheit) zurückgebliebene Kinder temporär ein geringeres Nahrungsbedürfniss haben, welches ähnlich ist dem jüngerer Kinder von gleichem Körpergewicht. Solchen sind (oft weit) stärkere Verdünnungen zu geben, als ihrem Alter entspricht, — wenn es sich schon um sehr alte Säuglinge handelt, in grösserem Volum, als 200 Ccm. pro Kilo Körpergewicht, weil dieselben meist gewohnt sind, mehr zu trinken. Kräftige Entwicklung verlangt dann rascheres, aber vorsichtiges Steigen zum Normalmass.

6. Bewusste Regelung der Nahrungszufuhr ist besonders in delikaten Fällen nothwendig, weil der kindliche Instinct vor verderblichem Uebermass nicht schützt.

7. Die ersten Monate mit ihrem geringen relativen Nahrungsbedürfniss verlangen diese Regelung vor Allem. Das Fehlen derselben verursacht die hohe Gefährlichkeit der künstlichen Ernährung in dieser Periode. Selbst Brustkinder trinken an ergiebiger Brust in den ersten Monaten zuviel; hier aber schadet das Uebermass sehr selten, wegen der leichteren Verdaulichkeit und der hervorragenden Unschädlichkeit der aufgenommenen Stoffe. Nur durch jenes Zuvieltrinken lassen sich die häufigen Entleerungen gesunder junger Brustkinder verstehen, die immer seltener werden, wenn mit dem Heranwachsen des Kindes die durchaus nicht ebenso sehr wachsenden Brustsecrete jetzt wirklich mehr gebraucht und besser ausgenutzt werden.

Nachträgliche Correctur.

S. 276 d. Jahrb. N. F. XVII. B.: In dem Kopf der Spalte 12 muss es „Fett" statt Zucker, in Spalte 13 „Zucker" statt Fett heissen.

In der Reihe 7, Spalte 3 derselben Tabelle muss es heissen: 2 M. 12 bis 26 T.; in der folgenden Reihe derselben Spalte 2 M. 26 T. bis 3 M. 20 T.

XVIII.

Mittheilungen aus dem Pester Kinderspitale.

Die acute Gelenkentzündung als eine der Complicationen bei Scharlach.

Von

Dr. J. Bókai jun.,

Assistent der Anstalt.

Dass Scharlachkranke zu entzündlichen Erkrankungen der serösen Häute sehr geneigt sind, ist bekannt. So sahen wir auch während der heurigen Scharlach-Epidemie mehrere Fälle, in denen im Gefolge des Scharlachs Brust-, Bauchfell- oder Gehirnhautentzündungen auftraten; ebenso kamen auch einige Fälle vor, in denen die Entzündung der Gelenkshäute als Complication des Scharlachs beobachtet wurde.

Die im Gefolge des Scharlachs auftretenden Gelenkentzündungen zeigen gewöhnlich das Bild einer Polyarthritis, meistentheils mit seröser Ausschwitzung; nur selten erscheinen sie schon vom Beginne her als eiterige Arthritiden, respective Polyarthritiden. Die letztere Form ist eine seltene Erscheinung; sie ist nach den litterarischen Aufzeichnungen bis jetzt nur in geringer Zahl und nur von einigen Autoren beobachtet worden, während die erstere Form allgemeiner bekannt ist, indem sie nicht zu den selteneren Scharlach-Complicationen gehört (nach Koren's[1]) statistischen Daten kommt sie in 6,34 Proc. der Fälle vor).

Im laufenden Jahre 1882 kamen im Pester Kinderspitale drei Fälle mit scarlatinöser, seröser Gelenkentzündung und einer mit suppurativer Arthritis vor. Wir geben in Folgendem die Krankengeschichten der beobachteten Fälle, und zwar der drei ersteren nur kurz und skizzirt, des vierten Falles dagegen, seiner seltenen Form wegen, ausführlicher.

---

1) Virchow-Hirsch. Jahresbericht. Berlin 1880.

1) Georg K...., ein drei Jahre alter, gut entwickelter Knabe, wurde am 18. März l. J. in das Spital mit Nephritis scarlatinosa aufgenommen. Das Scharlach-Exanthem erschien am 23. Febr.; die ödematöse Anschwellung der Füsse und Unterschenkel wurde erst vor zwei Tagen beobachtet. Das bei der Aufnahme vorgefundene mässige Anasarca wich in den darauffolgenden Tagen auf das eingeleitete Verfahren auffallend zurück. Am 12. Tage des Spitalsaufenthaltes, also in der dritten Woche der Erkrankung, treten Schmerzen in der linken oberen Extremität auf; eine genaue Untersuchung ergab, dass diese Schmerzen im linken Schultergelenke ihren Sitz haben. Am folgenden Tage wird auch das linke Fussgelenk schmerzhaft, und nach zwei Tagen finden wir beide Fussgelenke mässig angeschwollen, ohne dass die Haut über denselben andere Veränderungen gezeigt hätte. Während dieser Zeit wurde bald mässiges Fieber, bald ein fieberloser Zustand beobachtet, und änderte die Gelenkserkrankung kaum das allgemeine Befinden des Patienten. Schmerzhaftigkeit und Schwellung der ergriffenen Gelenke dauern wohl mehrere Tage hindurch, doch nimmt die Intensität des Schmerzes bedeutend ab und schwinden Schmerz und Schwellung nach einigen Tagen vollkommen, ohne eine Spur der Affection zu hinterlassen. Patient verliess am 24. April das Spital, von der Nephritis gänzlich geheilt. Während des Aufenthaltes wurde Endocarditis nicht beobachtet.

2) Leopold H...., ein sechsjähriger Knabe, wurde am 5. Mai 1882 in die Anstalt gebracht, mit der Angabe, dass er vor acht Tagen an Scharlach erkrankte und seit zwei Tagen in seinen beiden, etwas geschwollenen Handgelenken über Schmerzen klage. Patient hat bei der Aufnahme eine Mastdarm-Temperatur von 38,2° C. Am Rumpfe, besonders vorn an der Brust ist eine feine Epidermisabschilferung wahrzunehmen. An der rechten Seite der Uvula sieht man einen schmalen, dünnen, grauen, schmutzigen Beleg, neben geringer Röthe des Rachens. Beide Handgelenke sind mässig angeschwollen und schmerzhaft, die bedeckende Haut zeigt aber keine Veränderungen. Schwellung und Schmerzhaftigkeit der Gelenke lassen schon am folgenden Tage beträchtlich nach; am dritten Tage verschwinden sie gänzlich, so dass der Knabe am siebenten Tage des Aufenthaltes, nachdem sich auch die Uvula ganz reinigte und die Schleimhaut des Rachens erblasste, aus dem Spitale entlassen werden konnte. Eine Erkrankung des Herzens wurde bei dem Kinde während des Aufenthaltes in der Anstalt nicht beobachtet.

3) Christine K., ein sieben Jahre altes Mädchen, wurde am 14. Juni 1882 mit ausgesprochenen Masern in die Anstalt

aufgenommen. Die Eruption soll nach Aussage der Eltern vor einem Tage begonnen haben. Der am ganzen Körper entwickelte Ausschlag erblasste schon am dritten Tage; mit dem Ausschlage verschwand auch das Fieber. Am sechsten Tage der Beobachtung tritt wieder stärkeres, continuirliches Fieber auf, und am siebenten Tage zeigt sich, neben lebhafter Röthe der Mund- und Rachenschleimhaut, eine dunkel punktirte, scarlatinöse Röthe an beiden oberen Extremitäten und am Rumpfe, welche schon am darauffolgenden Tage erblasst, ohne sich weiter auszubreiten; die Röthe des Rachens jedoch verschwand erst nach vier Tagen. Das continuirliche Fieber geht jetzt, nach vier Tagen, in einen intermittirenden Fiebertypus über. Am elften Tage des Aufenthaltes, also vier Tage nach dem Erscheinen der Scharlachröthe, treten Schmerzhaftigkeit und hochgradige Schwellung zuerst des linken, dann des rechten Handgelenkes auf. Die Schmerzhaftigkeit der genannten Gelenke liess schon am folgenden Tage nach; die Schwellung nahm ebenfalls so beträchtlich ab, dass der Knabe am 29. Juni, auf Wunsch der Eltern, das Spital verlassen konnte. Laut später eingezogener Erkundigung ging Patient an Nephritis scarlatinosa zu Grunde. Endocarditische Erscheinungen wurden, während des Spitalsaufenthaltes, auch in diesem Falle nicht beobachtet.

4) Eduard G...., 3½ Jahr alt, wurde am 21. Jänner 1882 in das Spital mit Scharlach aufgenommen. Der Ausschlag besteht angeblich seit einem Tage, den fieberhaften Zustand bemerkten die Eltern schon seit drei Tagen.

Bei der Aufnahme ist an der Brust und an den oberen und unteren Extremitäten eine lebhafte, dicht punktirte Röthe sichtbar, welche auf Fingerdruck verschwindet. Neben dem Scharlach-Exanthem sind an dem unteren Theile des Rumpfes und den Unterschenkeln kleine, hirsekorngrosse, blass braunrothe, stark juckende Knötchen (Prurigo) sichtbar, welche an der Hautoberfläche mässig hervorragen. Nach der Aussage der Eltern bestehen diese juckenden Knötchen schon seit dem ersten Lebensjahre und verschwanden zeitweise auf ärztliche Behandlung.

Das Kind ist schwach entwickelt und genährt. Die Wangen stark geröthet; der Gesichtsausdruck verräth Mattigkeit. Die Bindehaut der Augenlider mässig injicirt. Die Lippen trocken, rissig. Die Zunge in der Mitte mit weisslichem Belege stark bedeckt, beide Seiten derselben, sowie die Zungenspitze dunkel himbeerroth. Der weiche Gaumen und das Zäpfchen stark injicirt, rein, frei von Belegen. Die Tonsillen mässig geschwellt, roth, an der Oberfläche beider ein ausgedehnter, gelblich-grüner, dicker Beleg. Das Schlingen erschwert.

21*

An beiden Seiten des Halses, hinter den Kieferwinkeln, eine nussgrosse, härtlich anzufühlende, schmerzhafte Lymphdrüsengeschwulst, über welcher die Haut blass und in Falten erhebbar ist. Die Stimme rauh, das Athmen rhythmisch, nicht stenotisch. Die Brust- und Bauchorgane zeigen keine physikalische Abweichung, einen mässigen Milztumor abgerechnet. Die Stühle häufig, wässerig, äusserst stinkend. Urin dunkelgelb, trübe, eiweissfrei. Der Pulsschlag genug voll, etwas beschleunigt, gleichförmig. Die Mastdarmtemperatur beträgt 39,7° C. Das Sensorium frei. Patient ist sehr unruhig, verschmäht die ihm gereichten Speisen, durstet stark.

Am 24. Jänner beginnt der Ausschlag zu erblassen, das Fieber jedoch lässt nicht nach und bessert sich auch das Allgemeinbefinden nicht. Der Zustand des Rachens verschlimmert sich, trotz der sorgsamsten lokalen und allgemeinen Behandlung, und ergreift der diphtheritische Process auch die Uvula. Die rechtseitige Adenitis nimmt zu, die Schmerzen in derselben steigern sich, die bedeckende Haut zeigt eine blassröthliche Färbung. In Folge der zunehmenden Heiserkeit wird die Sprache flüsternd. In den Lungen keine Abnormität; Athmungsbeschwerden werden nicht beobachtet.

Am 26. Jänner ist das Exanthem vollkommen erblasst, das 40° C. hohe abendliche Fieber jedoch besteht weiter fort. Tonsillen, Gaumensegel mit der Uvula sind mit schmutzig grünlich-weissem, speckigem, zusammenhängendem, diphtheritischem Belege bedeckt. Patient, der jede Nahrung verschmäht, nimmt zusehends ab, ist sehr matt und apathisch. Der Intestinalcatarrh nimmt zu, die Stühle sind sehr zahlreich, wässerig, äusserst stinkend und von schmutziger Farbe. Die Haut über der rechtseitigen Adenitis wird intensiv roth; die theilweise weiche Geschwulst zeigt begrenzte Fluctuation.

Am 31. Jänner, also in der zweiten Woche der Erkrankung, wird eine geringgradige Epidermis-Abschilferung sichtbar. Das linke Ellbogen- und Fussgelenk schwellen jetzt beträchtlich an und die Haut über den Gelenken zeigt eine blassrothe Farbe. Die Circumferenz der erkrankten Gelenke, verglichen mit den entgegengesetzten intacten Gelenken, zeigt eine Differenz von zwei Ctm. Druck auf die Gelenke, sowie auch passive Bewegungen verursachen dem kleinen Patienten lebhafte Schmerzen. An den übrigen grossen Gelenken ist keine Schwellung nachzuweisen, nur das rechte Hand- und Fussgelenk verräth auch eine Empfindlichkeit. Der auf der rechten Seite des Halses auf einem ungefähr Thalerstück grossen Terrain sich ausbreitende Abscess wurde eröffnet, wobei sich ein Kaffeelöffel voll dicken, grünen, stinkenden Eiters entleerte. Rachenerscheinungen unverändert; die Mundschleimhaut ihrer ganzen Ausdehnung schmutzig verfärbt. Aus dem Munde strömt stinkender Athem; an den Lippen theils seichte, theils tiefere, graulich schmutzige Geschwüre. Der soporöse Zustand dauert fort. Die Mastdarmtemperatur schwankt zwischen 39,6—41,2° C.

Der vollkommen erschöpfte und sehr abgemagerte Patient wird am 1. Febr. ganz bewusstlos und verscheidet am 2. Febr. resp. am 16. Tage seiner Erkrankung, bei einer Temperatur von 40,6° C.

Die Leiche wurde durch Dr. Victor Babes, Prosector der Anstalt, am folgenden Tage secirt. Der Befund war folgender:

Die Leiche mager, um die Gelenke mit lebhaft rothen Leichenflecken bedeckt. Die Epidermis der Haut löst sich stellenweise in kleinen Schuppen los. Die Haut unter dem rechten Kieferwinkel bläulichroth, geschwellt, zeigt eine ungefähr drei Ctm. lange Schnittwunde, welche in eine mit schmutzig-gelbem Belege bedeckte und Jauche enthaltende, nussgrosse Abscesshöhle des Unterhautzellgewebes führt. Die weichen Gebilde des Halses in der Nähe des Abscesses sind spröde, sie hängen miteinander durch ein gelbliches, gelatinöses Exsudat fester zusammen. Im linken Ellbogen- und Fussgelenke eine grössere Menge dicken Eiters; die Serosa der Gelenke injicirt, die Knorpel der Epiphysen rosafarben, geschwellt.

Die Schädeldecke dünn und schwammig. Die harte Hirnhaut mässig gespannt; die Pia mater und das Gehirn blutreich, serös durchfeuchtet. Die Schleimhaut des Rachens und des Kehlkopfes schmutzig, bräunlichroth, mit einer ähnlich gefärbten, breiig zerfallenden, vollkommen nicht ablösbaren Pseudomembran bedeckt. In der Trachea eine papier-dicke, leicht abtrennbare, bräunlich gefärbte Pseudomembran. In den Bronchien viel eingedickter Eiter; die Schleimhaut geschwellt, dunkelroth. Lungen aufgebläht; die unteren Lappen höckrig, graulich-roth, von derber Consistenz, luftleer. Im Herzbeutel 10 Grm. reingelben Serums. Die Herzmusculatur bräunlich und spröde; in den Herzhöhlen wenig dunkles, flüssiges Blut. Die Leber vergrössert, stark fetthaltig, schlaff. In der Gallenblase wenig grünliche Galle. Die Milz vergrössert, schwärzlichroth, weicher. Der Magen und Dünndarm aufgebläht, die Schleimhaut blass. Der Folliculär-Apparat, besonders die Plaques der unteren Darmschlingen geschwellt, injicirt. In dem Dickdarme brauner, breiiger Koth; die Schleimhaut, dem S romanum entsprechend, stark geröthet, geschwellt und an den Querfalten mit schmutzig-bräunlichem, schwer ablösbarem Exsudate bedeckt. Die Nieren vergrössert, an ihrer

Oberfläche braun gefleckt; in der Rindensubstanz zahlreiche rothe, meistentheils miliare, mit einander confluirende Gebiete, deren Mitte eine lebhaft schwefelgelbe, stecknadelkopfgrosse Punktirung zeigt. Die Nieren sonst spröde, trocken, leicht zerreisslich. In der Harnblase wenig reiner Urin.

Diagnose: Diphtheritis necrotica pharyngis et laryngis. Bronchitis acuta diffusa majoris gradus. Pneumonia catarrhalis rubra loborum inferiorum utriusque lateris. Dysenteria necrotica superficialis flexurae sigmoideae. Degeneratio parenchymatosa renum cum abscessibus miliaribus. Polyarthritis purulenta praecipue articulationis cubiti et pedis sinistri.

Die soeben mitgetheilten 4 Fälle illustriren zur Genüge beide Formen der Arthritis scarlatinosa.

Die erste Form, die bald als Synovitis scarlatinosa (Koren[1]), bald als Polyarthritis scarlat. (Bohn[2]), von älteren Forschern (Trousseau[3]) dagegen als Rheumatismus scarlatinosus angesprochen wurde, ist bezüglich ihres Wesens, trotz ihres häufigen Vorkommens, noch immer nicht aufgeklärt. So identificirt sie Senator[4]) mit der Polyarthritis rheumatica acuta, und hält den Scharlach gleich der Dysenterie für eine Erkrankung, der sich die Polyarthritis rheumatica häufig anschliesst. Den entgegengesetzten Standpunkt nimmt Rehn[5]) ein, der in Gerhardt's Handb. der Kinderkrankh., bei der Polyarthritis rheum. sich über die fragliche Gelenkentzündung folgendermassen äussert: „Wir nehmen daher an, dass die bezeichneten Localisationen im Scharlach mit dem acuten Rheumatismus gar nichts zu thun haben und befürworten die Eliminirung des Scharlach-Rheumatismus".

Sehen wir nun, in welchen Punkten die Polyarthritis rheum. und Synovitis scarl. übereinstimmen.

Beide Erkrankungen treten in den meisten Fällen als Polyarthritiden auf; Schmerzhaftigkeit und Schwellung verschwinden mitunter nach Verlauf von einigen Tagen, ohne eine Spur der Affection zu hinterlasssen. Bei beiden Formen kommen ausnahmsweise Fälle vor, wo das anfänglich seröse Exsudat eitrig wird, — dann endet die Erkrankung entweder lethal, oder es erfolgt die Genesung nur nach langwieriger Eiterung, mit Hinterlassung einer Anchylose. Beide Erkran-

---

1) L. c.
2) Gerhardt, Handb. d. Kinderkrankh. II. Band. Tübingen 1877.
3) Trousseau (Culmann), Medicinische Klinik des Hôtel-Dieu in Paris. Würzburg 1866.
4) Ziemssen, Handb. der spec. Pathol. und Therapie. Bd. XII. Leipzig 1875.
5) Gerhardt, Handb. d. Kinderkrankh. III. Bd. Tübingen 1878.

kungen treten bald mit beträchtlichem, bald wieder mit mässigem Fieber auf; doch beobachten wir zuweilen auch Fälle,
welche ganz fieberlos verlaufen. In beiden Fällen kann Endocarditis auftreten, sowie auch Entzündungen anderer seröser
Häute; ja die Aehnlichkeit geht so weit, dass als Nachkrankheit der Synovitis scarlat. — wenngleich nur in einigen Fällen
(Fall von Trousseau und Malone [1]) — auch Chorea minor
beobachtet wurde. Aus dem soeben Angeführten ersehen wir,
also, dass beide Erkrankungen vieles mit einander gemein
haben; doch sind auch wesentliche Unterschiede vorhanden
— Unterschiede, welche schon Trousseau hervorhob, so:
1) dass die Polyarthritis scarlat. eine leichtere Erkrankung
ist als die rheumatica und sozusagen ohne jede Medication
heilt; 2) dass sie eine grössere „Fixität" zeigt, als die letztere; 3) dass sie weniger zu Recidiven neigt als die rheumatica.

Auf Grund dieser Unterschiede dürfen demnach beide Erkrankungen nicht als identische betrachtet werden. Die im
Verlaufe des Scharlachs auftretenden serösen Gelenkentzündungen gleichen — nach unserer Ansicht — vollkommen den
Erkrankungen anderer seröser Häute (Pleura, Pericardium,
Meninx) und sind aus der Einwirkung des Scharlachgiftes auf
dieselben zu erklären; dann erscheint aber auch die im Verlaufe der Synovitis scarlatinosa auftretende Endocarditis in
einem anderen Lichte und muss von diesem Gesichtspunkte
aus beurtheilt werden. Bezüglich der Chorea bemerken wir,
dass, wenn der embolische Ursprung in einigen Fällen an-
nehmbar ist (Broadbent), so finden die obengenannten Fälle
von Scharlach-Synovitis-Chorea ihre Erklärung, denn in dem
citirten Falle von Malone war dem Auftreten der Chorea
Endocarditis vorausgegangen.

Unsererseits schliessen wir uns demnach der Ansicht
Rehn's an und scheiden die scarlatinösen serösen Arthritiden
von der Polyarthritis rheumat. acuta. Aus diesem Grunde
wollen wir die schon von Koren gebrauchte Bezeichnung
Synovitis scarlat. statt Polyarthritis gebrauchen, mit dem
Hinzufügen des Wortes „multiplex", um das Wesen der Erkrankung noch genauer zu bestimmen.

Die Synovitis scarlatinosa purulenta entspricht schon
vom Beginne an dem Bilde der Arthritis purulenta und unterscheidet sich hierdurch wesentlich von der Synovitis serosa,
sowie auch von jener Form, bei welcher das ursprünglich
seröse Exsudat eitrig wird. Bei der vorjährigen Versamm-

---

1) M. J. Malone, Unusual sequels of scarlet fever. Medical press
and circular. Juli 12. 1876.

lung deutscher Naturforscher und Aerzte in Salzburg hat Prof. Henoch[1]) diese äusserste seltene Complication des Scharlachs wieder in Erinnerung gebracht. Sein Vortrag über diesen Gegenstand, mit Bezug auf drei beobachtete Fälle, fesselte die Aufmerksamkeit der anwesenden Kinderärzte und gab zu einer eingehenden Discussion Anlass.

Nach den bisherigen Beobachtungen weicht diese Erkrankung von der soeben beschriebenen Synovitis serosa vollkommen ab. Es treten wohl beide nach dem Erblassen des Exanthems mit der Abschuppung auf — während jedoch die Synovitis serosa in den meisten Fällen keine prognostische Bedeutung hat, muss die Synovitis purulenta als der Vorbote des lethalen Ausganges angesehen werden.

In dem oben mitgetheilten Falle war die purulente Gelenkentzündung mit ausgedehnter Rachendiphtherie und Halsphlegmone complicirt. Die Gelenkentzündung stellte sich 14 Tage nach Beginn des Scharlachs ein und schon am 14. Tage der Krankheit verschied der Patient. Die Schmerzhaftigkeit, das Erythem und die Schwellung der ergriffenen Gelenke waren hier beträchtlicher als in den ersten 3 Fällen, während jedoch diese letzteren die Körpertemperatur kaum beträchtlich beeinflussten und auf das Gemeingefühl des Kranken kaum wesentlich einwirkten, verschlimmerte sich hier — im 4. Falle — mit dem Auftreten der Synovitis purulenta, der schon ohnehin sorgenerregende Zustand, das Fieber stieg ad maximum (41,2° C.) und persistirte, mit geringer Schwankung, bis zum Eintritt des Todes.

Trousseau, Hebra[2]), Bohn[3]) und Thomas[4]) vergleichen diese Synovitiden mit den im Gefolge des Puerperalfiebers auftretenden eitrigen Gelenkentzündungen und bringen dieselben mit Septichopyämie in Verbindung, deren Ausgangspunkt nach Bohn in der Gangränescenz und Putrescenz des Halsbindegewebes liegt. Henoch[5]) theilt ebenfalls diese Ansicht; er lässt die Pyämie auf embolischem Wege entstehen und leitet den Embolus aus der Thrombose der Vena jugularis und der kleinern Venen des Halses ab.

Auch in unserem Falle war der Symptomencomplex der Septichopyämie zugegen; hierauf weist das auffallend hochgradige Fieber, die Apathie, der soporöse Zustand, der hartnäckige Darmcatarrh, der Gestank des Mundes, die braune borkige Zunge und die miliaren Abscesse der Niere. Ent-

---

1) Allg. Wiener medic. Zeitung 1881. Nr. 40. S. 402.
2) Hebra-Kaposi, Lehrb. d. Hautkrankh. Erlangen 1874.
3) L. c.
4) Ziemssen, Handb. d. spec. Path. und Therapie. Bd. II. 2. H.
5) Charité-Annalen. Berlin 1882. S. 641.

sprechend Bohn und Henoch leiten wir diesen Process aus dem ichorösen Eiter enthaltenden phlegmonösen Halsabscesse ab.

Die eitrige Gelenkentzündung betrachten wir in unserem Falle nur als ein Ergänzungssymptom der Septichopyämie und führen sie, gleich Henoch, auf Emboli zurück, deren Vorhandensein auch durch die vorgefundenen Nierenabscesse bestätigt wird, und als deren Ursprung die kleineren Venen des entzündeten Halsgewebes zu betrachten wären.

Ob derartige eitrige Gelenkentzündungen nicht etwa mit der complicirenden Rachendiphtherie in causalem Nexus stehen, ist nach Henoch's Erfahrungen nicht anzunehmen, da er derartige Synovitiden bei Rachendiphtherie nie beobachtete. Vollkommen gleiche Erfahrungen machten wir im Pester Kinderspitale, sodass wir einen solchen causalen Nexus auch nicht annehmen können, obgleich Docent Dr. Babes bei seinen histologischen Untersuchungen nicht nur in der eitrigen Synovie, sondern auch in den necrotischen Partieen der Mastdarmschleimhaut und im Blute, den Micrococcen der Rachendiphtherie vollkommen ähnliche Organismen gefunden hat.

XIX.

Mittheilungen aus dem Pester Armen-Kinderspitale.

Mitgetheilt von

Dr. Julius Eröss,

Assistent der Anstalt.

Die beifolgenden Mittheilungen umfassen acht Krankheitsfälle, welche im Pester Armen-Kinderspitale zur Beobachtung
gelangten und welche theils wegen ihres seltenen Vorkommens,
theils auch dadurch einige Beachtung verdienen, als sie nicht
unwichtige Daten zu einigen strittigen Fragen liefern. Die
beiden ersten Fälle betreffen das Central-Nervensystem, der
dritte, vierte und fünfte die Unterleibsorgane, der sechste ist
ein Fall von Muskelerkrankung, während der siebente und achte
Neubildungen zum Gegenstande haben.

I.

Thrombosis arteriae fossae Sylvii dextrae.

Dieser Fall bietet für die Casuistik der Kinderkrankheiten
ein ungewöhnliches Interesse, indem es uns nicht gelang, in
der einschlägigen Literatur die Publication eines dem mitzu-
theilenden analogen Leidens aufzufinden. Der Fall bietet Gelegenheit zu mannigfachen Erörterungen, nicht nur in Betreff
des Krankheitsbildes, sondern hauptsächlich in Hinsicht der
Pathogenese; doch bevor wir uns in dessen Beurtheilung einlassen, wollen wir zuerst die Krankengeschichte mittheilen.

Arnold Stiller, drei Jahre alt, aus Budapest gebürtig, wurde am
16. März 1882 aufgenommen. Aus den verlässlichen Mittheilungen der
Mutter entnahmen wir, dass das Kind seit 14. März früh fortwährend
fiebere und beinahe ununterbrochen schlafe; aus dem Schlafe sei es nur
schwer zu erwecken, erwacht es, so erkenne es die Umgebenden nicht,
weine fortwährend und antworte auf die an ihn gerichteten Fragen
nicht. Ausserdem sei häufiger Brechreiz vorhanden und einige Male sei
auch Erbrechen eingetreten; mitunter schreie das Kind auf und greife
mit der Hand nach dem Kopfe. Neben diesen Erscheinungen nahm die

Mutter auch noch seit einem Tage wahr, dass die Lider des rechten Auges anschwellen, sich röthen und dass der Augapfel hervortrete. Namentlich dieses letztere Symptom erweckte ernstliche Befürchtungen bei der Mutter, die sich am 16. März auf unserer Abtheilung für Augenkranke einfand, wo Primarius Dr. Vidor auf Grundlage der Anamnese und nach vorgenommener Untersuchung eine Gehirnhautentzündung nebst rechtsseitiger Retrobulbär-Phlegmone diagnosticirte und den Fall der internen Abtheilung zuwies. Den dort aufgenommenen Status praesens, sowie den Krankheitsfall geben wir im Nachfolgenden:

16. März. Der Patient ist ziemlich gut entwickelt und gut genährt; er liegt den ganzen Tag bewusstlos im Bette und erkennt nicht einmal seine Mutter; aus dem Schlafe ist er nur schwer zu erwecken, weint alsdann, spricht aber nicht; er wirft sich viel herum und schreit mitunter laut auf; die Temperatur schwankt zwischen 40,4—40,6° C.; Puls 140, ziemlich voll und rhythmisch; Respiration 45. Speise und Trank weist er zurück; Brechreiz ist keiner vorhanden; Stuhl ganz angehalten. An den Lidern des rechten Auges — namentlich am oberen Lide — gewahrt man intensive Röthung und beträchtliche ödematöse Schwellung; die Geschwulst ist weich. Die Bindehaut stark injicirt, zeigt reichliches schleimiges Secret. Der Bulbus mässig hervorgedrängt, injicirt, seine Consistenz vermehrt, bei Berührung schmerzhaft; der Glanz der Hornhaut vermindert; Pupille eng. Am linken Auge sind ausser der Pupillenverengerung keine dem rechten Auge analoge Veränderungen wahrzunehmen. Lähmungssymptome fehlen; die Beschaffenheit der Sensibilität ist wegen des bewusstlosen Zustandes des Patienten nicht zu ermitteln. Die Untersuchung des Halses, sowie der Brust und Bauchorgane zeigt nichts Abnormes.

Ordination: Kalte Umschläge auf den Kopf und das rechte Auge; innerlich Chinin.

17. März. In der Nacht war der Kranke sehr unruhig, warf sich viel herum und schrie häufig auf. Die Temperatur schwankte zwischen 40,2—40,4° C. Puls 136—140; Respiration 42. Bei Tag versank der Patient in tiefen Schlaf, aus dem er wohl zuweilen erwacht, doch ohne zur Besinnung zu gelangen. Die Haut ist auffallend empfindlich; Brechreiz fehlt; er geniesst nur wenig Wasser und Milch. Stuhl erfolgte von selbst. Die Röthung und Schwellung der Lider am rechten Auge ist vermindert, während der Bulbus etwas mehr nach vorne gedrängt ist. Nachmittag zeigte sich auch an den Lidern des linken Auges Röthung und ödematöse Schwellung, sowie ein geringgradiges Hervorgedrängtsein des Bulbus; letzterer ist bei Druck empfindlich, seine Consistenz vermehrt. Beide Pupillen gleichmässig verengt, gegen Licht vollkommen unempfindlich. Die Therapie blieb dieselbe.

18. März. Temperatur 40—40,2° C. Puls 144, rhythmisch. Die Schwellung der Lider am linken Auge sowie der Exophthalmus haben zugenommen. Die übrigen Symptome unverändert.

19. März. Um Mitternacht wurden an der rechten oberen und unteren Extremität drei heftige Krampfanfälle von längerer Dauer beobachtet. Die Temperatur beträgt des Morgens 40° C., der Puls 164, sehr schwach. Mässiger Opisthotonus. Die Muskeln der rechten Gesichtshälfte, sowie der rechten oberen und unteren Extremität gelähmt. Die Geschwulst der Lider am rechten Auge hat abgenommen, während sie linkerseits vermehrt ist; der rechte Bulbus zeigt keine Veränderung seit gestern, während der Exophthalmus am linken zugenommen hat. Pupillen sehr enge, tiefes Coma. Das Kind schreit zuweilen auf und fährt mit der Hand nach dem Kopfe. Stuhlgang erfolgte freiwillig.

20. März. Gegen 1 Uhr Morgens begannen klonische Krämpfe in

der linken oberen und unteren Extremität aufzutreten, die ungefähr eine halbe Stunde dauerten, worauf der Patient verschied.

Die Section erfolgte am 21. März.

Die Leiche ist 85 Ctm. lang, gut entwickelt und genährt. Der rechte Bulbus ist stark hervorgedrängt, die Lider sind geschwellt, geröthet, die Pupille eng. Am linken Auge ist die Prominenz des Bulbus minder bedeutend, die Lider sind geschwellt, die Pupille gleich der der anderen Seite stark verengt.

Die Schädelknochen hyperämisch; die harte Hirnhaut stark gespannt, an der Basis injicirt, von einem ungefähr papierblattdicken, netzförmigen, eitrigen Exsudate bedeckt. Die Hypophysis dunkelroth, breiig erweicht. Im Sinus cavernosus findet sich ein eitrig zerfallender Thrombus. Die rechte Arteria fossae Sylvii, in braunrothes erweichtes Gewebe eingebettet, ist stark contrahirt und durch einen eitrig zerfallenden Thrombus verstopft. Die Stelle der Insula nimmt breiig erweichtes, röthliches Gehirngewebe ein, in dessen Centrum man auf einen frischen hämorrhagischen Herd stösst; in gleicher Weise ist der Broca'sche Gyrus, sowie die obere graue Substanz des Operculum verändert. In den Ventrikeln ungefähr 20 Grm. blutiges Serum.

Das retrobulbäre Zellgewebe hinter dem rechten Bulbus ist stark geschwellt, theils von einem starren, gelblichen, theils von einem eitrig zerfallenen Exsudate infiltrirt; in seinem unteren, inneren Theile ein ungefähr haselnussgrosser, bis an das Periost reichender, schmutzig-rother Jaucheherd. Die Thränendrüse ist stark geschwellt, auf Druck kleine Eiterpröpfe entleerend. Linkerseits ist das retrobulbäre Zellgewebe gleichfalls geschwellt und eitrig infiltrirt. Die Schleimhaut der Nasenhöhle, sowie die der Nebenhöhlen geschwellt, grauroth. In den übrigen Organen finden sich keine erwähnenswerthen Veränderungen.

Diesem Sectionsbefund entsprechend lautete die Diagnose: Thrombus arteriae fossae Sylvii dextrae cum haemorrhagia et emollitione insulae, operculi et partium vicinarum lobi frontalis, nec non capsulae externae, subsequente meningitide purulento-haemorrhagica ad basim cerebri. Thrombosis sinus cavernosi et phlegmone textus retrobulbaris dextri, praecipue glandulae lacrymalis. Exophthalmus. Infiltratio inflammatoria minoris gradus textus retrobulbaris sinistri.

Gehen wir nun zur Besprechung des Falles über.

Die Daten, die uns die Anamnese lieferte, lenkten unsere Aufmerksamkeit von Anfang an auf die Organe der Schädelhöhle und erweckten in uns zunächst den Verdacht einer Gehirnhautentzündung, welche Diagnose auf Grundlage des am 16. März aufgenommenen Status praesens auch aufgestellt wurde. Wir wollen die Symptome, die uns zur Aufstellung dieser Diagnose berechtigten, nicht noch einmal anführen, — doch schon hier müssen wir eine Erscheinung ganz besonders hervorheben, welche geeignet ist, das Interesse des Falles zu erhöhen und welcher als Complication zugleich der Werth eines wichtigen Symptomes beizulegen ist. Die rechtseitige Retrobulbär-Phlegmone, die beträchtliche Schwellung der Augenlider, sowie der bedeutende Exophthalmus am rechten Auge waren im ersten Augenblicke, vom Gesichtspunkte des Causalzusammenhanges, schwer in das Krankheitsbild einzufügen. Es tauchte die Frage auf, ob die Entzündung des retrobulbären Zellgewebes nicht als Beginn des Leidens und so als die Ursache der Gehirnhautentzündung anzusehen sei? Nachdem aber aus der Anamnese hervorging, dass die Affection des rechten Auges ungefähr 24 Stunden nach dem Auftreten der ersten Gehirnsymptome begann, gewann die Annahme einen hohen Grad von Wahrscheinlichkeit, dass die Retrobulbär-Phlegmone am rechten Auge als metastatischer Process aufzufassen und dessen Quelle in einem eitrigen Exsudate an der Basis des Gehirns zu suchen sei.

Unsere Annahme wurde dann auch am zweiten Tage der Beobachtung (17. März) vollauf bestätigt, als sich am linken Auge dieselben Erscheinungen zeigten. Nach so unzweideutigen Symptomen einer eitrigen Basal-Meningitis konnte es keinem Zweifel mehr unterliegen, dass die beiderseitige Retrobulbär-Phlegmone als Folgezustand der Gehirnhaut-Erkrankung aufzufassen sei.

Die am 19. März Nachts aufgetretenen Krämpfe betrachteten wir als durch die Gehirnhautentzündung bedingt, während die nach den Krämpfen zurückgebliebene Hemiplegie in uns die Vermuthung erweckte, dass wir in der Leiche als Ursache der Convulsionen auch Herdsymptome finden dürften.

In dieser Weise fassten wir den Process auf Grundlage der am Lebenden angestellten Beobachtungen auf, unserer Annahme theils Gewissheit, theils einen hohen Grad von Wahrscheinlichkeit beimessend. Die Ursache der Gehirnhautentzündung war uns unbekannt. Ueber die beträchtliche Hämorrhagie, sowie über deren Ursache gab uns erst die Section einen überraschenden Aufschluss. Es waren, nachträglich betrachtet, allerdings auch schon in vivo die Symptome des ursächlichen Leidens vorhanden, doch waren sie von anderen begleitenden Erscheinungen dermassen verdeckt, dass ihre Erkennung unmöglich war.

Indem wir uns nun an die Beurtheilung des Sectionsbefundes wenden, sind wir uns wohl bewusst, dass auf diesem Gebiete vielerlei Combinationen möglich sind und dass manche Frage in Dunkel gehüllt bleibt: dennoch kann aber ein genaues Zusammenhalten der Ergebnisse der Section mit dem Krankheitsverlaufe zu einem befriedigenden Resultate führen.

Wenn wir die mannigfachen Erscheinungen in diesem Krankheitsbilde, sowie die Reihenfolge ihrer Entwickelung betrachten, so erscheint es als unsere nächste Aufgabe, die Primär-Erkrankung zu ermitteln. Indem wir hiebei vollkommen objectiv vorgehen, können wir es uns nicht verhehlen, dass diese Aufgabe, selbst auf Grundlage eines pathologisch-anatomischen Befundes, auf nicht geringe Schwierigkeiten stösst. Erwägen wir aber, dass die Retrobulbär-Phlegmone, und zwar auf beiden Seiten, erst nach dem Auftreten der ersten Gehirnsymptome sich entwickelte, so kann doch wohl kaum ein Zweifel darüber entstehen, dass sie auf metastatischem Wege zu Stande kam. Wir müssen demnach, behufs Ermittelung der Primärerkrankung, unsere Aufmerksamkeit jenen Erscheinungen zuwenden, welche wir an der Basis des Gehirns gefunden haben.

Hier taucht zunächst die Frage auf, in welcher Verbindung die eitrig-hämorrhagische Basilarmeningitis mit der Thrombose der rechten Art. fossae Sylvii und der hieraus erfolgten heftigen Blutung steht?

Wir wissen, dass die an der Gehirnbasis zu Stande kommenden Exsudate, Geschwülste oder welch immer andere Ursachen, die einen Druck auf die Gefässe ausüben und auf diese Weise ein mechanisches Hinderniss für die Blutcirculation bilden, ebenso zur Bildung von Thrombosen Veranlassung geben können, wie die Verlangsamung des Blutkreislaufes, sei es, dass diese durch Erkrankungen des Herzens oder durch allgemeine Ernährungsstörungen bedingt werde. Auf Grundlage dessen aber ist es sehr verlockend, die Frage derart zu lösen, dass in unserem Falle die Meningitis die Primärerkrankung und als solche die Quelle aller übrigen krankhaften Veränderungen war. Erwägen wir jedoch, dass die Section trotz des minutiösesten Vorgehens, ausser der Thrombose und Hämorrhagie nichts zu Tage förderte, woraus die Entstehung der Meningitis zu erklären wäre; ziehen wir ferner jene Daten der Anamnese, sowie jene Erscheinungen im Verlaufe der Krankheit in Betracht, welche am Lebenden von Anfang an als Zeichen eines beträchtlichen Blutextravasates anzusehen waren: so können wir vielleicht, ohne den Thatsachen Gewalt anzuthun, unserer Ueberzeugung dahin Ausdruck geben, dass die Thrombose die erste pathologische Veränderung war und dass als deren Folge die Hämorrhagie auftrat, die ihrerseits wieder die Veranlassung der Meningitis wurde.

Dass der Bluterguss als eine Folge der Thrombose anzusehen sei, bedarf wohl keines Beweises; zu entscheiden wäre bloss die Frage, ob sich aus den klinischen Aufzeichnungen nachweisen lasse, dass das Blutextravasat schon vor dem Auftreten der Meningitis vorhanden war?

Aus der Anamnese geht hervor, dass die Krankheit plötzlich, ohne ein Prodromalstadium mit schwerwiegenden Symptomen begann, unter welchen als Zeichen eines apoplektischen Herdes namentlich der bewusstlose Zustand, sowie die Aphasie als der Ausdruck einer Zerstörung der rechten Insel anzusehen sind. Diese Erscheinungen, welche sich theils bei grös-

seren Blutextravasaten finden, theils als Herdsymptome bekannt sind, bestätigen die Richtigkeit unserer Deduction.
Andrerseits aber könnte als Stütze unserer Ansicht auch
noch das wahrhaft rapide Auftreten der Meningitis betrachtet
werden, welches sich nur durch einen so gewichtigen Grund
erklären lässt.

Aus einigen klinischen Beobachtungen könnte allerdings
gefolgert werden, dass Thrombose und Apoplexie erst in einem
späteren Zeitpunkte aufgetreten seien. Die am 19. und 20. März
beobachteten, längere Zeit andauernden Krämpfe, sowie die
hierauf eingetretene halbseitige Lähmung finden wohl einerseits in der Meningitis, andrerseits in der Herderkrankung
eine vollkommen befriedigende Erklärung; aber theoretisch
genommen wäre immerhin auch die Vermuthung statthaft,
dass die soeben erwähnten Erscheinungen bloss als Symptome
der Apoplexie anzusehen seien, was, nachdem die Krämpfe
mit der darauffolgenden Lähmung erst ziemlich spät auftraten,
auch für ein späteres Entstehen des apoplektischen Herdes
sprechen würde. Nach dem Vorausgegangenen ist es wohl
kaum nöthig, uns ernstlich mit dieser Behauptung zu beschäftigen; höchstens könnte man sich zu der Concession
herbeilassen, anzunehmen, dass während des Krampfanfalles
eine neue Blutung zu Stande kam, welche intensiv genug
war, um auf das oberhalb der Insel gelegene grössere, motorische Centrum einen so bedeutenden Druck auszuüben, dass
daraus die Lähmungserscheinungen hervorgingen.

Die Thrombose der Gehirngefässe gehört im Kindesalter
— abgesehen von marantischen Zuständen — zu den grössten Seltenheiten. Es liegen uns einige klinische Berichte vor,
welche theils durch Meningitis, theils durch den Druck von
Geschwülsten zu Stande gekommene Gefässthrombosen behandeln. In unserem Falle nun bleibt als Ursache der Thrombose, wenn wir die Meningitis aus der Reihe der Faktoren
ausschliessen — und nach der vorausgegangenen Argumentation haben wir hierzu ein Recht —, wenn wir ferner das
vollkommen intacte Verhalten der Gefässwand constatiren,
nichts anderes übrig, als entweder eine Verlangsamung der
Blutcirculation vorauszusetzen, was bei der kräftigen Beschaffenheit des Kindes schwer anzunehmen ist — oder aber einzu-
gestehen — dass die Ursache nicht zu ermitteln sei.

Wir schliessen diesen Bericht, dessen Länge uns durch
die Seltenheit des Falles und das sich daran knüpfende Interesse gerechtfertigt erscheint, indem wir zwei Momente besonders hervorheben wollen: erstens die in einer grösseren Gehirn-
arterie ohne nachweisbare Ursache zu Stande gekommene
Thrombose, welche in rascher Folge zu den tiefgreifendsten

anatomischen Veränderungen führte, und zweitens den Umstand, dass in unserem Falle die beiderseitige Retrobulbär-Phlegmone als Folge der Meningitis auftrat.

II.

Poliomyelitis anterior subacuta.

Der nachfolgende Fall von Paralysis infantilis, welcher im Jahre 1880 in unserem Spitale zur Beobachtung gelangte, gehört, sowohl was die Entwicklung der Lähmung, wie auch, was deren bedeutende Ausbreitung und Ausgang betrifft, zu den äusserst selten vorkommenden Fällen, und halten wir dessen detaillirtere Darstellung hauptsächlich deshalb für angezeigt, weil er einen Beitrag zu einer streitigen Frage, nämlich der subacuten Entwicklung des Leidens, liefert.

Ignatz Oesterreicher, 14 Jahre alt, aus Budapest gebürtig, wurde uns am 19. Oktober 1880 vorgestellt.

Er giebt an, dass er seit 2 Wochen sich nicht ganz wohl fühle und bei seiner Arbeit — er ist Lehrling in einem Spezereiwaarengeschäft — rascher ermüde als früher; übrigens war er noch vor fünf Tagen im Stande, schwere Gegenstände die Stiegen hinaufzutragen. Seit vier Tagen aber bemerke er eine auffallende Abnahme seiner Muskelkraft, sein Gang werde unsicher und er sei nicht mehr im Stande, Paquete zu heben, die er früher mit Leichtigkeit hob. Des Abends klagt er über Fieber. In's Krankenhaus konnte er am 19. Oktober noch zu Fusse gelangen. Die hier mit ihm angestellten Versuche zeigten aber, dass sein Gang schwankend, unsicher und die Kraft seiner Hände beträchtlich vermindert sei.

Temperatur 38,2 C. Die Sphincteren der Blase und des Mastdarmes functioniren angeblich normal. Die Eltern geben an, dass bisher in der Familie keinerlei Nervenkrankheiten vorkamen und wissen auch keinen Grund für das Leiden anzugeben.

Nach dem Resultate der Untersuchung im Ambulatorium empfahlen wir den Eltern die Aufnahme des Knaben in unser Hospital, ein Rathschlag, von dessen Nothwendigkeit sich die Eltern erst 2 Tage später überzeugten, als sie die Zunahme der Muskelschwäche ihres Kindes gewahrten.

Am Tage der Aufnahme, am 21. Oktober, lautete der Status praesens wie folgt: Der Knabe ist für sein Alter schwach entwickelt und mittelmässig genährt, die Hautfarbe normal. Die Pupillen sind von mittlerer Weite, beide gleich weit, auf Lichtreize normal reagirend. Die Stellung, sowie die Bewegungen der Bulbi zeigen keine Abweichung von der Norm. Die sichtbaren Schleimhäute von normaler Farbe; die Lippen trocken, hier und da eingerissen, mit Borken bedeckt; die Zunge leicht belegt. Die Uvula, sowie die Gaumenbögen sind in ihrer Beweglichkeit nicht beeinträchtigt Die geistigen Functionen, wie die der Sinnesorgane, normal; die Sprache etwas langsamer, schwerfälliger, aber nicht näselnd und gut verständlich; die Stimme hell.

Das Allgemeinbefinden in Folge der grossen Muskelschwäche deprimirt. Appetit gut, doch ist das Schlucken etwas erschwert und verursacht mitunter Husten.

Harn- und Stuhlentleerung finden in den gewöhnlichen Intervallen statt; der Drang hierzu wird wie gewöhnlich verspürt und ist der Einfluss des Willens auf diese Functionen ganz normal. Die Temperatur schwankt zwischen 37,0 und 36,6 °C. Puls 76—80, klein, rhythmisch; Respiration 26. In den Brustorganen vermag man, mit Ausnahme eines leichten Bronchialcatarrhes, keine anderen krankhaften Veränderungen aufzufinden. Die Unterleibsorgane normal. Von Syphilis keine Spur.

Mit den oberen Extremitäten führt er einfache Bewegungen leicht aus, während ihm zusammengesetztere Schwierigkeiten bereiten. So vermag er z. B. den Faden nicht zum Knoten zu schürzen, lässt beim Essen den Löffel fallen, greift aber mit sicherer Hand nach einem ihm gereichten Gegenstande. Auffallend geschwächt erscheint die Muskelkraft der oberen Extremitäten, indem er schon eine Last von 300 Grm. nicht mehr zu heben vermag und der Druck seiner Hände den Eindruck einer leichten Berührung macht. Wenn er liegt, ist er nicht im Stande, sich aufzusetzen; er klammert sich mit beiden Händen an den Bettrand und fällt wieder zurück, nachdem er den Oberkörper etwas erhoben hat. Wird er aufgesetzt, so stützt er sich wieder mit beiden Händen auf den Bettrand, widrigenfalls der Rumpf nach rechts und links schwankt oder nach rückwärts sinkt. Beim Sitzen empfindet er in beiden Hüftgegenden Schmerzen. Auch an den unteren Extremitäten ist die Schwäche der Muskelfunction auffallend. In der Rückenlage — die er für gewöhnlich einnimmt — sind beide unteren Extremitäten nach einwärts rotirt, sodass die Enden der grossen Zehen sich berühren; das willkührliche Erheben der Extremitäten geht gut von statten; er vermag die Ferse des einen Fusses leicht auf die Zehen des anderen zu legen; doch ist er nicht im Stande, allein aufzustehen; wurde er unter kräftiger Unterstützung anfgestellt, so knickten die untern Glieder in den Knieen unter der Last des Körpers; auch klagt er, wenn man ihn aufstellt, oder bei passiver Beugung der Oberschenkel, über Schmerzen in den Hüftgelenken, ohne dass sich Zeichen einer Coxitis vorfänden.

Die Sensibilität der Haut für elektrische, sowie für mechanische Reize ist an der ganzen Körperoberfläche normal; bis auf einen Abstand der Zirkelspitzen von 5 Millimeter giebt er stets sicher an, ob er mit einer oder beiden Spitzen des Zirkels berührt wurde.

Für thermische Reize ist das Empfindungsvermögen insofern alterirt, als an den unteren Extremitäten die Einwirkung von Wärme und Kälte erst nach einiger Zeit und mitunter auch falsch angegeben wird.

Auf den constanten Strom reagiren die Muskeln, sowohl am Stamme, wie an den Extremitäten, ganz normal; bei der Untersuchung mit dem Inductionsstrome hingegen zeigt sich eine bedeutende Abnahme in der Muskelerregbarkeit der unteren Extremitäten. Sehnenreflexe kann man weder vom Knie, noch von der Achillessehne aus auslösen.

24. Okt. Die Parese hat seit der Aufnahme nicht an Ausbreitung, wohl aber an Intensität zugenommen und zwar in derselben gleichmässigen Vertheilung, wie dies im Status praesens angegeben wurde. Der Knabe liegt fortwährend auf dem Rücken und vermag selbst mit der grössten Anstrengung nicht sich umzudrehen oder aufzusetzen; aus der Seitenlage hingegen kann er sich ohne fremde Hülfe auf den Rücken legen; hebt er seine Extremitäten in die Höhe, so zittern sie und sinken rasch herab. Er vermag nicht allein zu essen. Die Hindernisse beim Schlingacte haben nicht zugenommen. Im rechten Oberarm, sowie im rechten Oberschenkel empfindet er zuweilen Schmerzen. In Händen und Füssen hat er das Gefühl des Eingeschlafenseins. Des Nachts schläft er kaum ein bis zwei Stunden. Die Temperatur ist seit der Aufnahme normal, ebenso Puls und Athemfrequenz. Appetit ziemlich gut. Stuhl erfolgt nur auf Verabreichung von Ricinusöl. Die Therapie besteht in der Verabreichung von Chininum ferro-citric. mit Extract. nucis

vomic. spir., sowie seit 25. Oktober in der Application des constanten Stromes auf die Wirbelsäule (aufsteigender Strom, 10 Elemente, 5 Minuten).

Diese Erscheinungen währten mit geringen Schwankungen und ohne Hinzutreten neuer Symptome bis in die ersten Tage des November.

3. November. Seit zwei Tagen schläft der Patient gut und seine Muskelkraft nimmt auffallend zu, sodass er im Stande ist, sich allein umzudrehen, und auf die Bettränder gestützt, sich aufzusetzen. Die Bewegungen der Extremitäten sind sicherer geworden; allerdings vermag er noch nicht allein aufzustehen und knicken seine Kniee, wenn er aufgestellt wird. Die Druckkraft der Hände hat zugenommen. Das Schlingen geht anstandslos von Statten. Temperatur, Puls und Respiration fortwährend normal. Der Stuhl ist 1—2 Tage normal, dann wieder einige Tage angehalten, sodass ihm Abführmittel gereicht werden müssen. Die Sphincteren der Blase und des Mastdarmes functioniren normal. Der allgemeine Ernährungszustand hat sich aber trotz des guten Appetites verschlechtert, und ist der Schwund der Muskulatur namentlich an den Extremitäten auffallend. An der Therapie wurde nichts geändert.

Von diesem Zeitpunkte an schreitet die Besserung rasch vorwärts. Die Parese schwindet allmählich und zwar gleichförmig in allen Körpertheilen, die von ihr befallen waren, sodass der Pat. schon am 24. November sich mit geringer Anstrengung aufzusetzen und längere Zeit ohne Stütze sitzen zu bleiben vermag. Seine Hände gebraucht er beim Essen sicher und geschickt. Die unteren Extremitäten hebt er leicht auf, kann aber noch nicht allein stehen. Der Schlingact geht leicht von Statten. Der Stuhlgang ist zuweilen träge, und wirken dann nur grössere Gaben von Abführmitteln. Die Schmerzempfindungen, sowie das Gefühl des Eingeschlafenseins haben gänzlich aufgehört.

Der Patient ist fortwährend fieberfrei. Die Behandlung blieb dieselbe wie bisher.

8. December. Patient war heute zum ersten Male im Stande, mit fremder Hilfe aufzustehen und mit einer Hand sich stützend einige Schritte zu machen, wobei seine Beine wiederholt knickten.

12. December. Patient verlässt allein das Bett und legt ohne Unterstützung 15—20 Schritte zurück. Auch an den oberen Extremitäten hat die Muskelkraft bedeutend zugenommen, indem der Patient seine Essgeräthe und Spielsachen sicher handhabt, sich allein wäscht und allein ankleidet. Die Reaction auf den faradischen Strom ist überall normal.

1. Janur (1881). Der Patient verlässt definitiv das Bett. Die Functionsfähigkeit der Muskulatur ist sowohl am Stamm wie an den Extremitäten wieder vollkommen hergestellt. Einige Tage fühlte er sich allerdings noch etwas schwach und ermüdete leicht. Bis zum 19. Januar aber war er soweit gekräftigt, dass er aus dem Krankenhause entlassen werden konnte, mit dem Bedeuten, die Anstalt 1—2mal wöchentlich zu besuchen.

Bis zum Frühjahre erschien er in kürzeren und längeren Intervallen in unserem Hospitale, und hatten wir Gelegenheit, uns von seiner Muskelkraft, sowie von seinem leiblichen Wohlbefinden zu überzeugen, was ihn in den Stand setzte, seinen Beruf weiter auszuüben. Ungefähr 1¼ Jahr nach seiner Entlassung trafen wir zufällig mit ihm zusammen und erfuhren von ihm, dass er sich der besten Gesundheit erfreue.

Die Diagnose dieses Falles bereitete uns nicht geringe Schwierigkeiten; wir schwankten lange, indem wir alle Möglichkeiten erwogen, bis wir zu einer Entscheidung gelangten.

Die subacute Entwicklung des Leidens und die gleichmässig fortschreitende Zunahme der Parese stand in directem
Widerspruche mit der bisher als Axiom geltenden Auffassung,
wonach bei der spinalen Kinderlähmung die totale Lähmung
sofort oder doch sehr rasch eintrat.

Es kamen hier namentlich zwei Erkrankungen in Betracht,
deren Symptome viel Gemeinsames mit unserem Falle darbieten; es sind dies: die Paralysis diphtheritica und die Bleivergiftung. Bezüglich der ersteren gab uns die Anamnese gar
keinen Anhaltspunkt; im Gegentheile, sowohl der Patient —
der in Anbetracht seiner Intelligenz in dieser Beziehung vollkommen glaubwürdig ist — wie seine Umgebung leugnen,
dass Diphtheritis oder irgend ein Halsleiden vorausgegangen
sei. Einerseits dieser Umstand, andrerseits das Fehlen einer
Lähmung des Gaumensegels, schlossen demnach die Möglichkeit der diphtheritischen Paralyse aus. Es bestanden allerdings einige Zeit Schlingbeschwerden, indem die Bissen im
obern Theile der Speiseröhre stecken blieben und nur durch
einen Kraftaufwand weiter befördert werden konnten; die Ursache dieser Erscheinung dürfte aber weit eher in der allgemeinen Schwäche des Patienten, als in einer Lähmung der
Schlingmuskeln zu suchen sein. Was aber die Annahme einer
Bleivergiftung betrifft, so wurde dieselbe schon dadurch hinfällig, dass ausser der Parese alle übrigen Symptome einer
solchen Vergiftung fehlten.

Nach diesem Allem konnte kein Zweifel mehr sein, dass
der Sitz des Leidens im Centralnervensysteme zu suchen sei,
und es war nur noch zu entscheiden, ob wir es mit einer Erkrankung des Gehirns oder des Rückenmarks zu thun haben.
Gegen ein Hirnleiden sprachen folgende Momente: Die Parese war eine sehr ausgedehnte, indem sie die Muskulatur
aller vier Extremitäten und des Stammes gleichmässig betraf,
ohne dass auch nur ein Gehirnnerv davon ergriffen worden
wäre. Die Reflexerregbarkeit war in sämmtlichen gelähmten
Gliedern aufgehoben und die Reaction auf den faradischen
Strom beträchtlich herabgesetzt. Das Sensorium war vollkommen ungetrübt und subjective Gehirnsymptome fehlten
gänzlich. Unter Berücksichtigung dieser Umstände mussten
wir wohl den Sitz des Leidens im Rückenmarke suchen.

Unter den Erkrankungen dieses Organes waren es folgende, auf welche wir zunächst unsere Aufmerksamkeit lenkten: die Compressionsmyelitis, die Myelitis transversa und die
Haematomyelia.

Gegen die Compressionsmyelitis sprach das Fehlen aller
jener krankhaften Zustände, welche im Stande sind, einen
Druck auf das Rückenmark auszuüben. Die Myelitis trans-

versa konnten wir ebenfalls leicht ausschliessen, indem zwei Hauptsymptome derselben, die Lähmung der Sphincteren der Blase und des Mastdarmes, sowie die gesteigerte Reflexerregbarkeit bei unserem Falle fehlten, da wir, wie oben erwähnt wurde, von Seite der Harnblase und des Mastdarmes gar keine functionelle Störung beobachteten und die Reflexerregbarkeit herabgesetzt war. Was aber den Bluterguss in die Substanz des Rückenmarkes betrifft, so fiel es uns nicht schwer, auch diese Möglichkeit auszuschliessen, indem bekanntlich bei Hämorrhagien des Rückenmarkes Lähmungen ganz plötzlich, wie mit einem Schlage, auftreten, sowohl die motorische wie die sensible Sphäre betreffen und neben einer beträchtlichen Ausbreitung, auch Blase und Mastdarm nicht zu verschonen pflegen. Auf andere Erkrankungen des Rückenmarkes (Geschwülste, Sclerose, Paralysis spastica) zu reflectiren, hielten wir nicht für nöthig, da deren characteristische Merkmale fehlten.

So blieb uns denn schliesslich nur die Annahme einer Poliomyelitis anterior subacuta übrig, und wollen wir im Nachfolgenden unseren Fall in dieser Hinsicht prüfen.

Im Beginne der Paralysis infantilis sind folgende Symptome characteristisch: 1) einige Tage andauernder fieberhafter Zustand, worauf die Lähmung, ohne dass die Sensibilität dabei afficirt wäre, plötzlich, wie mit einem Schlage, auftritt und ihr Maximum entweder sofort oder spätestens im Laufe der ersten 24 Stunden erreicht; 2) die Integrität der Blase und des Mastdarmes; 3) die Herabsetzung der Erregbarkeit gegen den faradischen Strom oder deren gänzliches Fehlen.

Die Symptome der späteren Periode (die hochgradige Atrophie der Musculatur, das Zurückbleiben der gelähmten Glieder in der Entwicklung etc.) ziehen wir, da sie im Verlaufe unseres Falles nicht beobachtet wurden, auch nicht in Betracht.

Welches sind nun die Hauptsymptome, die unser Fall aufwies? 1) Nach mehrtägigem Fieber und Schwächegefühl eine auf den Stamm und alle vier Extremitäten sich ausbreitende, progressive Parese, welche ihr Maximum ungefähr binnen 2 bis drei Wochen erreicht. Wenn wir gemäss der Anamnese annehmen, dass das Leiden zwischen 5. bis 8. Oktober begann und das Maximum der Parese am 24. Okt. beobachtet wurde, so erhalten wir ungefähr diese Zeit. 2) Neben der Parese hat die Sensibilität nicht gelitten; hingegen zeigte sich bisweilen geringgradige Hyperästhesie. 3) Blase und Mastdarm functionirten ungestört. 4) Die Reflexerregbarkeit gegen den Inductionsstrom war etwas vermindert.

Wenn wir nun nach dem Allem unsere Diagnose den

Symptomen gegenüberstellen, so ist die langsame Entwicklung des Leidens der einzige Umstand, der gegen die Paralysis infantilis spricht. Es ist allerdings zweifellos, dass bei diesem Leiden die Parese oder Paralyse entweder sofort oder doch binnen ganz kurzer Zeit ihr Maximum erreicht und dass dies Verhalten als ein Hauptmerkmal der spinalen Kinderlähmung anzusehen ist; andrerseits finden wir von einigen Autoren, so von Charcot, Fälle erwähnt, in welchen ausnahmsweise eine subacute Entwicklung des Leidens statt hatte. Auch müssen wir hier auf die sogenannten temporären Formen Bezug nehmen, die von Kennedy[1]) und Frey[2]) erwähnt werden und bei welchen die pathologischen Veränderungen des Rückenmarkes keine so hochgradigen waren, dass sie ein vollkommenes Krankheitsbild der Paralysis infantilis hervorzurufen im Stande gewesen wären. Abgesehen von diesen letztgenannten Fällen, gegen deren Hierhergehörigkeit von mehreren ausgezeichneten Neuropathen, so von Seeligmüller[3]), einige Bedenken erhoben wurden, wollen wir jetzt die Krankheitssymptome unseres Falles, ohne sonstige Bezugnahme, nochmals einer aufmerksamen Betrachtnng unterziehen.

Es sind hierbei offenbar nur zwei Fragen zu entscheiden: die eine wäre die, zu bestimmen, in welchem Theile des Rückenmarkes ein Leiden seinen Sitz hat, welches eine hochgradige Parese der Muskulatur sämmtlicher Extremitäten, sowie der Streckmuskeln des Stammes zur Folge hatte und dabei die Sensibilität, sowie die Function der Blase und des Mastdarmes intact liess? Nach dem heutigen Standpunkte der Nervenpathologie kann die Beantwortung dieser Frage nur dahin lauten, dass die vorderen, grauen Rückenmarkshörner in grosser Ausdehnung von der Erkrankung betroffen wurden.

Die zweite Frage wäre die nach der Natur des Leidens. Hierauf nun können Entwicklung und Ausgang des Leidens, sowie die Empirie gemeinschaftlich die Antwort ertheilen. Der Beginn der Erkrankung war ein fieberhafter, was theils die Anamnese, theils die erste klinische Untersuchung bestätigen. Schon während des fieberhaften Zustandes wurde eine bedeutende Muskelschwäche constatirt, welche innerhalb zwei bis drei Wochen in hochgradige Parese überging, die ihrerseits wieder von ihrem Maximum (24. Oktober) an gerechnet, in drei Monaten vollständig geheilt war. Eine derartige Ent-

1) Jahrbuch für Kinderheilk. N. F. XII. B. S. 327.
2) Berl. klin. Wochenschrift 1877. Nr. 1—3.
3) Gerhardt's Handbuch d. Kinderkrankheiten V. B. I, Abtheilung II. H. S. 97.

wicklung aber und ein solcher Krankheitsverlauf finden sich
erfahrungsgemäss nur bei entzündlichen Processen.

Nach diesem Allem gelangten wir zur Ueberzeugung, dass
wir es in unserem Falle mit einer subacut zu Stande gekommenen, sehr ausgebreiteten Entzündung der vorderen, grauen
Hörner des Rückenmarkes zu thun hatten, welche aber keine
so bedeutende Structurveränderung der Nervenzellen veranlasste, dass deren Rückkehr zur Norm ausgeschlossen gewesen
wäre. Ob wir nun dieses Leiden, in Anbetracht der progres-
siven Entwicklung der Parese, dem klinischen Gebrauch gemäss. als Paresis infantilis oder aber anders bezeichnen sollen,
erscheint uns nicht von besonderer Wichtigkeit. Doch glauben
wir, dass ein Symptom — dessen constantes Vorkommen wir
übrigens auf Grund unserer eigenen klinischen Erfahrungen,
in Uebereinstimmung mit anderen Beobachtern, bestätigen
können (wir meinen das plötzliche Auftreten der Lähmung)
— wenn andere wichtige Merkmale des Leidens gegeben sind,
keinen Grund dafür bieten könne, dass wir die Möglichkeit
eines Ausnahmefalles nicht zulassen sollten. Und eben dies
bildete einen Beweggrund, dass wir den Fall so eingehend
besprachen, und sichert ihm die hochgradige, auf beiden
Seiten vollkommen gleichmässige Ausbreitung der Erkrankung, sowie deren Endresultat eine erhöhte Bedeutung.

Noch eines Symptomes müssen wir Erwähnung thun,
welches in einem Falle, der so leicht bestritten werden könnte,
immerhin einige Beachtung verdient. Bei der Aufnahme des
Kranken fanden wir an den unteren Extremitäten (hauptsächlich an der äusseren Seite der Oberschenkel), dass der Kranke,
der Einwirkung von kalten und warmen Gegenständen ausgesetzt, dies zum Theile falsch, gewöhnlich aber verspätet angab, ohne dass die Sensibilität anderweitig auch nur im geringsten afficirt gewesen wäre. Wir legen dabei kein Gewicht
darauf, dass die Reaction gerade auf thermische Reize herabgesetzt war, sondern führen dies auf geringe Leitungstörungen
im Bereiche der sensiblen Bahnen zurück. Bedenken wir, dass
in denjenigen Fällen von acuter Poliomyelitis anterior, bei
welchen eine microscopische Untersuchung des Rückenmarkes
möglich war, gewisse anatomische Veränderungen in den sensiblen Leitungsbahnen gefunden wurden, so ist die Möglichkeit nicht von der Hand zu weisen, dass auch in unserem
Falle ähnliche Störungen bestanden haben.

Was schliesslich die Pathogenese betrifft, so möchten wir
in unserem Falle namentlich die gewöhnlich betonte Ueber-
anstrengung der Muskulatur, sowie die Erschütterung des
Rückenmarkes hervorheben, Momente, welche bei dem Berufe
des Knaben, der vor Ausbruch des Leidens Tage lang schwere

Lasten heben musste, gewiss in Betracht zu ziehen sind. Wir wollen uns übrigens nicht stricte an diese Erklärung halten, doch berufen wir uns auf Vogt's[1]) allgemein acceptirte Ansicht, wonach bei kleinen Kindern, hauptsächlich dann, wenn sie zu gehen beginnen und das Rückenmark stärkere Erschütterungen ausgesetzt ist, die Poliomyelitis anterior aufzutreten pflegt. Zu derartigen Erschütterungen kann aber, namentlich bei schwächlichen Individuen, gewiss auch das Heben schwerer Lasten führen.

III.

Ulcus rotundum perforans ventriculi.

Das perforirende, runde Magengeschwür gehört zu den seltensten Erkrankungen des Kindesalters, sodass selbst unter den Forschern, welche über ein grosses klinisches und anatomisches Material verfügen, nur einzelne Gelegenheit hatten, dasselbe zu beobachten. Daher kommt es wohl, dass das Leiden in den Lehrbüchern gewöhnlich nur flüchtig erwähnt wird, meistens unter Hinzufügung der Bemerkung, dass das Kindesalter hiervon befreit sei. So Vogel[2]), Steiner[3]), D'Espine und Picot[4]), Gerhardt[5]), welche dasselbe nur im Vorübergehen erwähnen. Widerhofer[6]) leitet in Gerhardt's grossem Werke die Darstellung dieser Erkrankung mit folgender Bemerkung ein: „Wir gestehen gleich von vornherein, dass wir dasselbe noch nie im Kindesalter (wir schliessen die Entwicklungsperiode aus) gesehen haben; wir also auch viele Neigung haben, an dessen Vorkommen nicht zu glauben". Rokitansky soll sich Gunz[7]) gegenüber geäussert haben, dass er niemals Gelegenheit hatte, dasselbe bei Individuen unter 14 Jahren zu beobachten.

Unter den 4300 von Steiner und Wollmann secirten Leichen fanden sich 158 theils mit Geschwüren des Magens, theils mit Narben nach Geschwüren behaftete; doch alle Fälle betrafen Erwachsene (von Widerhofer erwähnt); während unter den 226 Fällen von runden Magengeschwüren, die Brinton[8]) erwähnt, nur zwei auf das Kindesalter fallen. Im Pester Armenkinderspitale endlich war dies im Laufe von 42 Jahren

1) Erwähnt von Seeligmüller in Gerhardt's Handbuch V. Bd. I. Abtheilung 2. Hälfte, S. 103.
2) Lehrbuch d. Kinderkrankh. Stuttgart 1876. S. 131.
3) Compend. d. Kinderkrankh. Leipzig 1873. S. 265.
4) Grundriss d. Kinderkrankh. Leipzig 1878. S. 347.
5) Lehrbuch der Kinderkrankheiten. Dritte Auflage. Tübingen 1874. S. 440.
6) Gerhardt's Handb. IV. B. II. Abtheilg. S. 399.
7) Jahrbuch für Kinderheilkunde. A. F. V. B. 3. Heft. S. 161.
8) British revue. Jan. 1856.

unter 17745 klinisch behandelten Kranken der erste Fall, der zur Beobachtung gelangte.

Von den übrigen Formen der Magengeschwüre: von den aus hämorrhagischen Erosionen hervorgehenden, sowie von den catarrhalischen, folliculären, gangränösen und diphtheritischen Geschwüren sind in der Fachlitteratur zahlreiche Fälle, zum grössten Theile bei Neugeborenen erwähnt, während wir von dem als Ulcus rot. ventricul. perforans bezeichneten Leiden, trotz eifrigen Nachsuchens, nur 5 Fälle in der Litteratur auffinden konnten. Hiervon werden 2 von Rilliet und Barthez[1]) erwähnt; der eine Fall, von Donné beobachtet, betraf ein dreijähriges Kind, welches genas; der zweite, nach den Mittheilungen von Rufz, wurde bei einem dreizehnjährigen Kinde beobachtet (an der kleinen Curvatur des Magens befand sich ein kreisförmiges Geschwür von 2″ im Durchmesser mit aufgeworfenen Rändern, welches bis zur Serosa reichte). Drei Fälle stammen aus neuerer Zeit, von denen Gunz (s. oben) einen im Jahre 1862 im Wiener St. Josefsspitale beobachtete; den zweiten verdanken wir Rehn[2]) im Jahre 1874, den dritten Reimer[3]) aus dem Jahre 1876. Diese 5 Fälle[4]); welche wir in der uns zur Verfügung stehenden Litteratur ausfindig machen konnten, hinzugerechnet den von uns beobachteten Fall, sprechen dafür, dass das Ulcus rotund. perforans ventriculi, wenn auch selten, so doch immerhin auch schon im Kindesalter angetroffen wird.

Ueber den Grund dieses ausnahmsweisen Vorkommens sind schon verschiedene Ansichten ausgesprochen worden, welche aber mehr weniger an dem Mangel objectiver Beweise leiden. Allerdings bietet das geringe Material, welches in der Litteratur der Kinderkrankheiten vorliegt, keinen genügenden Anhaltspunkt zur Entscheidung dieser Frage, namentlich da selbst jene ursächlichen Factoren noch längst nicht festgestellt sind, welche dieses Leiden bei Erwachsenen hervorzurufen pflegen. Bei so mangelhaftem Material lässt es sich erklären, dass die Symptomatologie des Leidens, insofern es das Kindesalter betrifft, noch viele Lücken zeigt und noch reichliche Gelegenheit zu weiteren Untersuchungen bietet. In den von Gunz, Rehn und Reimer erwähnten Fällen waren die Symptome übereinstimmend mit denen, die wir bei Erwachsenen beobachten. Leider wurden die Beobachtungen der erwähnten Forscher jedesmal durch später hinzugetretene,

---

1) Handb. der Kinderkrankh. Uebers. von Hagen. I. Th. S. 883. Leipzig 1855. 2) Jahrb. für Kinderheilk. N. F. VII. B. 1. Heft. S .19. 3) Jahrb. für Kinderheilk. N. F. X. B. 3. Heft. S. 289. 4) Ein neuer Fall wurde beschrieben von Wertheimber. Jahrb. für Kinderheilk. N. F. XIX. B. 1. Heft. S. 79. (Die Red.)

rasch und tödlich verlaufende Krankheitsprocesse (Scarlatina, Morbilli, Tuberculosis miliaris) gestört.

In dieser Hinsicht ist unser Fall noch weniger günstig zu nennen, indem die Symptome der acut verlaufenden Miliartuberculose, mit der die Kranke ins Hospital aufgenommen worden war, die vom Magengeschwüre herrührenden Erscheinungen zum grössten Theile verdeckten, so dass aus der kurzen Zeit der Beobachtung kaum 1—2 Symptome anzuführen sind, welche dem Endstadium des chronischen Processes im Magen zugeschrieben werden können.

In der nun folgenden Beschreibung des Falles halten wir eine ausführliche Wiedergabe der Symptome der hinzugetretenen Miliartuberculose für überflüssig. Die Anamnese theilen wir ohne jede Kürzung mit; von den auf die klinische Untersuchung Bezug habenden Daten führen wir aber nur jene an, welche mit dem Magenleiden in Verbindung stehen, und behalten es uns vor, am Schlusse unsere Ansicht über das Verhältniss der beiden Erkrankungen zu einander auszusprechen.

Anna Vidománszky, 12 Jahre alt, aus Budapest gebürtig, armer Leute Kind, wurde am 29. März 1882 in unser Hospital aufgenommen. Von Erkrankungen ihrer frühesten Kindheit werden Masern und häufige Darmcatarrhe erwähnt. Seit einem Jahre klagte das Mädchen häufig über Magenschmerzen, welche in unregelmässigen Intervallen auftraten und oft mehrere Stunden andauerten, ohne gerade sehr heftig zu sein; zuweilen blieben sie Tage lang aus. Die sorglosen Eltern beachteten diese Schmerzen — die der Empfindung eines stärkeren Druckes ähnlich gewesen sein sollen — wenig, in den letzten sechs Monaten traten diese Schmerzen häufiger auf, aber ohne unerträglich zu werden. Der Appetit des Mädchens war und ist stets gering; Brechreiz oder Erbrechen soll angeblich nicht vorgekommen sein; der Stuhl ist fortwährend träge, niemals blutig. Der allgemeine Ernährungszustand wird immer schlechter. — Ausser diesen spärlichen Daten erhielten wir für das Magenleiden keine anderen Anhaltspunkte. — Der Beginn der acuten Miliartuberculose ist ungefähr auf drei Wochen vor der Aufnahme ins Spital zurückzuführen, seit welcher Zeit die Patientin fortwährend stark fiebert, häufig hustet, schwer athmet, über Seitenstechen, zuweilen auch über Schmerzen in der Magengegend klagt und hie und da bricht. Das Erbrochene war niemals blutig.

Die Kranke verbrachte nur 11 Tage im Spitale, während welcher Zeit die Symptome der acuten Miliartuberculose, scharf ausgeprägt, an ihr beobachtet wurden. Namentlich auffallend waren die auf eine bedeutende Affection der Lunge hinweisende, quälende Dyspnoë und eine so hochgradige Cyanose, dass die Haut des ganzen Körpers fortwährend eine livide, ja bläulichschwarze Färbung zeigte. Unter den Symptomen, die auf das Magenleiden Bezug hatten, beobachteten wir während dieser eilf Tage blos folgende: In der Magen- und Milzgegend zuweilen sehr lebhafte Schmerzen, welche schon durch ganz geringen Druck bedeutend gesteigert werden; Brechreiz wurde nur an einem Tage beobachtet, Erbrechen trat nicht ein. Das Mädchen geniesst nur wenig Milch und Suppe; die Stuhlentleerungen sind dünnflüssig (täglich 2—5 Mal), braun, enthalten aber kein Blut.

Aus dem am 11. April aufgenommenen Sectionsprotokell wollen wir

hier nur die auf den Magen und Darmtract Bezug habenden Daten anführen; über die krankhaften Veränderungen der übrigen Organe gibt
die weiter unten folgende Diagnose genügenden Aufschluss.

Der Magen befindet sich in normaler Lage und ist gleich dem
Darme mässig contrahirt; sein Inhalt besteht aus wenig schleimiger,
kaffeesatzartiger Flüssigkeit; an seiner hinteren Wand befinden sich drei
Substanzverluste, von denen einer von Linsen-, der andere von Kreuzer-
Grösse. Diese beiden Substanzverluste sind kreisförmig, mit scharfen
Rändern versehen, und erstrecken sich bis in das submucöse Gewebe;
ein dünner, brauner Belag bedeckt ihre Oberflächen; die Schleimhaut in
ihrer Umgebung ist leicht geschwellt, mässig injicirt. Der dritte Substanzverlust ist ebenfalls kreisförmig, mit aufgeworfenen, aber nicht nar-
bigen Rändern, ebenfalls von einem infiltrirten und injicirten Schleim-
hauthofe umgeben; sein Durchmesser beträgt 2,5 Ctm.; er dringt durch
die ganze Dicke der Magenwand und setzt den Binnenraum des Magens
mit der Bursa omentalis in Verbindung; in letzterer befindet sich wenig
kaffeesatzartige Flüssigkeit; Zeichen der Entzündung fehlen in der Bursa
gänzlich. Die Schleimhaut des Darmes ist leicht injicirt; in den Payer-
schen Plaques finden sich einige linsengrosse, von injicirtem Hofe um-
gebene Knötchen, die käsige Massen enthalten.

Diagnose: Scrophulosis glandularum cervicalium, mediastinalium,
bronchialium et mesenterialium. Peribronchitis snbacuta tuberculosa et
bronchitis purulenta chronica praecipue apicum, subsequente tuberculosi
submiliari pulmonum, miliari hepatis et renum. Ulcera rotunda pa-
rietis posterioris ventriculi et perforatio recens maximi
2,5 Ctm. diametri, in bursam omentalem. Tuberculosis apparatus
follicularis ilei.

Vergleichen wir unsern Fall mit den bisher bekannten
Fällen von runden Magengeschwüren des Kindesalters, so fällt
sofort die Aehnlichkeit des von Rehn publicirten mit dem
unserigen auf. In beiden Fällen sehen wir eine Miliartuberculose im vorgeschrittenen Stadium des Magenleidens auftreten, die rasch zum Tode führt. Dieser Punkt verdient erhöhte Aufmerksamkeit, weil er die theoretisch berechtigte Vermuthung gestattet, dass die im Magen gefundenen Geschwüre
aus einem tuberculösen Process der Schleimhaut hervorgingen
und so vielleicht irriger Weise, oder mit nicht genügender
Objectivität, unter dem Begriff des ulcus ventricul. perf. (simplex) zusammengefasst wurden.

Bei der Entscheidung dieser Frage kommt den anamnestischen Daten eine ebenso wichtige Stelle zu, wie dem Sectionsbefunde. In beiden Fällen (in Rehn's Falle und dem unserigen) finden wir die auf das Magenleiden Bezug habenden
Symptome schon lange vor dem Auftreten der acuten Miliar-
tuberculose, und dürfen wir mit Recht annehmen, dass diese
Symptome, die auf Functionsstörungen des Magens hinwiesen,
als der Ausdruck krankhafter Veränderungen der Schleimhaut
und der tieferen Gebilde der Magenwand anzusehen sind. Es
waren diese Functionsstörungen in unserem Falle allerdings
nicht so auffallend, dass wir im Stande gewesen wären, aus
ihnen — wenn wir die Kranke früher zur Beobachtung erhalten

hätten — die Diagnose des runden, perforirenden Magengeschwüres mit derselben Sicherheit aufzustellen, wie dies in
den von Gunz und Reimer mitgetheilten, aber mit viel präg-
nanteren Symptomen verlaufenden Fällen, geschehen konnte.
Thatsache ist, dass die Symptome, die auf ein Magenleiden
hinwiesen, vorhanden waren, so dass es nöthig ist, diese Erscheinungen, die im Krankheitsbilde eine so wichtige Rolle
spielen, mit den durch die Section constatirten pathologischen
Veränderungen zu vergleichen.

Es zeigten sich in unserem Falle die Symptome des
Magenleidens schon ein Jahr vor der Aufnahme ins Hospital
und währten mit kürzeren — längeren Intervallen bis zum Tode.
Wenn wir nun annähmen, dass diese Geschwüre aus dem Zer-
falle tuberculös infiltrirten Gewebes hervorgegangen seien, so
könnte man deren Entstehung unmöglich auf eine so lange
Zeit zurückführen; denn einerseits hätten diese Geschwüre gewiss schon viel früher zur Perforation der dünnen Magenwand
geführt, andererseits ist ja die acute Entwickelung der Miliar-
tuberculose, sowohl durch klinische Beobachtung, wie auch
durch den Sectionsbefund erwiesen. Neben diesen, zum Theile
theoretischen Beweisgründen, ist das Hauptgewicht jedenfalls
auf die anatomische Beschaffenheit der Geschwüre zu legen,
indem sich gar kein Anzeichen tuberculöser Natur an ihnen
fand, während sämmtliche Merkmale, die dem runden Magengeschwüre zukommen, vorhanden waren. Dieser Befund, sowie die im übrigen vollkommen intacte Beschaffenheit der
Magenwand sprechen trotz der Anzahl der Geschwüre — die
ebenfalls wieder die Möglichkeit eines tuberculösen Processes
vorspiegeln könnte — aufs Entschiedenste für unsere Behauptung. Nach diesem Allem dürfte unsere Ansicht kaum auf
Widerspruch stossen, dass die Primär-Erkrankung — die der
Anamnese gemäss längere Zeit dauerte — das einfache runde
Magengeschwür war und dass die durch dasselbe veranlasste
Ernährungsstörung und die immer mehr überhandnehmende
Entkräftung die Entwicklung der acuten Miliar-Tuberculose
wesentlich begünstigten.

Wir wollen nur einige kurze Bemerkungen noch hinzufügen. Auffallend ist in unserem Falle das Auftreten des
runden Magengeschwüres in dreifacher Zahl, von denen das
grösste (von 2,5 Ctm. Durchmesser) perforirte, während die
beiden kleineren auf dem oben bezeichneten Standpunkte der
Entwickelung verblieben. Diese Beobachtung steht nicht vereinzelt da; auch in Rehn's Falle fanden sich zwei Geschwüre
und in der Literatur der Kinderkrankheiten finden wir wiederholt — namentlich bei Neugeborenen — den Befund mehr-
facher, kleiner, folliculärer Geschwüre erwähnt. In der An-

zahl derselben können wir demnach nichts Aussergewöhnliches finden; es ist dies jedenfalls aus dem zufälligen Zusammenwirken der die Geschwürsbildung veranlassenden und deren weitere Entwickelung begünstigenden ursächlichen Factoren zu erklären.

In Betreff des Sitzes der Geschwüre ist es bekannt, dass die kleine Curvatur des Magens, namentlich das Gebiet in der Nähe des Pylorus am häufigsten von ihnen befallen wird; doch sind genug Fälle erwähnt, in welchen — wie in unserem Falle — die Geschwüre an der hinteren Magenwand sich entwickelten.

Erwähnenswerth ist schliesslich auch der Umstand, dass der den Geschwüren entsprechende Theil der Magenwand mit der Nachbarschaft nicht verwachsen war, sowie auch, dass der Durchbruch des grössten Geschwüres in die Bursa omentalis erfolgte. Die Geschwüre neigten von Anfang an nicht zur Blutung, denn weder in den Angaben der Eltern, noch in den klinischen Beobachtungen fanden wir Anhaltspunkte, um auf eine Magenblutung schliessen zu können. In der Bursa omentalis fand sich nur wenig kaffeesatzartige Flüssigkeit, während Zeichen der Entzündung gänzlich fehlten. Hieraus kann wohl mit Recht gefolgert werden, dass der Durchbruch kurze Zeit vor dem Tode zu Stande kam, wahrscheinlich begünstigt durch die Unruhe und das fortwährende Herumwerfen des Kindes, Erscheinungen, die ihrerseits wieder durch die hochgradige Dyspnoë veranlasst wurden, die im Gefolge der acuten Miliar-Tuberculose auftrat.

IV.
Perityphlitis purulenta.
Eröffnung durch die Bauchwand. Heilung.

Die Publicirung des folgenden Falles von eitriger Perityphlitis halten wir aus dem Grunde nicht für unwichtig, weil bei demselben rasch nach erfolgtem operativen Eingriff die Heilung eintrat.

Ferdinand Tercs, 11 Jahre alt, aus Budapest gebürtig, wurde am 26. October 1880 in unser Hospital aufgenommen. Aus der ziemlich ausführlichen Anamnese führen wir folgende Daten an:
Vor vier Wochen litt der Patient acht Tage hindurch an einem acuten Darmcatarrhe; die Stuhlentleerungen waren flüssig, enthielten aber kein Blut; unmittelbar nach dem Aufhören des Darmcatarrhes traten lebhafte Schmerzen in der Gegend der rechten Darmbeingrube in Begleitung von hohem Fieber und mehrmaligem Erbrechen auf, so dass der Patient das Bett hüten musste. Unter Anwendung von Blutegeln und kalten Umschlägen liessen die Schmerzen nach zwei Wochen etwas nach, doch entwickelte sich in der Gegend der rechten Darmbeingrube

eine Geschwulst; trotzdem verliess der Knabe das Bett und ging einige Tage hinkend umher, bis die mit erneueter Heftigkeit auftretenden Schmerzen ihn nöthigten, ärztliche Hilfe in unserer Anstalt in Anspruch zu nehmen.

Der Status praesens vom 27. October lautet: Der Kranke ist für sein Alter gut entwickelt, etwas abgemagert. Die Temperatur schwankt zwischen 37,4—38,4° C., der Puls 128; Appetit mässig. Die Organe des Thorax zeigen keine Abnormität. Der Unterleib ist etwas gespannt; die Gegend der rechten Darmbeingrube mässig hervorgewölbt; entsprechend dieser Hervorwölbung findet man eine ungefähr faustgrosse, längliche, ziemlich scharf begrenzte, auf Druck empfindliche Geschwulst, welche ihren Sitz in der Tiefe hat und deren unterer Rand ungefähr drei Ctm. vom Poupart'schen Bande entfernt ist; sie erweist sich von dichter Consistenz und ist innig mit ihrer Unterlage verbunden; die sie bedeckende Haut lässt sich leicht verschieben und in Falten aufheben; der Percussionsschall ist über dieser Stelle stark gedämpft. Der rechte Oberschenkel ist leicht gebeugt, doch gelingt seine passive Streckung, die aber mit heftigen Schmerzen in der rechten Darmbeingrube verbunden ist. Harn- und Stuhlentleerung normal. Therapie: Vollkommene Ruhe. Priessnitz-Umschläge auf die rechte Darmbeingegend.

Nach Ablauf von fünf Tagen wölbt sich die Geschwulst, die in ihren mittleren Partien erweicht ist, stärker hervor und zeigt am 3. November an einzelnen Stellen schon Fluctuation; ihre Schmerzhaftigkeit hat aufgehört. Die Temperatur übersteigt 38° C. nicht. An Stelle der bisherigen Priessnitz-Umschläge treten vom 13. Nov. an Breiumschläge. Die Fluctuation nimmt von Tag zu Tag mehr zu, so dass sich am 24. Nov. die Zeichen vollständigen eitrigen Zerfalles constatiren lassen; der Mittelpunkt der Geschwulst ragt kegelförmig hervor. Höhere Temperaturen wurden auch während dieser Zeit keine beobachtet, ebenso sind die wichtigeren Functionen ungestört.

Am 24. Nov. wurde der Abscess unter Spray durch einen drei Ctm. langen Schnitt eröffnet, worauf 8—10 Esslöffel flüssiger, nicht übelriechender Éiter sich entleerte. Nach Irrigation der Wundhöhle mit 3% Carbollösung und Einlegung einer Drainröhre erfolgte die Anlegung eines Lister-Verbandes.

Dieser Verband wurde bis 1. December nicht gewechselt, indem weder örtliche noch allgemeine Symptome (der Patient war fortwährend fieberfrei) dies erheischten.

Am 1. Dec. traten wieder Schmerzen in der rechten Darmbeingrube auf, worauf der Verband abgenommen wurde; von Eiterung war keine Spur zu finden. Die Wundhöhle ist beinahe ganz ausgefüllt und die Drainageröhre durch das Granulationsgewebe herausgedrängt. Der rechte Oberschenkel kann activ ohne Schmerzen leicht bewegt werden. Es folgte ein neuer Lister-Verband, nach dessen Entfernung am 6. Dec. die Wunde geschlossen und nur durch eine zwei Ctm. lange Narbe markirt war.

Am 8. Dec. entwickelte sich unter der Narbe eine compacte, nussgrosse schmerzhafte Geschwulst, welche am darauffolgenden Tage schon erweicht war, am dritten Tage von selbst die untere Hälfte der Narbe durchbrach und wenig reinen Eiter entleerte. Bei der Untersuchung mit der Sonde findet man eine kleine Wundhöhle, die mit der Tiefe nicht communicirt. Irrigation, Einlegung einer kurzen Drainageröhre, Verband mit 4% Salicylwatte. Dieser Verband wurde jeden dritten Tag gewechselt, bis die Wunde am 22. Dec. vollständig geheilt war.

Der Knabe blieb noch bis 4. Jan. 1881 in Beobachtung und wurde nachdem eine neuere Störung nicht auftrat, am genannten Tage entlassen.

Wir wollen uns im Anschluss an diesen einen Fall nicht in eine Discussion des Begriffes der Perityphlitis, wie ihn Matterstock[1]) definirt, einlassen, der hierunter blos die umschriebene Entzündung des den Wurmfortsatz umgebenden Gewebes versteht, welche ihre Ursache in den Erkrankungen dieses kleinen Fortsatzes findet. Wir knüpfen blos einige Bemerkungen über die wahrscheinliche Ursache sowie über den operativen Eingriff an. Hinsichtlich der ersteren liegt es wohl am nächsten, des unmittelbar vorhergegangenen, mehrere Tage andauernden acuten Darmcatarrhes zu gedenken, der direct in die Perityphlitis überging. Wahrscheinlich kam es im Gefolge des Catarrhes zu Geschwürsbildung oder zur Einkeilung von Fremdkörpern, die die Bauchfellentzündung zur nothwendigen Folge hatten. Ob diese veranlassende Ursache ihren Sitz im Blinddarme oder im Wurmfortsatze hatte, konnte durch die klinische Beobachtung nicht ermittelt werden.

Was die Eröffnung des Abscesses betrifft, so ist es wohl kaum nöthig, bei dem heutigen Standpunkte der Chirurgie irgend etwas zu bemerken. Der Erfolg, von welchem die unter streng antiseptischen Cautelen ausgeführte Operation, sowie die spätere Behandlung begleitet waren, sind nur geeignet, das Vertrauen in dies Vorgehen zu befestigen.

V.

Circumscripte chronische Peritonitis.
Vollständige Genesung.

Der nun folgende Fall einer entzündlichen Bauchgeschwulst scheint uns wegen des ungewöhnlich raschen Verlaufes und des alle Erwartungen übertreffenden Ausganges eine ausführlichere Mittheilung zu verdienen.

Marie Hönig, 11 Jahre alt, aus Kirna (im Graner Comitate) gebürtig, wurde am 2. Sept. aufgenommen. Sie ist seit zwei Monaten krank. Im ersten Monat klagte sie über zuweilen in der Nabelgegend auftretende, nicht besonders heftige Schmerzen, welche namentlich beim Gehen und beim Vorbeugen des Oberkörpers eintraten. Die ziemlich indolenten Eltern schenkten diesen Schmerzen erst im zweiten Monate einige Aufmerksamkeit, als das Mädchen auffallend rasch abmagerte; es entwickelte sich in der Nabelgegend eine harte Geschwulst, deren Schmerzhaftigkeit bei Druck und beim Harnlassen gesteigert wurde. Der Harn soll angeblich dunkelroth gewesen sein. Die Stuhlentleerungen erfolgten unregelmässig, in Intervallen von 2—3 Tagen. Auffallend hohe Temperaturen wurden nicht beobachtet. Die Kranke ist seit einem Monate, theils durch die zunehmende Schwäche, theils durch die beim Gehen empfundenen Schmerzen genöthigt, das Bett zu hüten; beim Liegen klagt sie nur selten über Schmerzen.

1) Gerhardt's Handb. d. Kinderkrankh. IV. Band. II. Abtheilg. S. 894. Tübingen 1878.

Status praesens vom 11. Sept.: Das Mädchen ist für sein Alter schwach entwickelt und abgemagert, von kachectischer Hautfarbe; das Unterhautzellgewebe ist geschwunden und die Musculatur welk und schlaff; der Gesichtsausdruck ist ein leidender; die Zunge belegt; der Appetit schlecht. Die Temperatur schwankt zwischen 37,9—38,1° C.; der Puls 80—95, klein und weich. Die Brustorgane zeigen keine Abnormität.

Der Unterleib ist unverhältnissmässig gross; sein Umfang beträgt in der Höhe des Nabels 51,5 Ctm.; seine Wandungen sind mässig gespannt. In der linken Unterleibshälfte, nahe dem Nabel, gewahrt man einen ungefähr nussgrossen Höcker; entsprechend diesem Höcker fühlt man eine ganseigrosse, scharf begrenzte, vom Nabel aus nach links und unten sich hinziehende Geschwulst, von dichter Consistenz und höckeriger Beschaffenheit, die leicht hin und her bewegt werden kann und von selbst nicht, wohl aber auf Druck empfindlich ist; die Bauchwand lässt sich über ihr leicht in Falten aufheben. Von ihr aus erstreckt sich in die linke Darmbeingrube bis in die Nähe des linken oberen Darmbeinstachels ein harter, scharf begrenzter, höckeriger Fortsatz, der mit seiner Unterlage innig verbunden ist. Der Percussionsschlag über der Geschwulst ist gedämpft-tympanitisch; Reibungsgeräusche sind nicht zu hören. An anderen Stellen der Bauchwand vermag man keine Geschwülste zu fühlen. Die Harnentleerung ist nicht mit Schmerzen verbunden; der Harn von saurer Reaction; fremde Bestandtheile lassen sich weder durch microscopische, noch durch chemische Untersuchung in demselben nachweisen.

Therapie: Auf die Geschwulst Priessnitz-Umschläge und wegen der schon mehrere Tage währenden Stuhlverstopfung ein Löffel Ricinusöl.

Die Geschwulst verkleinerte sich rasch; bis zum 20. September hatte ihre Grösse ungefähr um ein Drittheil abgenommen; ihre Consistenz hat sich nicht auffallend verändert, sie ist nur etwas weicher geworden und kann noch leichter als früher hin und her geschoben werden. Jener Fortsatz, den sie bis in die linke Darmbeingrube entsandte, hat sich gänzlich zertheilt. Die Spannung der Bauchdecken in der linken Unterleibshälfte hat aufgehört; die Percussion ist überall normal; selbst auf stärkeren Druck zeigt sich kaum noch einige Empfindlichkeit. Die Temperatur war nur einige Tage bis 38,5° C. gestiegen, meistens stand sie unter 38. Auffallend war schliesslich die rasche Kräftezunahme der Patientin.

Die Zertheilung schritt ohne Hinzutreten eines erwähnenswerthen Momentes rasch weiter, so dass am 3. Oct. gar nichts mehr von der Geschwulst gefühlt werden konnte, auch hatte sich das Mädchen so rasch erholt, dass sie kurze Zeit, nachdem sie das Bett verlassen hatte, nach Hause entlassen werden konnte.

Bei der Aufnahme stellten wir, gemäss der Anamnese und in Anbetracht des abgezehrten Zustandes der Patientin, die Diagnose auf eine entzündliche Geschwulst, die auf tuberculöser Basis zu Stande gekommen war und deren Sitz wir, wegen der grossen Beweglichkeit derselben, nicht im parietalen, sondern im visceralen Theile des Bauchfells, oder aber im Mesenterium suchten. Eine Geschwulst der mesenterialen Lymphdrüsen wollten wir aus dem Grunde nicht annehmen, weil wir an keiner anderen Stelle Lymphdrüsenschwellungen antrafen.

Es wird allerdings von Fällen berichtet, in welchen durch Tuberculose veranlasste Bauchgeschwülste durch Zertheilnng in Heilung übergingen; doch wenn wir den Krankheitsverlauf in unserem Falle aufmerksam verfolgen, so können wir uns — trotz einzelner verlockender Umstände — doch nicht, zu der Auffassung bekennen, dass wir es mit einer auf tuberculöser Grundlage entwickelten Geschwulst zu thun hatten, sondern sind überzeugt, dass der fragliche Tumor aus einer sich langsam entwickelnden, umschriebenen Peritonitis hervorging, deren Ursache unbekannt blieb. Für diese Auffassung spricht einestheils die Thatsache, dass in keinem anderen Organe Zeichen der Tuberculose gefunden wurden, andererseits die rasche Zunahme des Ernährungszustandes der Patientin nach der Zertheilung der Geschwulst. Jedenfalls können wir die in 24 Tagen erfolgte Rückbildung eines grossen Tumors, der viele Monate zu seiner Entwickelung brauchte, als eine grosse Seltenheit ansehen.

Es könnte schliesslich allerdings noch der Einwand erhoben werden, dass die rapide Rückbildung der Geschwulst die Möglichkeit nahe lege, dass es sich bloss um grössere, verhärtete Kothmassen gehandelt habe. Ziehen wir aber in Betracht, dass weder die Entwickelung der Geschwulst, noch die klinische Beobachtung Anhaltspunkte an die Hand gaben, dass in irgend einem Abschnitte des Darmtractes eine derartige umfangreiche Geschwulst sich etabliren konnte (die Patientin hatte jeden Tag regelmässigen Stuhl), und berücksichtigen wir ferner den Umstand, dass die Zertheilung der Geschwulst unter der Einwirkung solcher Factoren stattfand, welche weder geeignet waren, verhärtete Kothmassen zu erweichen, noch sie zu entleeren, so wird dieser Einwand hinfällig.

VI.

Psoitis. Heilung auf dem Wege der Zertheilung.

Die Entzündung des Musculus ileo-psoas kommt als secundäre Erkrankung ziemlich häufig zur Beobachtung; als primäres, aus dem Parenchym des Muskels selbst ausgehendes Leiden hingegen kommt sie so selten vor, dass ihre Existenz auch in neuerer Zeit noch von verschiedenen Seiten angefochten wurde. Selbst grössere Lehrbücher der Chirurgie verweilen nur flüchtig bei diesem Gegenstande. In der Literatur der Kinderkrankheiten sind nur einige Fälle erwähnt, und bei der Mehrzahl derselben war ein Trauma Veranlassung der Erkrankung. Aus unserem Institute wurden schon mehrere Fälle, theils von Prof. Bókai, theils von Dr. Wittmann publicirt. In Anbetracht dieses spärlichen Materials bietet unser Fall für die Casuistik des Leidens, theils durch die Reinheit des Krankheitsbildes, hauptsächlich aber durch die Form und den Ausgang der Muskelentzündung, einen beachtenswerthen Beitrag.

Johanna Petz, 7 Jahre alt, von der Insel Csepel gebürtig, wurde am 14. September 1881 aufgenommen. Aus der ziemlich mangelhaften Anamnese erhellt, dass das Mädchen vor ungefähr drei Wochen, ohne nachweisbare Ursache, mit dem rechten Fusse zu hinken begann und über stechende Schmerzen im rechten Hüftgelenke, sowie in der rechten Unterleibshälfte klagte, so dass sie einige Tage das Bett hüten musste. Sie hielt hierbei den rechten Oberschenkel stark flectirt und scheute sich, ihn zu bewegen. Fieber wurde nur gegen Abend bemerkt und waren die Schmerzen bei ruhiger Rückenlage erträglich, steigerten sich aber bei Lagewechsel oder bei Druck auf die rechte Unterleibshälfte beträchtlich. Der Stuhlgang war stets normal.

Status praesens am 15. Sept. Die Kranke ist von ziemlich schwächlicher Constitution und mittelmässigem Ernährungszustande; das Gesicht ist blass; die Gemüthsstimmung gedrückt; Temperatur 38—38,4 Grad C.; Puls 86—92. Die Brustorgane zeigen nichts Abnormes. Der Umfang des Unterleibes ist etwas grösser, seine Wandungen gespannt; rechterseits wölbt er sich etwas stärker hervor. Bei der Untersuchung findet man in der rechten Darmbeingrube eine beinahe knorpelharte, auf Druck sehr empfindliche Geschwulst, welche nach unten zu vom Poupart'schen Bande begrenzt wird, an welches sie sich innig anschmiegt; nach einwärts erstreckt sie sich beinahe bis zur Medianlinie und nach aufwärts bis zum rechten Hypochondrium, während nach aussen die Verlängerung der rechten hinteren Axillarlinie ihre Grenze bildet. Ihre innere, obere und äussere Grenze ist ziemlich verwaschen, während ihr unterer Theil längs des Poupart'schen Bandes in Form eines harten, sich hervorwölbenden Randes gut gefühlt werden kann. Die Hauptmasse der Geschwulst liegt, entsprechend dem M. ileo-psoas, in der rechten Darmbeingrube, in der sie unbeweglich fixirt ist, während sie mit der Bauchwand an keiner Stelle in Verbindung getreten ist. Ihre Oberfläche ist ziemlich eben und zeigt nur an einzelnen Stellen kleine hervorragende Höcker. Der Percussionsschall ist innerhalb der Grenzen der Geschwulst stark gedämpft. Der rechte Oberschenkel ist stark gebeugt, nach aussen rotirt, und kann aus dieser Stellung freiwillig gar nicht, durch passive Streckung auch nur ein wenig bewegt werden, wobei der Lumbaltheil der Wirbelsäule eine stark lordotische Stellung einnimmt und das Becken sich um seine Querachse dreht. Die Bewegungsversuche rufen in der rechten Darmbeingrube lebhafte Schmerzhaftigkeit hervor. Allein kann das Kind nicht stehen, wird es aufgestellt, so stützt es sich auf das linke Bein, während das rechte, stark hinaufgezogen, in der Luft schwebt. Die Symptome einer Hüftgelenks- oder Wirbelentzündung sind nicht nachweisbar. Die Blase functionirt normal und sind im Harne keine fremden Bestandtheile aufzufinden.

Die Therapie bestand in Priessnitz-Umschlägen auf die rechte Hüftgegend, wobei die Geschwulst sich allmählich zertheilte, ohne dass irgend ein höheres Interesse beanspruchendes Symptom zu verzeichnen gewesen wäre, weshalb wir auch den Krankheitsverlauf nur in gröberen Umrissen skizziren.

Vom 15. September bis 1. October ward der Umfang der Geschwulst immer kleiner und kleiner und es verwuschen sich ihre Grenzen nach oben und hinten zu immer mehr, während dies am unteren Rande, der an das Poupart'sche Band anstösst, weniger auffällig ist; ihre Consistenz ist fortwährend knorpelhart. Schmerzhaftigkeit wurde bis zum 1. Oct. nur bei stärkerem Drucke wahrgenommen; um diese Zeit herum ver-

mochte die Patientin auch zum ersten Male das rechte Bein etwas aus-
zustrecken, das übrigens noch immer eine gebeugte Stellung einnimmt.
Das Kind versuchte einige Schritte hinkend zu gehen. Die Temperatur
ist seit der Aufnahme normal und das Allgemeinbefinden fortwährend
günstig. Die Priessnitz-Umschläge werden fortgesetzt.

20. October. Bei der Betrachtung des Hypogastriums gewahrt man
zwischen dessen rechter und linker Hälfte keinen Unterschied mehr. In
der rechten Darmbeingrube fühlt man den ungefähr nussgrossen Ueber-
rest der Geschwulst, der oberhalb des Poupart'schen Bandes im Parenchym des Musculus ileo-psoas sitzt, auf Druck nicht empfindlich ist und
auch den noch etwas hinkenden Gang nicht behindert. Das rechte Bein
nimmt eine gestreckte Stellung ein und ist seine active und passive Beweglichkeit normal. Das Kind fängt an freier herumzugehen, nur ist der
Gang noch etwas unsicher, bei rascheren Schritten ein wenig hinkend.
Mittel werden keine mehr angewendet.

Am 24. Oct. verlässt die Patientin das Spital; nach mehreren
Wochen brachten wir in Erfahrung, dass sie vollkommen genesen und
ihr Gang sicher und schmerzlos sei.

Bei Erkrankungen, wie die jetzt von uns mitgetheilte,
können selbst bei der grössten Vorsicht leicht diagnostische
Irrthümer unterlaufen; es erscheint uns demnach gerathen, die
einzelnen Momente aufzuführen, auf Grund deren wir die Diagnose stellten.

Aus der Anamnese, welche gar keinen Anhaltspunkt für
Psoitis bietet, geht nur soviel hervor, dass das Leiden von
den in der rechten Darmbeingrube liegenden Organen ausging
und wegen seiner raschen Entwickelung, seiner Schmerzhaftigkeit und wegen des begleitenden Fiebers als ein entzündliches
anzusehen sei. Die Einwirkung einer äusseren Gewalt, als
veranlassender Ursache, wird von der Mutter des Kindes geleugnet, obwohl deren Möglichkeit nicht ganz in Abrede zu
stellen ist, wenn man bedenkt, dass die Eltern, im Tagelohn
arbeitend, die Kinder den ganzen Tag sich selbst überliessen.

Gemäss dem Status praesens vom 15. Sept. befindet sich
im Grunde der rechten Darmbeingrube eine grosse Geschwulst,
welche von hier aus bis ins rechte Hypochondrium reicht,
mit seiner Unterlage innig verbunden ist und ihrer Lage
nach die Richtung, in welcher der Musculus ileo-psoas verläuft, entspricht. Dass diese Geschwulst entzündlichen Ursprunges sei, dafür bürgen sowohl die Anamnese, als auch
die im Status praesens aufgezählten Symptome.

Entsprechend der Lage der Geschwulst kam zuerst ein,
durch eine umschriebene Bauchfellentzündung zu Stande ge-
kommenes Exsudat in Betracht, dessen Möglichkeit nicht blos
durch die Anamnese, sondern auch durch die Untersuchung
nahe gelegt wurde. Ein Symptomencomplex aber nöthigte
uns, von dieser Ansicht abzugehen. Es war dies einerseits
die stark gebeugte und etwas nach aussen rotirte Stellung des
rechten Oberschenkels, welche schon im Beginne des Leidens

vorhanden war und ununterbrochen anhielt; ferner die Unmöglichkeit, den Oberschenkel willkürlich zu bewegen, sowie die beträchtliche Beschränkung der passiven Beweglichkeit desselben
und schliesslich auch die mit dem Oberschenkel zugleich ge-
schehenden Bewegungen des Beckens. Die ausserhalb des Ileo-
psoas sitzenden Geschwülste, seien sie nun entzündlicher Natur
oder nicht, können allerdings die Beweglichkeit des Oberschenkels beschränken, sei es nur durch den Druck, den sie
ausüben, sei es durch die Schmerzen, die sie veranlassen, doch
pflegen sie eine so bedeutende Beugung des Oberschenkels und
eine so hochgradige Fixirung des Beckens nicht im Gefolge
zu haben. Auf Grund dessen fühlten wir uns berechtigt, alle
jene entzündlichen Zustände auszuschliessen, welche von den
in der Darmbeingrube über dem Musculus ileo-psoas liegenden
Organen ausgehend, ähnliche Geschwülste hätten hervorrufen
können und entschieden uns dafür, den Sitz des Leidens im
Parenchym der beiden grossen Muskeln zu suchen.

Der stark gebeugte Oberschenkel, sowie das fixirte Becken
legten allerdings die Möglichkeit einer Hüftgelenksentzündung
nahe, zu deren Ausschliessung uns aber einerseits die völlig
unveränderte Form, sowie der normale Umfang des Gelenkes,
andererseits aber auch der Umstand veranlasste, dass ein auf
den wohl zu fühlenden Trochanter ausgeübter Druck keinerlei
Schmerzempfindung hervorrief. Ausser der Coxitis tauchte
auch die Möglichkeit einer Wirbelerkrankung auf; die Wirbelsäule zeigte zwar keine Abweichung von ihrer normalen
Gestalt, auch keine Schmerzhaftigkeit, doch sprachen diese
Symptome noch nicht mit absoluter Sicherheit gegen die
Existenz einer Spondylitis. Die Ausschliessung dieser sowohl,
wie auch der Entzündung der unter dem Psoas gelegenen
Theile des Knochensystems war entschieden die schwierigste
Aufgabe in unserem Falle, die nur durch das genaue Vergleichen der Symptome mit den durch die Erfahrung bekann-
ten Thatsachen gelöst werden konnte.

Ein Knochenleiden, welches in so kurzer Zeit eine so
ausgedehnte Geschwulst längs des Psoas hervorruft, kann nur
ein acuter entzündlicher Process, also eine Beinhautentzündung
sein; und es lehrt die Erfahrung, dass solche Processe stets
in Eiterung ausgehen und der Eiter sich in Gestalt eines
Psoas-Abscesses in der Darmbeingrube ansammelt. Als eine
Eiteransammlung aber konnten wir die Geschwulst nicht ansehen, da sie an allen Stellen knorpelhart anzufühlen war und
nirgends die Spur einer Fluctuation zeigte.

Auch der Einwand schliesslich, dass es sich um eine
Entzündung des den Muskel umgebenden Bindegewebes und
nicht des Muskelparenchyms selbst gehandelt habe, musste als

nicht stichhaltig zurückgewiesen werden, da derartige, sich rasch entwickelnde Geschwülste phlegmonöser Natur stets in Eiterung überzugehen pflegen.

Ziehen wir nach dem Allen den Krankheitsverlauf in Betracht, demgemäss die Zertheilung der Geschwulst erfolgte, ohne dass irgend ein Zeichen der Erweichung an ihr wahrgenommen worden wäre, und berücksichtigen wir ferner die soeben ausgeschlossenen Krankheitsformen: so glauben wir, dass man unsere Auffassung nicht der Einseitigkeit wird zeihen können.

Auf Grund dieser Erörterungen betrachteten wir also das Leiden für eine acute Entzündung des Musculus ileo-psoas, deren veranlassende Ursache unbekannt blieb. Es ist möglich, dass ein Trauma, wie in den übrigen bisher beschriebenen Fällen von Psoitis, auch in unserem Falle die Ursache abgab, doch waren wir nicht im Stande, Beweise für diese Annahme beizubringen.

Im dritten Anschluss hieran taucht die Frage auf, welch eine Form der Muskelentzündung es sei, die binnen 3 Wochen eine so ausgedehnte Geschwulst producirt, von der es sich nicht nachweisen lässt, dass auch nur ein Theil in Eiterung übergegangen wäre und die von der Erreichung ihres Maximums (15. Septbr.) an gerechnet, innerhalb 6 Wochen sich gänzlich zertheilte.

Acute Entzündungen des Musculus ileo-psoas pflegen im Gefolge von infectiösen Krankheiten, von Pyämie und Septichämie, ferner von eitrigen Entzündungen der benachbarten Organe, sowie in Folge der Einwirkung von Traumen aufzutreten und gehen rasch in Eiterung oder Verjauchung über. Die chronischen Formen der Psoitis aber stehen beinahe ausnahmslos mit Knochenleiden in Verbindung und gehen, sowie diese in Eiterung über, deren Ausgang in Resorption und Heilung gewiss nur in den allerseltesten Fällen und auch da nur nach einer verhältnissmässig langen Zeit geschieht. Diese ätiologischen Momente also konnten wir auf unsern Fall nicht anwenden.

Die Myositis parenchymat. acuta wurde bisher als primäres Leiden nur in Folge traumatischer Einwirkung beobachtet (Birch-Hirschfeld: Lehrbuch der patholog. Anatomie. S. 318). Die Einwirkung eines Traumas können wir auch in unserem Falle nicht ausschliessen, obwohl die Anamnese in dieser Beziehung keinen Anhaltspunkt bietet. Soviel aber kann aus dem Verlaufe des Leidens geschlossen werden, dass sich dieses als eine acute parenchymatöse Muskelentzündung primär entwickelte, welche ihren Sitz im intermusculären, vielleicht auch in dem den Muskel umgebenden Bindegewebe hatte

und ein mehr plastisches als flüssig-eitriges Exsudat produ-
cirte. Einen absolut sicheren Beweis, wie ihn wohl nur die
Section liefern kann, besitzen wir für diese Auffassung nicht.
Auch können wir uns auf keinen analogen Fall beziehen, doch
dürfte dem Kliniker diese Erklärung des Falles am plausibel-
sten erscheinen.

VII—VIII.

Zum Schlusse möchte ich noch zwei Neubildungen anführen, die im Kindesalter seltener vorkommen und die, da
sie auch microscopisch genau untersucht wurden, einiges Interesse beanspruchen dürfen.

VII.
Geschwulst der Ohrspeicheldrüse.

Anna Jäger, 9 Mon. alt, wurde am 17. September aufgenommen.
Nach den Angaben der Mutter entwickelt sich die sofort näher zu
beschreibende Geschwulst in der Gegend der rechten Ohrspeicheldrüse
seit circa vier Monaten; ihre Entwicklung war eine langsame und
schmerzlose.

Das ziemlich schwächliche Kind wird regelmässig gesäugt. In der
rechten Parotisgegend gewahrt man eine ungefähr nussgrosse Geschwulst.
Die Haut über derselben ist von normaler Farbe und lässt sich leicht
in Falten aufheben. Die Grenzen der Geschwulst in der Tiefe sind nicht
bestimmbar. Ihre Beweglichkeit ist gering. Sie fühlt sich ziemlich
hart an und zeigt einen lappigen Bau.

Bei der am Tage der Aufnahme erfolgten Exstirpation der Geschwulst zeigte es sich, dass diese ohne deutliche Grenzen in das Parenchym der Ohrspeicheldrüse eingebettet und allenthalben innig mit dem
Gewebe der Drüse verwachsen sei. Aus diesem Grunde war es bei der
Operation nicht möglich, mit absoluter Sicherheit vorzugehen, doch
wurde alles, was krankhaft schien, entfernt. Durch die leider später
hinzutretenden anderweitigen Erkrankungen (Darm- und Bronchialcatarrh,
sowie catarrhalische Pneumonie) wurde nicht nur die Heilung der
Wunde vereitelt, sondern auch der am 2. Okt. erfolgte lethale Ausgang
vorbereitet.

Nach der von Herrn Privatdocenten Dr. Viktor Babes
vorgenommenen genauen Untersuchung der exstirpirten Geschwulst besteht diese aus zahlreichen, durch lockeres Bindegewebe zusammengehaltenen linsengrossen, weichen, sehr blutreichen Läppchen, welche, microscopisch betrachtet, den Läppchen der Parotis entsprechen. Die Acini und Tubuli der
Drüse enthalten allenthalben langgestreckte Cylinderzellen, sowie eine verdickte Membrana propria. Die Hauptmasse der
einzelnen Läppchen bildet ein vielfach geschlängelter Knäuel
von Gefässen, deren Endothel und Perithel bedeutend hypertrophirt ist und die sich an die Peripherie des Läppchens in
zahlreiche, feine, untereinander anastomosirende Haargefässe
auflösen. Diese sind zum Theile leer, collabirt, zum Theile

enthalten sie ein feines netzförmiges Gerinnsel oder weisse und rothe Blutkörperchen. In einzelnen Läppchen tritt die Gefässneubildung in den Hintergrund und statt dessen prävalirt die Vermehrung der Tubuli der Drüse, unter welchen sich zum Theile solche finden, die mit schönen Cylinderzellen angefüllt sind, zum Theile aber auch Gebilde, welche nachweisbar von den Tubuli ausgehen, aber viel kleiner sind als diese und auch keine Cylinderzellen, sondern junge, theils rundliche, theils würfelförmige Zellen enthalten.

Diesem Befunde gemäss haben wir es demnach mit einer Geschwulst zu thun, in welcher sich sowohl eine Neubildung von Drüsengewebe, als auch von intralobulären Blut-, vielleicht auch Lymphgefässen findet. Der Tumor repräsentirt demnach, nach der Ansicht des Herrn Dr. Babes, nicht einen einfachen Fall von Hypertrophie, sondern wir müssen ihn als ein Adenom der Parotis ansehen, in welchem es auch zur Wucherung und Neubildung von Gefässen, also zu einer Gefässgeschwulst, gekommen ist.

Wir fanden mehrere Fälle von Hypertrophie der Parotis publicirt, die meisten darunter von Bruns.[1])

Die Geschwülste bestanden ebenfalls aus Drüsengewebe und Gefässen, entbehrten aber jenes characteristischen Zuges, der in unserem Falle auf eine Neubildung hinwies und uns veranlasste, die einfache Drüsenhypertrophie auszuschliessen.

Adenome der Parotis fanden wir nur von Billroth[2]) erwähnt.

Ueber den Entwicklungsgang der Geschwulst konnten wir keinen sicheren Aufschluss erhalten. Nach den Angaben der etwas beschränkten Mutter soll diese am Ende des vierten Lebensmonates zuerst beobachtet worden sein; doch ist es auch möglich, dass sie angeboren war und nur ihres anfänglich kleinen Umfanges wegen nicht bemerkt wurde. Ihre spätere ntwi lung (5 Monate) ist als eine ziemlich rasche anzuseh&en. ck

VIII.

Sarcoma phalangis digiti III. pedis sinistri.

Auch die nun zu besprechende Geschwulst, die angeboren war, verdient als selten vorkommend einiges Interesse.

Richard Kuba, 16 Monate alt, wurde am 7. September 1881 als ambulanter Kranker auf unsere Klinik gebracht.

An der Dorsalseite der ersten Phalanx der dritten Zehe des linken Fusses gewahrt man eine erbsengrosse, runde, scharf begrenzte, mit

---

1) Handbuch d. Chirurgie. II. B.
2) Virchow's Archiv XVII. B. S. 357.

dem Knochen innig verwachsene, knorpelharte Geschwulst, die vollkommen schmerzlos ist. Die sie bedeckende Haut ist gespannt und verdünnt. Die Geschwulst ist, wie schon erwähnt, angeboren und hat sich
ihr Umfang seit der Geburt kaum merklich vergrössert.

Die Exstirpation erfolgte am 7. Sept., wobei wir uns überzeugten,
dass die Geschwulst vom Periost ausgegangen und mit den oberflächlichen Schichten des Knochens verwachsen war. Die Heilung der Wunde
erfolgte innerhalb 8 Tagen.

Die pathologisch-anatomische Untersuchung der Geschwulst, die
von Herrn Privatdocenten Dr. Babes vorgenommen wurde, ergab folgenden Befund: Die Oberfläche der Geschwulst ist glatt, ihre Consistenz von Knorpelhärte, ihre Farbe weisslich, durchscheinend. Die
Schnittfläche zeigt eine faserige Structur. Ein kleiner Theil der Geschwulst wird von der Hornschicht der Haut bedeckt, in welcher die
Zellen des Rete Malpighii nur lose zusammenhängen und stärker tin-
girt sind. Die Papillen selbst sind verstrichen. Die Lederhaut ist in
der Geschwulst aufgegangen, welche aus Bündeln schmaler Spindel-
zellen und dazwischen liegender gleichartiger, der hyalinen Substanz
des Knorpels ähnlicher Intercellularsubstanz besteht, in welcher zahlreiche, feine Längsspalten und in diesen ein zartes Gefässnetz zur Ansicht kommt.

Dieser Darstellung gemäss ist die Geschwulst als ein Spindelzellen-
sarkom mit hyaliner Intercellularsubstanz anzusehen.

XX.

Kleinere Mittheilungen.

Ueber Angiom der Leber.

Von A. STEFFEN.

Hierzu eine Tafel.

Unter den inneren Organen, welche man von Angiomen befallen findet, steht nach der Angabe aller Beobachter die Leber in erster Reihe. In der Mehrzahl der Fälle sind diese Geschwülste von geringem Umfange und dann zuweilen mehrere oder in grösserer Anzahl vorhanden. Oder sie kommen vereinzelt und dann in seltenen Fällen von beträchtlicher Grösse vor.

Virchow führt in seinem Werk: „Die krankhaften Geschwülste" B. III, 1. S. 392 an, dass Schuh einen Fall beobachtet habe, in welchem die Hälfte der Leber von Angiom ergriffen gewesen sei, und dass Maier eine solche Geschwulst von 4 Zoll Höhe und $1\frac{1}{2}$ Zoll Breite gesehen habe. Von den grössten Angiomen, die Virchow selbst in der Leber beobachtet hat, hatte das eine 3,5—4 Cm. Durchmesser, das andere 3,5 Cm. Höhe und 2,5 Cm. Breite. Es scheint sich in allen diesen Fällen um Angiome bei Erwachsenen gehandelt zu haben.

Als characteristisch für das Angiom wird angesehen, dass dasselbe eine Geschwulstform darstellt, welche zu den fressenden gerechnet wird, d. h. eine Form, in welcher nicht das vorhandene normale Gewebe verdrängt und damit das Organ vergrössert, sondern den Bestandtheilen des letzteren die Geschwulst substituirt und damit die Form und Grösse des Organs im Wesentlichen nicht geändert wird.

Als Beitrag und zur theilweisen Erweiterung der bestehenden Auffassungen führe ich folgenden Fall an:

H. W., ein Mädchen von 8 Monaten, wurde am 11. October 1882 im hiesigen Kinderspital aufgenommen.

Oberfläche des Körpers blass, beträchtliche Anämie, Zeichen von Rhachitis. Die Untersuchung des Blutes ergab eine mässige Vermehrung der weissen Blutkörperchen.

Die physikalische Untersuchung des Körpers erwies die Lungen und das Herz nach Lage, Grösse und Function als normal.

Der Bauch ist etwas aufgetrieben in Folge von Vergrösserung der Leber. Die Dämpfung der letzteren beginnt in der rechten Mamillarlinie an der sechsten Rippe und beträgt von hier bis zum untern Rande des nach unten vergrösserten rechten Lappens 12,5 Cm. Der untere Rand steht etwa in der Höhe des Nabels. Die Breite des zungenförmig verlängerten Lappens beträgt 10 Cm. Derselbe lässt sich zum grössten Theil in der Tiefe der Bauchhöhle umfassen. Die Untersuchung des linken Lappens weist 6 Cm. Höhe und 5,5 Breite nach. Die Palpation und Percussion der Leber verursachen keinerlei Schmerzempfindung.

Die Milz scheint vergrössert.

Der Appetit ist gut, die Verdauung normal. Das Kind ist lebhaft und heiter. Trotz guter Ernährung hatte das Gewicht nach einer Woche des Spitalaufenthaltes abgenommen.

Am 23. October entwickelte sich diffuser Bronchialcatarrh, welcher sich nach zwei Tagen zu einer hochgradigen Bronchitis steigerte. Am 28. waren profuse Durchfälle aufgetreten und ein schnell zunehmender Collapsus machte am Abend desselben Tages dem Leben ein Ende.

Die Leber war während dieser Zeit keinerlei Aenderungen eingegangen. Die Section wurde am folgenden Tage gemacht.

Die Leiche fand sich mit einem sehr reichlichen Panniculus adiposus versehen. Mässige Todtenstarre, verbreitete Todtenflecken. Die Bulbi liegen auffallend tief in ihren Höhlen.

Die Kopfhöhle wurde auf Wunsch der Eltern, welche die Leiche mehrere Stunden weit mit sich führen wollten, nicht geöffnet.

Brusthöhle: Beide Pleurahöhlen frei. Schleimhaut des Kehlkopfs, der Trachea, Bronchi und deren Verzweigungen geschwellt, tief geröthet und mit eitrigem Schleim bedeckt. Beide Lungen vollkommen lufthaltig und blutreich. Auf den Durchschnitten lässt sich aus den Lumina der Bronchialverzweigungen eitrig schleimiges Secret ausdrücken. Tracheal- und Bronchialdrüsen mässig geschwellt.

Im Herzbeutel eine geringe Menge von klarem Transsudat. Die Muskulatur des Herzens derb, blassbraun, die Klappen normal.

Bauchhöhle: Peritoneum frei. Die Mesenterialdrüsen nicht geschwellt.

Die Schleimhaut des Magens und der Gedärme ist ausserordentlich blass, die solitären Follikel, namentlich im Dickdarme, etwas geschwellt.

Die Milz ist 8,5 Cm. lang, 4 Cm. breit, 2 Cm. hoch. Die Capsel ist etwas gerunzelt. Das Gewebe ist derb und härtlich, auf den Durchschnitten von schmutzig graurother Farbe, die Malpighischen Körper sehr entwickelt.

Die beiden Nieren zeigen vollkommen gleiche Beschaffenheit. Die Länge beträgt 7,5 Cm., die Breite 4 Cm., die Höhe 2,5 Cm. Die Capsel lässt sich leicht abziehen, das Gewebe ist derb und fest und wenig blutreich.

Die Leber ist um ihre Längsachse nach vorn und abwärts gewälzt. Der vordere Rand ist in der Gegend des rechten Lappens in Form einer rundlichen Geschwulst beträchtlich vorgetrieben, wogegen der Lobulus quadratus bedeutend zurücksteht. Neben diesem tritt der vordere Rand des linken Lappens mit einer mässigen Convexität wieder nach vorn. Der linke Lappen endet nach links, immer schmäler und niedriger werdend, in einem flachen Bogen. Die vordere Partie der rechten Fossa longitudinalis ist ausserordentlich flach. Die unter ihr liegende Gallenblase ist klein, geschrumpft und enthält eine geringe Menge goldgelber Galle.

Die Leber ist 17 Cm. lang, davon kommen auf den rechten Lappen 11 Cm. Der rechte Lappen ist 11,5 Cm., der linke 8,5 Cm. breit. Die höchste Höhe des rechten Lappens beträgt 5,5 Cm., des linken 3 Cm. Die Capsel ist glatt, die Oberfläche nirgends eingesunken noch vorgetrieben.

Ein senkrechter Schnitt durch die vordere grössere Hälfte des rechten Lappens von rechts vorn nach links hinten theilt einen grossen Tumor gerade in der Mitte durch. Man sieht auf der beigegebenen Zeichnung die beiden Schnittflächen desselben T deutlich. Die Leber liegt auf derselben auf der convexen Fläche. Links sieht man die untere Fläche des linken Lappens L, rechts daneben den Lobulus Spigelii. Der Tumor hat eine etwas ovale Gestalt. Er hat einen Tiefendurchmesser von 7 Cm., eine Breite von 6 und eine Höhe von 5 Cm. Er nimmt die grössere vordere Hälfte des rechten Leberlappens ein und reicht nach links bis zum Ligam. suspensor. und Lobulus quadratus. Er grenzt sich in welliger Linie macroscopisch ziemlich scharf von dem umgebenden Lebergewebe ab. Die Dicke des letzteren beträgt in der peripheren Zone der vorderen Hälfte des rechten Leberlappens durchschnittlich 0,5 Cm. Die Farbe des Tumor ist rothbraun, durchsetzt von einzelnen, tiefer rothen Heerden. Die Consistenz ist stellenweise fester und derber als die des übrigen Gewebes der Leber. Die denselben umgebenden Reste des Organs sind von blassgelber Farbe und blasser als die entfernter gelegenen Theile der Leber, was schon vor dem Einschnitt auffällig erschien.

Macroscopisch lässt sich ein strahliger Bau des Tumor erkennen. Es ziehen sich Balken von der Mitte desselben oder anderen festeren Stellen nach der Peripherie in ähnlicher Anordnung wie die Radien eines Kreises hin. Zeitweise finden sich diese letzteren von queren und schrägen Balken durchkreuzt und in ihrer Richtung verändert. Zwischen den Balken befinden sich mit weicherem Gewebe gefüllte Hohlräume, aus denen sich blutige Flüssigkeit auspressen lässt. Beinahe in der Mitte des Tumor liegt eine von festem straffem Gewebe umschlossene, buchtige Höhle, welche nach verschiedenen Richtungen circa zwei Ctm. misst. Dieselbe ist mit einer klaren, weisslichen, etwas fadenziehenden Flüssigkeit gefüllt. Die Wandungen dieser Höhle sind blassgelb. Dieselbe Farbe haben die von derselben entspringenden und der Peripherie des Tumor zustrebenden Balken, zwischen welchen sich die dunkler gefärbten Räume befinden. In dem die Geschwulst nach hinten begrenzenden Lebergewebe sieht man verschiedene, weit klaffende Lumina der Vena portarum, welche wahrscheinlich in directem Zusammenhange mit dem Tumor steht.

Sowohl die macroscopische Beschaffenheit der Geschwulst als die microscopische Untersuchung kennzeichnen dieselbe als Angiom. Es lässt sich der cavernöse Bau deutlich durch die vielfachen Balken, walche von festeren Centren ausgehen, verschiedene Richtungen einschlagen, sich vielfach kreuzen oder auch förmlich maschige Gewebe bilden, und die dazwischen gelegenen Hohlräume, welche meist frei scheinen, oft auch von Balken in grösseren Zwischenräumen durchzogen sind, nachweisen. Selten und sehr vereinzelt finden sich Gefässe in der Geschwulst. Die fast central gelegene Höhle ist von einer dichten, starren Bindegewebsmasse umschlossen, von welcher Balken nach verschiedenen Richtungen ihren Ursprung nehmen. Ebenso findet sich in der Peripherie der Geschwulst eine kreisförmig angeordnete Zone dichteren Bindegewebes, welches allmählich in das periphere Lebergewebe übergeht. In der Geschwulst ist von normalem Lebergewebe keine Spur vorhanden.

Das vorliegende Angiom der Leber zeichnet sich zunächst durch seine Grösse aus. Dass sich diese post mortem geringer erwies, als bei der klinischen Untersuchung ist von der Abnahme der Blutfülle abhängig. Wenn schon bei Erwachsenen ein derartiger Umfang einer solchen Geschwulst zu den grössten Seltenheiten gehört, so dürfte dies Vorkommen im frühesten kindlichen Alter ein vollständiges Unicum sein. Bei dem Alter des Kindes (acht Monate) und dem bekanntermassen sehr langsamen Wachsthum der Angiome kann die Geschwulst mit Sicherheit als eine angeborene bezeichnet werden. Dass die Angiome der Leber keinerlei klinische Erscheinungen veranlassen und in Bezug auf die Gesundheit ohne Bedeutung sind, darüber ist man allerseits einverstanden. Der vorliegende Fall macht darin eine Ausnahme, dass die Geschwulst eine Vergrösserung zu des rechten Leberlappens im Wege gebracht und bequem klinisch nachzuweisen war. Dass die Beschaffenheit derselben ein Angiom war, war bei der Seltenheit eines solchen Falles nicht zur Erwägung gekommen und lag auch völlig ausserhalb des Bereichs der Diagnose.

Besprechungen.

Das Kind in Brauch und Sitte der Völker. Von Dr. H. Ploss. Anthropologische Studien. Zweite, bedeutend vermehrte Auflage. 3. u. 4. Halbband. Berlin 1882. Verlag von A. B. Auerbach.

Die Hoffnung, welche wir bei Besprechung der ersten zwei Halbbände (dieses Jahrb. XVIII, 1) aussprachen, hat sich erfüllt; auch der 2. Band liegt jetzt bereits vor uns. Auch dieser Band erweckt hohes Interesse, ja wir möchten behaupten, in noch höherem Grade als der erste Theil des Werkes. Unserer Meinung nach ist das auch natürlich. Wenn nämlich im 1. Bande davon die Rede war, wie der Neugeborene empfangen und begrüsst wird, und welche Ceremonien sich hieran bei den verschiedenen Völkern knüpfen, so führt uns der 2. Band in das viel wichtigere Capitel der Pflege und Erziehung des Kindes, die in hohem Grade abweichend bei den verschiedenen Völkern zu Tage tritt; wir haben es hier also mit einer ethnographischen Pädiatrik zu thun, deren Studium jedem Pädiatriker, sowie überhaupt jedem denkenden Gebildeten zu empfehlen ist.

Was den reichen Inhalt dieses Bandes anbetrifft, so können wir uns nur darauf beschränken, denselben an der Hand der Capitelüberschriften im Grossen und Ganzen anzugeben. Die Capitelanzahl ist gegenüber der 1. Auflage um 2 vermehrt worden, obgleich die Anordnung im Wesentlichen dieselbe geblieben ist, nur hat eben jeder einzelne Theil Bereicherung und Verbesserung erfahren.

Das erste Capitel dieses Bandes, das 15. des ganzen Werkes, handelt von der körperlichen Pflege, Abhärtung und Verweichlichung.

Ueberraschend ist es, bei wie vielen Völkern das eben noch von der mütterlichen Wärme umschlossene Neugeborene mit einem kalten Bade regalirt wird. Jedenfalls liegt hier das Princip der Abhärtung vor, die in der That bei einzelnen Völkern soweit getrieben wurde, dass nur ganz kräftig angelegte Kinder diese Strapazen auszuhalten vermochten, die anderen schwächlicheren gingen eben zu Grunde. In vernünftiger Weise abhärtend verfuhren die alten Germanen, welche in dieser Beziehung von römischen Schriftstellern als Muster gepriesen wurden. Sehr zärtlich verfuhren die Eskimo mit den Kindern und geradezu verweichlichend ist Pflege und Erziehung der Kinder, wie sie die Bewohner von Samoa und der anderen Inseln Polynesiens ausüben.

Das nächste Capitel, das 16., beschäftigt sich mit dem Baden und Waschen der Neugeborenen. Einige Völker reinigen überhaupt die Neugeborenen gar nicht von dem ihnen anhaftenden Schleime, so bleiben bei den Fellahs in Aegypten die Kinder bis zum 3. Lebensjahre völlig ungebadet und ungewaschen. Statt zu baden bestreicht man anderwärts (Basuto) die Kinder mit Fett, bei anderen Völkern mit Gyps, oder man streut trockenen Sand oder Salz auf den Körper. Bei den Völkern, welche die Kinder gleich nach der Geburt baden, wird das Wasser in sehr verschiedenen Temperaturen genommen. Manche nehmen

ganz kaltes Wasser, ja sogar Schnee (Ostjaken), Andere wieder brühen
geradezu ihre Kinder ab mit heissem Wasser (Perser theilweise, Russen).
In vielen Gegenden wird das Kind nur einmal gebadet und später nur
mit Fett eingerieben. Am Schlusse kommt Verf. auch auf die Deutschen, bei denen es mit der Reinigung der Kinder nicht zum Besten
aussah.

Das 17. Capitel handelt von dem Einhüllen, Wickeln und Kleiden
des Kindes. Bekanntlich ist bei vielen wilden Völkern die Kleidung
ziemlich überflüssig, besonders die Kinder bleiben ohne jede Bekleidung. Selbst die Umwickelung der Nabelgegend unterbleibt oft gänzlich. Möglichenfalls ist dies eine Ursache erworbener Nabelbrüche, die
bei solchen Völkern die Kinder besonders häufig zeigen. Die Bekleidung ist natürlich bei verschiedenen Völkern eine sehr verschiedene,
wie man aus dem Originale ersehen kann.

Das 18. Capitel hat zum Gegenstande das Legen, Tragen und
Wiegen, Gehen, Stehen und Setzen des Kindes. Verf. hat dieses Capitel in einem besonderen, mit vielen Illustrationen ausgestatteten Büch-
lein im gleichen Verlage niedergelegt (vgl. Besprechung dieses Jahrb.
XVII, p. 321); auch dieses Capitel hat eine Bereicherung erfahren.

Das 19. Capitel spricht vom Einschläfern und behandelt zuerst den
Kindesschlaf und den Aberglauben, und zweitens macht es uns mit
recht interessanten Wiegen, und Schlummerliedern bekannt.

Das 20. Capitel, die Ernährung des Kindes, ist in 5 Abschnitte getheilt: 1. Die Mutterbrust. 2. Dauer des Säugens. 3. Zur Geschichte
des Ammenwesens; ein sehr interessanter Abschnitt. Von jeher ge-
reichte es der Mutter zur grossen Ehre, ihr Kind selbst zu stillen,
schon früh. aber hatte sich die Einrichtung der Ammen ausgebildet.
Bei manchen Völkern wurden die letzteren sehr hoch gehalten; in Rom
nahm das Ammenwesen geradezu überhand, man überliess das Still-
geschäft den Sclavinnen. 4. Das Entwöhnen und die künstliche Ernährung, und endlich 5. der Aberglaube beim Entwöhnen.

Capitel 21 befasst sich mit der sympathetischen Behandlung des gesunden als auch des kranken Kindes und geht dann auf das Zahnen der
Kinder und seine Bedeutung über.

In dem 22. Capitel, arzneiliche Behandlung des Neugeborenen,
werden wir mit den Kinderheilmitteln verschiedener Völker, darunter
auch mit den deutschen Volksmitteln bekannt gemacht.

Die Missgeburten wurden, wie Capitel 23 berichtet, gewöhnlich als
Folge der Einwirkung böser Geister angesehen, was Wunder daher,
wenn man solche Missgeburten so schnell als möglich aus der Welt
schaffte. Selbst in Griechenland gestand man den Hebammen das Recht
zu, über Tod oder Leben eines missgestalteten Kindes zu verfügen.

Höchst interessant ist ferner der Inhalt des 24. Capitels, den Kinder-
mord und das Aussetzen des Kindes betreffend. Bei vielen wilden
Völkerschaften ist das Tödten der Neugeborenen erlaubt und geschieht
hier meist in der Absicht, eine zu grosse Nachkommenschaft zu verhindern. Andere wollen die Kinder durch Tödtung vor schlimmen Gefahren behüten, wieder Andere sehen die Tödtung als ein den Göttern
zu bringendes Opfer an. Bei den alten Hebräern, Griechen und Römern stand es dem Vater frei, das Kind zu behalten oder nicht, letzteres konnte daher ausgesetzt, verkauft oder getödtet werden.

Das 25. Capitel hat die Behandlung der Zwillingskinder zum Gegenstande. Zwillingsgeburten sah man immer für etwas Wunderbares an.
Die Erklärungen derselben waren sehr abenteuerlich. Bei manchen
Völkern werden Zwillingskinder getödtet, oder nur eins leben gelassen;
ja bei einem Stamme an der Küste von Guinea wird sogar die Mutter
getödtet. Ueberhaupt sah man in einer Zwillingsgeburt oft den Beweis

für die Untreue des Weibes, da ja 2 Kinder nur von 2 Männern sein konnten. Als ein erfreuliches Ereigniss, dessen sich der Vater rühmen kann, sieht man die Zwillingsgeburt bei den Hottentotten an.

Capitel 26 ist überschrieben: Das Kind und die Muttersprache, und enthält 5 Abschnitte. 1. Das Lallen des Kindes. 2. Wie entstanden die Worte Papa und Mama? 3. Volksgebräuchliche Sprachexercitien. 4. Das Sprechenlernen und der Aberglaube. 5. Die Bezeichnung Kind und Bube.

Capitel 27 führt uns in die Kinderspiele und -Lieder ein und gibt am Schlusse eine Uebersicht der Literatur derselben.

Ein besonders interessantes Capitel ist das nächste, 13 Abschnitte enthaltende 28., betitelt: Die Erziehung der Kinder. Sehr geschickt ist das so reichliche Material, das für den Pädagogen besonderes Interesse hat, unter bestimmte Gesichtspunkte gestellt worden. Aus Raummangel können wir nicht auf die einzelnen Abschnitte eingehen.

In dem 29. Capitel wird von den Kinderfesten und ihrer Bedeutung gehandelt. Unter den Kinderfesten begreift Verf. das Osterfest, das Maifest, das Sommerempfangen, Sommerfeste, das Weihnachtsfest, das Neujahrsfest und endlich Fastnacht.

Das 30. Capitel verbreitet sich über Recht, Stellung und Pflicht des Kindes, und behandelt hier 1. das Familiensystem. 2. Andro- und Gynäkratie. 3. Das germanische, 4. griechisches und römisches Kinderrecht, 5. dasjenige der Orientalen, 6. der Afrikaner, 7. der Oceanier, und endlich 8. der Indianer Amerikas. Der 9. Abschnitt bespricht die Adoption. Sonderbarer Weise ist diese letztere auch unter sonst tiefstehenden Völkern ziemlich verbreitet. Bei einigen Völkern werden die adoptirten Kinder den eigenen sogar vorangestellt.

Wir kommen endlich zum letzten Capitel, welches die Ueberschrift trägt: Der Abschluss der Kinderjahre. Die Mannbarkeit. Die Mannbarkeitserklärung sowohl der männlichen als weiblichen Jugend wurde bei den alten Völkern — Verf. berichtet von den Australiern, Oceaniern, den Indianern Süd- und Nordamerikas, den Asiaten, Afrikanern, den alten Mexikanern und Peruanern, den Römern und Germanen, mit Anschluss der Deutschen — unter vielen, oft sehr abenteuerlichen Ceremonieen gefeiert. Es kam hier meist darauf an, dass der in die Zahl der Erwachsenen Aufzunehmende erst eine Probe der Standhaftigkeit, sei es nun gegen körperlichen Schmerz, Hunger oder Kälte, ablegte. Anders war es schon bei den alten Römern. Trat der Knabe in das 14. Jahr, so wurde derselbe für mannbar erklärt, er trug von jetzt an die Toga virilis, die Feierlichkeit selbst nannte man Tirocinium. Bei den Germanen endlich scheint man die Mannbarkeit mehr nach der körperlichen Kraft bestimmt zu haben; der junge Mann konnte jetzt Waffen tragen und wurde unter die Wehrfähigen aufgenommen. Zum Schluss kommt Verf. noch auf die Confirmation bei den Deutschen zu sprechen.

Zur schnelleren Orientirung des Inhaltes ist dem Buche ein sorgsam gearbeitetes Register beigegeben.   Höhne.

Allgemeine Orthopädie, Gymnastik und Massage. Von Prof. Dr. Friedrich Busch in Berlin. Mit 34 Abbildungen. Leipzig 1882. F. C. W. Vogel. VIII und 272 S.
[2. Theil des 2. Bandes von v. Ziemssen's Handbuch der allgemeinen Therapie.]

Hochwillkommen muss dem Fachmanne, besonders aber dem Kinderarzte, eine Bearbeitung der orthopädischen Materie von allgemeinem Standpunkte aus sein, besonders weil das Litteraturmaterial so zerstreut ist, dass es besonderen Fleisses bedarf, um es zu sammeln. Hierauf hat auch Verf. von vornherein verzichtet, indem er nur einen kurzen Abriss über die Litteratur der Gymnastik und Massage gibt, die orthopädischen Krankheiten aber ohne Litteraturnachweise eingehend bespricht. Hier wären letztere wohl Vielen erwünscht gewesen, die sich weiter zu orientiren wünschen; es sind jedoch im Texte die hauptsächlichsten Werke citirt. Im Uebrigen ist die Art und Weise, wie Verf. uns in die Orthopädie einführt und uns durch ihr Gebiet hindurchleitet, geradezu klassisch, und fast überall ist der Stoff erschöpfend behandelt; gute Abbildungen versetzen uns da, wo das Wort nicht ausreicht, mitten in die Sachlage. Ref. gesteht geradezu, dass Verf., ohne darum zu wissen, die Idee des Ref. ausgeführt hat, welche letzterem für das Gerhardt'sche Handbuch der Kinderkrankheiten vorschwebte. Gerade dort wird jeder Kinderarzt eine ähnliche Zusammenstellung ungern vermissen, obwohl die einzelnen Capitel auch dort — aber an verschiedenen Stellen — behandelt werden. Ref. wünscht daher dem berühmten Verf. von ganzem Herzen Glück zu der gelungenen Darstellung der orthopädischen Krankheiten, wie sie uns hier vorliegt.

Verfasser führt uns zuerst auf das Gebiet der Gymnastik (S. 5) und natürlich nach der Pflanzstätte derselben im Alterthume. Die griechische Gymnastik, die eng mit den heiligen Spielen verknüpft war, ist schon um deswillen als das Vorbild für alle Zeiten hinzustellen, weil sie so fest mit dem Erziehungsplane des jungen Griechen verbunden war, wie wir es bei keinem Volke wiederfinden. Von hier wendet sich Verf. zu dem Uebergange der Gymnastik zur Athletik, zur Gymnastik des Mittelalters und den Urtheilen der Mediciner und Philosophen über Gymnastik. Die Entwicklung der deutschen und der schwedischen Gymnastik und der Massage sind trotz aller Kürze so eingehend geschildert, dass man sich das Wissenswertheste zu eigen machen kann. Geradezu klassisch aber ist die Abhandlung, welche Verfasser hier anknüpft, indem er den Nutzen, welchen die Medicin von der einen oder der andern Form der Gymnastik ziehen kann, darzulegen sich bemüht. Hier werden alle Vortheile und alle Nachtheile der geregelten oder übertriebenen Bewegung scharf gezeichnet. Wie schön characterisirt Verf. nach dem Worte: „Der Zweck heiligt das Mittel!" die übertriebenen Anforderungen, deren Jahn bedurfte, um das deutsche Volk wieder wehrbar zu machen, im Gegensatz zu den Massnahmen eines Spiess, welcher die pädagogische Gymnastik im Auge hatte und daher jener höchsten Forderungen nicht bedurfte!

Die Hauptdomäne der medicinischen Gymnastik ist die Orthopädie (S. 50). Bei Besprechung der orthopädischen Krankheiten geht Verf. von den angeborenen, theils durch Defectbildungen, theils durch Druck des Uterus entstandenen Affectionen (Klumpfuss, Schiefhals, congenitale Hüftgelenkverbildung) zu den erworbenen Deformitäten der unteren Extremitäten, und zwar zuerst zu den Belastungsdeformitäten (Pes valgus, Genu valgum) und den durch Rhachitis und Osteomalacie herbeigeführten Knochenverkrümmungen, sodann zu den durch Gelenkentzündungen bedingten Stellungsanomalien. Allenthalben giebt Vf. uns eine kurze

Uebersicht über die ätiologischen und pathologischen Verhältnisse und bespricht dann kurz, aber erschöpfend, die mechanischen und operativen Hilfsmittel, die man bei den verschiedenen Leiden angewendet und anzuwenden hat.

Hieran reihen sich die Gelenkdeformitäten, welche durch Vernarbung des Hautkörpers um das Gelenk, sowie durch paralytische Zustände erzeugt werden. Hier findet sich die Tenotomie und die Theorie ihres Erfolges eingehend gewürdigt. Endlich wird die Gruppe der auf primärem abnormem Knochenwachsthum beruhenden Deformitäten der Beine und des Beckens besprochen; ihnen schliessen sich diejenigen an, welche durch chronischen Gelenkrheumatismus, Arthritis deformans und Gicht herbeigeführt werden. — In ähnlicher Weise führt Verf. hierauf die Deformitäten der obern Extremitäten vor, bei denen die Wirkung der Schwere nur so äusserst selten zur Wirkung gelangt, während die übrigen Ursachen ebenso oft die oberen wie die unteren Extremitäten betreffen. Hierauf wendet sich Verf. zu den Deformitäten des Kopfes und sodann zu denen des Brustkorbes (S. 105), die bald Folge von Wirbelsäulendeformitäten sind, bald ohne Mitbetheiligung der Wirbelsäule zu Stande kommen (Pectus carinatum und tief eingezogenes Präcordium). Die Wirbelsäulendeformitäten theilt Verf. in anerkennenswerther Weise in Biegungen (Strophosen) und Knickungen (Kyphosen). Als besondere Formen der ersteren bespricht er zuerst die Rückwölbung (die rhachitische, die jugendliche und die sogen. Arbeitsrücken, sowie den krummen Rücken der Greise), dann die Vorwölbung (die paralytische und die Compensationslordose) und endlich die seitliche Biegung. Hier unterscheidet Verfasser die habituellen Stellungsanomalien und die fixirte Scoliose, betont aber sofort, dass nicht jede fixirte Scoliose aus einer habituellen Stellungsanomalie hervorgeht. Primär ist die scoliotische Stellungsabweichung in Folge von Muskelschmerzen, in Folge häufig wiederholter Schiefstellung des Beckens und — am seltensten — in Folge von Paralyse oder Contractur einseitiger Muskelmassen. Die fixirte Scoliose, welche unter allen Umständen, selbst nach dem Tode, bestehen bleibt, kommt zu Stande entweder durch sehr hohe Intensitäten einseitiger Belastung oder durch eine Schwächung in der Widerstandsfähigkeit des Knochengewebes resp. der epiphysären Wachsthumszonen gegen ungleichmässigen Druck. Vf. characterisirt also die fixirte Scoliose hauptsächlich als Belastungsdeformität, die in dem Genu valgum in fast allen Punkten Analogieen hat. Ungleicher Druck bedingt aber ungleiche Knochenbildung. Als besondere Formen sind ferner die angeborene und die rhachitische Scoliose angeführt. Für die früher als Kyphoscoliosen beschriebenen höchsten Grade der Scoliose, die Ref. als Kyrtoscoliosen bezeichnet wissen wollte, weil er die Rückwölbung Kyrtosis nannte, schlägt Verf. den Namen Scoliosis gravissima seu rectangularis vor. Von Seiten der pathologischen Anatomie constatirt Verf., dass die Wirbelkörper die schwerste Deformität erleiden, die Rippen erst hierdurch in Mitleidenschaft gezogen werden (S. 142). — Bei der Symptomatologie der Scoliose unterscheidet Verf., wie die meisten der jetzigen Autoren, 3 Grade; er trennt sie darnach, dass beim ersten Grade die anfänglichen Erscheinungen der Vorbiegung nur bei sorgfältiger Beobachtung aufzufinden sind, beim zweiten Grade am entblössten Rücken die Vorbiegung auf den ersten Blick erkannt wird, und beim 3. Grade ein unzweifelhafter Buckel sich entwickelt hat. Für die Behandlung des ersten Grades empfiehlt es sich, die Wirbelsäule zu stärken und Schädlichkeiten von ihr fern zu halten. Ausserdem gilt es beim zweiten Grade, Mittel hinzuzufügen, welche geeignet sind, die Krümmungen zurückzudrängen; hierher gehört besonders eine orthopädische Gymnastik, deren bezügliche Uebungen

Verfasser hier eingehend bespricht und abbildet. Nachdem er sich über
die längst verlassene operative Behandlung der Scoliose verbreitet hat,
wendet er sich zur Antistatik (Einlage im Schuh oder schiefer Sitz)
und zur mechanischen Behandlung. Hier wird zuerst die Extensions-
behandlung (Extensionsbetten, von denen die von Bühring, Heine-
Carus (Schildbach) und Verf. abgebildet sind, Suspension, orthopädische Stühle, Krücken, tragbare Apparate, von denen der von Delpech, Nyrop, Schildbach, Barwell abgebildet werden) und sodann die Corsetbehandlung (das Gypscorset, Filzcorset und ihre Anlegung
mit oder ohne Suspension) besprochen.

Die Behandlung des 3. Grades der Scoliose (S. 203) kann nur auf
Verhinderung des Fortschreitens der Verkrümmung (bes. im Wochenbett und im höheren Alter) und auf Milderung der durch die Scoliosis
rectangularis verursachten Beschwerden gerichtet sein.

Knickungen der Wirbelsäule (Kyphosen) wurden entweder durch
Luxation oder Fractur von Wirbeln oder durch Spondylitis oder durch
Carcinom der Wirbelkörper bedingt. Verfasser bespricht hier nur die
durch Spondylitis erzeugten Kyphosen, die häufigsten aller, und den
Verlauf der Spondylitis, welche in den meisten Fällen tuberculösen Ursprung hat. Ob dies für alle Fälle Geltung hat, werden wohl die nächsten Jahre entscheiden. Jedenfalls bilden aber wahrscheinlich Traumen
nur die Gelegenheitsursachen, welche auf einem durch scrophulöse oder
tuberculöse Diathese vorbereiteten Boden den Ausbruch oder die Locali-
sirung der Erkrankung herbeiführen. Doch es können auch ganz gesunde Kinder in Folge eines Traumas an Spondylitis erkranken; wahrscheinlich hat sich dann durch Blutextravasat oder Gewebsquetschung
ein todter oder in seiner vitalen Widerstandsfähigkeit geschwächter
Heerd in den Wirbelkörpern gebildet, welcher einen günstigen Nähr-
boden für Microorganismen darstellt. So gern man auch diesen Erklärungen beistimmt, selbst wenn man der gegentheiligen Ueberzeugung
ist (wie Taylor), dass die Mehrzahl der Fälle von Anfang an rein
ostitischen Ursprungs ist und die Tuberculose erst im Verlaufe der
Krankheit durch chronische Eiterung erzeugt wird, so wenig ist Refer.
geneigt, mit Verf. anzunehmen, dass wohl in jedem Falle von Spondylitis Eiterung an dem Erkrankungsheerde vorhanden ist. In den leichteren Fällen, in denen nur ein Wirbel erkrankt, scheint es doch, als
verliefe die Spondylitis ohne Eiterung, indem der durch Bluterguss er-
weichte und entzündete Wirbelkörper durch die Körperlast einfach in
Detritus verwandelt und resorbirt wird. Für die schwerern Fälle, welche
ja meist auch durch Resorptionsfieber ausgezeichnet sind, wird wohl
Verf.s Erklärung als zutreffend bezeichnet werden müssen. Nachdem
Verf. den Verlauf der Senkungsabscesse und den Eintritt der Paralyse,
als deren Ursache Druck auf das Rückenmark und Fortleitung der Entzündung auf dasselbe angenommen werden muss, geschildert hat, wendet
er sich zur Behandlung der Pott'schen Kyphose, welche die Indication
zu erfüllen hat, ausser der Erhaltung des Lebens den durch die ulceröse Zerstörung in den Wirbelkörpern herbeigeführten Defect möglichst schnell und mit möglichst geringer Dislocation zur Ausheilung zu
bringen. Wie Fetteinreibungen des Rückens zur Fortleitung der in den
Geweben angesammelten Exsudate nützen sollen, ist nicht leicht einzu-
sehen, da am Rücken ja jedes Exsudat fehlt. Wenn von 2 %igen Carbol-
säureumschlägen zu hoffen ist, dass ein Theil der Flüssigkeit in die
Tiefe der Gewebe dringt, so wird dies wohl von subcutanen Injectionen
in noch höherem Grade zu erwarten sein; nur warnt allerdings Verf.
mit Recht, diese Injectionen, wie Hüter vorschlug, in die Tiefe der
Gewebe vorzunehmen. Verf. ist gegen Anwendung der Kälte, verspricht
sich aber Nutzen von Blasenzügen; in einzelnen Fällen nützen ausnahms-

weise auch Cauterisationen. So lange die Patienten im Stande sind, zu gehen, will sie Verf., mit einem guten Stützapparate versehen, herumgehen lassen, da frische Luft ein wesentliches Lebenselement für diese Kranken bildet. Was Verf. über die Anlegung des Sayre'schen Gypsverbandes bei Spondylitis sagt, kann Ref. aus Erfahrung vollkommen bestätigen (Decubitus); daher empfiehlt sich bald der Taylor'sche Apparat, bald die Beely'sche Modification des Filzjackets. Muss wegen Schmerzen oder Lähmung die Bettlage aufgesucht werden, so muss man die horizontale Lage auf einer gut gepolsterten Rosshaarmatratze mit oder ohne Anwendung des Bonnet'schen Halbkürasses oder der Extension durchführen. Verf. ist daher gegen die Anwendung der Rauchfuss'schen Schwebe.

Endlich bespricht Verfasser die Entzündung des Atlantooccipital-Gelenkes (S. 235), die entweder unter der Form einer rheumatischen Synovitis oder einer fungösen Gelenkentzündung verläuft. Die Diagnose und Differentialdiagnose sind besonders scharf gezeichnet. Die Behandlung wird ausser durch Allgemeinbehandlung am besten durch Matthieu's Halskürass geleitet.

Anhangsweise wird der ausserorthopädische Gebrauch von Gymnastik und Massage in der Medicin (S. 240) besprochen. An erster Stelle handelt es sich hier um die Resorptionsbeförderung alten Exsudaten gegenüber (so lange keine Venenthrombosen sie compliciren) und um die Lockerung von entzündlichen Adhäsionen. Hierher gehört daher der acute rheumatische Muskelschmerz, die Distorsion der Gelenke, Adhäsion der Gelenkflächen nach Gelenkentzündungen, Adhäsion der Sehnen an ihren Scheiden, Gelenk- und Sehnensteifigkeiten, auch die Adhäsionen des Uterus etc., die nach Para- und Perimetritiden zurückbleiben, und die Adhäsionen, welche sich um alte Hernien gebildet haben. Schliesslich kommt Verf. auf Athmungsgymnastik und die Behandlung der Affectionen der Brustorgane durch geregelte Gymnastik zu sprechen. Endlich wurden Gymnastik und Massage gegen chronische Stuhlverstopfung, catarrhalischen Icterus, bei Ileus, bei Migräne, Schreibkrampf, Stottern und Chorea mit Erfolg angewandt. Es mögen diese Andeutungen genügen, um die Reichhaltigkeit auch dieses Capitels darzuthun und zur Selbstlectüre aufzufordern.

Die vorliegende Bearbeitung der Orthopädie verdient daher, wenn auch die Darstellung sich nicht gleichmässig über alle Gebiete erstreckt und einige ganz übergangen sind (z. B. die operative Behandlung des veralteten Klumpfusses durch die Keilexcision), die allgemeinste Beachtung der Fachgenossen, weil wir hier die erste Bearbeitung der Orthopädie vor uns haben, welche den practischen Arzt in Stand setzt, an der Hand des Textes und der durch die Verlagshandlung geschaffenen ausgezeichneten Ausstattung durch gute Abbildungen sich über das Gewollte und Erreichte ein genügendes Urtheil zu bilden. Spätere Auflagen werden sich noch eingehender mit den hier kärglich besprochenen Gegenständen und den einzelnen Theilen der beschriebenen Apparate, durch deren zerlegte Darstellung Instrumentmacher leichter in den Stand gesetzt werden könnten, nach den Abbildungen zu arbeiten, zu befassen haben. KORMANN.

Analecten.

(Fortsetzung.)

IV. Krankheiten des Verdauungskanales und seiner Adnexe.

56) Dr. **S. Lwoff** (Kasan): Ein Fall von Hernia diaphragmatica congenit. Medic. Westnik. 18. 1882.

57) Dr. **E. Werner**: Ein Fall von Hernia diaphragmatica. Med. obschët. St. Petersb. wospit. doma sa 1880 g. p. 1881.

58) Dr. **Beverley Livingston**: Ein Fall von congenit. hernia diaphr. Am. Journ. of obstetriis etc. July 1882.

59) Prof. **R. Demme**: Ueber das Vorkommen von Magenerweiterung im frühen Kindesalter. 19. Jahresb. des Jenner'schen Kinderspitales 1881.

60) **Thos. Cawley Eager**: Ein ungewöhnlicher Fall von Intussusception. Lancet I. 15. 1882.

61) **F. V. Birch-Hirschfeld**: Die Entstehung der Gelbsucht neugeborener Kinder. Virchow's Archiv. 87. Bd. 1. H.

62) **A. Dumbar Walker**: Gallensteine bei einem 3 Monate alten Kinde. Brit. med. Journ. 1112.

63) Prof. **B. Roth** (Basel): Ueber Missbildungen im Bereiche des ductus omphalo-mesent. Virchow's Archiv. 86. Bd. 3. H.

64) Dr. **Seferowitz** (Niemschitz): Cyanvergiftung durch Pflaumenkerne. W. med. Blätter. 13. 1882.

65) Dr. **A. v. Hüttenbrenner**: Ueber den histologischen Bau des Sarcomphalus bei Kindern. Zeitschrift f. Heilk. 3. H. 1882. Ref. der Prager med. Wochenschr. 18. 1882.

66) Prof. **R. Demme**: Ueber das Vorkommen von fissura ani et recti im Kindesalter. 19. Jahresbericht des Jenner'schen Kinderspitales zu Bern. 1881.

67) Prof. Dr. **Chvostek**: Ein Fall von Ulcus ventriculi rotund. chron. bei einem Kinde. Arch. f. Kinderheilk. 3. Bd. 7. und 8. Heft.

68) Dr. **Oskar Silbermann** (Berlin): Zur Lehre vom Asthma dyspepticum der Kinder. Berl. klin. W. 23. 1882.

69) Prof. **R. Demme**: Beobachtung von Uebertragung der Maul- und Klauenseuche auf den Säugling durch den Genuss der Milch eines derart erkrankten Thieres. 19. Jahresbericht des Jenner'schen Kinderspitales zu Bern. 1881.

70) Dr. **A. M. Edge**: Hydatidengeschwulst in der Leber. Lancet II. 18. 1881.

71) Dr. **Arnold Pick**: Notiz zur patholog. Anatomie des Rückenmarkes nach Darmkrankheiten. Prager med. W. 45. 1881.

72) Dr. **Josef Mendel**: Darmprolaps durch vorausgegangene Periomphalitis bei einem 5 Monate alten Kinde. Prager med. W. 8. 1882.

73) **Bouchut**: Darmpunctionen. Paris méd. 47. 1881. Ref. des Centralbl. für Chir. 10. 1882.

74) Dr. **A. Baginsky**: Veränderungen der Darmwand bei Kindern. Berliner klin. W. 12. 1882.
75) Dr. **F. M. Rotch**: Ein Fall von Intussusception. Boston. med. & surg. J. 14. 1880.
76) Prof. **Rosenstein**: Eine Beobachtung von anfallsweisem Kotherbrechen. Berliner klin. W. 34. 1882.

56) Dr. Lwoff beobachtete eine Hernia diaphragm. bei einem neugeborenen, gut entwickelten (50 Cm. langen) Knaben. Derselbe war von einer durch langdauernde Intermittens herabgekommenen IV-para ohne Kunsthilfe geboren worden, wurde gleich nach der Geburt asphyctisch und starb nach 2 Stunden. Bei der Section fand man die linke Lunge nach innen, hinten und oben verdrängt und vollständig comprimirt. Der ihr zukommende Raum wurde eingenommen vom Magen, dem Darmcanal vom Duodenum bis zum Col. descend., dem lob. Spigelii der Leber, dem Pancreas und der Milz. Alle diese Organe lagen zwischen den beiden Blättern des umgestülpten grossen Netzes. Im sehnigen Theile des Zwerchfells fand sich links und hinten ein 4 Cm. langer und 2,4 Cm. breiter Defect. Die übrigen Organe normal.

Cruse.

57) Der von Dr. Werner beobachtete Fall betraf einen 54 Cm. langen Knaben, der am 24. Lebenstage an acutem Intestinalcatarrh im St. Petersb. Findelhause verstorben war. In der linken Brusthälfte fand sich der Magen, der Dünndarm, das Colon ascend. und ein Theil der Milz. Von der linken Hälfte des Zwerchfells war nur ein etwa 1,5 Cm. breiter Streifen an der vorderen Thoraxwand vorhanden.

Cruse.

58) Dr. Beverley Livingston (New-York) obducirte die Leiche eines todtgeborenen, 3310 Grm. schweren, mit der Zange geborenen Knaben. Bei der Eröffnung der Bauch- und Brusthöhle fand er, dass die linke Hälfte des Zwerchfells fast ganz fehlte, indem nur ein schmales Wickelband vorhanden war, das am Sternum 1 Cm. breit war. Die Baucheingeweide, die in die Brusthöhle eingedrungen waren, steckten nicht in einem peritonealen Sacke, und zwar zunächst die von rechts nach links transponirte Leber, deren linker Lappen bis zum Niveau der Rippen reichte und das Herz in die rechte Thoraxhälfte gedrängt hatte, der rechte Leberlappen lag ganz in der Bauchhöhle. Ausserdem lag im linken Thoraxraume, und zwar oberhalb des linken Leberlappens, der zusammengedrängte Dünndarm, das Colon ascendens und transversum. Die linke Lunge war nicht auffindbar, die Thymusdrüse lag gegen das hintere Mediastinum verdrängt, der linke Bronchus war in einen fibrösen Strang von 1 Mm. Dicke umgewandelt.

Dr. L. fand in der Literatur 113 Fälle von Hernia diaphragmat. cong., welche er analysiren konnte, bei Individuen im Alter bis zu 7 Jahren, 41 an Knaben, 35 an Mädchen, bei 27 war das Geschlecht nicht angegeben. Das Diaphragma fehlte 18mal rechts, 83mal links, nur 5mal waren die Bauchorgane in einem Peritonealsack enthalten, 4mal war die Hernia in der Mitte, 2mal beiderseits von der mittleren Brücke des Zwerchfelles gelegen, 1mal fehlte das Zwerchfell ganz.

59) Prof. R. Demme lässt leider im vorliegenden 19. Jahresberichte seine auf der Salzburger Naturforscher-Versammlung in Aussicht gestellte Publication über seine Untersuchungen des normalen und erkrankten Magens noch vermissen, die Arbeit ist, wie er angiebt, noch nicht abgeschlossen. Vorläufig giebt er nur einige beachtenswerthe Daten.

24*

Die anatomische Untersuchung des normalen Säuglingsmagens weist die äusserst schwache Entwicklung der verschiedenen Muskellagen in der Fundusgegend als Regel nach, es kommen selbst mehrere Millimeter breite, total muskellose Stellen vor.

Bei unzweckmässiger Ernährung des Säuglings, namentlich mit viel Amylaceis, resultirt daraus eine beutelförmige Ectasie des Magens, Niederliegen der Ernährnng in Folge von constitutionellen Erkrankungen, gesteigerte Gasentwicklung in Folge Gährung und Zersetzung des Mageninhaltes führen gleichfalls zur Ausweitung des Magens und zu einer bleibenden Steigerung der Atrophie der Magenmusculatur, namentlich bei Rachitikern, Scrofulosen, Anämischen.

Eine hochgradige Magenerweiterung betraf einen im Berner Kinderspitale behandelten, 6½ Jahre alten Knaben. Derselbe stammte aus einer phthisischen Familie, erbrach in den ersten Lebenswochen sehr häufig seine reichliche Mehlbreinahrung. Seit dem 2. Lebensmonate zeigt er eine auffällige Auftreibung des linken Hypochondriums, namentlich nach reichlicher Nahrungsaufnahme. Dabei blieb der Knabe trotz seines Heisshungers fortwährend elend, litt an Stuhlverstopfung und erbrach zeitweise grosse Mengen übelriechender Speisemassen, zuweilen auch mit frischem oder zersetztem Blute untermischt.

Im Alter von 6½ Jahren dem Spitale übergeben, zeigte der Knabe ausser den Erscheinungen der Spitzentuberculose eine das linke Hypochondrium einnehmende, 4 Cm. unter die horizontale Nabellinie reichende Hervortreibung des Hypochondriums, namentlich links und auch den linksseitigen Rippenbogen betreffend.

Die Hervortreibung bildet einen kugelförmigen, mit Gas und Flüssigkeit gefüllten Sack, in welchen mehr als ein Liter Flüssigkeit einfliessen und wieder herausgeholt werden konnte.

Die diätetische und mechanische Behandlung des Magens erzielte eine bedeutende Reduction des letztern und eine Gewichtszunahme des Knaben um 1043 Grm. in 6—8 Wochen.

60) Thos. Cawley Eager theilt den Leichenbefund eines 8 Tage alten Mädchens mit, welches nach der Einnahme einer Mehlspeise plötzlich erbrach und Bauchschmerzen bekam, eine Stunden später collabirte und etwa 13 Stunden später starb.

Bei der Obduction fand man eine 18 Zoll lange, nur das Ileum betreffende Invagination, die bereits zu weit ausgedehnter Gangrän geführt hatte.

61) F. V. Birch-Hirschfeld begründet in der vorliegenden Arbeit die schon in Gerhardt's Handbuch niedergelegte Erklärung der Entstehung des Icterus neonatorum durch eine ausführliche Darlegung der anatomischen Befunde, auf welche diese Erklärung sich stützte.

Birch-Hirschfeld schliesst sich den Autoren an, welche das wesentliche causale Moment des Icterus neonatorum im engern Sinne, in der mit der Geburt eintretenden Aenderung der Circulationsverhältnisse der Leber suchen. Während des Bestandes des fötalen Kreislaufes herrscht in den Nabelvenen ein positiver Druck, nach der Geburt fällt dieser aus, dagegen wachsen die Widerstände im Pfortadersystem wegen Füllung des Magens und Darmes mit Luft, weshalb auch in Fällen protrahirter Geburt eine venöse Stauung im venösen Gebiete der Leber und im abdominalen Theile der Nabelvenen sich ausbildet. Unter normalen Verhältnissen findet bald ein Ausgleich statt durch den Einfluss der Athmung auf das rechte Herz und durch die Steigerung des Blutdruckes im Pfortadersysteme; unter allen Umständen findet man im Nabelvenenreste Blut noch wochenlang und zwar eine rhythmisch mit der Ex- und Inspiration wechselnde Zu- und Abnahme der Füllung.

Das reiche Bindegewebslager, das sich längs der Verzweigung der Pfortader in die Leber hinein fortsetzt, findet man in allen Fällen, in welchen Störungen während der Geburt eine venöse Stauung der Leber erzeugt hatten, hochgradig ödematös.

Diese ödematöse Anschwellung des Gewebes der Glisson'schen Kapsel comprimirt die Gallengänge, bewirkt Gallenstauung und Aufnahme von Galle ins Blut und wird so zur Ursache des Icterus der Neugeborenen und zwar zu einer Ursache, die prägnant durch eine ganz·grobe anatomische Untersuchung erwiesen werden kann.

Diese Veränderung wird an der Leiche in verschiedenen Graden und in verschiedenen Stadien der Rückbildung gefunden.

In Fällen, wo der Tod nach längerem Bestehen eines intensiven Icterus eintrat, konnte eine erhebliche Verkleinerung der Leber constatirt werden, als secundäre Folge einer Ernährungsstörung in Folge der behinderten Circulation und ohne dass dabei irgend ein septischer Process mit im Spiele war.

Die Resorption von Galle beim Icterus neonator. konnte aber bisher im Harne weder durch den Nachweis von Gallenfarbstoffen, noch durch den von Gallensäuren erwiesen werden, wohl aber gelang es immer, die erstern und einmal auch die letztern im Serum des Herzbeutels zu constatiren.

Der häufige Mangel der Gallenfarbstoffe im Harne beim Icterus neonatorum findet seine Erklärung in der Unvollständigkeit und der kurzen Dauer des Verschlusses der Gallenwege, für das Vorhandensein gallig gefärbter Fäces kommt noch die Tage lang dauernde Ausscheidung des Meconiums hinzu.

Aus demselben Grunde ist auch der Icterus in der Leber weniger prägnant und von kürzerer Dauer, um so mehr, als die Galle durch Vermittlung der Lymphgefässe und des ductus thoracicus aus dem ödematösen Bindegewebe direct ins Blut gelangen kann oder der Icterus der Leber ist so schwach, dass er nur microscopisch nachweisbar ist.

Die Häufigkeit der Gelbsucht bei Neugeborenen, welche manche Autoren veranlasst, von einem physiologischen Icterus· zu sprechen, erklärt sich leicht aus der grossen Häufigkeit der besprochenen Oedeme, als Ausdruck einer durch physiologische Verhältnisse bedingten pathologischen Circulationsstörung, die ihre Wirkung immer in den ersten Lebenstagen äussern muss.

Mit der von Birch-Hirschfeld gegebenen Erklärung stimmen die Erfahrungen, dass die Kinder Erstgebärender, wie alle Kinder, die in einem verzögerten Geburtsacte geboren, und dass die Frühgeborenen wegen ihrer unvollständigen Athmung für den Icterus neonat. besonders disponirt sind.

Ausser diesem gutartigen Icterus neonatorum im engern Sinne findet man bei den Obductionen Neugeborener als Ursache des Icterus: Angeborene Atresie der Gallenwege, Periphlebitis syphilitica in den grossen Pfortaderästen (Schüppel) und Catarrh in den Gallenwegen.

Eine besondere Gruppe bilden aber die malignen Formen des Icterus, herbeigeführt durch puerperale Infection der Nabelwunde, deren Träger wahrscheinlich Bacterien sind, die auch in den verschiedensten Organen der dieser Krankheit erlegenen Neugeborenen gefunden werden.

Birch-Hirschfeld aber nimmt an, dass die Venen die hauptsächlichste Bahn der Infection seien, obwohl die Arteriitis umbilicalis sehr viel häufiger sei, als die Phlebitis umbil. und zwar nimmt er dies deshalb an, weil auch in solchen Fällen, wo nur Arteriitis umbilicalis gefunden wird, in der Regel doch die Leber auffallend verändert ist (entzündliche Processe im periportalen und interacinösen Bindegewebe,

und acute Fettentartung der Leberzellen) und weil von der Umbilical-
vene aus eine viel günstigere Gelegenheit für ein directes Eindringen
der Infectionsstoffe in die Circulation geboten wird.

Birch-Hirschfeld giebt einen genauen Bericht über 3 Fälle von septischer respective pyämischer Nabelinfection verschiedenen Grades, welche
alle in dem Puncte übereinstimmen, dass sie eine centrale Phlebitis der
Nabelvene und eine von der Einmündungsstelle dieses Gefässes in die
Pfortader ausgehende Phlebitis zeigen, während das ganze untere Ende
der Nabelvene frei blieb.

Er deutet diese Befunde so, dass zur Zeit, wo der Infectionsstoff in
die Nabelvene eintritt, die Circulation daselbst noch frei ist, unter dem
Einflusse der Respiration noch die erwähnten Füllungsschwankungen
stattfinden und der Infectionsstoff durch die Blutwelle gegen den Pfort-
aderstamm fortgeschwemmt wird, und erklärt schliesslich, dass auch der
mit der Nabelinfection verbundene Icterus der Neugeborenen hepatogenen
Ursprunges ist, insofern auch hier eine Compression der Gallenwege im
interacinösen und periportalen Bindegewebe stattfindet und dass somit
dieselben Bedingungen, welche zum gutartigen Icterus disponiren, auch
die Disposition zur gefährlichen Nabelinfection steigern.

62) A. Dunbar Walker beobachtete bei einem 3 Monate alten,
gesunden Säugling, welcher im 1. Lebensmonate Icterus überstanden
hatte, nach einer mehrstündigen Unruhe und Schmerzensäusserung und
nach Verabreichung eines Abführmittels den Abgang von 3 ovoiden
Gallensteinchen, deren grösstes 2 Grm. schwer war.

63) Prof. B. Roth (Basel) publicirt 3 Missbildungen, die mit der
embryologischen Entwicklung des ductus omphalo-mesentericus im
Zusammenhange stehen.

Er unterscheidet 3 Arten von Entero-Kystomen:
1) Solche, bei welchen durch Abschwärung auf dem Wege fötaler
Peritonitis oder durch Achsendrehung des Mesenteriums der Darm im-
permeabel und in mehrere cystische Säcke umgewandelt worden ist.

2) Solche, in welchen durch ursprünglich abnorme Entwicklung das
Darmsystem sich neben einem permeabeln Darmrohre entwickelt, als
Theile eines rudimentären Zwillings oder in Combination mit anderweitigen, regellos gelagerten und zuweilen wuchernden Gewebs- und Organ-
theilen oder endlich als hervorgegangen aus abnormen seitlichen An-
hängen des Darmes, insbesondere des Meckel'schen Divertikels (einfaches Entero-Kystom).

Diese entsprechen den Retentionscysten, enthalten eine glasige oder
dünn klare oder eitrige Flüssigkeit, eventuell, wenn Communication mit
dem Darmrohre besteht, auch Galle und anderweitige Darmcontenta.

Ein solches Enterokystom beobachtete Prof. E. Hagenbach an einem
16 Monate alten Kinde, welches nach 8tägiger Krankheit unter den Erscheinungen von Peritonitis starb.

Bei der Obduction fand man unterhalb des Nabels, vor dem Dünn-
darmmesenterium gelagert, eine quer ovale, röthliche Geschwulst, 5,3
Cm. lang, 6,2 Cm. breit und 3,6 Cm. dick, theils fest verwachsen, theils
nur angeklebt an das Omentum majus. Die Geschwulst hat nach rechts
und unten einen 11 Mm. langen Stiel, der zum concaven Umfange des
Ileum dicht vor der Insertion des Gekröses reicht, ein kegelförmiges, mit
der breitern Basis am Ileum aufsitzendes, von rechts nach links gedrehtes
Darmstück, das sich gegen die Basis der Geschwulst in einem Strang
fortsetzt, welches letztere im Mesenterium wurzelt, also ein Mesenterium
darstellt, das sich bei der Drehung um 90° mit dem Darmappendix
gekreuzt hat.

Die Geschwulst selbst stellt eine Cyste dar, die Schleim, Luft, Eiterkörperchen, Blut, hämorrhagische Darmschleimhaut, Amylumkörper und Spuren von quergestreiften Muskeln (aus den Ingestis) enthalten. An 2—3 Stellen ist die Wand der Cyste gangränös zerfallen.

Der zweite Fall aus der Beobachtung von J. J. Bischoff stellt ein Enterokystom dar, das nicht mit dem Darm communicirte, und betrifft ein bald nach der Geburt gestorbenes, männliches Kind. Bei der Eröffnung des Bauches zeigt sich unterhalb der Leber eine grosse, den Magen und das Duodenum bedeckende, dünnwandige Cyste, die aus 2 Abtheilungen besteht, einer obern, hühnereigrossen und einer untern, in der Cöcalgegend gelegenen kleinern. Ein 2., vom Oesophagus gekreuzter und von der rechten Lunge bedeckter, fluctuirender Tumor liegt am rechten Lungenhilus, von der Pleura costalis bedeckt, und endlich eine 3. wurstförmige Cyste zwischen den Blättern des Mesenteriums, dem untern Theile des Ileums anliegend. Das untere, dünnere Ende dieser letztern Geschwulst communicirt mit dem Darme und bildet ein Darmdivertikel, das mehrere, nur für eine Borste passirbare Verengerungen aufweist und am obern Ende eine vollständig abgeschlossene, circa bohnengrosse Cyste trägt. Die ersterwähnte, grössere Abdominalcyste besteht aus 2 Säcken, die durch einen hohlen Stiel mit einander verbunden sind, ein offener Zusammenhang mit dem Darmrohre aber existirt nicht, die Wand zeigt aber (microscopisch) alle Schichten der Darmwand.

Die Cyste im Mediastinum posticum, verkehrt eiförmig, 5,5 Cm. lang, 3,1 Cm. breit, 4,0 Cm. dick, hat einen Druck auf beide Lungen, so wie auf die Trachea und die beiden Hauptbronchien ausgeübt, ihre Wandung besitzt gleichfalls Darmstructur, mit einer hypertrophischen Muscularis.

Ein 3. Fall, eine besondere Form von „offenem" Diverticulum ilei, betrifft ein circa 3 Wochen altes Kind, das am Nabel einen eigenthümlichen Auswuchs hatte, eine vom vorstehenden Nabel ausgehende, cylindrische, rothe Geschwulst, von der Grösse einer kleinen Bohne, die zuerst in der 2. Lebenswoche bemerkt worden war. Dieser 2 Cm. lange Zapfen war hohl und man konnte durch denselben eine Sonde 4 Cm. weit in die Bauchhöhle einschieben. Die Oberfläche des Zäpfchens ist sammtartig, kleinwarzig, nur oben vorn eine vertiefte, weissliche Stelle, welche eine blassgelbe, breiige Masse entleert, die aus einer feinkörnigen Substanz und einzelnen rothen Blutkörperchen und lymphoiden Rundzellen und Amylumkörnern (Mehlbrei) besteht.

Im Alter von 8 Monaten starb das Kind plötzlich, an Bronchopneumonie. Bei der Obduction sah man vom freien Umfange eines vertikal gestellten Dünndarmstückes einen kurzen, am Nabel adhärenten Fortsatz ausgehen, der von einer Falte des Mesenteriums begleitet ist.

Durch den äussern Zapfen und diesen Fortsatz gelangt man in den Dünndarm. Das Ganze stellt einen Divertikel dar, der ca. 58 Cm. oberhalb der Ileocöcalklappe abgeht. Der Nabelanhang ist nichts anderes als der über den Nabel vorragende, invertirte Theil eines offenen Divertikels, auf dessen Durchschnitt man demgemäss 4 Mal Schleimhaut erkennen kann und zwar so, dass je 2 Schleimhautsäume am freien Ende in einander übergehen.

Zu Stande gekommen ist dieser prominente Darmventrikel in der Weise, dass der in einem Nabelschnurvorfalle gelagerte, ursprünglich im Nabelringe blind endende Darmanhang durch Necrose eröffnet und sofort invertirt wurde.

64) Dr. Seferowitz (Niemschitz) beobachtete eine Cyan-Vergiftung an einem 12 Jahre alten Knaben, welche durch den Genuss von Pflaumenkernen hervorgerufen worden war.

Die klinischen Erscheinungen waren: Convulsionen mit Bewusstlosigkeit durch viele Stunden hindurch, Dilatation der Pupillen, Tetanus und Trismus, Cyanose, Dyspnoe.

Durch wiederholte warme Bäder mit kalten Uebergiessungen, Anwendung eines Emeticums, künstlicher Respiration und von Chinin gelang es nach vielen Bemühungen den Knaben aus seiner höchst precären Situation zu bringen.

Nach 12 Stunden war das Bewusstsein völlig wiedergekehrt, nur grosse Mattigkeit und Dilatation der Pupillen waren noch vorhanden; der Knabe erzählte, dass er „eine ganze Hosentasche voll" Pflaumenkerne genossen hatte, welche auch im Stuhle gefunden worden waren.

65) **Fr. A. v. Hüttenbrenner** bestätigt die schon von Küstner (Virchow's Archiv 69 B.) mitgetheilten Befunde an den fungösen Nabelgeschwülsten der Kinder. Küstner hatte ausser reinen Granulationsgeschwülsten auch ein Adenom beschrieben, welches aus Cylinderepithelien bestand, die nach seiner Ansicht aus abgeschnürten Resten des ductus omphalo-mesentericus hervorgegangen waren. Auch v. Hüttenbrenner spricht sich gegen die Annahme aus, dass es sich bei diesen Geschwülsten um Unterbindung eines wahren Divertikels handeln könnte. v. Hüttenbrenner hat aber auch eine 3. Art von Sarcomphalus aufgefunden, die aus Rund- und Spindelzellenzügen besteht, zwischen denen sich Schläuche von cubischen Zellenhaufen befinden, die von einer eigenen membrana propria umgeben sind. Er lässt diese Adenosarcome aus den Resten der Allantois hervorgehen, die in der Nabelschnur (Sabine, Ruge) vorkommen sollen.

Klinisch unterscheidbar sind die verschiedenen Formen von Sarcomphalus bisher nicht.

66) **Prof. R. Demme** fand bei der Untersuchung eines sehr herabgekommenen, 13 Monate alten Knaben, der nur alle 8—10 Tage unter den grössten Beschwerden eine Darmentleerung hatte, auf welche dann Blutungen und ein somnolenter Zustand folgte, eine $1\frac{1}{2}$ Ctm. nach innen von der äussern Hautgrenze sitzenden Fissura recti et ani.

Gewöhnlich 3—5 Tage vor Absetzung des Stuhles trat bei dem Knaben eine genau auf die linke Körperhälfte begrenzte Chorea auf, welche regelmässig 3—5 Stunden nach der Stuhlentleerung wieder sistirte, um einige Tage später wieder aufzutreten. Nachdem die obern Faserbündel des Sphincteren durchtrennt worden waren, heilte die Fissur bei Einlage von Iodoform-Watte in 11 Tagen und damit sistirte der ganze complicirte Symptomencomplex für immer.

Fissuren des Afters und des Mastdarmes beobachtete D. 5 Mal bei Säuglingen vom 5.—7. Lebensmonate, zwischen 8. Monat und 5. Lebensjahr 7 Mal, bei ältern Kindern 10 Mal. In den leichtern Fällen führten medicamentöse Behandlung, sowie Kauterisation zur Heilung, in den mittelschweren Fällen war die Ausschneidung oder Auskratzung der kleinen Geschwüre nothwendig, in den ausgedehntern und hartnäckigen Fällen musste die Spaltung der Fissur und der angrenzenden Sphincterenbündel vorgenommen werden.

67) **Prof. Dr. Chvostek** berichtet über einen selbstbeobachteten Fall von Ulcus rotundum ventriculi bei einem Individuum, das im Alter von 18 Jahren in Folge eines solchen gestorben war, das er 4 Jahre alt, angeblich in Folge einer Erfrierung acquirirt hat.

Bei der Section fanden sich 2 grössere chron. runde Magengeschwüre u. z. das eine an der Cardia, das andere am Pylorus, das letztere hat zur Strictur und zu Dilatation geführt.

Der Kranke war durch sein Leiden so zurückgeblieben, dass er für einen 10 jährigen Knaben imponirte.

Die Krankheitserscheinungen bestanden in heftigen, bis zu 10 Stunden dauernden Cardialgien, hartnäckiger Stuhlträgheit. In den anfallsfreien Zeiträumen ist der Magen auf Druck nur ausnahmsweise empfindlich. Tod durch Inanition.

In der Leiche fand man den Magen sehr stark ausgedehnt, derselbe nahm nicht bloss das linke Hypochondrium ein, sondern reichte einerseits bis zur Nabelgegend, andrerseits in das rechte Hypochondrium unter der Leber.

Genau an der Cardia befindet sich ein rundes Geschwür von 3 Ctm. Durchmesser und ½ Ctm. Tiefe, dessen Ränder platt, steil abfallend und nicht verdickt sind, dessen Basis die verdickte Serosa des linken Leberlappens bildet. Ein zweites rundes 2½ Ctm. im Durchmesser haltendes, trichterförmiges Geschwür, dessen narbige Basis mit dem Pancreaskopfe innig verwachsen ist, liegt knapp oberhalb des Pancreaskopfes. Durch den verengten Pylorus · kann kaum die Spitze des kleinen Fingers passiren, die Muscularis des Magens ist stark verdickt.

68) Dr. Oskar Silbermann (Breslau) hatte zuerst im Jahre 1876 über Asthma dyspepticum bei Kindern publicirt und sich dabei, unter Zustimmung Traube's auf die von Mayer und Pribram experimentell erwiesenen, von Reizung des Magens ausgehenden Reflexvorgänge berufen.

Dr. Silbermann legt nun 3 neue hierher gehörige Beobachtungen vor.

1) Ein 13 Monate alter Knabe, bis zu 11 Monaten von der Mutter gesäugt und bis auf nur kurze Zeit dauernde Diarrhöen gesund, erkrankt unter Erbrechen, hat eine enorm jagende dyspnoetische Respiration (70), Cyanose des Gesichtes, Puls 160, fadenförmig, Extremitäten kühl, Gesichtsausdruck verfallen. Temp. 37.6. Magengegend etwas vorgewölbt und empfindlich auf Druck. Das Kind macht den Eindruck eines Moribunden. Auf Gebrauch von Analepticis und Salzsäure ist es nach 2 Tagen gesund.

2) 6 Monate altes Mädchen, erkrankt unter gastrischen Erscheinungen, ist stark cyanotisch, respirirt 60 Mal in der Minute, Puls klein 120. Soor der Mundschleimhaut. Temp. 36.90. Wiederholtes Erbrechen. Ueber Nacht völlig gesund.

3) 8 Jahr altes Mädchen erkrankt unter dyspeptischen Erscheinungen, hat einen fadenförmigen, arhythmischen Puls 160, Magengegend aufgetrieben, empfindlich, Resp. 28. 12 Stunden später Respiration jagend 60, hochgradig dyspnoetisch, starke Cyanose. Temp. 37.1. Nach Analepticis, Erbrechen von Speisen Erholung, 12 Stunden später Genesung. ·

Die von Mayer und Pribram experimentell gefundenen Magenreflexe bestehen in Pulsretardation und Blutdrucksteigerung, stimmen also mit den beim Asthma dyspepticum beobachteten Erscheinungen nicht überein. Henoch-Traube sprachen die Ansicht aus: Durch den vom Magen ausgehenden Reflexreiz entsteht ein vasomotorischer Krampf in den kleinen Arterien, daher die Kälte in den Extremitäten, der unfühlbare Puls und alle andern Erscheinungen.

Dr. S. erklärt die Parese der hemmenden Vagusfasern für das Primäre, dadurch entwickelt sich Behinderung des l. Ventrikels und Ueberfüllung des kleinen Kreislaufes und des rechten Herzens, secundäre Ueberladung des Blutes mit CO_2 und die Dyspnoe und Lungenoedem (Cohnheim und Welch).

69) Prof. R. Demme beobachtete neuerlich einen Fall von schwerer Stomatitis, bedingt durch den Genuss der Milch, die von einer maulund klauenseuchekranken Ziege herrührte.

Ein 3 Wochen altes Kind erkrankte unter Verlust des Appetits, Erbrechen, Schlingbeschwerden, Fieber (39.5° R) und Entwicklung von Bläschen auf der ganzen Mundschleimhaut, an den Nasenlöchern und der vordern Nasenschleimhaut. Die Bläschen platzten, liessen Geschwürchen zurück und es entwickelte sich eine übelriechende, bräunlichgelbe Absonderung, Sopor, Nasenbluten, profuse Diarrhoe und am 4. Krankheitstage Tod unter Coma und hoher Temp. (41.2° C.).

Bei der Obduction fand man Milzvergrösserung, perniciöse Degeneration der Leber und Nieren, Schwellung der Darmfollikel.

Einige Tage später erkrankte das Zwillingsgeschwister unter ähnlichen, nur leichtern Erscheinungen.

Die anlässlich dieser Fälle angestellten Nachforschungen ergaben, dass beide Kinder Milch von einer Ziege und zwar öfter im frischen Zustande bekommen hatten, welche Ziege an Maul- und Klauenseuche erkrankt war.

Die Incubationsdauer betrug bei dem 1. Kinde ca. 5, bei dem 2. ca. 6—7 Tage.

70) Dr. A. M. Edge beobachtete eine Hydatidengeschwulst bei einem gesund aussehenden 4jährigen Knaben, auf die man zum ersten Male dadurch aufmerksam wurde, als ein Spielgenosse den Jungen um den Leib fasste und aufhob und dieser dabei heftigen Schmerz empfand. Man fand damals sofort etwas rechts von der Medianlinie im Epigastrium eine elastische Geschwulst, etwa von der Grösse einer kleinen Orange, die mit der sonst nicht vergrösserten Leber zusammenhing. In den nächsten Wochen wuchs die Geschwulst und wurde oberflächlicher. Eine Probepunction entleert 13 Drachmen einer hellen, an Chloriden reichen Flüssigkeit, aber keine Blasen oder Haken.

Nach dieser Punction war die Cyste vollständig verschwunden.

71) Dr. Arnold Pick fand bei der Untersuchung eines 10 Monate alten Säuglings, welcher einer Cholera infantum erlegen war, in verschiedenen Abschnitten des Rückenmarkes reichliche kleine Blutungen. Die mittleren und grössern Gefässe waren überall stark mit Blutkörperchen erfüllt, hatten hie und da ihre regelmässigen Contouren eingebüsst und zeigten unregelmässige durch Compression bedingte Facetten, namentlich in jenen Gefässen, um welche keine Blutungen stattgefunden hatten.

Die Hämorrhagien lagen zerstreut im ganzen Querschnitte, häufiger in der hintern Hälfte und zumeist in der grauen Substanz, unverkennbar am reichlichsten in den Hinterhörnern.

Von Lähmungen war in vivo nichts gesehen worden, allein es wäre nicht unmöglich, dass man diesen Befund für diejenigen Fälle verwerthen könne, welche man bisher als vasomotorische Reflexlähmungen angesehen hat. Sonst fand man mässige chron. Enteritis ohne Atrophie der Organe.

Dr. Josef Mendl berichtete in der Sitzung des Vereins deutscher Aerzte in Prag vom 3. Febr. 1882 über ein Kind, bei dem im 5. Lebensmonate, ohne dass vorher eine Nabelhernie vorhanden war, plötzlich unter Erscheinungen einer heftigen Peritonitis, eine kreisförmige, phlegmonöse Periomphalitis entstanden war, von der aus in den nächsten 24 Stunden eine weitausgreifende diffuse Röthung der Bauchdecken ausging.

Am 3. Krankheitstage entleert sich aus einem perforirten Nabelbruche Eiter, am 5. Tage prolabirte durch die vergrösserte Nabelöffnung ein grosser Theil des Dünndarmes, der nur mühsam und nach Anlegung von 2 Knopfnähten reponirt werden konnte. 6 Stunden darauf starb das Kind.

Bei einem andern 10 Jahre alten an Peritonitis erkrankten Knaben kam es gleichfalls und zwar in der 6. Krankheitswoche zur Perforation des Nabels und Entleerung einer colossalen Menge Eiters. Eine Woche später sistirte die Eiterentleerung. Ausgang in Heilung.

73) **Bouchut** empfiehlt die Vornahme der Punction des Darmes mit einem feinsten Troicart bei Tympanitis.

Er hat diese Operation in einem Falle von Darminvagination bei einem 6 Jahre alten Knaben mit dem Erfolge gemacht, dass sofort grosse Erleichterung eintrat, er verspricht sich aber davon auch eine Wiederherstellung der Darmperistaltik und dadurch die Möglichkeit vorhandene Hindernisse fortzuschaffen. Die gesetzte feine Oeffnung in der Darmwand schliesst sich sofort nach Entfernung des Instrumentes.

74) **Dr. Ch. Baginski** demonstrirte in der Sitzung der Berliner med. Gesellschaft vom 25. Jan. d. J. Darmpräparate von Kindern. Er zeigte, dass in allen Schichten des Kindesdarmes Lymphbahnen vorkommen, welche bei Erwachsenen und ältern Kindern ein flaches Endothel besitzen. Man findet nun bei ganz jungen Kindern sowohl unter physiologischen Verhältnissen, als auch nach den heterogensten Krankheitsprozessen, eigenthümliche Schwellungen der Lymphgefässendothele und zwar schon unterhalb der Mucosa, ganz besonders aber zwischen der Ring- und Längsmuskelschichte. Diese Zellen haben runde Formen angenommen und ziemlich reiches Protoplasma bekommen. In einzelnen Lympfgefässen findet man ausserdem eine Anhäufung von kernhaltigen Rundzellen.

Dr. B. macht darauf aufmerksam, dass man bei der Erforschung der Microorganismen in der Darmwand (cholera inf., Enteritis), diese lymphoiden Zellen werde scharf ins Auge fassen müssen, da man sie wahrscheinlich an diesen im gereizten Zustande befindlichen Stellen des Gewebes finden werde.

75) **Dr. T. M. Rotch** beobachtete bei einem 6 Monate alten Knaben eine Darminvagination, bei dem der Tumor an der Umbeugungsstelle des colon transvers. in das colon descendens nachgewiesen werden konnte.

Am 3. Tage nach Beginn der Obduction starb das Kind, nachdem ein Repositionsversuch durch Anwendung von hydrostatischem Druck (180 Ctm. Höhe) missglückt war.

Bei der Obduction fand man eine ileococale Invagination.

An der Leiche versuchte man auf die Invagination eine Wassersäule von 250 Ctm. Höhe einwirken zu lassen, allein auch dieser Druck liess die Invagination unverändert.

Ein Versuch an einer Kindesleiche, bei der der Dickdarm unmittelbar unter der Valvula Bauhini abgeschnürt worden war, lehrte, dass schon bei einem Drucke von 180 Ctm. Höhe Wasser durch die Darmwand transsudirte und bei 268 Ctm. Höhe barst der Dickdarm 35 Ctm. vom Anus entfernt. Die ganze Länge des Dickdarmes von der Klappe bis zum Anus betrug in diesem Falle 75 Ctm.

Bei einem andern Versuche ergab sich, dass schon ein Druck von 12—30 Ctm. genügte, um die Ileo-Cöcalklappe zu forciren, so dass das Wasser bis in den Magen und den Oesophagus gelangte.

76) **Prof. Rosenstein** publicirt eine ganz merkwürdige Beobachtung an einem 9jährigen Knaben, der seit 5 Wochen von eigenthümlichen Krämpfen mit Bewusstlosigkeit befallen wird, die mit der Entleerung geballter Fäcalmassen aus dem Munde enden. In der Zwischenzeit ist der Knabe ganz wohl. Die einzelnen, aus dem Munde meist mittelst des Fingers herausgeholten Skybala haben eine Länge von 1,7—3,0 Ctm., einmal sogar von 18 Ctm. Nach einem mit Alcanum gefärbten Klystier waren die durch den Mund, sowie die durch den Mastdarm entleerten

Kothmassen dunkelblau. Das Kotherbrechen erfolgte meist am Ende heftiger Anfälle, dann und wann aber auch ohne solche, meist, aber nicht immer, mit gleichzeitiger Stuhlentleerung.

Unter Anwendung von Klystieren und innerlicher Verabreichung von Bromkali in grossen Dosen schwanden die Anfälle nach und nach.

Prof. Rosenstein nimmt an, dass unter dem Einflusse einer Neurose, welche als eine Art von Tetanie aufzufassen ist, sich eine vorübergehende Strictur im Darm bildete, von welcher Stelle aus die Welle in auf- und absteigender Richtung verlief, also gleichzeitig peri- und anitiperistaltische Bewegung statthatte.

V. Infections-Krankheiten.

77) Dr. **Jankowski**: Ueber das Contaginm der Diphtherie. Vorläufige Mittheilung. Jeschened klin. Gaz. 34—36. 1881.

78) Prof. **Leyden**: Ueber Myocarditis nach Diphtheritis. Allg. med. Central.-Zeit. 13 u. 14. 1882.

79) Dr. **Hofmockl**: Ueber Diphth. fauc. et laryng. II. Bericht über die im Leopoldstädter Kinderspitale in Wien behandelten chirurg. Kranken.

80) Prof. Dr. **G. Hagenbach**: Bericht über Diphtherie und Croup. 19. Jahresber. des Kinderspitales zu Basel 1881.

81) Prof. **R. Demme**: Statistische und klin. Verwerthung der vom Jahre 1862 bis 1882 im Kindersp. bei Laryngitis croup. diphtheritica vorgenommenen Tracheotomieen. 19. Jahresb. des Jenner'schen Kinderspitales zu Bern 1881.

82) **Boissarie**: Epidemie von diphtheritischen Lähmungen ohne Rachenaffection. Gaz. hebdom. 20 u. 21. 1881. Ref. des Centralbl. für med. Wissensch 48. 1881.

83) Dr. **John Appleyard**: Ein Fall von Mumps mit endocard. Geräuschen, hoher Temperatur und Metastase in die Hoden. Lancet I, 3. 1882.

77) Dr. **Jankowski** beschäftigt sich mit der Frage von der Inoculirbarkeit der Diphtherie. Die klinische Beobachtung hat nur wenige Fälle aufzuweisen, wo diese Krankheit dadurch entstand, dass Producte derselben zufällig auf gesunde Menschen übertragen wurden. Diesen Fällen stehen aber wieder andere gegenüber, und Verf. hat im Charkower Diphtheritis-Hospital eine ganze Reihe solcher Fälle beobachtet, wo die zufällige Uebertragung diphtheritischer Produkte gar keine Folgen hatte. Aehnlich verhält es sich mit der experimentellen Inoculation der Diphtherie: wenigen positiven Resultaten derartiger Experimente stehen viele negative gegenüber. Verf. hat ebenfalls Experimente hierüber angestellt. Zu denselben wurden stets frische Produkte der Diphtheritis benutzt, und zwar wurden sie auf die Haut oder Conjunctiva applicirt, nachdem das Epithel derselben mechanisch entfernt worden war. In einigen Fällen wurde das Impfmaterial auch in das subcutane oder submucöse Gewebe gebracht. Die Zeit, während welcher das Impfmaterial mit dem Gewebe in Berührung gelassen wurde, schwankte von einigen Stunden bis zu 2 Tagen. Als Versuchsthiere dienten Kaninchen, Hunde und Ferkel.

Bei fast allen vom Verf. ausgeführten Experimenten, deren Gesammtzahl sich auf 57 beläuft, stellten sich entzündliche Erscheinungen an der Impfstelle ein: sie standen im geraden Verhältniss zur Grösse des traumatischen Eingriffs und zur Grösse und Consistenz der übertragenen

Krankheitsprodukte. Diphtheritis konnte auf diese Weise kein einziges Mal hervorgerufen werden.

Trotz der vollkommen negativen Resultate seiner Experimente will Verf. doch von etwaigen Schlussfolgerungen absehen, bis er eine neue Reihe von Versuchen angestellt hat, bei denen Diphtheritisprodukte auf chronisch geschwürige Hautflächen übertragen werden sollen. Cruse.

78) Prof. Leyden hielt im Vereine für innere Medizin zu Berlin am 16. Juni 1882 einen Vortrag über die Herzaffectionen nach Diphtherie. Schon Trousseau hatte die Herzschwäche im Verlaufe der Erkrankung und selbst Todesfälle durch Herzschwäche beschrieben, nach ihm spielte die Herzthrombose i. e. die agonalen oder postmortalen fibrinösen Gerinnungen, die man in den Herzhöhlen fand, eine wesentliche Rolle bei der Erklärung der nicht durch Exsudationen in den Luftwegen begründeten klinischen Erscheinungen; endlich wies Bouchut auf die im Verlaufe der Diphtherie häufig vorkommende Encarditis hin, und wollte den Beweis durch kleine, miliare Granulationen erbringen, die an den Atrioventricularklappen vorkommen. Nebenher laufen deutsche und französische (Mosler, Ranvier) Arbeiten über die fettige Degeneration des Herzmuskels als Ursache des durch Herzparalyse erfolgten Todes.

Leyden giebt diesen klinischen Beobachtungen eine feste pathologisch-anatomische Basis, indem er nachweist, dass die Myocarditis eine Complication der Diphtheritis sei, dass diese charakterisirt sei durch reichliche Kernwucherung und Bildung kleiner myocarditischer Herde. Es kommt infolge derselben zu Dilatation der Herzkammern, Thrombenbildungen, Erweichungen und Blutungen und zur fettigen Degeneration in der Substanz des Herzmuskels. Am Krankenbette unterscheidet L. eine zweifache Form des Auftretens der Herzsymptome, die eine plötzlich und fast immer lethal endende Herzschwäche im Verlaufe der anscheinend gutartigen Diphtherie, die andere später auftretende, die sich durch Dyspnoe, frequenten, kleinen und unregelmässigen Puls ankündigt, und eine sorgfältige Ueberwachung von Seite des Arztes erfordert. Myocarditis kommt wohl bei den verschiedensten Infectionskrankheiten vor, aber fast immer nur in Form fettiger Degenerationen, allein bestimmte entzündliche Wucherungen des Herzfleisches scheinen doch in der beschriebenen Weise nur bei der Diphtherie relativ häufig zu sein.

In der auf den Vortrag folgenden Discussion giebt P. Guttmann wohl zu, dass die myocarditischen Befunde Leydens geeignet seien die bei der Diphtherie vorkommende Herzschwäche befriedigend zu erklären, allein er glaubt nicht, dass jene einen constanten Befund bilden und dass man immer er functionelle Störungen im Herznervensysteme werde zurückgreifen müssen. Es weisen viele klinische Beobachtungen darauf hin, insbesondere jene Fälle, welche genau das Bild von Vaguslähmungen darbieten.

Die parenchymatöse Trübung des Herzfleisches kommt bei den verschiedensten Herzaffectionen zur Beobachtung, wenn man nach dem Vorschlage Köster's von dem prall gefüllten Herzen schichtweise ganz dünne Lamellen abträgt und wenn sie hochgradig ist mag sie immerhin ein Factor sein für die Erklärung der Herzschwäche. Allein sicher ist, dass das Myocardium auch bei solchen Fällen von Diphtherie gesund gefunden wird, welche einem plötzlichen Collaps erlegen sind.

Friedländer dagegen bestätigt, dass bei der Diphtherie Myocarditis und fettige Degeneration des Herzmuskels etwa in dem vierten Theile aller obducirten Fälle nachweisbar sei und gewiss häufiger als nach andern Infectionskrankheiten. Eine grössere Rolle als allgemein angenommen wird spiele als Todesursache bei Diphtherie die Verlegung der feinen Bronchien und Alveolen beim Fortschreiten des Processes per continuitatem.

Friedländer spricht auch die Meinung aus, dass die Herzschwäche im Verlaufe der Diphtherie an und für sich nicht die massgebende Ursache für die Entstehung von Pneumonien sei, sie befördert nur die rasche Ausdehnung der pneumonischen Affection.

Leyden bemerkt nachträglich, dass man am Krankenbette die Fälle, bei welchen der Tod durch Erstickung bedingt ist, ganz wohl von jenen unterscheiden könne, bei welchen die Todesursache in der Herzschwäche gesucht werden müsse, die letztere Todesursache sei gewiss bei der Diphtherie die viel häufigere. Die Ansicht, dass die Herzlähmung ein Analogon der diphtherischen Muskellähmung sei, habe keine positive anatomische Stütze und er betont nochmals, dass die Constatirung der myocarditischen Prozesse bei der Diphtheritis eine sehr genaue microscopische Untersuchung des Herzfleisches nothwendig macht.

79) Dr. Hofmockl hat vom Jahre 1877—1880 im Leopoldstädter Kinderspitale in Wien 70 Kinder wegen Diphtherie der Luftwege tracheotomirt, 16 Kinder im Alter von 14 Monaten bis zu 2 Jahren (mit 16 Todesfällen), 30 im Alter von 2—4 Jahren (mit 25 Todesfällen), 23 im Alter von 4—8 Jahren (mit 12 Todesfällen), ein Kind im Alter von 11 Jahren (mit tödtlichem Ausgange), im Ganzen 54 Todesfälle, 16 Genesungen. Von 40 in der Privatpraxis Tracheotomirten genasen 13.

Es wurde fast ausschliesslich die tiefe Tracheotomie ausgeführt.

80) Prof. Dr. E. Hagenbach giebt in dem vorliegenden Berichte des Basler Kinderspitales pro 1881 eine eingehendere Darstellung über eine in diesem Jahre vorgekommene maligne Diphtheritisepidemie. Bis vor 10—12 Jahren kamen in Basel nur Fälle von sog. membranösem Croup und zwar nur selten vor und diese gaben, obwohl eine Isolirung dieser Fälle damals nicht stattgefunden hatte, nie Anlass zu Infectionen im Spitale. Erst seither kamen diese Fälle häufiger vor, zeigten epidemisches Auftreten, wurden leichter übertragbar und nahmen den Charakter jener Erkrankungsform an, welche man heutzutage Diphtheritis nennt.

Es kamen im Spitale während des Jahres 1881 53 Fälle von Diphtheritis (27 Kn. 26 M.) zur Aufnahme mit 25 Todesfällen (47 %), 37 Tracheotomien mit 15 Heilungen (45,5 %).

Ein 2 Jahr und 2 Monate alter Knabe, der seit 8 Wochen an Keuchhusten litt, mit Larynx - und Rachendiphtheritis aufgenommen, musste sofort tracheotomirt werden. Am 2. Tage ist notirt: Husten tritt paroxysmenweise auf mit Cyanose. Bei den Hustenanfällen wird viel Schleim expectorirt.

Am 10. Tage Entfernung der Canüle. Keuchhustenanfälle dauern fort. Ausgang in Genesung.

20 nachgewiesene Fälle von Croup, resp. Diphtheritis kamen nicht zur Tracheotomie, 7 (von denen 4 mit Typhus abdominalis complicirt) gestorben. Unter den mit Larynxstenose geheilten ist aber nur Ein Fall, in welchem Aushusten von Membranen notirt ist.

Von 1872—1879 wurden im Kinderspitale zu Basel 130 Tracheotomieen wegen Croup und Diphtheritis des Larynx gemacht, mit 44 Heilungen (35.4 %).

Im Spitale selbst wurden im Laufe des Jahres 1881 21 Kranke mit Diphtheritis inficirt, darunter 8 Typhöse. Die Infection vertheilte sich ziemlich gleichmässig über das ganze Spital und waren durchaus die Bettnachbarn der Diphtheritischen nicht besonders gefährdet. Mit der grössern Ausbreitung und der grössern Perniciosität der Krankheit in der Stadt nahmen auch die Infectionen im Spitale zu.

81) Prof. R. Demme giebt eine Zusammenstellung aller bisher im Jenner'schen Kinderspitale bei diphtheritisch-croupöser Laryngitis vorgenommenen Tracheotomieen. Es sind im Ganzen 75 mit 42 (56 %) Heilungen.

Dem Alter nach standen im 1. Lebensjahre 3 († 3), im 2. 17 († 12), im 3.—5. 44 († 23), im 6.—10. 11 († 4).

Bei 43 dieser Tracheotomirten war die croupöse Laryngitis primär, bei 32 secundär. Bei den primären Fällen wurde die Operation 3 Mal am 1. Krankheitstage, 17 Mal am 2., 15 Mal am 3., 8 Mal zwischen 4. u. 9. Krankheitstage vorgenommen; bei den secundären Fällen 5 Mal am 3., 17 Mal am 4., 3 Mal am 5., je 2 Mal am 6. und je 1 Mal am 8., 9. u. 12. Krankheitstage. Der Tod erfolgte 3 Mal bei in extremis Operirten 3—15 Minuten nach Beendigung der Operation, 7 Mal nach 10—24 Stunden, 10 Mal am 2. Tage, 13 Mal am 3., je 2 Mal am 4. u. 5 und je 1 Mal am 7. 8. 11. 13. u. 17. Tage nach der Operation.

Bei den Genesenen wurde die Canüle entfernt: 1 Mal am 3., 3 Mal am 5., 15 Mal am 7., je 2 Mal am 8. u. 10., 3 Mal am 15., und je 1 Mal am 21., 28., 33. u. 48 Tage nach der Operation. 3 Kinder mussten mit der Canüle entlassen werden.

Ein Kind musste innerhalb 2 Wochen 2 Mal tracheotomirt werden, beide Mal mit Erfolg. Dasselbe Kind erlag 5 Jahre später einer Rachen- und Nasenhöhlendiphtherie.

D. hat erfahren, dass die definitive Wegnahme der Canüle durch die während mehrerer Tage vorausgehende Einführung der weichen Gummicanülen von Morrant-Baker erleichtert wird und empfiehlt noch mehr bei Granulationswucherungen des innern Wundrandes das Tragen von Bleicanülen mit Sprachöffnung und Einrichtung zum Abschluss der äussern Canülenöffnung.

44 Mal wurde die Tracheotomia sup., 31 Mal die inferior vorgenommen, die letztere so häufig, wegen des endemischen Vorkommens von Kröpfen.

Unter 432 innerhalb 20 Jahren vorgekommenen Fällen von pharyngealer und nasaler Diphtherie griff der Prozess 78 Mal auf den Larynx und 22 Mal kam es zur Tracheotomie.

D. stellt als oberste Indication für die Vornahme der Tracheotomie die Stenose auf.

82) Boissarie constatirte in einer räumlich und zeitlich engbegränzten Epidemie von Diphtherie, neben den häufigen Fällen, in welchen Lähmungserscheinungen folgten, theils solche, in welchen plötzlich Paralysen, ohne vorausgegangene Angina, ohne jede Localaffection auftraten und rasch tödtlich endeten, theils solche, in welchen die Paralyse zuerst und später erst die diphtheritische Angina zur Beobachtung kam.

Boissarie zieht aus seinen Beobachtungen den Schluss, dass, analog der Scarlatina sine exanthemate, auch eine Diphtherie vorkomme, die primär das Nervensystem ergreifen könne.

83) Dr. John Appleyard beobachtete einen Fall von Mumps bei einem 16 Jahre alten Studenten, der durch einen protrahirten Verlauf, (10—12 Tage), hohes Fieber mit Störungen des Sensoriums (40,6° C.) und dadurch ausgezeichnet war, dass nach und nach beide Parotisdrüsen und beide Hoden befallen waren und dass rheumatische Schmerzen und endocardiale Geräusche dabei zur Beobachtung kamen. Es wurde aber anamnestisch erhoben, dass der Kranke schon im Verlaufe einer als Kind überstandenen Scarlatina den Verdacht einer Encarditis erregt hatte.

Der Fall beweist, dass Mumps auch unter den Erscheinungen einer schweren Infectionskrankheit verlaufen kann.

VI. Allgemeinkrankheiten (Rhachitis, Syphilis, Anämie, Rheumatismus, Intermittens).

84) Dr. **M. Kassowitz**: Die normale Ossification und die Erkrankungen des Knochensystems bei Rachitis und hereditärer Syphilis. Med. Jahrb. der k. k. Gesellsch. der Aerzte in Wien. 3. u. 4. H. 1881.
85) Dr. **A. Baginsky**: Zur Pathologie der Rachitis. Virchow's Archiv 87 Bd. 2. H.
86) Prof. Dr. **L. Oppenheimer** (Heidelberg): Untersuchungen und Beobachtungen zur Aetiologie der Rachitis. Deutsches Arch. f. klin. Med. 30 Bd. 1. u. 2. H.
87) Prof. **v. Rinecker**: Scrofulose und Syphilis. Centralbl. f. med. Wissensch. 47, aus den Würzburger phys.-med. Sitzungsberichten. 1881.
88) **Lannelongue**: Angeborene Syphilis. Bullet. et mém. de la Sac. de chir. 1, 7. Ref. des Centralbl. f. Chir. 4. 1882.
89) **P. Diday** u. **A. Doyon**: Beiträge zur Lehre von der Heredität der Syphilis. Annales de dermat. et de syphilogr. I, 5.
90) Dr. **G. Behrend**: Ein Fall von hereditärer Knochensyphilis. Berl. klin. W. 2. 1882.
91) **R. Elben**: Fall von perniciöser Anämie (Schüppel) bei einem 3 Jahre alten Kinde. Jahresbericht der Olga-Heilanstalt in Stuttgart 1880. Ref. der allg. med. Central-Zeitung 22. 1882.
92) **Simeon Snell**: Eine Gruppe von Inoculationen mit Syphilis, hervorgerufen durch das Säugen eines Kindes. Lancet I, 13. 1881.
93) Dr. **Karl Huber** (Leipzig): Arthritis supp. multiplex rheum. bei einem Kinde. Virchow's Archiv 88. Bd. 2. H.
94) Stabsarzt Dr. **Georg Mayer**: Zwei Fälle von Rheumatismus acutus im Kindesalter mit eigenthümlichen Complicationen. Berliner klin. W. 31. 1882.
95) Dr. **Charles Leroux**: Congenitale Intermittens-Cachexie und die Heredität des Sumpffiebers. Revue de méd. 7. 1882.
96) Dr. **Hofmockl**: Ueber einen Fall von Kiefernecrose, verlaufend unter dem Bilde der Angina Ludovici. II. Bericht über die im Leopoldstädter Kinderspitale in Wien behandelten chirurg. Kranken.

---

84) Dr. **Kassowitz** legt nunmehr als Fortsetzung seiner histologischen Arbeiten über den Knochen und Knorpel eine sehr ausgedehnte Arbeit über die rachitischen Veränderungen des Knorpels und Knochens vor.

Es wird zunächst constatirt, dass selbst bei den schwer erkrankten rachitischen Knochen der allseitig wachsende Knorpel keine pathologischen Veränderungen nachweisen lässt, dass dagegen selbst bei mässigen Graden der Krankheit der einseitig wachsende Knorpel selbst, seine Blutgefässe und sein Perichondrium sehr auffällig verändert sind.

Sowohl die Zone der Zellenvermehrung, als die der Zellenvergrösserung hat ein gesteigertes Wachsthum, und zwar im fötalen Leben vorwiegend in der erstern, im postfötalen Leben vorwiegend in der letztern. Die Zellenproliferation ist so bedeutend, dass die Grundsubstanz zwischen den Zellen zum Verschwinden gebracht wird und auch die Zellengruppen dicht aneinander gedrängt werden.

Es verliert der Knorpel dadurch an Starrheit und Resistenz und zwar werden durch das Zurückbleiben der Knorpelfibrillenbildung, welche der überstürzten Zelltheilung nicht zu folgen vermag, eine grosse Zahl von Lücken entstehen, welche mit durchsichtigem mucinösem Zwischengewebe ausgefüllt sind.

Die verminderte Resistenz des Knorpels lockert die Verbindung zwischen Knorpelepiphyse und der Diaphyse, bewirkt an den Rippen ein Abrutschen oder Abknicken des Knorpels nach aussen, zum Unterschiede von der nach innen erfolgenden postfötalen Abknickung.

Um die Geburt herum verliert der Proliferationsprozess an Energie und nun entwickelt sich eine enorme Zunahme der Zone der vergrösserten und in Reihen geordneten Knorpelzellen, wobei die bereits vergrösserten Zellen den Theilungsprozess immer noch fortsetzen, so dass in den verschiedenen Antheilen der Säulenzone abwechselnd sehr grosse, dann wieder sehr platte Zellenreihen auf einander folgen.

Im ganzen ist die Höhe der Zone des einseitig wachsenden Knorpels bei hochgradiger Rhachitis um das 4—5 fache grösser als beim normalen Knochen.

Die Grundsubstanz des rhachitischen Knorpels, besonders die grossen Längsbalken ist bedeutend verbreitert, der Länge nach gestreift, allenfalls auch quer gestrichelt, so dass die ganze Säulenzone in der horizontalen Dimension verbreitert und vorgebaucht ist. Die Säulen erfahren ausserdem eine passive Compression durch den enormen Wachsthumsdruck, was das pilzförmige Ueberquellen der Säulenzone noch mehr steigern muss, wodurch die postfötale Knickung des Rippenknorpels nach aussen zu Stande kommt.

Die Säulen selbst werden nunmehr gegen das Wachsthumscentrum des Knochens nicht, wie im normalen Zustande convergiren, sondern divergiren, oft die Zone der Markraumbildung nicht mehr erreichen, sondern schon viel früher einschmelzen, es wird das spongiöse enchondral gebildete Gewebe schon frühzeitig blossgelegt.

Die auffälligsten und constantesten Veränderungen in dem knorpligen Theile der Knochenenden bestehen in abnorm gesteigerter Gefässbildung. In dem allseitig wachsenden Knorpel findet man nur vom Perichondrium her zapfenförmige Knorpelmarkkanäle mit neugebildeten Blutgefässen radial in den Knorpel eindringen. Diese Fortsätze sind immer centripetal gerichtet und können mit entgegentretenden endostalen Gefässen Anastomosen eingehen. Diese Gefässe tragen als Kriterium ihrer Abstammung vom Perichondrium, im Gegensatze zu den endostalen Gefässen, das Merkmal, dass sie eine Ringfaserhaut aufweisen, bei stattfindender Ossification zeigen diese Knorpelkanäle nie einen lamellösen Bau, wie die ossifizirenden endostalen Markräume.

In den Knorpelkanälen entwickelt sich eine lebhafte Bildung neuer Gefässsprossen, welche anfangs nur von einem Minimum weichen Gewebes umgeben sind, das sich durch Umwandlung des anliegenden Knorpelgewebes in Markgewebe umwandelt, wodurch ein unregelmässig geformter und ausgebuchteter Markraum entsteht, bedingt durch das Ineinandergreifen dieser Veränderung in der Umgebung eines Convolutes nahe aneinander verlaufender Gefässchen.

Mit Zunahme des Prozesses kommt es zur Bildung von colossalen Blutgefässen und wandungsloser Bluträume innerhalb der Knorpelkanäle, als ob eine Hämorrhagie daselbst stattgefunden hätte; es hat dabei eine Umwandlung der lebenden Substanz innerhalb der Zellenhöhlen in Blutelemente stattgefunden.

Die Bildung von osteoïdem Gewebe in den Knorpelkanälen rhachitischer Knochenenden ist ganz analog der periostalen Knochenbildung und tritt erst ein, wenn die Blutgefässe in den Knorpelkanälen sich involviren.

Der Bildung von osteoïdem Gewebe im Innern der Knorpeln geht immer die Ossification des den Markraum umgebenden Knorpels voraus, beide sind abhängig vom Stillestehen der Vascularisation.

Die rhachitische Knorpelverkalkung ist abnorm durch eine

Störung der Homogenität der Verkalkung nicht bloss in den zuletzt verkalkten Partien, sondern im ganzen Knorpel, infolge welcher er ein krümliges, feinnetziges Ansehen darbietet.

Diese Verkalkung ist aber auch irregulär, insoferne sie einmal übermässig ausgedehnt, ein andermal und an andern Stellen vermindert oder sogar ganz ausgeblieben ist. Die Verkalkungsgrenze bekommt dadurch ein ganz eigenthümliches, wellenförmiges (festonartiges) Aussehen, die Verkalkungszone selbst ist bedeutend verbreitert.

Bei den höhern Graden der Affection ist die Verkalkungszone allerdings auch eine durchaus unregelmässige, aber die nur krankhaft erweiterten und neugebildeten Gefässe in den absteigenden Gefässkanälen halten die Verkalkung in ihrer Umgebung auf und buchten dadurch die Verkalkungszone trichterförmig nach abwärts ein.

Es kann die Verkalkung auch noch dadurch wesentlich beeinträchtigt sein, dass der Knorpel nur spärliche Fibrillen innerhalb einer mucinösen Grundsubstanz enthält, die Knorpelzellen selbst auch schrumpfen oder ganz und gar verschwinden und so für die Verkalkung ganz ungeeignet geworden ist; ferner dadurch dass bei der fortwährenden Theilung der Zellen nur wenige ihr Wachsthum vollenden und daher jenes Stadium des Wachsthumsstillstandes ausbleibt, das unter normalen Verhältnissen als eine Bedingung für den Beginn der Verkalkung anzusehen ist.

Auch die von den endostalen Gefässen gebildeten Markräume verhalten sich abnorm, sie dringen in ganz unregelmässiger Weise vor, einzelne weit schneller als die andern und zwar nicht wie unter normalen Verhältnissen in der Richtung der Zellensäulen, sondern seitlich oder selbst rückläufig abbiegend, aneinander stossend und mit einander communizirend, kurz es findet eine bedeutend gesteigerte und unregelmässige Markraumbildung statt, ab und zu auch ganz unregelmässig gestaltete Knorpelbalken zwischen sich lassend.

Diese Markräume sind mit Markzellen und Blutkörperchen und einer homogen glänzenden Masse, dem Bildungsmateriale für die letztern, erfüllt.

Auf diese Weise entstehen vielfach unter einander communizirende capillare Bluträume, ein cavernöses Gewebe, dessen schmale Septa das Markgewebe bildet, das ab und zu die Structur des Granulationsgewebes angenommen hat.

In den hochgradigsten Fällen hat die Markraumbildung gar nicht mehr in einem grosszelligen Knorpelgewebe, sondern in einem von unzähligen Gefässkanälen und ihren Verzweigungen durchwühlten Boden stattgefunden, es grenzt dann das spongiöse Knochengewebe unmittelbar an den unverkalkten, grosszelligen Knorpel.

Die Knochenbildung im Knorpel ist abnorm. Die metaplastische Ossification, d. h. die durch directe Umwandlung der nicht eingeschmolzenen Knorpeltheile in Knochen entstandene, weist, im Vergleiche zur Norm eine ganz auffällige Menge von ossificirten Querbälkchen auf und rothe Knochensäume der Bälkchen findet man nicht nur an den Seitenrändern der Markräume, sondern auch oben und unten und im Fundus, u. z. desshalb, weil die pathologisch gesteigerte Gefässbildung doch hie und da im Fundus der Markräume zum Stillstande kommt und dann zur metaplastischen Knochenbildung der Knorpelränder daselbst führt. Bei höhern Graden der Rhachitis ist die Ossification des Knorpels und auch die Bildung von Knochenkörperchen in den metaplastisch gebildeten Säumen abnorm beschleunigt, so dass die letztern zahlreich und dicht gedrängt auftreten und mit einander durch Knochenkanälchen communiciren und man einen geflechtartigen Knochen vor sich zu haben glauben könnte, wenn nicht Knorpelreste und einzelne Globuli ossei den enchondralen Ursprung verrathen würden. Die Globuli ossei (grosse Knorpelhöhlen mit ossificirtem Inhalte) sind aber im rhachitischen Knochen besonders zahlreich und bilden hie und da ganze Bälkchen.

Besonders eigenthümlich für die höhern Grade der Rhachitis ist das Auftreten von scheinbar ganz isolirten, mit verkalkter Knochengrundsubstanz und einem oder mehreren Knochenkörperchen ausgefüllten Knorpelhöhlen, welche ringsum von unverkalkter Knorpelgrundsubstanz umgeben sind.

Es lässt sich fast immer nachweisen, dass solche Knorpelzellen entweder mit andern ossifizirten Knorpelzellen und mit der knöchernen Umsäumung eines Markraumes zusammenhängen, welche Veränderungen übrigens nach Dr. K.'s Untersuchungen auch bei der normalen Ossification ihre vollkommene Analogie finden, abnorm ist nur ihre grosse Zahl im rhachitischen Knochen.

Es ist darin einer der Beweise zu suchen, dass auch die Rhachitis, wie andere pathologische Processe, nur als eine Modification oder Steigerung bekannter physiologischer Vorgänge anzusehen ist.

Die Metaplasie des rhachitischen Knorpels ist überdiess in allen hochgradigen Fällen in der Umgebung der Markräume nicht scharfrandig, sondern diffus.

Die aus dem Markgewebe gebildeten und den Knorpelbalken aufgelagerten Knochenlagen (neoplastische Knochenbildung) erfährt bei der Rhachitis folgende Veränderungen:

Man kann häufig die Bildung von geflechtartigem Knochengewebe in den endostalen Verkürzungen sicherstellen, wiewohl der weitaus grösste Antheil des in den Markräumen angelagerten Gewebes doch, wie beim normalen Knochen, eine lamellöse Structur zeigt und es fehlen auch nicht Partien, die sich von der normalen Structur nur etwa durch die fehlende oder mangelhafte Verkalkung unterscheiden.

Nur beginnt die lamellöse Auflagerung bei der Rhachitis schon in den obersten Markräumen, also so frühzeitig und rasch, dass sie die metaplastische Ossification in den Knorpelbalken überholt und man im Innern der Bälkchen noch unverkalktes Knorpelgewebe, nach aussen von ihnen aber schon dichte Lagen von Knochenlamellen findet.

Dr. K. geht sodann zu den Veränderungen im spongiösen und compacten Knochengewebe über. Charakteristisch für die rhachitische Veränderung der Spongiosa ist die Blutüberfüllung (Gefässerweiterung und Gefässneubildung) und die abnorm gesteigerte Einschmelzung.

Auf dem durchschnittenen Knochen sieht man die Gefässe wie auf einem Injectionspräparate und zwar immer die Ränder der Balken in gewisser Distanz von den Gefässen und deutliche Einschmelzungserscheinungen aufweisend.

Diese Hyperämie steigert sich bis zur Etablirung grosser Bluträume, die vom Markgewebe nicht mehr gut abgrenzbar sind.

In den höhern Graden der Rhachitis verzweigen sich diese Bluträume vielfach, anastomosiren mit einander und stellen ein cavernöses Gewebe dar; es haben sich schrittweise die Randpartien des Markgewebes in Blutelemente umgewandelt und sind in die Circulation einbezogen worden. Es spricht für diese Deutung auch der häufige Befund von kernhaltigen rothen Blutkörperchen, und die notorische einschmelzende Wirkung der Plasmaströme auf ihre unmittelbare Nachbarschaft.

Es handelt sich dabei gewiss nicht um Hämorrhagien oder um Auswanderung rother Blutkörperchen in das umgebende Markgewebe, wo der krankhafte Vascularisationsprozess aufhört, bildet sich eine Epithelialmembran und so ein wirkliches Blutgefäss.

In Folge der erwähnten, durch die Gefässe provocirten Einschmelzung kommt es auch zur Bildung von Lacunen, die zahlreiche grosse Myeloplasten enthalten, die Stäbchen verschmälern sich bis zu ganz dünnen Scheidewänden, die auch ganz schwinden können, so dass die Markräume mit einander confluiren, die Knochensubstanz rareficirt wird, wobei die enchondral gebildeten Bälkchen noch Knorpelreste enthalten können. Tritt nun zu diesem Prozesse Knochenneubildung concentrisch um die Blutgefässe sich anlagernd, so hat die rhachitische Spongiosa eine von der normalen auffällig verschiedene Architectur angenommen. Die Markräume haben einen ganz regellosen Verlauf angenommen, sind jeder für sich ganz kurz und imponiren auf dem Durchschnitte als ein ziemlich gleichmaschiges Gitter- oder Netzwerk (spongoides Gewebe).

Ein allgemein anerkanntes Kriterium des rhachitischen Knochens ist die Mangelhaftigkeit oder das vollständige Fehlen der Verkalkung. Die unverkalkten Partien tragen ganz ausnahmlos den Charakter der jüngsten Bildung an sich, gehören also dem neugebildeten Gewebe an. Dieses Verhalten steht auch hier wieder in causaler Beziehung zu der Saftströmung innerhalb der Gefässe. An einzelnen Stellen gehen im rhachitischen Knochen die verkalkten Theile ohne scharfe Grenze in die unverkalkten allmählich über, ohne dass die Textur des Knochens eine Unterbrechung erfährt, an andern sind vollständig verkalkte und unverkalkte Gewebsantheile durch ganz scharfe Grenzlinien von einander geschieden, diese Grenzlinie ist lacunär geformt und kehrt ihre Convexitäten gegen den verkalkten Knochen oder ist nur sonst wellig, gleichfalls mit nach den verkalkten Seiten gerichteten Wellenbergen.

Ganz ähnlich verhält sich der compacte Theil der Knochenrinde, ausgedehnte Theile derselben bestehen nur mehr zum grössten Theile aus unvollständigen vielfach arrodirten Bruchstücken von Lamellensystemen, getrennt durch buchtige Kittlinien. Diese Lamellensysteme sind aber nicht gleichmässig verkalkt, sondern schwanken zwischen vollständiger Verkalkung und vollständigem Fehlen derselben, auch hier, wie in der Spongiosa, ist das neugebildete Gewebe durch den Einfluss der Vascularisation und Plasmaströmung von der normalen Verkalkung freigeblieben. Der einmal fertige Knochen giebt seine Kalksalze nie mehr ab.

Die histologisch nachweisbaren Symptome der Osteomalacie sind enorme Hyperämie, Hämorrhagie, Gefässneubildung und davon abhängig eine weitausgreifende Einschmelzung des Knochens, die erhaltenen Reste des Knochens haben aber ihre Structur und ihre Verkalkung ganz normal erhalten, so lange es sich nicht um die hochgradigste Intensität der Erkrankung handelt. Erst bei diesen hochgradigsten Fällen findet man auch Reste von unverkalktem Gewebe.

Es finden auch bei der Osteomalacie, gerade so wie bei der Rhachitis, in der Compacta und Spongiosa, vielfache Einschmelzungen der Knochenstructur statt, es wird auch hier in den Einschmelzungsräumen, in den Havers'schen Räumen und an den oberflächlichen Resorptionsrändern wieder junges Knochengewebe gebildet, das mangelhaft oder gar nicht verkalkt ist, auch beim osteomalicischen Knochen giebt es keine Entkalkung des ursprünglich normal verkalkten Knochengewebes mit Erhaltung seiner eigenartigen fibrillären Textur, trotzdem gerade diese Ansicht noch von Volkmann, Rindfleisch u. A. festgehalten wird.

Dr. Kattawitz vertritt diese seine Ansicht mit grosser Entschiedenheit auch der neuern Arbeit Ribbarts gegenüber (Virchow's Archiv 80 B. über senile Osteomalacie und Knochenresorption im Allgemeinen). Rücksichtlich dieser Polemik, sowie der nachfolgenden gegen Sommer (über die lacunäre Resorption in erkrankten Knochen, Sitzungsbericht der Wiener Akademie 886. 3. Abth.) verweisen wir auf das Original.

Das rhachitische Knochenmark ist in den entwickeltern Fällen ärmer an Markzellen, sodass das Reticulum mehr in den Vordergrund tritt, das Fettmark ist an Fett verarmt. Die physiologische Entwicklung des Fettmarks in den Knochen jugendlicher Individhen ist aber noch so wenig studiert, dass K. erklärt, dass Angaben darüber nur mit grosser Reserve gemacht werden können.

Was nun die rhachitischen Vorgänge im Perichondrium und Periost betrifft, so beziehen sich dieselben einerseits auf die Veränderungen dieser Membranen selbst, andrerseits auf die Anomalien der von ihnen ausgehenden Ossificationserscheinungen. Man findet im Perichondrium des einseitig wachsenden Knorpels vor Allem nie eine bedeutende Hyperämie, die de norma nur spärlich vascularisirte Faserschichte zeigt in kleinern Zwischenräumen hyperämische Gefässe, in deren Umgebung die Faserbündel schwinden, um einem zelligen Gewebe Platz zu machen und diese Auflockerung kann sich sogar bis auf die Insertionen der Gelenksbänder erstrecken und so für die Entstehung rhachitischer Gelenksdifformitäten von Belang sein.

Besonders zahlreich sind die Gefässe in der weichen Zellenschichte, sie dringen in grösserer Zahl gegen den Knorpel vor, wodurch buchtige, lacunenähnliche Einschmelzungen an den Knorpeloberflächen entstehen, theilweise und zwar nicht sehr weit entfernt von der Proliferationsgrenze kann auch das Perichondrium im Umkreise des allseitig wachsenden Knorpels analoge Veränderungen bei der Rhachitis erfahren.

Die vom Perichondrium ausgehenden Ossificationsvorgänge sind verändert dadurch, dass das obere Ende der perichondralen Knochenleiste bedeutend über die Verkalkungsgrenze hinausreicht, aber doch nie weiter als bis zur Proliferationsgrenze, in den höchsten Graden der Rhachitis ist durch vielfache Einschmelzung des Knorpels von Seite der periostalen Gefässe und die in den Einschmelzungsräumen stattfindende osteoide Auflagerung von Seite des Perichondriums eine scharfe endochondrale Grenze nicht mehr nachweisbar, sondern die perichondralen Auflagerungen gehen in die osteoide Umbildung des Knorpels ohne Grenze über.

Die perichondrale Auflagerung des rhachitischen Knochens ist nicht wie die des normalen, eine einfache schmale Knochenleiste, sondern eine ununterbrochene dicke osteoide Masse oder eine netzförmige, areoläre, von grossen Gefässräumen unterbrochene Auflagerung mit schmalen osteoiden Bälkchen.

Die Faserbündel, aus denen die perichondrale Auflagerung besteht und die bei der Rhachitis enorm anwachsen, bleiben hier sehr lange und in grosser Ausdehnung auf der Stufe der Unfertigkeit (osteoid), die Verkalkung bleibt aus, so dass sie noch eines expansiven Wachsthumes fähig ist, was bei der normalen, alsbald verkalkenden perichondralen Auflagerung eben nicht der Fall ist.

Beim normalen Knochen hebt sich das expansiv wachsende Perichondrium und Periost, von der starr werdenden Unterlage (Knorpel-Knochen) ab, die subperichondralen Schichten werden immer höher und ossificiren in dem Maasse, als das Perichondrium mit seinen Gefässen sich von den tiefern Schichten entfernt. Bei der Rhachitis beginnt aber die Auflagerung schon vor der expansiven Knorpelvergrösserung und die Abhebung des Perichondrium beruht hier auf einem krankhaft gesteigerten Wachsthum der subperichondralen Schichte und der Faserschichte des Perichondrium, bedingt durch Hyperämie und Gefässneubildung und übermässige Zufuhr von Ernährungsmaterie. Es kommt also auch zur Bildung leimgebehder Faserbündel, aber es kommt nicht zur Verkalkung.

So beobachtet man an Röhrenknochen, an der Abknickung der Chondroepiphyse an jener Seite des Knickungswinkels, wo das Perichondrium und Periost relaxirt und abgehoben ist, eine mächtige osteoide Auflagerung, an derselben Stelle zuweilen auch Knorpelbildung (Periostaler-perichondraler Knorpel).

Die Veränderungen im Periost und die Ossificationsvorgänge in demselben sind denen im Perichondrium ganz analog: Verdickung der Faserschichte, Blutreichthum derselben, enorme osteoide Anflagerungen mit verschiedenen und zuweilen schichtenweise wechselnden Structuren, welcher Wechsel offenbar auf einem Wechsel in der Intensität des rhachitischen Processes beruht oder auch in einer plötzlichen Ablenkung in der Richtung der normal radial verlaufenden Bälkchen. Auch die Verkalkung fehlt in den periostalen Auflagerungen oder·ist sehr mangelhaft, sie tritt erst ein, wenn der rhachitische Process aufhört und bedingt dann die bekannte Eburneatio der rachitisch gewesenen Knochen.

Die pathologischen periostalen Auflagerungen und Resorptionen finden an den der normalen Entwicklung entsprechenden Compositions- und Resorptionsstellen statt; ab und zu greift die Auflagerung noch auf eine physiolog. Resorptionsstelle über, was mit den veränderten Spannungsverhältnissen des Periosts bei den verschiedenen Biegungen und Abknickungen zusammenhängen dürfte.

Die periostale Knorpelbildung an den Knickungswinkeln ist als Callusknorpel aufzufassen oder ist entstanden unter dem Einflusse der gegenseitigen Reibung zweier benachbarter Knochen, vielleicht auch an Stellen, die dieser anatomischen Erklärung nicht unterworfen werden können.

85) Dr. A. Baginsky hatte auf Grund schon früher publicirter Untersuchungen ausgesprochen, dass die Ausscheidung des Kalkes durch den Harn bei rhachitischen Kindern sich genau so verhalte wie bei gesunden, dass aber im Stuhle Rhachitischer mehr Kalk enthalten sei als in dem Gesunder und endlich dass möglicherweise die Milchsäure bei der rhachitischen Alteration der Knochen eine nicht unwesentliche Rolle spiele (Heitzmann).

Baginsky unternahm neuerlich eine Reihe experimenteller Untersuchungen im physiologischen Institute der Berliner Universität.

Er findet zunächst, dass 50 Grm. einer neutralen filtrirten Lösung von käuflichem Pepton 1:115, 0,0039 P_2O_7 enthalten (Aschenbestimmung) und dass 50 Grm. derselben Lösung, der man 1,0 phosphors. Kalk hinzugefügt, nach 24 Stunden 0,0141 P_2O_7 (+ 0,0102) enthalte, dass demnach die Peptonauflösung eine beträchtliche Menge des Kalksalzes aufgenommen habe, und B. schliesst daraus, dass die Peptone im Stande seien, auch ohne Gegenwart freier Säuren Kalk zu lösen.

Eine vergleichende Untersuchung an 3 Hunden desselben Wurfes, von welchen I täglich 2,0 Milchsäure, II täglich 2,0 phosphors. Kalk und III nur Nahrung erhält, ergiebt nach einer Beobachtung vom 7. Mai bis 7. November, dass eine erhebliche Entziehung von Kalksalzen bei sonst hinlänglicher und zweckmässiger Nahrung die Gesammternährung für geraume Zeit ganz und gar nicht beeinflusst, dass aber die Entziehung der Kalksalze in der Fütterung neben gleichzeitiger Einführung der Milchsäure bewirkt, dass die Knochen im Längenwachsthume zurückbleiben, ihr Totalumfang zunimmt und die Dicke der compacten Substanz im Verhältniss von 1,68 : 1 abnimmt und ganz besonders ergiebt die microscopische Untersuchung, dass der Befund an dem Knochen völlig analog demjenigen bei Knochen von rhachitischen Kindern ist.

Aus der vergleichenden chemischen Untersuchung der 3 Versuchshunde geht hervor, dass die Kalkentziehung den Knochen in seiner Tota-
lität schädigt, indem sie den Gesammtascheninhalt in dem Verhältniss
zur organischen Substanz herabsetzt und dass durch die gleichzeitige
Einführung der Milchsäurefütterung dieses abnorme Verhältniss noch
gesteigert wird.

Rücksichtlich des Gehaltes an Kalke der innern Organe ergab der
Hund I in der Leber auf die Asche berechnet 0,40%, der 2. Hund
1,57%, der 3. Hund 0.85% und dabei war der Wassergehalt der Leber
gerade beim 2. Hunde am grössten und bei dem relativ geringen Gehalt
der Leber des 1. Hundes an Ca hat nach Bag. vermuthlich die gleichzeitig verabreichte Milchsäure eine wesentliche Rolle gespielt.

Die Untersuchung der Knochen der 3 Versuchshunde ergab, dass
die Knochen des 1. Hundes im Durchschnitte etwa um 8,5%, der 3. Hund
nur etwa um 6,5% weniger Asche enthielten, als die des 5. Hundes,
die Schwankungen in den verschiedenen Skeletttheilen des 2. Hundes
sind sehr unbedeutend, bei den beiden andern Hunden betragen sie
nahezu 6%, und B. schliesst daraus, dass der in die Knochen eingeleitete pathologische Process derart ist, dass Unregelmässigkeiten in dem
Aufbau des Knochengewebes Statt haben.

Untersuchte B. die Knochenasche seiner Hunde auf die einzelnen
Aschenbestandtheile, so fand er, dass die Entziehung der Kalksalze im
Futter und die Fütterung mit Milchsäure das Verhältniss der Asche zur
organischen Grundlage des Knochens, nicht aber das quantitative Verhältniss der einzelnen Aschenbestandtheile zu einander alterire.

B. kommt also zum Schlusse: Entziehung von Kalksalzen an und
für sich erzeugt Rhachitis, Kalkmangel allein ist dann aber die Ursache
der Rhachitis nicht, dieselbe wird durch Zufuhr von Milchsäure wesentlich gesteigert.

86) Prof. Dr. Z. Oppenheimer (Heidelberg), der schliesslich zu
einer ganz merkwürdigen Conclusion rücksichtlich der Aetiologie kommt,
räumt zunächst gründlich mit dem gesammten ätiologischen Materiale
auf, das in der Medicin in Beziehung auf die Rhachitis aufgespeichert ist.

Er leugnet zunächst, dass irgend ein triftiger Grund vorläge, die
Rhachitis für eine ererbte Krankheit zu halten und insbesondere, dass
das Vorkommen fötaler Rachitis als ein solches geltend gemacht werden
könnte, weil ja verschiedene Krankheitsursachen auf den Fötus einwirken
können. Ueberdies fehle dafür gerade jeder Beweis in der Casuistik der
congenitalen Rhachitis, ja sogar, dass die als solche angesprochenen Fälle
überhaupt Rhachitis gewesen seien.

Ebenso unerwiesen seien die vielfältigen Angaben über diverse
pathologische Processe, welche eine Disposition zur Rhachitis begründen
sollen.

Die Disposition zur Rhachitis kann einzig und allein in dem dem
Kindesalter als eigentümlich zukommenden histologischen Verhalten der
Knochen gesucht werden, wie dasselbe von v. Ebner, Alby und Schwal-
be festgestellt worden ist und diese Disposition kommt selbstverständlich allen Kindern zu.

Die chemischen Theorien, die zur Erklärung der Rhachitis ins Feld
geführt worden sind, die Verminderung der kalk- und phosphorsauren
Salze in der Nahrung oder die mangelhafte Resorption von Kalksalzen
haben einer kritischen Nachprüfung nicht Stand gehalten.

Auch die entgegengesetzten Theorien, die eine gesteigerte Abfuhr
von Kalk aus den Salzen geltend machen, insbesondere in Folge von gesteigerter Säurebildung im Darme, wurden von ihren Erfindern selbst
als nur für einen Theil der Fälle anwendbar bezeichnet und ausserdem

meint O., ist es ja nicht verständlich, wie eine Säure vom Darme aus zum Knochen gelangen sollte, da ja eine saure Reaction des Blutes mit dem Leben absolut unverträglich ist.

Gegen die Vorstellung, dass etwa milchsaures Natron an den Knochen gelangen und dort zersetzt werden könne, spricht eben die dann unerlässliche Voraussetzung, dass schon eine freie Säure im Knochen vorhanden sein müsste oder man müsste irgend einen bisher unbekannten pathologischen Vorgang subsummiren, der im Knochen eine Säurebildung hervorruft.

Phosphor, phosphorige Säure und Phosphorsäure, aber ganz besonders die erstere, ruft nach Wagner allerdings rhachitische Knochenveränderungen vor, die Wirkung ist aber nicht auf die Säure, sondern auf den Phosphor zu beziehen und sie tritt nur ein, wenn gleichzeitig die Zufuhr von Kalksalzen vermindert ist.

Die Wagner'sche Untersuchung lässt allerdings die Conclusion zu, dass die Rhachitis möglicher Weise die Folge einer pathologischen Veränderung sein könnte, zu deren wesentlichen Eigenschaften die Bildung von Körpern gehören würde, welche analog dem Phosphor in Combination mit verminderter Zufuhr von Kalksalzen zu wirken im Stande ist.

Gegen die Identification von Rhachitis und Syphilis spricht sich O. entschieden aus.

Allein O. macht den Forschern über Rachitis im Allgemeinen den Vorwurf, dass sie dieselbe ausschliesslich als eine Knochenkrankheit auffassen, alle Vorläufererscheinungen und alle damit combinirten andern Erscheinungen im kindlichen Körper, insbesondere auch die hochgradige Atrophie ganz ignoriren, welche in schweren Rhachitisfällen auftreten.

Hierher gehört vor Allem die chronische Diarrhöe der Säuglinge. Fasst man die Fälle genau ins Auge, so stellt sich heraus, dass nicht alle chronischen Diarrhöen der Säuglinge, sondern nur eine gewisse Gruppe derselben in einem bestimmten causalen Verhältnisse zur Rhachitis steht und zwar nach kurzem Bestande (2—3 Wochen) der Diarrhöe. Auffällig bei dieser Diarrhöe ist, dass sie nicht zum Schwunde des Fettes führt, wohl aber zu einer an die Chlorose der Erwachsenen mahnenden Anämie, dass ferner die pathologischen Stuhlentleerungen intermittirend auftreten, ohne Zusammenhang mit Diätfehlern, dass die Stühle sehr reich an Wasser und sehr arm an Gallenfarbstoffen sind und mitunter zwischendurch ganz normale Stuhlentleerungen abgesetzt werden und dass endlich damit constant schon nach einigen Tagen eine Schwellung der Milz verbunden ist.

Diese gastrointestinalen Erscheinungen nahmen in einer Reihe von Fällen einen höchst prägnanten tertianen Typus an und dann wird die Intermittens ganz klar. In andern Fällen wird das Krankheitsbild durch Complication der intermittirenden Diarrhöe mit der gewöhnlichen catarrhalischen Form verwischt.

Auch findet man nebenher während „des Anfalles" noch andere Erscheinungen ablaufen, ungleichmässige Wärmevertheilung, Collaps, gesteigerte Pulsfrequenz etc.

Das Chinin erweist sich auch als Heilmittel gegen diese Form von Diarrhöe.

Es giebt noch eine 2. Form des Krankseins bei Kindern, in welcher sich die causale Beziehung zwischen Rhachitis und Intermittens äussert. O. hat bei kleinen Kindern beobachtet, dass sie allnächtlich stundenlang schreien, bis sie in Schweiss gerathen und endlich ruhig einschlafen, am andern Tage aber sich relativ wohl fühlen. Die weitere Beobachtung lehrte, dass solche Kinder an quotidianer Intermittens leiden, die die dem Chinin weicht, und schliesslich rhachitisch werden.

Endlich erinnert O. an die Beobachtung von Kindern, über welche von Seiten der Eltern geklagt wird, dass sie sich mit grosser Beharrlichkeit bei Nacht entblössen, dabei immer schwitzen, fiebern und schliesslich rhachitisch werden, alle diese Kinder haben auch eine nachweisbare Milzschwellung.

Die Fälle von Rhachitis, die in Beobachtung des Arztes kommen, wo die Knochenveränderungen höchsten Grades schon vorhanden sind, anamnestisch aber die vorausgegangene Intermittens nicht zu erheben ist, kennt auch O., allein einerseits hat „eine sorgfältige Prüfung der Angaben und eine Belehrung der Mütter über gesunde und kranke Vorgänge am kindlichen Organismus in der Regel eine Correctur der Berichte erzielt", andererseits wurde auch in solchen Fällen ein deutlich tastbarer Milztumor gefunden, der lauter (für vorausgegangene Intermittens) sprach, als die negativen Angaben der Mütter.

O. wünscht, dass vorläufig solche Fälle aus der Discussion ausgeschlossen werden, weil sie eben unzureichend beobachtet sind.

Die „Störungen der Weichtheile", die wieder auch mit den rachitischen Knochenveränderungen vorkommen und zwar diejenigen, welche ganz und gar von der Knochenaffection abhängen, insbesondere das eigenartige Fieber, beweisen ebenso wie die sogenannten Prodromalerscheinungen bei der Rhachitis, dass man es dabei mit von Malaria bedingten Affectionen zu thun habe.

Jene Fälle endlich, wo neben den Knochenveränderungen ein beträchtlicher Marasmus aller Organe beobachtet wird, die hochgradige Atrophie in Verbindung mit chronischen Milztumoren, erinnern lebhaft an die bekannten Bilder von Intermittenskachexie und sind heilbar, wie die letztere.

Allerdings steht trotz dieser Analogie fest, dass an Rhachitis erinnernde Knochenveränderungen bei der Intermittens vorläufig nicht bekannt sind, allein Veränderungen der Knochen durch Malaria überhaupt sind an Erwachsenen bereits constatirt.

Die Milzschwellung bei der Rhachitis fehlt nie, wenn man im Stadium der fortschreitenden Entwicklung der Krankheit untersucht, im Stadium der Rückbildung ist die Milz normal, wenn nicht gleichzeitig complicirende chronische Lungen- oder Darmaffectionen vorhanden sind.

Es lag sehr nahe, durch das Studium der geographischen Verbreitung der Rhachitis die für die vorliegende Hypothese nothwendige Uebereinstimmung mit der örtlichen Verbreitung der Intermittens nachzuweisen.

Zuerst fand O. bei Hirsch einen negativen Beweis darin, dass es einen Gürtel auf der Erde gebe, wo beide Krankheiten kaum vorkommen, i. e. in den höchsten Breiten Europas und Amerikas, und dass mit der Zunahme der Höhenlage gleichfalls beide Krankheiten seltener werden und einen positiven Beweis in Hirsch's Angaben, dass Rhachitis „mit dem Charakter einer vorherrschend endemischen Krankheit" häufig an Orten angetroffen werde, an welchen auch Wechselfieber endemisch vorkommen.

Dagegen käme allerdings in tropisch und zum Theile schon in den subtropisch gelegenen Gegenden sowohl auf der südlichen Hemisphäre einerseits Rhachitis selten, andererseits Malaria häufig vor, allein „an allen Orten, wo die febris remittens oder die perniciöse Malaria endemisch ist, fehlt nicht die Ursache zur Rhachitis, sondern die Zeit zur Entwicklung derselben, weil Kinder und besonders Säuglinge nach allgemeiner Annahme schon den ersten Anfällen unterliegen" und in manchen Fiebergegenden figurirt die Rhachitis unter andern Namen, z. B. als chronischer endemischer Milztumor oder endlich es fehlt in tropischen und subtropischen Gegenden districtweise wirklich die Rhachitis, dann fehlt daselbst auch die Intermittens.

In Heidelberg selbst, wo O. seine Beobachtungen anstellte, ist Intermittens sehr selten, allein überall können vorübergehende Umstände eintreten, die der Entwicklung der Malaria sehr günstig sind, und die Kinder haben eine sehr grosse Empfänglichkeit für das Malariagift und werden oft an solchen Orten davon befallen, an welchen Erwachsene verschont bleiben. Die Kinderstuben hält O., namentlich im Winter, für sehr geeignet zur Entwicklung der Malaria.

87) Prof. v. Rinecker erklärt die Skrofulose und Syphilis für zwei verschiedenartige, wahrscheinlich durch besondere corpusculäre Gifte erzeugte Krankheiten, die allerdings mit einander leicht zu verwechseln sind, namentlich wenn sie an einem Individuum und sogar an derselben Körperregion zugleich vorkommen (Nasen-, Rachen-, Gaumen-Gegend).

Unter Anderen demonstrirte v. R. ein Individuum, bei dem im 16. Lebensjahre post scarlatinam eine Syphilis hered. tarda und Ozaena aufgetreten war und das sich im Alter von 28 Jahren ex coitu reinficirte. Eigenthümlich der Mehrzahl der Fälle von Syphilis-Reinfection soll das Fehlen der Drüsenschwellungen sein.

88) Lannelongue theilt 6 von ihm beobachtete Fälle von Knochensyphilis bei Kindern im Alter von 8—12 Jahren mit. Bei jedem dieser Kinder waren mindestens zwei Knochen erkrankt. Die Erkrankung begann unter dem Bilde einer subacuten oder chronischen Osteoperiostitis, Monate, Jahre vergehen, ehe eine ganze Diaphye erkrankt ist. Im Beginn heftige Schmerzen mit nächtlichen Exacerbationen, auch vor den einzelnen Nachschüben, Bildung sehr grosser, knotiger Hyperostosen mit unregelmässiger Oberfläche, Ausgang in Eiterung sehr selten, gewöhnlich aber in bleibende Deformationen, ausnahmsweise (bei antisyphilitischer Behandlung) restitutio ad integrum.

Oft sind noch Spuren der hereditären Syphilis an den faulen Zähnen sichtbar.

In der daraufolgenden Discussion bezweifelt Deprès, dass die Syphilis in den von Lannelongue beobachteten Fällen nothwendig hereditär gewesen sei, er meint sogar, die Syphilis allein könne ähnliche Knochenaffectionen nur auf der Basis anderer heredit. Krankheiten (Tuberculose, Scrofulose) erzeugen.

89) P. Diday und A. Doyon liefern eine kritische Revue über eine Arbeit Behrend's, über welche wir im XVII. Bd. 1. H. unseres Jahrbuches referirt hatten.

Die französischen Berichterstatter fügen an das objective Referat der Behrend'schen Arbeit Bemerkungen, von denen wir hier Notiz zu nehmen für wünschenswerth halten.

Sie constatiren, dass dermalen die Streitfragen über die Uebertragung der hereditären Syphilis noch unentschieden sind.

Wenn Behrend an zwei Fällen nachweist, dass Mütter die während der Schwangerschrft acquirirte Syphilis auf die Kinder übertragen haben, gleichzeitig aber zugibt, dass in andern Fällen diese Uebertragung ausbleiben könne, so bemerken die französischen Autoren, dass in der Infectionslehre überhaupt keine Regel ausnahmslos gelte und dass Ausnahmen diese Regeln nicht zu negiren berechtigt sind. Es sei eine Regel, dass die Mutter eines vom Vater her syphilitisch gewordenen Kindes der Syphilis entgehe und doch kann ausnahmsweise eine Infection der Mutter durch den placentaren Kreislauf vermittelt werden (Syphilis durch Conception).

Soll man annehmen, dass die Immunität der Mütter, die sich während der 9 monatlichen Schwangerschaft gezeigt hat, nach der Geburt aufhört?

Die Anti-Collisten haben im Verlaufe eines halben Jahrhunderts 3—4 widersprechende Beobachtungen gesammelt und damit sollen Erfahrungen definitiv widerlegt sein, welche die bedeutendsten Forscher auf dem Gebiete der Syphilis anerkannt haben. Kann die Beobachtung, dass ein Mal ein Mensch, der schon Variola überstanden hat, ein zweites Mal von der Krankheit befallen worden ist, die Lehre von der Immunität gegen einen zweiten Anfall von Variola aufheben?

Wenn man übrigens den Text des sogenannten Colles'schen Gesetzes scharf ins Auge fasst, genau so wie es der Autor selbst niedergeschrieben hat: „Es ist eine interessante Thatsache, dass ich selbst nie beobachtet und auch nie von einer Beobachtung gehört habe, dass ein Kind, welches seine Syphilis von den Eltern her bekommen hat, an der Brust seiner Mutter einen Ulcus veranlasst habe", so merkt man sofort, welche Veränderung dieses Gesetz durch die Tradition erfahren hat.

Der Commentar, den Colles zu seinem Gesetze giebt, lautet: „Eine Thatsache, die unsere ganze Aufmerksamkeit verdient, ist die folgende: Ein Kind, welches von einer Mutter geboren wird, die keinerlei venerische Erscheinungen aufweist, und welches selbst nach der Geburt keine Gelegenheit gehabt, sich zu inficiren, zeigt nach einigen Wochen Erscheinungen der Syphilis. Dieses Kind kann eine Amme, die es säugt, oder eine Pflegerin, die bloss damit verkehrt, inficiren, es ist aber nicht bekannt, dass ein solches Kind je die eigene säugende Mutter inficirt habe, trotzdem es Geschwüre an den Lippen und an der Zunge hat (Abraham Colles, Practical observationes on the veneral diseases and on the use of mercury, London 1837, p. 285 u. 304)."

Colles hat also in der That von einer Immunität der Mütter gesprochen, welche nie noch venerische Erscheinungen gehabt hatten, Behrend lässt mit Unrecht Colles von Müttern reden, welche im Augenblicke gerade keine offenbaren Erscheinungen der Venerie zeigen.

Allein Diday verwahrt sich dagegen, dass man auf Grund des Colles'schen Gesetzes sich für berechtigt halten dürfte, eine Mutter eines heredit. syphilit. Kindes mit Syphilisgift aus einer fremden Quelle zu impfen.

In allen Fällen, die scheinbar gegen das Colles'sche Gesetz sprechen, muss vielmehr der Nachweis erlangt werden, ob eine betreffende inficirte Mutter nicht auch ein zweites (syphilit.) Kind gesäugt habe, wenn auch nur ein einziges Mal, oder ob nicht vielleicht ihr eignes Kind von einer zweiten syphilit. Frau gesäugt worden ist und aus dieser Quelle ein wirksames Gift seiner Mutter überbracht hat.

Die Mutter ist gewissermassen „vaccinirt" oder „acclimatisirt" gegen das Gift ihres eigenen Kindes, aber muss nicht unempfänglich sein gegen ein fremdes syphilit. Gift.

90) Dr. G. Behrend stellte in der Sitzung der Berliner med. Gesellschaft vom 1. Juni 1881 ein Kind vor, welches im Alter von 11 Wochen ein allgemeines papulöses Syphilid, einen lähmungsartigen Zustand des rechten Armes und eine complete Abtrennung der untern Epiphyse des Humerus aufgewiesen und unter dem Gebrauche von Sublimatbädern sich vollständig erholt hatte, als im Alter von 10 Monaten ohne nachweisbare Veranlassung eine Fractur in der Mitte des linken Oberarmes und des linken Oberschenkelknochens auftrat.

Nach Anlegung eines Wasserglas-Verbandes heilten beide Brüche unter dem neuerlichen Gebrauche von Sublimatbädern.

Henoch bemerkte zu diesem Falle, dass die Ablösung von Epiphysen bei hereditär syphilitischen Kindern und insbesondere am Hume-

rus durante vita eine ausserordentlich grosse Seltenheit sei, die Brüche
in der Diaphyse erregen aber sein höchstes Erstaunen, weil die Knochen
hereditär syphilit. Kinder nicht nur nicht brüchig, sondern sogar scle-
rotisch sind.

Er ist auch geneigt, bei dem vorgestellten Kinde die Fracturen auf
die gleichzeitig vorhandene Rhachitis zu schieben.

Dr. Behrnd giebt zu, dass spontane Fracturen der Diaphyse in
Folge von Syphilis ziemlich selten seien und zwar bedingt durch Entwicklung gummöser Wucherungen im Knochenmark. Einen solchen Fall
hatte Hutchinson beschrieben, in der Spongiosa der Schädelknochen
kämen cariöse Zerstörungen auf diese Weise öfter zu Stande.

Bardeleben wendet ein, dass die syphilitischen Knochen nicht
brüchig seien und die Voraussetzung einer medullaren Bildung eines
Gumma würde es unerklärt lassen, wieso der Bruch in so kurzer Zeit
mit einfacher Callusbildung geheilt sei.

91) R. Elben berichtet über ein 3 Jahre altes Mädchen, das mit
hochgradiger Anämie und den Erscheinungen eines Bronchialcatarrhes
aufgenommen wurde. Das Kind hatte ausserdem eine Stomatitis ulcerosa, die auf die Wange übergreifend daselbst zum Noma sich umwan-
delte. Dieses Noma wurde ausgekratzt und stark mit Pacquelin geätzt
und zwar mit ganz ausgezeichnetem Erfolge. Zugleich hatten sich die
Erscheinungen einer Leukämie oder Pseudoleukämie entwickelt, Milz-
und Leberschwellung. 15 Tage nach der Aufnahme erlag das Kind
einer Pneumonie.

Die Section ergab ausser allgemeiner Anämie, zahlreichen lobulären
Pneumonien in beiden Lungen, Vergrösserung der Bronchialdrüsen, die
Leber bedeutend vergrössert, an der porta hepatis eine höckrige Geschwulst von dunkelrother Farbe (Conglomerat von Lymphdrüsen), Milz
sehr stark vergrössert, das Mesenterium bildet eine mehrere Centimeter
dicke Scheibe, welche nur aus vergrösserten, dunkelrothen, milzähnlichen
Drüsen besteht. Das Blut sehr wässrig.

Prof. Schüppel fand bei der miscroscopischen Untersuchung der
Leber an vielen Stellen das Lebergewebe durch Anhäufung von Lymphkörperchen, kleine Lymphome, untergegangen, die vergrösserten Lymphdrüsen allenthalben von Blutkörperchen durchsetzt, die Capillaren der
Leber mit massenhaften Leukocyten erfüllt, in der Milzpulpa sind eine
mässige Menge kleiner runder Körperchen, von der Beschaffenheit der
rothen Blutkörperchen (Microcyten) vorhanden. Das Nierenepithel körnig getrübt und geschwollen, auch in den Nieren microscopisch Anhäufung von Lymphkörperchen nachweisbar.

Dr. E. charakterisirt den Fall als perniciöse Anämie mit Hyper-
plasie der blutbildenden Apparate (Milz, Lymphdrüsen), wobei aber die
Darmschleimhaut normal geblieben war.

92) Simeon Snell erzählt aus seiner Spitalbeobachtung: Eine
26 Jahre alte Frau nimmt, neben ihrem eigenen gesunden Kinde, ein
zweites fremdes an die Brust, von dem nachträglich constatirt wird, dass
es hereditär syphilitisch sei. Nach 24 Stunden wird das erste Kind
seiner Grossmutter übergeben, die gerade auch ein eigenes mehrmonat-
liches Kind an der Brust hat. Die Grossmutter giebt dem Enkelkinde
ausschliesslich die rechte, dem eigenen Kinde ausschliesslich die linke
Brust.

Es stellte sich heraus, dass 1) die Grossmutter inficirt war (harter
Chanker an der rechten Brustwarze, secundäre Syphilis), 2) dass die
Tochter gleichfalls an allgemeiner Syphilis litt, 3) dass das eigene Kind
der Grossmutter gesund geblieben war.

Das Enkelkind war gestorben, ohne dass man hinterher constatiren konnte, ob es Syphilis acquirirt hatte oder nicht.

93) Dr. Karl Huber (Leipzig) publicirt die Krankengeschichte und den·Obductionsbefund eines 14 Tage alten, von Geburt an sehr schwächlichen (atrophischen) Kindes, an dessen Körper mit Ausnahme eines kleinen Hautgeschwüres in der Sacralgegend nichts Abnormes aufzufinden war und das unter den Zeichen allgemeiner Erschöpfung zu Grunde gegangen war.

Bei der Obduction fand man: Keine Spur von Syphilis, in der Mitte der Kreuzbeingegend einen scharf begrenzten, 20 pfenigstückgrossen Defect des Corium. In vielen Gelenken fand man in beträchtlicher Menge einen rahmartigen, grüngelblichen, nicht stinkenden Eiter. Afficirt waren: die Articalut. cuneo-metatarsea prima et secunda sin., calcaneo-cuboidea dextra, astragalo-navicularis sin., mehrere articulationes metatarseae und metatarso-phalangeales, verschiedene Handwurzel- und Handwurzelphalangealgelenke, beide Kniegelenke, das rechte Schulter- und Hüft-, das linke Ellenbogen-, sowie das linke Fussgelenk und das linke Sternoclavicolargelenk.

Ausserdem Mediastinitis suppuritava, Rhachitis congenitalis, Haematoma durae matris.

Die Mediastinitis war ex contiguo vom kranken Sternoclaviculargelenke ausgegangen.

Die Mutter des betreffenden Kindes hatte kurz vor und nach der Entbindung einen schweren multiplen, acuten Gelenkrheumatismus ohne Spur eines Puerperalprocesses durchgemacht.

Es liegt also nahe, die Krankheiten des Kindes und der Mutter als identisch anzusehen.

Die Krankheit scheint schon intrauterin auf das Kind übertragen worden zu sein. Der Fall kann als beweisend für die Ansicht gelten, dass auch der acute Gelenkrheumatismus eine Art von Infectionskrankheit sein dürfte, „bei dem wir uns (das bisher noch unbekannte) Contagium als unter einer bestimmten Mittelgrösse stehend, vorzustellen haben".

94) Stabsarzt Dr. Georg Mayer publicirt aus Henoch's Klinik 2 Fälle von acutem Rheumatismus, welche Analoga der von Hirschprung in Copenhagen mitgetheilten Beobachtungen sind.

Ein 12 Jahre altes Mädchen, mit einer Insufficienz der Mitralklappe behaftet, zeigte an einzelnen Gelenken, namentlich an den Stellen von Sehneninsertionen, kleine diffuse, elastische, schmerzliche Verdickungen, insbesondere am obern Rande der beiden Patellae und oberhalb des proc. styloidei radii. Es konnte nicht eruirt werden, ob Schmerzen vorausgegangen waren.

Während des Aufenthaltes im Spitale traten Schmerzen und Schwellungen in beiden Handgelenken auf, begleitet von mässigem Fieber und mit der Besserung entwickelten sich an den Kniegelenken, an beiden äussern Knöcheln und einigen andern Geleuken halberbeengross, härtliche, unter der Haut verschiebbare, wenig empfindliche Knötchen, welche einige Aehnlichkeit mit subcutanen Cysticerken hatten. In einer zweiten Attaque ging das Kind unter den Erscheinungen von grosser Puls- und Respirationsfrequenz und allgemeinem Hydrops zu Grunde.

Bei der Obduction fand man: Hochgradige chron. Encarditis retrabens mitralis, Hypertrophie des rechten Ventrikels, rothe Induration der Lungen, Muskatnussleber, Stauungsvenen, Hydrothorax, Ascites.

Die Untersuchung der erwähnten Knötchen: Sie sassen auf den Aponeurosen der Sehnen auf, bestanden aus fibrösem Gewebe, untermischt mit faserknorpligen Beimischungen und bei einzelnen hatte eine Kalkeinlagerung stattgefunden.

Dass, wie schon Hirschsprung hervorgehoben; diese Knötchen auch eine regressive Metamorphose erleiden und schliesslich resorbirt werden können, beweist der zweite Fall, ein gleichfalls 12 Jahre altes Mädchen betreffend.

Dasselbe hatte bereits wiederholt an Gelenkrheumatismus gelitten, während eines neuerlichen Gelenkrheumatismus entwickelten sich dieselben knötchenartigen Neubildungen in der Nähe verschiedener Gelenke, von denen aber eine grosse Zahl, während der lange Zeit dauernden Beobachtung des chronisch verlaufenden Falles, wieder vollständig verschwanden.

Es scheint, dass diese Neubildungen im Verlaufe des acuten Rheumatismus im Kindesalter den Fällen einen malignen Charakter verleihen.

95) Dr. Charles Leroux kommt auf Grund einer eingehenden Analyse von 17 in der Literatur verzeichneten Beobachtungen und einer 18. eigenen zu dem Schlusse, dass man vorläufig noch nicht mit Sicherheit einen angeborene Sumpfcachexie und ein angeborenes Wechselfieber constatiren kann. Die vorliegenden Beobachtungen sind zu klein an Zahl und haben keine ausreichende Beweiskraft. Allein einzelne Fälle von angeborener Milzhypartrophie an Kindern von Müttern, die an Wechselfieber litten, machen die Existenz eines congenitalen und hereditären Wechselfiebers wahrscheinlich, weil bei solchen Kindern auch Wechselfieberanfälle vorkommen, trotzdem sie ausserhalb des endemischen Herdes leben.

96) Dr. Hofmockl erwähnt in seinem Berichte (l. c.) auch eines ausserhalb des Spitales behandelten Falles von Kiefernecrose, der unter dem Bilde der Angina Ludovici verlief.

Hervorgerufen war die Necrose durch eine Periostitis einer Zahnwurzel bei einem 8 Jahre alten Mädchen. Es entwickelte sich eine colossale Schwellung der Unterkiefergegend, die livide stark geschwellte Zunge lag eingeklemmt zwischen den vordern Zahnreihen, aus dem Munde floss continuirlich übelriechender Speichel ab, die Unterkiefer stark geschwellt, bretthart, Schlingen unmöglich, tiefer Sopor.

Aus einem ca. 3 Cm. langen Entspannungsschnitte entleerte sich Jauche; 3 Tage später wesentliche Besserung, Abnahme der Schwellung, das Kind kann wieder flüssige Nahrung schlürfen, der Sopor ist gewichen, die Zunge abgeschwollen. Heilung nach 26 Tagen, nachdem schliesslich in der Unterkiefergegend noch ein kleiner Abscess eröffnet worden war.

VII. Krankheiten der Harn- und Geschlechtsorgane.

97) Dr. Knowsly Thornton: Ein dermoider Ovarientumor bei einem 7 jährigen Kinde. Brit. med. Journ. 1093.

98) Charles Hart: Hochgradige urämische Vergiftung bei einem Kinde mit verlängertem und verengtem Präputium. Allg. med. Central-Zeitung 20. 1882.

99) Prof. Dr. E. Hagenbach: Ein Fall von Diabetes insipidus. 19. Jahresbericht des Kinderspitales zu Basel. 1881.

100) Prof. R. Demme: Ein Fall von congenitalem Fibrosarcom der Scheide. 19. Jahresbericht des Jenner'schen Kinderspitales zu Bern. 1881.

101) Dr. **Hofmockl**: Elephantiasis der Eichel und Vorhaut bei einem
6jährigen Knaben, entstanden nach der Operation der Phimose mit
nachfolgender Entwicklung von chron. Cystitis und Pyelitis und
Ausbildung von Urinfisteln in der Mittelfleischgegend. Amputatio
penis. Heilung, consecutiver hoher Blasenstich. Tod. Archiv der
Kinderheilk. 3. Bd. 9. u. 10. Heft.

---

97) J. Knowsly Thornton fand im Abdomen eines 7jährigen
Mädchens und zwar in der rechten Bauchhälfte einen grossen Tumor, der
theils fest elastisch, theils weich, theils wieder sich knochenhart an-
fühlte; der Tumor war beweglich, mit Darmschlingen verwachsen, das
Allgemeinbefinden gut.

Der Tumor war in der Grösse einer Orange vor ca. 1 Jahre über
dem Schambeine entdeckt worden. Einige Monate später soll das Kind
nach einem Falle collabirt und an den Erscheinungen allgemeiner Peritonitis erkrankt, nach 14 Tagen aber wieder genesen, der Tumor aber in
dieser Zeit enorm gewachsen sein.

Es wurde zuerst mit antiseptischen Cautelen eine Explorativpunktion
vorgenommen und eine schleimige Flüssigkeit entleert, die für ovarialen
Ursprunges genommen werden konnte, was die microscopische Untersuchung bestätigte.

Man entschloss sich nun zur Aufhellung der Diagnose den Einschnitt
zu machen und zwar unter der Assistenz von Spencer Wells.

Zuerst wurde oberhalb und links vom Nabel ein 3 Zoll langer
Schnitt nahe der Mittellinie gemacht und, nachdem der Schnitt allmählich auf das Doppelte erweitert war, lag eine Dermoidcyste vor, mit
welcher das Omentum verwachsen war.

Die Punktion entleerte eine colloide, mit Fettflocken vermischte
Flüssigkeit.

Die Hand des Operateurs erkannte aber sofort, dass die Geschwulst
aus vielen Cysten bestand und grosse Mengen von Knochen enthielt.

Man löste nun mühselig die Adhäsionen des Darmes und Netzes und
konnte dann den Tumor an einem dünnen Stiele aus der Bauchhöhle
herausheben.

Der herausgenommene Tumor wog 4 Pfde. und 3 Unzen. Die Operation dauerte 1 Stunde.

Die Temperatur war nur in den ersten 2 Tagen über 38° C., war
am 3. Tage normal und stieg während des ganzen Verlaufes nicht mehr
über 37,3° C., die höchste Temperatur zwischen der 24. u. 36. Stunde
nach der Operation war 39,1° C.

Die Nähte wurden am 10. Tage entfernt und am 17. Tage konnte
das Kind schon herumgehen.

98) Charles Hart erzählt die Krankengeschichte eines 8 Tage
alten Knaben, der plötzlich unter urämischen Erscheinungen: Stupor,
Dilatation der Pupillen, kleiner, fadenförmiger Puls, erkrankt.

Als Ursache dieses Zustandes ergab sich eine Harnretention, bedingt
durch ein sehr langes und nur mit enger Oeffnung versehenes Präputium.

Es wurde sofort die Circumcision und die Trennung einiger Verwachsungen zwischen Penis und Präputium vorgenommen und die urämischen Erscheinungen wichen.

Charles Hart hat noch einen zweiten Fall beobachtet, in welchem
ein ähnlicher Zustand bei einem 3 Jahre alten Knaben zum Tode unter
urämischen Erscheinungen geführt hatte, bevor eine sachgemässe ärztliche Hilfe geleistet werden konnte und glaubt, dass ähnliche Vorkomm-

nisse öfters vorkommen und zu verhängnissvollem Ausgange führen dürften.

99) Prof. Dr. E. Hagenbach beobachtete ein 4½ Jahre altes Mädchen, das mit schweren nervösen Erscheinungen (grosser Reizbarkeit, Kopfschmerz, später Bewusstlosigkeit, Starre sämmtlicher Glieder, Zuckungen, clonischen Krämpfen) aufgenommen worden war, fortwährend fieberte, viel trank und bis zu 9,8 Liter Harn in 24 Stunden gelassen hatte. Der Harn hatte ein sp. Gewicht von 1000 — 1004, enthielt keinen Zucker. Der Diabetes insipidus hatte 9 Monate gedauert.

Bei der Obduction fand man einen käsigen Tuberkel des Infundibulum, meningitis tuberculosa, Erweichungsherd des r. Corp. striatum, allg. Tuberculose.

100) Prof. R. Demme operirte an einem 5½ Jahre alten Kinde ein congenitales Fibrosarcom, das schon bei der Geburt von der Hebamme als eine erbsengrosse, zwischen den kleinen Labien hervorragende Geschwulst entdeckt worden war und bis zum Alter von 5½ Jahren den Umfang eines grössern Pfirsichkernes erreicht hatte, an der Oberfläche gelappt war, derb, leicht blutend, auf der Vaginalwand aufsitzend.

5 Wochen nach der Operation Recidive, 9 Wochen später zweite Operation. Nach weitern 3 Monaten werden wieder 2 kleine Excrescenzen in der Mitte der Vaginalwand entdeckt und entfernt. Seither keine Recidive.

101) Dr. Hofmockl operirte bei einem 6 Jahre alten Knaben wegen ernsterer Harnentleerungsbeschwerden eine Phimose. Die Harnbeschwerden hörten aber nicht auf. 4 Jahre später kam der Kranke wieder zur Aufnahme mit einer ansehnlichen Elephantiasis der Eichel und der Vorhaut und 2 Urethralfisteln links von der Raphe des Perineums und den Erscheinungen von Cystitis und Pyëlitis. Es musste die Amputation der degenerirten Glans penis vorgenommen werden.

Ausserhalb des Spitales verengte sich das Orificium urethrae. Die Perinealfisteln brachen wieder auf und man sah sich endlich genöthigt, den hohen Blasenstich vorzunehmen, nichtsdestoweniger ging der Knabe einige Tage später an urämischen Erscheinungen zu Grunde.

Bei der Obduction fand man: Cystopyelitis ichorosa, Atrophia renum, Bronchitis, Marasmus universalis.

VIII. Augen-Krankheiten.

102) Crédé: Die Verhütung der Augenentzündung der Neugeborenen. Arch. f. Gynäk. 18. Bd. 5. H.
103) Dr. Biedert: Ueber eine operative Behandlung des Lidkrampfes in Folge von Schrunden am äussern Augenwinkel. 3. Jahresb. des Bürgerspitales zu Hagenau. 1880.
104) Dr. L. Koenigstein: Zur Prophylaxe der Bleonorrhöe neonatorum. Arch. f. Kinderheilk. 3. Bd. 9. u. 10. H.

102) Crédé berichtet über 400 neue Fälle, bei welchen er sein Verfahren zur Verhütung der Augenentzündung bei Neugeborenen angewendet hat.

Er hat dieses Verfahren nunmehr dahin vereinfacht, dass er den Kindern, nachdem die Augen mit gewöhnlichem Wasser gereinigt worden sind, einen Tropfen einer 2procentigen Lösung von Argeat. nitricum einträufelt. Kein einziges der so behandelten Kinder erkrankte in den ersten 7 Lebenstagen an Ophthalmia neonatorum, selbst nur leichtesten Grades, nur frühgeborene Kinder bekamen ab und zu darnach einen rasch vorübergehenden Reizungszustand der Conjunctiva.

Unter den Müttern dieser Kinder befanden sich syphilitische, gonorrhoische und sehr unsaubere Weiber.

Der Erfolg tritt auch ganz prompt ein, wenn man nach dem Einträufeln keine Umschläge mit Salicylsäurelösungen macht.

103) Dr. Biedert wendet folgendes Verfahren an, um durch Schrunde im Lidwinkel entstandenen Lidkrampf zu beseitigen: „Es wird mit krummer Nadel ein Faden durch die äussere Lidcommissur nicht zu nahe dem Rand gezogen und oberhalb und unterhalb dieses mit einer Schere, deren eine Branche in den Conjunctivalsack geführt wird, in zwei ca. 0,75 Cm. langen, nach aussen divergirenden Schnitten ein dreieckiges Stück der Weichtheile der äussern Commissur ausgeschnitten, dessen breite Basis aussen mit dem Schläfentheile in Verbindung bleibt. Dasselbe wird nun an dem Faden gezogen und dieser mit Collodium an die Schläfe festgeklebt, so dass jenes aufrecht steht. In dieser Stellung heilt es ein, die Lidspalte ist sofort stark erweitert und bleibt es ohne jede Entstellung, indem die Schnittflächen an den Lidern sich überhäuten, der Lappen aber schrumpft. Seit 4 Jahren verwendet er diese Methode bei Entzündungen mit sicherem Erfolg.

B. empfiehlt dieses Verfahren besonders für das Kindesalter.

104) Dr. L. Koenigstein hat das von Crédé angegebene prophylaktische Verfahren gegen die Bleunorrhoea neonatorum an der II. Wiener geburtshülflichen Klinik geprüft.

Es wurden zuerst 1092 Kinder ohne Anwendung irgend eines prophylaktischen Verfahrens geprüft und an diesen 51 Blennorrhöen beobachtet, 158 hatten einen einfachen Catarrh und 200 nur Hyperämie der Conjunctiva. Die Blennorrhöe entwickelte sich bei 20 Kindern in den ersten 2 Lebenstagen, bei 27 zwischen 3. und 7. Lebenstage und bei je 2 am 8. und 9. Tage.

Im Allgemeinen dauert die Incubation 3—4 Tage und viele Infectionen finden erst nach der Geburt statt.

Das von Koenigstein geübte prophylactische Verfahren bestand darin, dass aus einem kleinen Irrigator die Augen sofort nach der Geburt berieselt und dann mit Wundwatte abgetrocknet werden, öffnet das Kind die Augen nicht von selbst, so wird das Unterlid behutsam abgezogen und die Carbollösung sanft über die Conjunctiva fliessen gelassen, dann erst das Kind abgenabelt. In der Privatpraxis wird man sich wohl mit Carbollösung, in die die Watte eingetaucht würde, behelfen können.

Dieses Verfahren wurde an 1541 Kindern geübt, es kamen dabei 21 Blennorrhöen (1,42 %) und 96 Catarrhe (6,23 %) vor und zwar 6 am 1. und 2. Lebenstage, 13 zwischen 3. und 5. T. und je 1 am 6. und 7. T. vor.

Je besser das Hilfspersonal geschult war, desto seltener wurde die Blennorrhöe, so dass sie bei den letzten 900 Kindern nur 1 % betrug.

Die Carbollösung war 1%ig, wesentliche üble Ereignisse kamen nicht vor.

Ein Zusammenhang zwischen Icterus und Blennorrhöe konnte absolut nicht aufgedeckt werden.

Das modificirte Crédé'sche Verfahren, Einträufeln einer 1%igen Lösung von Arg. nitricum, wurde an 1250 Kindern in Gebrauch gesetzt, von diesen erkrankten nur 9 Kinder (0,72 %) an Blennorrhöe, 59 an Catarrh

(4,72 %), und zwar trat die Blennorrhöe entweder in den ersten 2 Tagen oder erst am Schlusse der 1. oder Beginn der 2. Woche auf.

Impfversuche mit normalem und entschieden infectiösem Scheidensecrete auf die Conjunctiva von Kaninchen und Hunden vorgenommen, hatten ein negatives Resultat.

IX. Physiologisches.

105) **Schütz**: Ueber Gewicht- und Temperaturverhältnisse bei Neugeborenen. Aus den „Beiträgen zur Geburtskunde" etc. Festschrift zu Crédés Jubiläum 1881. Ref. des Centralbl. f. Gynäc. 25. 1882.

---

105) Schütz sammelte an der Leipziger geburtshilflichen Klinik 282 Gewichtscurven und fast 4000 Einzelwägungen und 186 Temperaturcurven mit über 4000 Einzelmessungen an Neugeborenen.

Für reife, gestillte, gesunde Kinder (63) von einem Durchschnittsgewichte von 3306 Grm. betrug die Gesammtabnahme 178,1 Grm. = 5,39 % des Anfangsgewichtes, die Gesammtzunahme 160,7 Grm. vom 3. bis 9. Tage. Erreichung des Anfangsgewichtes am 10. Tage.

Für frühreife, gestillte, gesunde Kinder (41) von einem Durchschnittsgewichte von 2724 Grm. betrng die Gesammtabnahme 177,5 Grm. = 6,52 % des Anfangsgewichtes, die Gesammtzunahme 80,0 Grm. vom 4. bis 5. Tage, Erreichung des Anfangsgewichtes am 13.—14. Tage.

Bei kranken, mit Ophthalmia neonat. oder Pemphigus behafteten Kindern waren die Abnahmen grösser, die Zunahmen langsamer.

Die Temperatur sinkt am stärksten in der ersten Viertelstunde post partum und ist am tiefsten in den ersten 2 Stunden, bei kräftigen Kindern ist sie nach 24 Stunden ausgeglichen, sowie die Gewichtszunahmen constant werden, hören die Schwankungen der Temperatur auf.

Bei fieberhaften Erkrankungen der Mütter werden die Kinder in den ersten 8 Tagen wenig beeinflusst, bei längerer Dauer sehr wesentlich.

X. Therapeutica.

106) Dr. **N. Çneschkoff**: Zur Frage über die Resorption gelöster Eisensalze durch die Haut bei Kindern und jungen Thieren. Inaug.-Dissert. St. Petersb. 1881. Ref. Medic. Oboscea 1881. September. p. 380.

107) Dr. **K. Sakowski**: Ueber das Chinolin u. seine Wirkung. Wratsch. 21. 1882.

108) Dr. **A. Krassin** (Orel): Ueber die Behandlung der Cholera infant. mit Kumyss (aus Stutenmilch). Wratschebu Wjedon. Sept. 1881.

109) Dr. **N. Wassiljeff**: Ueber den Einfluss des Calomel auf Gährungsprocesse und auf das Leben niederer Organismen. Jeschener klin. Gaz. 12—14. 1882.

110) Prof. **M. J. Rossbach**: Ueber die Behandlung des Hustens und Schleimauswurfs. Eine krit.-experim. Studie. Berl. klin. Wochenschrift 19 u. 20. 1892.

111) Prof. **M. Kaposy**: Indicationen und Methoden der Behandlung der Hautkrankheiten mit Naphthol. W. med. Wochenschrift. 30, 31. 1882.

112) Dr. **Martin Cohn** (Berlin): Die Wirkung des Resorcin und seine Anwendung in der Kinderpraxis. Arch. f. Kinderheilk. III. Bd. 7. u. 8. H.·

113) Dr. **Th. Clemens**: Ueber Alcoholinhalationen als Heilmittel und deren Werth in der Therapie der Diphtheritis und fäuligen Bräune. Allg. med. Central-Zeitnng 43. 1882.

114) Stabsarzt Dr. **Jacubasch**: Zur localen Behandlung der Diphtheritis. Berliner kl. Wochenschr. 22. 1882.

115) Dr. **Otto Seifert** (Würzburg): Ueber die Behandlung der Diphtheritis mit Chinolin. Berl. klin. Wochenschrift 24. 1882.

116) Dr. **Felix Beets**: Ueber die Behandlung von Drüsenentzündungen und subcutanen Eiterungen. Aerztl. Intelligenzblatt 27. 1882.

117) Dr. **Pedro A. Betancourt**: Ererbte Idionsyncrasie gegen Belladonna. Phil. med. Times 364.

118) **Jules Simon**: Ueber das Aconit. Gaz. des hôp. 134. 1881.

119) Dr. **Sim** (Memphis): Jodoform als Wurmmittel. Allg. med. Central-Zeit. 110. 1881.

120) Dr. **Testa**: Untersuchungen über die giftigen Eigenschaften des Santonin. Ibidem.

121) Dr. **Corre**: Neue Methode der Anwendung des Kousso. Ibidem.

122) Dr. **Otto Seifert**: Einiges über Bandwurmkuren. Wiener med. Wochenschr. 49. 1881.

123) Dr. **H. Ribbert** (Bonn): Ueber den Einfluss der Gerbsäure auf Albuminurie. Centralbl. f. die med. Wissensch. 3. 1882.

124) **Harries**: Oertliche Behandlung der Diphtheritis mit concentr. Borsäurelösung. Allg. med. Central-Zeit. 22. 1881.

125) Dr. **Hofmockl**: Zur Behandlung der Erysipels. II. Bericht der chir. Abth. des Leopoldstädt. Kinderspit. in Wien. (1877—1881).

126) — Behandlung des prolapsus ani. Ibidem.

127) Dr. **Julius Andeer**: Resorcin gegen Diphtheritis. Centralbl. f. med. W. 20. 1882.

128) Dr. **Nahmacher**: Ueber den therapeutischen Werth der Chinolinpräparate. Wiener med. Blätter 23. 1881.

129) Prof. **J. Kaulich**: Zur Therapie der Diphtheritis. Prager med. W. 10 u. 20. 1882.

130) **E. Sesemann** Beitrag zur Localbehandlung der Diphtheritis. St. Petersb. med. W. 26. 1882. Ref. der allg. med. Central-Zeitung. 56. 1882.

131) Dr. **Soltmann**: Ueber Pilocarpinbehandlung. 44. Bericht des Wilhelm-Augusta-Hospitals in Breslau. 1881.

132a) Dr. **Korach**: Behandlung der Diphtheritis mit Jodoform. Ref. der W. med. Blätter 37. 1880.

132b) Prof. **Winkel**: Permanente Bäder bei Neugeborenen. Ref. der Wiener med. Blätter 2.

196) Da viele Physiologen und Pathologen die Resorptionsfähigkeit der Haut für wässrige Lösungen von Medicamenten leugnen, der Nutzen der Eisenbäder von den Praktikern aber dennoch anerkannt ist, so unternahm Dr. Çneschkoff einige Versuche hierüber theils bei Kindern, theils bei jungen Hunden. Er bestimmte quantitativ den Eisengehalt des Bluts und des Harns vor und nach $\frac{1}{4}-\frac{1}{2}$ stündigen auf 28—30° R. temperirten, mit verschiedenen Eisenpräparäten (15—30 Grm. Pulv. martial. oder 60 Grm. Liq. ferri sesq. oder 60 Grm. Ferr. sulfur. oder 1 Pf. Fransensbader Eisenmoorsalz) versetzten Bädern. Alle hierbei nöthigen Vorsichtsmassregeln wurden eingehalten: Der After und die Urethralöffnung wurden verschlossen und die Diät streng normirt. Es ergab sich, dass nach diesen Bädern eine Steigerung des Eisengehaltes der untersuchten Flüssigkeit eintrat, und zwar war dieselbe deutlicher aus-

gesprochen, wenn hautreizende Mittel wie Senf, Seesalz, aromat. Kräuter etc. zu den Bädern zugesetzt wurden. Vrf. glaubt demnach, dass der Haut eine gewisse Resorptionsfähigkeit für gelöste Eisensalze zugestanden werden müsse.   Cruse.

107) Dr. Sakowski hat schon im J. 1879 zusammen mit Wischnegrodski einige Thierexperimente über die Wirkungen des Chinolin angestellt. Dabei ergab sich, dass dasselbe die Temperatur bedeutend und mehr als gleiche Gaben Chinin herabsetzt. Bei grossen Dosen (0,3 bei Kaninchen) trat Lähmung der reflectorischen Thätigkeit ein. Vrf. hat das Chinolin auch bei Menschen angewandt. In der Regel benutzte er hierbei eine Lösung von Chinolinum purum in Ol. provinc. (1 : 2) zu parenchymatösen Injectionen in das Gesäss. Diese Injectionen sind schmerzlos und rufen keine localen Reactionserscheinungen hervor. In einigen Fällen benutzte Vrf. auch das salzsaure Chinin, das er in Lösung innerlich verabreichte. Bei Intermittens wirkte Chinolin in einigen Fällen sehr gut, während es in andern, namentlich veralteten Fällen ebenso wie Chinin keinen Einfluss auf die Paroxysmen äusserte. Bei Typhen konnte stets eine beträchtliche Morgenremission (bis zu 2,5°) beobachtet werden, wenn Abends eine ausreichende Dosis Chinolin (2,0 per os oder 1,0—1,2 per inject.) verabfolgt worden war. Unangenehme Nebenerscheinungen, wie sie bei grossen Gaben Chinin gewöhnlich sind, wurden beim Gebrauch von Chinolin nicht beobachtet. — Zum Schluss erwähnt Vrf. noch in Kürze der Resultate einiger Thierexperimente, welche er mit dem Chinolin verwandten Körpern angestellt hat. Hierher gehören zunächst Lepidin und Aethylpiridin, die als Nebenproducte bei der Darstellung des Chinolin aus Cinchonin auftreten. Ersteres setzt die Temperatur nur sehr wenig herab, während letzteres zwar von beträchtlichem Einfluss auf die Temperatur ist, aber zugleich tonische und klonische Krämpfe hervorruft, denen die Versuchsthiere in der Regel erliegen. Hieraus geht hervor, wie nothwendig die sorgfältigste Reinigung des Chinolin ist. Ebenso wenig wirksam wie Lepidin ist Pyridin. Pyridincarbonsäure verhält sich dagegen ähnlich wie Aethylpyridin. Am intensivsten wird die Temperatur herabgesetzt durch Oxylepidin, das auch keine gefährlichen oder unangenehmen Nebenerscheinungen macht, — leider ist dies Präparat noch theurer als Chinin. Cruse.

108) Nach dem Vorgange amerikanischer Aerzte (Dewolf, Leonard, Campbell u. A.) hat Dr. Krassin bei der Sommerdiarrhöe der Säuglinge Kumyss (aus Stutenmilch) als ausschliessliches Nahrungsmittel verordnet. Er benutzte in der Regel einen Tag alten Kumyss und gab denselben anfangs $\frac{1}{2}$ stündlich zu einem Esslöffel voll. Wurde er, wie gewöhnlich, gut vertragen, so wurde allmählich zu einer dem Appetit des Kindes entsprechenden Menge gestiegen. Die medicamentöse Behandlung bestand meist in der Darreichung von Cotoin, in einigen Fällen wurden indess gar keine Medicamente gegeben, ohne dass der Erfolg deswegen schlechter gewesen wäre. Wo die Vorschriften genau befolgt wurden, d. h. wo nicht etwa neben dem Kumyss auch noch die frühere, meist unzweckmässige Nahrung gereicht wurde, war der Erfolg grösstentheils sehr gut: die Darrhöe besserte sich bald, die Kinder erholten sich und nach 14 Tagen konnte gewöhnlich schon wieder zur Kuhmilch übergegangen werden.   Cruse.

109) Der günstige Einfluss, den das Calomel auf Darmerkrankungen ausübt, wird von verschiedenen Autoren einer gährungswidrigen oder keimzerstörenden Wirkung desselben zugeschrieben. Da aber genaue Untersuchungen hierüber fehlen, hat Dr. Wassiljeff solche in Hoppe-

Seyler's Laboratorium angestellt. Dabei ergab sich zunächst, dass die Gegenwart von Calomel (1 : 20—100 Fibrin, Fett etc.) die Wirkung der unorganisirten Fermente des Speichels, des Magensaftes und des Bauchspeichels nicht alterirt, dass aber bei der Eiweissverdauung durch Pancreassaft einige Stoffe nicht auftreten, welche man sonst hierbei nicht vermisst und als Fäulnissproducte bezeichnet, nämlich Indol, Phenol, Kreosot, Schwefelwasserstoff etc. Ebenso wie es das Auftreten der Fäulniss verhinderte, verhinderte das Calomel auch die Buttersäuregährung. Vrf. untersuchte nun auch, welchen Einfluss das Calomel auf Bacterien und Micrococcen hat. Diese Versuche wurden nach der Buchholtz-Wernick'schen Methode angestellt und ergab sich dabei, dass das Calomel niedere Organismen ihrer Lebensfähigkeit beraubt und die Entwickelung neuer Organismen verhindert.

Sonach wirkt das Calomel verschieden auf unorganisirte und auf organisirte Fermente.

Alle bisherigen Versuche waren ausserhalb des Körpers vorgenommen. Vrf. hat nun schliesslich noch 3 Versuche an Hunden angestellt: Sie erhielten zu 1 Grm. Calomel und wurden getödtet, bald nachdem sich Durchfall eingestellt hatte. Der Darm wurde am Duodenum und unteren Theile des Colon unterbunden und der gesammte Inhalt untersucht. In keinem Falle konnten Indol, Phenol und Schwefelwasserstoff nachgewiesen werden, es hatte also keine Fäulniss im Darmkanal stattgefunden. Der wohlthätige Einfluss, den das Calomel auf verschiedene Darmerkrankungen ausübt, dürfte daher mit Recht den antiseptischen und aseptischen Eigenschaften desselben zugeschrieben werden.

Cruse.

110) Prof. M. J. Rossbach legt die Ergebnisse einer kritischen und experimentellen Arbeit über expectorirende Mittel und Methoden vor, welche das besondere Interesse der Kinderärzte zu erregen verdienen. Die Versuche, die Rossbach und Aschenbrandt unternahmen, controlirten direct an der weit geöffneten Trachea die Veränderungen, welche theils örtlich theils innerlich beigebrachte Medicamente in und auf der Schleimhaut bewirkten.

Sie spritzten Katzen 2,0 kohlensaures Natrium ins Blut ein oder 1,0 Salmiak und bemerkten, dass die Trachealschleimhaut erblasste und die Schleimabsonderung auf ihr versiegte, so dass jene absolut trocken wurde.

Beim Menschen hat man bisher gerade im Gegensatze zu der Beobachtung an Katzen angenommen, dass die Alcalien eine Verflüssigung und Erleichterung der Expectoration bedingen.

Bei der Inhalation von 1—2 procentigen Lösungen von kohlens. Natrium konnte man einen deutlichen Effect nicht beobachten, pinselte man aber auch sehr starke Verdünnungen von Liq. Ammonii caust. auf die Trachealschleimhaut, so wurde diese stark injicirt, die Schleimsecretion vermehrt, bei stärkern Lösungen entwickelte sich eine croupöse Exsudation.

Einen wesentlichen Erfolg von schwachen Sodalösungen bei bronchial kranken Menschen mit und ohne Beimischung von etwas Kochsalz hat R. nicht gesehen und auch das Ammoniak gegen Rachen- und Nasencatarrh, insbesondere gegen die damit verbundene Trockenheit der Schleimhaut, hat nur theilweise befriedigende Erfolge geliefert.

So wie die Aufpinselung von schwachen Ammoniaklösungen wirkt die von verdünnter (3 proc.) Essigsäurelösung; am Menschen scheinen die Säuren meist ungünstig zu wirken.

Von den adstringirenden Mitteln hat R. Tannin, Alaun und Argent. nitricum geprüft.

Die beiden erstgenannten bewirken ein Erblassen, ein Stocken der

Schleimabsonderung und auf Alaun auch eine rasche Ablösung des Epithels. Eine (bis 4 proc.) Höllensteinlösung macht die Oberfläche der Schleimhaut, auch der stark injicirt gewesenen, sofort weiss, eine Contraction der Gefässe lässt sich aber mit Sicherheit nicht nachweisen, jedenfalls nicht über den Applicationsort hinaus, sicher ist, dass die Schleimabsonderung sofort versiegt, während auf der Nasenschleimhaut auf dieselbe Lösung geradezu eine Hypersecretion von Schleim sich einstellt.

Das rectificirte Terpentinöl wirkt verschieden, je nachdem es mit Wasser oder Luft vermischt auf die Trachealschleimhaut einwirkt.

Die erstere Mischung macht die Schleimabsonderung aufhören, das Auftropfen einer 1—2 proc. wässrigen Terpentinlösung vermehrt die Schleimabsonderung bei gleichzeitiger Abnahme der Blutfülle.

Die practische Erfahrung steht im Einklange mit diesen Versuchsresultaten, durch die innerliche Verabreichung des Terpentinöls erzielt man eine günstige Wirkung, wahrscheinlich durch Ausscheidung derselben in den Luftwegen.

Es hat offenbar auch antiseptische und narcotische, Sensibilität herabsetzende Wirkung.

Das Apomorphin, Emetin und Pilocarpin verursachen eine sehr reichliche Anregung der Schleimabsonderung, ohne Steigerung der Gefässfülle, und zwar auch dann, wenn alle grösseren zuführenden Gefässe und sämmtliche Laryngo-Trachealnerven durch Unterbindung resp. Abschneidung eliminirt waren, also durch directen Einfluss auf die Drüsen, Drüsennerven oder Ganglien.

Sie sind also die Prototype für Expectorantia, ganz besonders das Apomorphin, das letztere ganz insbesondere auch bei Catarrh und Croup der Kinder. Weniger empfehlenswerth ist das Pilocarpin wegen seiner unangenehmen, mitunter bedenklichen Nebenwirkungen.

Das Atropin macht die Trachealschleimhaut trocken-hyperämisch und ist nur indicirt bei fortwährendem Husten in Folge abundanter Schleimabsonderung in der Trachea, in 3—5 maligen Dosen von einigen Decimilligrammen.

Das Morphin wirkt durch Herabsetzung der Reflexerregbarkeit zum Husten der Schleimabsonderung der Trachea, die letztere Wirkung ist aber so rasch und so reizend als beim Atropin.

Apomorphin und Morphin zusammen haben beim Menschen häufig eine ausgezeichnete Wirkung, selbst wenn jedes Medicament für sich allein nur wenig wirkt.

Kleinste Dosen von Atropin und Morphin, mit einander verabreicht, wirken ausgezeichnet bei chron. Catarrh, Emphysemen, Phthise mit abundanter Schleimabsonderung.

Endlich zeigt R., dass, wenn bei Thieren, deren Trachealschleimhaut künstlich gereizt worden war, der durchschnittene N. laryng. sup. gereizt wurde, die betreffende Schleimhaut etwas erblasste.

111) Prof. M. Kaposi berichtet über die Erfolge, welche auf der dermatologischen Klinik und Abtheilung des k. k. allg. Krankenhauses seit ca. einem Jahre an ca. 1000 Hautkranken bei der Behandlung mittelst Naphthol gemacht worden sind. Er hebt zunächst hervor, dass mit Ausnahme unbedeutender örtlicher Reizungserscheinungen nicht ein einziges Mal üble Zufälle eingetreten sind.

Fettige Lösungen des Naphthol, selbst über 15—20 %ige, wiederholt eingerieben oder selbst auf die normale Haut aufgebunden reizen kaum, dagegen reizen schon 1 %ige fettige Lösungen die entzündlich afficirte Haut beträchtlich.

Alkoholische Lösungen, selbst nur ½—1 %ige, reizen auch schon die gesunde Haut, nach wiederholter Anwendung wird die Epid. bräunlich und zur langsamen Abschiebung vorbereitet und es entwickelt sich auch wohl ein bisweilen über die Applicationsstelle hinausreichendes Erythema urticatum.

Das Naphthol wird von der Haut aus massenhaft resorbirt und durch die Nieren ausgeschieden, färbt dann den Harn weinmostähnlich, es geht als naphtholschwefelsaures Kali in den Harn über (Dr. J. Mauthner). Es folgt daraus, dass auch das Naphthol von Anfang her nur in geringer Concentration und auf kleinere Hautstrecken gebracht werden, namentlich bei jugendlichem Alter der Kranken, und bei epidermisloser Haut und nie auf einmal über den ganzen Körper eingerieben werden darf.

Wichtig ist es, immer nur wirkliches β-Naphthol zur Anwendung zu bringen.

Behandelt wurden mit Naphthol: 1) Scabies, ohne Vorbereitungskur werden die Kranken an den bekannten Localisationsstellen n u r ein einziges Mal mit der Naphtholsalbe eingerieben und dann mit Amylum eingepudert und zwischen Decken gelegt oder in ein Flanellhemd gehüllt und ihrer Beschäftigung überlassen.

Nach 24 Stunden ist die Cur vollendet, nur in den schlimmsten Fällen ist eine Nachbehandlung mit Eczemen nothwendig.

Die Salbe enthält bei Erwachsenen auf 100 Fett, 50 Schmierseife ca. 15 Naphthol und 10 gepuderte Kreide, bei Säuglingen und jungen Kindern nur 5% Naphthol.

2) E c z e m e, und zwar primäre, sind für die Naptholbehandlung geeignet, wenn die Hyperämie ganz oder fast ganz vorüber ist, und ersetzt die $\frac{1}{2}$—1%ige Naphtholsalbe die Theerapplication, reizender wirkt, und deshalb vorsichtiger anzuwenden ist eine $\frac{1}{4}$—$\frac{1}{2}$ige alcohol. Lösung.

Als gutes Ersatzmittel werden auch Waschungen mit einer 5%igen Naphtholseife bei circumscriptem chron. Eczeme empfohlen (2—3 Waschungen täglich), ferner 1%iges Naphtholöl gegen Eczema crustosum capillitii.

Gegen Eczema marginatum 1,0 Naphthol, 100 Alcohol, 5 Glycerin 5—8 mal täglich eingepinselt.

3) P r u r i g o. Gegen Prurigo wirkt das Naphthol besser als jedes bisher in Verwendung stehende Mittel und ist viel bequemer und angenehmer. Es wird allabendlich eine 5%ige Naphtholsalbe auf den Streckseiten, den untern Extremitäten (ohne Bäder) eingerieben, Kinder tragen dann ein Flanellgewand bei Nacht, werden in der Frühe abgepudert und können dann bei Tag in den gewöhnlichen Kleidern herumgehen.

Noch bequemer ist es bei Kindern, jeden oder jeden zweiten Abend ein lauwarmes Bad zu geben, in welchem das Kind an den pruriginösen Stellen mit Naphtholschwefelseife abgerieben, eine Stunde gelassen wird und schliesslich mit gewöhnlicher Seife abgewaschen, abgetrocknet und mit 3%iger Naphtholsalbe eingerieben wird. Letzteres geschieht auch an jedem badefreien Abend.

Bei allen chron. Processen, Prurigo, Ichthyosis ist es empfehlenswerth, nach etwa 3 Wochen des Gebrauches des Naphthols eine Pause von 1 Woche einzuschieben.

Bei Psoriasis empfiehlt R. das Naphthol nur für solche Körperstellen, die man der Färbung durch Chrysarabin oder Pyrogallussäure nicht aussetzen will.

Bei Seborrhoa capillitii und der davon abhängigen Alopecia praematura ist zunächst die Erweichung der Sebummassen mit 1%igem Naphtholöl und Entfernung derselben durch Seifenmischung und dann 5—7 Tage lange Einpinselungen mit Naphtholalcohol ($\frac{1}{4}$—$\frac{1}{2}$%ig) anzuwenden.

Ferner wurden befriedigende Resultate erzielt bei Acne vulg. und rosacea, Sycosis und Lupus eryth. mit cyclischen Applicationen von Naphtholseife, Naphtholschwefelseife oder einer Paste aus Naphthol 1, Spir. sap. Kal. 25, Spir. vini gall. 50, Bals. Peruv. 2, Lact. sulf. 10.

Sehr schöne Resultate hat K. bei Hyperidrosis der Handteller, Fusssohlen, Achselhöhle gesehen mit einer Lösung von Naphthol 5, Alcohol 100, Glycerin 10, 1—2mal tägl. eingetupft und mit Amylum pur. oder einem 2% Naphthol-Amylum bestreut.

Herpes tonsrans heilt unter Naphtholbehandlung sehr prompt, ebenso gegen Favus und Morpionen (10% iges Naphtholöl).

112) Dr. Martin Cohn (Berlin) stellte Versuche an über die physiologischen Eigenschaften des Resorcin und über die Wirkungen desselben in einer Reihe von Krankheitsfällen bei Kindern. Bei Kaltblütern findet eine schnelle Resorption der Resorcin von der Haut aus statt und führen schon relativ kleine Dosen in kurzer Zeit unter stürmischen Erscheinungen zum Tode.

Subcutane Injectionen von Resorcin tödteten Frösche schon bei einer Dose von 0,008 in 12 Stunden, von 0,5 schon in 20 Minuten.

Warmblüter vertragen relativ grössere Dosen von Resorcin als Kaltblüter.

Die 5%ige Resorcinlösung verursacht subcutan injicirt keine Schmerzen, es setzt unter Krämpfen die Anzahl der Herzcontractionen herab, bis zur Herzlähmung und zwar in Folge directen Einflusses auf die Herzmusculatur.

In 1% iger Lösung hebt das Resorcin den Gährungsvorgang nicht auf, aber es verlangsamt ihn, zur Aufhebung desselben sind Concentrationen erforderlich, welche in der practischen Medicin unanwendbar sind.

Als Antipyreticum verursacht das Resorcin wohl ein rasches, aber auch schnell vorübergehendes Sinken der Temperatur.

Therapeutische Versuche wurden angestellt:

1) Bei Stomatitis. 3 Fälle, 0,3 Resorcin auf 100—120 Wasser, zufriedenstellende Resultate.

2) Durchfälle und Brechdurchfälle. 35 Fälle. 30 geheilt, 5 gestorben. Wirkung rasch und sicher, die Zahl der Stuhlentleerungen bald herabgesetzt und das Erbrechen sistirt, die Resorptionsfähigkeit der Magen- und Darmschleimhaut und das Allgemeinbefinden besserte sich schnell. Dose 0,1—0,4 ad 80,0.

113) Dr. Th. Clemens empfiehlt gegen Diphtheritis und Angina membranacea folgende Inhalationen: Spir. vini rectif. 120,0, Chloroform 15,0, Acid. salicyl 10,0, Ol. Lanae Pini (Waldwollöl) 5 zur Inhalation auf Salicyl-Baumwolle zu tropfen.

„Ob wir hierin (mit diesen Inhalationen) bei diesen schlimmsten Feinden der Kinderwelt ein wichtiges Heilmittel gefunden haben, müssen massenhafte Anwendung und eine lange sorgfältige Beobachtung bewahrheiten."

114) Stabsarzt Dr. Jacubasch benützte seit dem Frühjahre bei Diphtheritiskranken einen grossen Dampfspray, der ca. 3 Liter Wasser enthielt und das Krankenzimmer in einen undurchdringlichen Nebel hüllt. Der Apparat ist ohne Unterbrechung in Gang.

Erzielt wurde damit eine günstigere Mortalität als man sonst in der Charité gewohnt war (54,8%) und glaubt Verfasser mit voller Bestimmtheit, dass er durch diese Inhalationen mehrfach die Tracheotomie umgangen habe.

Zu den Inhalationen wurden verwendet eine 1 %ige Alaun- und eine ½ %ige Kalklösung und zwar zieht J. die erstere Lösung vor.

115) Dr. Otto Seifert (Würzburg) wendet gegen Diphtheritis Bepinselungen mit einer 5 %igen und Gurgelungen mit einer 0,2 %igen Chinolinlösung an.

In leichten Fällen werden die Bepinselungen 1—2mal, in schwerern 3—4mal täglich vorgenommen.

Das Medicament hat eine kräftige antiseptische Wirkung und keine unangenehme oder schädliche Nebenwirkung.

Die leichten Fälle heilen sehr rasch, die Membranen lösen sich nach 12—24 Stunden ab, die Drüsenschwellungen gehen schon früher zurück, die Temperatur fällt in 12—24 Stunden zur Norm ab und bei den schwerern Fällen wird zum mindesten eine drohende Steigerung der Krankheitserscheinungen verhindert.

Am auffälligsten aber ist der schmerzstillende Einfluss der Chinolinbehandlung.

116) Dr. Felix Beetz spricht in einem im ärztl. Bezirksvereine München am 22. April d. J. gehaltenen Vortrage über die Erfahrungen, welche er mit dem Kappesserschen Verfahren (Schmierseifeneinreibungen) bei Behandlung von scrofulösen Drüsentumoren erzielt hat. Neuerdings hatte Kappesser das Heilverfahren auch bei Phthisikern mit pleuritischen Exsudaten, Hämoptoe, Nachtschweissen etc. mit befriedigendem Erfolge angewendet.

Dr. Beetz modificirte dieses Verfahren in der Weise, dass er statt der Einreibungen feuchtwarme Umschläge mit Spirit. saponat. kalin. machen lässt und hat sie bei Drüsentumoren, Panaritien, die noch nicht weit vorgeschritten waren, Bubonen, auch bei acuten Drüsenentzündungen sehr bewährt gefunden. Es werden mit Seifengeist getränkte Läppchen aufgelegt, diese mit Guttaperchapapier bedeckt und ein Occlusionsverband angelegt.

Statt des Seifengeistes (Spir. sap. Kalin.) kann man auch flüssige Glycerinseife anwenden, welche nicht unangenehm riecht und die Haut nicht so stark reizt, eine Lösung der weissen Kaliseife ist derjenigen der grünen vorzuziehen.

Die Wirkung des Verfahrens sieht Dr. Beetz in der auflockernden Wirkung des Aetzkalis, welches einen lebhaften Blutzufluss zu der afficirten Hautstelle bedingt, dadurch die Spannung in der Umgebung der Eiteransammlung mildert und Blutstauungen aufhebt.

117) Dr. Pedro A. Betancourt verordnete einem Knaben in einer Mixtur je 70,1 Extr. Belladonn. und Extr. hyoscyami und liess davon stündlich einen Theelöffel voll nehmen.

Ein 3 Monate altes Kind, ohne ärztliche Ordination, bekam nach den ersten 5 Tropfen von derselben Mixtur die markantesten Erscheinungen von Belladonnaintoxication.

Auch die Mutter dieses Kindes soll einmal unter dem Gebrauche einer schwachen Belladonnasalbe von einer schweren Belladonnavergiftung befallen worden sein.

118) Jules Simon hat durch eine genaue Beobachtung herausgebracht, dass die Wirksamkeit der Trac. Aoniti ausserordentlich verschieden ist, je nachdem sie aus der Wurzel oder aus den Stengeln und den Blättern der Wurzeln bereitet ist. Es besteht ausserdem noch eine grosse Differenz, je nachdem die Wurzeln des Gartenaconium oder der wildwachsenden, besonders alpinen Pflanze verwendet worden ist.

Sehr energisch wirksam ist nur die Wurzeltinctur.

Bei Kindern verabreicht er anfangs täglich je 2 mal 5 Tropfen und steigt allmählich bis zu 50—60 Tropfen pro die und zwar mit ganz ausgezeichnetem Erfolge gegen quälenden Husten und Keuchhusten.

Kinder vertragen das Mittel besser als Erwachsene, denen man deshalb auch keine grösseren Dosen geben soll als jenen.

Auf der Schleimhaut und auf der epidermislosen Cutis erregt das Medicament heftiges Brennen, innerlich genommen verursacht es nie Obstipation, wirkt beruhigend auf den Vagus und eminent apyretisch und schmerzstillend.

119) Dr. Sim (Memphis) hat zufällig die Erfahrung gemacht, dass Jodoform innerlich verabreicht als Anthelminticum wirkt. Jedenfalls ist es als Explorativmittel bei Verdacht auf Tänien verwendbar und gegen Ascariden und andere Eingeweidewürmer.

120) Dr. Testa erklärt auf Grund von Versuchen, dass das Santonin durchaus kein gleichgiltiges Medicament sei, dass es selbst in kleinen Dosen giftig wirke, weil es sehr langsam aus dem Blute ausgeschieden wird und wiederholte Dosen ihre Wirkung addiren.

Bei Versuchen mit Natronsantonat an Fröschen, Tauben, Meerschweinchen, Katzen und Hunden angestellt ergab sich: Langsame Wirkung bei Fröschen, grosse Empfindlichkeit gegen das Präparat bei Tauben, und zwar, wenn die eine Hirnhemisphäre vor der subcutanen Einspritzung eliminirt wurde, besonders prägnant auf der entgegengesetzten Körperhälfte.

Bei Hunden hingegen wirkten selbst grosse Gaben nicht.

121) Dr. Corre empfiehlt folgende wirksame Anwendungs-Methode des Kousso: $^1/_2$ Unze frisch gepulvertes Kousso wird mit 1 Unze heissem Ricinusöl behandelt, dann mit 2 Unzen siedendem Wasser deplacirt und ausgepresst, endlich die Flüssigkeiten mit einem Eigelb emulgirt und 40 Tropfen Schwefeläther, mit einem aromatischen Oele versetzt, zugesetzt.

Das Ganze ist Morgens auf ein Mal zu nehmen, nachdem zuvor 14 Stunden gefastet worden ist.

Abgang der Würmer nach 6—8 Stunden.

122) Dr. Otto Seifert berichtet nach Erfahrungen an der Gerhardt'schen Klinik in Würzburg über günstige Bandwurmkuren mit Extr. filicis maris aethereum.

Er kam auf die Versuche mit diesem Mittel auf die Angabe Prof. Christisons, dass derselbe viel wirksamer sei als Kousso und Granatwurzelrinde, wenn man nur das richtige Extract in Anwendung bringt.

Die häufigen Misserfolge seien begründet theils in der Verwendung falscher Farrenkräuter theils in unrichtiger Bereitung des Extractes, theils in Fehlern beim Sammeln.

Es ist nothwendig, nur die grünen Wurzeln von Filix mas zu benützen und das Extract nach folgender Vorschrift (Oberapotheker Kremer) zu bereiten:

Die grünen saftreichen Wurzeln von Aspidium Filix mas sind im Mai oder Oktober zu sammeln, sorgfältig von den Paleae zu befreien, zu verkleinern und in ganz frischem Zustande mit Aether zu übergiessen, mit Zusatz von ganz wenig Weingeist. Die ganze Masse wird an einem kühlem Orte unter nicht zu festem Verschluss aufbewahrt. Unmittelbar vor dem Gebrauche entnimmt man eine entsprechende Portion, destillirt den Aether vorsichtig in der Retorte ab, bis ein dünnflüssiges Extract zurückbleibt, das dann in Kapseln gefüllt wird.

Vorbereitungskuren sind unnöthig, höchstens ein mildes Laxans am Vorabend vorauszuschicken; am nächsten Morgen eine Tasse schwarzen Kaffee, eine Stunde später 15,0 des Extractes in Kapseln oder in einer Tasse Bouillon bei minder feinfühligen Individuen, endlich 1 Stunde später 1—2 Esslöffel voll Ricinusöl.

123) Dr. H. Ribbert (Bonn) hat an Kaninchen, bei welchen er durch 1½ stündige Abklemmung der Nierenarterie Albuminurie erzeugte, gefunden, dass, wenn er unmittelbar vor Entfernung der Klemmpincette oder auch schon vorher 0,5 Acid. gallicum in die Jugularis eingespritzt hatte, die Menge des geronnenen Fibrins in den Malpighi'schen Kapseln in den zuvor gekochten Nieren deutlich vermindert war.

Nach den Untersuchungen von Lewin (V. Arch. 81. B.) geht die Gerbsäure zum grössten Theile als solche in den Harn über und zwar wird das gerbsaure Natron leichter vertragen und resorbirt als die reine Gerbsäure. Nach Injection von 25 Ccm. einer 2%igen Lösung von Gerbsäure, die durch Eintragen von CO_2Na_2O neutralisirt wurde, fehlte das Eiweiss bei den Versuchsthieren in den meisten Glomerulis ganz oder war in den andern sehr vermindert.

Dr. R. hält es demnach für angezeigt, mit der schon von Frerichs empfohlenen Anwendung des Tannins bei Albuminurie neuerdings Versuche zu machen, aber in grössern Dosen, als man bisher gewohnt sei. Diese Therapie werde die besten Chancen bieten, wenn man sie möglichst früh anwendet, und dann auch die Desquamation der Epithelien in den Glomerulis beschränken. Bei der parenchymatösen und interstitiellen Nephritis werde man nicht mehr direct den Krankheitsprocess, sondern nur die Eiweissabscheidung beeinflussen können.

Durch Erwärmen abgeklemmt gewesener Nieren in Harnsäurelösungen gerinnt das Eiweiss in den Glomerulis und in den Harnkanälchen immer in Form von hyalinen Cylindern.

124) Harries hält die Borsäure für ein specifisches Mittel gegen das diphtheritische Gift; frühzeitig angewendet, verhindert sie reichliche Exsudation und zerstört die Membranen. Er wendet an: Acid. boric. 7,5, Glycerin p. Aq. dest. aa' 15,0, stündlich, später 2—3stündlich reichlich auf die erkrankten Stellen zu bringen.

Die Kur ist 5 Tage lang fortzusetzen, um die Wiederbildung der Membranen zu verhindern. Verschlucken der Mischung ist unschädlich, auch wenn in 24 Stunden alle 7,5 Borsäure verbraucht werden.

125) Dr. Hofmockl wendet gegen Erysipel mit gutem Erfolge Waschungen der erkrankten Hautpartien mit 3—5% Carbolwasser und einem nachfolgenden Druckverbande an. Die Waschungen werden 1 bis 2 Mal täglich vorgenommen 1—2 Minuten lang mittelst eines Tampon aus Bruns'scher Watte, fühlt sich die Haut fettig an, wird der Carbolwaschung eine leichte Alkoholwaschung vorausgeschickt.

126) Dr. Hofmockl wendet folgendes Verfahren gegen Prolapsus ani an. Nachdem der Tenesmus durch den innerlichen Gebrauch von Chloralhydrat oder Opium bekämpft worden ist, wird der Prolapsus gut gereinigt, energisch mit Lapis in Substanz touchirt und reponirt und der reponirte Vorfall entweder mittelst Tampons mit Heftpflaster und Binden, die über die Schultern des Kindes gehen oder durch festes Aneinanderdrücken beider Hinterbacken mittelst um das Becken herumziehender, langer Heftpflasterstreifen und Binden möglichst gut zurückgehalten. Durch mehrmalige Wiederholung des Verfahrens gelang es immer Heilung herbeizuführen.

127) Dr. Justus Andeer hat 222 Diphtheritisfälle mit Resorcin behandelt und alle ohne Ausnahme geheilt.

Bei leichten Graden der Diphtheritis genügt eine scharfe Aetzung mit Resorcinkrystallen oder mit concentrirter Resorcin-Vaselinsalbe, bei mittelschweren ist wiederholte und bei den schwersten, septischen Formen der Krankheit ist örtliche, wie allgemeine innerliche Anwendung des Mittels geboten.

Nähere Details fehlen.

128) Dr. Nahmacher kommt auf Grund der auf der Greifswalder medic. Klinik gemachten Erfahrungen zu dem Ergebnisse, dass die Chinolinpräparate keinen therapeutischen Werth haben, dass sie insbesondere keinen nennenswerthen antiseptischen Einfluss üben, weder beim Typhus, noch bei Intermittens, noch bei Phthise, und dass das Mittel auch die Milzschwellung nicht alterirt.

Unangenehme Nebenwirkungen derselben wurden allerdings auch nicht beobachtet.

129) Professor Jos. Kaulich hat auf Grund der Publicationen des deutschen Reichsgesundheitsamtes, verdünnte Sublimatlösungen gegen Diphtherie versucht. Oertlich wurde eine Lösung von 0.05—0.1 Sublimat auf 100 Gm. verwendet und damit täglich 4 Mal bis zweistündlich mit einem voluminösen weichen Haarpinsel gepinselt, zur Bepinslung von Trachealwunden wurden 0,02 ad 100,0 zum Auswaschen der Trachea und zu Inhalationen 0,05 auf 100 verwendet. Innerlich wurde das Sublimat (mit Eidotter verrieben nebst Syrup und Cognac) pro die 0,01—0,02 gegeben.

Ausserdem verwendete K. heisse Halsumschläge, besonders bei stenotischen Erscheinungen und verwendete dazu den Leiter'schen Wärmeregulator, ohne Unterbrechung bei Tag und Nacht, indem er eine heisse feuchte Compresse mit cravattenförmig gebogenen Metallröhren belegte und durch einen 1½ Meter langen Schlauch Wasser von 43° C. durchfliessen liess.

Es liegen vorläufig nur wenige auf diese Weise behandelte Fälle vor, alle mit günstigem Erfolge. Prof. K. hebt hervor, dass nach Abstossung der Membranen sich nie neue Membranen bildeten, sondern die Wundflächen gleich zur Heilung tendirten.

130) E. Sesemann hat das Jodoform als örtliches Mittel bei Diphtherie in Verwendung gezogen und zwar vermischt mit 3 Theilen Zucker mittelst eines Pulverbläsers. Das Pulver wird früher durch ein feines Gazesieb getrieben.

Er hält es für nothwendig das Jodoform auch auf die hintere Fläche des weichen Gaumens und in die Nase zu bringen, entweder indem man ein elastisches Rohr durch die Nase führt und durch dieses das Pulver passiren lässt oder indem man ein Jodoformstäbchen durch die Nase so führt, dass es beim Schmelzen auf die hintere Fläche des weichen Gaumens abfliesst.

Vor dem Einblasen sollen grössere Kinder gurgeln, kleinern soll vorher der Rachen mit einer schwachen Borlösung ausgespritzt werden.

Die Einpinslungen sollen in schweren Fällen 1—2stündlich wiederholt werden. Das unvermeidliche Verschlucken von Jodoform soll keinen Schaden bringen.

Von 21 so behandelten sehr schweren Fällen, darunter 18 Kinder, meist unter 6 Jahren, starben 5 (23,8 %).

131) Dr. Soltmann hat bei 35 Kindern, 10 mit Scarlatina complizirt mit Diphtheritis, 11 mit genuiner Diphtheritis und 14 mit Schar-

lachnephritis 0,005—0,01 salzsaures Pilocarpin, combinirt mit 1,0 Aether. sulf. injizirt. Die Injectionen hatten keine spez. Heilwirkung ergeben gegen das Scharlach- oder Diphtheritis-Contagium, auch nicht gegen die Nephritis und die urämischen Anfälle. In einzelnen schweren Fällen von Scarlatina, mit maximaler Temp. und gestörtem Ausbruch des Exanthems bewirkte eine stärkere Pilocarpininjection auffallende Besserung.

Im Ganzen liegt der Werth der Pilocarpinbehandlung in der secretionsbefördernden Wirkung des Medicamentes, insbesondere auch bei der Diphtheritis genuina. Bei der frühzeitig auftretenden Scharlachnephritis wirkt das Pilocarpin nach Soltmann's Erfahrung recht ungünstig, bei den Spätformen meist günstig, nur hat man im Auge zu halten, dass bei hochgradigen hydropischen Ergüssen im Thorax das Pilocarpin zu Lungenoedem und Herzparalyse führen kann. Die Lösungen sollen immer frisch sein.

132 a) Dr. Korach hat auf der mediz. Abtheilung des Cölner Bürgerspitales mit Jodoform Heilversuche bei Rachendiphtheritis angestellt und zwar nachdem Einblasungen von 0,2 Jodoform mit Amylum verrieben sich umständlich und unzulänglich erwiesen hatten, wurden Pinslungen mit Lösungen von 10,0 Jodoform in Collodium oder Aether 6 Mal täglich mittelst eines Wattebausches vorgenommen.

Die Erfolge waren zufriedenstellend, der locale Prozess wurde in kurzer Zeit günstig verändert, das Weiterschreiten bei frühzeitiger Anwendung gehemmt und die Mortalität herabgedrückt.

Der Erfolg trat oft schnell auch in sehr schweren Fällen mit ausgedehnter diphtheritischer Verschorfung ein. Es grenzten zunächst die diphtheritischen Plaques gegen ihre Umgebung ab, wurden gelblich, durch Eiterinfiltration dicker, leicht ablösbar und nur selten bilden sich neuerdings Membranen und diphtheritischer Zerfall.

Drüsenvereiterungen werden bei dieser Methode seltener.

Die Allgemeininfectionen und deren böse Folgen kann auch das Jodoform nicht immer verhindern.

Unter 112 Fällen verliefen 70 als leichte, 40 als schwere, von den erstern starb 1 Kind, von den letztern 7, Gesammtmortalität 7 %.

Dr. K. bezeichnet das Jodoform als nicht ätzendes Antisepticum, das überdiess die Granulationsbildung befördert. Jodoformintoxicationen sind bei dieser Methode nicht zu besorgen.

132 b) Prof. Winkel berichtet über Versuche, die er mit permanenten Bädern bei Neugeborenen Tag und Nacht hindurch, mit kurzen Unterbrechungen, im gleichmässig warmen Bade erhalten.

Er stellt dafür folgende Indicationen auf:

1. Geringer Grad von Lebensfähigkeit bei 28—36 Wochen alt Geborenen.

2. Grosse Lebensschwäche nach tiefer Asphyxie in Folge von Blutverlusten bei der Geburt oder durch Blutungen nach der Geburt aus der schlecht unterbundenen Nabelschnur.

3. Ausgedehnte Erkrankungen der kindlichen Haut.

4. Starke Abmagerung des Kindes bei Magendarmcatarrhen, um die Haut vor Druck zu schützen.

Er liess deshalb eine eigens construirte Wanne aus Zinkblech anfertigen, welche 50 Cm. lang, 29 Cm. breit und 22 Cm. hoch ist. Der Boden derselben erhebt sich vom Fuss- und Kopfende bis zur Mitte um 9 Cm., um das Herabgleiten des Kindes zu verhüten. Am Kopfende ist ein Ausschnitt, der in eine handförmige Vertiefung führt, die über den Rand der Wanne ragt. Von diesem Ausschnitt geht nach innen eine schräge Ebene, gegen welche der Rücken des Kindes zu liegen kommt.

Die Wanne fasst neben dem Kinde, bis zum Rande gefüllt, etwa 20 L. und hat sowohl am Boden unter dem Kopfende, als am Fussende weite Ausflusshähne. Der die Wanne durch übergreifende Leisten gut schliessende Deckel hat vorn einen für die Auflagerung des kindlichen Kinnes bestimmten, mit weichem Leder gepolsterten Rand und in der Mitte ein 20 Cm. langes und 15 Cm. breites Fenster, durch welches man den grössten Theil des kindlichen Rumpfes im Wasser beobachten kann. Im Deckel der Wanne befinden sich durch feste Korke verschliessbare Oeffnungen, durch welche mittelst eines bis nahe auf den Boden der Wanne geschobenen Trichters warmes Wasser nachgegossen werden kann. Durch eine andere Oeffnung wird ein Celsiusthermometer bis nahe an den Boden des Wassers eingeschoben. Unter den Kopf des Kindes wird ein leicht aufgeblasener Gummikranz gelegt.

Endlich dient eine gewöhnliche leichte, aus Draht geflochtene Fliegenglocke über den Kopf des Kindes gesetzt und ein auf dem Wannendeckel aufgestellter leichter Schirm, um den Kopf des Kindes vor zu grellem Lichte, Fliegen und Mücken genügend zu schützen.

Selbst unruhige Kinder liegen in dieser Wanne, wenn sie mit warmem (36 bis 37° C.) Wasser gefüllt ist, sehr ruhig und behaglich. Neugeborene wurden wiederholt — mit nur wenigen Minuten Unterbrechung — 24 Stunden permanent in solchem Bade liegen gelassen. Dem etwa schädlichen Einflusse der Entleerungen des Kindes wird durch Zusatz von 3 bis 5 gr. Natron subsulfurosum vorgebeugt und es braucht nur alle halbe bis einer Stunde warmes Wasser nach bestimmter Vorschrift zugefüllt zu werden.

Der Verfasser versichert, dass die Kinder im Bade mit Behagen trinken und stundenlang schlafen und es werden von ihm und von seinem Assistenten zugleich einzelne Krankheitsfälle, Soor, Intertrigo, Atelektase der Lunge u. s. w., mitgetheilt, in welchen sich die permanenten Bäder vorzüglich bewährten. Am frappantesten war die Wirkung bei einem tief asphyktisch geborenen, mit mässigem Ascites uud partieller Atelektase der rechten Lunge behafteten Kinde, welches vor dem Bade grosse Dyspnoe und etwas Cyanose hatte und stets stöhnte. Die Athmung wurde im Bade ruhiger, die Cyanose liess nach, das Kind trank im Bade und es wurde am Leben erhalten.

XI. Diätetik.

133) Dr. **J. Schmidt**: Beiträge zur Kenntniss der Frauen- und Kuhmilch. Inaug.-Dissert. Moskau 1882. Ref. Med. Obosrea Febr. 1882 p. 302.

134) **Schmidt-Mühlheim**: Untersuchung über fadenziehende Milch. Pflügers Archiv XXVII B. 11. u. 12. H. Ref. d. Centralbl. f. Gynaek. 31. 1882.

135) Dr. **D. Semtschenko**: Beobachtungen über die Wirkungen der Kuhmilch auf verschiedene Magen- und Darmkrankheiten der Kinder. Wratsch 19. 1882.

136) Dr. **Raudnitz**: Versuche mit Biedert's Rahmgemenge. Prager med. W. 27. 1882.

137) **M. A. Mendes de Leon** (Amsterdam): Ueber die Zusammensetzung der Frauenmilch. Zeitschrift für Biologie XVII. B. 4 H.

138) **Tarnier u. Parrot**: Ueber künstliche Ernährung der Säuglinge. L'Union méd. 101. 1882.

139) Dr. **Ph. Biedert**: Ueber Milchconservirung. Berlin. kl. Wochenschrift 5. 1882.

140) Prof. **R. Demme**: Klinische Beiträge zur Ernährungsfrage. 19. Jahresbericht des Jenner'schen Kinderspitales zu Bern. 1881.
141) Dr. **Schmidt-Mühlheim**: Beitrag zur Kenntniss der Eiweisskörper der Kuhmilch. Pflügers Archiv 286. 7. u. 8. H.

---

133) Dr. Schmidt hat einige Untersuchungen angestellt um Biedert's Angaben über die Unterschiede des Kuh- und Frauencaseins zu controlliren. Er kam dabei zu dem Resultat, dass Biedert zu falschen Schlüssen gelangen musste, weil bei der von ihm angewandten Untersuchungsmethode nicht das reine Casein aus der Milch ausgefällt wird, sondern ein Gemenge von Albuminaten, die in verschiedener Concentration sowohl in der Kuh- als in der Frauenmilch vorkommen. Ausser dem Casein enthält die Milch bekanntlich noch Albumin und wie Verf. nachwies auch noch Hemialbuminose. Letztere zeigt dieselben Eigenschaften wie die Hemialbuminose, welche als Zwischenstufe beim Uebergang von Eiweiss in Pepton auftritt. Rein dargestellt weichen die 3 Albuminate der Kuhmilch von denen der Frauenmilch keineswegs ab, gemengt steht ihr Verhalten zu Reagentien in engster Beziehung zur Concentration der Lösung und zum procentischen Verhältniss der einzelnen Stoffe zu einander: je mehr Casein und je weniger Albumin und Hemialbuminose in dem Gemenge enthalten sind, desto leichter bewirken verschiedene Reagentien Gerinnung und desto härter und umfangreicher sind die Gerinnsel, — und umgekehrt. Hierauf beruht auch das verschiedene Verhalten der Kuh- und Frauenmilch gegen Reagentien, denn letztere enthält nach 16 Analysen des Verf. im Mittel 1,31 Albuminate, von denen 25 % auf Albumin und 24 % auf Hemialbuminose kommen, während die Kuhmilch 3,6 Albuminate enthält, von denen 8 % auf Albumin und 4,5 % auf Hemialbuminose entfallen. Das Verhältniss der einzelnen Albuminate zu einander wird übrigens von der Nahrung beeinflusst, denn bei Ernährung mit Fastenspeisen sinkt der Gehalt der Frauenmilch an Hemialbuminose um die Hälfte, während der Caseingehalt derselben um ebensoviel steigt, — hierdurch dürften vielleicht die Dyspepsien erklärt werden, welche in der Fastenzeit so häufig bei Säuglingen aufzutreten pflegen.

Besondere Aufmerksamkeit widmete Verf. den Veränderungen, welche die Kuhmilch bei Verdünnung mit Wasser und beim Kochen erfährt. Uebereinstimmend mit Quevenne und Schreiner fand Verf., dass gekochte Kuhmilch auf Labzusatz etwas langsamer gerinnt als ungekochte, wobei die Gerinnsel etwas weicher sind als sonst. Wird die Kuhmilch dagegen mit 4 Theilen Wasser verdünnt und gekocht, so gerinnt sie auf Labzusatz erst nach 40—45 Minuten zu äusserst zarten feinen Flocken, während ebenso verdünnte ungekochte Kuhmilch schon nach 4 Minuten gerinnt. Die veränderte Reaction der gekochten Kuhmilch beruht darauf, dass das Albumin und ein Theil des Caseins (wie auch schon Kemmerich fand) beim Kochen verschwindet, indem es — wahrscheinlich durch das in der Milch enthaltene Ferment (Dähnhardt) — in Hemialbuminose übergeführt wird. Die Ueberführung des Albumins und eines Theiles des Casein in Hemialbuminose geht am ausgiebigsten vor sich, wenn die Milch vor dem Kochen neutralisirt wird. Die Kuhmilch wird also durch das Kochen nicht nur haltbarer, sondern auch leichter verdaulich.

In Bezug auf die Details der Untersuchungen muss auf das Original verwiesen werden. Cruse.

134) Nach den Untersuchungen von Schmidt-Mühlheim beruht das Schleimigwerden der Milch auf dem Eintritt schleimiger Gährung, hervorgerufen durch Micrococcen. Diese Micrococcen wirken verändernd auf den Zucker, das Gährungsprodukt konnte nicht isolirt dargestellt werden. Reine Milchzuckerlösungen können nicht in den Zustand der schleimigen Gährung gebracht werden, wohl aber Molken. Die günstigste Temp. für die Schleimgährung liegt zwischen 30 u. 40 ° C, Temp. über 60 ° C vernichtet die Wirkung des Fermentes, ebenso Borsäure bis zu 5 % und Carbolsäure mehr als 2 % der Flüssigkeit.

135) Dr. Semtschenko hat in seiner Stellung als Arzt eines Waisenhauses, in dem sich gewöhnlich ca. 70 Säuglinge befinden, sehr vielfach mit Erkrankungen des Darmkanals zu kämpfen. Wenn, wie sehr häufig, nicht genügend Ammen vorhanden, sind, ist es schwer eine Nahrung ausfindig zu machen, welche unter diesen Umständen vertragen wird. Verf. hat nun in letzter Zeit in solchen Fällen Kumyss aus Kuhmilch versucht. Nach seinen bisherigen Erfahrungen, welche sich auf 50 im 1. oder 2. Lebensjahre stehende Kinder beziehen, glaubt Verf. behaupten zu dürfen, dass die Milch in dieser Form selbst in verzweifelten Fällen vertragen wird und die Erkrankung (Dyspepsie, acuter und chron. Darmcatarrh, Cholera inf.) dabei in überraschend schneller Weise zur Heilung gelangt. Selbstverständlich war der Erfolg um so besser, je mehr alle anderen Nahrungsmittel ausgeschlossen wurden. Gewöhnlich lässt Verf. Anfangs $\frac{1}{4}$ stündlich einen Theelöffel 24 Stunden alten Kumyss geben, und geht nach einigen Stunden auf einen Esslöffel und mehr über. Bei acuten Erkrankungen und Erbrechen wird der Kumyss möglichst kalt gegeben. Ob der Kuhmilch-Kumyss bei den angeführten Krankheiten dem Stutenmilch-Kumyss vorzuziehen ist, wagt Verf. zunächst nicht zu entscheiden, da er letzteren bisher nur wenig angewandt hat, indess glaubt er beobachtet zu haben, dass die Kinder den Stutenmilch-Kumyss weniger gern nehmen und leicht von ihm berauscht werden.

Der vom Verf. benutzte Kumyss war auf folgende Art zubereitet worden: $2\frac{1}{3}$ Champagnerflaschen abgerahmte Kuhmilch wurden mit $2\frac{2}{3}$ Champagnerflaschen Wasser gemischt, 100 Grm. trockene (mit Wasser angerührte) Bierhefe und ebensoviel Soodzucker hinzugefügt, und das Gemisch 24 Stunden unter häufigem Umrühren bei Zimmertemperatur stehen gelassen, dann in Champagnerflaschen abgefüllt und diese fest verkorkt bei einer Temperatur von + 8 ° R. aufbewahrt. Man kann noch $\frac{1}{2}$ Theelöffel Natr. bicarb. hinzufügen, um das Auftreten von Caseingerinnseln zu verhüten.   Cruse.

136) Dr. R. Raudnitz berichtet über die Erfolge von Versuchen, die an der Kinderklinik der Landesfindelanstalt in Prag vorgenommen wurden.

Die Conserve wurde nach Biederts Vorschrift (1 Löffel auf 14 Löffel Wasser verabreicht, unter 100 eröffneten Büchsen waren 3 verdorben).

Angewendet wurde die Conserve:

1) Bei 8 Säuglingen im Alter von 2 bis 15 Wochen mit Magen- und Darmkrankheiten.

2) Bei 7 Säuglingen im Alter von 8 Tagen bis 13 Wochen, die Säuglinge waren theils sehr schwach oder konnten, wegen Gaumenspalten nicht saugen oder waren heredit. syphilit.

3) 7 Säuglinge im Alter von 9 Tagen bis 9 Monaten wurden aus verschiedenen Gründen mit Biederts Conserve zugefüttert.

Die Biedertnahrung übte auf die acuten und die sich anschliessenden chronischen Darmcatarrhe weder in den ersten Lebenswochen einen günstigen Eindruck oder allenfalls nur in solchen Fällen, wo die Darmerscheinungen Folgen einer quantitativ oder qualitativ unzureichenden Nahrung sind (relativer Milchmangel, fehlerhafte Zusammensetzung der Muttermilch etc.), auch bei den Darmcatarrhen älterer abgestillter Kinder.

Auffallend oft trat nach Biedertfütterung ausgesprochene Fettdiarrhoe auf und musste deshalb die Biedertnahrung mit Eiweisswasser gemischt werden. Ein Wechsel dieser Nahrung gegen andere künstliche Nahrung wurde meist schlecht vertragen, dieser Wechsel schien sogar mitunter verhängnissvoll zu sein.

Biederts Conserve als Beinahrung schien zuweilen sehr gute Dienste zu leisten.

Am meisten spricht für die Conserve, dass sie selbst von den schwächsten Kindern gut vertragen wird und bei Vorhandensein von Darmcatarrhen, ohne den Prozess aufzuhalten, auch nicht zu neuen Complicationen Anlass giebt.

137) M. A. Mendes de Leon (Amsterdam) hielt eine neuerliche Untersuchung der Frauenmilch schon aus dem Grunde nicht für überflüssig, weil die Ergebnisse der verschiedenen Autoren theilweise sehr beträchtlich differiren.

Die erheblichsten Schwankungen beziehen sich auf den Fettgehalt der Frauenmilch und beeinflusst sollen diese Schwankungen werden von den Untersuchungsmethoden, von der Zeit nach der Entbindung (Lactationsperiode), von Alter, Constitution und dem Ernährungszustande der Frau und endlich sogar von der Lage der Brustdrüse (rechts oder links), aus der die Milch stammt.

Es ist überdiess eine längst bekannte und insbesondere bei der Thiermilch beobachtete Thatsache, dass die letzte Portion Milch, welche beim Melken erhalten wird, reicher an Fett ist.

Die Frauenmilch, welche Mendes de Leon zu seinen Untersuchungen verwendete, wurde der prall gefüllten Brust nach 6 stündiger Unterbrechung des Säugens entnommen und zwar durch Ausmelken in 3 Flaschen I, II, III gefüllt, welche die zuerst abgeflossene durchscheinende und bläuliche, die 2. weisse und durchscheinende und die 3. dicke und gelblich gefärbte Portion, jede für sich enthielten. Die 3 Portionen waren nahezu gleich gross.

Es liegen zunächst 9 Analysen an 3 Individuen vor: 1 und 2 von einer 24jährigen Multipara 8 und 17 Tage nach der Entbindung; 3, 4, 5, 6, 7 und 8 von einer 37jährigen Multipara 60, 67, 72, 93, 107 und 118 Tage nach der Entbindung und endlich 9 von einer 26jährigen Multipara 6 Tage nach der Entbindung:

Die Ergebnisse der Untersuchung:

	Feste Stoffe			Fett		
	I	II	III	I	II	III
1.	8,41	11,43	12,51	1,02	2,39	3,14
2.	9,76	10,32	12,50	1,71	2,77	4,51
3.	14,52	14,71	16,29	6,07	6,88	8,01
4.	10,08	11,14	13,29	1,94	3,07	4,58
5.	9,20	10,73	11,87	1,01	2,64	3,98
6.	9,09	10,76	12,48	1,23	2,50	4,61
7.	9,58	12,08	15,38	1,36	4,74	8,19
8.	10,04	12,31	13,35	2,54	3,98	7,20
9.	14,59	15,74	17,99	6,11	7,15	9,94

Ein Blick auf die vorstehende Tabelle ergiebt zwischen den Portionen I, II, III so bedeutende Differenzen, dass die Vernachlässigung dieses Umstandes von Seite der Untersucher die Schwankungen in den Angaben über die Zusammensetzung der Milch zu einem grossen, vielleicht dem grössten Theile erklärt.

Entleert man die Brustdrüse nicht in 3, sondern in 8 oder 9 Portionen, so steigt im Allgemeinen der Fettgehalt von der 1.—9. Portion.

Von einem mittlern Gehalte der Milch kann man daher nur in ge-

wissem Sinne reden, wenn man die Gesammtmenge derselben berücksichtigt, welche in einem bestimmten Zeiträume, namentlich zwischen
einer 2maligen Nahrungsaufnahme des Kindes abgesondert wird.

In diesem Sinne berechnet Mendes de Leon nach 9 Analysen folgende Mittelzahlen: Wasser 87,79, Trockensubstanz 12,21, Eiweiss und
Extractivst. 2,53, Fett 3,89, Zucker 5,54, Asche 0,25.

Parmentier erklärte den verschiedenen Fettgehalt der Milch in den
Portionen I, II u. III durch eine Rahmbildung innerhalb der Drüse, eine
Erklärung, die dadurch hinfällig wird, dass bald die Milch aus dem
untern, bald aus dem obern Theile der Drüse fettreicher ist.

Nach Heynsius sollen die Fettkügelchen in den feinen Drüsengängen
adhäriren und durch Saugen erst später entleert werden, eine Erklärung
aber, die auch noch des Beweises bedarf und ebenso wenig die Erklärung Forsters, dass es sich dabei um einen Einfluss des Nervensystemes
handle.

138. Tarnier theilt seine Erfahrungen mit über künstliche Ernährung
der Neugeborenen an der Maternité. Die Versuche, die Neugeborenen
direct an Ziegen saugen zu lassen oder ihnen Kuhmilch in verschiedenen Verdünnungen und mit verschiedenen Beimischungen zu geben,
hatten alle zu trostlosen Ergebnissen geführt.

Seit April 1881 werden Versuche mit Eselinnenmilch gemacht und
diese Versuche haben sich ausserordentlich bewährt bei Kindern in den
ersten 6—8 Lebenswochen, später soll die Eselinnenmilch durch Kuhmilch ersetzt werden, die aber bis zum Alter von 6 Monaten mindestens
mit gleichen Theilen Zuckerwasser zu verdünnen ist.

T. glaubt auch die Verhältnisse in der Maternité dadurch verbessert
zu haben, dass er den Gebrauch der Saugdutten abgeschafft hat und
nur mit dem Glase oder Löffel die Milch verabreichen lässt.

Parrot theilt die Resultate mit, die er mit künstlicher Ernährung
in der Nourrescerie des enfants assistés vom 2. Juni 1881 bis 24 Febr.
1882 erzielt hat.

Von 86 mit heredit. Syphilis behafteten wurden 6 ausschliesslich
mit Kuhmilch und Saugdutte ernährt, von diesen starben 5; 42 saugten
direct an Ziegen, von diesen starben 28, 38 saugten direct an Eselinnen
und von diesen starben nur 8.

Auch Parrot erklärt die Eselinnenmilch für das weitaus beste künstliche Nahrungsmittel für Säuglinge.

Eine milchreiche Eselin kann nur 3 Kinder bis zum Alter von 5
Monaten ernähren, die Kinder sollen 6—8 Mal in 24 Stunden angelegt
werden.

139) Biedert berichtet über das bereits früher von ihm erwähnte
Verfahren zur Herstellung seiner Rahmconserve, sowie auch unveränder-
ter und eingedickter Kuhmilch mit und ohne Zuckerzusatz, in einer
Zubereitung von unbegrenzter Haltbarkeit.

Das Verfahren ist kurz gesagt: Genügend langes Erhitzen der Milch
in luftdicht verschlossenem Gefäss im Wasserbad bei 100° C. Der Verschluss kann bewirkt sein (am besten) in verlötheter Blechbüchse oder
in starker Glasflasche mit eingebundenem Kautschuk- oder paraffinirtem
Korkstopfen. Genügend lang ist ein Erhitzen von 2 Stunden, unsicher
ein solches von 1—1¼ Stunden, ungenügend ein solches von ¾ Stunden. Aus Zweckmässigkeitsgründen kann die Milch vorher bei niederer
Temperatur auf ein kleineres Volumen eingeengt sein. B. konnte in
Strassburg über ½ Jahr alte und solche Milch, die eine Reise in Italien
mit ihm gemacht, völlig unverändert demonstriren. Es dürfte also die
Haltbarkeit als völlig unbegrenzt anzusehen sein.

Gleichzeitig wies B. in Strassburg die Resultate seiner Versuche vor, die zur Controlirung und Ausdehnung des neuerdings in Berlin in der Deutschen Gesellschaft für öffentliche Gesundheitspflege besprochenen Becker'schen Verfahrens gemacht waren: d. i. Conserviren der Milch durch zweistündiges Erwärmen der Milch auf 60° C. Es konnte festgestellt werden, dass durch eine Wärme von 50—60° das eigentliche Gerinnungs-(Milchsäure)Ferment, aber noch nicht das Fäulnissferment zerstört werde, und dass schliesslich auf dem Umweg der Fäulniss auch Säurung und Gerinnung zu Stande kam, dass somit das Becker'sche Verfahren unbrauchbar sei, wie Hoppe-Seyler meint, weil die Wärme von 60° wohl genügt habe, die Pilze zu zerstören, aber nicht die Dauersporen, auf deren Rechnung dann die nachträgliche Zersetzung der Milch zu schreiben sei.

Eine andere Reihe von Versuchen betraf das Schicksal der nach verschiedenen Methoden behandelten Milch an der Luft: a) einfach abgekochte Milch, b) bei 60° 2 St. digerirte Milch, c) mit einem von Soltmann angegebenen Instrumentchen, das eine Vereinfachung des Bertling'schen Kochtopfs repräsentirt, längere Zeit (½ St.) tüchtig gekochte Milch. a. hielt sich länger als ungekochte, b. und c. wesentlich länger als a. ungeronnen. Es ist also auch für Haltbarkeit der Milch an der Luft längeres Kochen besonders wirkungsvoll.

Anders steht es mit den all diesen Milchbehandlungen nachgerühmten Einwirkungen auf das Casein. Das verschiedene Verhalten der Kuh- und Menschenmilch gegen Reagentien und chemische Einwirkungen aber bleibt nach all jenen Verfahren unverändert, es gerinnt jede der nach den obigen Methoden behandelte Milch, wenn sie der Spontangerinnung ausgesetzt wird, in Form von grossen, plumpen, zusammenhängenden Käseballen. Mit 0,4 % und conc. Salzsäure, Phosphorsäure, conc. Lösung von Magnes. sulphur. (letztes in der Hitze), 2 Tropf. zu ⅓ Ccm. Milch gesetzt, mit starkem (griechischem) Wein geben alle jene Kuhmilchproben (auch mit gleichen Theilen Wasser verdünnte) grosse, meist derbe vollkommene Gerinnung. Mit Labessenz fällte sich rohe und vorher mit Hitze behandelte Kuhmilch gleich derb, Menschenmilch daneben staubförmig fein. Einer Magenkranken hat B. von der durch 2stündiges Kochen conservirten Milch gegeben und dann durch Auspumpen constatirt, dass die Gerinnsel völlig ebenso derb und grob, wie bei gewöhnlicher Kuhmilch waren. Eine wesentliche Veränderung des Casein nach der Hitzeanwendung ist eben nicht vorhanden; dieselbe wird durch die vorerwähnte andauernde chemische Verschiedenheit bestimmt in Abrede gestellt.

140) Prof. R. Demme publicirt auch in seinem diessjährigen (19.) Jahresberichte Erfahrungen über Kinder-Nährpräparate und zwar zunächst über die rohrzuckerfreie condensirte Milch aus der Société des Usines de Vevey et Montreux, welche 0,1 % benzoesaure Magnesia enthält und über die gleichfalls rohrzuckerfreie Milchconserve der schweizerischen Alpenmilch-Exportgesellschaft, ohne jeden Zusatz.

Beide Präparate schmecken wie eine mehrmals gekochte frische Milch und werden von den Kindern einige Wochen lang gern genommen.

Mit jedem der beiden Präparate, dem 1. Oettlischen und dem 2., dem Romanshorner Fabrikate wurden je 15, 3—14 Tage alte Kinder, 12 Wochen lang ausschliesslich ernährt.

Die Gewichtszunahmen waren während des 1. Lebensmonates zufriedenstellend. 5 Kinder verweigerten zwischen der 3.—5. Woche den Fortgenuss des Oettlischen Präparates, 3 Kinder verhielten sich ebenso gegen das Romanshorner.

Je 8 der mit dem Einen oder Andern genährten Kinder erkrankten innerhalb der 2.—3. Woche an Gastrointestinalcatarrh.

Demme hält beide Präparate für die frühe Säuglingsperiode brauch-

27*

bar, wenn keine reine, unverfälschte, gleichmässig gut gelieferte Milch zu beschaffen ist oder für Reisen.

Die gute frische Kuhmilch ist beiden Präparaten vorzuziehen, um so mehr als sie auch billiger ist.

Die Versuche mit dem Paulke'schen Milchsalze (Chlornatrium 16, Chlorkalium 22, phosphors. Kalk 8, schwefels. Kalk 8, doppeltkohlensaures Kali 2, Borsäure 0,05, Milchzucker 10), welches die Coagulation des Kuhmilchcaseïns angeblich feinflockig machen soll, ergaben, wenn die von Paulke angegebenen geringen Mengen angewendet wurden, keinerlei nachtheilige Folgen und ungefähr dieselben Ergebnisse wie der Zusatz von kleinen Mengen von kohlensaurem Natron.

Das Kindermehl der Anglo-Swiss Milchgesellschaft in Cham und der Opel'sche Nährzwieback nützen ebenso als Beinahrung von Säuglingen zwischen dem 4. und 8. Lebensmonate, wie andere Amylacea, die gut zubereitet werden, die damit verbundenen höhern Gewichtszunahmen hören nach 10—14 Tagen wieder auf.

Es giebt eine Zahl von Säuglingen, welche in einem gewissen Alter eine ausschliessliche Milchnahrung nicht vertragen, dabei dyspeptisch, anämisch, rhachitisch werden.

Solchen Kindern ist eine Beikost, Amylacea, Hühnerei oder Fleischsuppe, sehr zuträglich.

141) Dr. Schmidt-Mühlheim resumirt die Ergebnisse seiner Untersuchungen über die Eiweisskörper der Milch in folgenden Sätzen:

1) In der Milch sind 3 Eiweisskörper: Caseïn, Alkumen und Pepton aufzufinden.

2) Die frische Milch enthält 2,21—2,64 % Caseïn, 0,29—0,44 % Albumin und 0,08—0,19 % Pepton.

3) Durch Digeriren der Milch bei Körperwärme nimmt das Caseïn ab, das Pepton zu und zwar um so mehr je länger digerirt wird. Bei gewöhnlicher Zimmertemp. dieselbe Veränderung viel langsamer.

4) Der Peptongehalt kann bis zur Höhe des Albumingehaltes (0,33 %) anwachsen, er geht durch einen fermentativen Prozess aus dem Caseïn hervor.

5) Siedhitze zerstört das Ferment. Das Albumin erleidet durch das Digeriren der Milch keine Abnahme.

XII. Hygiene, Statistik.

142) Dr. Rauchfuss: Vorrede zur 1. Lieferung des Conseils aux mères, herausgegeben von den Aerzten des Kinderspitales des Prinzen Peter von Oldenburg in St. Petersburg.

143) Dr. N. Müller: Medizinischer Bericht des kaiserl. Moskauer Findelhauses für 1879. Medic. Obschёl Imp. Mosk. wospit. doma sa 1879 g. Mosc. 1881. 8° p. 1—79.

144) Dr. W. Froebelius: Mediz. Bericht des kais. St. Petersburger Findelhauses für 1879. St. Petersburg 1881. 8°. S. Med. Obschёl Imp. St. Petersb. wospit. doma sa 1879 g.

142) Dr. Rauchfuss versendet eine in französischer Sprache abgefasste Vorrede zur 1. Lieferung des „Rathes für Mütter", welche 14 Artikel über verschiedene Fragen der Hygiene des Kindesalters enthält, von den Aerzten des Kinderhospitales des Prinzen Peter von Oldenburg in St. Petersburg abgefasst und bestimmt ist, an die Eltern der Kinder, welche zur ambulatorischen Behandlung überbracht werden, unentgelt-

lich vertheilt zu werden. Jeder Artikel ist auf einem Separatblatte ge-
druckt und soll den Müttern gleichsam als eine ärztliche Ordination
mitgegeben werden, die noch durch mündliche Erklärungen verständ-
licher gemacht werden soll.

Die ersten 14 Artikel enthalten:
1. Die Pflege des Neugeborenen.
2. Die Pflege des Säuglings.
3. Pflege des Säuglings bei Milchmangel der Mutter.
4. Vorbereitung des Kindes für die Entwöhnung.
5. Künstliche Ernährung des Kindes.
6. Die Ernährungsstörungen des Säuglings und deren Verhütung.
7. Ernährung und Pflege des Kindes nach der Entwöhnung.
8. Bäder, Waschungen, Abreibungen des Kindes mit Wasser.
9. Frische Luft und ihre Wirkung auf die Gesundheit der Kinder.
10. Pflege scrofulöser Kinder.
11. Pflege der Augen der Kinder im gesunden und kranken Zustande.
12. Vaccination der Kinder.
13. Kalte, warme Umschläge und Sinapismen.
14. Schutz vor Ansteckung, Pflege nach erfolgter Infection.

143) Der von Dr. Müller zusammengestellte Jahresbericht des
Moskauer Findelhauses erhält diesmal dadurch besonderes Interesse,
dass er nicht allein die für das Jahr 1879 gewonnenen Zahlen, sondern
auch zahlre he statistische Daten über das ganze letzte Decennium
enthält. lic

Die Zahl der jährlich aufgenommenen Kinder nahm in den letzten
10 Jahren ziemlich gleichmässig zu: im J. 1879 betrug sie 13,812, etwa
3000 mehr als im J. 1870. Für die rapide Steigerung der Zahl der aufgenommenen Kinder macht Verf. hauptsächlich die zahlreichen Eisen-
bahnlinien verantwortlich, welche Moskau in neuerer Zeit mit den Pro-
vinzen verbinden, sodass das dortige Findelhaus jetzt als Sammelpunkt
der unehelichen Kinder eines umfangreichen Rayons gelten muss. Sowohl im Berichtsjahre als im Durchschnitt der letzten 10 Jahre fanden
die zahlreichsten Aufnahmen im Frühjahr statt; in absteigender Reihe
folgten dann der Sommer, der Winter und der Herbst, Verf. sieht hierin
eine Bestätigung des bekannten Villermé'schen Gesetzes. Unter 122,000
im letzten Decennium aufgenommenen Kindern befanden sich 1690 Zwil-
lings- und 3 Drillingspaare. Die Zahl der aufgenommenen Knaben übertraf die der aufgenommenen Mädchen: im Durchschnitt der letzten
10 Jahre kamen auf 100 Knaben 97,6 Mädchen. Dafür übertraf aber
auch die Mortalität der Knaben die der Mädchen um etwa 3 %. Von
den im J. 1879 aufgenommenen Kindern waren 88 % nicht älter als
11 Tage, nur 2,8 % waren älter als 6 Wochen, ein Verhältniss, das sich
alljährlich wiederholt. Das mittlere Körpergewicht der in den letzten
3 Jahren aufgenommenen Kinder betrug 3150 Gr. Verf. vergleicht diese
Zahl mit den von Ritter, Quetelet und Liharzik für das Gewicht der
Neugeborenen gefundenen Werthen, und glaubt in der Differenz, welche
sich hierbei ergibt, eine Eigenthümlichkeit der russischen Nation sehen
zu dürfen, Ref. hält eine derartige Vergleichung für nicht statthaft, da
Müller's Zahl sich ja keineswegs ausschliesslich auf Neugeborene bezieht.

Den Müttern zurückgegeben wurden im J. 1879 160 Kinder, aufs
Land in Pflege gegeben wurden 9676 Kinder. Mehr als ⅔ von letzteren
standen im 1. Lebensmonat. Die Zeit des Verbleibens der Kinder im
Hause bis zu ihrer Uebersiedelung aufs Land betrug im Durchschnitt
der letzten 10 Jahre bei 64 % 2—5 Wochen, bei 13 % weniger als
2 Wochen u. s. w.

Gestorben waren im Berichtsjahre 4225 Kinder (30 %). Es ist dies
die grösste Mortalität, welche im Laufe der letzten 10 Jahre beobachtet

wurde; die geringste betrug 22 %. Die hauptsächlichste Ursache der
grossen Sterblichkeit findet Verf. in dem Mangel an Ammen, der im
J. 1879 eine noch nie beobachtete Höbe erreichte. Während nämlich
in . den letzten 10 Jahren der durchschnittliche tägliche Bestand an
Ammen um 43—187 geringer war als der durchschnittliche tägliche Bestand an Kindern, stand im J. 1879 einem durchschnittlichen täglichen
Bestande von 882 Kindern ein durchschnittlicher täglicher Bestand von
nur 563 Ammen gegenüber, es fehlten also durchschnittlich 321 Ammen
täglich. Dieser Ammenmangel gab Veranlassung zeitweilig den kräftig-
sten Kindern neben der Ammenbrust noch eine Beinahrung aus passend
verdünnter Kuhmilch zu geben, indess wurde diese Zufütterung nur sehr
kurze Zeit vertragen, denn von den zugefütterten Kindern wurden 7 1/2 %
am 1—10, 38 % am 10—20. und 68 % am 20.—30. Tage der Zufütterung von Magen- und Darmkrankheiten befallen. Die einzige Abhilfe
gegen den chronisch gewordenen Ammenmangel sieht Verf. in einer
Beschränkung der Aufnahme der Kinder, resp. in der Errichtung pro-
vinzieller Findelhäuser.

Von der Gesammtzahl der im Berichtsjahre Verstorbenen war etwa
1/5 nur 1—10 Tage, etwa 1/3 10—20 Tage im Findelhause gewesen. Etwa
4/5 aller Verstorbenen standen noch im 1. Lebensmonat.

Von den im J. 1879 aufgenommenen Kindern waren 2954 schon bei
der Aufnahme mit Krankheiten behaftet, am häufigsten mit angeborener
Schwäche und Atrophie (1496), mit Soor (534) und mit Blepharoblen-
norrhoe (404). Im Hause erkrankten 5208 Kinder, so dass die Summe
aller Kranken etwa 58 % sämmtlicher Kinder ausmachte. Von der Gesammtzahl der Erkrankungen fallen 39 % auf die Krankheiten der Digestionsorgane, 33 % auf die constitutionellen Krankheiten und allgemeinen Ernährungsstörungen (wozu auch Lebensschwäche und Atrophie
gerechnet ist) und 15 % auf die Krankheiten der Respirationsorgane.
An der Gesammtsterblichkeit participirt die 1. Gruppe von Erkrankungen
mit 38 %, die 2. mit 28 %, die 3. mit 26 %. Der Rest kommt auf chi-
rurgische Krankheiten und Krankheiten des Nervensystems. Aus den
letzten 10 Jahren ergeben sich folgende Zahlen über die Morbilität (im
Verhältniss zur Gesammtsterblichkeit) und Mortalität (im Verhältniss zur
Gesammtsterblichkeit) an den wesentlichsten Krankheitsgruppen.

Krankheiten der	Morbilität	Mortalität
Respir.-Organe	11—22 %, durchsch. 14 %	22—53 %, durchsch. 31 %
Digestions-Organe	32—41 %, „ 30 %	21—38 %, „ 27 %
Constitution	15—38 %, „ 25 %	19—34 %, „ 29 %

Die grösste Morbilität und Mortalität zeigten die 1. u. 2. Gruppe
von Krankheiten im Sommer, die 3. im Winter, die geringste Morbilität
und Mortalität wurde bei allen 3 Gruppen im Herbst beobachtet. Der
ungünstigste Monat für das Findelhaus war stets der August, der günstigste der October.

Vaccinirt wurden im J. 1879 12,231 Kinder. Meist wurde hierzu
Kalbslymphe benutzt, die bei 15 % keinen Erfolg gab, während bei der
Impfung von Arm zu Arm nur bei 6 % ein Misserfolg zu verzeichnen
war.   Cruse.

144) Der von Dr. Froebelius -mit gewohnter Sorgfalt zusammengestellte Jahresbericht des St. Petersburger Findelhauses enthält eine
grosse Anzahl interessanter statistischer Daten, von denen hier nur die
wesentlichsten hervorgehoben werden können.

Aufgenommen wurden im J. 1879 8860 Kinder. Unter den aufgenommenen Kindern befanden sich 130 Zwillingspaare (mit 74 Todesfällen) und 4 Drillingspaare (mit 5 Todesfällen). Wie gewöhnlich waren auch in diesem Jahre 69 % der aufgenommenen Kinder 1—10 Tage alt, und nur 6 % waren älter als 6 Wochen. 60 % sämmtlicher Kinder zeigten einen guten Ernährungszustand (3000 Grm. und mehr). 241 Kinder (3 %) wurden von den Müttern zurückverlangt, 6629 (83 %) wurden — zum grössten Theil im Alter von ½—1 Monat — aufs Land in Pflege gegeben, 1139 Kinder (14 %) starben im Findelhause. Die Mortalität war sonach um 1 % geringer als im Vorjahre und es ist dies um so erfreulicher als sich die Ernährungsverhältnisse im Berichtsjahre keineswegs gebessert hatten, denn einem durchschnittlichen täglichen Bestande von 673 Kindern stand nur an 126 Tagen die gleiche und an 239 Tagen eine (um etwa 12 %) geringere Anzahl Ammen gegenüber, während der tägliche Bestand an Ammen im Jahre 1878 nur an 150 Tagen (um etwa 8 %) geringer war als der tägliche Bestand an Kindern, der sich nur auf 646 bezifferte. Fast ⅔ aller verstorbenen Kinder standen noch im 1. Lebensmonat. An der Gesammtsterblichkeit betheiligten sich angeborene Lebensschwäche und Lungenatelectase mit zusammen 28 %, Pneumonie und Bronchitis mit zusammen 22 %, Darmcatarrh mit 17 %, Syphilis mit 6 % u. s. w. In der ersten Lebenswoche bildete Lungenatelectase die häufigste Todesursache (53 %), in der 2. Woche sind die Atelectasen auch noch ziemlich häufig, aber die meisten Todesfälle (32 %) fallen hier schon den acuten Darmcatarrhen zur Last; weiterhin verschwinden die Atelectasen allmählich, während die Darmcatarrhe noch mehr in den Vordergrund treten (41 %). Vom 2. Monat ab vermindern sich die Darmerkrankungen ziemlich schnell und es ist jetzt die Pneumonie, welche die häufigste Todesursache abgibt, indem ihr im 2. Monat 44 %, vom 3. Monat ab sogar 57 % sämmtlicher Todesfälle zur Last fallen. Eine Anzahl Tabellen veranschaulicht den Einfluss des Gewichts und der Körpermasse Neugeborener auf ihre Mortalität.

3198 Kinder waren bei der Aufnahme mit Krankheiten behaftet: am häufigsten mit angeborener Lebensschwäche (701), Blepharoblenorrhoe (563), Soor (451) und Intestinal-Catarrh (123). 62 Kinder zeigten Entwickelungsanomalien, am häufigsten Polydactylie (11) und Palat. fissam (7). Im Hause erkrankten 1867 Kinder: die Summe aller Kranken betrug sonach 59 % sämmtlicher Kinder. Von der Gesammtzahl der Erkrankungen fielen auf die constitutionellen Krankheiten und allgemeine Ernährungsstörungen 40 %, auf die Krankheiten der Respirationsorgane 30 %, auf die Krankheiten der Digestionsorgane 19 %; der Rest kommt auf äussere Krankheiten und Krankheiten des Nervensystems. Unter den constitutionellen Krankheiten und allgemeinen Ernährungsstörungen finden sich alle Fälle von Lebensschwäche, 73 Fälle von Syphilis, 49 Fälle von Impferysipel etc.

Vaccinirt wurden im Jahre 1879 7243 Kinder. Die Impfung mit humanisirter Lymphe gab nur 1,3 %, die Impfung mit Kalbslymphe dagegen 55 % Misserfolg.

Die Zahl der im Jahre 1879 auf dem Lande in Pflege befindlichen Säuglinge betrug 6324, die Zahl der daselbst befindlichen älteren Kinder und Zöglinge betrug 24481. Von der Gesammtzahl von 30805 auf dem Lande in Pflege befindlichen Kindern und Zöglingen starben im Laufe des Jahres 15,4 %, nämlich 48 % der weniger als 1 Jahr alten Kinder, 22 % der 1—5 Jahre alten und 1 % der älteren Kinder.   Cruse.

Bericht der Kinderspitäler über das Jahr 1881.*)

1. St. Annen-Kinderspital zu Wien.

Verpflegt wurden 821: 412 Knaben, 369 Mädchen; geheilt wurden 464, gebessert 85, ungeheilt oder auf Verlangen entlassen 28, gestorben 190 (24,7 %), 56 innerhalb der ersten 24 Stunden des Spitalaufenthaltes. Verblieben 54.

Es standen im Alter bis zu 1 J. 83, von 1—4 J. 234, von 4—8 J. 295, von 8—12 J. 219.

An Diphtherie wurden behandelt 180, davon geheilt 90, gestorben 76 (45,5 %), während des 1. Tages des Spitalaufenthaltes 40, verblieben 3. Tracheotomirt wurden 36, davon genasen 16 (44,4 %).

Die Zahl der Verpflegstage: 19036; ein Verpflegstag kostete ca. 1,3 fl.

2. St. Josefs-Kinderspital zu Wien.

Verpflegt wurden 724: 419 Kn., 305 M.; geheilt wurden 485, gebessert 26, ungeheilt und transferirt 13, gestorben 159 (23,3 %), sterbend überbracht wurden 24. Verblieben 41.

Es standen im Alter bis zu 1 J. 26, gest. 13 (50 %).
,, ,, ,, ,, von 1—4 ,, 283, ,, 104 (36,7 %).
,, ,, ,, ,, ,, 4—8 ,, 201, ,, 28 (13,9 %).
,, ,, ,, ,, ,, 8—12 ,, 214, ,, 14 (6,5 %).
An Diphtherie wurden behandelt 75, davon starben 27 (36 %). Tracheotomirt wurden 9.

Die Zahl der Verpflegstage: 15901; für 1 Kind im Durchschnitte 21,96 Tage, Kosten eines Verpflegstages 0,97 fl.

3. Leopoldstädter Kinderspital zu Wien.

Verpflegt wurden 765: 401 Kn., 364 M.; geheilt wurden 519, gebessert oder auf Verlangen entlassen 88, gestorben 114 (15,8 %), sterbend überbracht 15. Verblieben 44.

Es standen im Alter bis zu 1 J. 13, gest. 4.
,, ,, ,, ,, von 1—4 ,, 224, ,, 46.
,, ,, ,, ,, ,, 4—8 ,, 316, ,, 47.
,, ,, ,, ,, ,, 8—12 ,, 212, ,, 17.
An Diphtherie wurden behandelt 100, davon starben 28 (29,1 %), davon am 1. Tage des Spitalaufenthaltes 8. Tracheotomirt wurden 19, davon geheilt 10.

Die durchschnittliche Behandlungsdauer 21,4 Tage, Kosten eines Verpflegstages 0,93 fl.

4. Kronprinz Rudolf-Kinderspital zu Wien.

Verpflegt wurden 436: 233 Kn., 203 M.; geheilt wurden 272, gebessert 33, ungeheilt entlassen 9, gestorben 99 (22,1 %), 16 Kinder starben in den ersten 24 Stunden des Spitalaufenthaltes. Verblieben 33.

Es standen im Alter bis zu 1 Jahr 3, im Alter von 1—4 Jahren 155, von 5—8 Jahren 171, über 8 Jahre 107.
An Diphtheritis wurden behandelt 53, davon starben 22 (41,5 %). Tracheotomirt wurden 26, davon 7 geheilt.
Zahl der Verpflegstage 11608, ein Verpflegstag kostete 1,175 fl.

---

*) Die P. T. Directoren von Kinderspitälern werden höflichst ersucht die Jahresberichte ihrer Anstalten gefälligst sofort nach dem Erscheinen zusenden zu wollen. **Referent.**

5. Carolinen-Kinderspital zu Wien.

Verpflegt wurden 112: 58 Kn., 54 M.; geheilt wurden 56, gebessert 19, ungeheilt auf Verlangen entlassen 2, gestorben 16 (16 %). Verblieben 12.
Es standen im Alter bis zu 2 J. 8, gest. 5.

„ „ „ „ von 2—4 „ 28, „ 3.
„ „ „ „ „ 4—8 „ 46, „ 3.
„ „ „ „ „ 8—14 „ 30, „ 5.

An Diphtheritis behandelt 13, davon gestorben 5.
Tracheotomirt wurden 11, davon geheilt 6.
Zahl der Verpflegstage 3760.

6. Kaiser Franz-Josef-Kinderspital zu Prag.

Verpflegt wurden 863: 432 Kn., 431 M.; geheilt wurden 404, gebessert 158, ungeheilt oder auf Verlangen entlassen 62, gestorben 186 (22,9 %), sterbend überbracht 14. Verblieben 53.
Es standen im Alter bis zu 1 J. 15, von 1—4 J. 271, von 4—8 J. 293, von 8—14 J. 284.
An Diphtheritis und Croup behandelt 52, davon gestorben 31.
Tracheotomirt 45, mit Erfolg 19.
Zahl der Verpflegstage 17705.
Kosten eines Verpflegstags 1,5.

7. St. Ludwig-Kinderspital zu Krakau.

Verpflegt wurden 821: 447 Kn., 374 M.; geheilt 418, gebessert 63, ungeheilt oder auf Verlangen entlassen 53, gestorben 230 (30,1 %), sterbend überbracht 15. Verblieben 57.
Es standen im Alter bis zum 1. J. 60, von 1—3 J. 237, von 4—7 J. 269, von 8—12 J. 255.
Mit Milztumoren aufgenommen wurden 110, nicht Vaccinirte 308.
An Croup und Diphtheritis wurden behandelt 36, davon starben 19.
Tracheotomirt 7, davon geheilt 2.
Zahl der Verpflegstage 21029, mittlere Behandlungsdauer 25,6 Tage.
Kosten eines Verpflegstages 0,62 fl.

8. Armen-Kinderspital zu Buda-Pest.

Verpflegt wurden 743: 380 Kn., 363 M.; geheilt oder gebessert entlassen 583, ungeheilt entlassen 24, gestorben 90 (12,9 %), sterbend überbracht 15. Verblieben 46.
Es standen im Alter unter 1 J. 12, von 1—3 J. 114, von 3—7 J. 312, von 7—14 J. 305.
An Croup und Diphtheritis 17, gestorben 11.
Tracheotomirt 11, Lithotomie 4.
Zahl der Verpflegstage 14959.
Kosten eines Verpflegstags 0,625 fl.
Ausserdem wurden 31 Ammen 311 Tage in der Anstalt verpflegt.

9. Bericht des Spitales für arme scrofulöse Kinder in Baden bei Wien.

Aufgenommen 48: 23 Kn., 25 M. Geheilt 3, gebessert 34, ungeheilt 11. Die Kinder standen im Alter von 4—12 Jahren. Die Kinder hatten im Mittel 51,6 Tage in der Anstalt zugebracht.
Die Versuche mit Einreibungen von Sapo viridis nach Dr. Kormann haben nur ein negatives Resultat ergeben.

10. Abtheilung für kranke Kinder an der Charité zu Berlin 1880.

Behandelt 1145: 576 Kn., 569 M., geheilt entlassen 502, ungeheilt 31, verlegt 15, gestorben 522 (49,4 %). Verblieben 75.
Es standen im Alter bis zu 1 Jahre 548, gest. 374.
" " " " von 1—5 Jahren 324, " 121.
" " " " " 5—12 " 273, " 27.
An Diphtherie und Croup behandelt 53, gestorben 13.

11. Kinderheil- und Diakonissen-Anstalt zu Stettin.

Verpflegt wurden 350: 169 Kn., 181 M.; geheilt wurden 231, gebessert entlassen 18, ungeheilt 6, gestorben 65 (20 3 %), verblieben 30.
Es standen im Alter bis zu 1 J. 33, gest. 16.
" " " " von 1—3 " 54, " 18.
" " " " " 3—6 " 78, " 17.
" " " " " 6—12 " 58, " 4.
" " " " über 12 " 46, " 4.
13 Kinder sterbend überbracht.
An Diphtheritis wurden behandelt 12, gestorben 3.
An Croup 5, gestorben 5.
Tracheotomirt 3, mit Erfolg 0.
Die mittlere Verpflegsdauer 35,5 Tage, Kosten eines Verpflegstages ca. 1,6 M.

12. Kinderheilanstalt zu Dresden.

Verpflegt wurden 343: 200 Kn., 143 M.; geheilt 155, gebessert 53, ungeheilt entlassen 33, gestorben 75 (23,7 %). Verblieben 27.
Es standen im Alter bis zu 1 J. 40, gest. 18.
" " " " von 1—4 " 126, " 36.
" " " " " 4—8 " 95, " 16.
" " " " " 8—12 " 58, " 3.
" " " " " 12—15 " 24, " 2.
An Diphtheritis wurden behandelt 71, davon gestorben 29.
Tracheotomirt 27, mit Erfolg 4.
Die mittlere Verpflegszeit: 45,06 Tage, Kosten eines Verpflegstages: 2,15 M.

13. Dr. Christs Kinder-Krankenhaus und Entbindungsanstalt zu Frankfurt a./M.

Verpflegt wurden 155: 100 Kn., 55 M.; geheilt 85, ungeheilt entlassen 18, gestorben 28 (21,4 %). Verblieben 24.
Es standen im Alter bis zu 1 J. 3, gest. 2.
" " " " von 1—4 " 65, " 19.
" " " " " 4—6 " 38, " 3.
" " " " " 6—12 " 54, " 4.
" " " " über 12 " 1, " —
An Diphtheritis wurden behandelt 20, davon gestorben 9.
Tracheotomirt 5, mit Erfolg 2.
Die mittlere Verpflegsdauer 56,4 Tage.

14. Wilhelm-Augusta-Hospital zu Breslau.

Verpflegt wurden 360: 153 Kn., 207 M.; geheilt 258, gebessert 60, gestorben 34 (9,6 %). Verblieben 8.
Es standen im Alter bis zu 1 J. 16, von 1—3 J. 86, von 3—5 J. 74, von 5—14 J. 184.

An Diphtheritis und Croup behandelt 16, davon gestorben 4.
Tracheotomirt 4, mit Erfolg 2.
Die mittlere Verpflegsdauer: 15,13 Tage, Kosten eines Verpflegstages: ca. 1,2 M.

15. Kinderspital (Eleonoren-Stiftung) in Hottingen bei Zürich.

Behandelt 276: 147 Kn., 129 M.; geheilt 133, gebessert entlassen 41, ungeheilt 26, gestorben 50 (20 %). Verblieben 26.

Es standen im Alter bis zu 1 J. 45, gest. 15.
,, ,, ,, ,, von 1—4 ,, 76, ,, 24.
,, ,, ,, ,, ,, 3—8 ,, 73, ,, 10.
,, ,, ,, ,, ,, 8—12 ,, 36, ., 1.
,, ,, ,, ,, über 12 ,, 20, ,, —.

An Diphtheritis behandelt 58, davon starben 28.
Tracheotomirt 30, mit Erfolg 7.
Mittlere Verpflegsdauer: ?, Kosten eines Verpflegstages: 2,45 Fr.

16. Kinderspital in Basel.

Verpflegt 445: 237 Kn., 208 M.; geheilt 300, gebessert 15, ungeheilt entlassen 75, gestorben 70 (17,5 %), verblieben 75.
Es standen im Alter bis zu 1 J. 41, von 1—5 J. 224, von 5—10 J. 137, über 10 J. 70.
An Croup und Diphtheritis behandelt 57, davon starben 20.
Tracheotomirt 37, mit Erfolg 15.
Mittlere Verpflegsdauer: 30,1 Tage, Kosten eines Verpflegstages: 3,23 Fr.

17. Jenner'sches Kinderspital zu Bern.

Verpflegt 267: 171 Kn., 96 M.; geheilt 190, gebessert 13, ungeheilt entlassen 10, gestorben 30 (8,5 %), verblieben 34.
Es standen im Alter bis zu 1 J. 74, von 1—6 J. 131, von 7—11 J. 40, von 12—16 J. 23.
An Diphtheritis und Croup behandelt 18, davon starben 6.
Tracheotomirt 5, mit Erfolg 4.
Die mittlere Behandlungsdauer: 35,1 Tage.

18. Elisabeth-Kinderhospital zu St. Petersburg.

Verblieben vom J. 1880 58, neuaufgenommen 519: 322 Kn., 197 M., geheilt 417, gebessert entlassen 19, gestorben 91 (17,5 %). Verblieben 57, 7 starben in den ersten 24 Stunden.
Die Neuaufgenommenen standen im Alter: bis zu 1 Jahre 19, von 1—2 Jahren 73, von 2—6 Jahren 203, über 6 Jahre 224.
An Diphtheritis behandelt 33, gestorben 18.

19. St. Wladimir-Kinderhospital in Moskau.

Verpflegt 1619: 886 Kn., 733 M.; geheilt 958, gebessert 182, ungeheilt entlassen 47, gestorben 265 (18,2 %), verblieben 167.

Es standen im Alter bis zu 1 J. 97, gest. 16.
,, ,, ,, ,, von 1—4 ,, 324, ,, 98.
,, ,, ,, ,, ,, 4—8 ,, 527, ,, 86.
,, ,, ,, ,, ,, 8—12 ,, 580, ,, 51.
,, ,, ,, ,, ,, 12—14 ,, 91, ,, 14.

In den ersten 24 Stunden starben 45.

An Diphtheritis und Croup behandelt 100, davon starben 50.

Tracheotomirt 15, alle ohne Erfolg.

Mittlere Verpflegsdauer 38,2 Tage.

20. Kinderspital des Prinzen Peter von Oldenburg in St. Petersburg.

Verpflegt wurden im J. 1881 1916 Kinder (919 Knaben, 997 Mädchen), geheilt 1131, gebessert 192, ohne Besserung entlassen 44, gestorben 407.

Sterblichkeitsprocent 22,9, nach Abzug der in den ersten 24 Stunden Verstorbenen 16,9 %.

Es standen im Alter bis zu 1 J. 65 mit 26 Todesfällen.

„	„	„	„	von	1—4	„	491	„	196	„
„	„	„	„	„	4—8	„	681	„	117	„
„	„	„	„	„	8—16	„	679	„	68	„

Die mittlere Verpflegungsdauer betrug ca. 27 Tage.

An Croup und Diphtherie wurden 275 behandelt.

21. Moskauer Kinderhospital (Oberarzt Dr. Pokrowsky).

Im Jahre 1881 wurden verpflegt 1363 Kinder (711 Knaben, 652 Mädchen).

Es standen im Alter bis zu 1 Jahr 93 mit 25 Todesfällen.

„	„	„	„	von	1—4	„	344	„	95	„
„	„	„	„	„	4—8	„	457	„	57	„
„	„	„	„	„	8—12	„	469	„	35	„

Geheilt wurden 1047, es starben 212 (16,8 %), es verblieben 104. In den ersten Stunden nach der Aufnahme starben 14. Durchschnittlich wurden täglich 83 Kinder verpflegt (Betten 104).

Die mittlere Verpflegsdauer betrug ungefähr 22 Tage.

Die Ambulanz wurde von 8915 Kindern (4741 Kn., 4174 M.) 24075-mal besucht.

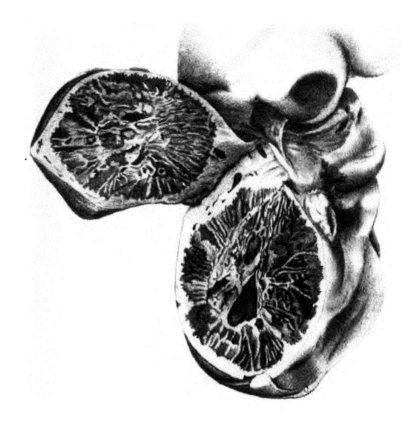

Lith Esche

XXI.

Ueber die Anwendung des Katheters bei kleinen Kindern, zugleich mit kasuistischen Bemerkungen, Nierenkrankheiten beim Säuglinge betreffend.

Vortrag von

Prof. HIRSCHSPRUNG in Kopenhagen.

In vielen Lehrbüchern, welche Krankheiten kleiner Kinder abhandeln, deutschen, französischen, englischen, wird die Schwierigkeit, den für die Untersuchung nothwendigen Urin zu erlangen, mehr oder weniger hervorgehoben. Man fürchtet offenbar die Anwendung des Katheters bei dem zarten Kinde, und da die Untersuchung des Urins dennoch als ein oft unentbehrliches Glied in der Krankenuntersuchung anerkannt wird, hat man verschiedene, zum Theil sehr naive Mittel benutzt, die man dem Zwecke dienlich wähnte: Untersuchung der Windeln, um Gelbsucht und Hämaturie zu diagnosticiren; Application von Schwämmen bei kleinen Mädchen und von wasserdichten Kappen um das Membrum der Knaben[1]) zum Auffangen des Urins; Entkleidung der Kinder in der Kälte und schnelles Hereinbringen zu einem warmen Ofen[2]); methodischer Druck auf die Blase von oben bis unten zur Entleerung derselben.[3]) Steht man dann einmal einer durchaus unabweislichen Indication für Entleerung der Blase gegenüber, nimmt man zögernd seine Zuflucht zu einem elastischen Katheter, was man für das unschädlichste hält. Dass dieser Schilderung irgend eine Uebertreibung anhaftet, glaube ich

---

1) Dass dieses Verfahren berechtigt und zweifelsohne nothwendig ist, wo es zum Behuf physiologischen Zweckes darauf ankommt, allen Urin für einen bestimmten Zeitraum einzusammeln, muss eingeräumt werden.

2) Bouchut Ed. 6. 1873. P. 671.

3) d'Espine et Picot Ed. 2. 1880. P. 13.

nicht; dass Ausnahmen[1]) Statt finden, weiss ich wohl; von specifischen Chirurgen ist natürlich nicht die Rede.

Die grossen Culturländer, die in der Wissenschaft voranzugehen pflegen, scheinen es offenbar in diesem Betreff nicht weiter als wir, ja vielleicht nicht einmal so weit gebracht zu haben: man betrachtet die Katheterisirung eines kleinen Kindes als eine schwierige und gewagte Operation, schwierig wegen der Hindernisse, welche man in den kleinen Dimensionen sucht, gewagt wegen der vermutheten leichten Verwundbarkeit des Kanals und der Befürchtung, es möchten sich falsche Wege bilden und andere Calamitäten entstehen.

Dieser, wie wir bald ersehen werden, durchaus unmotivirten Furcht gegenüber, hat Englisch's Abhandlung über den Katheterismus der Kinder[2]) nicht beschwichtigend wirken können, so verdienstvoll sie auch übrigens sein mag. Sie hat vielmehr abschreckend wirken müssen, indem sie Eigenthümlichkeiten im Verlaufe der Urethra hervorhob, welche wesentlich von bisher nicht bekannten Verschiedenheiten im Verhältnisse der kindlichen Prostata herrühren und hierauf die Forderung auf bestimmte Formen des metallenen Katheters begründete, die sich übrigens von dem bisherigen, mehr empirisch construirten, durch einen kürzeren Schnabel und geringere Krümmung vortheilhaft unterscheiden.

Auch Bókai, der bekanntlich in Gerhardt's Handbuch das Capitel der männlichen Sexualorgane und der Blase behandelt, scheint mir in seiner in vorzüglichem Grad gediegenen und werthvollen Arbeit die Schwierigkeiten bei der Katheterisation der Kinder zu überschätzen. „Es lässt sich nicht leugnen," sagt er[3]), „dass der Katheterismus bei Neugeborenen und Säuglingen eine manuelle Dexterität erfordert, die nur durch Uebung erreicht werden kann; der minder Geübte muss also bei diesem Akte die grösste Vorsicht beobachten, um nicht Verletzungen der zarten und empfindlichen Theile zu veranlassen". Ich kann nicht einräumen, dass die Operation auf eine grössere Dexterität, als die, welche ein jeder Arzt hoffentlich besitzen müsste, Anspruch machen sollte. Vorsicht ist sicherlich in jedem Falle nothwendig, auch für den am meisten Geübten.

Wenn die Benutzung des Katheters bisher so viel zu wünschen übrig liess, kann es uns nicht Wunder nehmen, wenn so viele Kliniker die Nierenaffectionen und vorzugs-

---

1) Dohrn katetherisirte 100 Neugeborene gleich nach der Geburt. Ob er metallene oder elastische Katheter benutzte, ersieht man nicht aus seiner Abhandlung. Monatsschrift f. Geburtskunde. Bd. 29. S. 105.
2) Oesterreichisches Jahrb. f. Pädiatrik. 1876.
3) Krankheiten der Blase. S. 543.

weise die Nephritis als eine Seltenheit bei Kindern in dem
ersten und in den zunächst folgenden Jahren anführen, in
denen Scharlach, Diphtheritis und chronische Knochenkrankheiten noch nicht ihren späteren, so bedeutungsvollen Einfluss
erweisen. Nur durch fleissiges Suchen gelingt es bei einigen
Verfassern vereinzelte Erfahrungen anzutreffen. Roger, der
ausgezeichnete französische Kinderarzt, glaubt sogar[1]), dieses
seltene Erscheinen von Krankheiten in den Urinwegen dadurch
zu erklären, dass der Urin in einem wachsenden Organismus,
in dem die Assimilation einen vorherrschenden Einfluss besitzt, an animalischen und salinischen Bestandtheilen arm ist,
weshalb die Organe, die ihn secerniren, sowie die excernirenden,
schwerlich durch seine Elaboration oder Berührung mit demselben afficirt werden. Dem ist aber offenbar nicht so. Die
Annahme von der Seltenheit der Nierenentzündung steht ausserdem in offenbarem Widerspruch mit den am Sectionstische und in
der Klinik gewonnenen Erfahrungen. In erster Beziehung verweise ich vorzugsweise auf Steiner's und Neureutter's Abhandlung von Krankheiten in den Urinorganen bei Kindern
vom Jahre 1870[2]), in welcher übrigens auch das Bedauern darüber ausgesprochen wird, dass dieses Capitel in Folge der
schwierigen Urinauffangung und dem Mangel an subjectiven
Symptomen weniger bekannt ist, in welcher aber hervorgehoben
wird, dass die parenchymatöse Nephritis bei Kindern häufiger
vorkommt, als man es gewöhnlich annimmt und dass sie in
jeglichem Alter derselben, bei Kindern von 8 bis 12 Wochen,
sowie bei 14jährigen erscheint. Der bedeutungsvollste Beitrag in klinischer Beziehung war indessen schon ein Jahr voraus von Kjellberg in Stockholm geliefert worden. In einer
vorzüglichen, wohl bekannten, gleichwohl aber nicht hinlänglich beachteten Abhandlung im ersten Band des „Nordischen
medicinischen Archivs"[3]) führt er eine Reihe verschiedenartiger
Krankheitsfälle bei Kindern in den ersteren Jahren an, welche
von der bei der Section nachgewiesenen diffusen Nephritis begleitet waren, aber namentlich bewies er klinisch, dass Albuminurie und Nephritis als häufige Begleiter eines acuten und
chronischen Darmcatarrhes in den ersten Lebensjahren auftreten. Mit einem hohen Grade von Wahrscheinlichkeit machte
er darauf aufmerksam, dass die hieraus entstehende Urämie
eigentlich dem von Marshall Hall angegebenen Hydrocepha-
loid zu Grunde liege, welches meinem Ermessen nach als eigen-
thümlicher Krankheitsbegriff demnach den Gnadenstoss erhalten

1) Séméiotique des maladies de l'enfance 1864. P. 52.
2) Prager Vieteljahrschrift.
3) Eine Uebersetzung der Abhandlung findet sich im „Journal für
Kinderkrankheiten" 1870. Heft 3 u. 4.

28*

hat. Ich glaube mit Recht behauptet zu haben, dass seine Abhandlung nicht hinlänglich beachtet worden; seine wichtigen Beiträge werden zwar schon jetzt allenthalben citirt, man hat aber, so viel ich weiss, der gegebenen Anweisung nicht Folge geleistet und seine Angaben nicht controllirt, um ihnen den Werth bewährter Thatsachen zumessen zu können, den sie meiner Meinung nach verdienen. Höchst wahrscheinlich, so will es mich dünken, rührt dies von einem formellen Mangel in Kjellberg's Abhandlung her: es geht nämlich aus vielen Stellen in derselben deutlich genug hervor, dass er durchgängig den Katheter benutzte, um den zur Untersuchung nöthigen Urin zu bekommen; er kannte zweifelsohne nicht die an den meisten Orten (Schweden ausgenommen, denn da ist der Gebrauch des Katheters in der Kinderpraxis sehr allgemein) herrschende Scheu vor der Anwendung dieses Instruments beim Kinde, und es würde der Sache weit förderlicher gewesen sein, hätte er hervorgehoben, dass die Anwendung als Regel durchaus keine Schwierigkeit weder bei Knaben noch Mädchen darbiete, wenn man bloss die allereinfachsten Vorsichtigkeitsregeln beobachtet.

So verhält es sich in der That, und auf diesen nicht unwesentlichen Punct wünschte ich die Aufmerksamkeit meiner Hrn. Collegen hinzulenken. Die Erfahrung ist übrigens nicht neu, sie sollte es jedenfalls für die Franzosen wenigstens nicht sein, die sich der Worte Malgaigne's in seiner operativen Chirurgie hätten erinnern müssen — „... Unter übrigens ähnlichen Verhältnissen ist es leichter, ein Kind als einen Erwachsenen, leichter einen Erwachsenen als einen alten Mann zu katheterisiren". Für meinen Theil stütze ich mich auf eine sehr grosse persönliche Erfahrung, wenn ich mir es auszusprechen erlaube, dass es gemeiniglich ein überaus einfaches Verfahren ist ein Kind, selbst ein ganz zartes, zu katheterisiren; dass ein Knabe nicht besonders grössere Schwierigkeit als ein Mädchen darbietet; dass es selbst da, wo man die Glans nicht zu entblössen vermag, und orificium praeputii und orific. urethrae nicht in einer und derselben Linie zu liegen scheinen, bei etwaigem Suchen mit der Spitze des Instruments namentlich abwärts gegen die Unterfläche von der Glans, Einem stets gelingen wird, in den Canal hineinzukommen; dass man ohne Bedenken metallene Katheter benutzen kann, dass Form und Biegung desselben kein absolutes Hinderniss bilden können, dass aber der Schnabel am liebsten kurz sein muss[1]); dass ein metallener Katheter unbedingt den

---

1) Meiner Meinung nach wird jede der von Englisch angegebenen Formen in allen Fällen Genüge leisten. Wäre es erlaubt, eine kleine

Vorzug vor dem elastischen hat, weil jener völlig rein gehalten werden kann, natürlich ein Umstand von der grössten
Bedeutung, und schliesslich, dass die kindliche Urethra zur
Verwundung weit weniger als die der Erwachsenen geneigt
ist, sodass eine wohl ausgeführte Katheterisation sehr selten
das geringste Bluten verursacht. Etwaige Mithülfe, die Schenkel
auseinander zu halten und die Medianlinie zu sichern, ist von-
nöthen, ein besonderer Kraftaufwand darf selbstverständlich
nicht in Anspruch genommen werden; man weist dem Instrument die rechte Richtung an und lässt es alsdann von
selbst hineingleiten. Es ist übrigens sehr oft der Fall, dass
die Spitze einige Augenblicke beim Introitus in die Blase stockt,
bevor dieselbe den Zutritt gestattet, meinem Vermuthen nach
eine Folge der spastischen Zusammenziehung des Sphincter
vesicae; wartet man es geduldig ab, so wird das Instrument
bald von selbst hineingleiten.

In einer Reihe von Jahren ist beinahe jedes Kind ohne
Rücksicht auf Alter und Geschlecht bei der Aufnahme in un-
serm Kinderhospital katheterisirt worden, sobald der Urin sich
nicht von selbst darbot, häufig ist die Operation, wenn die
Umstände es erforderten, selbigen Tag oder viele Tage nach
einander wiederholt worden, z. B. um der Durchnässung einer
angelegten Bandage durch die unwillkürliche Urinentleerung
des Kindes vorzubeugen. Ermöglicht wurde dies durch die so
überaus leichte Technik der Operation, dass jeder meiner jungen
Gehülfen in Kurzem die nöthige Fertigkeit erreicht und dass
in Betreff der Mädchen die Wärterinnen grösstentheils den
Katheter einzubringen verstehen. Ermöglicht wurde dies aber
auch von einer andern Seite, indem ich unter tausend Fällen
nie irgend einen Nachtheil für's Kind daraus entstehen sah.
So weit ich mich zurückerinnere, habe ich nie mit Bestimmtheit einen Blasencatarrh nach der Operation eintreten sehen
(jedenfalls sehr selten und schnell vorübergehend), ein Verhältniss, worauf ich besonders Gewicht lege, da es sich nach
eingezogenen Erfahrungen anders bei dem Erwachsenen stellt.
Nur in ganz einzelnen Fällen sah ich mich genöthigt, die
Katheterisirung unverrichteter Sache aufzugeben, weil Hindernisse nicht zu bestimmender Art eintraten — hier ist selbstverständlich nur die Rede von Knaben —, die ich mich, durch

---

Aenderung vorzuschlagen, so wäre es die — der Vorschlag gilt übrigens
für alle Katheter — das Ende des Instruments vom Auge bis an die
Spitze solid sein zu lassen (resp. mit Zinn auszufüllen). Ich weiss nicht,
wem man diese Modification bei den Kathetern, die in der letzteren
Zeit in Kopenhagen verfertigt werden, zu verdanken hat; da sie indessen
bewirkt, dass das Instrument absolut rein gehalten werden kann, muss
sie als eine wirkliche Verbesserung angesehen werden.

die bei ähnlichen Fällen oft mit Erfolg benutzten Kunstgriffe, als Druck im Perinäum oder Einbringung eines Fingers in den Mastdarm, des Gegendrucks oder der Leitung der Instrumente halber zu überwinden nicht im Stande sah. In solchen Fällen könnte vielleicht von den von Englisch in der Gegend vom veru montanum nachgewiesenen Schleimhautfalten oder von einer stärkeren Entwickelung der kindlichen Prostata, zugleich mit einer Winkelbildung des Canals, die Rede sein.

Mit Leichtigkeit bei einem Kinde ein Katheter hineinbringen zu können, ist nützlich, weil im practischen Leben, wenn zwar selten, Fälle von Blasencatarrh vorkommen, die doch wohl am leichtesten und gründlichsten durch tägliche Ausspritzungen behandelt werden; ebenso trifft man, ob auch seltner, Fälle von Urinretention sogar bei ganz kleinen Kindern an; die Hauptanwendung wird man indessen dem Katheter zugestehen müssen, wo es bei kleinen Kindern, die stets den Urin im Bette abgehen lassen, darauf ankommt, den Urin für die Untersuchung zu erhalten, um auch keinen Weg unbetreten zu lassen, der uns dem richtigen Verständniss des vorhandenen Krankheitsfalles näher bringen könnte.

Wollte man nun die Frage aufwerfen, ob Gründe für die Annahme sprechen, dass eine allgemein durchgeführte Urinuntersuchung unsere Kenntniss von den Krankheiten in den Urinwegen bei Säuglingen wesentlich bereichern werde, so lautet die Antwort unbedingt, dass die zur Zeit gewonnenen Erfahrungen schon bei Weitem die Erwartungen übertroffen haben, die man nach den Aeusserungen der meisten Verfasser über das seltene Erscheinen der Nierenkrankheiten in diesem Alter anzunehmen veranlasst wäre. Schon aus dem, was jetzt vorliegt, ergiebt sich, wie ich gleich berühren werde, die grösste Wahrscheinlichkeit dafür, dass die Albuminurie, die wohl in den meisten Fällen, insofern sie nicht ganz unbedeutend und schnell vorübergehend ist, der sichtbare Ausdruck einer parenchymatosen Nierenentzündung sein wird, im Widerspruch mit den bisher genährten Ansichten sich als eine keineswegs besonders seltene Erscheinung im Säuglingsalter kund geben wird. Die von Martin und Ruge nachgewiesene Albuminurie bei Neugeborenen, über deren Bedeutung differente Ansichten zu Tage getreten sind, die jedoch jedenfalls ein halb physiologischer Process genannt werden dürfte, lasse ich hier gänzlich ausser Acht. Um meiner in den Verhältnissen begründeten, ziemlich aphoristischen Darstellung der errungenen Erfahrungen stärkeres Gewicht zu geben, sei es mir erlaubt, dieselbe mit einigen ganz kurzgefassten Krankengeschichten zu stützen.

Meiner Darstellung lasse ich die Bemerkung vorangehen,

dass ich mich völlig Kjellberg's Angaben anschliesse, betreffend die häufige Erscheinung und grosse Bedeutung der Nephritis als Complication beim Darmcatarrh des Säuglinges und zwar bei dem acuten, während die den chronischen Darmcatarrh begleitende Nephritis vielleicht eher der nachfolgenden Classe von Fällen hinzuzurechnen wäre. Es ist ja im Allgemeinen der Fall, dass die Cholerine mit einer verminderten Urinproduction verbunden ist und dass der in der Blase vorgefundene sparsame Urin bereits bei der Entleerung wegen der ausgefällten Salze trübe ist und beim Kochen eine starke Albuminreaction hervorbringt. Während die beschriebenen Eigenschaften von übler Vorbedeutung sind, ist das normale Verhältniss des Harns oder das Zurückkehren desselben stets ein gutes prognostisches Zeichen. Die Section zeigt constant eine parenchymatöse Nephritis.

Man erinnere sich demnächst, dass Kjellberg eine Reihe verschiedenartiger Krankheitsfälle beim Säugling aufgeführt hat, in denen er theils durch Nachweise der Albuminurie vor dem Tode, theils durch die Section eine complicirende Nierenentzündung hat constatiren können. In dieser Reihe findet man Pleura- und Lungenentzündung in ihren verschiedenen Formen, Meningitis, Erysipelas, Pyämie, Syphilis etc., und die meisten dieser Erfahrungen würde ich meinerseits mit Beispielen belegen können, in denen die Albuminurie entweder als ein mehr vorübergehendes Symptom in Fällen auftrat, die demnach am öftesten günstig abgelaufen sind, oder bis an den Tod anhielt, worauf man die Nephritis als das pathologisch-anatomische Substrat hat nachweisen können. Dieser Klasse von Krankheiten möchte ich auch den Tetanus neonatorum anreihen, in welcher Krankheit ich das von Ingerslev[1]) seiner Zeit nachgewiesene Albumin einmal fand, zweimal vergebens suchte. Eine etwaige ätiologische Bedeutung getraue ich mir übrigens nicht ihr beizulegen. Mit Recht hebt Kjellberg hervor, wie wichtig die Untersuchung des Urins in derartigen Fällen sei, in denen die Complication, die ja nicht ohne Bedeutung für die Prognose und den Verlauf, und es auch nicht für die Behandlung sein kann, sich nur durch das krankhaft veränderte Secret ankündigt und deren Dasein ohne stattgefundene Untersuchung einem stets fremd bliebe.

Während es indessen rücksichtlich der hier erwähnten Gruppe von Fällen gleichwohl schwierig sein wird, zu einer etwaigen entscheidenden Ansicht von dem grösseren oder geringeren Antheil der Complication am lethalen Ausgange zu gelangen, da die Verantwortlichkeit hierfür in der Hauptkrank-

---

1) Hospitalstidende 1877. Nr. 24.

heit an und für sich liegen kann, so erlaube ich mir, Ihre
Aufmerksamkeit darauf hinzulenken, dass im Säuglingsalter
Fälle eintreten können, in denen die Nierenaffection unbedingt
auf eine bei weitem wesentlichere Bedeutung Anspruch macht,
die jedoch ohne Untersuchung des Urins dem scharfsinnigsten
Beobachter unüberwindliche diagnostische Hindernisse bereiten
würde. Die Krankheit tritt in dem Grade latent auf, dass sie
ihren Quell nicht durch ein einziges auffallendes Symptom
verräth und einer Wahrscheinlichkeitsdiagnose nicht den geringsten Anhalt gewährt. Eine derartige Bewandtniss hatte
es bei der folgenden Krankengeschichte. Der mit dem Katheter genommene Urin hatte indessen gleich bei der Aufnahme
des Pat. einen reichlichen Gehalt von Eiweiss ergeben, der
sich bei den nachfolgenden Untersuchungen auf gleicher Höhe
hielt und uns die Symptomatologie begreiflich machte, so dass
der Verlauf und tödtliche Ausgang uns nicht so sehr über-
raschte. Dass die Herzaffection, über deren nebengeordneten
oder untergeordneten Platz im Verhältniss zur Nephritis keine
bestimmte Meinung sich aussprechen lässt, ihren wesentlichen
Antheil an dem so plötzlichen Abschlusse gehabt habe, ist
wohl in hohem Grade wahrscheinlich.

1. Nephritis parenchymatosa. Myocarditis. Rachitis.

Mädchen, 7 Monate alt. Pflegekind. Gewicht 5550 Grm. Erhielt
Brust durch 6 Wochen, später mit der Flasche ernährt, ist etwas rhachitisch (mit Craniotabes, Rosenkranz, geringer Epiphysengeschwulst);
der Ernährungszustand übrigens ganz gut. Die Verdauung pflegt in
Ordnung zu sein. In den letzteren Tagen litt das Kind an Husten und
häufigem Erbrechen, während die Stuhlentleerung nichts Abnormes darbot. Das Erbrechen war durch Einnehmen von Magn. Bismuthi jedoch
beinahe sistirt, als sie ins Hospital eingelegt ward. Temp. 40°. Respiration 40. Puls 144. Die Kleine hustet ein wenig, man hört aber nichts
Bestimmtes bei der Brustuntersuchung. Der Unterleib ist etwas aufgetrieben, weder Leber noch Milz sind deutlich zu fühlen. Die Haut
ein wenig roth an den Nates, sonst natürlich. Nichts Abnormes im
Munde oder Schlund. Derselbe Zustand am folgenden Tage. War überaus unruhig gewesen, hatte die ganze Nacht über geschrieen, unbedeutend gehustet, einen halben Liter Milch getrunken, sich drei Male übergeben, hingegen nicht abgeführt. Die Zunge trocken, roth. Am Morgen
des dritten Tages Temp. 38,9, Resp. 64, Puls 160. Natürliche Entleerung, nur ein einziges Mal Erbrechen. Am Nachmittag starb sie
plötzlich.

Section. Knochen des Hinterkopfes weich, Crura und Antibrachia
biegsam. Das Herz gross, in Folge einer bedeutenden Dilatation des
linken Ventrikels, der aber nur in geringem Grade hypertrophirt ist.
In demselben Ventrikel diffuse Verdickung des Endocardium; die Klappen
gesund. Das Myocardium sehr schlaff, mit bedeutender Fettdegeneration.
In keinem der Pulmonaläste Thromben. Die Lungen hyperämisch und
ödematös. Uebrigens nur die Nieren krank. Die linke war enorm
vergrössert: 8 Centimeter lang, 5 Cm. breit, 4 Cm. dick; sehr schlaff
mit glatter Oberfläche, von der die Kapsel leicht abgelöst ward.

Im Ganzen hyperämisch mit zahlreichen grösseren und kleineren gelb-
grauen Partieen, in denen die Zeichnung völlig verwischt ist. Diese
Partieen bilden theils runde Inseln in der Corticalis oder den Pyramiden,
theils keilförmige Streifen, die sich zuspitzen und sich von der Oberfläche in die Pyramiden hinein erstrecken oder zwischen denselben
liegen. Pelvis und Calyces nicht dilatirt, ihre Schleimhaut etwas injicirt. Die rechte Niere ungefähr halb so gross, weniger schlaff, ebenso hyperämisch und mit durchaus denselben graulichgelben Partieen,
die jedoch weniger entwickelt sind, durchsetzt. Ureteren und Blase
normal.

Ich werde nunmehr ein Paar Beispiele anführen, in welchen wir das tiefere Leiden sich unter einer Maske mit einem
Gepräge der Unschuld verstecken sehen, die der Verlauf alsbald verdächtigt, die uns aber nur die Urinuntersuchung oder
die Section zu durchschauen befähigt. Kein Symptom lenkt
die Aufmerksamkeit auf ein Nierenleiden hin. Das Eczem
im Kopfe und Gesicht ist es, hinter welches sich die den
Tod verursachende Krankheit versteckt und ohne den Nachweis mittels des Katheters wäre der Tod uns gewiss eine
Ueberraschung gewesen. Chronische Hautkrankheiten gehören
übrigens zu den Krankheiten, die Steiner und Neureutter
(l. c.) in Begleitung mit Nierenentzündung am Sectionstische
vorfanden, und die von mir mitgetheilten Fälle könnte ich
noch aus meiner eigenen Erfahrung supliren; die angeführten
sind indessen die reinsten und meist überzeugenden. Ich habe
demnach die den Tod verursachende Nephritis bei einem 12-
monatlichen Kinde angetroffen, das Eczema capitis, gleichzeitig aber einen übrigens nicht sehr ausgeprägten Darmcatarrh
hatte, und einen vierten Fall bei einem 6 Monate alten Mädchen mit Eczem beobachtet, welches durch Nephritis und Meningitis convexitatis zu Grunde ging. In allen diesen Fällen
war der Sitz des Ausschlages am Kopfe, zugleich mit bedeutender Geschwulst der Nackendrüsen als gemeinschaftlichem
Merkmal. Dass sämmtliche Kinder Mädchen waren, ist gewiss ein reiner Zufall. Zu einem rechten Verständniss über
das Verhältniss des Ausschlages zu den parenchymatösen Ge-
websveränderungen sehen wir uns gegenwärtig zweifelsohne
nicht im Stande zu gelangen; es könnte zwar scheinen, als
rührten letztere von einer Infection vom Hautleiden her, die
Möglichkeit aber, dass alle Leiden: Eczem, Nephritis, Meningitis etc. nebengeordnete Folgen eines unbekannten Agens sein
möchten, als ein Ausdruck eines tieferen constitutionellen Leidens, lässt sich auch nicht mit Sicherheit abweisen.

2. Eczema capitis. Nephritis. Myocarditis.

Mädchen, 5 Monate alt, wohlgenährtes Flaschenkind. Gewicht 6475 Gramm; hatte mehrere Monate ein ausgebreitetes Eczem, welches verschwand, sich aber vor einer Woche etwa wieder einstellte. Es hat darauf einen höhern Grad als irgend früher erreicht, mit Infiltration des Capillitium, stinkender Secretion und bedeutender Geschwulst der Drüsen im Nacken, am Halse und an den Kiefern. Am Gesicht sieht man trockene, schuppenförmige Abschälung. Nichts Krankhaftes bei der Untersuchung der Brust- und Unterleibsorgane, dagegen enthält der Urin eine bedeutende Menge Eiweiss. Temp. 37,5. In den ersten Tagen schlief das Kind viel und genoss nur wenig; alsdann wurde es unruhig und engbrüstig, bekam Husten, die Temperatur stieg bis 41° und es starb am 4. Tage nach der Aufnahme. Bei der Section fand man alle Organe normal, mit Ausnahme der Nieren, die von einer entschiedenen parenchymatösen Entzündung zeugten, und das Herz, das ziemlich gross war, mit fettdegenerirter Muskulatur.

3. Eczema capitis. Nephritis. Myocarditis.

Mädchen, 12 Monate. Gewicht 6950 Grm. Hat nie gedeihen wollen. Kein Zeichen von Rachitis. 4 bis 5 Monate hat das Kind an Eczema capitis gelitten, die Haut theils mit Schorfen bedeckt, theils rothe wässerige Flächen zeigend, mit bedeutender Drüsengeschwulst im Nacken. In den letzten paar Tagen Diarrhoe und ein einzelnes Mal Erbrechen. Das Gesicht ein wenig blass und aufgedunsen. Temperatur 39,5. Bedeutende Albuminurie. Schläferte in den ersten Tagen nach der Aufnahme, war darauf schlaflos, erbrach sich ab und zu. Starb ruhig, den fünften Tag nach der Aufnahme. Die Section zeigte eine stark hervortretende parenchymatöse Nephritis. Die Kapsel wurde leicht gelöst; an der Oberfläche bemerkte man abwechselnd stark hyperämische und sehr blasse Partieen. An der Schnittfläche zeigte sich die Corticalis geschwollen, grösstentheils stark mit Blut überfüllt; an kleineren Partieen hingegen war das Aussehen derselben weisslich, speckartig mit stark verwischter Zeichnung. Die Pyramiden hyperämisch, schlaff. Das Herz war gross, besonders die linke Ventrikelwand verdickt. Muskulatur stark fettig degenerirt. Die Leber blutreich und leichte Muskatnusszeichnung. Darmwand und Pericardium etwas ödematös. Uebrigens Nichts von Bedeutung.

Wo sich die Nierenentzündung, wie in den letzten Gruppen von Fällen, der klinischen Betrachtung gegenüber als das Wesentliche darstellt, muss selbstverständlich die Prognose sehr ernstlich in Betracht genommen werden. Fälle einer mehr bedeutenden und langwierigen Albuminurie, die mir bei Kindern in den ersten Jahren vorkamen — die Zahl derselben ist zwar nicht sehr gross — hatten immer den Tod zur Folge. Das durch die Section bewiesene tiefe Leiden des Nierengewebes hat hinlänglichen Aufschluss gegeben; ausserdem sind aber, wie angeführt, mehrere Male bedeutende Veränderungeu im Herzen nachgewiesen worden, die der klinischen Beobachtung entgingen. Es mag nun eine grosse Frage sein, ob wir, was das Herz betrifft, es je über eine Wahrscheinlichkeitsdiagnose zu bringen vermögen; die mitgetheilten Fälle fordern uns indessen auf, wenn sich Zeichen von Nierenleiden kund thun, sowohl beim Säuglinge als bei dem Erwachsenen ein stetes Augenmerk auf das Verhältniss des Herzens zu haben. Bei einem zweijährigen Kinde, merkwürdig wieder ein Mädchen, gelang es, die Nephritis zu heilen. Die genetischen Verhältnisse des Processes sind sehr dunkel, scheinen sich übrigens auf scrophulösem Boden entwickelt zu haben. Auch in diesem Falle verdankte man dem Katheter die Entdeckung der Krankheit.

4. Keratitis ulcerosa. Nephritis.

Mädchen. 2 Jahre. Erhielt im ersten Jahre die Brust und entwickelte sich normal. Vor ³/₄ Jahren verlor sie durch eine Entzündung das Sehvermögen des linken Auges, das gänzlich zusammengefallen ist; vor 8 Wochen wurde das rechte von einer tief-ulcerösen Keratitis angegriffen, auf welches Uebel hin sie aufgenommen wird. Sie leidet ausserdem an Ohrenfluss. Der mit dem Katheter entleerte Urin zeigte bei der Untersuchung eine so bedeutende Menge Albumin, dass er im Reagensglase beinahe völlig erstarrte. Die Diurese war nur gering und nach und nach zeigte sich bei gleichzeitigem Steigen der Temperatur etwas Oedem in den Augenlidern, an dem Rücken der Hände und Füsse. Das Mikroskop wies im Urin breitere und schmälere Epithelialcylinder nach, einzelne hyaline und einen Theil granulirter Zellen. Das gewöhnliche Befinden, auffallend genug, fortwährend gut. In Folge der Anwendung häufiger Bäder verloren sich die Oedeme, die Urinmenge nahm zu und als das Kind nach einem zehnwöchentlichen Aufenthalt im Hospitale ausgeschrieben wurde, war der Urin normal. Die Corneawunde war schon lange vorher geheilt.

Nur selten wird man Eiter im Urin des Säuglings vorfinden, wenn ich aus meinen wenigen Erfahrungen schliessen soll. Ich erinnere mich gegenwärtig nur zweier derartiger Fälle, der eine wird unten mitgetheilt werden, der andere wird zur Zeit noch im Hospital behandelt. Dieser betrifft ein 12 Monate altes Mädchen, das nach ein Paar in der Heimat gehabten Krampfanfällen aufgenommen wurde. Das einzige Krankhafte, was wir zu entdecken vermochten, fanden wir im Urin. Derselbe war sauer und von heller Farbe, sah trübe bei der Entleerung und zeigte, als man ihn stehen liess, einen dicken Bodensatz. Das Microscop wies Eiter, Detritus und grosse körnige Zellen nach. Ich dachte schon in einer Pyelitis die ganze Krankheit vor mir zu haben, und dies um so mehr, als der Zustand sich durch eine gegen die Nierenaffection gerichtete Behandlung besserte, und der Urin im Laufe von 14 Tagen normal ward — später aber erwiesen sich nicht zu bezweifelnde Zeichen von Lungentuberculose und die Bedeutung der Pyurie ist demnach nicht gänzlich ins Reine gebracht. Nach und nach wäre gewiss ein Jeder zur Einsicht gelangt, in welchem System die Krankheit zu suchen

sei, um so viel mehr, als das Kind beinahe gar keinen Urin
liess; aber einzig und allein durch Hilfe eines Katheters vermochte man die Krankheit vom ersten Augenblicke an zu erkennen und die Behandlung danach einzurichten. In dem angeführten Falle wurde kein Stein in der Blase vorgefunden,
und die Aetiologie befindet sich, wie gesagt, noch im Dunkeln.
In ein Paar Fällen, in denen man bei der Section Lithiasis
renalis bei Säuglingen vorfand, war vor dem Tode eine leichte
Albuminurie nachgewiesen worden. Dies der Fall bei einem
9 Monate alten Mädchen und einem 6 Monate alten Knaben.

5. Pyelitis. Cystitis. Bronchitis.

Mädchen, 6 Monate. Gewicht 5950 Grm. Nicht rachitisch; hat
im Laufe des letzten Monats, als sie nicht mehr die Brust erhielt, abwechselnd an Bronchitis und Intestinalcatarrh gelitten und 1550 Grm.
an Gewicht verloren; ist indessen noch einigermassen wohlgenährt. Ist
unter ärztlicher Aufsicht gewesen; etwas Abnormes seitens der Urinwege ist nicht beobachtet worden. Bei der Aufnahme war sie fieberfrei und ich unterlasse nicht, zu bemerken, dass die Temperatur, bis auf
ein Paar Ausnahmen, eines Abends 39,2 und eines Morgens 39,5, während des 7 tägigen Aufenthaltes des Kindes im Hospital, sich zwischen
37,2 und 36,2 hielt, bis das Thermometer am Abend vor dem Tode
33,7 und am Todestage 32,9 auswies. Unruhe und Gewimmer wechselten
mit Schlaftrunkenheit ab, selten rechter Schlaf. Beinahe täglich ein-
oder mehrmaliges Erbrechen; während die Stuhlentleerung im Anfange
dünn war, ward sie später mehr consistent, ein einzelnes Mal sogar fest.
Das Kind war etwas heiser und hustete ein wenig; nach und nach
wurde die Inspiration sehr beschleunigt, Resp. 60, aber gleichzeitig tief
mit starker Excursion des Zwerchfelles. Der Puls war schnell und in
den letzten Tagen unfühlbar; gleichzeitig war das Gesicht etwas cyanotisch und die Extremitäten ödematös. Die Fontanelle war flach, die
Pupillen klein, aber beweglich. Nach und nach wollte das Kind nicht
länger schlucken, die Lungen wurden mit Schleim überfüllt, das Athmen
ward schwächer und schwächer und das Kind starb ruhig, ohne irgend
einen Krampf gehabt zu haben. Die Urinsecretion war während des
ganzen Aufenthalts des Kindes im Hospital höchst unbedeutend, in der
Blase fand man stets nur ein Paar Theelöffel voll Urin und beständig
von demselben Aussehen: stark mit Eiter gemischt, von saurer Reaction,
nicht übelriechend. Unter dem Mikroskop fand man Eiterkörperchen
in reichlicher Menge und zahlreiche Cylinder, sehr schmale bis sehr
breite, in mehr oder weniger gekörntem Zustande. Bei der Section
fand man die Nieren, macroscopisch betrachtet, nicht scheinbar angegriffen, dagegen doppelseitige Entzündung des Nierenbeckens und der
Ureteren sammt der Urinblase, mit Verdickung der Wände und puru-
lenter Absonderung, jedoch ohne grössere Ansammlung von Eiter. Ausgebreitete purulente Bronchitis.

Ich bin jetzt an den Schluss meiner Mittheilung gelangt.
Der Zweck meiner Darstellung war, nachzuweisen, dass im
frühen Kindesalter Processe von wesentlicher Bedeutung in
einem wichtigen System stattfinden können, deren Erkenntniss
uns ohne Hülfe des Katheters völlig vorenthalten wäre, und
was auf das erste Jahr anwendbar ist, betrifft auch zum Theil

die nächstfolgenden, sowohl rücksichtlich der Beschaffenheit der Krankheiten als auch der Nothwendigkeit, den Katheter zu benutzen, um Urin zu erlangen. Machen wir uns zur Regel, den Katheter in jedem Falle einzuführen, der den allergeringsten Zweifel rücksichtlich seiner Natur erregt, so werden wir zwar nur bisweilen Entdeckungen von capitaler Bedeutung machen; dagegen gewährt es eine grosse Befriedigung und hat immer seinen Nutzen, in einem gegebenen Falle das sichere Bewusstsein zu haben, dass man seitens der Urinwege sich nichts hat zu Schulden kommen lassen, und bei einem Erwachsenen würde es ja durchaus unverzeihlich sein, die Untersuchung eines so wichtigen Secrets zu versäumen. Mit allen ihren Unvollkommenheiten besonders in microscopischer und pathologisch-anatomischer Beziehung — unser Hospital hat leider keinen Prosektor — werden meine Krankengeschichten gleichwohl einen Beitrag liefern, die so ziemlich gangbare Ansicht zu entkräften, dass Nierenentzündung in einem derartigen Grade vom Scharlachfieber beherrscht wird, dass ihre Geschichte eigentlich erst mit dem Auftreten des letzteren im Kindesalter anfängt. In erfahrenen Händen wird eine fleissige Untersuchung des Urins beim Kinde ohne Zweifel als Mittel dienen, die Wissenschaft zu bereichern. Möchte daher die Ueberzeugung bei recht Vielen Eingang finden, dass die Einführung des Katheters auf keine besondere Fertigkeit Anspruch macht, sodass die Anwendung desselben nur ganz Wenigen vorbehalten sei, und dass sie in vorsichtigen Händen nie einen Schaden anstiften wird.

XXII.

Rachitis und Osteomalacie.

Von

Dr. M. Kassowitz in Wien.

In einer Anfangs 1882 erschienenen ausführlichen Arbeit über Rachitis[1]) habe ich auch das Verhältniss zwischen dieser wichtigen Affection des fötalen und kindlichen Skeletts und der unter dem Namen Osteomalacie bekannten Knochenkrankheit der Erwachsenen, soweit dasselbe sich anatomisch und histologisch feststellen lässt, in einem eigenen Capitel einer genaueren Prüfung unterzogen, und bin daselbst zu dem Resultate gelangt: dass zwar diejenigen der Rachitis eigenthümlichen Erscheinungen, welche auf eine Anomalie der äusseren Knochenapposition zurückzuführen sind, also die krankhaften Veränderungen im ossificirenden Knorpel und die Anomalien der periostalen Knochenauflagerung bei der Osteomalacie in Wegfall kommen, dass aber die Erscheinungen in den fertigen Theilen des Skeletts ihrem Wesen nach bei beiden Krankheiten vollkommen identisch sind, indem dieselben, hier wie dort, sich aus folgenden zwei Factoren zusammensetzen:

erstens aus einer krankhaft gesteigerten Einschmelzung der erhärteten Knochentextur von den Markräumen aus;

und zweitens aus einer, an die Stelle der eingeschmolzenen harten Knochentheile tretenden Neubildung von gänzlich kalkfreiem oder unvollständig verkalktem Knochengewebe.

Diese Ergebnisse meiner Untersuchungen der rachitischen und osteomalacischen Knochen widersprechen nun allerdings in zwei sehr wichtigen Puncten den bisher ziemlich allgemein

---

1) Die normale Ossification und die Erkrankungen des Knochensystems bei Rachitis und hereditärer Syphilis. II. Theil. Rachitis. Wien 1882. W. Braumüller.

verbreiteten Anschauungen. Es werden nämlich auf der einen Seite von den meisten neueren Autoren bei der Rachitis die Einschmelzungserscheinungen im Inneren der fertigen und gut verkalkten Theile der Knochen entweder direct in Abrede gestellt oder — und das ist der häufigere Fall — neben den stark betonten Anomalien der äusseren Apposition gänzlich ignorirt; auf der anderen Seite werden wieder die im Inneren der osteomalacischen Knochen vorkommenden kalkfreien Parthieen nicht als eine gleich von vornherein mangelhaft verkalkte Neubildung von Knochengewebe aufgefasst, sondern es wird fast allgemein angenommen, dass diese kalkfreien Theile aus dem früher normal verkalkten Knochengewebe einfach durch eine Auslaugung der Kalksalze bei völliger Erhaltung oder nur geringer Modificirung ihrer ursprünglichen Textur hervorgegangen sind. Wie man sieht, sind es also Neuerungen von ziemlich einschneidender Bedeutung, welche ich in die Lehre von der Rachitis und Osteomalacie einzuführen mich veranlasst gesehen habe. Da ich aber, dieser Bedeutung wohl bewusst, nicht leichtfertig zu Werke gegangen bin, sondern mich erst nach eingehendem Studium einer sehr grossen Anzahl von rachitischen und einer genügenden Zahl von osteomalacischen Präparaten zu diesen Anschauungen bekannt habe; da ich ferner in der erwähnten Publication diese neue Auffassung sehr ausführlich und nach allen Seiten hin begründet und mit naturgetreuen Abbildungen einschlägiger Präparate von rachitischen und osteomalacischen Knochen illustrirt hatte, so glaubte ich den vermuthlich nicht lange ausbleibenden Controluntersuchungen anderer Beobachter mit voller Beruhigung entgegensehen zu können.

Meine Verwunderung war daher nicht gering, als in dem vorletzten Hefte dieses Jahrbuches (XIX. Band, S. 170) ein Artikel von Dr. Rehn in Frankfurt a./M. „Ueber Osteomalacie im Kindesalter" erschien, in welchem, mit völliger Ignorirung der von mir vorgebrachten wichtigen Thatsachen, der Versuch unternommen wurde, der Rachitis eine von ihr ganz unabhängige Osteomalacia infantilis gegenüberzustellen, und diese als eine neue Krankheitsform in die Pathologie des kindlichen Alters einzuführen. Meine Verwunderung war um so mehr begründet, als dieser Autor, welcher den in jenem Artikel reproducirten Vortrag im September 1882 gehalten hat, bereits im März desselben Jahres, wie mir aus einer privaten Mittheilung seinerseits bekannt ist, im Besitze meiner Arbeit über die Rachitis gewesen war. Nun ist aber eine nicht rachitische Osteomalacia infantilis mit den von mir gemachten thatsächlichen Angaben absolut unvereinbar; denn jene setzt voraus, dass die krankhaften Processe bei der Rachitis und bei der Osteomalacie ihrem Wesen nach völlig verschieden sind, und sich auch nicht einmal theilweise decken, während ich nachgewiesen habe, dass sowohl die Einschmelzung der fertigen Knochentheile von den Markräumen her, als auch die Neubildung kalklosen Knochengewebes in den durch die Einschmelzung geschaffenen Räumen beiden Krankheiten gemeinsam sind. Wenn also Herr Dr. Rehn auch nach der Kenntnissnahme dieser widersprechenden Angaben bei der Aufstellung seiner neuen Krankheitsform beharren zu können glaubte, so war er meiner Ansicht nach verpflichtet, zuvor die Unrichtigkeit dieser Angaben klarzulegen und die Beweisfähigkeit der dieselben illustrirenden Abbildungen zu bekämpfen.

Leider hat Herr Dr. Rehn, weit entfernt davon, dieser Anforderung gerecht zu werden, es sogar, wie aus dem Wortlaute seiner Mittheilungen hervorzugehen scheint, überhaupt für überflüssig gehalten, eine vergleichende histologische Untersuchung rachitischer und osteomalacischer Knochen vorzunehmen. Damit ist nun allerdings die Existenzberechtigung der neu creirten Krankheitsform gleich von vornherein eine sehr zweifelhafte geworden. Da ich aber gleichwohl besorge, dass in Folge dieses Versuches, wenn derselbe nicht gleich von Anfang an energisch bekämpft würde, möglicherweise eine bedenkliche Verwirrung auf diesem Gebiete Platz greifen könnte, so habe ich mich entschlossen, an dieser Stelle durch eine ausführlichere Beschreibung der in dieser Frage massgebenden histologischen Befunde und dann auch durch eine kritische Analyse der von Rehn aufgeführten Thatsachen die Unhaltbarkeit einer selbständigen Osteomalacia infantilis darzuthun. Dabei ergibt sich mir zugleich die schon längst erwünschte Gelegenheit, einen Theil meiner histologischen Untersuchungen auf dem Gebiete der Pathologie des kindlichen Skelettes dem Urtheile meiner engeren Fachgenossen zu unterbreiten.

I.

Die krankhaften Erscheinungen bei der Rachitis lassen sich, wie ich bereits im Eingange angedeutet habe, am Besten in zwei Hauptabtheilungen gruppiren, nämlich in die Störungen, welche die Apposition der neuen Knochentheile an der Oberfläche betreffen, und in jene pathologischen Vorgänge, welche im Inneren der bereits vor längerer Zeit ossificirten Theile wahrgenommen werden. Die Anomalien der Apposition zerfallen wieder bei den aus Knorpelanlagen hervorgehenden Knochen in die Anomalien des ossificirenden Knorpels und in die Anomalien der periostalen Apposition, während bei den unabhängig vom Knorpel gebildeten Skelettheilen, den

Schädelknochen, ausschliesslich die Störungen der periostalen Knochenbildung an den Naht- und Fontanellrändern und an den Flächen zu berücksichtigen sind.

Mit den Anomalien der endochondralen und periostalen Ossificationsvorgänge dürfen wir uns aber an dieser Stelle aus dem Grunde kürzer fassen, weil die Existenz derselben bei der Rachitis und ihre nahezu völlige Abwesenheit bei der Osteomalacie von keiner Seite in Zweifel gezogen wird. Ich begnüge mich daher wegen der weiteren Details auf die ausführliche und auch hier in manchen wichtigen Punkten von der bisherigen Auffassung stark abweichende Darstellung dieser krankhaft gestörten Appositionsvorgänge in meiner oben erwähnten Rachitisarbeit zu verweisen.

Hier will ich nach dieser Richtung nur auf eine einzige Erscheinung etwas näher eingehen, welche zwar auch den früheren Beobachtern keineswegs unbekannt war, welche aber bisher nicht in ihrer vollen principiellen Bedeutung gewürdigt worden ist, nämlich auf die krankhaft gesteigerte Vascularisation in denjenigen Theilen des Skelettsystems, in denen die oberflächliche Apposition erfolgt, also zunächst in dem an die Diaphysenenden unmittelbar angrenzenden Knorpel, und ebenso auch im Perichondrium und im Periost. Diese auffällige Vermehrung der Blutgefässe in den knochenbildenden Geweben und die strotzende Blutfülle derselben habe ich in keinem einzigen Falle von Rachitis vermisst, und es ist auch ganz unverkennbar, dass die Intensität der übrigen Erscheinungen in hohem Grade abhängig ist von der grösseren oder geringeren Blutfülle jener osteogenen Gewebe. Diese Beobachtung hat mich dazu bewogen, die Hyperämie und die krankhaft gesteigerte Vascularisation der knochenbildenden Gewebe als das Primäre bei der Rachitis anzusehen, und in der That lassen sich auch sämmtliche anderen Erscheinungen der Rachitis in ungezwungener Weise auf die Blutüberfüllung der ossificirenden Gewebe und auf die reichlichere Durchtränkung derselben mit den aus den Blutgefässen diffundirten Plasmaflüssigkeiten zurückführen. Hier will ich mich darauf beschränken, einige dieser Folgeerscheinungen mit einigen Worten zu skizziren.

1) Der vom hyperämischen Perichondrium aus und von seinen eigenen zahlreichen Blutgefässen in übermässiger Weise ernährte Knorpel geräth in seinem in der Richtung der Längsaxe des Knochens einseitig wachsenden Antheile in eine abnorme Wucherung, welche in den höheren Graden eine colossale Vermehrung der übereinandergeschichteten Knorpelzellen herbeiführt. Dabei erleidet diese Knorpelzone, in welcher nunmehr die resistentere Grundsubstanz gegen

die dichtgedrängten weichen Knorpelzellenleiber der Massé nach weit zurücktritt, eine bedeutende Einbusse in ihrer Starrheit, und wird sowohl durch den eigenen Wachsthumsdruck, als auch durch die von aussen her wirkenden Kräfte, die Körperlast und die Muskelaction, in Form einer ringförmigen Wulst hervorgewölbt.

2) Auch die mangelhafte Verkalkung des Knorpels hängt direct mit der vermehrten Zahl und Füllung der denselben durchziehenden Blutgefässe zusammen. Das Studium des normalen Ossificationsvorgangs hat uns nämlich gelehrt, dass niemals in der unmittelbarsten Nähe eines Blutgefässes, im Bereiche des lebhafteren Plasmastromes desselben, eine Ablagerung von Kalksalzen stattfinden kann. Wenn also die Gefässe vermehrt und erweitert sind, so sind die Bedingungen für die Ablagerung der Kalksalze in dem rachitischen Knorpel begreiflicherweise sehr ungünstig geworden.

3) Die aus dem Inneren des Knochens gegen den Knorpel vordringenden Gefässe sind ebenfalls stark hyperämisch, und erfolgt namentlich die Bildung von neuen Endzweigchen derselben in höchst stürmischer und unregelmässiger Weise. Parallel mit dieser unregelmässigen Gefässbildung und direct von ihr abhängig geht auch eine abnorm gesteigerte und in hohem Grade unregelmässige Markraumbildung einher, da es eben wieder, wie ich gezeigt habe, die von den neugebildeten Gefässchen ausgehende Saftströmung ist, welche, gleichviel ob es sich um den normalen Vorgang oder um die krankhafte Steigerung des letzteren handelt, bei der Bildung der Markräume die im Knorpel abgelagerten Kalksalze wieder in Lösung bringt und zugleich die Knorpelfibrillen beseitigt, so dass schliesslich ein weiches Markgewebe die Stelle des verkalkten Knorpels einnimmt.

4) In den abnorm grossen und unregelmässig gestalteten Markräumen des Knorpels erfolgt auch die Bildung des Knochengewebes in abnormer Weise, indem einerseits bei der metaplastischen Ossification der succulente und mangelhaft verkalkte Knorpel sich naturgemäss auch nur in ein entsprechend abnorm beschaffenes Knochengewebe verwandeln kann, und andererseits auch der auf neoplastischem Wege in den Markräumen gebildete Knochen in dem Bereiche der erweiterten und lebhaft diffundirenden Blutgefässe nur spärliche Kalksalze aufnimmt, oder auch gänzlich unverkalkt bleiben muss.

5) Was endlich die periostale Knochenauflagerung anlangt, so erfolgt unter dem Einflusse der übermässigen Säftezufuhr von Seite der vermehrten und erweiterten Blutgefässe eine ungemein gesteigerte Wucherung der tiefer ge-

legenen osteogenen Schicht und entsprechend auch eine vermehrte Auflagerung von neuem Knochengewebe. Aber auch hier bildet sich zwischen den abnorm erweiterten Blutgefässen kein normales Knochengewebe, sondern eine locker gebaute, aus dünnen Bälkchen zusammengesetzte, mit weiten Gefässräumen und grossen, plumpen, mit einander weit communicirenden Zellenhöhlen ausgestattete Textur. Es entsteht also, wie bei jeder anderen Periostitis, eine Auflagerung mit dem Character des osteoïden Gewebes. Auch die Praecipitation von Kalksalzen in die Grundsubstanz dieses abnormen Gewebes bleibt aus demselben Grunde, wie in den primären Markräumen des Knorpels, eine in hohem Grade mangelhafte.

Diesen bisher geschilderten Anomalien der endochondralen und periostalen Knochenapposition stehen nun die Veränderungen gegenüber, welche man in jedem Falle von Rachitis auch in den älteren und mehr central gelegenen Theilen der afficirten Knochen beobachtet. Eine solche Gegenüberstellung ist aber im Grunde nur eine schematische, denn ebensowenig als man eine scharfe Grenze zwischen jüngeren und älteren Knochenpartieen feststellen kann, ebensowenig lassen sich die krankhaften Erscheinungen in denselben räumlich von einander abgrenzen. Eine solche Scheidung ist umsoweniger ausführbar, als auch die krankhaften Veränderungen in den älteren und bereits erhärteten Theilen der Knochen, wie wir alsbald zeigen werden, in directer Abhängigkeit stehen von einer vermehrten Vascularisation und Blutfülle, und weil ja die Gefässe, welche sich an den Stellen der oberflächlichen Knochenapposition und insbesondere in den knorpeligen Diaphysenenden verzweigen, keineswegs unabhängig sind von dem endostalen Gefässnetze, sondern vielmehr einen integrirenden Bestandtheil des letzteren bilden.

Die rachitischen Erscheinungen in den fertigen Knochentheilen bestehen, wie wir bereits angedeutet haben, in einer krankhaft gesteigerten Einschmelzung derselben und in einer Bildung von kalkarmem Gewebe in den durch die Einschmelzung entstandenen Räumen. Auch diese krankhaften Vorgänge im Inneren der Knochen sind durchaus nichts Neues, Fremdartiges, sondern sie stellen, ebenso wie die Störungen der Apposition, nur eine krankhafte Outrirung und Verzerrung der normalen Processe dar. Das Studium der normalen Ossification hat uns nämlich gelehrt, dass nicht nur an der Peripherie der Diaphyse durch Neubildung von Endzweigchen der Markgefässe eine Einschmelzung des verkalkten Knorpels und eine Bildung von neuen Markräumen stattfindet, sondern dass auch in einiger Entfernung von der Knochenknorpelgrenze und in den mehr central gelegenen

Theilen fortwährend Resorptionsvorgänge in den jüngeren und älteren Knochenbälkchen stattfinden, und dass in den dadurch entstandenen Räumen wieder neue Lagen von Knochengewebe gebildet werden. Zahlreiche, insbesondere jüngere Knochenbälkchen in den kürzlich apponirten Theilen fallen wieder in ihrer ganzen Ausdehnung der Einschmelzung anheim, wodurch kleine Markräume zu grösseren confluiren; ältere Bälkchen werden häufig auf der einen Seite durch Resorption vom Markraume her verschmälert, auf der andern Seite dagegen durch neuerliche Auflagerung wieder verbreitert. Auch in der Compacta findet während des normalen Wachsthums ein langsamer, aber stetiger Umbau der festen Knochentheile statt, in der Weise, dass einzelne Haversische Canäle sich wieder zu buchtigen Räumen erweitern, und neue Gefässcanäle sich in die compacte Knochensubstanz eingraben, während andererseits wieder in diesen erweiterten und neugeschaffenen Markräumen eine Auflagerung neuer Knochenlamellen stattfindet, welche in einem späteren Stadium des Wachsthums wieder ihrerseits einer partiellen Einschmelzung anheimfallen können.

Diese Vorgänge lassen sich auf microscopischen Schnitten von wachsenden Knochen sehr leicht verfolgen, indem man einerseits sieht, wie die Structur der Spongiosabälkchen und der Compacta durch die bekannten buchtigen, aus Howship'schen Lacunen oder Einschmelzungsgrübchen zusammengesetzten Linien unterbrochen und abgeschnitten werden, während man an anderen Stellen diese buchtigen Räume wieder zum Theile mit neuen Lamellensystemen ausgefüllt findet, welche sich concentrisch zu den Markgefässen oder parallel den Rändern der Markräume gebildet haben. Das Resultat dieser ewig wechselnden Einschmelzungen und Neubildungen ist die bekannte und vielfach beschriebene und abgebildete Structur der Compacta in den späteren Stadien des Wachsthums und nach vollendetem Wachsthum, und ihre Zusammensetzung aus lauter unterbrochenen und in einander geschalteten Fragmenten von Lamellensystemen, welche durch die characteristischen buchtigen Kittlinien, die ehemaligen Einschmelzungsränder, unterbrochen sind.

Am lebhaftesten sind diese Vorgänge in den kindlichen Knochen der ersten Lebensjahre, weil in dieser Zeit auch die äussere Apposition in besonders energischer Weise von Statten geht. Die fortwährenden Umänderungen in der inneren Architectur der Knochen sind nämlich, wie ich in dem ersten Theile meiner Arbeit (über die normale Ossification) im Detail nachgewiesen habe, darin begründet, dass in dem Masse, als die Knochen sich durch äussere Auflagerungen vergrössern, auch das innere Gefässnetz entsprechend wachsen und sich in jedem Momente der neuen und vergrösserten äusseren Gestalt adaptiren muss. Dabei müssen sich fortwährend in Folge der Vergrösserung und Verstärkung einzelner Gefässverästelungen die Markräume und Haversischen Canäle durch Einschmelzung an ihren Wänden vergrössern, es bilden sich ferner in Folge der Neubildung von Gefässzweigen neue Gefässcanäle und Markräume; auf der andern Seite vollzieht sich aber auch nothwendiger Weise an manchen Gefässen eine allmähliche Involution, wobei sich die ihnen entsprechenden Markräume mit neuem Knochengewebe ausfüllen; andere Gefässe verändern nur allmählich ihre Lage innerhalb des Knochengewebes und bedingen dadurch auf der Seite, gegen welche sie tendiren, Einschmelzung, auf der entgegengesetzten Seite wieder Neubildung von Knochengewebe, und so fort. Es stehen also auch die inneren Umwälzungen in der Knochenarchitectur bei dem normalen Wachsthumsvorgange unter dem directen Einflusse der Blutgefässe.

Wenn aber nun, wie es bei der Rachitis immer der Fall ist, die peripheren Enden der endostalen Blutgefässe in hohem Grade hyperämisch sind, wenn die primären Markräume an der Knochenknorpelgrenze sich fast in ihrer ganzen Ausdehnung in colossal ausgedehnte Bluträume umwandeln, so ist es ja schon von vornherein nicht anders denkbar, als dass auch die mehr central gelegenen Gefässäste, aus denen jene Endzweige hervorgehen, an der Blutüberfüllung participiren, und in der That lehrt auch schon die Betrachtung eines Durchschnittes durch eine rachitische Diaphyse mit unbewaffnetem Auge, dass die Markhöhle und die Markräume ein dunkelrothes Mark enthalten, und dem entsprechend findet man auch auf microscopischen Durchschnitten entweder enorm ectatische und strotzend mit Blut gefüllte Stränge, oder auf feineren Querschnitten die colossalen leeren Gefässlumina, und zwar die letzteren stellenweise so dicht an einander, dass die einzelnen Lumina nur durch dünne Septa des Markgewebes von einander geschieden sind und das Markgewebe daher förmlich ein cavernöses Aussehen gewinnt.

Diese enorme Hyperämie der rachitischen Knochen, welche natürlich auch keinem der früheren Beobachter entgangen ist, und daher in allen Beschreibungen der rachitischen Knochen ausdrücklich hervorgehoben wird, hat nun zunächst eine sehr bedeutende und in manchen Fällen eine ganz ausserordentliche Steigerung der schon unter normalen Verhältnissen niemals fehlenden Einschmelzungen der erhärteten Knochentheile in der Compacta und Spongiosa zur Folge. Die Spongiosabälkchen werden vielfach von

beiden Seiten her verschmälert und schwinden auch in grosser
Ausdehnung vollständig, so dass excessiv grosse Markräume
mit grossen dichtgedrängten und blutstrotzenden Gefässen entstehen. In der Compacta bilden sich zahlreiche „durchboh-
rende" Gefässcanäle, welche die lamellöse Knochentextur nach
allen Richtungen durchsetzen, oft bis zu dem Grade, dass
solche Knochenpartieen, von denen es ihrer Structur nach
zweifellos ist, dass sie früher eine zusammenhängende compacte Masse dargestellt haben, nunmehr ein sieb- oder schwamm-
ähnliches (spongoïdes) Aussehen bekommen. An anderen
Stellen bilden sich auch mitten in der Continuität des compacten Knochengewebes grosse buchtige Markräume mit zahlreichen ectastischen Blutgefässen, so dass die ursprünglich compacte Knochenrinde durch alle diese Vorgänge in bedeutendem
Masse reducirt und rareficirt erscheint.

Neben diesen krankhaft gesteigerten inneren Einschmelzungen der harten Knochensubstanz haben die normalmässig
vor sich gehenden inneren Appositionen auch bei der
Rachitis keineswegs aufgehört, sondern es ist nur die Beschaffenheit der neugebildeten Knochentheile krankhaft modificirt, und zwar genau in derselben Weise, wie in den an der
Oberfläche der Knochen neugebildeten Gewebstheilen. Da sie
nämlich, ebenso wie diese, sich auf einem hyperämischen
Boden und neben und zwischen erweiterten Blutgefässen bilden
müssen, so besteht auch für diese neugebildete Knochentextur
die Schwierigkeit der Kalkablagerung, und es bleiben daher
die in den Einschmelzungsräumen des erhärteten Knochengewebes nachträglich entstandenen Lagen entweder ganz frei
von Kalksalzen, oder sie sind nur sehr mangelhaft verkalkt.
In Folge dessen findet man sowohl in der Spongiosa, als
auch in der Compacta rachitischer Knochen dicht nebenein-
ander die älteren vollständig verkalkten und die jüngeren
kalkfreien Partieen, und sind dieselben auch hier in der Regel
durch die characteristischen buchtigen Kittlinien von einander
getrennt, welche ganz regelmässig ihre Convexitäten der
unterbrochenen Struktur der älteren Gewebstheile, ihre Concavitäten aber den parallel fortlaufenden Lamellen der neu
apponirten Lagen zuwenden. Zu diesem verschiedenen Verhalten gegen die trennende Kittlinie tritt aber hier noch ein anderes viel characteristischeres Unterscheidungsmerkmal zwischen
den älteren und den neugebildeten Gewebsschichten im Innern der Knochen hinzu, nämlich das verschiedene Verhalten der verkalkten und nicht verkalkten Gewebstheile gegen gewisse Farbstoffe. Während nämlich die
normal verkalkten Theile der Knochengrundsubstanz absolut
unempfindlich gegen Carmin, Eosin und verwandte Färbemittel

sind, und daher ihr silbergraues Aussehen auch nach der Carminfärbung des Schnittes beibehalten, ziehen die unverkalkten Theile der Grundsubstanz, geradeso wie die fibrillären Theile der Sehnen und Bänder, den Farbstoff gierig an sich, und da man nun aus rachitischen Knochenpartieen häufig auch ohne vorhergehende künstliche Entkalkung sehr gute microscopische Schnitte anfertigen kann, so bekommt man in solchen carmingefärbten Schnitten die effectvollsten Bilder, in denen sich die Reste der ursprünglich verkalkten Theile sehr lebhaft von den

Fig. 1.

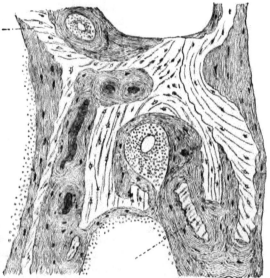

umgebenden rothgefärbten Auflagerungen abheben, wie in Fig. 1 und den beiden folgenden Figuren, in denen die Carminfärbung durch die dunklere Schraffirung und die verkalkten ungefärbten Theile durch die hellere Haltung angedeutet sind.

In den höheren Graden der rachitischen Affection nehmen die inneren

Aus einem Querschnitt nahe der Mitte des Radius von einem zwei jahrigen rachitischen Kinde.

Einschmelzungsprocesse noch grössere Dimensionen an, und ergreifen auch wieder die bereits kalkfrei gebliebenen neu apponirten Theile, so dass diese häufig zugleich mit den Resten der verkalkten Textur an demselben buchtigen Einschmelzungsrande wieder zerstört, oder gleichzeitig von demselben durchbohrenden Gefässcanale durchbrochen werden. In den neuen Räumen bilden sich dann wieder neue unverkalkte Knochenlagen und endlich kommt es so weit, dass der Knochen nunmehr in seinen weitaus überwiegenden Antheilen aus neugebildetem unverkalktem Knochengewebe zusammengesetzt ist, und dass innerhalb des letzteren nur geringe Reste der älteren verkalkten Textur, zumeist als central im Inneren der Bälkchen gelegene dünne Spangen oder unregelmässig gestaltete Fragmente zurückbleiben, wie z. B. in Fig. 2, wo sich jene hochgradigen Veränderungen in der knöchernen Spongiosa eines

Brustwirbels schon in der unmittelbaren Nähe der rachitisch afficirten Knorpelwucherungs- und Verkalkungszone ausgebildet haben.

Durch die vielfach wiederholten inneren Einschmelzungen
wird nun die im normalen Knochen in seiner ganzen Ausdehnung vorhandene Continuität der starren unbiegsamen

Fig 2.

Knochensubstanz zuerst an einzelnen,
und dann an immer zahlreicheren
Stellen unterbrochen, und es werden
an allen diesen Stellen unverkalkte
nachgiebige Theilchen zwischen die
nunmehr isolirten Fragmente des harten Gewebes eingeschaltet. Dadurch
leidet nicht nur die· Resistenz des
Knochens gegen das schneidende Messer, sondern es wird schon viel früher
die Widerstandsfähigkeit desselben
gegen die von aussen her einwirkenden mechanischen Kräfte, den Muskelzug, die Körperschwere u. s. w. er-
schüttert, der Knochen als Ganzes
erlangt dadurch einen gewissen Grad
von Biegsamkeit, und diese wird auch
schon bei geringeren Graden zu de-·
finitiven Gestaltsveränderungen desselben ausgenützt. So entstehen die
bekannten characteristischen Verkrümmungen der rachitischen Röhrenknochen und Rippen, welche, einmal
eingeleitet, bei fortdauerndem rachitischen Processe, also bei fortgesetzten
inneren Einschmelzungen und Neubildungen kalklosen Gewebes, auch
ohne hinzutretende Infractionen zu

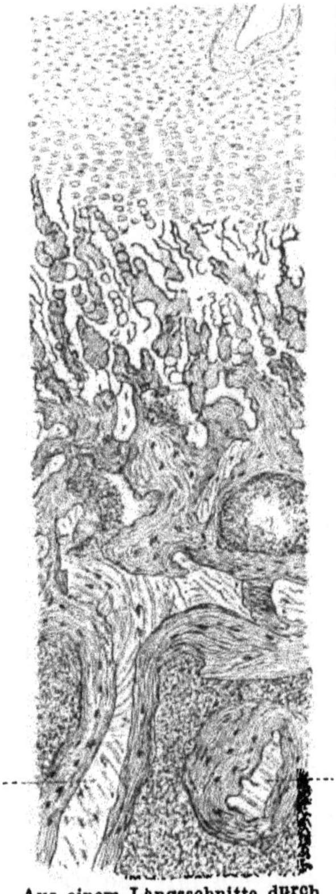

Aus einem Längsschnitte durch
den Brustwirbelkörper eines 18 Monate alten rachitischen Kindes.

sehr bedeutenden Graden sich entwickeln können.

· In den höheren Graden der Rachitis nimmt diese Consistenzverminderung ganz bedeutende Dimensionen an, und es
ist bei einem grösseren Beobachtungsmateriale, wie es mir
zur Verfügung steht, durchaus keine Seltenheit, dass sich z. B.
bei einem rachitischen Kinde in vivo die grossen Extremitätenknochen ohne besondere Gewaltanwendung nach jeder beliebigen Richtung vorbiegen lassen. Die aus der Leiche ent-
nommenen Knochen zeigen in solchen Fällen eine Consistenz,
die man am besten mit der einer elastischen Schlundsonde
vergleichen könnte. Ich bin im Besitze einer grösseren An-

zahl solcher Knochen, welche sämmtlich neben dieser bedeutenden Biegsamkeit der Diaphyse auch alle characteristischen Zeichen der Rhachitis an den Knochenknorpelgrenzen und in den Knorpelfugen darbieten, wodurch natürlich gleichzeitig auch eine entsprechende Contistenzverminderung an den Endtheilen dieser Knochen bedingt ist. Die neu apponirten weichen Knochenparthieen gehen dann ohne eine bestimmte Grenze in die durch innere Einschmelzungen erweichten älteren Theile der Diaphysen über. In keinem einzigen Falle habe ich aber — und dies ist für die in Rede stehende Frage von der grössten Wichtigkeit — die Consistenzverminderung und die derselben zu Grunde liegenden Vorgänge im Inneren des Knochens beobachtet, ohne dass auch gleichzeitig ganz bedeutende Störungen an den knorpeligen Enden vorhanden gewesen wären.

Genau dasselbe gilt auch von den Rippen, nur dass an diesen der eben geschilderte hohe Grad von Biegsamkeit noch unvergleichlich häufiger zur Entwicklung kommt, als an den massigeren Diaphysen der Röhrenknochen.

In den Fällen, in denen die inneren Einschmelzungen ganz besonders stürmisch verlaufen, können auch in Folge von äusseren Einwirkungen sehr leicht Infractionen der in ihren harten Theilen plötzlich so bedeutend rareficirten Röhrenknochen und Rippen erfolgen. Dabei ist es nicht ausgeschlossen, dass auch beschleunigte äussere Resorptionsvorgänge das Ihrige zu der Verdünnung der harten Knochenrinde beitragen. Indessen habe ich mich gerade an solchen infrangirten Knochen durch specielle Untersuchung der Partieen in der Umgebung der Infractionsstellen überzeugt, dass selbst bis in eine grössere Entfernung nach auf- und abwärts niemals die hochgradigen inneren Einschmelzungen fehlten, und dass es ohne Zweifel ganz besonders die letzteren sind, welche die Widerstandsfähigkeit der Knochenrinde bis zu dem Grade vermindert haben, dass endlich eine Laesio continui der übrig gebliebenen harten Theile an dieser Stelle eintreten konnte.

Auch die Untersuchung rachitischer Schädelknochen ergibt eine vollständige Uebereinstimmung mit den eben geschilderten Vorgängen in den Diaphysen der Röhrenknochen und Rippen. Die nachgiebigen Stellen in der unmittelbarsten Nähe der Nähte und Fontanellränder sind allerdings ganz einfach darauf zurückzuführen, dass hier in der gleichfalls ungemein hyperämischen Nahtsubstanz und Fontanellmembran, genau so wie bei der periostalen rhachitischen Auflagerung, ein lockeres osteoïdes und gleich von Anfang an kalkfreies Gewebe gebildet wird. Aber eine jede in der Continuität der Schädelknochen fühlbare weiche und eindrückbare Stelle

stimmt in ihrer Struktur vollkommen mit den oben geschilderten und abgebildeten Stellen aus den älteren Theilen der
endochondral gebildeten Knochen überein (siehe Fig. 3). Auch
hier sind die verkalkten Theile der normal gebildeten Knochen
in grösseren Gefässräumen eingeschmolzen und jene Theile
wieder durch neugebildetes kalkfreies Gewebe ersetzt. Die in

Fig. 3.

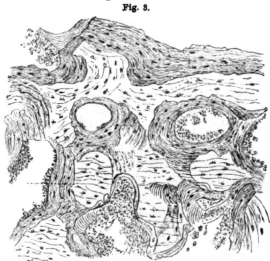

Aus dem Scheitelbein eines 14 Monate alten rachitischen
Kindes in grösserer Entfernung von dem Nahtrande.

dieser Weise affi-
cirten Theile sind
also gleichfalls
aus unzusammen-
hängenden
Resten der harten
Textur und aus
dazwischen ein-
geschalteten
nachgiebigen
Theilen zusam-
mengesetzt, sie
geben daher
schon dem gelin-
den Fingerdrucke
nach und geben
damit Anlass zu
jener Erschei-
nung, die wir als
Craniotabes

bezeichnen. Es ist eben nicht richtig, dass an solchen Stellen
der harte Knochen nur durch die Einschmelzung an der
der Schädelhöle zugewendeten Fläche verdünnt, dabei aber
in seiner inneren Struktur unverändert ist. Denn so lange
letzteres der Fall ist, gewährt selbst ein hochgradig verdünnter und durchscheinender Theil eines Schädelknochens niemals
das Gefühl der Weichheit und Nachgiebigkeit. Dagegen findet
man diese Erscheinung recht häufig auch an ziemlich dicken,
ja sogar an abnorm verdickten Stellen des Schädels, an welchen allerdings oberflächlich eine Auflagerung von lockeren
osteoiden unverkalkten Schichten stattgefunden hat, in deren
tieferen Schichten man aber immer sehr schön die rareficirten
Reste der verkalkten normalen Knochentextur zwischen den
neugebildeten kalklosen Theilen nachweisen kann.

Die histologische Untersuchung rachitischer Knochen hat
uns also gelehrt, dass in jedem Falle von Rachitis neben
den krankhaften Veränderungen der äusseren Knochenapposition
immer auch eine abnorme Steigerung der normalen inneren
Einschmelzungen zu beobachten ist, und dass ferner die mit
den letzteren auch bei der normalen Ossification parallel

einhergehenden inneren Appositionen eine ganz analoge Störung 'wie die äusseren Auflagerungen aufweisen, dass also die unter dem Einflusse der rachitischen Erkrankung gebildeten Knochentheile, wo immer sie entstehen, in mehr oder weniger vollständigen Weise frei von der normalen Kalkablagerung bleiben. Die vermehrte innere Einschmelzung und die Kalkarmuth der in den Markräumen neugebildeten Knochentheile bedingen in vorwiegendem Masse die Resistenzverminderung in den mehr central gelegenen Theilen der Diaphysen und in der Continuität der Schädelknochen, während dieselbe in den peripher gelegenen Theilen der Diaphysen und an den Rändern der Schädelknochen in der abnormen Beschaffenheit der daselbst neu apponirten Theile ihre Begründung findet.

II.

Dieser rachitischen Affection des kindlichen Knochensystems, einer Krankheit, die, was die Häufigkeit ihres Vorkommens anlangt, kaum von irgend einer anderen übertroffen wird, steht eine Alteration des Skelettes beim Erwachsenen gegenüber, welche beinahe zu den pathologischen Raritäten gezählt werden kann. Sie ist unter dem Namen Osteomalacie bekannt und vielfach beschrieben worden. Da nun diese Erkrankung zu demselben Endresultate führt, wie die völlig entwickelte rachitische Affection, nämlich zur Consistenzverminderung der befallenen Knochen und zur Infrangibilität und Verkrümmung derselben, so habe ich es schon in meiner Monographie über die Rachitis für nothwendig erachtet, auch diese Affection des ausgewachsenen Skelettes in den Kreis meiner Untersuchungen zu ziehen und dieselbe mit den Befunden bei der Rachitis zu vergleichen. Das Resultat dieser Untersuchungen lässt sich nun in Folgendem zusammenfassen.

Wenn man solche Theile eines osteomalacischen Skelettes untersucht, welche ihre Starrheit noch nicht in dem Masse eingebüsst haben, dass man die Knochen nach jeder Richtung biegen und mit einem feineren Messer durchschneiden kann, sondern etwa nur eine verminderte Resistenz gegen den kräftigen Fingerdruck aufweisen, so ergibt schon die Betrachtung der Schnittfläche mit freiem Auge eine sehr bedeutende Rareficirung des Knochengewebes. Die compacten Knochenränder sind in ihrer Dicke bedeutend reducirt, die Spongiosa zeigt spärliche und dünne Bälkchen, und das weiche Markgewebe überwiegt überall über die harte Knochentextur. Unter dem Microscope findet man sämmtliche Formen der Knocheneinschmelzung ins Colossale gesteigert, die Bälkchen in buchtigen Resorptionslinien vielfach arrodirt, verschmächtigt, in isolirte, in der Schnittebene auftauchende Bruchstücke zerfallen, in den Resten der Compacta alle Gefässcanäle enorm erweitert und in unregelmässige buchtige Räume verwandelt. In der unmittelbarsten Nähe der Einschmelzungsränder und innerhalb der grösseren Resorptionsräume findet man auch hier ganz regelmässig die ungemein erweiterten und mit Blut überfüllten Gefässe, und die Anordnung derselben, ihre centrale Stellung in den grossen buchtigen Räumen, lassen kaum einen Zweifel aufkommen, dass auch hier die Einschmelzung des Knochengewebes in die innigste Beziehung zu den Strömungsverhältnissen der krankhaft erweiterten und vermehrten Blutgefässe gebracht werden muss. Alles in Allem hat man es also in diesem Stadium mit einer entzündlichen Osteoporose zu thun; und ich habe in keinem der von mir untersuchten Fälle dieses Stadium gänzlich vermisst.

Indessen findet man auch in diesen Partieen immer schon an vereinzelten Stellen geringe Spuren von kalkfreiem neugebildetem Gewebe neben den Resten der verkalkten Knochentextur, und zwar an Präparaten, die ohne vorausgegangene künstliche Entkalkung gewonnen und mit Carmin gefärbt sind, ebenfalls wieder in Form von schmalen oder nur mässig breiten, intensiv rothen Säumen, welche stellenweise die Einschmelzungsränder bekleiden. Auch hier bestehen diese Säume aus kalkfreiem, zumeist lamellösem Knochengewebe, dessen Lamellen immer parallel zu dem Rande des Markraums gerichtet sind, während die Lamellenlinien der verkalkten Theile in verschiedenen Richtungen gegen den Einschmelzungsrand verlaufen und daselbst auch abrupt endigen.

Geht man nun zu jenen Partieen des osteomalacischen Skelettes über, welche durch ihren hohen Grad von Biegsamkeit auffallen, so findet man, dass die kalkhaltigen Theile des Knochens eine viel weitergehende Verminderung erlitten haben und häufig auf isolirte Fragmente und dünne Spangen im Inneren der Bälkchen reducirt sind, und dass andererseits die carmingefärbten Theile sehr bedeutend angewachsen sind, sodass nicht mehr Säume, sondern ziemlich mächtige Massen auf den meist central gelegenen Resten der verkalkten Textur aufgelagert sind. Auch hier ist das Verhältniss zwischen verkalkten und unverkalkten Theilen genau dasselbe, wie wir es bereits mehrfach geschildert haben. Niemals geht die Struktur und die lamellöse Anordnung der verkalkten Theile in die der unverkalkten über, wenn dieselbe durch eine lacunäre Grenzlinie als Zeichen der früher stattgehabten buchtigen Einschmelzung von einander geschieden sind (siehe Fig. 4), ins-

445

besondere bei der mit einer Linie bezeichneten Stelle.[1]) Es kann also keinem Zweifel unterliegen, dass man es auch hier mit neugebildeten Knochenlagen zu thun hat, und auch hier liegt es nahe, dass der Grund der mangelhaften Verkalkung

derselben in der übermässigen Vascularisation des Markgewebes, aus welchem sich diese neuen Knochentheile gebildet haben, zu suchen. Noch auffallender ist der jugendliche Character dieser kalkarmen Kno-

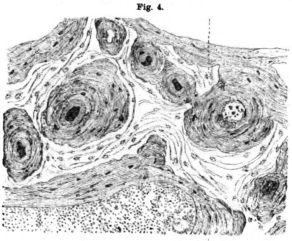

Fig. 4.

Aus dem osteomalacischen Knochengewebe einer alten Frau.

chentheile dann, wenn sie, wie es nicht selten der Fall ist, gar nicht die lamellöse, sondern die geflechtartige Anordnung aufweisen, also jene Anordnung, die ganz besonders characteristisch für die jugendliche Form des Knochengewebes ist. Aehnliche geflechtartige areoläre Bildungen findet man nicht nur im Inneren der Markräume, sondern auch hin und wieder in geringerer Menge als periostale Auflagerungen auf der Oberfläche der osteomalacischen Knochen.

Das ist das Wesentliche des histologischen Befundes bei der Osteomalacie. Der Rachitis gegenüber sehen wir also einen Unterschied nur in der Richtung, dass bei der Osteomalacie, wenn wir von den eben geschilderten spärlichen periostalen Auflagerungen absehen, sämmtliche Erscheinungen in Abzug zu bringen sind, welche sich auf eine krankhafte Störung der Apposition im Knorpel und im Periost zurückführen lassen, und zwar einfach aus dem Grunde, weil jene äussere

1) Aus Gründen, die ich später mittheilen werde, habe ich hier nicht eines meiner eigenen Präparate abbilden oder die sehr instruktive Abbildung nach einem osteomalacischen Präparate aus meiner Rachitisarbeit (Fig. 6) wiederholen lassen, sondern ich habe es vorgezogen, eine Abbildung eines Präparates von Rindfleisch, von der Hand Volkmann's, aus der Abhandlung des letzteren über Knochenkrankheiten in Pitha und Billroth's Handbuch der Chirurgie (2. Band, S. 345) ganz genau wiedergeben zu lassen.

Apposition zu der Zeit, in welcher diese Krankheit aufzutreten pflegt, schon lange aufgehört hat. Der Knorpel der Röhrenknochen ist bei den Erwachsenen bis auf den dünnen Knorpelüberzug der Gelenksflächen geschwunden, und auch das Periost hat seine appositionelle Thätigkeit in der Regel schon gänzlich eingestellt, und ist nur befähigt, dieselbe unter krankhaften Umständen, bei der Periostitis, bei der Callusbildung wieder aufzunehmen. Dagegen herrscht in Bezug auf die Vorgänge in der Spongiosa und Compacta die möglichst vollständige Uebereinstimmung für die beiden Erkrankungen. Ein Unterschied könnte hier höchstens darin gefunden werden, dass die bedeutenden Einschmelzungen im Innern der Mark- und Gefässräume bei der Rachitis nur eine Steigerung eines physiologischen Vorganges darstellen, während sie bei der Osteomalacie in ihrer ganzen Ausdehnung als krankhaft aufgefasst werden müssen, weil unter normalen Verhältnissen nach dem Aufhören der äusseren Apposition auch die inneren Resorptionsprocesse aufhören. Aber die Grundursache der vermehrten Einschmelzungen ist in beiden Fällen dieselbe, nämlich die krankhaft gesteigerte Vascularisation der Knochen, und ebenso auch das Endresultat, die Rareficirung der harten Knochentheile und die Neubildung von kalklosem Gewebe an deren Stelle, die dadurch bedingte Verminderung der Consistenz und im weiteren Gefolge die Verkrümmungen und Infractionen.

Wollte man also beide Krankheiten als eine chronische Entzündung des Knochensystems auffassen, eine Ansicht, die bereits früher Vertreter gefunden hat, und die ich seinerzeit in der Fortsetzung meiner ausführlichen Arbeit genügend begründen zu können glaube — so würde sich die Rachitis zusammensetzen aus einer Chondritis, einer Periostitis und einer Ostitis, während bei der Osteomalacie die beiden ersteren Factoren völlig in den Hintergrund treten und demnach die Ostitis allein übrig bleibt, welche sich von der Ostitis rachitica in keinem einzigen wesentlichen Puncte unterscheidet.

III.

Dies sind die Resultate meiner eigenen Beobachtungen über das Verhältniss zwischen der Rachitis und der Osteomalacie. Es dürfte aber unserem Zwecke entsprechen, auch die Aeusserungen anderer Beobachter über dieses Verhältniss Revue passiren zu lassen, und uns insbesondere zu überzeugen, wie sich dieselben über die zwei hauptsächlich hier in Frage kommenden Punkte geäussert haben, nämlich erstens über das Vorkommen der inneren Einschmelzungen bei der Rachitis, und zweitens über das genetische Verhältniss der verkalkten und unverkalkten Theile im Inneren des Knochens bei der Rachitis und bei der Osteomalacie.

Von den älteren Schriftstellern[1]) hat sich schon Miescher (1838) über den ersten Punkt ganz bestimmt geäussert, indem er fand, dass in der compakten Knochensubstanz bei der Rachitis die Canaliculi sich erweitern, und dabei die erstere ein schwammiges Aussehen annimmt. Ebenso sagt Elsässer (1843) in seiner bekannten Arbeit über den weichen Hinterkopf, dass sowohl bei der Rachitis als bei der Craniotabes (die er damals nur als verwandte Krankheiten auffasste) die Kanälchen erweitert sind und häufig mit einander confluiren; dabei wird die ganze Knochenmasse lockerer, nachgiebiger und blutreicher. Guerin (1847) schilderte bei den höheren Graden der Rachitis sogar einen Zustand, den er als „consomption rachitique" bezeichnete, und bei welchem die compakte Knochensubstanz grösstentheils geschwunden oder auf ein feines zerbrechliches Häutchen reducirt sein sollte. Diese Schilderung von Guerin wurde von Trousseau und Lasègue (1848) bestätigt, und diese Autoren äusserten sich zugleich über das Verhältniss zwischen Rachitis und Osteomalacie in folgender Weise: „Die anatomischen Verschiedenheiten erklären sich nur aus den Alters- und Entwicklungsverschiedenheiten der Knochen. Rachitis ist eine Osteomalacie der wachsenden Knochen, in ihren Erscheinungen modificirt durch den energischen Knochenbildungsprocess; Osteomalacie ist die Rachitis der erwachsenen Knochen".

Während also diese Beobachter auch bei der Rachitis eine Rareficirung der erhärteten Theile des Knochens gesehen haben wollten, gab Virchow (1853) in seiner hochwichtigen Arbeit über die Rachitis, welche eigentlich zuerst die histologische Kenntniss dieser Affection anbahnte, gerade in diesem Punkte einer entgegengesetzten Ansicht Raum. Er erklärte nämlich ganz bestimmt, dass bei der Rachitis keine Erweichung des Knochengewebes stattfindet, sondern dass nur die neuwachsenden Schichten nicht fest werden. Nur dadurch, dass die alten Schichten durch die normal fortschreitende Markraumbildung verzehrt werden, die neuen aber weich bleiben, wird der Knochen brüchig. Dagegen wollte er sowohl die Infrangibilität, als auch die Flexibilität bei der Osteomalacie einzig und allein auf die Osteoporose zurückführen, während bei ihm von einer Entkalkung des harten Knochengewebes oder von einer Bildung kalkloser Partieen im Inneren der

---

1) Bezüglich der näheren Literaturangaben kann ich auch hier auf meine bereits citirte Arbeit über Rachitis verweisen.

Markräume keine Rede ist. Also bei der Osteomalacie wird
der Knochen wirklich resorbirt, festes wird weich, aus kalkhaltigen Knochen entsteht gallertiges Mark — bei der Rachitis hingegen wird im Wesentlichen nichts resorbirt, nur
das Weiche wird nicht fest. Consequenterweise stellt Virchow auch eine Biegsamkeit rachitischer Knochen in·Ab-
rede und führt die starken Krümmungen in der Continuität
der Knochen ausschliesslich auf innere Infractionen zurück.

Wenn wir uns nun die Frage vorlegen, wie es möglich
war, dass ein Beobachter wie Virchow die überaus lebhaften
inneren Resorptionsvorgänge in den rachitischen Knochen
übersehen konnte, so finden wir·vielleicht den Schlüssel zu
diesem Räthsel in der noch grossen Mangelhaftigkeit der technischen Behelfe für die microscopische Knochenuntersuchung
zu der Zeit, als Virchow diese so bedeutende Arbeit ver-
öffentlichte. Durch die damals übliche Entkalkung mit Salzsäure, welche eine hochgradige Quellung der fibrillären Knochengrundsubstanz mit sich bringt, gingen alle feineren histologischen Details in dieser Grundsubstanz, die Kittlinien, die
Lamellenlinien, der Unterschied zwischen lamellöser Anordnung und geflechtartiger Struktur, die characteristische Anordnung der Knochenkörperchen u. s. w. nahezu völlig verloren,
und auch die Karminfärbung, welche uns den Contrast zwischen
verkalktem und unverkalktem, zwischen altem und neugebildetem Knochengewebe so deutlich vor die Augen führt, war
damals noch nicht im Gebrauch. Da nun bei der Rachitis
an die Stelle des eingeschmolzenen alten Gewebes, theilweise
wenigstens, immer auch neues Gewebe tritt, so konnte unter
diesen Umständen leicht die Ansicht Platz greifen, dass die
inneren Resorptionsvorgänge überhaupt nicht so bedeutend gesteigert sind, wie dies thatsächlich der Fall ist. Nur so wird
es auch begreiflich, dass Virchow bei der Osteomalacie die
Existenz der unverkalkten Gewebstheile zwischen den rareficirten Resten des verkalkten Gewebes übersehen konnte.

Trotzdem ist die Arbeit von Virchow durch ihre sonstigen bedeutenden Vorzüge für die Histologie der Rachitis
so massgebend geworden, dass ein grosser Theil der späteren
Schriftsteller, obwohl nun die Möglichkeit, mit Hilfe der
vervollkommneten Untersuchungsmethoden eine Revision der
früheren Anschauungen vorzunehmen, gegeben war, dennoch
sich mit der Autorität Virchow's begnügte, und auch denjenigen Theil seiner Angaben, welcher mit den Thatsachen
nicht übereinstimmte, immer noch als feststehend betrachtete.

Indessen fehlte es doch nicht an Stimmen, welche entweder gegen diese Eliminirung der verstärkten inneren Knochenresorption bei der Rachitis Einsprache erhoben, oder auch,

ohne darauf Rücksicht zu nehmen, ganz abweichende Beobachtungsresultate verlautbaren liessen. Namentlich sind bei uns in Wien solche Stimmen zu verzeichnen. So äusserte sich z. B. Bednař (1853), dem das riesige Beobachtungsmaterial der hiesigen Findelanstalt zu Gebote stand, über diesen Punct in folgender Weise: „Die Rachitis stellt eine besondere Art der Knochenerweichung dar, bei welcher nebst der Osteoporose verschiedenen Grades die Rückführung des Knochens zu seiner knorpeligen Grundlage mit gleichzeitig veränderter chemischer Grundlage als die wesentliche Anomalie zu betrachten ist." Bednař hat also ganz richtig die Porosirung des Knochens bei der Rachitis und die kalklosen Theile des Knochengewebes gesehen, hat aber irrthümlicherweise, wie es fast sämmtliche Beobachter bis auf den heutigen Tag für die Osteomalacie gethan haben, die unverkalkten Theile direct aus den früher verkalkt gewesenen hervorgehen lassen.

Auch unser unvergesslicher Meister Rokitansky schilderte (1856), wie bei der Rachitis neben der Auflagerung auf der Oberfläche des Knochens die Markraumbildung sehr oft in überwiegendem Masse fortbesteht, sodass der Knochen osteoporotisch, das Medullarcavum erweitert und die Rinde endlich sogar zu einer dünnen Lamelle reducirt wird. In ausgezeichneten Fällen soll der Knochen sogar hie und da völlig verloren gehen. Gegen die oben citirte Behauptung Virchows über die rachitischen Krümmungen wendete sich Rokitansky direct, indem er sagte: „Es ist ohne Zweifel zu weit gegangen, die Krümmungen rachitischer Knochen sämmtlich auf Infraction zurückzuführen."

Als dritter Opponent gegen Virchow ist Wedl (1858) zu nennen, welcher insbesondere der Ansicht, dass bei der Rachitis keine Malacie des Knochens vorkomme, entschieden entgegen trat, und sich dabei auf jene Fälle berief, in denen die Knochen so weich werden, dass man sie der Länge nach mit dem Messer schneiden kann. Die Rachitis ist eben nach Wedl nicht nur eine Bildungshemmung der neu zu bildenden Knochenschichten, sondern ist immer auch von einer theilweisen Resorption der schon gebildeten harten Knochenschichten begleitet.

In demselben Sinne äusserte sich auch Volkmann (1867) in seiner Abhandlung über die Knochenkrankheiten (im zweiten Bande von Pitha und Billroth). Denn neben der allzu raschen und reichlichen Zellenwucherung im Epiphysenknorpel und im Periost, in welcher die Kalksalze in ungenügender Weise abgelagert werden, geht bei der Rachitis auch die Markraumbildung unregelmässig und in excessiver Weise vor sich, und kann eine so bedeutende krankhafte Steigerung erfahren, dass auch das zur Zeit des Entstehens der Rachitis vorhanden gewesene compacte Gewebe von der Markhöhle aus wieder spongiös wird und der Resorption anheim fällt. Dieser Zustand bedingt natürlich die allergrösste Weichheit und Biegsamkeit des erkrankten Knochens.

Die Darstellung der gesteigerten inneren Knocheneinschmelzung bei der Rachitis lässt also auch bei Volkmann an Deutlichkeit und Nachdrücklichkeit nichts zu wünschen übrig. Dagegen fehlt auch hier jede Andeutung über die Existenz von kalklosen Knochenpartieen in den Resorptionsräumen der rachitischen Knochen. Um so ausführlicher ist dieser Punct von Volkmann für die Osteomalacie behandelt worden. Hier wendet er sich ausdrücklich gegen Virchow, welcher nur eine Osteoporose und kein wirkliches Weicherwerden, keine Malacie gesehen haben will. Volkmann ist der Ansicht, dass nur bei der excentrischen Knochenatrophie der Knochen in der Weise schwindet, dass Kalk und Knochenknorpel gleichzeitig einschmelzen; bei der Osteomalacie hingegen soll der Schwund zunächst mit der Entkalkung der Tela ossea beginnen, indem von den Gefässen der Haversischen Canäle und den Markräumen aus der Kalk der anstossenden Knochen resorbirt wird, sodass die organische Grundlage des Knochens mit ihren Knochenzellen und Lamellensystemen als eine weiche biegsame Masse zurückbleibt.

Hier wird also eine, auch schon von früheren Autoren, z. B. von Kilian (1857) ausgesprochene Ansicht über die Entstehung der kalkfreien Knochenpartieen bei der Osteomalacie vertreten, welche von unserer Ansicht über die Herkunft des kalkfreien Gewebes bei der Osteomalacie und bei der Rachitis ganz entschieden abweicht. Denn diese Theile sollen nicht, wie wir behaupten, an der Stelle der eingeschmolzenen verkalkten Tela ossea neugebildet worden sein, sondern sie sollen direct aus dem früher normal verkalkten Knochengewebe abstammen, indem dieses in irgend einer Weise seiner Kalksalze beraubt wurde, während seine ursprüngliche Structur, die Anordnung der Lamellen und der Knochenkörperchen erhalten geblieben ist.

Wenn man aber die Abbildung näher ins Auge fasst, welche in der erwähnten Monographie von Volkmann (l. c. S. 345) zur Illustrirung dieser Verhältnisse nach einem Präparate von E. Rindfleisch aus dem osteomalacischen Knochengewebe einer alten Frau von Volkmann selber ausgeführt wurde, und welche ich früher in Fig. 4 ganz getreu habe reproduciren lassen, so ergibt sich ganz klar, dass die Annahme, die kalklosen (dunkelschraffirten) Theile des Knochengewebes seien einfach durch Entkalkung der älteren verkalkten (hell gehaltenen) Theile hervorgegangen, in dieser Zeichnung nicht nur keine Bestätigung findet, sondern dass vielmehr unsere Behauptung, die ersteren seien in Einschmelzungsgruben der verkalkten Tela ossea neugebildet worden, gerade durch die genau wiedergegebenen Details dieser Zeichnung eine glänzende Rechtfertigung erfahren. Denn die gröbere Structur der kalklosen Theile bildet hier nirgends ein Continuum mit jener der verkalkten, die Lamellen der ersteren (in den dunkel gehaltenen Theilen) verlaufen vielmehr durchweg continuirlich und nahezu ganz parallel den Rändern der Markräume, oder concentrisch zu den Blutgefässen der letzteren, während die Lamellen der kalkhaltigen Theile auf der convexen Seite der buchtigen Grenzlinien immer abrupt endigen und überhaupt überall an denselben unterbrochen werden, was insbesondere an jenen Stellen recht auffallend ist, wo die Lamellenlinien der verkalkten Theile nahezu senkrecht oder im stumpfen Winkel gegen die buchtige Kittlinie hin verlaufen (vergl. die mit einer Linie bezeichnete Stelle in Fig. 4 und auch die analogen, ebenso bezeichneten Stellen in den in Fig. 1—3 abgebildeten rachitischen Präparaten). Eine solche totale Umordnung der ganzen inneren Structur, wie sie nach der Erklärung von Volkmann gleichzeitig mit der Kalkentziehung einhergehen müsste, ist aber völlig undenkbar und muss vom histologischen Standpuncte definitiv fallen gelassen werden. Dadurch entfällt aber auch die bisher von Niemandem gelöste Schwierigkeit, eine blosse Entkalkung des Knochengewebes durch eine Säure mit Erhaltung seiner Structur innerhalb des lebenden Organismus zu erklären, einen Vorgang, der nach dem Ausspruche von Hoppe-Seyler sich mit unseren jetzigen Vorstellungen über die Eigenschaften des Blutes in keiner Weise vereinbaren lässt. Nach unserer Auffassung geschieht aber bei der Osteomalacie nichts Anderes, als was während des normalen Wachsthumsprocesses und auch bei der entzündlichen Osteoporose unzählige Male sich ereignet, nämlich eine Resorption oder Einschmelzung des harten Knochengewebes, bei welcher gleichzeitig die Kalksalze und die fibrilläre Grundsubstanz, und zwar, wie wir annehmen, durch die vermehrte Plasmaströmung, beseitigt werden; und dann weiterhin, ebenfalls in Folge der gesteigerten Saftströmung in dem hyperämischen Markgewebe, eine Verzögerung in der Präcipitation der Kalksalze in diejenigen Theile der Knochengrundsubstanz, welche sich in den Resorptionsräumen neugebildet haben.

Gleichwohl muss constatirt werden, dass die Auffassung der kalklosen Partieen im Inneren der osteomalacischen Knochen als Entkalkungsprodukte bis in die allerjüngste Zeit die alleinherrschende geblieben ist. Da mir aber die Dinge histologisch ganz klar zu liegen scheinen, so zweifle ich nicht daran, dass die hier gegebene Darstellung des histologischen Befundes bald auch allgemeine Geltung haben wird.

Um zu der Rachitis zurück zu kehren, so ist auch hier wieder die befremdende Thatsache zu constatiren, dass die meisten neueren Autoren über die Rachitis, ohne Rücksicht auf die oben citirten sehr categorischen Aeusserungen gewichtiger Autoren über die bedeutend gesteigerten inneren Resorptionsvorgänge, dennoch über die letzteren fast immer mit Stillschweigen hinweggehen und sich mit der ausführlichen Schilderung der pathologisshen Appositionsvorgänge begnügen. Dabei unterlassen dieselben Autoren aber niemals, die grosse Biegsamkeit der Diaphysen und die Schneidbarkeit des früher harten Knochengewebes zu betonen, wie denn auch die consequente Ansicht Virchows, dass bei dem Fehlen der inneren Erweichungsprocesse die rachitischen Verbildungen nur auf Infractionen zurückzuführen sein müssen, bei diesen Autoren in der Regel keinen Beifall findet.

Diese totale Ignorirung der so colossal gesteigerten inneren Resorption bei der Rachitis bringt es auch mit sich, dass die neueren Autoren, wenn sie in die Lage kommen, sich über das Verhältniss zwischen Rachitis und Osteomalacie zu äussern, es nicht bei der klinischen Verschiedenheit der beiden Krankheiten bewenden lassen, sondern auch einen scharfen anatomischen Gegensatz statuiren, indem sie, ohne Rücksicht auf die thatsächlichen Verhältnisse, die Rachitis als eine ausschliessliche Erkrankung der knochenbildenden Gewebe hinstellen, während bei der Osteomalacie, im Gegensatze zu der Rachitis, das fertige Knochengewebe aufgelöst und erweicht werden soll.

Erst in der jüngsten Zeit hat sich Baginsky in einer (im Sommer 1882 erschienenen) monographischen Bearbeitung der Rachitis unserer Auffassung sowohl in Hinsicht auf die gesteigerten inneren Einschmelzungen, als auch in Bezug auf die Bildung von kalklosem Knochengewebe in den Resorptionsräumen rückhaltlos angeschlossen, und hat auch den Versuch gemacht, diese Auffassung mit den Ergebnissen der Untersuchungen über die Chemie der Rachitis in Einklang zu bringen.

IV.

Aus den Aeusserungen der hier citirten Autoren wird wohl Niemand die Behauptung ableiten wollen, dass das Verhältniss zwischen Rachitis und Osteomalacie ein genau definirtes und in dieser Definition auch allgemein anerkanntes sei. Das gerade Gegentheil hiervon ist vielmehr der Fall, wie wir eben gesehen haben. Wenn also Jemand auf diesem Gebiete eine ganz neue Constellation, wie es die Osteomalacia infantilis wäre, entdeckt zu haben glaubt, so müsste man doch wohl erwarten, dass uns der Entdecker zunächst mit seiner eigenen Ansicht über das Wesen der beiden Krankheitsprocesse und über ihr Verhältniss zu einander bekannt machen sollte. Rehn hat dies leider unterlassen und hat uns weder in seiner ersten Publication über die Osteomalacia infantilis (im 12. Bande dieses Jahrbuchs), noch in der zweiten kürzlich erschienenen darüber die mindeste Andeutung gegeben. Für die Rachitis könnte sich unser Autor immerhin noch auf seine Monographie in dem 3. Bande des Gerhardt'schen Handbuches berufen, aber auch in dieser vermissen wir gerade über die wichtigste und hier allein Ausschlag gebende Frage, ob nämlich die inneren Einschmelzungsprocesse bei der Rachitis vermehrt sind oder nicht, eine jede bestimmte Aeusserung. An einer Stelle (S. 52) heisst es zwar daselbst, dass die Diaphysen durch den pathologischen Process bei der Rachitis eine Consistenzverminderung erleiden, aber über die Einzelheiten dieses Processes, über eine etwaige rachitische Osteoporose in den Diaphysen herrscht auch dort ein absolutes Stillschweigen. Ebensowenig findet man aber daselbst eine directe Ausschliessung eines solchen Vorgangs oder eine Widerlegung oder auch nur einen Widerspruch gegen die positiven Behauptungen der oben citirten gewichtigen Autoren.

Was nun gar die Osteomalacie anbelangt, so ist Rehn meines Wissens vor diesen beiden Publicationen niemals mit einer Aeusserung über dieselbe in die Oeffentlichkeit getreten, und dennoch hat er in den beiden Abhandlungen über die Osteomalacia infantilis auch nicht einmal angedeutet, was er eigentlich unter Osteomalacie versteht oder welche von den verschiedenen Auffassungen anderer Autoren über dieselbe für ihn die massgebende gewesen ist.

Man kann ja überhaupt den Terminus „Osteomalacie" in sehr verschiedener Weise gebrauchen. Am häufigsten wird er im klinischen Sinne angewendet, indem man eben sagt: Die Osteomalacie ist eine eigenthümliche, sehr seltene Krankheit des ausgewachsenen Scelettes, welche zumeist bei Individuen, die in dürftigen Verhältnissen leben, dann aber insbesondere bei Weibern nach wiederholten Schwangerschaften und zu lange fortgesetzten Lactationen auftritt, und welche nach langwierigem Verlaufe zumeist mit dem Tode endigt — im Gegensatze zu der Rachitis, welche in ausserordentlicher Häufigkeit die kindlichen Knochen in der Periode des intensivsten Wachsthums betrifft, und in den allermeisten Fällen, wenn nicht das Leben bedrohende Complicationen hinzutreten, zumeist sogar spontan, zur Heilung kommt. Dieser klinischen Auffassung des Terminus „Osteomalacie" würde ich entschieden den Vorzug geben, und ich würde es auch für sehr empfehlenswerth halten, um Missverständnissen vorzubeugen, den Ausdruck nur in diesem Sinne zu gebrauchen. Diese Auffassung kann aber unmöglich die von Rehn gewesen sein, denn diese gestattet ja von vornherein nicht die Aufstellung einer Osteomalacia infantilis, weil damit eine Contradictio in adjecto gegeben wäre.

Andere gebrauchen aber das Wort Osteomalacie auch als eine Bezeichnung für ein blosses Symptom, und zwar für jenes Symptom, welches in dem Worte selber ausgedrückt ist, nämlich für die Erweichung der Knochen. Aber auch in diesem rein symptomatischen Sinne sind noch zwei verschiedene Auslegungen möglich. Denn man kann entweder damit ausdrücken wollen, dass ein Knochen als Ganzes genommen seine Stärke und Starrheit eingebüsst hat, dass also z. B. eine Rippe, die in einem früheren Stadium hart war, nunmehr weich und nachgiebig geworden ist, ohne Rücksicht auf die inneren Vorgänge, durch welche diese Veränderung herbeigeführt worden ist; oder man kann sich noch ängstlicher an den Wortlaut halten und damit einen Vorgang ausdrücken wollen, durch welchen hartes Knochengewebe als solches direct weich geworden ist, also z. B. durch Ausziehen der Kalksalze vermittelst einer Säure. Gebraucht man aber das Wort in dem ersteren Sinne, dann ist eine Osteomalacie bei einem Kinde nicht nur nichts Neues, sondern im Gegentheile eine der allerhäufigsten Krankheitserscheinungen des kindlichen Alters, weil ja dieses Symptom ohne Ausnahme von allen Autoren und auch von Rehn selber als ein Folgezustand der rachitischen Affection geschildert worden ist. Dagegen haben wir gesehen, dass eine Osteomalacie in dem Sinne, dass hartes Knochengewebe direct wieder weich wird, indem es nur seine Kalksalze verliert und sonst seine Knochenstructur beibehält, überhaupt gar nicht existirt, dass also diese Osteomalacie weder bei der Rachitis, noch selbst bei der Osteomalacie (als Krankheitsbegriff genommen) jemals zur Beobachtung gelangt.

Es bleibt also nur noch die letzte Deutung, nämlich die anatomische oder histologische. Nun haben wir allerdings gesehen, dass sich der anatomische Befund bei der Osteomalacie von dem der rachitischen Knochen in einem wesentlichen Puncte unterscheidet, indem nämlich bei der Rachitis neben den Vorgängen im Inneren der fertigen Knochenpartieen die pathologischen Störungen der oberflächlichen Knochenbildung im Knorpel und im Periost eine grosse Rolle spielen, während diese Störungen bei der Osteomalacie entfallen, und zwar aus dem einfachen Grunde, weil in dem Alter, in welchem die Osteomalacie (als klinischer Begriff) nach den bisherigen Erfahrungen auftritt, das Oberflächenwachsthum von Seite des Knorpels und des Periosts schon aufgehört hat, also auch nicht krankhaft gestört werden kann. Nun wäre allerdings vom logischen Standpuncte die Möglichkeit nicht gänzlich ausgeschlossen, dass einmal auch in einem kindlichen Knochen im Inneren der fertigen und bereits erhärteten Theile solche Veränderungen vor sich gehen, wie wir sie bei der Osteomalacie und auch bei der Rachitis beobachten, während gleichzeitig die noch lebhaft vor sich gehenden äusseren Appositionsvorgänge im Knorpel und im Knochen absolut normal geblieben sind. In einem solchen Fall und, nur in diesem Falle könnte man von einer Osteomalacie im Kindesalter sprechen. Diese vom rein logischen Gesichtspuncte aus allerdings nicht unmögliche Supposition entspricht aber weder irgend einer thatsächlichen Beobachtung, noch hat sie von vornherein auch nur die geringste Wahrscheinlichkeit für sich. Denn man kann sich unmöglich vorstellen, dass gerade nur jener Theil des endostalen Gefässnetzes, welcher sich in den älteren Theil der Diaphyse verzweigt, in den oben geschilderten Zustand der entzündlichen Hyperämie gerathen ist, ohne dass die Endzweigchen dieses selben Gefässnetzes an den Knorpelgrenzen oder die mit demselben in vielfachen Anastomosen znsammenhängenden Gefässe der jüngsten periostalen Auflagerungen in Mitleidenschaft gezogen wurden. Sowie aber das letztere auch nur in einem mässigen Grade der Fall wäre, so müssten ja wieder unbedingt die nur der Rachitis eigenthümlichen Veränderungen in dem ossificirenden Knorpel und in den jüngsten periostalen Knochenauflagerungen hinzutreten. Und mit dieser theoretischen Schlussfolgerung stimmt auch die thatsächliche Beobachtung vollkommen überein. Ich wenigstens habe in meinem grossen Beobachtungsmateriale weder jemals in vivo einen Fall gesehen, in welchem bei nachweisbarer Biegsamkeit der Knochen nicht auch die deutlichsten Zeichen der rachitischen Affection an den Epiphysenenden, den Rippenknorpeln, zumeist auch an den Schädelknochen, der Fontanelle, in der Zahnentwicklung u.s.w. vorhanden gewesen wären; noch habe ich jemals in den von mir genauer untersuchten Knochen, wenn in denselben innere Einschmelzungserscheinungen in den älteren Knochenpartieen nachzuweisen waren, jemals die hoch entwickelten Zeichen der Rachitis im Knorpel und im periostalen Knochen ver-

misst; und auch in sämmtlichen Fällen von Rehn, welche
er als Osteomalacia infantilis aufgefasst hat, sind, wie wir
alsbald sehen werden, die unzweideutigsten Zeichen der rachitischen Affection auch in den apponirenden Geweben vorhanden gewesen.

Wir suchen also, wie gesagt, in den Mittheilungen von
Rehn vergebens nach irgend einer Andeutung über seine
Auffassung der Osteomalacie, vielmehr begiebt er sich in
seinen beiden Abhandlungen über die Osteomalacie im Kindesalter sofort in medias res, nämlich zu jenen Beobachtungen,
welche die Basis für die neue Krankheitsform abgeben sollen.
Dieses Beobachtungsmaterial besteht nun zunächst aus einem
in einem Frankfurter Museum aufbewahrten Scelette eines im
Jahre 1850 verstorbenen Kindes, zu welchem auch die Krankengeschichte in der bekannten Arbeit von Stiebel (in Virchows
specieller Pathologie) aufgefunden wurde; ferner in einem von
Rehn selbst auch im Leben beobachteten Kinde, welches an
Bronchitis starb und zur Section kam; und dann aus weiteren
vier Kindern, von denen drei genasen, und eines nach seinem
Tode, welcher gleichfalls durch eine Bronchitis herbeigeführt
wurde, der Untersuchung nicht zugänglich geworden ist.

Bei der Analyse dieser Beobachtungen beginne ich mit
dem wichtigsten und eigentlich allein massgebenden Momente,
nämlich mit dem Ergebnisse der pathologisch-anatomischen
und histologischen Untersuchung. Hier stossen wir aber
sogleich auf den wunden Punct in der Forschungsmethode von
Rehn, von welchem aus auch seine ganze Beweisführung in
der ungünstigsten Weise influenzirt wurde. Die anatomisch-
histologische Untersuchung wurde nämlich nicht von Rehn
selber, auch nicht in seiner Gegenwart, und nicht einmal in
Frankfurt vorgenommen, sondern es wurden einzelne Objecte
nach Strassburg an Professor von Recklinghausen gesendet, und auf den zwei ganz kurzen, in den Publicationen
von Rehn wörtlich abgedruckten Aeusserungen dieses Histologen, auf welche wir sogleich zurückkommen werden, hat
Rehn den ganzen Neubau seiner Osteomalacia infantilis aufgeführt. Nun dürfte ich wohl kaum auf Widerspruch stossen,
wenn ich meine Ansicht dahin ausspreche, dass eine solche
Art der Forschung auf dem Wege der Correspondenz, noch
dazu bei einer Frage von principieller Bedeutung, etwas ungemein Missliches hat, und auch unausweichlich zu Missverständnissen führen muss. Der Leser wird sich sofort
überzeugen, dass diese Missverständnisse thatsächlich eingetreten sind.

v. Recklinghausen schreibt zunächst über einen ihm
zugesendeten Radius des Museumpräparates von einem 13 Mo-

nate alten Kinde wörtlich Folgendes: „Der Knochen zeigt,
ausser den gewöhnlichen rachitischen Veränderungen
sehr mässigen Grades in den Knorpelscheiben, als Auffällig-
stes eine Osteomalacie, wie ich sie in dieser Stärke bei
einem rachitischen Kinde noch nicht gesehen habe." Daraus sind also zwei Dinge mit voller Sicherheit zu entnehmen:
erstens dass das Kind unzweifelhaft rachitisch war, da es
die gewöhnlichen rachitischen Erscheinungen an den Knorpelscheiben darbot; und zweitens, dass v. Recklinghausen auch
bei anderen rachitischen Kindern häufig „eine" Osteomalacie beobachtet hat, und dass nur diese, bei Rachitikern sonst auch vorkommende Osteomalacie bei diesem rachitischen Kinde in einer
ungewöhnlichen Stärke ausgeprägt war. v. Recklinghausen
hat also hier offenbar den Ausdruck Osteomalacie nicht im
klinischen, sondern im symptomatischen Sinne gebraucht. Dann
folgt noch die Schilderung der Structur der Bälkchen, welche
zum Theile aus „entkalkter" Knochenstructur, zum Theile aus
Resten kalkhaltiger Tela ossea bestehen, ferner einige Details
über die oberflächlich gelegene osteoïde und die im Inneren
der Knochen vorwaltende lamellöse Knochenstructur — mit
einem Worte eine Beschreibung des gewöhnlichen Befundes in
den von hochgradiger Rachitis befallenen Knochen, wie er
auch in den ersten 3 Figuren dieser Abhandlung nach Präparaten rachitischer Knochen dargestellt ist, und wie ich
ihn ausserdem in einer nach Hunderten zählenden Anzahl
von Präparaten von rachitischen Knochen des verschiedensten
Alters und aus verschiedenen Scelettheilen jederzeit zu demonstriren in der Lage bin.

In dem zweiten Falle, welchen Rehn selber auch während des Lebens beobachtete, wurde eine Tibia und ein Radius
an denselben Histologen gesendet, und dieser berichtet hierüber im Wesentlichen Folgendes: „Die Tibia, welche an den
Enden nur wenig verdickt und in ihrer ganzen Länge etwas
biegsam ist, hat am oberen Ende eine rachitische Zone
(worunter offenbar die Knorpelwucherungszone zu verstehen
ist) in einer Höhe von 5, und am unteren Ende von 4 Milli-
metern, während die periostale Auflagerung bis zu 2
Millimeter misst. Der Radius ist in der Mitte geknickt, hat
eine periostale Schicht bis zu 1,8 Millimeter Dicke, und rhachitische Zonen von 6 und 4 Millimeter Höhe. Die letzteren
zeigen unter dem Microscope hauptsächlich die bekannten
Knorpelzellensäulen stark entwickelt, Balken osteoïder
Substanz schieben sich inselförmig hinein — also die Rachitis,
wie sie im Buche steht, und zwar, in Anbetracht der bedeutenden Höhe der Knorpelwucherungszonen, eine Rachitis von
bedeutend entwickelter Intensität.

Ueber den Befund in den knöchernen Theilen heisst es in diesem Falle kurz und bündig: „Die Knochenbalken fast ganz kalklos, nur in der Knochenrinde sind die axialen Theile der Balken evident kalkhaltige Tela ossea."

Dies ist das Thatsächliche in dem Befunde v. Recklinghausens; und wenn nun dieser Histologe in der eben citirten Schilderung des Knochenbefundes die Verhältnisse der reinen Osteomalacie wiederfinden will, so hätte er mit derselben, ja noch mit grösserer Berechtigung sagen können: die Verhältnisse der reinen Rachitis; denn nicht nur ein jeder biegsame und verkrümmte Extremitätenknochen eines rachitischen Kindes, sondern auch eine jede elastische und verkrümmte Rippe bei der rachitischen Thoraxdifformität und eine jede nachgiebige Stelle in der Continuität eines rachitischen Schädelknochens zeigt immer und überall genau dieselben von uns bereits vielfach geschilderten und in unseren Zeichnungen wiedergegebenen Bilder. In der That hat auch v. Recklinghausen nirgends gesagt, dass solche Befunde, wie er sie geschildert, bei der Rachitis nicht vorkommen, er hat vielmehr, ohne sich direct darüber zu äussern, gerade das Gegentheil angedeutet, indem er sagte, dass er die Osteomalacie in dieser Stärke zum ersten Male bei einem rachitischen Kinde gesehen habe. Ich kann demnach in diesen anatomischen Befunden v. Recklinghausen unmöglich eine Basis für eine selbständige Osteomalacia infantilis erblicken.

Aber auch die von Rehn selber mitgetheilten Thatsachen, welche sich auf die Beobachtung der betreffenden Kinder intra vitam beziehen, lassen, für mich wenigstens, keinen Zweifel darüber aufkommen, dass es sich in allen diesen Fällen um hochgradig rachitische Kinder gehandelt hat. So z. B. zeigten mehrere dieser Kinder eine ausgesprochene, mitunter sogar eine hochgradige Schädelrachitis. Das 16 monatliche Kind, welches die Objecte für die histologische Untersuchung lieferte, zeigte „eine beträchtliche Weichheit der ossa parietalia im hinteren Umfange", und ein anderes einjähriges Kind hatte nach Rehns Angabe „eine exquisite Craniotabes". Ist das nun ein Symptom von Rachitis oder nicht? Bei zwei anderen Kindern ist leider über den Zustand des Schädels nichts angegeben; bei einem dritten heisst es zwar: „Schädel normal", es ist aber weder bei diesem, noch bei sämmtlichen anderen Kindern etwas über die Grösse der Fontanelle mitgetheilt, ebensowenig wie über die Zahl und die Beschaffenheit der bereits sichtbaren durchgebrochenen Zähne, was mit Rücksicht auf die grosse Wichtigkeit dieser beiden Momente für die Beurtheilung der Rachitis lebhaft zu bedauern ist.

Weiter ist es auch, nach den Mittheilungen Rehns, voll-

kommen evident, dass diese Kinder fast alle mit deutlicher
Thoraxrachitis behaftet waren. Die Knorpelknochen-
verbindungen der Rippen waren in einem Falle erheblich verdickt, die Rippen selbst gegen die Axillarlinie hin geknickt. Ist dies nun Rachitis oder was ist es
sonst? Auch in allen übrigen Fällen ist ausdrücklich eine
mehr oder weniger erhebliche Auftreibung der Knorpelverbindungen der Rippen notirt. In zwei Fällen wurde auch die
bekannte bogenförmige Krümmung der Wirbelsäule, wie man
sie so häufig bei rachitischen Kindern findet, constatirt.

Was nun die Extremitätenknochen anlangt, so boten
auch diese die ganz gewöhnlichen Erscheinungen dar, wie sie
in den höheren Graden der Rachitis vorkommen und von
sämmtlichen Autoren in derselben übereinstimmenden Weise
geschildert werden. In mehreren Fällen waren die Schlüsselbeine, in einem Falle sogar das Schulterblatt in der gewöhnlichen Form geknickt und deformirt, die Ober- und Vorder-
armknochen, die Ober- und Unterschenkel in verschiedenem
Grade biegsam, hin und wieder auch infrangirt, also ganz
genau so, wie es unzählige Male bei rachitischen Kindern
beobachtet wurde. In einem Falle wird auch angegeben, dass
selbst die Metacarpal- und Metatarsalknochen biegsam
gewesen sind. Auch dies ist eine ganz gewöhnliche Erscheinung bei den höheren Graden der Rachitis, und ich habe
gerade diese Knochen, oder noch besser die in derselben Weise
afficirten Phalangen der Finger und Zehen mit Vorliebe der
microscopischen Untersuchung unterzogen, weil man aus denselben ohne vorhergehende Entkalkung sehr gut complete
microscopische Längsschnitte herstellen kann, und diese dann
höchst instructive Uebersichtsbilder gewähren, in denen man
insbesondere sehr schön beobachten kann, wie sich der krankhafte Process von den Knochenknorpelgrenzen continuirlich auf die knöchernen Diaphysen fortsetzt,
und wie die Einschmelzungserscheinungen gleichzeitig den
Knorpel und die älteren Theile des Knochens betreffen. Also
auch die weichen Metacarpus- und Metatarsusknochen gehören
bei Kindern ganz und gar dem rachitischen Processe an.

Noch eine andere Erscheinung soll nach Rehn für die
Osteomalacie der Kinder characteristisch sein, nämlich ein
auffallendes Gestrecktsein der unteren Extremitäten,
im Gegensatze zu der Rachitis, bei welcher gewöhnlich Krümmungen der Extremitätenknochen vorhanden sind. In der
That ist dieses Symptom in dem einen Falle von Stiebel
und in vier Fällen von Rehn vorhanden gewesen, während
in einem Falle über die Gestalt der Extremitätenknochen
nichts ausgesagt ist. Nun ist mir aber die Thatsache, dass

gerade in den besonders hochgradigen Fällen von Rachitis die unteren Extremitäten häufig keine Krümmung erleiden, schon lange bekannt, und habe ich in den Vorarbeiten zu der Fortsetzung meiner Rachitisarbeit ausdrücklich betont, dass man häufig bei sehr schlecht genährten Individuen mit hochgradiger rachitischer Affection die Verkrümmungen an den unteren Extremitäten vermisst, während dieselben bei kräftigen rachitischen Kindern oft einen recht hohen Grad erreichen. Die Erklärung für diese scheinbar seltsame Thatsache ist indessen nicht sehr schwierig. Die Verkrümmungen der rachitisch gewordenen Knochen der unteren Extremitäten entstehen nämlich in zweierlei Weise, durch den Muskelzug und durch die Einwirkung der Körperlast. Das erstere Moment kommt namentlich dann sehr deutlich zur Geltung, wenn die Kinder schon in den ersten Lebensmonaten in intensiverem Grade von Rachitis befallen wurden. Es entstehen dann, insbesondere durch das Ueberwiegen der Flexoren und der Supinatoren des Fusses über ihre Antagonisten, oft recht bedeutende Verkrümmungen der Unterschenkel zu einer Zeit, wo noch niemals der Versuch gemacht wurde, diese Knochen der Einwirkung der Körperlast auszusetzen. Bei den älteren Kindern tritt dann noch die Wirkung der Körperlast hinzu, und dieser bleibt häufig nichts Anderes zu thun, als eine bereits vorhandene Verkrümmung in demselben Sinne zu verstärken.

Wenn sich nun aber die Rachitis gleich von vornherein an elend genährten Kindern entwickelt, so ist offenbar der Zug der schwächlichen Muskulatur trotz der vortrefflichen Eignung der hochgradig afficirten Knochen zu jeder Art von Verbildung, dennoch viel zu wenig ausgiebig, um die verminderte Starrheit der Knochen auch wirklich zu Verkrümmungen ausnützen zu können, und später wird dann gewöhnlich von solchen Kindern, wegen der in hochentwickelten Fällen von Rachitis nur selten fehlenden Schmerzhaftigkeit der Bandinsertionen — worauf wir alsbald zurückkommen werden — noch durch lange Zeit ein jeder Versuch, diese schmerzhaften Gelenksbänder zu belasten, auf das entschiedenste perhorrescirt, sodass es in solchen Fällen auch späterhin nicht zu Verkrümmungen an den unteren Extremitäten kommt. In wieder anderen Fällen werden, wie ich gleichfalls an einem andern Orte ausführlicher besprechen werde, bereits leicht verbogene Tibien durch die ersten Stehversuche, bei gleichzeitig sich entwickelndem rachitischen Genu valgum, wieder gerade gestreckt. Ich habe aber häufig genug solche auffallend gestreckte Tibien von hochgradig rachitischen Kindern genauer untersucht und habe an denselben neben den Einschmelzungs- und Neubildungsprocessen im Inneren der Diaphysen auch immer die

hochgradigen rhachitischen Veränderungen in den ostegene-
tischen Schichten des Knorpels gefunden.

In einigen seiner Fälle hat auch Rehn eine besondere
Schmerzhaftigkeit in den Extremitätenknochen beobachtet,
welche zu einer Pseudoparalyse der Arme und Beine geführt
hat, und er glaubt nun, auch diese Erscheinung als differen-
zialdiagnostisches Moment verwerthen zu können, weil dieselbe
angeblich bei der Rachitis „fast nie" vorhanden ist. Nach
meinen Erfahrungen ist aber eine solche Schmerzhaftigkeit
eine der allerhäufigsten Erscheinungen bei der Rachitis und ich habe gerade vor kurzem, nämlich in einer im
Sommer 1882 im Centralblatte für Chirurgie (Nr. 24) unter
dem Titel: „Die Ursache der Gelenksschlaffheit bei der Rachitis" erschienenen Abhandlung, die Häufigkeit dieser Erscheinung bei der Rachitis betont und dieselbe auf einen entzündlichen Zustand des Bandapparates der Gelenke zurückgeführt,
welcher, wie ich durch histologische Untersuchung nachgewiesen
habe, sich per continuum von den entzündlichen Vorgängen an
der Knochenknorpelgrenze auf die in der nächsten Nähe sich
inserirenden Gelenksbänder fortpflanzt. Auch das verspätete
Stehen und Gehen rachitischer Kinder ist gewiss hauptsächlich durch diese schmerzhafte Affection der Gelenksbänder bedingt. Ich habe an dieser Stelle auch gezeigt, dass die sogenannte Pseudoparalyse der hereditär-syphilitischen Kinder
auf einer analogen, nur noch bedeutend intensiveren Affection
des Bandapparates der Gelenke beruht, welche sich hier
von den specifisch syphilitischen Einschmelzungsherden an der
Knochenknorpelgrenze auf die Insertionsstellen der Bänder erstreckt. Es ist also nach dieser auf positiven Beobachtungen
basirten Darstellung die Schmerzhaftigkeit der Extremitäten
eine der Rachitis als solcher zukommende und durch den
rachitischen Process bedingte Erscheinung, und darf daher
sicherlich nicht als ein Kennzeichen einer nicht rachitischen
Osteomalacie der Kinder angeführt werden.

Es wäre endlich noch ein anderes Moment zu erwähnen,
welches Rehn in der ersten Publication über diese Angelegen-
heit anlässlich der Untersuchung des Museumpräparates von
Stiebel zur Differenzialdiagnose heranziehen wollte, nämlich die Beobachtung einer beträchtlicheren Ausscheidung von
phosphorsaurem Kalk mit dem Harne, welche für diesen Fall
von Stiebel selbst mitgetheilt worden war, während im Gegensatze hierzu eine auf Anregung von Rehn durch Neubaur
in Wiesbaden vorgenommene Untersuchung des Harns von
„hochgradig rachitischen" Kindern eine Vermehrung der Phosphate nicht ergeben hat. Nun hat aber die Untersuchung des
Harnes bei den von Rehn beobachteten, angeblich osteomala-

cischen Kindern ebenfalls keine Vermehrung der Phosphate ergeben, und so hat sich denn auch Rehn genöthigt gesehen, in seiner zweiten Publication dieses diagnostische Moment wieder fallen zu lassen.

Wie steht es also nach alledem mit der Osteomalacia infantilis? Die Antwort auf diese Frage lässt sich am besten in folgenden Sätzen zusammenfassen:

1. Sämmtliche Fälle von Rehn, welche die Basis für die Osteomalacia infantilis abgeben sollen, haben, wie aus den thatsächlichen Mittheilungen dieses Autors erhellt, die gewöhnlichen characteristischen Zeichen der hochgradigen Rachitis dargeboten.

2. Weder von Rehn, noch von einem anderen Beobachter ist jemals in einem kindlichen Knochen, bei völlig normalem Ossificationsprocesse im Knorpel und im Periost, eine krankhaft gesteigerte Einschmelzung und eine abnorme Neubildung von Knochengewebe im Inneren der erhärteten Knochentheile gesehen worden.

3. Wohl aber ist der diesem Vorgange entsprechende Befund, welcher nach Rehn für die Osteomalacia infantilis characteristisch sein soll, in einem jeden rachitischen Knochen, welcher in seinen älteren Theilen eine Consistenzverminderung erlitten hat, mit der grössten Deutlichkeit nachzuweisen.

4. Die Aufstellung einer von der Rachitis unabhängigen Osteomalacie des kindlichen Alters hat demnach keine Berechtigung.

XXIII.

Kritische Untersuchungen über Muttermilch und Muttermilchanalysen.

Von

Dr. Emil Pfeiffer,

pract. Arzt in Wiesbaden.

1. Die Coagulationsverhältnisse der Muttermilch.

Die Gerinnung der Kuhmilch durch spontane und künstliche Ansäuerung war schon in den frühesten Zeiten eine so alte, längstgewohnte Thatsache, dass man bei dem Mangel anderweitiger Beobachtungen diese Eigenschaft der Kuhmilch einfach als eine allgemeine Eigenschaft jeder Milch voraussetzte und sie stillschweigend auch auf die Frauenmilch übertrug. Nachdem jedoch schon seit Ende des vorigen Jahrhunderts einige Beobachtungen bekannt geworden waren, welche Unterschiede in dem Verhalten der Frauenmilch von dem der Kuhmilch nachwiesen, gab zuerst Simon[1]) im Jahre 1838 der Lehre von der Verschiedenheit von Frauen- und Kuhmilch in ihren Coagulationsverhältnissen bestimmten Ausdruck und wissenschaftliche Begründung. Nachdem er eine grosse Reihe von Reagentien auf die Frauenmilch hatte einwirken lassen, wobei er allerdings keinerlei Angaben, weder über den Concentrationsgrad der Reagentien, noch über die jedesmal angewandten Milchmengen macht, schliesst er mit folgenden Worten (Seite 35): „Die grosse Verschiedenheit des Käsestoffes der Frauenmilch und der Kuhmilch tritt auch hier wieder sehr deutlich hervor, denn selbst die mit Chlorwasserstoffsäure versetzte Frauenmilch schied durch Behandeln mit Kälberlab nicht allen Käsestoff ab; dies hat seinen Grund in einer chemischen Differenz beider Stoffe, deren entschiedene Existenz ich zu

---

1) Die Frauenmilch nach ihrem chemischen und physiologischen Verhalten dargestellt von J. Franz Simon, Doctor der Philosophie. Berlin 1838. Alb. Förstner.

zeigen mehrfache Gelegenheit hatte." Schon vorher (Seite 21, Anmerkung) hatte er gesagt: „Da die Reagentien, welche ich angewendet habe, auf die suspendirte Butter und den Zucker der verschiedenen Milcharten wenig oder nicht bedeutend einwirken, so muss die Reaction, welche sich durch Coagulation etc. äussert, durch die Einwirkung der Reagentien auf den Käsestoff hervorgerufen werden."

Von den von Simon angewandten Säuren gaben Chlorwasserstoffsäure erst nach 24 Stunden geringe Coagulation, Salpetersäure in der Kälte und Phosphorsäure erst nach 8 Stunden, Essigsäure in der Kälte gar keine Coagulation, während beim Erhitzen Salpetersäure und Essigsäure die Milch vollständig coagulirten. Aus der Bemerkung, dass beim Erwärmen mit Salpetersäure die Milch gelb geworden sei, lässt sich schliessen, dass die Salpetersäure in concentrirter Form und in beträchtlicher Menge angewandt werde. Diejenigen Reagentien, welche alle Eiweisskörper niederschlagen, coagulirten auch die Muttermilch: nämlich Gallustinctur, Alkohol und Quecksilberchlorid (in der Wärme).

Dreissig Jahre nach Simon nahm Biedert auf Veranlassung Kehrers die Frage wieder auf, und zwar in seiner Inauguraldissertation (1869). Auch er wandte eine grosse Zahl von Reagentien auf die Muttermilch an, wobei er immer genau den Concentrationsgrad der Reagentien, deren Menge, sowie die Milchmenge, auf welche er die Reagentien einwirken liess, angibt, wobei jedoch zu bemerken ist, dass die von ihm angewandten Milchsorten alle vom 6. bis 10. Tage des Wochenbettes stammten, also alle sehr „jung" waren und wohl zum Theile noch die Eigenschaften des Colostrums nicht verloren hatten. In Folge der genauen Angaben Biederts lassen sich seine Versuche jederzeit unter genau denselben Bedingungen wiederholen. Die Resultate seiner Untersuchungen waren die, dass die Muttermilch zwar durch diejenigen Reagentien, welche alle Eiweisskörper fällen, also Tanninlösung, Alkohol, Quecksilberchloridlösung und concentrirte Mineralsäuren (in der Hitze) coagulirt wird, dagegen nicht durch verdünnte Mineral- oder organische Säuren, auch nicht durch spontane Ansäuerung. Wegen der von Biedert in einer späteren Publication über denselben Gegenstand[1]) an diese Beobachtungen geknüpften wichtigen Vorschläge betreffs der Verwendung von Kuhmilch als Kindernahrungsmittel fanden seine Versuche die weitgehendste Beachtung und wurden allseitig wiederholt. Wurden dieselben genau nach Biederts Angaben vorgenommen, so

1) Neue Untersuchungen und klinische Beobachtungen über Menschen- und Kuhmilch als Kindernahrungsmittel. Virch. Arch. B. LX. S. 352. 379.

konnten dieselben in allen Fällen bestätigt werden. Es fiel somit für die Frauenmilch diejenige Reaction, welche bis dahin als charakteristisch für die Milch gegolten hatte, die Gerinnung durch Zusatz verdünnter und organischer Säuren vollständig weg, und da diese Art der Gerinnung von jeher als Kennzeichen für den durch Ansäuerung ausfallenden Eiweisskörper der Milch, den Käsestoff gegolten hatte, so gingen folgerichtig viele Beobachter noch einen Schritt weiter und sagten: da der in der Muttermilch enthaltene Eiweisskörper durch schwache Ansäuerung nicht gerinnt, ihm also ein Hauptkennzeichen des Käsestoffs abgeht, so ist er überhaupt nicht als Caseïn zu bezeichnen, sondern verdient einen anderen Namen. Allerdings blieb noch die Gerinnung durch Lab übrig, aber zwei Eiweisskörper, welche sich durch alle Reactionen unterscheiden und nur in einer einzigen übereinkommen, kann man mit Fug und Recht als zwei vollkommen getrennte Stoffe ansehen. Niemand wird es einfallen, z. B. Serumalbumin und Eieralbumin für identische oder auch nur nahe verwandte Eiweisskörper anzusehen, obgleich beide durch Kochen gerinnen. Allerdings hat Biedert selbst immer die Bezeichnung Caseïn für den Eiweisskörper der Frauenmilch beibehalten und obwohl er im Jahre 1880 schrieb[1]): „Sind nicht hier die Verschiedenheiten zwischen Menschen- und Kuhcaseïn besonders gegen Säuren, gegen künstlichen Magensaft und so viele andere Reagentien noch viel ausgedehnter? Und doch capricirte man sich bis jetzt darauf, dieselben unter der einheitlichen Rubrik Caseïn zu belassen", so muss ich doch bestätigen, dass er in einer Privatunterredung in Salzburg im Jahre 1881[2]) entschieden an der Bezeichnung und Auffassung des Eiweisskörpers der Frauenmilch als Caseïn festhielt. Und das hat sich als klug herausgestellt, denn weitere Untersuchungen haben gelehrt, dass dem sogenannten Caseïne der Frauenmilch die Fällbarkeit durch spontane und künstliche Ansäuerung durchaus nicht in dem Masse abgeht, wie es nach Biederts ursprünglichen Untersuchungen geschienen hatte. Nachdem ich im vorigen Jahre zuerst auf der Naturforscherversammlung zu Eisenach und später in der Berliner klinischen Wochenschrift (Nr. 44 u. 45) die Bedingungen näher angegeben habe, unter welchen die Frauenmilch durch verdünnte Salz- und Essigsäure zur Coagulation gebracht werden kann, habe ich es mir angelegen sein lassen, auch noch andere Säuren auf diesen Punkt zu prüfen.

Ehe ich die Resultate meiner Versuche mittheile, will ich

---

1) Die Kinderernährung im Säuglingsalter. Stuttgart 1880. Enke. Seite 119.

2) Berl. klin. Wochenschr. 1882. Nr. 50.

jedoch noch einige Worte über die Spontangerinnung der Frauenmilch vorausschicken. Nachdem ich schon in meinen früheren Arbeiten[1]) die Spontangerinnung der Muttermilch im hohen Sommer geschildert habe, kann ich betreffs der Gerinnungserscheinungen in der Muttermilch, wenn dieselbe im Winter im geheizten Zimmer steht, einfach die Worte hierhersetzen, mit welchen Langgaard[2]) die Spontangerinnung der Stutenmilch schildert. Langgaard sagt daselbst (Seite 4), nachdem er angegeben, dass die Stutenmilch alkalisch reagirt und diese Reaction auffallend lange beibehält: „Allmählich geht die Reaction über in eine saure und es tritt dann eine Coagulation des Caseïnes ein. Diese spontane Coagulation erfolgt aber erst nach mehreren Tagen und die Milch gerinnt hierbei nicht wie die Kuhmilch zu einer gelatinösen Masse, sondern es scheidet sich das Caseïn der Stutenmilch in feinen zarten Flocken ab, die sich bei ruhigem Stehen der Flüssigkeit zu Boden setzen, während auf der Oberfläche der stark getrübten Molke die Butter schwimmt." Genau so verläuft der Process in der Frauenmilch, wenn dieselbe im Winter einige Tage im geheizten Zimmer steht.

Lässt man Muttermilch überhaupt längere Zeit stehen, so scheidet sich dieselbe regelmässig in drei Schichten. Die oberste Schicht ist die Rahmschicht, welche beim Colostrum gelblich, bei der fertigen Milch weiss gefärbt ist und sich durch ihre absolute Undurchsichtigkeit von der mehr durchscheinenden übrigen Milch scharf abhebt. Während die Bildung der Rahmschicht in 1—2 Stunden vollständig geworden ist, tritt die Scheidung der beiden übrigen Schichten viel langsamer ein, oft erst nach 12 bis 24 Stunden. Es wird nämlich jetzt die dicht am Boden des Gefässes befindliche Milch immer durchscheinender, fast klar wie Molke. Diese klare Schicht wächst immer mehr an Höhe und setzt sich zuletzt ganz scharf gegen die über ihr stehende intensiver weiss gefärbte und weniger durchscheinende Schicht ab. Besonders bei auffallendem Lichte sieht man jetzt in dem Glasgefässe unterhalb der Rahmschicht eine mehr oder weniger mächtige weisse Schicht, welche sich mit oft vollkommen scharfer Linie gegen die unterste klar-molkige Schicht abhebt und welche bei fortgesetztem Stehen immer schmäler wird, während die molkige Schicht sich beständig vermehrt. Bewegen des Gefässes verwischt die scharfe Trennungslinie zwischen weisser und molkiger Schicht rasch. Je jünger die Milch, desto breiter ist die

---

1) Berl. klin. Wochenschr. Nr. 46.
2) Vergleichende Untersuchungen über Frauen-, Kuh- und Stutenmilch. Virch. Archiv LXV, 1875.

„weisse Schicht" und desto schmäler die „molkige Schicht".
Nach meinem Dafürhalten hängt die Höhe der weissen Schicht
ab von der Menge der in der Milch enthaltenen Eiweisskörper;
je mehr Eiweiss, desto höher die weisse Schicht, je weniger
Eiweiss, desto niedriger. Die eiweissarme Milch der späteren
Monate des Stillens gibt daher eine ganz schmale weisse Schicht,
welche sich sehr schnell so stark verschmälert, dass sie als
ein Appendix der Rahmschicht erscheint, während die eiweissreiche Milch der ersten Wochen nach der Geburt eine sehr
breite weisse Schicht zeigt. Die eiweissreiche Kuhmilch bietet
ja bekanntlich diese Scheidung in drei Schichten absolut nicht,
sondern hier ist die ganze unterhalb der Rahmschicht stehende
Milch gleichmässig weiss gefärbt. Bestimmte, d. h. zahlen-
mässige Belege für diese Ansicht kann ich nicht bringen, doch
würde sich dieselbe mit der Annahme verständlich machen
lassen, dass, je mehr Eiweisskörper vorhanden sind, um so
fester die Emulsion zusammenhält, je eiweissärmer, um so
leichter die Fettkügelchen sich ausscheiden, denn die Bildung
der weissen Schicht beruht auf demselben Vorgange, wie die
Bildung der Rahmschicht, d. h. auf dem Emporsteigen der
Milchkügelchen.

Lässt man die Milch im Winter etwa drei Tage im geheizten Zimmer stehen, so wird dieselbe sauer und jetzt beginnt die Coagulation, indem sich innerhalb der weissen Schicht
kleine Flöckchen bilden, welche theilweise nach oben steigen,
theilweise zu Boden fallen und so nach einiger Zeit, indem
die weisse Schicht verschwindet, unterhalb der Rahmschicht
und am Boden des Gefässes eine unregelmässige Anhäufung
von Gerinnselmassen darstellen.

Was nun die Gerinnung der Menschenmilch durch Säuren
angeht, so lässt sich im Allgemeinen sagen, dass die Milch
um so leichter gerinnt, je entfernter vom Wochenbette die
Stillende sich befindet; während die Milch des 5. bis 9. Monates sehr leicht und schon bei niederen Temperaturgraden
gerinnt, tritt bei der Milch der ersten Wochen nach der Entbindung die Gerinnung sehr schwer und meist erst bei höherer
Temperatur ein. Eine Ausnahme macht das Colostrum, welches schon bei gewöhnlicher Temperatur mit Säuren gerinnt,
allerdings oft erst deutlich nach Verdünnung mit Wasser, da
sonst die feinen Gerinnsel nicht erkennbar sind. Zur Demonstration der Gerinnungserscheinungen ist daher auch eine etwas
„ältere", d. h. aus den späteren Monaten des Stillens herstam-
mende Milch am geeignetsten. Dagegen muss hier ausdrücklich betont werden, dass die Coagulationserscheinungen um so
deutlicher und schöner auftreten, je frischer die Milch ist,
d. h. je kürzere Zeit sie die Brust verlassen hat. Milch, welche

längere Zeit gestanden hat oder welche gar sauer geworden ist, zeigt zwar auch noch Gerinnung, aber die Gerinnsel sind so fein, dass sie nur schwer erkannt werden.

Will man die Gerinnung durch Säuren demonstriren, so misst man immer je 1—2 Ccm. der zu untersuchenden Milch in ein Reagensröhrchen ab, setzt je 1—x Tropfen der Säure zu und setzt das Röhrchen in Wasser von 50—55° R. Hierdurch erfährt man die zur Gerinnung gerade erforderliche (adaequate) Säuremenge. Hat man diese einmal festgestellt, so genügt auch schon eine Temperatur von 30—40° R., um die Gerinnung deutlich hervortreten zu lassen, ja sogar bei gewöhnlicher Temperatur tritt bei „älteren" Milcharten meist nach mehreren Stunden, beim Colostrum meist sogleich Gerinnung auf, wenn man genau die adaequate Säuremenge zugesetzt hat. Die erhöhte Temperatur ist also nicht eine Bedingung der Gerinnung, sondern sie befördert dieselbe nur. Die coagulationsbefördernde Wirkung der Wärme findet ja schon seit ewigen Zeiten bei der Käsebereitung Verwendung. Am compactesten wird die Gerinnung aber, wenn man die Milch im Wasser von 25—30° R. einsetzt und das Wasserbad allmählich bis auf circa 45° R. erwärmt. Oft genügt schon ein Tropfen Säurelösung mehr oder weniger, um jede Gerinnungserscheinung zu vereiteln.

Die mit den verschiedenen Säuren erhaltenen Resultate sind im Folgenden zusammengestellt.

Milchsäure.

Die verwandte Milchsäurelösung war 1 Ccm. reine, concentrirte Milchsäure auf 40 Ccm. Wasser: dieselbe hatte ein specifisches Gewicht von 1006,5.

Mittelst dieser Milchsäurelösung gelang es ausserordentlich leicht, die Muttermilch zur Gerinnung zu bringen, auch schon bei 30—40° R.; in den untersuchten Fällen versagte die Milchsäure niemals. Um nur einige Beispiele anzuführen, so gerannen 2 Ccm. einer Milch, welche bei 5 Tropfen einer Salzsäure von 1003,1 spec. Gewicht vollständig coagulirten, mit 2 Tropfen der obigen Milchsäurelösung, welche letzteren aus einem kleinen Fläschchen abgetropft worden waren (dies bemerke ich ausdrücklich, da alle anderen Tropfenzahlen sich auf aus Büretten getropfte Flüssigkeiten beziehen).

Eine andere Muttermilch, welche mit 7 Tropfen einer Salzsäure von 1002,5 spec. Gew. coagulirte, verlangte 4 Tropfen der obigen Milchsäurelösung auf 2 Ccm. Milch.

Aus diesen Beispielen ist auch ersichtlich, warum Biedert, welcher annähernd dieselben Säurelösungen verwendete, so selten Coagulationserscheinungen beobachtete. Wenn 2 Ccm. Muttermilch bei 5—7 Tropfen Salzsäure gerinnen, so kann ½ Ccm. weder bei 1, noch bei 2 Tropfen Salzsäure gerinnen, denn 1 Tropfen ist zu wenig und 2 Tropfen ist zu viel, und Biedert setzt immer 1 oder 2 Tropfen zu ½ Ccm.; abgesehen davon, dass er auch bei gewöhnlicher Temperatur und mit ganz „junger" Milch operirt. Die von mir angewandte Milchsäurelösung ist nur halb so stark als die Biedert'sche; wenn demnach 2 Ccm. von 2 resp. 4 Tropfen coagulirt werden, so kann ½ Ccm. weder von 1, noch von 2 Tropfen einer doppelt so starken Milchsäurelösung gerinnen, da die Lösung beidesmal viel zu stark ist. Aehnliches gilt auch für die anderen Säuren.

Essigsäure.

Die verwandte Essigsäurelösung war 2 Ccm. reine concentrirte Essigsäure auf 100 Ccm. Wasser; das specifische Gewicht der Lösung betrug 1003,7.

Auch die Essigsäure coagulirte die Muttermilch jedesmal und schon bei 30 und 40°R. Um das Verhältniss zu den anderen Säuren einigermassen zu präcisiren, erwähne ich, dass z. B. 2 Ccm. einer Milch, welche bei 7 Tropfen Salzsäure von 1002,5 spec. Gewicht coagulirte, bei 4 Tropfen der obigen Essigsäurelösung gerannen. Eine andere Milch bedurfte 8 Tr. Salzsäure und 5 Tr. Essigsäure.

Schwefelsäure.

Die verwandte Schwefelsäure war 2 Ccm. reine concentrirte Schwefelsäure auf 100 Ccm. Wasser. Das specifische Gewicht der Lösung betrug 1011,5.

Die Schwefelsäure gab sehr schöne und ausgeprägte Gerinnungserscheinungen in der Muttermilch. Das Verhältniss zur Salzsäure war das, dass 2 Ccm. einer Muttermilch, welche bei 7 Tr. Salzsäure von 1002,5 spec. Gew. auf 2 Ccm. Milch geronnen war, 4 Tr. der vorstehenden Schwefelsäurelösung zur vollständigen Gerinnung bedurften.

Phosphorsäure.

Mit der Phosphorsäure gelang die Coagulation viel weniger leicht, als mit den vorstehenden Säuren. Es kam eine Lösung von 2 Ccm. reiner concentrirter Phosphorsäure auf 100 Ccm. Wasser zur Verwendung. Das specifische Gewicht der Lösung war 1006,0. Eine Milch, von welcher 2 Ccm. mit 8 Tropfen Salzsäure von 1002,5 specifischem Gewicht coagulirt waren, bedurfte 14 Tropfen der vorstehenden Phosphorsäurelösung zur Coagulation. Immerhin ist die Coagulation wenig sicher.

Salpetersäure.

Es wurde eine Lösung von 2 Ccm. reiner concentrirter Salpetersäure auf 100 Ccm. Wasser verwandt. Das specifische Gewicht betrug 1004,0. Trotz zahlreicher Versuche ist es mir jedoch nur einmal gelungen, durch Salpetersäure deutliche Coagulation zu erzielen. Das Verhältniss zu anderen Säuren und die Tropfenzahl wurden hierbei nicht notirt.

Obgleich demnach die Salpetersäure bis jetzt bei den Coagulationsversuchen fast vollständig im Stiche gelassen hat, so glaube ich doch, dass auch für sie die Bedingungen, unter welchen sie sicher Gerinnungserscheinungen hervorruft, aufgefunden werden. Vorläufig sind so zahlreiche Säuren als die Muttermilch sicher coagulirend erkannt, dass die Bezeichnung des Eiweissstoffes der Muttermilch als Caseïn jedenfalls gerechtfertigt erscheint. Dass dieses Caseïn nun von dem Caseïne der Kuhmilch sich immer noch bedeutend unterscheidet, liegt auf der Hand, denn die Kuhmilch gibt auch bei gewöhnlicher Temperatur mit allen den genannten Säuren leicht sichtbare und zusammenklebende Gerinnsel. Auch die Erscheinungen bei der spontanen Gerinnung sind so verschiedenartige, dass keine Spur von Aehnlichkeit übrig bleibt. Immer sind ausserdem die Gerinnsel der Muttermilch weich und zart, niemals zusammenklebend und derb wie die Kuhmilchgerinnsel. Lässt man die Menschenmilch sauer werden, so gerinnt sie auf Säurezusatz ebenfalls bei gewöhnlicher Temperatur, wie die Kuhmilch, wenn man aber nun die saure Milch mit Kalilauge bis zur alkalischen Reaction versetzt, so verliert diese Milch jede Fähigkeit, mit Säuren zu gerinnen. Die Kuhmilch auf dieselbe Weise behandelt gibt immer wieder, sobald man Säure genug zusetzt, die charakteristischen Kuhmilchgerinnsel. Auf diese Unterschiede des Menschencaseïnkalis von dem Kuhcaseïnkali hat schon Biedert wiederholt und nachdrücklich aufmerksam gemacht. Auch die mit Kuhmilchcaseïnkali hergestellte „Rahmconserve" Biederts leidet daher an demselben Mangel, wie alle Kuhmilchpräparate, dass nämlich die Gerinnsel derb und zusammenklebend sind. Es gelingt überhaupt durch kein Mittel, das Caseïn der Kuhmilch dem Menschencaseïne gleich oder auch nur ähnlich zu machen. Macht man die Kuhmilch alkalisch, so tritt nach Neutralisation des Alkalis die Gerinnungsfähigkeit des Kuhmilchcaseïnes wieder in der früheren Stärke hervor. Verdünnt man die Kuhmilch, so werden die Gerinnsel zwar kleiner, bleiben aber derb und zusammenklebend. Wenn man eine sehr verdünnte Kuhmilch durch Säure fällt, so bleiben schon nach kurzer Zeit die entstehenden kleinen Gerinnsel so fest an dem Gefässe haften, dass sie durch Schütteln nicht mehr zu entfernen sind, sie müssen durch directe Gewalt abgelöst werden; die Gerinnsel der Menschenmilch lassen sich immer schon durch leichtes Schütteln vollkommen entfernen. Der Zusatz von Schleim oder Gelatinelösungen zur Kuhmilch macht zwar deren Gerinnsel etwas weniger zusammenklebend, sie verlieren aber nichts von ihrer Derbheit. Am meisten erreicht man in der Annäherung der Gerinnung der Kuhmilch an die Gerinnselbildung in der Menschenmilch durch das Peptonisiren der Kuhmilch. Versetzt man unverdünnte Kuhmilch mit einer genügenden Menge (etwa $\frac{1}{10}$—$\frac{1}{12}$ der Milchmenge) eines Glycerinextractes des Pancreas vom Ochsen oder vom Schweine, macht das Gemisch deutlich alkalisch und digerirt einige Zeit bei 50—55° R., so zeigt diese so behandelte Milch nachher folgende Eigenschaften. In Folge des Peptonisirungsprocesses hat die Milch einen stark bitteren Beigeschmack. Lässt man sie in einem Glase ruhig stehen, so scheidet dieselbe sich ebenso wie die Muttermilch in drei Schichten, von welchen die mittlere (weisse) Schicht die mächtigste ist. Die Rahmschicht bildet sich sehr rasch. Lässt man die peptonisirte Milch bis zum spontanen Sauerwerden stehen, so scheiden sich genau wie bei der Frauen-milch in der weissen Schicht Flocken ab, welche zum Theile nach oben steigen, zum Theile nach unten sinken. Behandelt man die peptonisirte Milch mit verdünnten Säuren, so scheiden sich zwar ganz feine Gerinnsel ab, zum Zeichen, dass nicht alles Caseïn peptonisirt ist, diese ballen sich aber nicht zusammen, hängen sich nicht an die Gefässwand an und haben überhaupt grosse Aehnlichkeit mit den Gerinnseln sauer gewordener Menschenmilch.

II. Die Methoden der Analyse.

Das Nachstehende soll sich vorzugsweise mit dem Nachweise der Eiweisskörper der Muttermilch beschäftigen; die übrigen Stoffe werden nur nebenher erwähnt werden.

Nimmt man an, wie dies bisher allgemein üblich war und auch wohl richtig ist, dass die Muttermilch, wie auch die Kuhmilch, mehrere verschiedenartige Eiweisskörper enthält, so würde es natürlich das erste Erforderniss jeder Bestimmungsmethode der Eiweisskörper sein, dass jeder dieser verschiedenen Körper getrennt von den anderen, in möglichst reinem Zustande und möglichst direct bestimmt werde. Würde sich diese getrennte und directe Bestimmung in derselben Quantität Muttermilch ausführen lassen und ausserdem die zu diesen Bestimmungen nothwendigen chemischen Manipulationen nicht verhindern, dass in derselben Muttermilchmenge auch noch andere Substanzen, also namentlich Fett und Zucker, genau bestimmt werden könnten, so würde eine derartige Methode der Analyse jedenfalls allen Anforderungen entsprechen.

Die Schlagwörter sind also: getrennte Bestimmung der verschiedenen Körper; directe Bestimmung derselben; chemische Reinheit der dargestellten Körper und möglichste Vielseitigkeit der in derselben Quantität Milch zu bestimmenden Substanzen, letzteres, da von dem Untersuchungsobjecte gewöhnlich nur geringe Mengen zur Verfügung stehen.

Sehen wir uns nun die verschiedenen Bestimmungsmethoden an, so könnte ich die analytische Methode von Vernois und Becquerel[1]), zwei Autoren, deren analytische Resultate noch immer viel citirt werden, füglich ganz übergehen, da bei derselben alle oben genannten Bedingungen fehlen, indem weder an eine getrennte Bestimmung der verschiedenen Eiweisskörper, noch an chemische Reinheit, noch endlich an eine directe Bestimmung gedacht wird. Die Menge der Eiweisskörper wird in der Weise gefunden, dass Butter, Zucker und Salze nach Methoden bestimmt werden, welche viele Einwürfe zulassen und welche für Butter und Zucker sicherlich zu niedrige Werthe angeben, und dass dann die procentarische Menge dieser Stoffe, welche also zu gering ist, von der für die Trockensubstanz der Milch gefundenen Procentzahl abgezogen wird. Da die Milch nur bei 60—80° Celsius getrocknet wird, so sind die Zahlen für die Trockensubstanz wohl immer zu hoch und es resultirt bei diesen doppelten Fehlerquellen eine viel zu hohe Zahl für die Eiweisskörper (3,9% im Durchschnitte mit einem Maximum von 7,0%). Die Methode von Vernois und Becquerel bezeichnet, da sie den wichtigsten Bestandtheil der Milch auf eine so völlig ungenügende Weise bestimmt, einen entschiedenen Rückschritt gegen die 15 Jahre ältere Methode von Simon (loc. cit. Seite 3). Simon bestimmt die Eiweisskörper wenigstens direct. Wenn er trotzdem zu hohe Resultate (3,5% im Mittel) erzielt, so liegt dies daran, dass in dem von ihm als Caseïn bezeichneten Reste bei seiner Methode immer noch Fett, Zucker und Salze zurückbleiben mussten. An eine getrennte Bestimmung der verschiedenen Eiweisskörper denkt Simon nicht. Seinen sogenannten „Käsestoff" erhält er in der Weise, dass eine gewogene Menge Milch zunächst getrocknet und dann pulverisirt wird; aus dem Pulver wird durch einmaliges Kochen und zweimaliges Abspülen mit Aether die Butter extrahirt und dann durch Auflösen im Wasser, Eindampfen zur Syrupconsistenz und Ausziehen mit Alkohol der Zucker entfernt. Die niedrigen Zahlen für die Butter und den

---

1) Du lait chez la femme. Paris 1853. Baillière. S. 11 ff.

Zucker beweisen, dass beide Körper ungenügend extrahirt wurden. Der Rückstand von den beiden Extractionen wurde getrocknet und als Käsestoff berechnet. Da die wichtigsten Salze der Milch, besonders Chlornatrium und Chlorkalium in Aether und Alkohol unlöslich oder sehr schwer löslich sind, so enthielt der Rest demnach auch fast alle Salze.

Viel mehr Beachtung als diese alten ungenügengen Methoden verdienen die in neuerer Zeit vorgeschlagenen Fällungsmethoden. Es wird bei denselben in der Milch ein Niederschlag gebildet, welcher einen oder mehrere der zu bestimmenden Körper enthält; dieser Niederschlag wird auf einem gewogenen Filter gesammelt und durch Auswaschen von allen übrigen Stoffen möglichst befreit; dann wird er mit dem Filter getrocknet und gewogen.

Als Fällungsmittel bediente man sich verschiedener Mittel.

So lange die Fällbarkeit der Muttermilch durch Säuren noch nicht erkannt war, griff man zu denjenigen Fällungsmitteln, welche alle Eiweisskörper niederschlagen, besonders zu Tannin und Alkohol.

Die Tanninfällung.

Nachdem Taraskiewicz die Tanninmethode für die Kuhmilch empfohlen hatte, schlug Biedert[1]) dieselbe auch für die Muttermilch vor, als diejenige Methode, welche „vielleicht die einfachste und sicherste zu werden verspricht".

Nach Biedert sollen 10 Gramm Muttermilch mit etwa ebensoviel Wasser verdünnt und dann mit 1 Ccmtr. einer 20%igen alkoholischen Tanninlösung versetzt werden.

Da es mir darauf ankam, die Tanninfällung möglichst rein darzustellen, so wandte ich eine wässerige Tanninlösung von 10% zur Fällung an, statt der alkoholischen Lösung Biederts.

Hierbei zeigte es sich nun, dass 1 Ccm. Tanninlösung nicht ausreichend war, immer alles Eiweiss aus 10 Ccm. Muttermilch vollständig auszufällen; es blieb bei eiweissreicher Milch ein Theil des Eiweisses in Lösung, und bei dem Auswaschen mit Wasser löste sich noch mehr Eiweiss wieder auf. Es ging dies daraus hervor, dass das Filtrat nicht nur beim Kochen eine leichte Trübung erfuhr, sondern dass auch vermehrter Tanninzusatz zu demselben eine deutliche Trübung ergab, welche sich später zu einem flockigen Niederschlage zusammenballte: ich war daher genöthigt, je nach dem Eiweissgehalte

---

1) Ueber die für Säuglinge nothwendigen Nahrungsmengen etc. Jahrbuch für Kinderheilkunde 1881. XVII. 2. u. 3. Heft. Seite 271.

der Milch 2—4 Ccm. der 10%igen wässerigen Tanninlösung
auf 10 Grm. Milch zu verwenden.

Wendet man hinreichend Tannin zur Fällung an, so schliesst
der entstehende Niederschlag dann alles Fett und alles Eiweiss ein. Dies geht einmal daraus hervor, dass in dem Filtrate weiterer Tanninzusatz keine Trübung mehr ergibt, dann
aber auch aus den directen Ermittelungen Leo Liebermanns.
Derselbe constatirte[1]) in vollkommen exacter Weise, dass der
Tanninniederschlag sämmtlichen Stickstoff der Milch enthält.

Ist hinreichend Tannin zugesetzt, so filtrirt sich der Niederschlag leicht ab und lässt sich leicht und vollkommen mit
Wasser auswaschen, wobei kein Verlust mehr stattfindet. Ungenügende Fällung durch zu geringen Tanninzusatz zeigt sich,
wie bei allen Fällungsmethoden dadurch an, dass der Niederschlag sehr langsame Zeit zum Absetzen und Abfiltriren nöthig
hat. Es gebraucht dann das erste Filtrat und das Waschwasser oft ein bis zwei volle Tage zum Durchpassiren des
Filters.

Fällt man gleiche Mengen derselben Milch mit genau derselben Tanninmenge, so erhält man übereinstimmende Resultate; es ergab zum Beispiele eine Parallelbestimmung, wobei
je 10 Grm. Milch mit je 10 Ccm. Wasser verdünnt und mit
je 2 Ccm. 10% Tanninlösung versetzt worden waren, das Resultat, dass in der ersten Probe der getrocknete Niederschlag,
welcher demnach Eiweissstannat plus Butter enthielt, 0,4485
Gramm wog, in der zweiten Probe aber 0,4494, also noch
nicht 1 Milligramm Differenz oder 0,009%: dieselbe Milch ergab bei Füllung mit nur 1 Ccm. 10%iger Tanninlösung auf
10 Gramm Milch + 10 Ccm. Wasser keine genügende Fällung, sondern das Filtrat war etwas getrübt und enthielt noch
Eiweiss.

Die Fällung mit Tannin gibt aber nur dann gleiche Resultate, wenn genau gleich viel Tannin angewandt wird. Sobald man verschiedene Mengen Tannin zu derselben Milch
oder zur Molke setzt, erhält man ganz verschiedene Resultate.
Wurde z. B. bei Bestimmung des „Eiweissrestes" von der Salz-
säure- resp. Alkoholfällung in einem Falle das Filtrat getheilt
und die erste Hälfte mit 1% Tannin, die zweite mit ½%
Tannin versetzt, so ergab die erste Hälfte 0,0301 Grm. Niederschlag, die zweite 0,0269 Grm., in einem anderen Falle wurde
die erste Hälfte 1%, die zweite mit ¼% Tannin versetzt: der
Niederschlag betrug in der ersten Hälfte 0,0320 Grm. und in
der zweiten 0,0267 Grm.

1) Ueber den Stickstoffgehalt der Frauen- und Kuhmilch. Liebigs
Annalen 1876. Bd. 181. Seite 90.

Es muss also bei vergleichenden Bestimmungen immer dieselbe und zwar natürlich die ausreichende Menge Tannin auf gleiche Mengen Milch verwandt werden.

Fragen wir nun aber, wie weit diese Fällungsmethode den oben angedeuteten Anforderungen an eine brauchbare analytische Methode entspricht, so springt auf den ersten Blick in die Augen, dass bei derselben zwei wichtige Punkte nicht erfüllt sind: Erstens nämlich werden alle Eiweisskörper en bloc bestimmt, d. h. eine Trennung der verschiedenen Eiweisssubstanzen findet nicht statt, und zweitens wird das Filtrat durch seinen Tanningehalt für die Zuckerbestimmung durch Titriren zunächst unbrauchbar.

Aber auch der verlangten chemischen Reinheit entspricht der erzielte Eiweissniederschlag nicht, da das zur Fällung verwandte Tannin sich aus dem Niederschlage absolut nicht vollständig und ohne Eiweissverlust entfernen lässt. Nach Liebermann kann man zwar den Niederschlag vollkommen tanninfrei machen durch Auswaschen mit grossen Mengen heissen Alkohols; hierbei geht aber nach demselben Autor sehr viel Eiweiss verloren. Beim Auswaschen mit Wasser bleibt jedenfalls immer ein bedeutender Bruchtheil Tannin in dem Niederschlage zurück. Dieser in dem Niederschlage zurückbleibende Tannin ist es nun, welcher die ganze Tanninmethode unbrauchbar macht. Denn wenn er auch bei derselben Milch und gleichen Tanninmengen constant ist, so scheint er doch bei verschiedenen Milchproben sehr zu schwanken. Jedenfalls ist es bis jetzt nicht gelungen, festzustellen, ein wie grosser Bruchtheil des ganzen Niederschlages Eiweiss resp. Tannin ist. Taraskiewicz giebt den Antheil des Tannins auf 40% des Niederschlages an, während Biedert allerdings nur auf Grund einer Analyse 2% Tannin findet. Letzterer spricht hierbei die Ansicht aus, dass in seinem Falle es überhaupt unmöglich sei, dass 40% des Niederschlages Tannin seien, da er nur 1 Ccm. 10%iger Tanninlösung angewandt habe und daher die 40% des ganzen Niederschlages 10mal mehr betragen würden; eine Angabe, die offenbar auf einem Rechenfehler beruht. Biedert setzt zu 10 Grm. Milch 1 Ccm. 10%iger Tanninlösung, also 0,1 Grm. Tannin oder auf 100% Milch berechnet 1% Tannin; nun findet er das Gewicht des ganzen Eiweisstannates in der betreffenden Milch 2,425%: wäre alles angewandte Tannin in diesem Niederschlage enthalten, so würde dasselbe demnach sogar 47% desselben darstellen. können. So viel

---

1) Ueber die für Säuglinge nothwendigen Nahrungsmengen. Jahrbuch für Kinderheilkunde. 1881. XVII. 2. u. 3. Heft. Seite 271.
2) Ueber den Stickstoffgehalt der Frauen- und Kuhmilch. Liebigs Annalen. 1876. Bd. 181. Seite 90.

Tannin ist nun allerdings nicht in dem Niederschlage rück-
ständig, wie ich durch eine ganze Reihe von vergleichenden
Untersuchungen nachweisen konnte.

Ausser den schon in meinen früheren Arbeiten[1]) erwähnten
Analysen, welche genau nach Bioderts Angaben ausgeführt
waren und welche ein ausserordentliches Schwanken des Tannin-
gehaltes des Niederschlages darthaten, habe ich jetzt noch
eine Anzahl von Parallelbestimmungen zur Verfügung, welche
die Unmöglichkeit, den Antheil des Tannines an dem Niederschlage genau zu bestimmen, darthun.

In der Milch einer 24jährigen Primipara, welche im 7ten
Monate stillte, wurden zwei Bestimmungen durch Salzsäurefällung, zwei durch Alkoholfüllung und eine durch Tanninfällung vorgenommen. Dieselben ergaben in Procentzahlen:

	Caseïn	Albumin	Eiweissrest	Summe der Eiweisskörper
Salzsäurefällung I	1,246	0,121	0,385	1,752
Salzsäurefällung II	1,228	0,107	0,337	1,672
Durchschnitt	1,237	0,114	0,361	1,712
Alkoholfällung I	1,046	0,080	0,520	1,646
Alkoholfällung II	1,055	0,089	0,593	1,683
Durchschnitt	1,051	0,085	0,557	1,665
Tanninfällung				1,901

Zieht man nun den mittelst Tanninfällung erhaltenen
Eiweissrest von der durch ursprüngliche Tanninfällung (4
Ccmtr. einer 10%igen Tanninlösung auf 10 Grm. Milch +
10 Ccm. Wasser) erhaltenen Gewichtszahl des Gesammteiweiss-
tannates (1,901%) ab, so erhält man für die beiden Salzsäurefällungen das Resultat, dass 1,540% des Eiweisstannates
1,351 reinem Caseïn + Albumin entsprechen, dass also das
Eiweisstannat nach dieser Bestimmung 87,7% reines Eiweiss
enthalben habe. Berechnet man in derselben Weise die Pro-
portion des reinen Eiweisses, welches das Gesammteiweiss-
tannat enthält nach dem Durchschnitte der Alkoholfällungen,
so würden demnach 1,136 reinem Caseïn + Albumin 1,344%
Eiweisstannat entsprechen, welch letztere demnach 83,7% reines
Eiweiss enthielten. Schon hier zeigen sich bedeutende Schwankungen; aber auch in den Gewichtszahlen des Eiweissrestes
zeigt sich die Unbeständigkeit des Tanninniederschlages. Während Caseïn und Albumin bei den Salzsäure- und Alkoholfällungen sich zusammen nur um 1—2 Hundertstel-Procent
von einander entfernen, zeigt der durch Tanninfällung nach-

1) Berliner klin. Wochenschr. Nr. 44.

gewiesene Eiweissrest sogleich Differenzen von 5—7 Hundertstel-Procent und ausserdem entspricht in beiden Parallelbestimmungen der grösste Eiweissrest derjenigen Analyse, welche den kleinsten Rest verlangt hätte und umgekehrt.

Die Tanninfällung war hierbei, wie oben erwähnt, nicht nach Bioderts Vorschlag ausgeführt, sondern es wurde mehr Tannin (4%) angewandt. Ebenso bei der folgenden Analyse.

Eine Milch vom fünften Tage des Wochenbettes (25jährige IIpara) ergab mit Salzsäurefällung
Caseïn 3,795%, Albumin 0,206%, Eiweissrest 0,568%, Summe der Eiweissstoffe 4,426%.

Mit Tanninfällung (4%) ergab dieselbe Milch
$$\text{Eiweisstannat} + \text{Butter } 10,459\%$$
und wenn man die aus zwei Parallelbestimmungen mit Salzsäure- und Alkoholfällung zu 5,568% gefundene Butter hiervon abzieht, so erhält man 4,995% Eiweisstannat.

Macht man hier dieselbe Berechnung, wie bei den obigen Analysen, so kommt man zu demselben Resultate, dass das Eiweisstannat in diesem Falle 90,3% reines Eiweiss enthalten habe.

Die Fällung mit Tannin und besonders mit viel Tannin hat nun auch noch den Nachtheil, dass die Filter sehr brüchig werden und daher bei den folgenden Manipulationen: Trocknen, Wägen, Extrahiren etc. fast zerbröckeln, wodurch leicht Verlust entsteht. Es liesse sich in den mit sehr „junger" Milch ausgeführten Tanninfällungen daher auch die Butter gar nicht direct bestimmen, was ein weiterer Nachtheil der Tanninmethode wäre.

Die Alkoholfällung.

Viel mehr als die Tanninfällung entspricht die Alkoholfällung den oben aufgestellten Anforderungen an eine brauchbare Analyse.

Es ist hier die Fällung der Muttermilch mit dem gleichen Volumen kalten absoluten Alkohols gemeint. Wie ich schon früher an der Hand analytischer Belege dargethan habe[1]), ist dies diejenige von den Alkoholmethoden, welche den Nachweis der Butter nicht beeinträchtigt, während die Fällung mit mehr Alkohol, also mit dem 2—3fachen Volumen, zu viel Butter löst und diese Butter dann noch zum zweiten Male aufgesucht und bestimmt werden muss. Wegen dieses Vorzugs in Betreff der Butterbestimmung habe ich bei Controlanalysen nur diese Fällung mit dem gleichen Volumen absoluten, kalten Alkohols geübt und werde im Folgenden nur von dieser sprechen.

---

1) Berl. klin. Woch. 1882. Nr. 48.

Nachdem der Niederschlag abfiltrirt worden ist, wobei sogleich ein vollkommen wasserklares Filtrat entsteht, wird er mit einer Mischung von gleichen Theilen Alkohol absolutus und Aqua destillata ausgewaschen, und zwar soll die Waschflüssigkeit dasselbe Volumen besitzen, wie die ursprüngliche Fällungsflüssigkeit, d. h. wenn 10 Gramm Milch mit 10 Ccm. Alkohol absolutus gefällt werden, so soll nach dem ersten Filtriren mit 10 Ccm. Wasser $+$ 10 Ccm. Alkohol absolutus ausgewaschen werden. Wäscht man nämlich mit reinem Alkohol aus, so geht wieder Butter verloren; dasselbe geschieht aber auch, wenn man mit grösseren Mengen von Wasser und Alkohol auswäscht.

Das erste Filtrat und die Waschflüssigkeit werden in demselben Becherglase aufgefangen. Wenn man jetzt den Alkohol durch Erwärmen der Flüssigkeit aus diesem Filtrate verjagt und nach dem völligen Verdunsten des Alkohols die zurückbleibende Flüssigkeit kocht, so entsteht eine deutliche, manchmal flockige Trübung in derselben. Es empfiehlt sich dem Filtrate zuerst noch eine ziemliche Quantität destillirten Wassers zuzusetzen, da bei dem Verdunsten des Alkohols auch Wasser sich verflüchtet und sonst zu wenig Flüssigkeit übrig bleiben würde, wodurch die Gefahr des völligen Einkochens entsteht.

Dieser durch Kochen entstehende Niederschlag in dem Filtrate von der Alkoholfällung ist sowohl Biedert, als auch Liebermann entgangen. Das auf diese Weise entstehende Coagulum kann als Albumin betrachtet werden; man bestimmt die Menge desselben durch Abfiltriren, Trocknen und Wägen.

In einem Theile des vom Albuminniederschlage erhaltenen Filtrates kann jetzt der Zucker nach Knapp oder Fehling bestimmt und der Rest des Filtrates zur Bestimmung des Eiweissrestes benutzt werden.

Biedert und Liebermann fällen sogleich nach dem Abfiltriren vom Alkoholniederschlage mit Tannin und unterlassen die getrennte Bestimmung des Albumines.

Nach Liebermann enthält der Alkoholniederschlag plus dem in dem Filtrate erzeugten Tanninniederschlage alles Eiweiss der Muttermilch.

Wir sehen also, dass wir mittels der Alkoholmethode zunächst einen Eiweisskörper niederschlagen, welchen man als Caseïn betrachten kann; dass dann in dem Filtrate durch Kochen der Gehalt an Albumin bestimmt und endlich durch Tanninfällung der „Eiweissrest" ermittelt wird. In derselben Milchmenge kann hierbei noch Butter und Zucker sofort und exact bestimmt werden. Es ist somit ersichtlich, dass die Alkoholmethode zunächst allen oben aufgestellten Anforderungen an eine analytische Methode vollständig entsprechen würde. Sehen wir uns aber die Resultate an, welche mit derselben im Vergleiche zu einer anderen ebenfalls directe, getrennte Bestimmungen der einzelnen Eiweisskörper ergebenden Methode erzielt werden, so zeigen sich doch gewisse Nachtheile der Alkoholmethode.

Schon oben wurden 2 Parallelbestimmungen mittels der Alkoholfällung und zwei ebensolche mittels Salzsäurefällung, welche bei derselben Milch vorgenommen worden waren, zusammengestellt. Aus dieser Zusammenstellung ist ersichtlich, dass die Alkoholmethode weniger Caseïn und weniger Albumin nachweist, als die Salzsäuremethode und dass dafür ein grösserer Eiweissrest erscheint. Ausser diesen Analysen habe ich jedoch noch eine beträchtliche Anzahl von Parallelbestimmungen gemacht, welche alle dasselbe Ergebniss haben, wenigstens für das Albumin, d. h. dass das Albumin durch die Alkoholmethode immer in viel geringerer Menge nachgewiesen wird, als durch die Salzsäuremethode. Für das Caseïn sind die Werthe bei der Alkoholfällung zwar auch meistens geringer, als bei der Salzsäurefällung, jedoch habe ich auch Analysen, bei welchen die Alkoholmethode gleiche oder selbst etwas grössere Caseïnmengen ergab, als die entsprechenden Salzsäurefällungen. In der Regel aber ist wenigstens die Summe von Caseïn + Albumin geringer als bei der Salzsäuremethode und der „Eiweissrest" höher; oder mit anderen Worten: die Alkoholmethode weist weniger chemisch reines Eiweiss nach als die Salzsäuremethode und überlässt mehr Eiweiss der schwankenden Tanninfällung.

Durch Fällen mit dem 2—3 fachen Volumen Alkohol wird in diesem Verhältniss keine Aenderung hervorgebracht.

Einige von meinen Parallelbestimmungen mögen hier Platz finden: die Zahlen sind Procentzahlen.

		Caseïn	Albumin	Summe von Caseïn und Albumin	Eiweiss-rest	Summe der Eiweiss körper
1.	Salzsäurefällung I	0,864	0,154	1,018	0,451	1,469
	Salzsäurefällung II	0,875	0,140	1,015	0,325	1,340
	Alkoholfällung I	0,958	0,099	1,057	0,455	1,512
	Alkoholfällung II	0,898	0,075	0,973	0,458	1,431
2.	Salzsäurefällung	1,665	0,108	1,773	0,592	2,218
	Alkoholfällung	1,642	0,057	1,699	1,540	3,239
3.	Salzsäurefällung	2,194	0,174	2,368	0,624	2,992
	Alkoholfällung	2,174	0,093	2,267	1,128	3,895

Aus dem Angeführten geht demnach hervor, dass die Alkoholfällung zwar der Salzsäurefällung nicht ganz ebenbürtig ist, dass dieselbe aber immerhin als eine bemerkenswerthe und für den Nothfall anzuwendende Methode der Analyse dasteht.

Die Säurefällung.

Obwohl die Muttermilch, wie oben dargethan, durch eine ganze Reihe von Säuren gefällt wird, so hat sich mir doch im Laufe meiner Untersuchungen die Fällung mit Salzsäure als die sicherste und beste bewährt. Meine Angaben beziehen sich daher auch nur auf diese. Beschrieben habe ich dieselbe schon an anderen Orten[1]), und bleibt mir hier nur noch übrig, hinzuzufügen, dass ich zum Zwecke der Untersuchung des Colostrums es passend gefunden habe, die Milch mit der gleichen Menge Wasser zu verdünnen. Es wird dadurch die Coagulation leichter erreicht und ausserdem läuft die Molke rascher durch das Filter durch. Fällt man nämlich die Milch aus den ersten Tagen einfach ohne Verdünnung mit Salzsäure, so kann man es erleben, dass das erste Filtrat und besonders das Waschwasser mehrere Tage zum Passiren des Filters gebrauchen. Es entstehen dann, zumal im Sommer, Zersetzungen in dem Filtrate und in dem Filterrückstande, welche die Resultate, besonders was Fett und Zucker betrifft, stark beeinträchtigen. Auch die Alkoholfällung kann unter Umständen, wenn sie auf Milch aus den ersten Tagen des Wochenbettes angewandt wird, sehr langsam filtriren und sind die betreffenden Analysen dann nicht zu verwenden, da in diesem Falle immer Zucker und Salze in dem Filterrückstande zurückgehalten werden, welche das Gewicht desselben erhöhen. Im Allgemeinen kann man für 10 Grm. Milch die Zeit von 12—18 Stunden für das Durchlaufen der Molke und des Waschwassers annehmen. Was darüber ist, ist vom Uebel. Nachdem die Molke von dem Salzsäureniederschlage abgelaufen war, habe ich immer mit 20 Ccm. Wasser ausgewaschen; ich nahm nicht mehr Wasser, um nicht zu viel von dem gefällten Caseïne aufzulösen, obgleich ich dasselbe jetzt nach zahlreichen Beobachtungen für recht schwer löslich halte.

Die Salzsäurefällung in der Form, wie ich sie vorgeschlagen habe, würde nunmehr zwei chemisch reine Eiweisskörper — Caseïn und Albumin — und den Eiweissrest getrennt nachweisen. Der durch die erste Fällung erzielte Körper ist wohl noch eher als Caseïn zu bezeichnen, als bei der Alkoholfällung. Während es bei dieser immerhin zweifelhaft erscheinen kann, ob der bei der ersten Fällung erzielte Niederschlag auch wirklich reines Caseïn ist, indem der Umstand, dass beim Kochen das Albumin nicht in der ausreichenden Menge er-

[1]) Berl. klin. Wochenschr. 1882. Nr. 44, und Zeitschr. f. analyt. Chemie. XXII. Heft I. S. 14—24.

scheint, den Gedanken erweckt, als ob ein Theil desselben schon ausgefällt sei — in der That fällt ja der Alkohol alle Eiweisskörper —, so würde dieser Gedanke bei dem durch Salzsäure ausgefällten Eiweisskörper gar nicht zulässig sein, wenn nicht die erhöhte Temperatur wäre, welche zum Zustandekommen der Säurecoagulation nothwendig ist. Allerdings kann ja die Coagulation auch bei niederer Temperatur versucht werden, etwa bei 30—40° R., wo an eine Coagulation des Albumins noch gar nicht zu denken ist, aber die Temperatur zwischen 50—55° R. ist immerhin die für den Eintritt der Coagulation günstigste, und manche Milchsorten aus den ersten Wochen haben sogar noch eine höhere Temperatur — bis 57 und 58° R. — zur vollständigen Gerinnung nothwendig. Ich habe nun mehrere Controlbestimmungen ausgeführt, welche beweisen, dass allerdings das Albumin bei höherer Temperatur sich vermindert, während das Caseïn sich vermehrt: ein Theil des später nicht wieder erscheinenden Albumins hat sich demnach durch die erhöhte Temperatur mit dem Caseïne zusammen ausgeschieden.

In ein und derselben Milch gab die Salzsäurefällung

	Caseïn	Albumin	Eiweissrest
bei 45° R.	0,974%	0,325%	0,644%
bei 55° R.	1,148%	0,248%	0,664%
bei 65° R.	1,191%	0,142%	—

In einer zweiten Milch gab die Salzsäurefällung bei 55°R. 1,295% Caseïn und 0,123% Albumin, und bei 62°R. 1,345% Caseïn nnd 0,146% Albumin.

Es erscheint also bei der zweiten Milch nur die Vermehrung des Caseïnes, während die Verminderung des Albumines nicht hervortritt.

Jedenfalls geben Temperaturen von 50—60° R. immer noch viel beträchtlichere Albuminmengen, als die Alkoholmethode jemals ergibt und da die Summe des Caseïnes + Albumines bei 50—55° R. die höchste zu sein scheint, so ist diese bei allen meinen Analysen eingehaltene Temperatur auch practisch die brauchbarste.

Für wissenschaftliche Untersuchungen wird es sich jedoch empfehlen, nachdem die adäquate Säuremenge möglichst genau festgestellt ist, in der Weise vorzugehen, dass man das Röhrchen, welches die abgewogene und mit der genau abgemessenen Säuremenge versetzte Milch enthält, in Wasser von circa 30° R. einsetzt und dieses Wasser allmählich erwärmt. Sobald deutliche Coagulationserscheinungen zu Tage getreten sind, wird die Erwärmung sistirt und die Milch noch etwa 15 Minuten in dem warmen Wasser gelassen. Die Coagulationstemperatur muss dann bei der Analyse jedesmal notirt und aufgeführt werden. Es gibt bei diesem Verfahren eine sehr schöne, fast plastische Coagulation und die Molke filtrirt sich sehr leicht ab.

Obgleich demnach der durch die Salzsäure coagulirende Eiweissstoff meistens geringe Mengen Albumin beigemengt enthält, so hat doch die Salzsäuremethode den Vorzug vor der Alkoholmethode, dass sie die grössten Mengen reinen Eiweissniederschlages liefert und dass sie den „Eiweissrest" möglichst vermindert. Die Butter wird aus dem ersten Filterrückstande leicht und vollständig ausgezogen und in dem Filtrate von dem Albuminniederschlage lässt sich der Zucker nach Knapp oder Fehling unmittelbar bestimmen.

Um nun die Vortheile der Salzsäuremethode noch einmal zu resumiren, so ergibt dieselbe in derselben Milchmenge: 1. Einen durch Säure coagulirten Eiweisskörper, welcher demnach als Caseïn zu bezeichnen ist und welcher bei niederer Temperatur (unter 50° R.) völlig chemisch rein erhalten wird, bei höheren Coagulationstemperaturen aber geringe Mengen von Albumin beigemengt enthält. 2. Einen durch Kochen fällbaren Eiweisskörper, welcher als Albumin bezeichnet werden kann, und von welchem diese Methode mehr als irgend eine andere nachweist. 3. Einen nur durch Tannin fällbaren Rest von Eiweissstoffen, den von mir sogenannten „Eiweissrest", welcher bei dieser Methode geringer ist als bei irgend einer anderen. 4. Sämmtliche Butter, aus dem ersten Niederschlage durch Aether extrahirbar, und zwar in völlig exacter Weise. Die Butter wird hierbei entweder durch den Gewichtsverlust des Filters nach der Extraction, oder durch directe Bestimmung der extrahirten Butter nach Verdunsten des Aethers erhalten. Nachdem ich durch eine grosse Reihe von vergleichenden Untersuchungen nachgewiesen hatte, dass beide Methoden bei sorgfältiger Ausführung absolut übereinstimmende Resultate ergaben, habe ich später die Butter immer nur aus dem Gewichtsverluste des Filters, also indirect bestimmt. 5. Zucker nach einer der bis ins Minutiöse genau arbeitenden Titrirmethoden.

Die Salzsäuremethode erlaubt also in ein und derselben Milchquantität vier wichtige Stoffe in absoluter oder fast absoluter chemischer Reinheit und direct zu bestimmen, während die unvermeidliche Fehlerquelle aller Eiweissbestimmungen in der Milch, der „Eiweissrest", auf das grösstmögliche Minimum reducirt ist. Dass die Salzsäuremethode auch übereinstimmende Resultate erzielt bei Parallelbestimmungen, dafür sprechen ausser den in dem Verlaufe dieses Aufsatzes angeführten Parallelanalysen auch die in der Zeitschrift für analytische Chemie (l. c.) angeführten Parallelbestimmungen.

XXIV.

Kleinere Mittheilungen.

Zur Casuistik der „acuten Rachitis“.

Von Dr. WEIHL in Gernrode - Suderode.

Der von Dr. Fürst in seinem Aufsatz über „acute Rachitis“ (Jahrbuch für Kinderheilkunde Band 18. II) gegebenen Aufforderung, dass
„Beobachtungen von sogenannter ‚acuter Rachitis‘ der Oeffentlichkeit
übergeben werden sollten“, nachkommend, theile ich folgenden, schon im
Jahre 1877 beobachteten Fall mit:

Der Knabe W. v. H. in E. ist der jüngste von 12 Geschwistern,
die sich einer blühenden Gesundheit erfreuen, mit Ausnahme des zehnten
in der Reihe, der im Alter von ³/₄ Jahren verstorben ist unter Erscheinungen von dysenterischen Diarrhöen; hereditär ist die Familie von
mütterlicher Seite nicht belastet; unter den Geschwistern des Vaters
ist Tuberculose vorgekommen, er selbst jedoch, jetzt 47 Jahre alt, er-
freut sich der besten Gesundheit; Rachitis sowie Lues sind für beide
Eltern mit Sicherheit ausgeschlossen. — Die äussern Verhältnisse sind
die denkbar günstigsten, speciell die Wohnung allen Anforderungen entsprechend (geräumig, trocken, Landluft).

Der Knabe wurde in den ersten 6 Wochen an der Mutterbrust genährt, dann mit Nestlé's Kindermehl; dabei gedieh er nach jeder Richtung vortrefflich; gegen Ende des vierten Monats brachen ohne Beschwerden die ersten beiden Schneidezähne durch; am Ende des fünften
Monats wurde er geimpft. Der Verlauf der Vaccination war ein normaler, wenigstens in den ersten 14 Tagen; als dann die aus den Impfpusteln entstandenen Schorfe sich lösten, waren die betreffenden Stellen
nicht geheilt, sondern geschwürige Flächen geworden; zugleich stellten
sich Verdauungsstörungen ein, zunächst intermittirende Diarrhöen, dann
Appetitlosigkeit, Erbrechen, heftige wässerige Diarrhöe und dazu Fiebererscheinungen mit unregelmässigem Verlauf (Temperaturen bis 40,0⁰;
regelmässige Messungen wurden leider versäumt). Etwa 8 Tage mögen
diese Störungen bestanden haben, da gesellte sich, bei aufgetriebenem
Leib und starken Kopfschweissen, ein neues allarmirendes Sympton hinzu:
Krämpfe, an 3 aufeinanderfolgenden Tagen je ein Anfall, 3—5 Minuten
dauernd, auf die gesammte Muskulatur ausgedehnt. In diesen Tagen
bemerkte man zuerst die Veränderungen an den Schädelknochen des
Kindes: während vorher am Kopf bei oft wiederholter Untersuchung
nicht die geringste Abweichung von der Norm zu entdecken gewesen
war, fühlte man jetzt, wie von Tag zu Tag die grosse Fontanelle sich
erweiterte; wie die Hinterhaupts- und Seitenfontanellen, die längst fest

geschlossen waren, sich wieder aufthaten, und wie zugleich längs den verschiedenen Nähten Erweichungsprocesse stattfanden, sodass alsbald z. B. die Sagittalnaht als eine kleinfingerbreite Furche zu fühlen war. Am Hinterhaupt waren verschiedene papierdünne Stellen, die sich leicht eindrücken liessen, desgleichen an den Seitenwandbeinen; an andern Puncten fühlte man den Knochen durch Auflagerungen sich verdicken; eine besonders auffallende Schmerzhaftigkeit dieser Puncte war nicht zu constatiren. — So exquisit der Befund am Schädel war, ebenso unbedeutend war die Betheiligung der Knochen des Rumpfs und der Extremitäten an dem Process: leichter Rosenkranz, die Arme ganz frei, die untern Epiphysen der Femora etwas, die Malleolen deutlich aufgetrieben — weiter Nichts.

Der weitere Verlauf war ein günstiger. Das Kind war durch die Verdauungsstörungen, Krämpfe etc. rasch heruntergekommen und sah sehr blass und welk aus. Es wurde vor allem die Nahrung gewechselt und ihm eine gute Amme gegeben, die es auch sofort willig annahm; Erbrechen und Diarrhöe blieben alsbald aus, doch entleerte das Kind noch 3 Wochen lang auffallend viel Fäces von einer eigenthümlich lehmartigen Beschaffenheit; das Körpergewicht blieb während dieser Zeit — geringe Schwankungen abgerechnet — auf demselben Stand. Von Medicamenten wurde nur Acid. muriat. in grosser Verdünnung längere Zeit gegeben.

Von der Mitte des siebenten Monats ab war die Verdauung wieder vollständig regulirt; von jetzt ab ergab die (wöchentlich vorgenommene) Wägung eine bedeutende Gewichtszunahme; die Defecte der Schädelknochen begannen sich rasch auszufüllen; die Dentition, die bis dahin einen vollständigen Stillstand gemacht, nahm ihren regelmässigen Fortgang — die Heilung machte gute Fortschritte. Im zehnten Monat hatten Körpergewicht und -länge den dem Alter entsprechenden Durchschnitt erreicht; die Schädelknochen hatten ganz ihre normale Beschaffenheit, waren glatt durchzufühlen, nur der leichteste Grad der tête quarrée war zu erkennen; auch die geringen Auftreibungen an den Rippen und Beinen waren verschwunden, ohne eine Verbiegung zu hinterlassen; der Knabe sah blühend aus, war körperlich und geistig gesund, und hat sich in dieser Weise bis heute weiter entwickelt.

Ueberblicken wir den Fall: ein Kind von untadelhaftem Gesundheitszustand erkrankt plötzlich unter Diarrhöe, Erbrechen, Fieber, Krampfanfällen, und nachdem diese Symptome 10—12 Tage bestanden, lässt sich ein Erweichungsprocess an den Schädelknochen constatiren, der so rasche Fortschritte macht, dass nach weiteren 8 Tagen Defecte vorhanden sind, wie man sie nur in den schwersten Fällen der Schädelrachitis zu sehen gewohnt ist. Alle diese Erscheinungen zusammengenommen — sogar die Landkartenzeichnung in den Windeln, vom hohen Gehalt des Urins an Kalksalzen herrührend, fehlte nicht — lassen die Diagnose „Rachitis" wohl als unzweifelhaft erscheinen. Freilich fehlt die anatomisch-microscopische Bestätigung; der etwa zu erhebende Einwurf, es handle sich nicht um Rachitis, sondern um Osteomalacie — diese Verwechselung kommt vor; z. B. hat Rehn ein bis dahin für rachitisch gehaltenes Kinderskelett als osteomalacisch nachgewiesen — dieser Einwurf wäre sicher nur auf jenem Wege zu entkräften; wir müssen eben hier bei fehlender anatomischer Diagnose die klinische als beweisend gelten lassen.

Auffallen könnte die geringe Betheiligung der Extremitätenknochen; aber wie Elsässer gezeigt hat, bildet bei frühzeitigem Auftreten der Rachitis das vorwiegende Ergriffensein des Kopfes die Regel, und gerade hierdurch finde ich den Fall geeignet, zu beweisen, dass es eine „acute Rachitis" gibt, bei der man nicht den Verdacht hegen muss, dass es sich um eine Verwechselung mit andern Knochenaffectionen handle. Bei den bisher veröffentlichten Fällen sind immer die Extremitäten besonders befallen. Rehn meint, ohne die Existenz der acuten Rachitis im Geringsten in Abrede stellen zu wollen, dass eine Verwechselung mit Hereditärsyphilis, diffuser Osteomyelitis oder einfacher Entzündung der Epiphysen durch energisches Wachsthum vorliegen kann; letztere Erklärung hat Bohn für seinen Fall aufgestellt, der übrigens nach der Genesung kachektisch wird und nach einem Jahr an tuberculöser Meningitis stirbt. Petrone hält die Verwechselung mit congenitaler Lues für naheliegend; Oppenheimer will die „acute Rachitis" überhaupt von Knochenentzündungen abhängig machen — im obigen Fall sind alle diese Momente ausgeschlossen: Lues, Osteomyelitis (Tuberculose), energisches Knochenwachsthum (Wachsthumsperiostitis); die Röhrenknochen, wo sich diese Processe zu localisiren pflegen, sind frei bis auf einige leichte Auftreibungen; dagegen finden wir an den Schädelknochen die hochgradigen Erweichungsprocesse, entstanden innerhalb weniger Tage und in solcher Form und Ausdehnung, wie wir sie eben nur bei schweren Fällen der gewöhnlichen chronisch verlaufenden Rachitis zu sehen bekommen und ganz bezeichnend Craniotabes benennen.

Unklar bleibt die Aetiologie unseres Falles; als hereditär belastet ist das Kind nicht wohl anzusehen; es ist ja, wie oben angegeben, unter den Geschwistern des Vaters ein Fall von Lungentuberculose vorgekommen und ein älterer Bruder des Patienten $^3/_4$ Jahr alt gestorben unter Erscheinungen, die vielleicht als (Unterleibs)-Tuberculose zu deuten wären; aber die Eltern, spec. der Vater, sind bis heute vollständig gesund, und ebenso die übrigen 10 Geschwister — jenen Krankheitsfall des 11. Kindes dürfen wir, als nicht genügend sicher gestellt (Section nicht gemacht), kaum in Rechnung ziehen, umsomehr, als der Einfluss der Vererbung von Tuberculose auf Rachitis von der einen Seite zwar behauptet, von der andern aber ebensosehr bestritten wird. — Die Wohnungsverhältnisse lassen sich ebensowenig zur Erklärung herbeiziehen, denn sie sind so günstig als nur möglich; in dem Orte speciell ist ein Fall von Rachitis eine Seltenheit.

Vielleicht wäre die Ernährung mit Nestlés Kindermehl als ungenügend anzuschuldigen, aber, wenn ein Kind sichtlich gut gedeiht, von Woche zu Woche die vorschriftsmässige Anzahl von Grammen an Körpergewicht zunimmt, auch schon mit 4 Monaten die beiden ersten Schneidezähne aufweist — kann man da von ungenügender Nahrung sprechen?

Auffallend bleibt das plötzliche Hereinbrechen der Krankheit; Rehn (Gerhardt, Handbuch der Kinderkrankheiten III, 1) sagt von der Rachitis ausdrücklich, dass die „Affection im ersten Jahre oft das Gepräge einer infectiösen Allgemeinerkrankung trägt"; sollte hier wirklich eine Infection stattgefunden haben? Die Erkrankung entstand in unmittelbarem Anschluss an den Impfprocess — sollte hier doch mehr als ein bloss zeitliches Zusammentreffen vorliegen? Die Impfung habe ich selbst ausgeführt mit Lymphe von einem Kinde, das mir als gesund bekannt war; bei andern mit demselben Stoff Geimpften hat sich nichts Abnormes gezeigt; von einem Impferysipel oder dergl. war Nichts zu sehen — also der Vorgang der Infection bliebe immer unaufgeklärt, und ich rege die Frage nur an, um die Aufmerksamkeit der Collegen auf diesen Punct zu lenken. Ich will nicht verschweigen, dass ich seitdem einige Fälle gesehen habe, bei denen nach der Impfung eine Rachitis, die vorher vielleicht schon in ihren ersten Anfängen, gewissermassen latent, bestanden hatte, rasch zur floriden Entwicklung kam, wenn auch nie wieder in der frappanten Weise des obigen Falles.

Wenn Henoch, gestützt auf ein nach Tausenden zählendes Be-

obachtungsmaterial ohne einen Fall von „acuter Rachitis" das Vorkommen derselben für äusserst selten erklärt, so lässt sich dagegen
gewiss Nichts einwenden; ebensowenig dagegen, dass die ersten Symptome der Rachitis dem Arzt in der Regel nicht zu Gesicht kommen,
weil er erst später zugezogen wird; dass letzteres aber, ein Uebersehen
der Anfangssymptome, bei meiner Beobachtung nicht der Fall war, habe
ich oben bereits angegeben; ich sah das Kind fast täglich (auch entkleidet) und hatte speciell bei Vornahme der Impfung besondere Gelegenheit, mich von dessen vollständigem Intactsein zu überzeugen,
glaube mithin den Fall mit voller Berechtigung als eine reine „acute
Rachitis" hinstellen zu dürfen.

Ob man nun die Affection als „acute Rachitis" oder als Rachitis
mit acutem Initialstadium bezeichnen soll, das halte ich für einen ziemlich müssigen Streit; der Anfang war jedenfalls sehr acut, und wenn
man rechnet, dass bis zum Beginn der Reconvalescenz vier Wochen ver-
gingen, die ganze Krankheit aber in ca. vier Monaten vollständig, d. h.
ohne zurückbleibende Functionsstörung oder Deformität, ausgeheilt war,
so wird, im Vergleich zu dem gewöhnlichen schleppenden Verlauf, der
Practiker wenigstens diesen Process als acut zu bezeichnen berechtigt sein.

Gernrode a. Harz im November 1882.

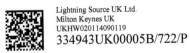
Lightning Source UK Ltd.
Milton Keynes UK
UKHW020114090119
334943UK00005B/722/P